古今中草药验方秘方大全

（中册）

胥玉贤　编

陕西新华出版
陕西科学技术出版社
Shaanxi Science and Technology Press
西安

图书在版编目（CIP）数据

古今中草药验方秘方大全：上、中、下册／胥玉贤
编 . — 西安：陕西科学技术出版社，2023.9
ISBN 978 - 7 - 5369 - 6526 - 3

Ⅰ. ①古⋯　Ⅱ. ①胥⋯　Ⅲ. ①中草药 - 验方 - 汇编
Ⅳ. ①R289.5

中国版本图书馆 CIP 数据核字（2022）第 054557 号

古今中草药验方秘方大全：上、中、下册
GUJIN ZHONGCAOYAO YANFANG MIFANG DAQUAN

胥玉贤　编

责任编辑	孙雨来
封面设计	曾　珂

出 版 者	陕西科学技术出版社
	西安市曲江新区登高路 1388 号　陕西新华出版传媒产业大厦 B 座
	电话（029）81205187　传真（029）81205155　邮编 710061
	http://www.snstp.com
发 行 者	陕西科学技术出版社
	电话（029）81205180　81206809
印　　刷	西安五星印刷有限公司
规　　格	889mm×1194mm　16 开本
印　　张	97.25
字　　数	2886 千字
版　　次	2023 年 9 月第 1 版
	2023 年 9 月第 1 次印刷
书　　号	ISBN 978 - 7 - 5369 - 6526 - 3
定　　价	2180.00 元（共三册）

目　　录

（中册）

· 32 ·

青蒿(64 方)

【药性】味苦、微辛，性寒。归肝、胆经。

【功能与主治】清热，解暑，除蒸，截疟。主治暑热、暑湿、湿温，阴虚发热，疟疾，黄疸。

【用法用量】内服：煎汤，6～15 克，治疟疾可用 20～40 克，不宜久煎；鲜品用量加倍，水浸绞汁饮；或入丸、散。外用：适量，研末调敷；或鲜品捣敷；或煎水洗。

【使用注意】脾胃虚寒者慎服。

★ 1. 治冒暑头昏，发热感冒并疼，霍乱：用青蒿煎汤饮，即愈。（陆锦燧 辑·《鲟溪秘传简验方》143）

★ 2. 治感冒：青蒿 6 克，藿香 9 克。用法：水煎服。（吴静 陈宇飞 主编·《传世金方·民间秘方》9）

★ 3. 治中暑发热：青蒿 10 克，薄荷 3 克。水煎服。（中医研究院革命委员会 编·《常见病验方研究参考资料》234）

★ 4. 治中暑 2 方

①用青蒿嫩叶捣烂，手捻成丸，黄豆大。新汲水吞下，数丸立愈。（宋立人 总编·《中华本草》7 册 662 引《本草汇言》）

②鲜青蒿 60 克。开水冲泡，代茶饮。（胡郁坤 陈志鹏 主编·《中医单方全书》161）

★ 5. 治伏暑：钱经纶乃康熙年间浙江秀水人，一年隆冬腊月，水天雪地，一人病，寒热不已，久治不效。后谓钱氏，细察辨证，独言伏暑而病。众医愕然，暑从何来。钱云："诸公不信，看我用药，保管药到病除。"果然用青蒿一味煎饮而愈，无不称奇。（彭先髦·《百草养生逸闻》237）

★ 6. 治伤暑。发热、无汗：【青蒿薄荷饮】青蒿 15 克，薄荷 5 克。用法：洗净，切碎，开水泡，去渣。每日 1 剂，分 2～3 次服。功能：清热解暑，发表解肌。（易法银 喻斌 主编·《湖南省中医单方验方精选·外科》下册 2274）

★ 7. 治五脏积热。干涩难开：【青金散】用青蒿。三月三日采。阴干。捣罗为散。每服三钱。用井花水调下。（电子版·《中华医典·普济方》卷七十二）

★ 8. 治疟疾 5 方

①鲜青蒿捣汁，每次服 3 克，日服 1 次。发作前 4 小时服用，连服 5 日。（《全国中草药汇编》编写组 编·《全国中草药汇编》上册 483）

②鲜青蒿 120 克，洗净，绞汁加水后服，或用 60℃开水浸泡 24 小时后服。或水煎服，入煎时间不能超过 15 分钟，鲜品用量不能低于 120 克，在疟疾发作前 3 小时服用。药店有青蒿素成药，病人可直接购用。（薛建国 李缨 主编·《实用单方大全》134）

③青蒿、薄桂，二味各为末。若寒多，多桂少蒿，用老生姜二两，连皮捣汁和热酒调服，以衣被盖卧；若热多，多蒿少桂，亦依前法服，桂、蒿三七分用。（宋立人 总编·《中华本草》7 册 662 引《古今医统》）

④青蒿、常山、人参等分为末。每服二钱，未发前一日，以好酒一大盅调匀，分作三分，黄昏、半夜、天明各冷饮一分。（宋立人 总编·《中华本草》7 册 662 引《卫生易简方》）

⑤常山 9 克，青蒿 6 克。用法：水煎服。在流行期间，每日服 1 次。连服 3～5 天。孕妇忌服。治恶性疟、间日疟、三日疟。备注：又方加姜半夏 9 克；或加川贝 6 克。水煎服。（吴静 陈宇飞 主编·《传世金方·民间秘方》324）

★ 9. 治各类疟疾热多寒少：青蒿末 45 克。发前 3 小时以浓茶泡服 30 克，发前 1 小时服 15 克。（胡郁坤 陈志鹏 主编·《中医单方全书》150）

★ 10. 治疟疾验案：孙某某，25 岁，1977 年 7 月 20 日就诊。上午突发寒战，高热，体温 40℃，头痛，血涂片间日疟原虫（+），治以青蒿 120 克，煎水于疟发前 3 小时 1 次服，连服 2 天。第 3 天愈。（杨鹏举 主编·《中医单药奇效真传》209）

★ 11. 治疟疾寒热：青蒿一握，以水二升渍，绞取汁，尽服之。（江苏新医学院 编·《中药大辞典》上册 1229 引《补缺肘后方》）

★ 12. 治间日疟：青蒿片（每片 0.3 克，含生药 10 克）72 克，分 3 日服，体温下降后酌减。四川中药研究所用青蒿片治疗间日疟 390 例，治愈率为 100%，近期复发率为 30.3%。（王辉武 主编·《中药临床新用》368）

★ **13. 治虚劳久疟**：青蒿捣汁,煎过,如常酿酒饮。(江苏新医学院 编·《中药大辞典》上册1229引《纲目》)

★ **14. 治恶性疟**：青蒿素片(总量2.5克),首次口服1克,6~8小时后,服0.5克,第2、第3日各服0.5克。昆明医学院用青蒿素片治疗恶性疟20例,近期治愈率达100%。(王辉武 主编·《中药临床新用》368)

★ **15. 治秋季腹泻**：青蒿20~25克,每日1剂,水煎分3次温服(过热易致恶心呕吐),至体温恢复正常,消化道症状消失即停药。张吉顺治疗小儿秋季腹泻47例,全部治愈,平均止泻天数为2.8天。(王辉武 主编·《中药临床新用》369)

★ **16. 治登革热**：青蒿20~30克(干品)。水煎(煎沸时间不超过3分钟),分服,每天1剂,连服7天。据李开国报道,应用本方观察21例,7天内治愈率为100%。(薛建国 李缨 主编·《实用单方大全》134)

★ **17. 治时气疫疠**：青蒿、石膏各等份。用法：上药研为散。食前服。(孙世发 主编·《中医小方大辞典》427)

★ **18. 治一切劳瘦**：青蒿(细锉,嫩者)300克。用法：以水300毫升,童便500毫升,同煎成膏,丸如梧桐子大。每次10丸温酒调下,不拘时候。(孙世发 主编·《中医小方大辞典》427引《鸡峰》卷九)

★ **19. 治急劳,骨蒸烦热**：青蒿(细研)1握,猪胆(取汁)1枚,杏仁(大者,汤浸,去皮尖双仁,麸炒微黄)14粒。用法：以童便煎,去渣,空腹温服。(孙世发 主编·《中医小方大辞典》960引《圣惠》卷二十七)

★ **20. 治黄疸**：青蒿30克。用法：青蒿水煎,加入红糖少许,早、晚各服1次,每次1大碗,连服3日。(吴静 陈宇飞 主编·《传世金方·民间秘方》39)

★ **21. 治惊风,十不失一;预防天花,水痘,麻疹**：先伯在为钱伯阳先生《中国儿科学》作序时谈蒿虫散最为详细。序中有曰：龙友昔年治病,对于儿科颇为重视,医乳孩之病,仅一方普治之,无不奏效,从未出错,其方即所谓蒿虫散是也。方载《本草纲目》虫部之青蒿蛀虫下。其词曰：一捧朱砂一捧雪,其功全在青蒿节(虫生在蒿

之节);纵教死去也还魂,妙用不离亲娘血(即乳汁也)。旧法系用青蒿虫七条,朱砂、轻粉各一分同研成粉末,用末擦在乳头上,与儿服。如婴儿初吃乳时,即与之服,将来出痘麻也稀少,或可以不出,而胎毒自解,真是儿科圣药。即不吃乳之儿有病,亦可用少许冲白糖水服,胜服一切儿药也。此龙友数十年之秘方,特为抄出,拟请附于大著《中国儿科学》之后。"关于蒿虫散,查《本草纲目》原引自《保婴集》,此方用治惊风,十不失一。"其诗云："一半朱砂一半雪,其功只在青蒿节;任教死去也还魂,服时须用生人血。"《纲目》青蒿蛀虫项下："[集解]时珍曰：此青蒿节间虫也,状如小蚕,久亦成蛾。[气味]缺。主治：急慢惊风。用虫捣和朱砂、汞粉各五分,丸粟粒大,一岁一丸。乳汁服。时珍。"大伯父运用蒿虫散不在于治惊风,而用于防痘麻。北京家中数十口人,从未患天花,出水痘、麻疹亦轻,与用蒿虫散不无关系。当然,我们小时也是种牛痘的,但其时尚无麻疹疫苗。《纲目》引《保婴集》诗,与先伯所引,文词有出入,或因版本不同,或先伯诊务忙未暇查对原书。但比较起来,"妙用不离亲娘血",较诸"生人血"似更明确,且青蒿虫七条,分量清楚。朱砂、轻粉各一分,治不在惊风,少用些甚是恰当,是在学古中又有变通和发展了。(周凤梧 张奇文 丛林 主编·《名老中医之路》837)

★ **22. 治尿潴留**：取鲜青蒿200~300克,捣碎(注意勿让汁水流掉)敷于脐部,上面覆盖塑料薄膜及棉垫,胶布固定,排尿后即可去药,治疗45例,一般多在敷药30~60分钟内排尿。但对前列腺肥大所致的尿潴留无效。(宋立人 总编·《中华本草》7册664)

★ **23. 治腹泻**：青蒿、车前子各三钱。用法：加水二碗,煎取一碗,分两次服。(中医研究院革命委员会 编·《常见病验方研究参考资料》141)

★ **24. 治赤白痢下**：【蒿豉丹】青蒿、艾叶各等分。同豆豉捣作饼,日干。每用一饼,以水一盏半煎服。(江苏新医学院 编·《中药大辞典》上册1229引《圣济总录》)

★ **25. 治暑毒热痢**：青蒿叶一两,甘草一钱,水煎服。(江苏新医学院 编·《中药大辞典》上册1229引《圣济总录》)

★ **26. 治阑尾炎、胃痛**：青蒿、荜茇等量。先

将青蒿焙黄,共捣成细末。早、午、晚饭前白开水冲服,每次2克。(江苏新医学院 编·《中药大辞典》上册1229)

★ **27. 治酒痔便血:**青蒿(用叶不用茎,用茎不用叶)为末,粪前(便血用)冷水、粪后(便血用)水酒调服。(江苏新医学院 编·《中药大辞典》上册1229引《永类钤方》)

★ **28. 治神经性皮炎(即牛皮癣)2方**

①将青蒿蒸馏分离而得青蒿油。每日外搽2次。临床疗效:治疗30例,28例局限型损害病例均获痊愈。2例播散型损害病例,疗效较差。(胡熙明 主编·《中国中医秘方大全》中册426)

②青蒿60克。煎水,洗脚;另以水杨酸加乙醇搽患处。(胡郁坤 陈志鹏 主编·《中医单方全书》341)

★ **29. 治骨蒸劳,体瘦、发渴、寒热:**青蒿1斤取叶爆干,捣罗为散,桃仁1斤(酒浸去皮尖,麸炒令黄,研烂)甘草半两(生捣罗为末)。另以童子小便3斗,于瓷瓮中盛,于糠火上煎令如稀饧,却倾于铜器中,下诸药,又于糠火上煎,以柳木篦搅之,看稀稠得所,候可丸,即丸如梧桐子大,以粗疏布盛。每日空心温童子小便下30丸,日晚再服。(江苏新医学院 编·《中药大辞典》上册1229引《圣惠方》)

★ **30. 治虚劳,属于血痨:**青蒿节内红头虫适量。用法:用新瓦以文火焙干存性,研末,开水冲。每日服10条,分2次服。功能:活血化瘀,理气健脾。注意事项:连服1星期。(易法银 喻斌 主编·《湖南省中医单方验方精选·外科》下册1974)

★ **31. 治虚劳、盗汗、烦热、口干:【青蒿丸】**青蒿1斤,取汁熬膏,入人参末、麦冬末各1两,煎至可丸,丸如梧桐子大,每食后米饮下20丸。(江苏新医学院 编·《中药大辞典》上册1229引《圣济总录》)

★ **32. 治蜂螫人:**青蒿捣敷之。(江苏新医学院 编·《中药大辞典》上册1229引《补缺肘后方》)

★ **33. 治金疮扑损2方**

①青蒿捣封之。(江苏新医学院 编·《中药大辞典》上册1229引《肘后方》)

②青蒿、麻叶、石灰各等分。捣和晒干,临时为末搽之。(江苏新医学院 编·《中药大辞典》上册1229引《肘后方》)

★ **34. 治黄水疮:**青蒿适量。用法:研末调菜油搽。(中医研究院革命委员会 编·《常见病验方研究参考资料》395)

★ **35. 治周身热疖:**青蒿4两,香薷2两,枯矾5钱。用法:水煎,洗澡。(阳春林 葛晓舒·《湖南省中医单方验方精选·外科》上册15)

★ **36. 治痈肿:**青蒿子适量。用法:取青蒿子研粉,过100目筛,与适量糯米饭混合,研捣成均匀的黏糊状,外敷患处,用纱布包扎好,每日换药1次。(唐大晅 张俐敏 主编·《传世金方·祖传秘方》149)

★ **37. 治疮毒火伤:**青蒿适量。捣烂,敷患处。(胡郁坤 陈志鹏 主编·《中医单方全书》178)

★ **38. 治日晒疮:**青蒿(捣碎)一两,以冷水冲之,取汁饮之,将渣敷疮上。如不愈,另用柏黛散(黄柏、青黛各二钱。各研末,以麻油调搽)敷之。(宋立人 总编·《中华本草》7册662引《洞天奥旨》)

★ **39. 治系统性红斑狼疮:**青蒿500克。研极细末,与蜂蜜1000～1500毫升共调匀,制成丸剂,每丸9克,每日4～6丸,餐后温开水送服。(胡郁坤 陈志鹏 主编·《中医单方全书》110)

★ **40. 治丹毒、蚊虫咬伤:**鲜青蒿适量。洗净,捣烂,敷患处;或绞汁搽患处。(胡郁坤 陈志鹏 主编·《中医单方全书》191)

★ **41. 治带状疱疹2方**

①青蒿500克。用法:上药加水1500毫升,浸泡后煎煮30分钟,弃渣留汁。待药液温度适宜后反复淋洗患处,每天数次。功效:清肝,泻火,解毒。适用于肝火炽盛型带状疱疹,疱疹色焮红,灼热刺痛者。疗程:连续外用5～7次为1个疗程,外用1～3个疗程。注意事项:避免烫伤,本方只可外用,不可口服。(杨继军 赵建新 主编·《皮肤病实用偏方》11)

②鲜青蒿1两(取汁),雄黄末5钱。混合涂患处。(中医研究院革命委员会 编·《常见病验方研究参考资料》428)

★ **42. 治瘰子:**新汲水樱青蒿汁,调蛤粉敷之。(宋立人 总编·《中华本草》7册662引《百一选方》)

★ **43. 治瘖痒症:**青蒿全草50克。煎水,洗

患处。(胡郁坤 陈志鹏 主编·《中医单方全书》340)

★ **44. 治积热眼涩**:三月三日,或五月五日,采青蒿花或子,阴干为末。每次井水,空腹服6克,久服明目。(杨建宇等 主编·《灵验单方秘典》264引《十便良方》)

★ **45. 治聤耳脓血出不止**:青蒿捣末,棉裹纳耳中。(江苏新医学院 编·《中药大辞典》上册1229引《圣惠方》)

★ **46. 治鼻中衄血**:青蒿捣汁服之,并塞鼻中。(宋立人 总编·《中华本草》7册662引《卫生易简方》)

★ **47. 治暑热鼻衄**:青蒿30克。用法:将青蒿捣汁服。释解:因夏天高温暑热所致。症见心烦不安,口干舌燥,面赤喜饮,鼻血不止。治宜清热解暑,止血安神。(刘少林 刘光瑞 编·《中国民间小单方》248)

★ **48. 治鼻出血**:鲜青蒿30克,白糖适量。用法:将鲜青蒿水煎取汁1碗,加白糖适量。1次服。日2次。清热解暑,退虚热。(郭志杰 吴琼 等主编·《传世金方·一味妙方》26)

★ **49. 治牙齿肿痛**:青蒿一握,煎水漱之。(江苏新医学院 编·《中药大辞典》上册1229引《济急仙方》)

★ **50. 治声音嘶哑2方**

①青蒿干品60克(鲜者120克)。用法:以上药材加清水1000毫升,大火急煎,或用开水冲泡代茶饮用,每日1剂,分2～3次服用。(李川 主编·《民间祖传秘方》286)

②青蒿15克,童便2茶杯。用法:以水1碗煎青蒿10余沸,冲童便服。小儿酌减。备注:此方治病后失音、感冒失音、咳嗽失音。曾愈10余人,献方人之子黄凤祺,因病久失音,半年不能言语,以此方治疗,服药后1小时即能出声。沙塘乡善洛村林树交,病后失音2月余,服此方1剂而愈。(吴静 陈宇飞 主编·《传世金方·民间秘方》355引广西柳城县,黄启暄献)

★ **51. 治乳痈**:青蒿适量,捣敷患处或水煎服。(胡郁坤 陈志鹏 主编·《中医单方全书》262)

★ **52. 治小儿脐风**:青蒿节油虫3个。用法:连节用瓦焙干研细,用姜开水送下。(中医研究院革命委员会 编·《常见病验方研究参考资料》381)

★ **53. 治小儿诸疟不拘久近**:青蒿60克,桂枝15克。用法:捣末,每服3克,未发作前,冷酒调下。(吴素玲 李俭 主编·《实用偏方大全》214引《幼科释谜》)

★ **54. 治小儿外感发热**:青蒿全株70克(鲜品加大2倍),加水1500毫升,煎沸3分钟。待药液温度降至适宜时擦患儿全身,每天3次。据梁卫平报道,应用本方治疗100例,均获痊愈。(薛建国 李缨 主编·《实用单方大全》135)

★ **55. 治婴幼儿腹泻**:青蒿20克,水煎分2次服,每天1剂。同时禁食6～8小时。有脱水及酸中毒者可给予补液。据盛增萌报道,应用本方治疗16例,均获痊愈。止泻时间2～6天。(薛建国 李缨 主编·《实用单方大全》135)

苦参(121方)

【药性】味苦,性寒。归心、脾、肾、大肠经。

【功能与主治】清热燥湿,祛风杀虫。主治湿热泻痢,肠风便血,黄疸,小便不利,水肿,带下,阴痒,疥癣,麻风,皮肤瘙痒,湿毒疮疡。

【用法用量】内服:煎汤,3～10克;或入丸、散。外用:适量,煎汤熏洗;或研末敷;或浸酒搽。

【使用注意】脾胃虚寒者禁服。反藜芦。

★ **1. 治频发性早搏2方**

①苦参15～30克,酒炒常山6～12克,姜半夏9克,炙甘草9克,并据辨证适当加味。水煎服,每日1剂。张笑平用上方治疗频发性早搏23例,经1～2个月的治疗,3个月后随访,显效16例,进步6例,1例无效。(王辉武 主编·《中药临床新用》383)

②【苦参煎剂】取苦参生药水煮3次,合并煎液,浓缩,加单糖浆调味即成,每100毫升含苦参生药30克。每日上、下午各服1次,每次50毫升,每日服生药30克,连服2～4周。胡克用上方治疗频发室性早搏32例,总有效率达90.6%,

疗效亦较稳定,苦参生药用量每天至少在 30 克以上。经与苦参片对照,似以煎剂疗效较好。但是煎剂虽加倍用糖,其味仍甚苦,这是其唯一的缺点。(王辉武 主编·《中药临床新用》383)

★ 2. 治癫痫:苦参 250 克,健康男童尿 1000 克,密封浸 0.5 月后,每日睡前服大半茶匙,米酒少许下,连服 4 个月;以后隔天 1 次,再服 3 个月。用治 2 例癫痫,均痊愈。(王辉武 主编·《中药临床新用》385)

★ 3. 治躁狂性精神病:苦参开始每日 9 ~ 12 克,分 2 ~ 3 次饭后服;逐步增加剂量,病愈减少剂量,最大日服量为 98 克。(孟凡红 主编·《单味中药临床应用新进展》292)

★ 4. 治癫狂:苦参 30 克,栝楼仁 24 克。用法:水煎服。(吴静 陈宇飞 主编·《传世金方·民间秘方》154)

★ 5. 治精神病:苦参 1 两,大黄 3 钱。用法:水煎服。(中医研究院革命委员会 编·《常见病验方研究参考资料》212)

★ 6. 治失眠 3 方

①苦参 500 克。用法:取上药,加冷水 1000 毫升,泡 12 ~ 20 小时,煎 1 小时,取汁 400 ~ 600 毫升;加水 1000 毫升,煎取 300 ~ 500 毫升;再加水 1000 毫升,煎取 500 毫升。将 3 次煎汁混合,浓缩成 1000 毫升,加糖适量。成人每次 20 毫升,小儿每次 5 ~ 15 毫升,睡前 1 次口服。功能:清心安神。附注:据重庆红十字会医院儿科报道,应用本方治疗 101 例,有效率达 95%。本方对感染性疾病引起的失眠效果较好。(薛建国 李缨 主编·《实用单方大全》67)

②【苦参酸枣仁合剂】苦参 30 克,酸枣仁 20 克,加水 100 毫升,浓煎至 15 ~ 20 毫升,每晚睡前 20 分钟冲服,10 ~ 15 天为 1 疗程。杨培泉用上方治疗 20 例,6 例痊愈,7 例显效,7 例好转,全部有效。(王辉武 主编·《中药临床新用》384)

③苦参 30 克,黄连 8 克,丹参 20 克,水煎睡前服。王万祖用上方治疗肝郁化火所致之顽固性不寐,有良效。(王辉武 主编·《中药临床新用》384)

★ 7. 治嗜睡眠:苦参三两,白术二两,大黄一两。捣末蜜丸如梧子大。每食后服三十丸。(宋立人 总编·《中华本草》4 册 639 引《医心

方》)

★ 8. 治肺脓疡:10% 的苦参液 20 毫升,竹沥 20 毫升,鱼腥草浸液 20 毫升。将药液置超声雾化器内吸入,1 次 20 分钟,每日 2 次。(滕佳林 米杰 编·《外治中药的研究与应用》345)

★ 9. 治放射性食管炎:苦参 100 克。水煎,不拘频服。(孟凡红 主编·《单味中药临床应用新进展》293)

★ 10. 治黄疸 3 方

①苦参 120 克,水煎去渣。待水温,加入白酒 60 克,浸渍双足,每日 3 次。(滕佳林 米杰 编·《外治中药的研究与应用》345 引《肘后方》)

②苦参 450 克。用法:加水 4000 毫升,煎取 1000 毫升,过滤后,再浓煎成 500 毫升,为 5 日量。每日服 100 毫升,分 3 次温服。老年无热者忌用。备注:本方用于黄疸兼腹水。(吴静 陈宇飞 主编·《传世金方·民间秘方》37)

③苦参 90 克,龙胆草 30 克。用法:共研极细末,加牛胆汁适量为丸如梧桐子大,每服 9 ~ 15 克,面汤送下。(吴静 陈宇飞 主编·《传世金方·民间秘方》39)

★ 11. 治谷疸,食毕头旋,心怫郁不安而发黄,由失饥大食,胃气冲熏所致:苦参三两,龙胆一合(末)。牛胆丸如梧子。以生姜汁服五丸,日三服。(江苏新医学院 编·《中药大辞典》上册 1284 引《补缺肘后方》)

★ 12. 治肝炎 2 方

①除一般保肝治疗外,每日用苦参粉 4 克(装胶囊或制成丸剂),分 4 次服。治疗急性传染性肝炎 19 例,平均 12.6 天黄疸消退,最短 3 天,同时自觉症状有所改善,肝大及肝功能恢复也较快。(江苏新医学院 编·《中药大辞典》上册 1285)

②龙胆草、苦参各 50 克,牛胆(汁)1 个。用法:将前 2 味研成细末,以牛胆汁和丸如梧桐子大。连服 3 日,1 日 3 次,共分 9 次服。(吴静 陈宇飞 主编·《传世金方·民间秘方》312)

★ 13. 治腹水 3 方

①苦参 450 克。用法:用清水 4000 毫升,煎至 1000 毫升,过滤后,再煎缩成 500 毫升,分 5 日服,1 日服 3 次,每次 30 毫升,至腹水消退为止。服药时忌盐,愈后仍忌盐 30 天。(吴静 陈

宇飞 主编·《传世金方·民间秘方》60)

②苦参450克,赤小豆150克。用法:先将小豆加水少许,浸至出芽后,晒干研末。苦参加水4000毫升后,煎至1000毫升,再如前法煎取2次。前后3次所煎药液3000毫升,混合文火浓缩为500毫升,将赤小豆粉和浓缩液各分为5份,每日混合服1份,服至全消为止。(吴静 陈宇飞 主编·《传世金方·民间秘方》60)

③苦参1000克,黑丑500克,白丑1500克。以水3000克,煎取浓汁1500克,去渣,再加适量白蜜收成膏。每日3次,每服30克,饭前开水送下,服后有点作泻,忌食盐。(吴静 陈宇飞 主编·《传世金方·民间秘方》60)

★ 14. **治水肿**:苦参粉,每日服8克,分3次饭后服。来枸蓉用苦参粉治疗肝硬化、肾硬化、结核性胸膜炎等所致的水肿患者30例,有效率达93.3%,给药后1~2日内即见利尿效果者占75%。(王辉武 主编·《中药临床新用》387)

★ 15. **治原因不明性发热**:用苦参10~15克,治疗多种原因及原因不明性发热68例,收效甚佳。(王辉武 主编·《中药临床新用》389)

★ 16. **治时气壮热不解,心神烦闷,毒气在胸**:【苦参散】苦参二两(锉),黄芩一两,川升麻二两。上件药,捣筛为散。每服五钱,以水一大盏,煎至五分,去滓。不计时温服,频服,当吐为效。(宋立人 总编·《中华本草》4册639引《圣惠方》)

★ 17. **治滴虫性肾盂肾炎**:苦参胶囊丸,每次4丸(每丸含5克),日服3次,连服15天。高文武用苦参胶囊丸治疗滴虫性肾盂肾炎91例,并与灭滴灵治疗组对照观察,结果:苦参组症状、体征消失,尿常规恢复正常所需的平均天数均较灭滴灵组有所缩短,苦参组总有效率为97.8%,且副作用少于灭滴灵组。(王辉武 主编·《中药临床新用》387)

★ 18. **治尿道刺痛(尿道炎),小便后烧灼痛感**:苦参一两。煎水分三次服,一日量。(沈洪瑞 主编·《重订十万金方》252)

★ 19. **治化脓性扁桃体炎**:苦参15克,用沸水300毫升浸泡,待温凉时频频饮用,药物可重复浸筛1~2次饮用,成人每次约饮700~1000毫升,小儿酌减。史爱国用上方治疗化脓性扁桃体炎92例,结果显效77例(81.5%),有效13例

(14.1%),无效2例(2.2%)。(王辉武 主编·《中药临床新用》387)

★ 20. **治大小便不利**:苦参、滑石、贝齿各等分。上三味捣筛为散。每服饮下一钱匕,或煮葵根汁服之,弥佳。(宋立人 总编·《中华本草》4册639引《外台》)

★ 21. **治前列腺肥大**:苦参25克,当归25克,贝母25克。用法:共煎,日服2次,连服3剂见效。备注:前列腺肿大引起的排尿困难,本方有良效。(吴静 陈宇飞 主编·《传世金方·民间秘方》182)

★ 22. **治慢性直肠炎**:苦参、槐花各30克,水煎浓缩至150毫升,直肠内滴注,每日1次,15次为1个疗程,疗程间隔5日,治疗2个疗程。据报道,用上方治疗慢性直肠炎120例。结果:治愈91例,好转25例,无效4例。(王辉武 主编·《中药临床新用》388)

★ 23. **治慢性结肠炎**:苦参30克。用法:取上药,加水500毫升,文火煎至80~100毫升,每夜临睡前做保留灌肠。如病变部位较高时,灌完后把臀部抬高些以使药液充分流入。灌完后睡觉,防止药液排出,第2天排便。7天为1个疗程,休息2天,再做第2个疗程。功能:清热燥湿。附注:据韦荣贞报道,应用本方治疗10例,经3~4个疗程后痊愈6例,好转3例,1例好转后又复发。(薛建国 李缨 主编·《实用单方大全》68)

★ 24. **治急性细菌性痢疾**:苦参适量。用法:取上药,研为细粉,装瓶备用。每次1克,每天4次,口服。功能:清热、燥湿、止痢。附注:据张守芳报道,应用本方治疗33例,痊愈32例,仅1例无效。[中草药通讯,1977(2):30]。又据解放军第254医院传染科报道,每天用苦参30克,水煎100毫升,分2次服。治疗本病140例,平均治愈天数为8.2天,同样收到显著疗效。(薛建国 李缨 主编·《实用单方大全》67)

★ 25. **治细菌性痢疾**:苦参30克,水煎分2次服。或单味苦参胶囊口服、100%的苦参液保留灌肠,治疗耐药细菌性痢疾。(孟凡红 主编·《单味中药临床应用新进展》292)

★ 26. **治痢疾**:陈苦参一两,粉甘草一两。碾为末。用姜一钱与陈茶一撮煎水,用煎药,大人服一钱,婴儿服三分至五分。(宋立人 总编·

《中华本草》4 册 639 引《众妙仙方》）

★ **27. 治血痢不止**：苦参炒焦为末，水丸梧子大。每服十五丸，米饮下。（江苏新医学院编·《中药大辞典》上册 1284 引《仁存堂经验方》）

★ **28. 治急性肠胃炎**：每次用苦参 4.5 克，水煎服，日 2 次；或用糖浆剂（每 100 毫升含生药 30 克），每次 10 ~ 15 毫升，日服 2 次；也可用胶囊剂，每次 0.25 克干粉，日服 4 次。（孟凡红 主编·《单味中药临床应用新进展》292）

★ **29. 治痔疮 2 方**

①苦参 60 克。用法：取上药，用清水洗净，加水煎取浓汁，去渣，放入鸡蛋 2 个、红糖 60 克，再加热至蛋熟后去壳。将鸡蛋与药汁一起服下，每天 1 剂，4 天为 1 个疗程。功能：清热燥湿。附注：据彭德福报道，应用本方治疗内外痔多例，疗效满意。轻者 1 个疗程，重者 2 ~ 3 个疗程可愈或明显好转。（薛建国 李缨 主编·《实用单方大全》68）

②苦参、生地各 30 克，生大黄、槐花各 9 克。用法：水煎服。备注：主治痔核出血。（吴静 陈宇飞 主编·《传世金方·民间秘方》184）

★ **30. 治大肠脱肛**：苦参、五倍子、陈壁土各等分。煎汤洗之，以木贼末敷之。（江苏新医学院编·《中药大辞典》上册 1284 引《医方摘要》）

★ **31. 治肛门湿疹**：苦参 100 克。用法：取上药，置于麻油 500 毫升内浸泡 1 天后，用文火炸干枯，去渣过滤，装瓶备用。用时外搽患处，每天 3 次，10 天为 1 个疗程。功能：清热、燥湿、止痒。附注：据黄新华报道，应用本方治疗本病有效。（薛建国 李缨 主编·《实用单方大全》68）

★ **32. 治血吸虫病**：苦参 60 克，栀子、胆草各 30 克。用法：共研细末，以猪胆汁和丸如梧桐子大。先煎服茵陈蒿汤（茵陈、栀子各 9 克，大黄 6 克），再服上丸，每服 6 克，开水送服。备注：用于晚期血吸虫病兼有黄疸。（吴静 陈宇飞 主编·《传世金方·民间秘方》326）

★ **33. 治血吸虫病腹水**：每日苦参 6 ~ 8 克煎服。观察 25 例，大多在服药后 2 日内小便次数增多，腹围减小，为进行脾切除术创造了条件。（江苏新医学院 编·《中药大辞典》上册 1285）

★ **34. 治大肠滴虫**：口服苦参胶囊或苦参片，每次生药 1.2 ~ 4 克（小儿酌减），每日 3 次。如疗效不显，可另用 50% 的苦参煎剂 60 ~ 100 毫升保留灌肠，每日 1 次。（孟凡红 主编·《单味中药临床应用新进展》292）

★ **35. 治蛲虫病 3 方**

①苦参适量。用法：研面，凡士林调涂于肛门上。（中医研究院革命委员会 编·《常见病验方研究参考资料》76）

②苦参 200 克，百部 150 克，川椒 60 克，白矾 10 克，加水 500 毫升。煮沸 20 ~ 30 分钟，去渣过滤，每晚睡前用 40 毫升保留灌肠，儿童酌减。王俊侠用上方治疗蛲虫病 50 例，均用药 2 ~ 4 次而愈。（王辉武 主编·《中药临床新用》389）

③雄黄、苦参各 3 克，樟脑少许。用法：将上药研成细粉，用布包成小团。将药团浸蘸香油或食醋，于晚间睡觉时塞进肛门口处；每晚 1 次。功能：杀虫解毒。疗效：一般 2 ~ 3 次即效。典型病例：王某某，男，3 岁。面色黄白，食欲不振，夜间哭闹。肛门发痒，影响睡眠，发现肛门口处有白线头大小虫在爬动，有时随大便排出，诊为蛲虫，用此法治疗 2 次，症状消失。（张树生 高普 等 编·《中药敷贴疗法》668）

★ **36. 治钩虫病**：苦参二斤，刘寄奴一斤。用法：加水十斤，浓煎成三斤，去渣过滤，每服 30 至 50 毫升。（中医研究院革命委员会 编·《常见病验方研究参考资料》80）

★ **37. 治阳痿**：苦参 10 克，白酒 250 毫升。用法：苦参浸酒 1 周后，日服 1 次，每次 20 毫升，睡前服。备注：本方适用于下焦湿热太盛，筋脉弛缓，以致阳事不足以举者，若肾精虚损，肝肾不足者，非本方所宜。（吴静 陈宇飞 主编·《传世金方·民间秘方》110）

★ **38. 治下部疮漏**：苦参煎汤，日日洗之。（江苏新医学院 编·《中药大辞典》上册 1284 引《仁斋直指方》）

★ **39. 治痈疽**：苦参五钱。用法：水煎，加糖服。（中医研究院革命委员会 编·《常见病验方研究参考资料》254）

★ **40. 治背痈初起，红肿疼痛**：苦参 3 斤。用法：煎浓汤。每日服适量。功能：清热燥湿，消肿散痈。注意事项：时时饮之。（阳春林 葛晓舒·《湖南省中医单方验方精选·外科》上册

129）

★ 41. **治瘰疬结核**：苦参四两，捣末，牛膝汁丸如绿豆大。每暖水下二十丸，日三次。（宋立人 总编·《中华本草》4 册 639 引张文仲《备急方》）

★ 42. **治鼠瘘诸恶疮**：苦参二斤，露蜂房二两，曲二斤。水三斗，渍药二宿，去滓，黍米二升，酿熟稍饮，日三。一方加猬皮，更佳。（江苏新医学院 编·《中药大辞典》上册 1284 引《补缺肘后方》）

★ 43. **治疮**：苦参 2 两。用法：焙研极细，外搽患处。功能：清热解毒，燥湿敛疮。（阳春林 葛晓舒·《湖南省中医单方验方精选·外科》上册 425）

★ 44. **治褥疮**：苦参 10 克（鲜苦参更好）。泡后捣烂，蛋清调糊，注意消毒清洗，敷于创面，敷料覆盖，日换药 2 次。（孟凡红 主编·《单味中药临床应用新进展》293）

★ 45. **治烫熨火伤疼痛**：苦参不以多少，为细末，用香油调搽。（江苏新医学院 编·《中药大辞典》上册 1284 引《卫生宝鉴》）

★ 46. **治烫伤**：苦参 60 克，连翘 20 克。共研细末，制成油剂，治烫伤有良效。（王辉武 主编·《中药临床新用》389）

★ 47. **治卒头痛如破，非中冷，又非中风**：苦参、桂、半夏各等分。捣，下筛，苦酒和以涂痛则瘥。（宋立人 总编·《中华本草》4 册 639 引《肘后方》）

★ 48. **治皮肤瘙痒 4 方**

①苦参一两，川椒三钱。煎汤洗。（中医研究院革命委员会 编·《常见病验方研究参考资料》414）

②苦参、川楝子、甘草各二两。用法：煎汤洗。（中医研究院革命委员会 编·《常见病验方研究参考资料》414）

③苦参 1000 克，猪胆（鲜品）4 枚。用法：将苦参放入大锅内，加水煮沸 30 分钟，滤取药液；药渣加水再煎，煮沸 40 分钟，滤取药液。合并 2 次药液，放入浴盆内，加入猪胆汁，调至适宜温度，沐浴全身，每次 30 分钟。功效：清热祛湿，杀虫止痒。注意：避免烫伤，浴后避免受凉。（刘道清主编·《中国民间神效秘方》601）

④苦参 30 克，蛇床子 30 克，广百部 30 克，川椒 100 粒。用法：将上方加水 200 毫升，煎汁外洗，每日 1 剂，分早、晚 2 次洗。备注：本方对皮肤真菌有抑制作用，故治疗皮肤瘙痒有特效。经临床观察数百例，均获良效。皮肤溃烂者禁用。（吴静 陈宇飞 主编·《传世金方·民间秘方》422）

★ 49. **治脂溢性皮炎**：苦参 31 克，野菊花 31 克，白鲜皮 31 克，硫黄 15 克。上药加水煎煮。洗患处。（滕佳林 米杰 编·《外治中药的研究与应用》343）

★ 50. **治头癣**：苦参子 200 克，黄柏末 100 克。用法：将苦参子煎浓汁去滓，调黄柏末，厚敷患处。（吴静 陈宇飞 主编·《传世金方·民间秘方》399）

★ 51. **治神经性皮炎 3 方**

①【苦参搽剂】苦参 400 克，陈醋 1000 毫升。用法：将上药浸 5 日取滤液。患处先用温水洗净，再用消毒棉签蘸药搽患处，每日早、晚各 1 次。按：共治疗 52 例，一般搽药 3～5 日见效，治愈 45 例，显效 7 例。无不良反应及副作用。（电子版·《中华验方大全》光盘、神经性皮炎篇。神经性皮炎篇）

②食醋 500 克，苦参 20 克，花椒 15 克。用法：将醋放入铁锅内用火煮沸浓缩成 50 克，装入干净大口瓶内，把苦参、花椒洗净后放入瓶内，浸泡 1 周可用（浸泡时间越长越好）。温开水清洗患部，用消毒棉球蘸食醋糊剂涂擦病变部位。功能：清热解毒，除湿止痒。疗效：经观察使用本方治疗神经性皮炎多例，疗效较佳。（张树生 高普 等 编·《中药敷贴疗法》446）

③苦参 30 克，斑蝥 4 克，雄黄、铜绿、冰片各 6 克。共研细末，加酒精 500 毫升，密封 7 天即可，用时蘸搽患处，每日 2～3 次。用治神经性皮炎 21 例，疗效满意。（王辉武主编·《中药临床新用》385）

★ 52. **治鹅掌风 3 方**

①【鹅掌风膏】狼毒 20 克，黄柏 60 克，苦参 60 克，冰片 10 克，凡士林 100～1000 克。用法：将上药共研为细末，过 6 号筛，加入凡士林调成膏。温水洗净患处，低浓度涂抹患处后双手对搓至发热为度，每日 3 次；高浓度薄敷患处，10 日为 1 个疗程。按：共治疗 100 例，治愈无复发 80 例，复发 20 例。（电子版·《中华验方大全》光

盘、神经性皮炎篇、湿疹篇)

②苦参 30 克,甘草 30 克,地肤子 10 克,冰片 5 ~ 10 克(粗糙皲裂者,加白及 15 克;潮红湿润肿胀者加山慈菇 10 克)。用法:除冰片外,将其余中药加水适量,入锅中煎沸 30 分钟,停火后加入冰片,痒轻者加入 5 克,痒甚者冰片加入 10 克。待温后,泡洗患处,每次 30 分钟,早、晚各 1 次,5 天为 1 个疗程。疗效:7 例患者全部治愈。(良石 主编·《名医珍藏《外治秘方》238)

③苦参 30 克,乌梅 15 克,雄黄 10 克,蒲公英、白鲜皮各 30 克。水煎 30 分钟,倒入盆中放温。将患部放入药液内浸 30 分钟,每剂可泡 2 次。(滕佳林 米杰编·《外治中药的研究与应用》343)

★ 53. 治手癣:苦参 30 克,狼毒 10 克,黄柏、冰片各 5 克。共研细末。加入凡士林油 50 克,混匀。患处温水洗净后,将药膏薄敷于患处摊平,用塑料薄膜或油纸将敷药处密封包紧。10 天为 1 个疗程。治疗手癣 100 例,治愈 96 例,未愈 4 例。(李彬之等主编·《现代中医奇效良方宝典》下册 727)

★ 54. 治手足癣(鹅掌风):【愈癣膏】生大黄 170 克,苦参 170 克,川椒 170 克,藿香 170 克,藜芦 50 克,大枫子仁 50 克,枯矾 50 克。用法:将上药共研为细末,过 6 号筛。每取 50 克,以陈醋或 30% 的冰醋酸 50 克调成糊,厚敷患处,塑料薄膜或无菌纱布覆盖,每日 2 次。按:共治疗 76 例,用药 6 周,治愈 64 例,好转 6 例,无效 6 例,总有效率为 92.1%。(电子版·《中华验方大全》光盘、神经性皮炎篇、手足癣篇)

★ 55. 治脚癣:【苦参洗剂】苦参 50 克,蛇床子、生百部、川花椒、土槿皮、白鲜皮各 25 克,白矾 30 克。煎水浸泡双足。治疗足癣 240 例,一般 5 ~ 7 日痊愈。(谭新华 陆德铭 主编·《中医外科学》高级丛书·712)

★ 56. 治水泡型脚癣:苦参、地榆、胡黄连、地肤子各 200 克。用法:将上药切碎后放入 75% 的酒精 1000 毫升中浸泡 1 周,过滤后再加 75% 的酒精至 1000 毫升,外搽患处,每天 3 次。(唐大垣 张俐敏 主编·《传世金方·祖传秘方》380)

★ 57. 治脚气验方:苦参 20 克,干姜 6 片,加水煎煮 30 分钟,待温度适宜时,泡足 15 分钟。

(《中国中医药报》2010 年 12 月 16 日)

★ 58. 治毒热足肿作痛欲脱者:苦参煮酒渍之。(江苏新医学院 编·《中药大辞典》上册 1284 引《姚僧坦集验方》)

★ 59. 治疥疮 3 方

①苦参 50 克,青蒿 50 克,夜交藤 100 克,萹蓄 30 克。用法:上药加水 1500 ~ 2000 毫升,武火煮沸后文火煎 10 ~ 15 分钟后倒出。对患部先熏后洗,各 10 ~ 15 分钟。每日 1 剂。分 2 次用,禁内服。用药后要求勤洗烫晒衬衣裤及被褥等,以防再度感染。(唐大垣 张俐敏 主编·《传世金方·祖传秘方》402)

②苦参 50 克,花椒 9 克。用法:煎汤洗。(吴静 陈宇飞 主编·《传世金方·民间秘方》415)

③【苦参汤】苦参、蛇床子、白矾、荆芥穗各等分。上四味煎汤,放温洗。(宋立人 总编·《中华本草》4 册 639 引《济生方》)

★ 60. 治白癜风 2 方

①苦参五斤,露蜂房五两,刺猬皮一个。上药咀片,水三斗煮一斗去渣用汁,细酒曲五斤,炊黍米三斗做饭,拌曲同药汁,如酿成酒法,酒成榨去糟,食前温服一二杯。(宋立人 总编·《中华本草》4 册 639 引《疡医大全》)

②苦参 50 克,丹参、当归尾各 25 克,川芎 15 克,防风 20 克。75% 的酒精 500 毫升制成酊剂外擦患处,每日 3 次。范存伟用上方治疗白癜风 20 例,仅用 14 ~ 21 天,均获满意疗效,轻者 2 周显效,重者月余病除。(王辉武 主编·《中药临床新用》385)

★ 61. 治尖锐湿疣 2 方

①苦参 100 克。用法:苦参 100 克加水至 1500 毫升,先浸泡 30 分钟加温煮沸 15 分钟,过滤去渣,先局部熏疗,待温度适宜后再用药液清洗,每晚 1 次,每次 30 分钟。每个疗程 2 周。合并感染者用抗生素治疗,并注意每天更换内衣。疗效:共治 20 例;全部治愈。疣体脱落,无残留,无新生疣复发。治愈时间,7 天 2 例,10 天 11 例,14 天 7 例,治疗期间无任何痛苦和不适。(刘有缘 编著·《一两味中药祛顽疾》325)

②外用方:苦参 60 克,鲜蒺藜 50 克,去皮大枫子 10 克,百部 10 克。共捣碎,加水 200 毫升,取汁 100 毫升,用棉棒蘸药涂擦湿疣表面,每日 3

次,连用 7～10 天。内服方:苦参 10～12 克,刺蒺藜 15 克,大青叶 30 克,水煎服,每日 1 次,分 2 次服用,连服 7～10 天。通过上述内服外用结合治疗尖锐湿疣,3 日后显效,即能控制其发展,外阴瘙痒症状减轻,1 周后疣干枯,继而消退,愈合再服药 1 周,以巩固疗效。(王辉武 主编·《中药临床新用》388)

★ 62. 治阴囊湿疹:苦参 100 克,川椒 9 克。用法:煎汤熏洗。(吴静 陈宇飞 主编·《传世金方·民间秘方》398)

★ 63. 治阴部生疮,狐惑病蚀于下部:用苦参 30 克,水煎去渣。熏洗,每日 3 次。(滕佳林 米杰 编·《外治中药的研究与应用》344 引《金匮要略》)

★ 64. 治伤寒狐惑,毒浊下部,痛痒不止:苦参 90 克,枳壳 60 克,槐白皮 60 克。上锉细,水煮去渣。熏洗下部。(滕佳林 米杰 编·《外治中药的研究与应用》344 引《太平惠圣方》)

★ 65. 治男生殖器龟头部生肉豆(俗称狮子):苦参 5 个,研细,调糊贴患处,5 天不洗,肉豆发黑掉下,疗效甚验。(薛文忠 刘改凤 编著·《一味中药巧治病》312 引《中国秘方全书》)

★ 66. 治龟头炎:苦参 30 克,蛇床子 20 克,黄柏 15 克,荆芥 12 克,生苍术 12 克,随证加减,水煎服,1 日 1 剂。张先夫用上方治疗药物性龟头炎 32 例,均在短期内治愈,平均用 3.8 剂。(王辉武 主编·《中药临床新用》388)

★ 67. 治软下疳:苦参 6 克。用法:上药加水 500 毫升,煎至 300 毫升,去渣后装入器皿中备用。用时取此液洗涤溃疡处,日洗 2～3 次。功效:清热,利湿,收敛。(程爵棠 程功文 编·《单方验方治百病》430)

★ 68. 治臁疮:苦参四两。用法:煎汤频频熏洗。(中医研究院革命委员会 编·《常见病验方研究参考资料》404)

★ 69. 治荨麻疹 3 方

①苦参 100 克。用法:水煎洗,1 日 1 次。(吴静 陈宇飞 主编·《传世金方·民间秘方》408)

②苦参 50 克,甘草 50 克,皮硝 15 克。用法:水煎洗。(吴静 陈宇飞 主编·《传世金方·民间秘方》408)

③苦参 30 克,防风 15 克,氯苯那敏 30 克。

将上药各自研末,分别密贮备用。临用前各取 10 克混合研匀,填入脐窝,以纱布覆盖,胶布固定。每日 1 次。(滕佳林 米杰 编·《外治中药的研究与应用》343)

★ 70. 治湿疹:苦参 100 克,蛇床子 50 克。用法:煎汤洗患处。(吴静 陈宇飞 主编·《传世金方·民间秘方》395)

★ 71. 治亚急性湿疹(湿疡),牛皮癣静止期(白疕),皮肤瘙痒症(瘾疹),股癣(瘟癣),阴囊湿疹(绣球风),女阴瘙痒症(阴湿):苦参 6 克。用法:将苦参 6 克研成细末,加入凡士林 24 克,混匀备用。局部外敷。功效:祛湿,杀虫,止痒。按语:苦参性苦寒,功能清热燥湿、杀虫,为治疗皮肤病的要药,临床用于多种皮肤病均能取到良好效果。(郭志杰 吴琼等 主编·《传世金方·一味妙方》125)

★ 72. 治痤痱疮,痒疼难睡:【苦参汤】苦参 120 克,大菖蒲 60 克。用法:水煎数滚,临洗和入 4～5 枚公猪之胆汁,淋洗患处。禁忌:愈后避风,忌食发物。(彭怀仁 主编·《中华名医方剂大全》381 引《外科正宗》卷四)

★ 73. 治跌打损伤:苦参适量。用法:研末外敷。备注:本药适用于皮破溃烂者。(吴静 陈宇飞 主编·《传世金方·民间秘方》211)

★ 74. 治风火湿热,眼目红肿:苦参、杏仁(去皮尖,研)各 9 克,胆矾 2.5 克,入碗内。250 毫升开水冲,先熏后洗。(滕佳林 米杰 编·《外治中药的研究与应用》344 引《疡医大全》)

★ 75. 治慢性中耳炎:鲜苦参五钱。用法:磨汁滴入耳内,先用开水洗净脓汁,一日滴三至六次。(中医研究院革命委员会 编·《常见病验方研究参考资料》484)

★ 76. 治中耳炎:苦参 1.5 克,冰片 0.3 克,麻油(或用菜油)9 克。将麻油煎沸,加入苦参,炸焦变黑捞出,稍冷加入冰片细粉,冷后使用。用时用药棉蘸尽耳内脓液,再用药油滴耳,每日 2～3 次。(宋立人 总编·《中华本草》4 册 639)

★ 77. 治旋耳疮(又名月蚀疮),初起在耳轮上或耳后,耳垂处发一黄色米粒样疙瘩,周围发红,顶白透脓,奇痒难忍,破后脓水外溢,蔓延传染:苦参、黄柏各五钱,苍术、海螵蛸各三钱。各研极细,和匀。用温开水调敷患部,每日早、晚各换药一次。(江苏新医学院 编·《中药大辞

★ 78. 治耳疔、痛：苦参1块，磨水，滴入耳内。亦可水煎服以治耳痛、耳疔。备注：用于小儿耳痛肿痛。（吴静 陈宇飞 主编·《传世金方·民间秘方》339）

★ 79. 治酒渣鼻：【参归丸】苦参净末四两，当归身末二两。用酒糊丸，如梧桐子大，每服七八十丸，食后热茶下。（宋立人 总编·《中华本草》4册639引《古今医鉴》）

★ 80. 治牙缝出血：苦参一两，枯矾一钱。为末，日三揩之。（江苏新医学院 编·《中药大辞典》上册1284引《普济方》）

★ 81. 治走马牙疳：僵蚕24克，苦参60克。用法：共研细末，吹入患处及齿缝，1日3次。（吴静 陈宇飞 主编·《传世金方·民间秘方》362）

★ 82. 治毒蛇咬伤：苦参。用法：磨米泔水敷伤口。（中医研究院革命委员会 编·《常见病验方研究参考资料》312）

★ 83. 治妊娠小便难，饮食如故：【当归贝母苦参丸】当归、川贝、苦参各四两。上三味，末之，炼蜜丸如小豆大。饮服三丸，加至十丸。（宋立人 总编·《中华本草》4册639引《金匮要略》）

★ 84. 治宫颈糜烂、阴道炎：【龙参粉】苦参、龙骨、龙胆草、黄柏各等分，研细高压消毒，或装胶囊。把龙参粉或胶囊放入阴道，隔日1次，6次为1个疗程。用治宫颈糜烂234例，痊愈224例。（王辉武 主编·《中药临床新用》388）

★ 85. 治疗滴虫性阴道炎3方

①苦参200克，烘干研成细末，加入适量麻油浸泡1周，去渣留油备用。治疗时用新洁尔灭擦拭外阴及阴道，再用苦参油搽于外阴及阴道，每日1~2次。金素梅等用上方治疗滴虫性阴道炎60例，痊愈55例，显效3例，无效2例，总有效率为96.6%，治疗用药最少6次，最多24次。（王辉武 主编·《中药临床新用》388）

②【双苦灭滴散】苦参粉100克，猪胆汁100克，冰片2克。以上3味，冰片单独粉碎成细粉，猪胆汁与苦参粉混匀，以流通空气灭菌30分钟，干燥，粉碎过140目筛，再与冰片配研混匀，过筛，即得。本品为黄绿色粉末，气腥，味苦。功能灭滴虫，消炎。用于滴虫性阴道炎。外用，用喷雾器喷于阴道处，隔日1次。（宋立人 总编·

《中华本草》4册640）

③苦参适量，以95%的乙醇浸渍，制成每栓约相当生药5克的成品。每次1枚，送入阴道后穹窿。（滕佳林 米杰 编·《外治中药的研究与应用》344）

★ 86. 治老年性阴道炎：苦参、蛇床子、地肤子、川黄柏各30克。水煎后熏洗阴道，每日1~2次，每次10~20分钟，5~7天为1个疗程，治疗老年性阴道炎，一般1~2个疗程即可治愈。（王辉武 主编·《中药临床新用》388）

★ 87. 治霉菌性阴道炎：苦参、蛇床子等份细末，装胶囊备用，于月经干净后每晚用2%~3%的苏打液坐浴后，把1粒胶囊塞入阴道内，7~10天为1个疗程。第2次月经过后，再重新开始第2个疗程。治疗霉菌性阴道炎，2~3个疗程即可痊愈。（王辉武 主编·《中药临床新用》388）

★ 88. 治阴痒3方

①苦参、狼毒各一两。用法：煎汤冲洗阴道。（中医研究院革命委员会 编·《常见病验方研究参考资料》366）

②苦参五钱，土茯苓三钱。用法：水煎服。（中医研究院革命委员会 编·《常见病验方研究参考资料》367）

③苦参一两，黄柏五钱，黄连三钱，花椒一钱。用法：煎汤熏洗阴部。（中医研究院革命委员会 编·《常见病验方研究参考资料》367）

★ 89. 治赤白带下：苦参二两，牡蛎一两五钱。为末，以雄猪肚一个，水三碗煮烂，捣泥和丸。每服百丸，温酒下。（江苏新医学院 编·《中药大辞典》上册1284引《积德堂经验方》）

★ 90. 治带下：苦参120克，蛇床子30克，雄黄、甘草各6克。用法：煎汤冲洗阴道。备注：用于湿热带下，气味腥臭。此方也可制成坐药使用。（吴静 陈宇飞 主编·《传世金方·民间秘方》259）

★ 91. 治小儿口疮：苦参、黄丹、五倍子、青黛各等分，研为末，敷。（宋立人 总编·《中华本草》4册639引《外科理例》）

★ 92. 治小儿身热：苦参、白芷苗各等分，清浆水煎。入盐少许浴之。（滕佳林 米杰 编·《外治中药的研究与应用》345引《本草纲目》）

★ 93. 治乳癌：苦参一只，酒糟适量。用法：

共捣烂涂。（中医研究院革命委员会 编·《常见病验方研究参考资料》269）

虎杖（72 方）

【药性】味苦、酸,性微寒。归肝、胆经。

【功能与主治】活血散瘀,祛风通络,清热利湿,解毒。主治妇女经闭,痛经,产后恶露不下,癥瘕积聚,跌打损伤,风湿痹痛,湿热黄疸,淋浊带下,疮痈肿毒,毒蛇咬伤,水火烫伤。

【用法用量】内服:煎汤,10～15 克;或浸酒;或入丸、散。外用:适量,研末调敷;或煎浓汁湿敷;或熬膏涂擦。

【使用注意】孕妇禁服。

★ 1. 治高脂血症:虎杖 500 克。烘干,研细末,每次 5 克,每日 3 次,开水送服。（胡郁坤 陈志鹏主编·《中医单方全书》95）

★ 2. 治肥胖症:虎杖 15～30 克。水煎服,每日 1 剂。（胡郁坤 陈志鹏 主编·《中医单方全书》96）

★ 3. 治湿热黄疸:虎杖、金钱草、板蓝根各30 克。水煎服。（宋立人 总编·《中华本草》2册 657 ）

★ 4. 治急性黄疸型传染性肝炎 2 方

①虎杖 30 克(鲜品加倍,儿童酌减)。水煎,每日分 2～3 次服。服药后部分病人觉上腹闷胀不适,个别有轻度恶心等副作用,但不影响服药。据报道,用本品治疗急性黄疸型肝炎,经 300 余例的观察,有效率在 90% 以上,治愈率在 80% 左右,平均治愈天数(据 251 例的统计)为 34.7 天。症状、体征改善及肝功能的恢复时间,通过 53 例观察,食欲一般 7 天即恢复正常,肝功平均 23 天复原,黄疸在 15～20 天基本消退,谷丙转氨酶 15天降至正常,麝香草酚浊度试验一般在 30～40天转阴,部分病例经 3～12 个月随访,未见复发。（王琦 主编·《王琦临床医学丛书》1327）

②虎杖 30 克,鸡眼草 60 克。每日 1 剂。（宋立人 总编·《中华本草》2 册 657）

★ 5. 治病毒性肝炎:虎杖 90 克。用法:取上药,加水浓煎至 300 毫升。每天分 3 次服。功能:清热解毒,利湿退黄。附注:据朱山有报道,应用本方治疗 325 例,基本痊愈 280 例,好转 45例,总有效率为 100%。（薛建国 李缨 主编·《实用单方大全》363）

★ 6. 治胆囊结石:虎杖一两,煎服;如兼黄疸可配合连钱草等煎服。（江苏新医学院 编·《中药大辞典》上册 1330）

★ 7. 治胆石症:虎杖 50 克,柴胡 6 克。水煎服,每天 1 剂,治胆石症有良效。（王辉武 主编·《中药临床新用》397）

★ 8. 治胆道感染:【茵虎黄片】虎杖 60 克,茵陈 30 克,生大黄 15 克。制成片剂,每片含 0.3克,每次 5～12 片,每日 3～4 次,或分 2 次煎服。武汉医学院附属二院用茵虎片治疗本病 113 例,有效率达 88.49%。（王辉武 主编·《中药临床新用》393）

★ 9. 治急性胆囊炎:【虎杖二金汤】虎杖 30克,郁金 15 克,金铃子 10 克。水煎服,每日 1剂。功效:清热利胆。（曲京峰 赵兴连 韩涛 主编·《古今药方纵横》180）

★ 10. 治肺炎:虎杖鲜品 1000 克或干品 500克。用法:取上药,洗净,切片,加水 5000 毫升,煎至 1000 毫升。1 天 2～3 次,每次 50～100 毫升。见体温降至正常,症状好转时酌情减量,至肺部炎症完全消失时停药。功能:清热解毒,化痰止咳。附注:据遵义医学院附院报道,应用本方治疗 19 例,痊愈 12 例,好转 4 例,无效 2 例,总有效率为 84.2%。平均疗程为 9 天。（薛建国 李缨 主编·《实用单方大全》363）

★ 11. 治大叶性肺炎:虎杖 60 克,鱼腥草 30克,大青叶 30 克,栝楼仁 15 克。水煎服,每日 1剂,分 2 次服,热退后药量可酌减。刘国普用上方治疗大叶性肺炎 15 例,全部治愈。一般 1～3天体温降到正常,6～9 天肺部阴影消失。（王辉武 主编·《中药临床新用》393）

★ 12. 治上消化道出血:虎杖适量。用法:取上药,研为细粉。每次 4 克,每天 2～3 次,口服。功能:清热止血。附注:据金亚城报道,应用本方治疗 187 例,有效率达 100%。（薛建国 李缨 主编·《实用单方大全》363）

★ 13. 治放疗所致的白细胞下降:虎杖、鸡血藤各 30 克,当归、甘草各 9 克。水煎服,每日 2

次。(宋立人 总编·《中华本草》2 册 657)

★ 14. 治阑尾炎:【玉虎汤】玉兰叶、虎杖各等量。取等份干燥虎杖根皮及新鲜玉兰叶切碎后置入砂锅或紫铜锅内,加冷水超过药面,浸泡 2~3 小时后,水煎煮浓缩成 100% 的浓度,每 100 毫升含生药各 50 克,首剂 100 毫升,以后每次 30 毫升,一日服 3 次,儿童酌减。治疗 103 例急性阑尾炎患者,治愈 92 例,无效 11 例,近期治愈率为 89.3%,其中 35 例经 3 年至 3 年 9 个月随访,复发 10 例,复发率为 28.5%。治疗有效病例首先表现为脉率及血象较快恢复正常,继之自觉腹痛消失,最后腹部体征逐步消失,体温亦随之恢复正常。据江苏新医学院抑菌试验,结果证明玉虎汤对多数细菌有抑制作用。(王琦 主编·《王琦临床医学丛书》下册 1330)

★ 15. 治腹痛:虎杖 30 克。水煎服。(胡郁坤 陈志鹏 主编·《中医单方全书》58)

★ 16. 治尿石症:虎杖适量。微炒。研细末,口服,每次 6 克,每日 3 次。(胡郁坤 陈志鹏 主编·《中医单方全书》223)

★ 17. 治五淋:虎杖不计多少,为末。每服二钱,用饭饮下,不拘时候。(江苏新医学院 编·《中药大辞典》上册 1330 引《姚僧坦集验方》)

★ 18. 治热淋:虎杖、车前草、萹蓄草各 15 克。水煎服。(宋立人 总编·《中华本草》2 册 657)

★ 19. 治淋证:虎杖 30~60 克。水煎服。(胡郁坤 陈志鹏 主编·《中医单方全书》73)

★ 20. 治血尿:虎杖 10 克。研末,兑温开水服或水煎服,每日 3 次。(胡郁坤 陈志鹏 主编·《中医单方全书》75)

★ 21. 治时疫伤寒,毒攻手足肿,疼痛欲断:虎杖根,锉,水煮,适寒温以渍手足,令踝上有水尺许止。(宋立人 总编·《中华本草》2 册 657 引《肘后方》)

★ 22. 治腹内积聚,虚胀雷鸣,四肢沉重,月经不通,亦治丈夫病:【虎杖煎】虎杖根细切二斛,以水二石五斗,煮取一大斗半,去滓,澄滤令净,取好淳酒五升和煎,令如饧。每服一合,消息为度,不知,则加之。(江苏新医学院 编·《中药大辞典》上册 1330 页引《千金方》)

★ 23. 治肠痔下血:虎杖根洗去皮,锉焙,揭筛,蜜丸如赤豆,陈米饮下。(江苏新医学院 编·《中药大辞典》上册 1330 引《本草图经》)

★ 24. 治痔疮出血:虎杖、银花、槐花各 9 克。水煎服。(宋立人 总编·《中华本草》2 册 657)

★ 25. 治红白痢:虎杖根三钱,何首乌三钱,红茶花三钱,天青地白二钱。煎水兑红糖吃。(江苏新医学院 编·《中药大辞典》上册 1330)

★ 26. 治梅毒:虎杖根适量。研末,以醋调敷患处。适用于下疳。(胡郁坤 陈志鹏 主编·《中医单方全书》348)

★ 27. 治诸恶疮:虎杖根,烧灰贴。(江苏新医学院 编·《中药大辞典》上册 1330 引《本草图经》)

★ 28. 治痈肿疼痛:虎杖根、土大黄为末。调浓茶外敷。(江苏新医学院 编·《中药大辞典》上册 1330)

★ 29. 治痈疮肿毒:虎杖、千里光、野菊花各 15 克。水煎服。(曲京峰 赵兴连 韩涛 主编·《古今药方纵横》上册 180)

★ 30. 治无名肿毒:将虎杖 100 克。烘干,研细末,初起者用鸡蛋清调敷,成脓时用醋调敷,已溃烂用麻油调敷,每日 2~3 次,适用于痈疖肿毒。(胡郁坤 陈志鹏 主编·《中医单方全书》187)

★ 31. 治风湿痹痛,四肢麻木:虎杖 500 克,白酒 1000 毫升,浸 1~4 星期,分次随量饮;或虎杖、西河柳、鸡血藤各 30 克,水煎服。(宋立人 总编·《中华本草》2 册 656)

★ 32. 治痛风性关节炎:【虎杖膏】取虎杖 100 克、樟脑 16 克、凡士林 280 克。先将虎杖研粉过筛,樟脑用适量 50% 的酒精溶化后倒入虎杖粉中,搅拌均匀。将药膏涂于敷料上 2~3 厘米厚,敷贴患处,隔日 1 次。谢东升报道用上方治疗痛风性关节炎 50 例,结果:治愈 44 例,显效 5 例,有效 1 例。(王辉武主编·《中药临床新用》396)

★ 33. 治痹症:虎杖 30 克。水煎服。适用于热痹、急性关节炎。(胡郁坤 陈志鹏 主编·《中医单方全书》116)

★ 34. 治腰腿痛:虎杖 30 克。水煎服。适用于瘀血腰痛。(胡郁坤 陈志鹏 主编·《中医单方全书》376)

★ **35. 治顽固性湿疹**：用凡士林调虎杖粉，制成 20% 的软膏，涂于患部治疗顽固性湿疹。(王辉武主编·《中药临床新用》397)

★ **36. 治皮肤湿疹**：虎杖、算盘子根各 24 克。水煎服。(宋立人 总编·《中华本草》2 册 657)

★ **37. 治带状疱疹 2 方**

①【大黄虎杖冰片酊】大黄、虎杖、冰片各 15 克。用法：将上药浸入 300 毫升 95% 的乙醇 24 小时后，取澄清液，备用，使用时用药棉蘸取药液，涂布于带状疱疹发生处及疼痛存在区域，每日数次不限，溃烂处禁止使用。疗效：验证 155 例均全部治愈。(雷一鸣 杨柱星 黄儒 主编·《中华名医顽症绝症秘方大全》952)

②虎杖 30 克。用法：取上药，加入 300～500 毫升水中，加温至 80 度，滤出液待凉后再加入煅石膏粉 30 克，搅拌成乳白色混悬剂。涂擦患处。每天 4～6 次。功能：清热解毒，活血止痛。症见单侧皮疹，沿神经分布排列呈带状，水疱簇集伴有神经痛。附注：据报道，应用本方治疗 45 例，治愈 36 例，好转 9 例，总有效率为 100%。治疗最短 4 天，最长 7 天。(薛建国 李缨 主编·《实用单方大全》365)

★ **38. 治跌打损伤**：虎杖 15 克。水煎服。适用于外伤红肿。(胡郁坤 陈志鹏 主编·《中医单方全书》361)

★ **39. 治从高处坠下，涎潮昏冒；产后瘀血不散，或聚血**：虎杖不拘多少。为细末，热酒调下。(曲京峰 赵兴连 韩涛 主编·《古今药方纵横》上册 179 引《素问病机气宜保命集》)

★ **40. 治折伤，血瘀不散**：【虎杖散】虎杖(锉)二两，赤芍药(锉)一两。上二味，捣罗为散。每服三钱匕，温酒调下，不拘时候。(宋立人 总编·《中华本草》2 册引《圣济总录》656)

★ **41. 治烧伤**：【虎杖根粉剂】虎杖根不拘多少。用法：上药研为散。香油调搽患处，每日 3～4 次。功效：清凉止痛。(孙世发 主编·《中医小方大辞典》100)

★ **42. 治烧烫伤 5 方**

①用虎杖为末，水调敷。(宋立人 总编·《中华本草》2 册 657 引《丹溪治法心要》)

②用虎杖 100 克。水 5000 毫升，煎 2 小时，过滤去渣，浓缩至 500 毫升，加苯甲酸、尼泊金等

防腐剂，搽患处(一般不做水疱刺破排液)，不加任何敷料。或研末，麻油调搽；或捣烂，搽患处。(胡郁坤 陈志鹏 主编·《中医单方全书》203)

③【烫伤油】虎杖 200 克，紫草 100 克，当归 60 克，香油 1000 毫升，冰片 60 克。用法：将上药前 3 味文火熬至香油溢出香味，油烟上升，熄火，浸泡 20 分钟，取文火加热，反复 5 次，去药渣，加冰片溶化。先清除脓性分泌物及脓痂，用 1‰ 的苯扎溴铵清创，用针管抽尽水疱渗液，取本品涂患处，每日 2 次，创面有渗出者用小灯泡照射。按：共治疗 50 例，经治 5～15 日，均治愈。(电子版·《中华验方大全》光盘、烧烫伤篇)

④【烧伤酊】大黄 200 克，黄柏 200 克，虎杖 200 克，地榆 200 克，75% 的乙醇适量，冰片 50 克，氯霉素粉 25 克。用法：将上药前 4 味共研为粗末，过 5 号筛，加乙醇 7000 毫升、3000 毫升，分别浸 48 小时、24 小时，取滤液，合并，加冰片、氯霉素粉，加乙醇至 10000 毫升。吸净疱液，清除坏死组织，用 3% 的过氧化氢、生理盐水清创后，用消毒棉签蘸取本品，外涂患处，2～4 小时 1 次，成痂后 4～6 小时 1 次。按：共治疗 120 例，均治愈。(电子版·《中华验方大全》光盘、烧烫伤篇)

⑤【速效烧伤喷雾酊】大黄 400 克，黄连 400 克，虎杖 400 克，地榆 200 克，80% 乙醇 3000 毫升，冰片 20 克。用法：将上药前 4 味共研为粗末，加乙醇密封浸泡 7～10 日，取滤液呈棕红色，加冰片，摇匀。取本品喷患处，每 4 小时 1 次，3 日后 1～2 次。首次先喷 2% 的地卡因(或 2% 的利多卡因)。按：共治疗 95 例，治愈 94 例，1 例转院。(电子版·《中华验方大全》光盘、烧烫伤篇)

★ **43. 治烧伤 4 方**

①【烫伤灵】熟石灰粉 3000 克，大黄 1500 克，地榆 1500 克，虎杖根 1500 克。用法：将熟石灰粉置于铁锅内，分别加入后 3 味，武火炒至七成焦黑，去石灰，分别研为细末，过 6 号筛，再混合均匀。清创(未溃创面用酒精消毒，有水疱者则放出疱液；已溃先用过氧化氢，再用生理盐水冲洗)，用本品撒于稍大于创面涂约 2 毫米厚凡士林紫草油膏的消毒纱条上，贴敷创面，再固定，每 1～2 日 1 次，共治 5 日～4 周。按：共治疗 304 例，均愈。(电子版·《中华验方大全》光盘、

烧烫伤篇)

②虎杖、大黄、罂粟壳,按4∶4∶1比例,浸入60%的乙醇或50度白酒中,浓度为1∶5,浸泡1周,待药液变成深棕色时备用。用法:将创面用1%的新洁尔灭或生理盐水清洗干净,水泡低位剪破引流排空,然后将准备好的药液喷洒于创面上,2小时重复喷洒1次,4~5天视创面而定再行清创1次。施行暴露疗法。天冷时注意保暖,当创面成人超过30%,儿童超过15%,或严重感染时均应结合抗炎、补液、内服中药处理。治疗Ⅰ度~Ⅱ度烧伤109例,用药2天即可达到渗出停止,干燥结痂,愈后不留疤痕。(李彬之等 主编·《现代中医奇效良方宝典》下册591)

③【虎竭乳】虎杖400克,紫草160克,生理盐水1000毫升,香油1000克,血竭末30~40克。用法:将上药前2味用生理盐水浸泡15日取滤液约500毫升。锅内置香油,加入药渣炸枯,冷后去渣。将滤液、药油煎沸3~5分钟,加血竭末搅匀,放冷,过滤,制得乳剂1100毫升。清创后,取本品浸透纱布覆盖,包扎,隔日1次,第2日取本品直接滴于敷创面的纱布上。按:共治疗44例,均治愈。(电子版·《中华验方大全》光盘、烧烫伤篇)

④虎杖70克,黄柏12克,地榆10克,白及6克,冰片2克。上药各研细末,混合装入瓶中,加入95%的酒精350毫升,浸泡8小时过滤;用药时,将本药液装入喷雾器内,均匀地向创面喷洒,每日2次,喷洒面部时,要嘱患者闭口闭目屏住呼吸,防止药液误入。庄泽荣用上述方法治疗烧伤80例,平均治愈时间为10.7天,其中下肢11.3天,上肢12天,头部9天,躯干10.4天。(王辉武 主编·《中药临床新用》394)

★44.治Ⅰ度至浅Ⅱ度烧伤:生虎杖适量。用法:取上药,研为细粉,过120目筛,备用。烧伤创面用生理盐水冲洗干净,剪开水泡,清除渗出液及破损表皮,使整个创面暴露,清洁后,用干虎杖粉均匀撒于创面,以敷盖创面为宜。若遇创面无渗出液或伴有感染化脓者,可用蓖麻油将虎杖粉调成面糊状涂于创面上,每天2次,敷药后的创面不需包扎。创面结痂后,需保护创面结痂处,以防结痂裂开出血,一般8~10天涂香油(煎后)于结痂上,以利去痂。功能:清热利湿,散瘀定痛。附注:据王长江等报道,应用本方治疗蒸

汽灼伤、热水烫伤、汽油烧伤、食油烫伤患者共48例,烧伤面积为5%~10%。Ⅰ度至浅Ⅱ度烧伤42例,8~10天治愈;Ⅱ度合并深Ⅱ度烧伤6例,10~13天治愈。无疼痛及不良反应,愈后不留瘢痕。(薛建国 李缨 主编·《实用单方大全》364)

★45.治浅度烧烫伤:【黄杖散】生大黄100克,虎杖100克。用法:将上药共研为细末,过7号筛。清创后取本品扑撒创面,每日3次。适用病证:浅度烧烫伤。按:共治疗105例,全部治愈。(电子版·《中华验方大全》光盘、烧烫伤篇)

★46.治狂犬病:虎杖根30克。煮猪肉食。或用根30~60克,水煎服。(胡郁坤 陈志鹏 主编·《中医单方全书》136)

★47.治蛇咬伤:鲜虎杖90克。水煎,2次分服,服至腹泻。适用于毒蛇咬伤,视物模糊。(胡郁坤 陈志鹏 主编·《中医单方全书》169)

★48.用于各种耳疖:【虎蒲散】虎杖500克,蒲公英150克,紫花地丁100克,冰片50克。上药共研细末,装瓶备用。用时敷于患处,每日换药1次。(滕佳林 米杰 编·《外治中药的研究与应用》355)

★49.治根尖炎、龋齿等牙痛:虎杖25克,生甘草5克,75%的乙醇500毫升,共合一起装瓶内,密封,放置干燥处。半月后,滤去药渣,装瓶备用。使用前先用温开水漱口,后用消毒棉签蘸取药液,搽于患齿的牙床上。每日3次,最多6次而愈。共治牙痛213例,治愈211例,占99.1%,其中1~2次治愈148例,3~4次治愈41例,5~6次治愈22例;无效2例。(滕佳林 米杰 编·《外治中药的研究与应用》357)

★50.治闭经:虎杖12克。水煎服。(胡郁坤 陈志鹏 主编·《中医单方全书》245)

★51.治月经闭不通,结瘕,腹大如瓮,短气欲死:虎杖根百斤(去头去土,曝干,切),土瓜根、牛膝各取汁二斗。上三味细切,以水一斛,浸虎杖根一宿,明日煎取二斗,纳土瓜、牛膝汁,搅令调匀,煎令如饧。每以酒服一合,日再夜一。宿血当下,若病去,止服。(江苏新医学院 编·《中药大辞典》上册1330引《千金方》)

★52.治妇人月水不利,腹胁妨闷,背膊烦疼:虎杖三两,凌霄花一两,没药一两。上药,捣

细罗为散。不计时候，以热酒调下一钱。（江苏新医学院 编·《中药大辞典》上册 1330 引《圣惠方》）

★ 53. **治产后瘀血血痛，及坠扑昏闷**：虎杖根，研末，酒服。（江苏新医学院 编·《中药大辞典》上册 1330 引《纲目》）

★ 54. **治念珠菌阴道炎**：虎杖 60 克，加水 500 毫升，煎至 300 毫升。待温冲洗阴道，后用鹅不食草干粉装胶囊（含 0.3 克）放入阴道，每日 1 次，7 日为 1 个疗程。（宋立人 总编·《中华本草》2 册 657）

★ 55. **治霉菌性阴道炎 2 方**

① 虎杖根 100 克。用法：取虎杖根 100 克，加水 1500 毫升，煎取 1000 毫升，过滤，待温，坐浴 10～15 分钟，每天 1 次，7 天为 1 个疗程。功效：清热利湿，解毒止痒。（郭志杰 吴琼等 主编·《传世金方·一味妙方》163）

② 虎杖 50 克，龙胆草 40 克。加水 1300 毫升，煎至 1000 毫升，待温度适宜时，坐浴 20 分钟，每日早、晚各 1 次，每日 1 剂，1 周为 1 个疗程。一般用药 1～2 个疗程即可治愈。（郭旭光·《中国中医药报》第 5 板 2009 年 10 月 12 日 446）

★ 56. **治真菌性阴道炎、滴虫性阴道炎**：虎杖 100 克，苦参、木槿皮各 50 克，加水 4500 毫升，煎取 4000 毫升，过滤待温。取 200 毫升，坐浴 10～15 分钟，每日 2 次，7 日为 1 个疗程。共治真菌性阴道炎 82 例，滴虫性阴道炎 18 例，全部治愈。（滕佳林 米杰 编·《外治中药的研究与应用》358）

★ 57. **治慢性盆腔炎**：【三黄虎杖汤】虎杖 30 克，黄芩、黄连、黄柏各 15 克，有盆腔包块者加丹参 10 克。水煎，浓缩至 100 毫升。保留灌肠，每日 1 次，10 次为 1 个疗程，经期暂停。治疗 128 例，临床治愈 95 例，显效 19 例，进步 9 例，无效 5 例，总有效率为 96.1%。治疗时间为 1～3 个疗程。（滕佳林 米杰 编·《外治中药的研究与应用》358）

★ 58. **治疗宫颈糜烂**：取虎杖、草血竭各 50 克，入 500 毫升菜籽油炸至枯，去渣后趁热纳入熊油 500 克，温沸 10 分钟，不断搅拌，备用。涂创面。白洪龙报道用上方治疗宫颈糜烂 162 例，痊愈 122 例，好转 40 例。（王辉武 主编·《中药

临床新用》393）

★ 59. **治小儿实热盗汗**：【虎杖散】用虎杖 9 克。为散，每次 1～3 克，水煎服。（曲京峰 赵兴连 韩涛 主编·《古今药方纵横》上册 179 引《小儿药证直诀》卷下）

★ 60. **治新生儿黄疸**：50% 的虎杖糖浆，每次 5 毫升，每日 2 次喂服。广东省人民医院外科用虎杖糖浆治疗新生儿黄疸 175 例，痊愈 151 例（其中重型黄疸 8 例），好转 7 例，无效 17 例。（王辉武 主编·《中药临床新用》394）

★ 61. **治胃癌**：虎杖 30 克，制成糖浆 60 毫升。每服 20～30 毫升，每日服 2～3 次。（宋立人 总编·《中华本草》2 册 657）

★ 62. **治鼻咽癌放射性皮炎**：虎杖 50 克，清水 200 毫升武火煎成 50 毫升药液，用纱块蘸药液温洗患部，每日 4～6 次。杜志强报道用上方治疗鼻咽癌放射性皮炎 90 例，治疗 3 天症状消失 15 例，治疗 5 天症状消失 49 例，其余患者经 6～10 天治疗亦治愈。（王辉武 主编·《中药临床新用》396）

败酱草（77 方）

【药性】味辛、苦，性微寒。归胃、大肠、肝经。

【功能与主治】清热解毒，活血排脓。主治肠痈，肺痈，痈肿，痢疾，产后瘀滞腹痛。

【用法用量】内服：煎汤，10～15 克。外用：鲜品适量，捣敷患处。

【使用注意】脾胃虚弱者及孕妇慎服。

★ 1. **治黄疸**：败酱草约 60～90 克，豆腐 2～3 块。用法：将药洗净，用水 1 大碗，煎成半碗，取汁去渣，再将该汁与豆腐同煮 30 分钟，取起，做 1 次或 2 次服下，连服 3 天。（吴静 陈宇飞 主编·《传世金方·民间秘方》39）

★ 2. **治急性肝炎**：败酱草 18 克，佛手 6 克。用法：水煎服。（吴静 陈宇飞 主编·《传世金方·民间秘方》310）

★ 3. **治肺脓疡 2 方**

① 败酱草（又称苦菜）适量。洗净，早晨空

腹嚼服,每次 2～3 根,每日 2 次,连服 3～4 周。(胡郁坤 陈志鹏 主编·《中医单方全书》9)

②败酱草 90 克,川贝母 3 个,红枣 5 枚。用法:水煎服。(吴静 陈宇飞 主编·《传世金方·民间秘方》24)

★ **4. 治肺咳吐脓血:**败酱草、鲜芦根各 30 克。用法:水煎服。(吴静 陈宇飞 主编·《传世金方·民间秘方》25)

★ **5. 治神经衰弱:**败酱草性微寒,味辛、苦,有清热散结,破瘀排脓之效,是治疗肠痈、肺痈等内痈的常用药。此外,笔者在多年的临床实践中,还发现本药有降低神经系统兴奋性作用,善治神经衰弱。配制与服法:取败酱草 300 克,加水 1500 毫升,文火煎至 600 毫升,上、下午各 1 次,每次 50 毫升,晚上睡前服 150 毫升,7 天为 1 个疗程。观察 86 例,均在服药后当天有效,3 个疗程后,症状消失,随访 1 年均未复发。例1:刘某,男,37 岁,1999 年 10 月 15 日初诊。5 年前起经常失眠,多梦,头痛,眩晕,眼花,时有脑胀,耳鸣,烦躁易怒,记忆力减退。经神经科检查,诊为神经衰弱。用精乌冲剂、安定等药治疗,无明显改善,来我处就诊。用上法治疗,3 个疗程后症状消失。1 年后随访,病情稳定。

例2:宋某某,女,35 岁,2001 年 3 月 8 日初诊。1 年来经常失眠,多梦,头痛,眩晕眼花,记忆力减退,注意力不集中,有时心悸,惊恐,烦躁,食欲不振,四肢麻木。神经科诊断为神经衰弱。用西药治疗,效果不显,来我处就诊。用上法治疗 2 个疗程后上述症状明显改善,3 个疗程后症状消失,随访 1 年未发。[《中医杂志》编辑部整理·《中医杂志》专题笔谈文萃(1995—2004,第一辑)291]

★ **6. 治失眠、多梦、头痛、眩晕、眼花、记忆力减退、心烦、惊恐、纳差等:**败酱草 700 克,加水至 3800 毫升,文火煎至 500 毫升,晚睡前服 150 毫升。(王学诗·《中国中医药报》2009 年 5 月 18 日第十三版)

★ **7. 治胃及食管反流病:**败酱草 30～50 克。水煎服,1 日 2 次。(王学诗·《中国中医药报》2009 年 5 月 18 日第十三版)

★ **8. 治胃及食管反流病验案:**笔者在临床上用败酱草为主治疗胃食管反流病疗效满意,举例如下:李某,男,33 岁,1998 年 7 月初诊。主诉 2 个多月来胃脘部嘈杂隐痛,口苦黏腻,呕恶纳少,咽干欲饮,剑突下灼热隐痛频发,大便不爽,小便黄少,进食辛辣肥腻之物则症状加重,舌薄黄微腻、质红,脉弦滑小数。胃镜检查提示:反流性食管炎、慢性浅表性胃炎。药用:败酱草 40 克,蒲公英 20 克,刀豆 15 克,半夏 15 克,枳实 15 克,每日 1 剂,水煎服。服 7 剂诸症减轻,纳食增加,灼痛发作次数减少。即以上方再进 16 剂,诸症消失。上方去半夏,加当归 15 克,间断服药 1 个月,并配合饮食调理,诸症悉除,随访 2 年未复发。[《中医杂志》编辑部整理·《中医杂志》专题笔谈文萃(1995—2004,第一辑)123]

★ **9. 治胃脘疼痛:**败酱草 9 克,葵花根 15 克。用法:水煎服。(吴静 陈宇飞 主编·《传世金方·民间秘方》68)

★ **10. 治胃酸:**败酱草出自《神农本草经》,又有龙芽败酱、泽败、鹿酱之别名,以清热解毒、散瘀排脓见长,临床常用于治疗痢疾、泄泻、肺痈、黄疸等证。笔者临床体会,败酱草为一味治胃酸良药。泛酸或吐酸为临床常见症状,脾胃肠病证中或以其为主症,或为胃痛、胁痛、呕吐之兼症。夫酸者,肝木之性也,吐酸多与肝、胃相关,且有寒、热之别,《证治汇补·吞酸》云:"大凡积滞中焦,久郁成热,则本从火化,因而作酸者,酸之热也;若客寒犯胃,顷刻成酸,本无郁热,因寒所化者,酸之寒也。"但吐酸总以热证多见,笔者则无论病之寒热,凡有吐酸症者,皆随方加用败酱草,常用量 15 克,效不显者,可用至 20～30 克。如治患者程某,女,苦病有年,饥则胃痛,食后吐酸,手足欠温,大便不畅,舌淡苔白,脉沉。病之性属寒,故以健脾温中、化湿和胃为治。于主方中加乌贼骨、瓦楞子之属,少效;后仍守同一主方加败酱草 20 克,仅服 3 剂则胃痛减,吐酸止,续服 10 余剂。随访 3 个月,病未发作。湿热郁滞于中,随气上逆,则吞酸作矣。败酱草用于湿热之证,此其制酸之理也。[《中医杂志》编辑部整理·《中医杂志》专题笔谈文萃(1995—2004,第一辑)122]

★ **11. 治流行性腮腺炎 2 方**

①白花败酱草鲜品 50 克,加生石膏 10 克,2 药相合捣烂,再加鸡蛋清调匀,外敷患处。用敷料包扎,每天换药 1 次。据张定龙等报道,应用本方治疗 48 例,获得满意疗效。(薛建国 李

缨·《实用单方大全》103)

②白花败酱草,水煎服。1～3岁15～20克,4～15岁20～40克,16岁以上40～60克。治疗50例腮腺炎,全部治愈。服药1剂痊愈44例,2～3剂痊愈者6例。(胡熙明 主编·《中国中医秘方大全》下册555)

★ 12. 治狐惑病(西医称白塞氏病),特征为:口腔溃疡,外阴溃疡,眼炎及皮肤损害。鲜败酱草每剂150～200克,水煎5分钟,捞出调菜,1日分2次,连汤服用。(王学诗·《中国中医药报》2009年5月18日第十三版)

★ 13. 治吐血:败酱草煎汤服。(江苏新医学院 编·《中药大辞典》上册1341)

★ 14. 治腹泻:某,男,1岁。1980年9月10日初诊。患儿腹泻呈绿水样便3天,每日10余次,小便短赤,口渴欲饮,经中西药及健脾止泻法治疗3天效不显。查体:体温37.1℃,营养欠佳,轻度脱水貌,皮肤粗糙,弹性差,双眼球轻度凹陷,心率80次/分,律齐,未闻及病理杂音,双肺呼吸音清,腹略呈舟状,无压痛,肝、脾肋下未及,双手指纹略红,舌红少苔。化验:大便呈绿色水样便,镜检见脂肪球(+),白细胞2～3个/高,证属内伏热邪,调养不当,治宜清热解毒,调中和胃。方用鲜败酱草汁(鲜品洗净,挤出汁液)加红糖少许,每次2毫升口服,每日2次,另服ORS液。隔日复诊,腹泻次数减为每日4次,继服1天而愈。(杨鹏举 主编·《中医单药奇效真传》74)

★ 15. 治痢疾:败酱草。用法:研末,米泔水送服。(中医研究院革命委员会 编·《常见病验方研究参考资料》57)

★ 16. 治赤白痢疾:鲜败酱草60克,冰糖15克。开水炖服。(宋立人 总编·《中华本草》7册573)

★ 17. 治肛门部红肿验案:廖某,女,28岁,农民。1986年7月4日就诊。近6天来肛门部红肿,痒热灼痛,便时加重,伴发热,全身不适。肛检:胸膝位肛周1～7点皱襞水肿、充血,并有少量淡黄色分泌物,触压痛明显,予鲜败酱草60克,水煎服,另用300克煎熏洗,日2～3次,每次10～15分钟。嘱忌辛辣煎炒、醇酒肥腻等刺激性食品,适当休息,1天疼痛大减,红肿显退,3天痛止肿消,痊愈。本法治内痔出血、内痔嵌顿、血

栓外痔、炎性外痔、痔瘘术后炎肿、肛窦炎、肛乳头炎、肛周脓肿等皆可获良效。(杨鹏举 主编·《中医单药奇效真传》285)

★ 18. 治肛门疾患(包括内痔出血、内痔嵌顿、血栓外痔、炎性外痔、痔瘘术后炎肿、肛窦炎、肛乳头炎、肛周脓肿),症见肛门红肿、痒热灼痛、便时加重,可伴有发热、全身不适等:鲜败酱草40～80克(干品减半)水煎服,每天1剂。并配合本品(用量不限)水煎熏洗,每天2～3次,每次15～30分钟。病情缓解后改用开水浸泡,代茶频饮。忌食辛辣煎炒、醇酒油腻之品。据邹桃生报道,应用本方治疗200余例,效果良好。(薛建国 李缨·《实用单方大全》103)

★ 19. 治便血:生败酱草240克,冬蜜30克(患儿酌减)。用法:将败酱草洗净,切碎,用水2碗煎取8分碗,调入冬蜜,分2次空腹服。(吴静 陈宇飞 主编·《传世金方·民间秘方》52)

★ 20. 治前列腺炎:败酱草30～60克,水煎服。(王学诗·《中国中医药报》2009年5月18日第十三版)

★ 21. 治前列腺增生症:败酱草30～60克(水煎),鹿角霜20克(研细末),分2次用药汁冲服鹿角霜。(王学诗·《中国中医药报》2009年5月18日第十三版)

★ 22. 治糖尿病:鲜败酱草每日250克,开水焯菜食服。(王学诗·《中国中医药报》2009年5月18日第十三版)

★ 23. 治血淋:鲜败酱草1握。用法:绞汁,开水冲兑。每日1剂,分2次服。功能:清热解毒,凉血止血。注意事项:鲜败酱草即苦菜。(易法银 喻斌主编·《湖南省中医单方验方精选·内科》中册1677)

★ 24. 治尿急、尿频、尿痛,尿道口有黄色分泌物流出验案:刘某,男,35岁,1989年8月16日初诊。述有不洁性交史,近10天来尿急、尿频、尿痛,尿道口有黄色分泌物流出,曾肌注青霉素,每天240万单位,口服氟哌酸胶囊每天0.9克,连续治疗7天,无明显效果。尿液涂片检查可见中等量革兰染色阴性的淋病双球菌。尿常规检查:蛋白(+),白细胞(+),红细胞(+),上皮细胞少许。舌质红,苔薄黄,脉弦数。即用下述内服法(内服法:败酱草50克,加水2000毫升,煎0.5小时,去渣,分4次服,每6小时1次)

和外洗法(外洗法:败酱草100克,加水2000毫升,煎0.5小时,去渣,待凉,分2次冲洗前阴,每天1剂),治疗5天,诸症明显好转,又继续治疗7天,尿液检菌阴性,尿常规也恢复正常,病告痊愈。(杨鹏举 主编·《中医单药奇效真传》153)

★ 25. 治风湿性关节炎:何某某,女。患风湿性关节炎已3年多,关节跳痛,活动不便。予黄花败酱草150克,白酒500毫升。将上药切碎,放酒中泡7天后,每天服药酒2~3次,每次25毫升。患者用本方治疗1周后痊愈。(黄国健等 主编·《中医单方应用大全》41)

★ 26. 治肋间神经痛:败酱草60克。水煎服。(宋立人 总编·《中华本草》7册573)

★ 27. 治疮痈肿痛或蛇虫咬伤:鲜败酱草适量。捣烂外敷。(王学诗·《中国中医药报》2009年5月18日第十三版)

★ 28. 治肠痈:薏苡仁3克,附子0.6克,败酱草1.5克。捣末,每用1匙,水煎1碗,顿服,小便当下,即愈。(杜婕僡 主编·《传世单方大全》101引《金匮玉函》)

★ 29. 治阑尾脓肿2方

①败酱草15~120克。用法:水煎服。备注:重症患者可用240克水煎,每隔3小时服1次。(中医研究院革命委员会 编·《常见病验方研究参考资料》271)

②乌附片二钱,紫花地丁四钱,薏苡仁、败酱草各五钱。用法:水煎,每日一剂,分三次服。备注:附子有毒,须炮炙后用。(中医研究院革命委员会 编·《常见病验方研究参考资料》272)

★ 30. 治阑尾炎5方

①败浆草30克,鸡血藤30克,杏仁10克。水煎服,每日2次。(金福男 编·《古今奇方》113)

②败酱草、鬼针草各30克。用法:水煎服。每日1剂,日服3次。功效:清热解毒,散瘀排脓。主治:单纯性阑尾炎、慢性阑尾炎急性发作、阑尾炎周围脓肿。附记:临床屡用,均获良效。(程爵棠 程功文 编·《单方验方治百病》186)

③败酱草30克,鬼针草60克,田基黄30克。用法:鲜品洗净切碎,开水顿服,每日1剂。备注:该方临床应用中,对慢性阑尾炎疗效颇佳。在民间中流传颇广。(吴静 陈宇飞 主编·《传世金方·民间秘方》176)

④败酱草60克,冬瓜子60克,生薏苡仁40克。每日1剂,水煎,早、晚各服1次。(费兰波 主编·《外科病奇难顽症特效疗法》195)

⑤败酱草60克,红藤60克,生大黄9克(后下)。水煎服,每日1~2次。(费兰波 主编·《外科病奇难顽症特效疗法》195)

★ 31. 治慢性阑尾炎:败酱草30克,薏苡仁60克,附子12克。水煎服,药渣热敷右侧天枢穴。炊积科用上方治疗本病93例,结果痊愈78例,好转11例,无效4例,总有效率为95.6%。(王辉武 主编·《中药临床新用》669)

★ 32. 治急性阑尾炎2方

①鲜败酱草50克,鲜紫花地丁40克,大黄30克,芒硝30克,大蒜20克。制用法:将以上药物捣烂如泥,外敷右下腹痛明显处,每日换药1次。(吴静 主编·《祛百病大蒜秘方》159)

②败酱草、鬼针草各30克。用法用量:将上药加水3碗,煎至1碗,频频呷服。每日服1剂,重症患者每日服2剂。功效:治疗阑尾炎有奇效。验证:用此方治疗阑尾炎患者73例,其中,治愈71例,好转1例,无效1例,73例中包括单纯性阑尾炎患者22例,均获治愈。慢性阑尾炎急性发作患者13例,其中痊愈12例,好转1例,有效率为100%;阑尾周围脓肿患者31例,均获治愈;阑尾切除后并发腹腔感染者7例,其中痊愈6例,无效1例。73例中有15例配合针灸和抗生素治疗。(良石 主编·《名医珍藏·秘方大全》170)

★ 33. 治阑尾脓肿医案:孙某,女,40岁,6天前,突发右腹剧痛,伴有发热,经某医院诊为阑尾脓肿,静滴氨苄青霉素,配合大黄牡丹汤,2天病未减,病家拒绝手术,遂就诊余处,诊其右下腹剧痛。肿块拒按,发热恶寒,大便微结,唇干口微渴,苔黄脉弦数,白细胞$16.7 \times 10^9/L$,中性粒细胞80%,B超示:右下腹阑尾区肿块约2.5~2.8厘米,予败酱草200克,水煎2次内服,并以鲜败酱草250克,捣为泥,调以米泔水,过滤成汁内服,留渣外敷于阑尾肿块部位上,10天,疼痛消失,续治3天,肿块消失,各项检查正常,以养阴药3剂,巩固疗效。(杨鹏举 主编·《中医单药奇效真传》278)

★ 34. 治脓疱疮:败酱草适量。煎水,洗患处。按:本病中医学属于"黄水疮""黄疱疮""浸

淫疮"等范畴。(胡郁坤 陈志鹏 主编·《中医单方全书》327)

★ **35. 治疮毒痈肿:**败酱草 15~30 克,水煎服。或加地丁草 30 克,水煎服。(陈新谦 主编·《新编药物学》142)

★ **36. 治疮毒痈肿痒痛:**鲜败酱草 60 克(或干品 30 克),水煎服,1 日 2~3 次。(王学诗·《中国中医药报》2009 年 5 月 18 日第十三版)

★ **37. 治痈疽肿毒,无论已溃未溃:**鲜败酱草 4 两,地瓜酒 4 两。开水适量冲炖服。将药渣捣烂,冬蜜调敷患处。(江苏新医学院 编·《中药大辞典》上册 1341)

★ **38. 治淋巴管炎:**鲜败酱草 200 克。水煎,2 次分服,每日 1 剂。(胡郁坤 陈志鹏 主编·《中医单方全书》194)

★ **39. 治毛囊炎、疖等化脓性皮肤病:**鲜败酱草(洗净)10 斤。用法:上用清水 80 斤煮,煎至 3 小时后过滤,再煎煮浓缩成膏 50 两,加蜜等量贮存备用。每服 2 钱,1 日 2 次。功能:解毒清热、除湿消肿。(北京中医医院 编·《赵炳南临床经验集》304)

★ **40. 治无名肿毒:**鲜败酱草(全草)30~60 克。酒水各半煎服;渣捣烂敷患处。(宋立人 总编·《中华本草》7 册 573)

★ **41. 治寻常疣:**鲜败酱草适量,洗净,捣烂,敷贴患处(或取汁涂擦患处),每日 2 次,1~2 星期皮疹可完全消退。(唐汉钧 汝丽娟 主编·《中国民间外治独特疗法》253)

★ **42. 治寻常疣、扁平疣、传染性软疣、掌跖疣等:**败酱草、马齿苋、大青叶各 30 克,紫草 9 克,水煎。擦洗患处,每日数次。(滕佳林 米杰 编·《外治中药的研究与应用》359)

★ **43. 治扁平疣 3 方**

①鲜败酱草适量(春、夏、秋叶为佳),洗净、捣烂,外敷患处或取汁涂搽患处,也可将叶中的乳白汁涂患处。每日 2 次。疗效:采用此法治疗患者 52 例,痊愈 51 例,1 例为继发性病症,因未找到继发性病源而未见效。一般用药 3~7 天见效,1~2 周皮损皮疹完全消退,自觉症状消失。(良石 主编·《名医珍藏·外治秘方》143)

②鲜败酱草榨汁,外涂,或同木贼 50 克、香附 15 克,水煎外洗。(王学诗·《中国中医药报》2009 年 5 月 18 日第十三版)

③扁平疣好发于脸、手背部,青春期多见。笔者在临床中常使用单味鲜败酱草榨汁外涂,或与木贼、香附煎水外洗,治疗扁平疣,效果较佳。

例 1:林某,女,33 岁。额部及左眼下有多个粒状扁平疣,时值夏季,嘱取鲜败酱草,榨汁,用药棉蘸汁揉搓患处,每次 2~5 分钟,半小时后洗净,每日数次,连用 2 周。1 个月后扁平疣基本消失。

例 2:范某某,女,25 岁,右眼上睑有密集针状扁平疣,取败酱草 30 克,木贼 30 克,香附 30 克,加水浓煎,用药棉蘸洗数次,每次 3~5 分钟。10 天后,疣体逐渐脱落,15 日后停止用药,1 个月左右扁平疣基本消失。中医认为,扁平疣为由外感风热之毒,风火上扰所致。现代医学认为为感染人类乳头瘤病毒引起。败酱草能清热解毒,祛瘀散结,有促进微循环、抗病毒作用,故能取效。本方也可内服。[《中医杂志》编辑部整理·《中医杂志》专题笔谈文萃(1995—2004,第一辑)473]

★ **44. 治带状疱疹:**败酱草 9 份,天花粉 3 份,大蒜 2 份。用法:大蒜为泥,其余 2 味药磨成粉末,用少许生理盐水或凉开水将 3 味药调成糊状。患处用 75% 酒精消毒后(如是后期用 0.1% 的新洁尔灭消毒),把药糊涂于患处,约 5 分币厚,再以胶布覆盖,初期患者只敷 1 次,中期患者外敷 2~3 次,24 小时换药 1 次,对于后期者敷完药后局部可涂 30% 的龙胆紫。功能:清热解毒,杀虫消肿止痛。(张树生 高普等 编·《中药敷贴疗法》391)

★ **45. 治带状疱疹验案:**王某某,男,52 岁,农民。带状疱疹后遗神经痛 3 月余,左胸部有散在片状色素减退斑,刺痛而惧怕触及,夜间为重,舌质暗红、苔白,脉细涩。予败酱草鲜品捣敷患处,每日 3~4 次,6 日痊愈。[《中医杂志》编辑部整理·《中医杂志》专题笔谈文萃(1995—2004,第一辑)473]

★ **46. 治手足癣:**用鲜败酱草、鲜蒲公英各 500 克,洗净切碎,放盆内加水 1500 毫升,煮沸后再煎 10 分钟。待温,浸泡患足,以不烫伤皮肤为度。凉后再加热浸泡,每剂使用 3 次,每日 1~2 次。治疗 10 余例,效果满意。(滕佳林 米杰 编·《外治中药的研究与应用》361)

★ **47. 治痱子样化脓者:**从鲜车前草、鲜马齿苋、败酱草、蒲公英中任选1种。取60克洗净加食盐少许,捣烂外敷患处。每日2~4次。(滕佳林 米杰 编·《外治中药的研究与应用》359)

★ 48. 治痒毒:败酱草30克,加水2000~3000毫升,浸泡30分钟后煎沸10分钟。滤出药液洗浴患处,自上而下反复浸洗2~3次,每次10~20分钟。水温一般以皮肤感觉舒适为宜。用药当日即止痒、无刺痛,皮损开始消退,洗2~3次后脓疱及水疱开始干燥而消退。所治48例均在3天内治愈,仅1例复发,仍按上法治疗而愈。(滕佳林 米杰 编·《外治中药的研究与应用》361)

★ 49. 治关节扭挫伤:鲜败酱草200克,鲜葱30克,洗净,共捣泥,以白酒(30毫升)调敷患处(范围略大于损伤面积,厚约2厘米,上盖塑料薄膜,用胶布或绷带固定),每日1次,一般轻者2日,重者3~5日即能痊愈。本方可清热解毒、祛瘀散结。(胡郁坤 陈志鹏 主编·《中医单方全书》368)

★ 50. 治蛇咬伤:败酱草250克,煎汤炖服。另取败酱草杵细外敷。(宋立人 总编·《中华本草》7册573)

治毒蛇咬伤:鲜白花败酱草30克。用法:将鲜全草加入唾液捣烂敷伤处,干后再换。备注:20年来共治百余例患者,无1例死亡。3日内禁忌注射各种药物。(吴静 陈宇飞 主编·《传世金方·民间秘方》223)

★ 52. 治急性结膜炎:败酱草一两,柴胡、黄芩各五钱。用法:水煎,三煎三服。(中医研究院革命委员会 编·《常见病验方研究参考资料》458)

★ 53. 治鼻窦炎:败酱草60~90克,同炒苍耳子30克。同煎服,1日3次;(王学诗·《中国中医药报》2009年5月18日第十三版)

★ 54. 治化脓性扁桃体炎:鲜败酱草100克(干品50克)。水煎服,1日3次。(王学诗·《中国中医药报》2009年5月18日第十三版)

★ 55. 治产后腹痛如锥刺者:败酱五两。水四升,煮二升,每服二合,日三服。(宋立人 总编·《中华本草》7册573引《卫生易简方》)

★ 56. 治产后瘀血痛或风寒:败酱草45克,加姜酒炖,冲红糖服,治产后瘀血痛,或风寒症。(吴静 陈宇飞 主编·《传世金方·民间秘方》238)

★ 57. 治产后恶露不下腹痛:败酱草15~60克。用法:水煎服。(吴静 陈宇飞 主编·《传世金方·民间秘方》238)

★ 58. 治白带:鲜败酱草一两。用法:水煎服。(中医研究院革命委员会 编·《常见病验方研究参考资料》344)

★ 59. 治妇女外阴炎、阴道炎、子宫颈炎、盆腔炎:败酱草60~100克,水煎服,1日3次。配合药水外洗更佳。(王学诗·《中国中医药报》2009年5月18日第十三版)

★ 60. 治宫颈炎:败酱草30克,小蓟30克。水煎服。适用于宫颈炎湿热偏盛带黄者。(胡郁坤 陈志鹏 主编·《中医单方全书》256)

★ 61. 治慢性盆腔炎有脓肿者:败酱草60~100克。水煎服。(王学诗·《中国中医药报》2009年5月18日第十三版)

★ 62. 治慢性盆腔炎:败酱草、红藤各30克,赤芍12克。水煎取液100~200毫升。保留灌肠,每日1次。(滕佳林 米杰 编·《外治中药的研究与应用》360)

★ 63. 治急、慢性盆腔炎:败酱草15克,白花蛇舌草15克,刘寄奴15克,粳米50克。用法:先将前3味药加水煮沸30分钟,滤取药液;然后加入粳米,煮成药粥,待温服之。每日1次,久服有效。功效:清热解毒,化瘀利湿。医师嘱咐:此为食疗方,作用平缓,副作用小,口感较好,易为患者接受,能够坚持久服,从而提高疗效。(刘道清 主编·《中国民间神效秘方》853)

★ 64. 治妇科炎症:将败酱草鲜草放入适量开水中煮沸5分钟后捞出,用清水冲净后控水,加蒜、醋、食盐、香油拌匀即可当菜食用。疗效甚佳。(楼锦英 编著·《中药临床妙用锦囊》341)

★ 65. 治输卵管不畅:败酱草,辛苦寒,能清热解毒,消痈排脓,祛瘀止痛。笔者在临床中用败酱草治疗输卵管不通有特殊疗效。对于输卵管不通(除外先天因素)者配合入复方中应用,而对一般输卵管通而不畅者多以单味药取效。举例如下。刘某,女,27岁,2000年因婚后3年未孕就诊。男方外生殖器及精液分析均无异常。夫妻性生活正常。女方行双侧输卵管通液术示:双侧输卵管通而不畅,曾用替硝唑、康妇消炎拴、环丙沙星等药物治疗半年未果。舌暗红,苔根部薄黄,脉弦细涩。辨证为气滞血瘀,湿热下注。笔者予败酱草 400 克,每取 40 克,加水 600 毫升,水煎 2 次,煎至 300 毫升,兑红糖 2 汤匙,每日分 2 次服。后让其自行采集败酱草,用 100 克鲜品煎汤如前法,经治 3 个月余,妇科通液术显示双侧输卵管通畅。又 1 个月后妊娠,足月顺产 1 子。[《中医杂志》编辑部整理·《中医杂志》专题笔谈文萃(1995—2004,第一辑)390]

★ **66. 治乳汁蓄积、结作痛:**取败酱草 20 克,水煎,加红糖少许内服。功效:李金娃治疗多例,效果良好。(陕西陈仓区西秦一组李金娃献方)

★ **67. 治婴幼儿腹泻:**鲜败酱草适量,洗净挤汁,贮瓶备用(当天用当天取汁),1 周岁以内患儿,每次口服 2 毫升;1 ~ 2 岁小儿,每次服 3 毫升,每天 2 次,可加少许红糖以调味,脱水重者可予补液纠正,据贺青文等报道,应用本方治疗 72 例,治愈 68 例,好转 4 例,治愈率达 94%。(薛建国 李缨·《实用单方大全》103)

鱼腥草(159 方)

【药性】味辛,性微寒。归肺、膀胱、大肠经。

【功能与主治】清热解毒,排脓消痈,利尿通淋。主治肺痈吐脓,痰热喘咳,喉蛾,热痢,痈肿疮毒,热淋。

《履巉岩本草》:"大治中暑伏热闷乱,不省人事。"

【用法用量】内服:煎汤,15 ~ 25 克,不宜久煎;或鲜品捣汁,用量加倍。外用:适量,捣敷或煎汤熏洗。

【使用注意】虚寒者慎用。

★ **1. 治感冒:**鲜鱼腥草 60 克。用法:绞汁冲蜂蜜服,饮 3 ~ 4 次。(吴静 陈宇飞 主编·《传世金方·民间秘方》9)

★ **2. 治风热感冒:**鲜鱼腥草 50 ~ 150 克,冰糖(黄砂糖亦可)40 ~ 60 克。用法:先把鱼腥草洗净,盛于碗内捣烂,然后将冰糖放入 200 ~ 500 毫升水中煎沸,再将冰糖水冲入碗内,加盖 5 ~ 7 分钟后即可。每日 1 ~ 2 次,连服 2 天为一个疗程。疗效:治疗 66 例患者,在 4 天内痊愈 53 例,好转 12 例,无效 1 例,总有效率为 98.5%。疗程最长为 2.5 天,最短 8 小时,平均为 1.4 天。[刘有缘 编·《一两味中药祛顽疾》6 引《广西中医药》1994:17 (2):7]

★ **3. 治感冒后咳嗽:**鲜鱼腥草 25 克。用法:上药洗净,加食盐或酱油拌匀当菜吃,连服 1 ~ 3 天。疗效:治疗感冒后遗留咳嗽患者 39 例,采用本方 1 ~ 3 日全部治愈。验案:胡某,女,29 岁。因着凉感冒,反复发作咳嗽达两月之久。拟方:鱼腥草鲜品洗净,加少量食盐拌匀,每餐食用 25 克,患者连吃 5 次即痊愈。1 年后随访,反映效果特好。[刘有缘 编·《一两味中药祛顽疾》5 引《农村新技术》2008 (5):48]

★ **4. 预防中暑:**【鱼金薄荷饮】鱼腥草、金银花各 1 两,薄荷、甘草各 5 钱。用法:水煎。每日 1 剂,频服。方解:鱼腥草、金银花清热解毒;薄荷疏散风热,行气化湿;甘草益气解毒。诸药相合,共奏疏风散热,行气化湿之功。(易法银 喻斌 主编·《湖南省中医单方验方精选·内科》下册 2305)

★ **5. 治中暑:**鱼腥草(全株)60 克。用法:洗净,另加红糖少许,开水泡服。(吴静 陈宇飞 主编·《传世金方民间秘方》132)

★ **6. 治中暑状热:**鲜鱼腥草捣烂取汁服。(楼锦英 编著·《中药临床妙用锦囊》360 引《鲜药的研究与应用》)

★ **7. 治一切中暑中热,昏迷不省人事:**鱼腥草 1 把。用法:将鱼腥草洗净,抖烂。以冷开水敷脐上。(易法银 喻斌 主编·《湖南省中医单方验方精选·内科》下册 2276)

★ **8. 治伤暑,症见发热、身痛:**鱼腥草 20 克,辣蓼、七叶莲各 15 克。用法:水煎。每日 1 剂,分 2 次服。方解:鱼腥草清热解毒;辣蓼祛风解表,解毒除湿;七叶莲祛风散寒,行气祛湿。三药合用,共奏清热祛暑,解表化湿之效。注意事项:孕妇慎用。连服 2 ~ 3 剂。(易法银 喻斌 主编·《湖南省中医单方验方精选·内科》下册 2284)

★ **9. 治长夏受热头昏,心热小便赤:**生鱼腥草,生车前草各适量。用法:将上药捣汁,去渣取汁。每日 1 剂,分 2 次服。功能:清热养阴,化湿

利水。(易法银 喻斌 主编·《湖南省中医单方验方精选·内科》下册2276)

★ 10. 治食积腹胀:鲜鱼腥草30克,水煎服。(宋立人 总编·《中华本草》3册417)

★ 11. 治腹胀,饮水过多,引起肚腹胀闷:鱼腥草适量。用法:将上药洗净,取汁或齿嚼。每日1剂,分2次服。功能:清热利湿,化积止痛。注意事项:鱼腥草又名节根草。(易法银 喻斌 主编·《湖南省中医单方验方精选·内科》中册1267)

★ 12. 治痧症腹胀:鱼腥草1两,仙鹤草4钱,海金沙3钱。用法:水煎。每日1剂,分2次服。功能:清热解毒,利尿通胀。方解:鱼腥草清热解毒,利尿止血;仙鹤草根收敛止血;海金沙根清热解毒,利水通淋。诸药合用,共奏清热解毒,利尿通胀之功。(易法银 喻斌 主编·《湖南省中医单方验方精选·外科》下册2320)

★ 13. 治眩晕症验案:陈某某,女,52岁。自绝经后头目昏眩,面赤目红,失眠多梦。服谷维素安定以及中药二仙汤无效,即以鱼腥草500克。每次10克,开水泡饮。服完后复诊,诸症消除。(杨鹏举 主编·《中医单药奇效真传》121)

★ 14. 治黄疸:鱼腥草30克。用法:水煎当茶饮,1日3次,连服4日。(吴静 陈宇飞 主编·《传世金方·民间秘方》38)

★ 15. 治黄肿病:鲜鱼腥草半斤,猪肉适量。用法:炖猪肉。每日1剂,分2次服肉及汤。功能:清热解毒,利水通淋。注意事项:连吃半月。(易法银 喻斌主编·《湖南省中医单方验方精选·内科》中册1560)

★ 16. 治急性传染性黄疸型肝炎:鱼腥草180克,煎汤,放入白糖30克,加水500~700毫升,文火煎至250~400毫升,每日1剂,分2次服,一般服7~10剂,治疗20例,结果全部治愈。(宋立人 总编·《中华本草》3册419)

★ 17. 治疟疾:鲜鱼腥草1握,捣烂绢包,周身摩擦。得睡有汗即愈,临发前1时作之。(滕佳林 米杰编·《外治中药的研究与应用》381引《救急易方》)

★ 18. 治急性肾小球肾炎2方

①瘦猪肉250克,鱼腥草100克。用法:先将瘦猪肉洗净,切成小块,加水煮沸40分钟,再加入鱼腥草,煮沸15分钟,滤取药液,待温服用(不吃肉,不加盐),分早、晚2次温服,每日1剂,连服5~7日。功效:清热解毒,利尿消肿。医师嘱咐:此为食疗方,作用平缓,副作用小,适用于体弱患者。(刘道清 主编·《中国民间神效秘方》367)

②鱼腥草50克,白茅根50克(土家族方)。用法:水煎服,每日1剂。说明:本方具有清热解毒、利尿清肿的功能,主治急性肾小球肾炎。(张力群等 主编·《中国民族民间秘方大全》296)

★ 19. 治急性肾炎:鱼腥草30克,白茅根30克,蝉蜕9~15克,麻黄6~9克,每日1剂水煎分3次服。[楼锦英 编著·《中药临床妙用锦囊》358引《中国中西医结合杂志》1995,15(5):2977]

★ 20. 治急性肾盂肾炎:车前草、蒲公英、鱼腥草各5钱。用法:水煎。每日1剂,分2次服。功能:利水消肿,清热通淋。方解:车前草清热解毒利湿,利尿通淋;蒲公英清热解毒;鱼腥草清热。诸药合用,共奏利水消肿清热通淋之功。(易法银 喻斌 主编·《湖南省中医单方验方精选·内科》中册1610)

★ 21. 治肾病综合征:鱼腥草(干品)100~150克。置于1000毫升茶缸内,倒入开水,浸泡半小时即可饮用,1日1剂,分次服用,3个月为1个疗程,一般4~5疗程。[楼锦英 编著·《中药临床妙用锦囊》360引《山西中医》1988,4(2);20]

★ 22. 治肾病综合征验案:鱼腥草50克(成人量),小儿剂量30克。用法:水煎服或沸水泡茶频服,每日1剂,煎服2次。疗效:治疗23例,治愈19例,有效3例,无效1例。《四川中医》1995年,第12期。

验案:孙某,女,4岁。1975年3月患病,曾多次住院治疗。医院诊断:肾病综合征(原发性肾小球肾病),入院后曾用西药治疗,病情有所缓解,但激素征明显。于1978年1月下旬开始用鱼腥草当茶饮,当服药一个半月左右,患儿尿量增多,浮肿见消,服完1个疗程时尿蛋白定性"++"—"+++"。继续服用第2个疗程后,血清胆固醇开始下降,血浆蛋白开始有回升趋势。服完4个疗程时,患儿症状悉除,各种检查结果均已正常。为巩固疗效,又继续服14个月(即4.5个疗程)。服药期间很少感冒和发生其他疾病。

患儿经治疗后,第3年入学,至今未见复发。(刘有缘 编著·《一两味中药祛顽疾》109 引《山西中医》1998 年,第2期)

★ 23. 治肺炎4方

①鱼腥草不拘量。用法:上药煲鸭蛋。疗效:连服数次可愈。(李德新 等编·《祖传秘方大全》12)

②鱼腥草、桔梗各30克,杏仁6克。用法:先将桔梗、杏仁煎半小时,然后加入鱼腥草同煎5分钟,每日1剂,分3次服。(吴静 陈宇飞主编·《传世金方·民间秘方》23)

③鱼腥草、白茅根各30克,金银花15克,连翘10克。用法:水煎内服。每日1剂,日服3次,连服3天。备注:本方清热解毒,消炎的效果较好,主治肺炎。(吴静 陈宇飞 主编·《传世金方·民间秘方》23)

④【青鱼合剂】大青叶、鱼腥草、马兰草、淡竹叶各30克。每日1剂,重症2剂(小儿减半)。朱国城用青鱼合剂治疗肺部急性感染76例,治愈75例。一般在服药后1~2天内退烧,咳嗽吐痰和肺啰音明显好转。(吴静 陈宇飞 主编·《传世金方·民间秘方》421)

★ 24. 治肺病咳嗽盗汗:鱼腥草叶二两,猪肚子一个。将鱼腥草叶置肚子内炖汤服。每日一剂,连服三剂。(江苏新医学院 编·《中药大辞典》上册1440)

★ 25. 治病毒性肺炎;感冒:鱼腥草、厚朴、连翘各9克,研末。桑枝30克,水煎,冲服药末。(宋立人 总编·《中华本草》3 册417)

★ 26. 治细菌性肺炎:鱼腥草、鸭跖草、半枝莲各30克,野荞麦根、虎杖各15克。煎服。服药后2天内退热。对某些抗生素治疗无效的肺炎患者有较好的疗效。但个别有胃肠道反应。(《全国中草药汇编》编写组 编·《全国中草药汇编》553)

★ 27. 治肺脓肿:鱼腥草120克。用法:水煎服。每日1剂,日服2次(浓煎服)。功效:清热解毒。(程爵棠 程功文 编·《单方验方治百病》53)

★ 28. 治肺脓疡4方

①用鱼腥草(干),每天30~60克,先用冷水浸泡一段时间,煎一沸服用(不宜久煎)。治疗5例肺脓疡,最短者用药1周,脓疡即吸收,仅留轻

度胸膜增厚,一般均于2周完全吸收。发热于用药后2~8天起下降至正常,在疗程第2~3天起大部分患者均出现较剧烈的呛咳,咳出大量脓痰,5天后咳即减轻,不再有脓痰。1周后仅偶有咳嗽。采用本品治疗能使痰臭味减轻,血象可在10天内恢复正常。(杨仓良 主编·《毒药本草》218)

②鱼腥草50克,鸡蛋1个。用法:先将鱼腥草用水1碗,浸1小时后用火煎沸即可,不可久煎,滤去药渣,打入鸡蛋,调匀待用。将上药液缓缓服下,如患者正在咯血,药液不可太热。以上为1日量,可连服15~20天。备注:清热解毒,化脓生肌。用治肺痈。(吴静 陈宇飞 主编·《传世金方·民间秘方》25)

③鱼腥草120克,鲜芦根60克。用法:捣汁,温服。备注:本方用于肺痈咳脓臭痰。(吴静 陈宇飞主编·《传世金方·民间秘方》25)

④【桔梗鱼腥草汤】鱼腥草4两,桔梗、甘草各5钱。用法:水煎。每日1剂,分2次服。方解:桔梗、鱼腥草宣肺排脓;甘草清热解毒,调和药性。诸药合用,共奏宣肺排脓、清热解毒之效。(易法银 喻斌 主编·《湖南省中医单方验方精选·内科》上册314)

★ 29. 治肺痈(肺脓疡)2方

①鱼腥草30克,煎服(先加水适量,浸1小时,再煮沸3~5分钟即可)。病情较重的,可配合鲜芦根、冬瓜子、生薏苡仁、桔梗、忍冬藤、甘草等同用。(《上海常用中草药》编写组 编·《上海常用中草药》26)

②鱼腥草4两,老鸭1只。用法:炖煮。每日1剂,分2次服。功能:清热除湿,化痰止咳。注意事项:或用鱼腥草2两、猪肺0.5斤炖服亦可。(易法银 喻斌 主编·《湖南省中医单方验方精选·内科》上册299)

★ 30. 治肺痈吐脓、吐血:鱼腥草、天花粉、侧柏叶各等分。煎汤服之。(宋立人 总编·《中华本草》3 册417 引《滇南本草》)

★ 31. 治肺痈咳脓臭痰:鱼腥草一斤,桔梗、甘草各三钱。用法:将桔梗、甘草加水半斤,煎成四两。再将鱼腥草用二次米泔水洗净,布外搓揉取汁,加入前药内调服。(中医研究院革命委员会 编·《常见病验方研究参考资料》108)

★ 32. 治肺痈,发热恶寒,胸部隐痛,咳嗽,吐腥臭痰、或兼血,不能侧卧,右脉滑数:鲜桔梗、

鱼腥草各 1 两。用法:水煎。每日 1 剂,分 2 次服。功能:清热消痈,化痰止咳。(易法银 喻斌 主编·《湖南省中医单方验方精选·内科》上册296)

★ 33. 治肺结核 2 方

①鱼腥草 30～60 克,煎服,每天 1 剂,连服 3 个月。(《上海常用中草药》编写组 编·《上海常用中草药》26)

②鱼腥草 120 克,置入猪肚内炖汤,以喝汤为主,每日 1 剂,连用 3 天后可减轻肺结核的咳嗽、盗汗症状。(楼锦英 编著·《中药临床妙用锦囊》362)

★ 34. 治肺痨,吐血鲜红,小便赤黄:鲜鱼腥草 4 两,片糖 2 两。用法:鱼腥草水煎,去渣纳入片糖。每日 1 剂,分 2 次服。功能:清热凉血,润肺生津。(易法银 喻斌 主编·《湖南省中医单方验方精选·内科》上册 327)

★ 35. 治阻塞性肺气肿:猪肺 100 克,鱼腥草 60 克。用法:水煎服,每日 1 剂,分 3 次服。备注:本方具有清热润肺、止咳化痰、平喘之功。(吴静 陈宇飞 主编·《传世金方·民间秘方》18)

★ 36. 治惊厥:生石膏 2 两,鱼腥草适量,鸡蛋 1 个。用法:前 2 药共捣烂,用鸡蛋清调匀。每日 1 次,外敷脐上。功能:清热泻火,滋阴止惊。方解:生石膏清热泻火;鱼腥草清热解毒;鸡蛋养血滋阴。诸药合用,共奏清热泻火,滋阴止惊之功。(易法银 喻斌 主编·《湖南省中医单方验方精选·外科》下册 2206)

★ 37. 治心内膜炎,属亚急性细菌性:【鱼草凤尾饮】鱼腥草、凤尾草各适量。用法:水煎。每日 1 剂,分 2 次服。功能:清热解毒,利湿和中。注意事项:多吃猪血煮豆腐,保持清淡。(易法银 喻斌 主编·《湖南省中医单方验方精选·内科》中册 909)

★ 38. 治胃溃疡:鱼腥草 50 克。用法:加水 500 毫升,煮沸 30 分钟后滤去渣,当茶饮,每日 2 次。坚持服用 1 个月,症状即可消失,服用 2 个月以上可以痊愈。功效:清热解毒,消炎止痛。(郭志杰 吴琼等 主编·《传世金方·一味妙方》57)

★ 39. 治胃热口臭:鲜鱼腥草 250 克,加盐、醋、味精、香油等凉拌,常吃可治因胃热导致的口臭,并能治胃热过甚导致的消化不良。(楼锦英 编著·《中药临床妙用锦囊》361)

★ 40. 戒除烟瘾:鱼腥草、远志各等分,共研为细末,自制纸烟吸。(谢海州 编 杨增良 整理·《谢海州用药心语》133)

★ 41. 治咯血:鱼腥草注射液 4 毫升,肌注,日 2 次,鱼腥草 60 克煎汤,分 2 次服。另加大黄粉 5～20 克／日,分 2 次口服,止血后再服 3 日。(孟凡红 主编·《单味中药临床应用新进展》609)

★ 42. 治血证,咳血:鱼腥草、白茅根各 30 克,枇杷叶 20 克。用法:枇杷叶去毛,与余药水煎。每日 1 剂,分 2 次服。功能:清肺泻火,凉血止血。方解:鱼腥草清热解毒;枇杷叶清肺止咳;白茅根清血清肺热。诸药合用,共奏清肺泻火,凉血止血之功。注意事项:连服 3～5 剂。(易法银 喻斌 主编·《湖南省中医单方验方精选·外科》下册 1770)

★ 43. 治劳咳、盗汗:鲜鱼腥草 63 克,猪肚 1 个。将鱼腥草叶放在猪肚内,炖烂。汤肉齐服,分 3 次服,日服 1 次,3 日 1 剂,连服 3 剂。(宋立人 总编·《中华本草》3 册 417)

★ 44. 治风热咳嗽:【桔鱼饮】鱼腥草 20 克,桔梗 15 克。用法:先将桔梗加水文火煮沸 10～20 分钟,后加鱼腥草再煮沸 5 分钟过滤取汁 150 毫升。每次服 20～30 毫升,每日 3～4 次。功能:清热宣肺,化痰止咳。(易法银 喻斌 主编·《湖南省中医单方验方精选·内科》上册 195)

★ 45. 治咳嗽 2 方

①鱼腥草 30 克,鸭蛋或鸡蛋 1 只。用法:先煎鱼腥草去渣,加鸭蛋(去壳)用微火煮沸,1 次服。(吴静 陈宇飞 主编·《传世金方·民间秘方》4)

②鱼腥草 150 克,麻黄 50 克,细辛 50 克。将上药用纱布包扎好,置适量水中浸泡一段时间。取药液放入浴盆内,浸泡全身,每次 1～2 小时。适用于慢性支气管炎引起的咳嗽。(滕佳林 米杰编·《外治中药的研究与应用》381)

★ 46. 治咳嗽胸痛,发热,吐脓臭痰:【鱼腥败酱草汤】鱼腥草 30 克,败酱草 15 克。用法:水煎。每日 1 剂,分 2 次服。功能:清热解毒,化痰止咳。注意事项:连服 5～7 剂。(易法银 喻斌 主编·《湖南省中医单方验方精选·内科》上册

113）

★ **47. 治哮喘**：鱼腥草60克，苏子30克，五味子20克，地龙30克，沉香（后下）10克，鸡蛋2个。上药与鸡蛋同煎30分钟，去渣。食蛋，以汤液洗双足，每晚1次。（滕佳林 米杰编·《外治中药的研究与应用》381）

★ **48. 治哮喘，属热证**：鱼腥草、五味子各30克，地龙9克。用法：上药先将药浸泡2～4小时，再用文火煎15～20分钟，水煎2次，混合后约200毫升。每日1剂，分2次服。方解：鱼腥草清热解毒；地龙清肺热；五味子敛肺止咳，益气生津。诸药合用，共奏清热化痰，止咳平喘之效。注意事项：五味子最大剂量可用50克，地龙最大剂量可用12克，鱼腥草最大剂量可用80克。（易法银 喻斌 主编·《湖南省中医单方验方精选·内科》上册261）

★ **49. 治慢性气管炎**：鲜鱼腥草30克，虎杖9克，胡颓子叶15克。先将虎杖、胡颓子叶加水约500毫升，煮沸约4小时后，加入鱼腥草再煎沸1小时左右，得药液90～100毫升，过滤，加白糖适量调味。每日服2～3次。10天为1个疗程。（《全国中草药汇编》编写组 编·《全国中草药汇编》上册554）

★ **50. 治急性支气管炎（风热型）**：鱼腥草30克，栝楼10克，黄芩10克。用法：水煎服。每日1剂，日服2次。功效：清热，化痰，止咳。（程爵棠 程功文 编·《单方验方治百病》25）

★ **51. 治支气管合并肺部感染**：鱼腥草、蒲公英、葶苈子、赤芍，上药分别提取有效成分制成灭菌溶液。每次取100毫升做直肠点滴，30滴/分钟，药液温度38～40℃。每日1～2次。治疗45例，总有效率为95.2%。（滕佳林 米杰编·《外治中药的研究与应用》382）

★ **52. 治支气管扩张症**：鱼腥草20克，薏苡仁20克，山药（鲜品）30克。用法：先将鱼腥草淘洗干净，加水煮沸15分钟，去除药渣，留取药液。再将新鲜山药洗净去皮，切成碎块。然后与薏苡仁同放药液中煮成药粥，1次服完，每日2次，连服30日。功效主治：清热消炎，润肺健脾。主治支气管扩张症，表现为咳吐脓痰、身体虚弱、食量减少、气喘乏力者。禁忌：孕妇不宜服。（刘道清 主编·《中国民间神效秘方》57）

★ **53. 治流行性腮腺炎**：鲜鱼腥草适量，捣

烂。外敷患处，以胶布包扎固定，每天2次。据王庭兆报道，应用本方治疗16例，痊愈13例，有效3例。（薛建国 李缨 主编·《实用单方大全》101）

★ **54. 治乳糜尿**：鱼腥草50克。用法：水煎后1日分3次饭后服用。以15天为1个疗程。疗效：治疗31例，痊愈26例，无效者5例。痊愈病例中有5例在临床治愈后6个月内又出现乳糜尿，再继续服药1个疗程，症状消失，随访半年未再复发。鱼腥草治疗乳糜尿之所以能收到良好的效果，是因其有清热解毒，除湿化浊之功效，能抗菌、消炎、利尿，从而降低淋巴管壁的通透性，有利于淋巴组织慢性炎症的消除。［楼锦英编著·《中药临床妙用锦囊》358引《中国寄生虫病防治杂志》2003，16（2）］

★ **55. 治输尿管结石验案**：王某某，男，24岁，因突发右腰绞痛伴血尿就诊。经B超及腰部拍片确诊为右输尿管结石，如黄豆大小。予以鱼腥草泡开水频频饮，20天后结石即排出体外。（杨鹏举 主编·《中医单药奇效真传》146）

★ **56. 治尿道炎、膀胱炎**：鱼腥草根茎6～9克，灯芯草3～6克。水煎服。（宋立人 总编·《中华本草》3册417）

★ **57. 治慢性膀胱炎**：鱼腥草60克，炖瘦肉适量。用法：鱼腥草炖瘦肉，每天1剂，连服1～2周。疗效：治疗4例（男、女各2例），其中3例病程在2年以上，均获痊愈，至今已3年未见复发；1例病程8个月，获好转。（史书达编著·《中国民间秘验偏方大成》修订版上册405）

★ **58. 治尿路感染**：鱼腥草、忍冬藤、冬瓜皮各15～30克，煎服。（《上海常用中草药》编写组编·《上海常用中草药》26）

★ **59. 治泌尿系统感染，属虚实夹杂型**：鱼腥草60克，瘦肉200克。用法：上药共炖。每天1剂，分2次食肉喝汤。功能：清热解毒，补虚利尿。（易法银 喻斌 主编·《湖南省中医单方验方精选·内科》中册1688）

★ **60. 治淋病**：鱼腥草60克，生大黄粉10克，黄柏12克，白矾5克，乌梅3个。上药煎汤备用。取药液待其温度适宜时，外洗生殖器，每日2次。同时配合内服汤剂。（滕佳林 米杰编·《外治中药的研究与应用》381）

★ **61. 治淋证**：鱼腥草、满天星、车前草各

1两,白糖5钱。用法:水煎。每日1剂,分2次服。功能:清热解毒,利尿通淋。方解:鱼腥草清热解毒,利尿通淋;满天星清热消肿;车前草清热利尿祛痰,凉血解毒;白糖润肺生津,补中益气。诸药合用,共奏清热解毒,利水通淋之效。注意事项:孕妇慎重选用。(易法银 喻斌 主编·《湖南省中医单方验方精选·内科》中册1644)

★62. **治浊淋**:鱼腥草60克,虎杖30克,车前草15克。用法:水煎。每日1剂,分2次服。功能:清热解毒,利尿通淋。方解:鱼腥草清热解毒,利尿通淋;虎杖清热解毒,定痛;车前草利尿通淋,清热解毒。诸药合用,共奏清热解毒,利尿通淋之功。注意事项:宜湿热之邪注于下焦,腰痛,小便频数,肢软乏力者。(易法银 喻斌 主编·《湖南省中医单方验方精选·内科》中册1661)

★63. **治热淋、白浊、白带**:鱼腥草八钱至一两。水煎服。(江苏新医学院 编·《中药大辞典》上册1440引《江西民间草药真》)

★64. **治暑热血淋**:鱼腥草1把,米泔水适量。用法:鱼腥草打烂取汁,兑米泔水。每日1剂,分2次服。功能:清热解暑,利尿通淋。(易法银 喻斌主编·《湖南省中医单方验方精选·内科》下册2275)

★65. **治热淋**:鱼腥草适量。用法:水煎。每日1剂,分2次服。功能:泄热解毒,通淋止痛。(易法银 喻斌 主编·《湖南省中医单方验方精选·内科》中册1663)

★66. **治癃闭**:鱼腥草根4两,米泔水适量。用法:洗净捣烂搓米泔水。每日2次,每次服1碗。注意事项:连服3~4次即通。功能:清热利尿,化气通闭。(易法银 喻斌 主编·《湖南省中医单方验方精选·内科》中册1708)

★67. **治急性腹泻**:鲜鱼腥草500克。用法:将鱼腥草洗净捣烂,用淡盐水送服。服后3小时多可见效。每3小时服1剂,连续服5剂。(唐大晅 张俐敏 主编·《传世金方·祖传秘方》55)

★68. **治肠炎**:鲜鱼腥120克。用法:用冷开水洗净,捣烂,以温开水(可加白糖调味)送服,4小时后见效,每6小时服1剂,连服3剂。备注:适用于急性肠炎。(吴静 陈宇飞 主编·《传世金方·民间秘方》74)

★69. **治痢疾**:鱼腥草18克,山楂炭6克。水煎,加蜜糖服。(宋立人 总编·《中华本草》3册417)

★70. **治细菌性痢疾**:鱼腥草150克。用法:洗净捣汁,调蜜糖服。(吴静 陈宇飞 主编·《传世金方·民间秘方》317)

★71. **治急性细菌性痢疾**:鲜鱼腥草50~100克(干品减半)。水煎服,每天1剂。如用鲜品,可先嚼服药叶20~40克,则效果更佳。据邹桃生报道,应用本方治疗300例,疗效颇佳,一般2~3剂可愈。(薛建国 李缨 主编·《实用单方大全》99)

★72. **治痢疾,久痢不愈**:鲜鱼腥草1斤,老鸭1只。用法:炖烂。每日1剂,频吃鸭肉及汤。功能:清热解毒,凉血止血。(易法银 喻斌 主编·《湖南省中医单方验方精选·内科》中册1295)

★73. **治习惯性便秘**:鱼腥草5~10克,用白开水浸泡12分钟。代茶饮用,每天1剂。据姜美香报道,应用本方治疗本病,疗效颇佳,有效率达100%。(薛建国 李缨 主编·《实用单方大全》101)

★74. **治脱肛**:鱼腥草60克,野菊根50克,赤石脂、伏龙肝各40克。水煎,趁热熏蒸患处,然后用药液温洗,每晚1次。(胡献国·《中国中医药报》2011年2月28日)

★75. **治肛门边肿硬,痒痛不可忍者**:鱼腥草一握,煎汤熏洗,仍以草挹痔,即愈。(宋立人 总编·《中华本草》3册417引《急救良方》)

★76. **治肛裂**:鱼腥草150克,洗净放入沙罐内,加水1000毫升,汤沸后再煎5分钟,滤出药液,加水再煎,共煎3次。把3次煎得的药液倒入洁净盆内,趁热先熏后坐浴。每晚睡前熏洗1次,每次15~20分钟。轻者洗2次即疼痛减轻,再连用数次,疼痛、便血可消失。(楼锦英 编著·《中药临床妙用锦囊》361)

★77. **治痔疮(不论内外)**:鱼腥草,煎汤点水酒服,连进三服。其渣熏洗患处,有脓者溃,无脓者自消。(宋立人 总编·《中华本草》3册417引《滇南本草》)

★78. **治痔疮痒烂**:鱼腥草适量,冰片1分,枯矾5分。用法:鱼腥草捣汁,与后2药调和。涂搽患处。每日2次。功能:清热燥湿,解毒消痛。方解:鱼腥草清热解毒,消痈排脓;冰片清热止痛,解毒消肿;枯矾燥湿收敛。诸药合用,共奏清热燥湿,解毒消肿之功。(阳春林 葛晓舒·《湖南省中医单方验方精选·外科》上册1010)

★ **79. 治痔疾,包括嵌顿内痔、炎性外痔、肛门瘙痒等**:取鱼腥草100克(鲜品250克)。用法:用水煎后,倒入盆内,让患者坐置于上,先用蒸汽熏,待水蒸气少而水温接近体温时,再用纱布蘸药液洗患处。每天2~3次。功效:清热解毒,消肿止痛。(郭志杰 吴琼等 主编·《传世金方·一味妙方》286)

★ **80. 治内外痔出血**:鲜鱼腥草300~400克。用法:上药洗净放入锅内,加水至2000毫升适度煎煮,取温汁坐浴15分钟。疗效:治疗痔出血20余例,效果颇佳,一般坐浴2~3次即可奏效。

验案:宋某,男,59岁。便时肛门出血1月余。肛检:截石位3、5、7、11点内痔黏膜出血,11点有出血倾向。舌质红,脉弦细,纳差乏力。血红蛋白8克,确诊为内痔出血。予以青霉素、维生素 K_3、安络血及中药无效。采用上法治疗2次后,便时再未出血。(刘有缘 编著·《一两味中药祛顽疾》389引《贵州医药》1985年,第1期)

★ **81. 治便血2方**

①鱼腥草30克,麻黄9克,酒醋30克。用法:水煎服。(吴静 陈宇飞 主编·《传世金方·民间秘方》53)

②鱼腥草、地瓜根、茅草根各15克,麻黄6克。水煎服。(吴静 陈宇飞 主编·《传世金方·民间秘方》53)

★ **82. 治睾丸炎**:金银花、连翘、蒲公英、鱼腥草各30克,放入药罐中,加清水适量,浸泡5~10分钟后,水煎取汁,放入浴盆中,待温度适宜时坐浴。每日2次,每次20分钟,每日1剂。(胡献国·《中国中医药报》2011年2月28日)

★ **83. 治各种疮毒2方**

①鱼腥草4两,猪瘦肉半斤。用法:隔年夏季收取鱼腥草晒干,于当年2月间煮猪瘦肉。每日1剂,分2次服。功能:清热解毒,消痈排脓。注意事项:亦可预防小儿夏季生火毒。连服4~5次有效。(阳春林 葛晓舒·《湖南省中医单方验方精选·外科》上册411)

②鱼腥草1斤。用法:水煎,每日1剂,分2次服。功能:清热解毒,消痈排脓。注意事项:鱼腥草干者用4两。(阳春林 葛晓舒·《湖南省中医单方验方精选·外科》上册413)

★ **84. 治痈疽肿毒**:鱼腥草晒干,研成细末,蜂蜜调敷。未成脓者能消,已成脓者能溃(阴疽忌用)。(宋立人 总编·《中华本草》3册417)

★ **85. 治痈疽疖肿**:取鱼腥草、野菊花各等量。共捣为糊,外敷患处,每日换药2~3次,连续3~5天即可。(胡献国·《中国中医药报》2011年2月28日)

★ **86. 治疔疮作痛**:鱼腥草捣烂敷之。痛一二时,不可去草,痛后一二日即愈。(宋立人 总编·《中华本草》3册417引《积德堂经验方》)

★ **87. 治疔疮**:鲜鱼腥草适量。用法:将鲜鱼腥草用水洗净晒干,捣烂如泥,敷于疔疮上,每日更换1次。备注:用于疔疮,具有使初起者消退、成脓者溃破等功效。(吴静 陈宇飞 主编·《传世金方·民间秘方》162)

★ **88. 治蛇头疔**:鱼腥草、蒲公英、野菊花各适量。用法:捣烂,外敷患处。功能:清热解毒,消肿散结。方解:鱼腥草清热解毒消痈;蒲公英清热解毒,消肿散结;野菊花清热解毒。诸药合用,共奏清热解毒,消肿散结之功。(阳春林 葛晓舒·《湖南省中医单方验方精选·外科》上册107)

★ **89. 治疖**:鱼腥草100克,蜂蜜15。用法:捣烂,与蜜和匀。外敷患处,每日换药1次。功能:清热祛风,凉血解毒。(阳春林 葛晓舒·《湖南省中医单方验方精选·外科》上册12)

★ **90. 治多发疖肿验案**:芮某,男,54岁,农民,1992年5月16日初诊。患者3年前出现疖肿,反复发作,发作间期为1~2个月,现发病1周。查,项后、背、胸部及四肢散在多发疖肿,病灶集中,均未成脓。体温在37.5℃~38℃之间,疼痛剧烈,昼夜难眠,曾在外院诊治,但此起彼伏。现口干,纳呆,喜凉饮,大便干结,尿黄而赤,舌红苔黄腻,脉滑而数。素喜饮酒。辩证属热毒挟湿之证。予鱼腥草注射液40毫升,肌注,日1次。在疖肿集中之项、胸、背部常规消毒,皮下注射本剂,每处30~50毫升,皮下注射每周2次。1周后复诊,疖肿渐消,数量减少,无痛感,体温正常。继续治疗1周后,疖肿全消。无不适,嘱其戒酒及辛辣厚味,并继续肌注本剂每日1次,每次30毫升,共2周。7个月后复诊,疖肿未再复发。(杨鹏举 主编·《中医单药奇效真传》254)

★ 91. **治脓疱疮**:鱼腥草15克,黄柏9克,白鲜皮9克。加水适量,煎取药液晾至适温时外洗患处,每日3~4次。共治28例,年龄最大者6岁,最小者1岁。全身散在者4例,头部24例。病程1天有25例,2天以上3例。全部治愈,平均治愈时间3~7天。(滕佳林 米杰 编·《外治中药的研究与应用》382)

★ 92. **治脓疱疮验案**:谢某,女,8岁。头部患脓疱疮已3年余,且每至夏秋季节加重,过则稍有减轻。曾多方求治,服中西药无数,均无疗效。取鲜鱼腥草250克,洗净,加水3000毫升,煮取2000毫升,倾入脸盆内。先趁热熏蒸疮面,然后用毛巾蘸药液趁热外敷,待不烫头时,反复清洗疮面。每次熏洗20分钟左右(夏季可适当延长),每日1剂。仅熏洗6次,就初见成效。坚持半月,便获痊愈。随访至今,未见复发。(杨鹏举 主编·《中医单药奇效真传》254)

★ 93. **治皮肤溃疡**:鱼腥草30克,食盐5克。用法:捣细。每日多次,外涂患处。功能:清热燥湿,生肌敛疮。(阳春林 葛晓舒·《湖南省中医单方验方精选·外科》上册376)

★ 94. **治疥癣**:鲜鱼腥草捣烂外敷患处。(宋立人 总编·《中华本草》3册417)

★ 95. **治牛皮癣**:取鲜鱼腥草、土大黄、土槿皮、博落回各等份,切碎共捣烂,纱布包紧,以药包揉擦患处,擦至发热为度,每日数次或十余次。(胡献国·《中国中医药报》2011年2月28日)

★ 96. **治鹅掌风**:鱼腥草、葱各半。用法:捣成一丸,两手频搓。(中医研究院革命委员会编·《常见病验方研究参考资料》408)

★ 97. **治阴囊湿疹**:取鱼腥草100克(或干品15克),放入烧开的1000毫升沸水中,煎煮3~5分钟,待凉后用纱布蘸药液洗阴囊(注意不要烫破皮)。每天早晚各1次,一般连用5~7天即可治愈。(史书达 编著·《中国民间秘验偏方大成》修订版 下册1368)

★ 98. **治湿疹**:鱼腥草20克,威灵仙10克,防风10克,水煎服。(楼锦英 编著·《中药临床妙用锦囊》358)

★ 99. **治荨麻疹**:鲜鱼腥草捣烂,揉搓患处。

(宋立人 总编·《中华本草》3册417)

★ 100. **治单纯疱疹**:鱼腥草60克。用法:上药用水1000毫升浸泡后煎煮30分钟,弃渣留汁。待药液温度适宜后外洗患处,每天1~3次。功效:清热,泻火,利湿。适用于肺胃风热型单纯疱疹,皮损周围绕以红晕者。疗程:连续外用7天为1个疗程,外用2~3个疗程。注意事项:避免烫伤。本方只可外用,不可口服。(杨继军 赵建新 主编·《皮肤病实用偏方》5)

★ 101. **治带状疱疹**:干鱼腥草50克(或鲜品150克)。水煎,分2~3次服。每日1剂,连服5~7日可见效。(楼锦英 编著·《中药临床妙用锦囊》361)

★ 102. **治脓性痱子**:鲜鱼腥草1把。用法:清水漂洗后捣成泥状,用布包好。涂擦痱子,每2天换1次药。功能:清热凉血,养阴止痒。注意事项:3~5天后即可愈。(阳春林 葛晓舒·《湖南省中医单方验方精选·外科》上册777)

★ 103. **治扁平疣**:先用消毒针头轻磨疣体表面,后用新鲜鱼腥草榨汁外擦,1日2次,1周为1个疗程。如1周末痊愈则继用1周。疗效:16例患者中,经1个疗程痊愈者10例,其余均用药2个疗程。2个疗程后,痊愈12例,显效2例,有效1例,无效1例。皮疹脱落的最短时间为2天,最长10天。12例曾经治疗者,11例痊愈,1例无效。治愈率为75.0%。有效率87.5%。(楼锦英 编著·《中药临床妙用锦囊》362)

★ 104. **治毒蛇咬伤2方**

①鱼腥草1握。用法:和盐少许捣烂,冲黄酒煎服。备注:又方鱼腥草30克,水煎服。渣捣烂敷患处。(吴静 陈宇飞 主编·《传世金方·民间秘方》221)

②鱼腥草一两,蓖麻子(去壳)二钱。用法:共捣如泥,敷患处。(中医研究院革命委员会编·《常见病验方研究参考资料》312)

★ 105. **治恶蛇虫伤**:鱼腥草、皱面草、槐树叶、草决明,一处杵烂敷之。(滕佳林 米杰编·《外治中药的研究与应用》380引《救急易方》)

★ 106. **治蜂蜇伤**:鲜鱼腥草适量。用法:将鲜鱼腥草洗净捣烂。外敷伤口周围,每天3次,每次30分钟。功效:清热解毒。适用于蜂蜇伤。疗程:连续外用5天为1个疗程。注意事项:本方只可外用,不可口服。(杨继军 赵建新 主

编·《皮肤病实用偏方》149)

★ **107. 治虫类咬伤**：鱼腥草1把。用法：捣汁搽于患处。(吴静 陈宇飞 主编·《传世金方·民间秘方》227)

★ **108. 治丹毒**：鲜鱼腥草100~200克洗净捣碎，加食盐10~20克调匀外敷患处，加敷料包扎，每日3次。(孟凡红 主编·《单味中药临床应用新进展》611)

★ **109. 治中毒**：鱼腥草250克。用法：捣烂，水煎，过滤，调红糖服。备注：用于阿托品过量中毒。(吴静 陈宇飞 主编·《传世金方·民间秘方》131)

★ **110. 治化脓性关节炎**：鱼腥草注射液(挥发油饱和水溶液，每毫升含生药1克)，每次5~15毫升，注入关节腔内(先抽尽关节腔内脓液并用无菌生理盐水冲洗)，每隔2~3日1次；同时肌注5毫升，日2次。患膝应加固定以限制活动。(孟凡红 主编·《单味中药临床应用新进展》609)

★ **111. 治风湿性关节痛**：鲜鱼腥草适量。用法：洗净晒干，切细开水冲泡。代茶饮。功能：清热利湿，通经活络。注意事项：连服2月。(易法银 喻斌 主编·《湖南省中医单方验方精选·外科》下册2146)

★ **112. 治打伤眼睛肿痛**：鱼腥草、白菊花各二钱，生地三钱。用法：共捣烂敷眼，一日三次。(中医研究院革命委员会 编·《常见病验方研究参考资料》469)

★ **113. 治结膜炎、角膜炎**：鲜鱼腥草10~15克洗净，加糖10~15克开水泡服或煎服。鱼腥草滴眼液滴眼。5%葡萄糖液500毫升加鱼腥草注射液30毫升，每日1次静滴。(孟凡红 主编·《单味中药临床应用新进展》610)

★ **114. 治早期麦粒肿**：鱼腥草根。用法：取鲜鱼腥草根1~2根，每根长约5厘米，将鸡蛋圆顶部戳一个小孔，把草根1~2根塞进蛋内，用胶布封住小孔，将蛋煎或蒸熟，即可食用。根据食量大小，1日2次，每次1~2只。以2天为1个疗程，对反复发作的病例，可以增加服用次数与治程。疗效：治疗100例，全部治愈。治愈是指不通过排脓而炎症消退。其中2天治愈25例，4天治愈73例，6天治愈2例，治愈率100%。100例于3年内皆随访，有25例于1年内复发，皆用上法治疗而愈，以后未复发。2年内复发治愈者74例，有1例于3年内复发，通过治疗而愈。以上复发病例经查询，在应用本法前已多次复发，很多是在几个月内反复发作，有的一次发2~3颗。验案：某男，5岁。右眼红肿痛4天。检查：右眼下睑中央指压硬、触痛，已见脓点乃切排而愈。孰知于3个月后，右眼上睑又生一硬肿块，触痛感，未见脓头，外侧睑结膜呈暗红色充血，球结膜不充血。治疗：单服鲜鱼腥草根蒸蛋4只，1日2次，1次1只，服后炎症减退，4天治愈。后来未见复发。(刘有缘 编著·《一两味中药祛顽疾》533引《中西医结合眼科杂志》1995年，第1期)

★ **115. 治急、慢性中耳炎**：鱼腥草一两。用法：水煎，上、下午分服。(中医研究院革命委员会 编·《常见病验方研究参考资料》487)

★ **116. 治中耳炎**：取鱼腥草、鹅不食草各半，捣烂为糊取汁，加白矾少许，用吸管取药汁滴耳，每次1~2滴，每日2次。(胡献国·《中国中医药报》2011年2月28日)

★ **117. 治耳郭血肿**：鲜鱼腥草30克，洗净泥沙，再用一道淘米水洗1次，取出捣烂如泥。敷于血肿部位，再用纱布包稳即可，每天换药1次。据李尧报道，应用本方治疗5例，均于敷药2~3天后痊愈。(薛建国 李缨 主编·《实用单方大全》102)

★ **118. 治慢性鼻炎**：鱼腥草30克，麻黄3克，杏仁12克。用法：水煎服，每日3次。功效：宣肺，清热，解毒。适用于慢性鼻炎。验证：临床治疗32例，痊愈18例，好转13例，无效1例。(良石 主编·《名医珍藏·秘方大全》288)

★ **119. 治慢性鼻窦炎**：鲜鱼腥草捣烂，绞取自然汁，每日滴鼻数次。另用鱼腥草21克，水煎服。(宋立人 总编·《中华本草》3册417)

★ **120. 治鼻窦炎2方**

①取鲜鱼腥草、野菊花、辛夷花各等份，捣烂为糊，将药糊布绞汁，用吸管取药汁滴入鼻腔。每次2~3滴，每日2~3次。(胡献国·《中国中医药报》2011年2月28日)

②鱼腥草50克，藿香叶100克，苍耳子50克。用法：研末，开水送服。每日3次，每次10克，连服16日为1个疗程。备注：本方辛香通窍，对鼻窦炎头昏、神志不清等疗效甚佳。(吴静

★ 121. **治萎缩性鼻炎**：鱼腥草切碎加热蒸馏；再重蒸使每毫升含原生药 1 克，收蒸馏液。每 100 毫升加 0.8 克氯化钠溶解，再加适量吐温—80 使溶液澄明，用—G₃ 垂熔玻璃漏斗过滤，滤液灌装，流通蒸气灭菌 30 分钟。上药滴鼻，每日 3 次，每次 5～8 滴。（孟凡红 主编·《单味中药临床应用新进展》610）

★ 122. **治鼻臭而痛**：用鱼腥草熬浓汁加白糖收膏，每早、晚各服一酒杯。（中医研究院革命委员会编·《常见病验方研究参考资料》478）

★ 123. **治鼻渊、脑漏 2 方**

①鱼腥草五钱。用法：水煎服。（中医研究院革命委员会 编·《常见病验方研究参考资料》478）

②用鲜鱼腥草捣汁，滴入鼻内。（中医研究院革命委员会 编·《常见病验方研究参考资料》478）

★ 124. **治鼻渊验案**：兰某某，女，19 岁，1983 年 3 月 28 日就诊，半年前出现发热，前额痛，鼻塞，不辨香臭、流脓涕，经忠县县医院检查诊断为"急性副鼻窦炎"。经用西药穿刺疗法好转。1 周前因感冒而上述症状加重，服西药效差。查：舌苔薄黄，脉浮数。证属热壅肺窍。取鲜鱼腥草全草捣烂，绞汁滴鼻，每日 3～5 次，每次 2～3 滴，并取全鱼腥草鲜者 150～200 克或干品 50～60 克煎水，每天早、晚各服 1 次。15 天为 1 个疗程，治疗 2 个疗程后，症状全部消失。服 3 个疗程后（每 1 个疗程间隔 5 天），经检查正常，嘱再服 1 个疗程以巩固疗效，随访至今未复发。（杨鹏举 主编·《中医单药奇效真传》421）

★ 125. **治口腔炎**：鱼腥草 500 克。用法：蜂蜜适量，做成蜜丸，每次服 10 克，每日服 2 次，14 日为 1 个疗程。备注：此方法主要用于治疗白斑周围发红，毒热明显者。戒烟。（吴静 陈宇飞 主编·《传世金方·民间秘方》363）

★ 126. **治慢性咽炎 2 方**

①鱼腥草 10 毫升行雾化吸入，每日 1 次，期间注意休息勿食辛辣及烟酒。取曲池穴快速直刺达一定深度，有明显麻胀感后抽无回血，缓慢注入鱼腥草，出针后棉球压片刻，每日 1 次。（孟凡红 主编·《单味中药临床应用新进展》611）

②鱼腥草 10～15 克，石斛 6～10 克。用法：用沸水浸泡代茶饮，1 日 1 次，疗程 7 天。发热者适当加用抗生素。主治：急性上呼吸道感染所致咽炎。疗效：治疗 122 例，均为上呼吸道感染者，其中痊愈 86 例，有效 32 例，无效 4 例，总有效率 96.7%。（刘有缘 编著·《一两味中药祛顽疾》591 引《浙江中西医结合杂志》2006 年，第 11 期）

★ 127. **治乳腺炎**：鱼腥草适量捣烂敷之，每日 2 次。（楼锦英 编著·《中药临床妙用锦囊》359）

★ 128. **治阴痒**：鱼腥草四两。用法：煎汤温洗，连洗数次。（中医研究院革命委员会 编·《常见病验方研究参考资料》367）

★ 129. **治外阴瘙痒**：鱼腥草 150 克。用法：将 1 升清水烧开，加入 150 克鱼腥草煎 3～5 分钟，候温，先熏，再洗患部，每日 1～2 次，一般 2 次即有明显疗效。功效：清热解毒，杀虫止痒。（郭志杰 吴琼等 主编·《传世金方·一味妙方》166）

★ 130. **治阴痒及肛门瘙痒**：鱼腥草 100 克，硫黄 50 克，雄黄 40 克，杏仁、百部各 30 克。加水煎沸，趁热熏蒸阴部，然后用药液温洗外阴，每日 2 次，坚持 2 周左右。（胡献国·《中国中医药报》2011 年 2 月 28 日）

★ 131. **治外阴瘙痒、肛痈、痔疮**：鱼腥草适量，煎汤熏洗。（《上海常用中草药》编写组 编·《上海常用中草药》26）

★ 132. **治幼女阴道炎**：鱼腥草注射液 20 毫升，以 2～3 毫米细软橡皮导尿管通过处女膜孔注入阴道灌洗，每日 1 次。洗后卧床半小时。（孟凡红 主编·《单味中药临床应用新进展》611）

★ 133. **治慢性子宫炎**：0.4% 鱼腥草素水溶液：0.1% 新洁尔灭液棉球拭净宫颈分泌物，揩干，阴道后壁放凡士林纱布 1 块保护，再取棉球浸水溶液置宫颈糜烂处，每天 1 次，5 次 1 疗程。疗程间隔 1 周，月经期暂停。或鱼腥草素片（每片含鱼腥草素 10 毫克），每天放 1 片于子宫糜烂处，5 次 1 疗程。鱼腥草蒸馏液也可用作局部治疗。（孟凡红 主编·《单味中药临床应用新进展》610）

★ 134. **治子宫颈糜烂**：【鱼腥草蒸馏液】用 10% 的呋喃西林溶液清洗阴道及宫颈分泌物，以消毒之阴道塞球或大棉球（棉球系一粗线，以便患者自己拉出)蘸鱼腥草蒸馏液,塞入子宫颈处,24 小时后再换药,10 次为 1 疗程。(《全国中草药汇编》编写组编·《全国中草药汇编》上册554)

★ 135. 治子宫脱垂:鱼腥草适量。用法:煎汤熏洗数次。另用猪大肠头,连肠尺余洗净灌入糯米适量,煮烂食。(吴静 陈宇飞 主编·《传世金方·民间秘方》265)

★ 136. 治子宫脱出,痛不可忍:刺蒺藜 18克,蛇床子 15 克,鱼腥草 30 克,枳壳 9 克。用法:煎汤外洗患处,每日 1 剂,分 2 次,连洗 5 次为 1 个疗程。(唐大旭 张俐敏 主编·《传世金方·祖传秘方》261)

★ 137. 治热淋、白浊、白带:鱼腥草 18 ~ 30克。水煎服。(宋立人 总编·《中华本草》3 册417)

★ 138. 治白带:鱼腥草 50 克。水煎服,日服 2 次。(楼锦英 编著·《中药临床妙用锦囊》359)

★ 139. 用于热毒郁结型宫颈炎:用鱼腥草90 克,甘草 15 克,煎水冲洗阴道。(滕佳林 米杰编·《外治中药的研究与应用》380)

★ 140. 治产后腹痛:鱼腥草 1 把。用法:酒煎服。(吴静 陈宇飞 主编·《传世金方·民间秘方》238)

★ 141. 治小儿腹泻:鱼腥草 15 克,炒山药 6克,炒白术 3 ~ 5 克,茯苓 9 克。水煎服。(宋立人 总编·《中华本草》3 册 417)

★ 142. 治小儿脱肛:鱼腥草揣如泥,先以朴硝水洗过,用芭蕉叶托住药,坐之自愈。(宋立人 总编·《中华本草》3 册 417 引《永类钤方》)

★ 143. 治小儿肺炎:鱼腥草 20 克,远志 10克,葶苈子 10 克,煎药液 40 毫升备用。取药液分 2 ~ 4 次超声雾化吸入。(滕佳林 米杰 编·《外治中药的研究与应用》381)

鱼鳔(48 方)

【药性】味甘,性平。归肾、肝经。

【功能与主治】补肝肾,养血止血,散瘀消肿。主治肾虚遗精,腰膝无力,腰痛,眩晕耳鸣,白带,习惯性流产,血虚筋挛,产后风痉,破伤风,癫痫,再生障碍性贫血,吐血,咯血,尿血,崩漏,外伤出血,阴疽,瘘管,慢性溃疡,皲裂,痛风,痔疮。

【用法用量】内服:煎汤,10 ～ 30 克;研末,3 ～ 6 克。外用:适量,熔化或烧灰涂敷。

【使用注意】胃呆痰多者禁服。

【饮食须知】脾胃虚者宜少食之。

★ 1. 治脑震荡后遗症出现的头晕耳鸣:制鱼鳔 25 克(豆油炸),菊花 15 克,蔓荆子 15 克。水煎服,每日 2 次。(宋立人 总编·《中华本草》9 册 332)

★ 2. 治肾水不足,阴虚血虚之症:【鱼鳔丸】鱼鳔一斤(麸面炒焦,磨去粗末,再炒再磨),沙蒺藜、当归(酒洗)、肉苁蓉(去鳞甲,酒洗)、莲须、菟丝子各四两(酒煮)。蜜丸,梧子大。每服二三钱。(江苏新医学院 编·《中药大辞典》上册 1436 引《拔萃良方》)

★ 3. 治肺结核:怀山药 30 克,黄花鱼鳔 20克。用法:将上药混合后共加水煎煮,每日服 1次。功能与主治:补气,润肺,适于肺结核,有促进结核灶钙化作用。(竭宝峰 江磊 主编·《中华偏方大全》108)

★ 4. 健身补益:当归(酒洗)、白蒺藜(炒,去刺)、鱼鳔(麸炒)、牛膝各四两,川芎各三钱。用法:上为细末,炼蜜为丸,朱砂为衣,每丸重三钱。黄酒送下。(彭怀仁 主编·《中医方剂大辞典》6 册 647 引《良朋汇集》卷五)

★ 5. 治遍身酸软作痛者,腰痛:【鱼鳔散】鱼鳔四两(香油炸黄)。为末。每服五钱,温黄酒送下。(宋立人 总编·《中华本草》9 册 332引《外科大成》)

★ 6. 治慢性腰痛:鱼鳔 12 克,小茴香 10克,红糖 30 克。水煎服,每日 2 次。(金福男编·《古今奇方》103)

★ 7. 治痫症:鳔胶(微焙,杭粉炒黄色)、皂矾(炒黄色)各一两,朱砂三钱。共研末。每服三钱,热酒下二服。(江苏新医学院 编·《中药大辞典》上册 1437 引《嵩崖尊生》)

★ 8. 治阴证:鱼鳔一个,烧存性,胡椒 49粒。为末,热酒调下。(宋立人 总编·《中华本草》9 册 333 引《寿世保元》)

★ 9. 治痛风:鱼鳔四两,姜汁一碗,同熬膏摊布上贴痛处。(宋立人 总编·《中华本草》9册332引《疡医大全》)

★ 10. 治八般头风:鱼鳔烧存性,为末。临卧以葱酒服三钱。(江苏新医学院 编·《中药大辞典》上册1437引《纲目》)

★ 11. 治肾虚型支气管哮喘(缓解期):鱼鳔用香油炸,研末。每晨空腹服1次,7天为1个疗程。(宋立人 总编·《中华本草》9册332)

★ 12. 治肾虚遗精:鱼鳔12克,枸杞子12克,补骨脂9克,牡蛎15克,莲须9克。水煎服,或研末,每服6克,每日3次。(宋立人 总编·《中华本草》9册332)

★ 13. 治肾虚滑精,肺结核咯血:鱼鳔200克。用法:将鱼鳔加水用小火煮沸慢炖,使之溶化成糊状,瓶装冷藏备用。每次1汤匙(约10毫升),每日早、晚各1次,温开水冲服。功效:滋肾填精,固精止遗。禁忌:痰多食滞者忌服。(刘道清 主编·《中国民间神效秘方》419)

★ 14. 治肾虚封藏不固,梦遗滑泄:(聚精丸)黄鱼鳔一斤(切碎,蛤粉炒成珠,再用乳酥拌炒),沙苑蒺藜八两(马乳浸一宿,隔汤蒸一炷香,焙干或晒干),五味子二两。研为细末,炼白蜜中加入陈酒再沸,候蜜将冷为丸,如绿豆大。每服八九十丸,空心时温酒或盐汤送下。(江苏新医学院 编·《中药大辞典》上册1437引《证治准绳》)

★ 15. 治腰肾亏虚,阴痿,梦遗:鱼鳔胶、花龙骨各四两,枸杞子、杜仲各三两,牛膝、全当归、破故纸、茯苓各二两。用法:上为细末,炼蜜为丸,如梧桐子大。每服三钱,空心时淡盐汤送下。功能:强筋壮骨健脚力,益精髓。(彭怀仁 主编·《中医方剂大辞典》6册647引《中国医学大辞典》)

★ 16. 治遗精、早泄:鱼鳔15克,莲须20克。用法:鱼鳔先下油锅炸泡后,用清水浸发除去火气。莲须洗净装入纱布袋中,同放于大瓷碗中,加清水400毫升,盖好隔水蒸熟,取出药纱袋,下精盐、味精,淋麻油,调匀。早、晚各服1次,连服3~5天。(易磊 编·《中国秘方大全》192)

★ 17. 治遗精,属肾虚:鱼鳔4两,黄酒适量。用法:鱼鳔切成薄片,放碗内,加入黄酒和水,放在锅内,蒸24小时,成糯糊样。睡前服1小杯。功能:补肾健脾,收敛止遗。注意事项:连服3~4天。(阳春林 葛晓舒·《湖南省中医单方验方精选·外科》上册1229)

★ 18. 治不育:【聚精丸】黄鱼鳔胶(白净者,切碎,用蛤粉炒成珠,以无声为度)500克,沙苑蒺藜(马乳浸2宿,隔水蒸1小时,取出焙干)240克。用法:上药共为细末,炼蜜捣和为丸,如梧桐子大。1次40丸,空腹时用温酒或白开水送下,1日2次。(竭宝峰 江磊主编·《中华偏方大全》428)

★ 19. 治遗尿:鱼鳔25克,韭菜子25克,盐少许。用法:共煮做粥。日食1次。备注:补肾壮阳,固精止遗。适用于肾虚遗尿、遗精。(李川 主编·《民间祖传秘方》101)

★ 20. 治再生障碍性贫血:鱼鳔9克,红枣10余枚,当归9克。水煎服。(宋立人 总编·《中华本草》9册332)

★ 21. 治呕血:鳔胶长八寸、广二寸,炙令黄,刮二钱。用甘蔗节三十五个,取自然汁调下。(江苏新医学院 编·《中药大辞典》上册1437引《经验方》)

★ 22. 治吐血:鱼鳔15克,小蓟、藕节炭各12克,白及9克。水煎服。(宋立人 总编·《中华本草》9册332)

★ 23. 治痔疮:鱼胶30克,白糖60克。用法:鱼胶与白糖加清水放在瓦罐内,隔水炖。每日1次,连服数次。(李川 主编·《民间祖传秘方》143)

★ 24. 治疝气:鲫鱼鳔7个(鲤鱼鳔亦可,但须体重不足500克的鱼)。用法:将鱼鳔微温焙干,不可焦枯,以能研成末为度,临睡时黄酒送下。(吴静 陈宇飞 主编·《传世金方·民间秘方》177)

★ 25. 治破伤风:鱼鳔胶10~15克,黄酒120克。用法:将鱼鳔胶用线捆扎数周,用草燃烧,烧焦后,放土地上晾干,研末。用黄酒煎开冲服,见汗即愈。(李川 主编·《民间祖传秘方》150)

★ 26. 治破伤风、口噤、强直:鱼鳔烧七分,留性,研细,入麝香少许。每服三钱,酒调下,不饮酒,米汤下。(江苏新医学院 编·《中药大辞典》上册1437引《三因方》)

★ 27. **治疮疖、痈肿**:鱼鳔3克,蜂蜡6克,鸡子1个。同炒干研末冲服,发汗;或单用鱼鳔9克,香油炸研末,黄酒冲服。(宋立人 总编·《中华本草》9册333)

★ 28. **治鱼口**:【鱼胶饮】白鱼胶五钱(锉),用法:铜锅炒黑色略带黄些,研细末,用老酒调成团。空心以匙挑放舌上,须多用酒吞下,其药直达患处;如疮大可再制五钱,服之即消,如已溃亦效。(彭怀仁 主编·《中医方剂大辞典》6册645)

★ 29. **治便毒肿痛,已大而软者**:鱼鳔胶热汤或醋煎软,趁热研烂贴之。(江苏新医学院编·《中药大辞典》上册1437引《仁斋直指方》)

★ 30. **治鼠疮(淋巴结核)**:鱼鳔50克,香油适量。用法:先将鱼鳔切成丝,然后用香油炸焦趁热吃。连吃10~20天见显效。功效与主治:消肿毒,化瘀积。(竭宝峰 江磊 主编·《中华偏方大全》263)

★ 31. **治穿臀漏极痛者**:用鱼鳔捣为泥贴之。(宋立人 总编·《中华本草》9册333引《万病回春》)

★ 32. **治狂犬咬伤**:艾叶一两,鱼鳔(用香油将鱼鳔炸黄,勿使焦黑)一两,荆芥五钱,黄酒一斤。用法:加水煎服。伤口周围见红点(出血点),表示托毒外出。咬伤后当日服一剂,连服三日,共三剂。三日外无效。患儿服四分之二或四分之三。(中医研究院革命委员会编·《常见病验方研究参考资料》309)

★ 33. **治难产**:鱼胶五钱。用法:用面炒成珠,去面,将胶研细末。用热酒冲服。少顷即产。(彭怀仁 主编·《中医方剂大辞典》6册646引《梅氏验方新编》卷四)

★ 34. **治难产不下**:鱼鳔15克。用法:煅存性研,酒下。(金福男 编·《古今奇方》180)

★ 35. **治产后血晕**:鳔胶烧存性,酒和童子小便调服三五钱。(江苏新医学院编·《中药大辞典》上册1437引《岁时广记》)

★ 36. **治产后抽搐强直,乃风入子脏,与破伤风同**:鳔胶一两,以螺粉炒焦,去粉,为末。分三服,煎蝉蜕汤下。(江苏新医学院编·《中药大辞典》上册1437引《经效产宝》)

★ 37. **治产后风,发痉抽搐**:鱼鳔(蛤粉炒焦)、黑芥穗各一两。用法:共为细末,每服二钱。

因风所致者,加防风、勾藤各一钱煎汤送下。因寒者用黄酒送下。因失血多者,加当归三钱,煎汤送下。(中医研究院革命委员会 编·《常见病验方研究参考资料》364)

★ 38. **治经血逆行**:鱼胶(切炒)、新棉(烧灰)。每服二钱,米饮调下。(江苏新医学院编·《中药大辞典》上册1437)

★ 39. **治白带**:鱼鳔10克,猪蹄1只。共放砂锅内,加适量的水,慢火炖烂吃。(宋立人 总编·《中华本草》9册332)

★ 40. **治带下病**:鱼鳔30克,大枣10枚,鸡蛋1个,红糖10克,黄酒30毫升。用法:先将鱼鳔与大枣加水共炖,用文火煮沸约2小时,至鱼鳔化而枣熟,调入鸡蛋、红糖,最后倒入黄酒,煮沸即可。吃蛋吃枣喝汤,每日1次服完。功能主治:健脾补虚,利湿止带。症见白带增多、虚劳乏力,属于脾虚湿盛,精血亏虚者。禁忌:湿热或火热内盛者忌服。(刘道清 主编·《中国民间神效秘方》794)

★ 41. **治赤白崩中**:鱼鳔胶三尺,焙黄研末,同鸡子煎饼,好酒食之。(江苏新医学院 编·《中药大辞典》上册1437引《纲目》)

★ 42. **治习惯性流产**:鱼鳔胶(炒)15克,猪蹄适量。用法:炖汤连服3次后,再吃猪蹄,每月3次。适应证:本方对妇女多次流产难于保胎者有效,鱼鳔胶即晒干的鱼鳔。(吴静 编·《祛百病祖传秘方》120)

★ 43. **治乳腺炎**:将鱼鳔煮软,外贴肿块处;或将鱼鳔焙干研末冲服。(宋立人 总编·《中华本草》9册333)

★ 44. **治各类型小儿遗尿**:黄鱼鳔500克。用法:牡蛎粉锅中炒热,将鱼鳔切碎加入拌炒,至鱼鳔发热膨胀呈圆珠样,筛去牡蛎粉,取出胶珠,晾干,将鱼鳔胶珠研为细末,炼蜜为丸如黄豆大,10~15岁每次15丸,10岁以下每次7~10丸,每日服3~4次。功效:温肾固摄止遗。按语:服用本方时将药丸置于开水中略加热,以化开为度,空腹趁热服。(郭志杰 吴琼等 主编·《传世全方·一味妙方》213)

★ 45. **治食道癌、胃癌**:鱼鳔,用香油炸酥,压碎。每服5克,每日3次。(江苏新医学院编·《中药大辞典》上册1437)

★ 46. **治乳腺癌**:鱼鳔,用香油炸脆,压碎。

每服 5 克,每日 3 次。(杨建宇主编·《抗癌秘验方》253)

★ 47. 治恶性肿瘤:干鱼鳔 40 克(炒),伏龙肝 40 克。共研细末。每日服 3 次,每次 10 克。(宋立人 总编·《中华本草》9 册 333)

★ 48. 治贴骨瘤:鱼鳔 60 克,香油炸研末,用蜂蜜 60 克调服。(宋立人 总编·《中华本草》9 册 333)

垂盆草(29 方)

【药性】味甘、淡、微酸,性凉。归肝、肺、大肠经。

【功能与主治】清热利湿,解毒消肿。主治湿热黄疸,淋病,泻痢,肺痈,肠痈,疮疖肿毒,蛇虫咬伤,水火烫伤,咽喉肿痛,口腔溃疡及湿疹,带状疱疹。

【用法用量】内服:煎汤,15～30 克,鲜品 50～100 克;或捣汁。外用:适量,捣敷;或研末调搽;或取汁外涂;或煎水湿敷。

【使用注意】脾胃虚寒者慎服。

★ 1. 治慢性肝炎:垂盆草 30 克,当归 9 克,红枣 10 枚。水煎服,每日 1 剂。(宋立人 总编·《中华本草》3 册 777)

★ 2. 治病毒性肝炎、药物性肝炎:**【降酶糖浆】**鲜垂盆草 180 克,丹参 30 克,田基黄 15～30 克,白砂糖适量。水煎服,每日 1 剂。据报道,用上方治疗病毒性肝炎 88 例,认为剂量要大,而且在转氨酶开始下降时不能停药。(王辉武 主编·《中药临床新用》406)

★ 3. 治急性黄疸或无黄疸型肝炎:鲜垂盆草 62～125 克,鲜旱莲草 125 克。煎煮成 200～300 毫升,每次口服 100～150 毫升,每日 2 次,15～30 天为 1 个疗程。(宋立人 总编·《中华本草》3 册 776)

★ 4. 治急性黄疸型肝炎:垂盆草 30 克,茵陈蒿 30 克,板蓝根 15 克。水煎服。(宋立人 总编·《中华本草》3 册 776)

★ 5. 治黄疸型肝炎:鲜垂盆草 100 克,2 次捣烂去渣存汁,粳米 100 克,煮粥 2 餐分服,连服

7 天病痊愈。(倪克梁·《百草治百病》62。湖北人民出版社,2008)

★ 6. 治慢性迁延性肝炎:鲜垂盆草 125 克,平地木 31 克。用法:水煎,制成糖浆 100 毫升。分 2 次服(每日量)。功效:降转氨酶。[孙世发主编·《中医小方大辞典》502 引《新医学》1974,(7):324]

★ 7. 治肝炎,属肝脾不和型:鲜垂盆草 150 克。用法:上药加水 600 毫升,煎至 400 毫升。每日 200 毫升,分 2 次服。注意事项:鲜垂盆草最大剂量可用到 300 克。功能:疏肝健脾,清热解毒。(易法银 喻斌主编·《湖南省中医单方验方精选·内科》上册 410)

★ 8. 治肝炎引起的胁痛:鲜垂盆草 30 克,水煎服,每日 1 次,连服两周为 1 疗程。(薛文忠 刘改凤编·《一味中药巧治病》81)

★ 9. 治肺痈:干垂盆草 50 克,薏苡仁 50 克。煎 3 次去渣存汁,粳米 100 克,做成稀粥,2 次分服,6 天为 1 个疗程,连服 6 个疗程,疗效显著。(倪克梁·《百草治百病》62)

★ 10. 治肺脓疡:鲜垂盆草 30～60 克,鱼腥草、薏苡仁、冬瓜子各 15 克。水煎服。(王琦主编·《王琦临床医学丛书》下册 1341)

★ 11. 治急性肠炎:垂盆草 50 克,水煎 3 次,去渣存汁,粳米 100 克,煮粥 2 餐分服,连服 2 天病痊愈。(倪克梁·《百草治百病》62)

★ 12. 治肠炎、痢疾:垂盆草 30 克,马齿苋 30 克。水煎服,每日 1 剂。(宋立人 总编·《中华本草》3 册 777)

★ 13. 治痈疖疮毒:取鲜垂盆草 60～120 克,捣烂,加干面粉少许调成糊状外敷,每日或间日 1 次;另取鲜品 30～60 克捣汁冲服。用于痈疖疮毒、无名肿毒等 50 例,除 3 例无效外,其余均治愈。治愈时间最短的 1 天,最长的 5 天。对化脓性感染疾患早期能消肿止痛,促进吸收;已成脓者加速局限,溃破排脓。(宋立人 总编·《中华本草》3 册 777)

★ 14. 治一切疖痈、疖、疔恶疮,红肿热痛,恶疮危象,以及急性喉头肿痛,水火烫伤,毒蛇咬伤,无毒副作用:**【垂盆草外敷方】**垂盆草 50 克(鲜)。用法:取鲜垂盆草(可根据痈疖大小而定),捡去杂草,洗净泥沙,阴晾至鲜草表面水干,然后将鲜草在碗中捣烂加少许食盐,捣均匀,放

在植物叶上包扎敷患处。每日 1 换,半小时后患部疼痛明显减轻,1 昼夜后有脓拔脓,无脓消肿止痛。注意:不宜用塑料薄膜包扎。功效:性凉,味甘酸,清热解毒,消肿排脓,有脓拔脓,无脓消肿止痛。典型病例:钱某,女,69 岁。在颈后部发现结块,似鸡蛋白肿,灼热而痛,逐渐漫肿,坚实燃热疼痛,头痛项强,全身不适,张口困难,头也不能抬和旋转,经西药抗生素治疗后色渐红,肿热高突,根脚如盘,结块坚硬,疼痛剧烈,如鸡啄米,疼痛难忍,夜不合眼,前来本院求诊。脓成未溃,不宜开刀。遂用垂盆草外敷 1 昼 1 夜,脓溃液白稠黏如破棉花,再次换药,脓尽而愈。故有"痈、疖、疔脓出就好"之说。(王明惠 杨磊 主编·《秘传中药外治特效方》126)

★ **15. 治痈疽、搭背、蜂窝织炎等:**垂盆草 100～200 克。用法:将新鲜垂盆草洗净,捣烂加干面少许,调成糊状。外敷患处,每日或隔日 1 次(如脓肿已出头,中间要留 1 小孔,以便排脓)。功能:消肿,止痛,排脓。疗效:消肿止痛显著,疗效满意。例如:赵某某,男,32 岁。脐下偏右生痈,有头 1 个,红肿灼热疼痛,根盘较硬,憎寒发热已 4 天。诊断:肚痈。以垂盆草外敷,2 天后痈肿局限,四周有痒感,根盘缩小,疼痛减轻,恶寒消失,仍与垂盆草外敷,第 3 天肿势全消,疼痛悉解而愈。按语:此病由热毒壅瘀所致。方中垂盆草性味甘淡,微酸,性凉。功专清热解毒,消痈肿,故有较好的疗效。(张树生 高普等 编·《中药敷贴疗法》587)

★ **16. 治静脉炎、肌注局部红肿热痛:**将鲜垂盆草洗净捣烂,加 70%～75% 的酒精 3～4 毫升调拌后敷于患处,外用塑料薄膜覆盖,绷带绑扎固定,干后更换。治因静脉滴注引起的静脉炎及肌肉注射引起的局部硬结肿痛 20 余例,用药 1～3 次后均使红肿疼痛消失。(宋立人 总编·《中华本草》3 册 777)

★ **17. 治无名肿毒、创伤感染:**鲜垂盆草配等量鲜大黄、鲜青蒿,共捣烂敷患处。(宋立人 总编·《中华本草》3 册 777)

★ **18. 治蜂窝组织炎:**垂盆草。用法:内服用本药 30～60 克捣烂冲服;外用鲜垂盆草 60～120 克洗净,捣烂加干面少许调成糊状(或在夏天收全草,洗净捣烂加凡士林适量调和备用)外敷患处,每日或隔日 1 次。按语:内服外敷效果

更佳。临床疗效:治疗痈 21 例。治愈 19 例,显效 2 例;治蜂窝组织炎 7 例,治愈 6 例,显效 1 例。(胡熙明 主编·《中国中医秘方大全》中册 25)

★ **19. 治缠腰火丹:**垂盆草 50 克。用法:鲜品捣烂取汁,涂患处。干则再涂。病重者亦可取汁口服,每次 100 毫升,每日 2 次。功能:清热解毒,利湿消肿。按语:共用此方治疗带状疱疹 8 例,均 3～4 日痊愈。(刘道清等 编·《秘验单方集锦·外科篇》48)

★ **20. 治毒蛇咬伤 2 方**

①鲜垂盆草 60～120 克,洗净捣烂外敷。据报道,用上方治疗毒蛇咬伤、痈疽、痄腮和无名肿毒等 50 例,结果治愈 47 例。(王辉武 主编·《中药临床新用》406)

②鲜垂盆草捣汁 1 杯,加雄黄、烧酒各少量内服,每日 1～2 次。(宋立人 总编·《中华本草》3 册 777)

★ **21. 治烧烫伤 2 方**

①鲜垂盆草适量,捣汁涂患处;或用垂盆草 12 克,瓦松 9 克,共研细末,菜油调敷。(宋立人 总编·《中华本草》3 册 777)

②鲜垂盆草 60 克。水煎服;同时取鲜垂盆草适量,捣烂,搽患处。(胡郁坤 陈志鹏 主编·《中医单方全书》202)

★ **22. 治蜂类蜇伤:**先用镊子清除遗留在伤处的毒刺和毒囊,再挤压伤口周围组织,将毒液挤出。采用鲜垂盆草 20 克,去根,洗净,在整伤处反复涂擦约 30 次。李少华等用上方治疗蜂类蜇伤 54 例,有较好疗效。为巩固疗效,2 小时后可再涂擦。(王辉武 主编·《中药临床新用》406)

★ **23. 治喉癣:**垂盆草捣汁,加陈京墨磨汁,和匀漱喉,日咽四五次,甚者半月。(宋立人 总编·《中华本草》3 册 777)

★ **24. 治咽喉肿痛:**垂盆草 15 克,山豆根 9 克。水煎服。(宋立人 总编·《中华本草》3 册 777)

★ **25. 试治肺癌:**垂盆草、白英各 30 克。水煎服,每日 1 剂。(宋立人 总编·《中华本草》3 册 777)

★ **26. 治肺癌医案:**垂盆草 30 克,白英 30 克。用法:水煎服,每日 1 剂。王某某,女,56

岁。于1968年开始感觉不适,后到杭州等地医院检查,诊断为右侧肺癌,并胸膜转移。曾用氮芥等治疗,收效不明显。后在家中坚持用如上方药治疗,症状见好,坚持用药3年,症状消失,全身情况好转,且能参加一些体力劳动。(电子版·《中华验方大全》光盘,肺癌篇)

★ **27. 治胰腺癌**:垂盆草250克,荠菜150克(或加冰糖少许)用法:水煎,每日1剂,代茶分多次饮服。可连服1~3个月。功能:清热解毒,利湿退黄。适应证:本方适用于胰腺癌,症见一身俱黄,上腹胀痛,口苦口黏,不思食,大便溏,舌质红,苔黄腻,脉濡数。(刘能俊 苏临庆 主编·《常见病验方集锦·肿瘤病验方400首》124)

金荞麦(27方)

【**药性**】味酸、苦,性寒。归肺、胃、肝经。

【**功能与主治**】清热解毒,活血消痈,祛风除湿。主治肺痈,肺热咳喘,咽喉肿痛,痢疾,风湿痹证,跌打损伤,痈肿疮毒,蛇虫咬伤。

【**应用与配伍**】用于肺痈,肺热咳喘,咽喉肿痛等肺经疾患。金荞麦性寒,能入肺而清热解毒。治肺痈热毒蕴肺,发热胸痛,咳吐腥臭脓痰,可单用本品置罐中加水,再隔水蒸服;如病情迁延,脓痰不易排出,则用黄酒隔水蒸服;亦可与桔梗、桃仁、薏苡仁、鱼腥草等同用,益增清肺解毒、化瘀排脓之功。治肺热咳喘,可与麻黄、杏仁、石膏等同用,共奏宣肺清热、止咳平喘之效。咽喉红肿疼痛,可与桔梗、甘草、射干等,以清热利咽。

用于湿热痢疾。金荞麦能清肠道湿热,可与马齿苋、白头翁、山楂等同用,以清肠化湿,消积滞而止痢。

用于风湿痹证。金荞麦有祛风除湿之功,痹证筋骨疼痛,可与独活、当归、牛膝等同用,以祛风湿、活血通经。

用于痈肿疮毒、蛇虫咬伤。亦取金荞麦解毒作用,每多外用。如痈肿疮毒,可用本

品以醋磨汁涂敷患处,亦可用鲜品捣烂外敷;乳痈、流火及蛇虫咬伤,用之亦效,若同时煎汤内服,则其效尤佳。

此外,金荞麦与红糖煎服,或与当归、赤芍、桃仁等活血通经药同用,可治痛经、经闭及产后瘀滞腹痛。

【**用法用量**】内服:煎汤,15~30克,或研末。外用:适量,捣汁或磨汁涂敷。

★ **1. 治肺痈,咳吐脓痰**:金荞麦30克,鱼腥草30克,甘草6克。水煎服。(宋立人 总编·《中华本草》2册631《四川中药志》)

★ **2. 治肺痈验案**:孙某某,女,13岁。1969年5月23日入院,肺脓疡,第113号。病史摘要:于5月5日发热恶寒,咳嗽痰少夹血,伴有胸痛,至当地公社医院进行胸部X线透视,发现左肺有大块昏暗阴影,并见有液平面和半圆透亮区,诊断为左肺化脓症,经使用青、链霉素等,治疗半月,病情未见好转,转来我院治疗。检查:体温37.9℃,一般情况较差,难以平卧,呼吸气促。听诊:左肺呼吸音明显减低。化验:白细胞7000/mm³,中性粒细胞72%,淋巴细胞28%,血红蛋白95g/L,红细胞360万/mm³,血沉55mm/h,入院时胸片,左肺上叶见大片致密阴影,上缘有一较大透亮区及液平面。诊断为左肺上叶肺脓疡。治疗经过:入院后服"肺痈药水"(以金荞麦半斤,加水1250毫升,罐口密封,隔水文火蒸煮3小时,后取汁约1000毫升,加防腐剂,即得肺痈药水),每服30毫升,1日3次,服药后,排出较多脓痰,病情逐渐好转,于6月11日X线左胸正位片报告,左上肺原有大片致密影显著吸收,较大透明区及液平面已完全消失,目前仅有残留细条影可见。经住院20天,于6月12日痊愈出院。(杨鹏举 主编·《中医单药奇效真传》55引《中草药通讯》)

★ **3. 治肺脓疡**:金荞麦250克。用法:切碎,装入瓦罐中,加水或黄酒1250毫升,罐口密封,隔水小火蒸煮3小时,煎成约1000毫升,每次20~40毫升,每日服3次。(骨)按语:本方是成云龙献给南通市中医院治疗肺痈(肺脓疡)的"祖传秘方"。70年代该院曾观察总结506例,效果奇佳,其排脓消痈、清热解毒的作用,似非它药所可替代,后来广泛用于痰热咳嗽、肺炎、咽喉

肿痛等病证,效果也不错。常与鱼腥草、律草配伍使用。(宋立人 总编·《中华本草》2 册 631 引《湖北中草药志》)

★ **4. 治肺脓肿:**金荞麦 20 克,虎杖 15 克,生薏苡仁 20 克,鱼腥草 15 克,鲜芦根 30 克,羊蹄根 10 克(回族方)。用法:水煎 4 次,合并药液,分 4 次服,每次 1 茶杯,每日 1 剂。说明:本方具有清热解毒、消痈排脓作用。本方是治肺脓肿的有效方剂。病例:董某某,男,38 岁,因发热恶寒,咳嗽胸痛咳吐脓痰 1 周入院。体温 39℃,右上肺呼吸音低,可闻及湿性啰音。用本方 1 周,咳嗽减轻,胸痛及脓痰消除而治愈。(张力群 等 主编·《中国民族民间秘方大全》63)

★ **5. 治肺炎:**金荞麦 15 ~ 30 克,蒲公英 10 克,大青叶 10 克,鱼腥草 10 克。用法:水煎服。每日 1 剂,分 3 次服用。适用于病毒性肺炎。(李川 主编·《民间祖传秘方》27)

★ **6. 治支气管扩张症,咳嗽吐脓血:**金荞麦 30 克(鲜品加倍)。用法:上药加水煮沸 20 分钟,滤液温服,1 次服完,每日 2 次。功效:清热止血。医师嘱咐:忌烟酒及辛辣食物。(刘道清 主编·《中国民间神效秘方》53)

★ **7. 治湿热黄疸:**金荞麦 60 克,马蹄金 15 克,凤尾草 15 克,蕈菜 15 克。水煎服。(宋立人 总编·《中华本草》2 册 631 引《四川中药志年》1982 年)

★ **8. 治甲状腺功能亢进症:**金荞麦 2000 克,家禽气管 10 克。用法:上药水煎 2 次,第 1 次加水 8000 毫升,煎至 2000 毫升,第 2 次加水 4000 毫升,煎至 1000 毫升。将 2 次药液过滤后混合,静置 24 小时取上清液,经离心后喷雾干燥成干粉,加适量淀粉和硬质酸镁,压成 1 000 片,每片含干浸膏 0.25 克,包糖衣。每次服 4 ~ 5 片,日服 3 ~ 4 次。15 次为 1 个疗程。每个疗程后,如有效不必停药,可连续服 3 ~ 4 个疗程。若服 2 个疗程未效者,则改用其他疗法治疗之。功效:理气化痰,软坚散结,平肝制亢。主治:甲状腺功能亢进症。附记:①金荞麦为蓼科植物金荞麦的干燥全草。②本方经多年应用,尚未见不良反应,亦无禁忌证。(程爵棠 程功文 编·《单方验方治百病》193)

★ **9. 治脾胃虚弱,消化不良:**金荞麦 30 克,隔山撬 30 克,糯米草根 30 克,鸡屎藤 30 克,鸡内金 9 克。共研细末,每服 3 ~ 6 克,温水调服;或压制成片剂服。(宋立人 总编·《中华本草》2 册 631 引《四川中药志年》1982 年)

★ **10. 治胃溃疡:**金荞麦 90 克,猪骨头 150 克。用法:将金荞麦洗净、切碎,与猪骨头(捣碎)一同置瓦罐内,加清水 500 毫升,炖成骨头汤。每日 1 剂,日服 1 ~ 2 次,连服 7 天。此后每间隔 2 天服 1 剂,连服 3 周。临床屡用,效果颇佳。(程爵棠 程功文 编·《单方验方治百病》62)

★ **11. 治细菌性痢疾、阿米巴痢疾:**金荞麦 15 克,焦山楂 9 克,生甘草 6 克。煎服,每日 1 剂,分 2 次服。(宋立人 总编·《中华本草》2 册 631 引《湖北中草药志》)

★ **12. 治腰痛:**金荞麦 30 克,兰香草 15 克。水煎服。(宋立人 总编·《中华本草》2 册 631 引《湖南药物志》)

★ **13. 治流火:**鲜野金荞麦根 250 克。水煎服。(宋立人 总编·《中华本草》2 册 631 引《天目山药用植物志》)

★ **14. 治痔疮:**野金荞麦 30 克。酒、水炖服。(宋立人 总编·《中华本草》2 册 631 引《福建药物志》)

★ **15. 治脱肛:**鲜野金荞麦根 300 克,苦参 300 克。水煎,趁热熏。(宋立人 总编·《中华本草》2 册 631 引《天目山药用植物志》)

★ **16. 治狂犬病、蛇虫咬伤:**野金荞麦根 15 ~ 30 克。水煎服;或鲜根、叶捣烂外敷。(宋立人 总编·《中华本草》2 册 631 引《青岛中草药手册》)

★ **17. 治痰核瘰疬,不拘何等病串结核初起者:**用金荞麦(须鲜者),将根捣汁冲酒服;其茎叶用白水煮烂,和米粉做饼饵食之,不过二三服立消。(宋立人 总编·《中华本草》2 册 631 引《纲目拾遗》)

★ **18. 治瘰疬:**金荞麦(鲜)500 克,铁菱角(鲜)500 克,何首乌(鲜)120 克。炖杀口肉服。(宋立人 总编·《中华本草》2 册 631 引《重庆草药》)

★ **19. 治跌打损伤:**金荞麦根 60 克,算盘子根 30 克,菊叶三七 15 克。水、酒各半煎服。(宋立人 总编·《中华本草》2 册 631 引《湖南药物志》)

★ 20. 治细菌性痢疾：用金荞麦水剂或片剂口服，水剂每次 50 毫升；儿童 40 毫升，片剂每次 10 片，均日服 3 次（每 8 小时服 1 次），共治疗菌痢 80 例，其中急性菌痢 79 例，慢性菌痢 1 例。结果：服用水剂者 39 例，治愈 38 例，无效 1 例，治愈率为 97.4%；服片剂者 41 例，治愈 38 例，无效 3 例，治愈率为 92.68%。总治愈率为 95%。[宋立人 总编·《中华本草》2 册 631 引《南通医药》，1982（1）：96]

★ 21. 治咽喉肿痛：金荞麦 12 克。水煎服。（宋立人 总编·《中华本草》2 册 631 引《湖北中草药志》）

★ 22. 治喉风喉毒：金荞麦，用醋磨，漱喉，涎痰去而喉闭自开。（宋立人 总编·《中华本草》2 册 631 引《纲目拾遗》）

★ 23. 治扁桃体炎：鲜金荞麦 30 克（干品 15 克）。水煎服，每日 3 次。适用于急性扁桃体炎。（胡郁坤 陈志鹏 主编·《中医单方全书》428）

★ 24. 治急性乳腺炎：金荞麦 30～60 克。水煎，加酒服。（宋立人 总编·《中华本草》2 册 631 引《秦岭巴山天然药物志》）

★ 25. 治妇女经痛 2 方

①金荞麦 70 克。水煎 2 次，取汁 500 毫升，2 次分服，于经前 3～5 日服，连服 2 个月经周期为 1 个疗程。适用原发性痛经。（胡郁坤 陈志鹏 主编·《中医单方全书》247）

②金荞麦 60 克，红糖 30 克。水煎，兑红糖服。（宋立人 总编·《中华本草》2 册 631 引《湖南药物志》）

★ 26. 痛经验案：王某，女，24 岁，工人，未婚。痛经 9 年余，每次月经来潮前 2～3 天开始有下腹部疼痛，乳房发胀，伴有恶心、呕吐，月经量少，有血块。每次都需服止痛片，卧床休息，曾多次求医，效果欠佳，1983 年 5 月开始用该药治疗（金荞麦根 50 克或鲜品 70 克，为 1 剂，月经来潮前 3～5 天用药。每次连服 2 剂，每剂煎服 2 次，每次约服 200 毫升，连服 2 个月经周期为 1 个疗程），服用 1 个疗程后，症状完全消失，随访 5 年，未见复发。（杨鹏举 主编·《中医单药奇效真传》386）

枸杞子（97 方）

【性味】味甘，性平。入肝、肾经。

【功用主治】滋肾，润肺，补肝明目。治肝肾阴亏，腰膝酸软，头晕，目眩，目昏多泪，虚劳咳嗽，消渴，遗精。

【用法用量】内服：煎汤，2～4 钱；熬膏、浸酒或入丸、散。

【使用注意】外邪实热、脾虚有湿及泄泻者忌服。

★ 1. 养生：枸杞子，逐日择红熟者，以无灰酒浸之，蜡纸封固，勿令泄气，两月足，取入砂盆中，研烂滤取汁，同原浸之酒入银锅内，慢火熬之，不住箸搅，恐粘住不匀，候成饧，净瓶密贮。每早温服二大匙，夜卧再服，百日身轻气壮，积年不辍，可以羽化。（黄国健等 主编·《中医单方应用大全》165）

★ 2. 补虚：【全鹿膏】鹿肉（全，去油筋净）1 只，枸杞子 5000 克。用法：米泔水、井水各 2500 毫升，熬至半，滤出；再入泔、水各 17500 毫升，熬至半，滤出；再入泔、水各 12500 毫升，熬至半，去渣；合 3 次汁，共熬至 5000 毫升，余用绵纸滤过，入真龟胶 500 克收之。每日 15 克陈酒化下。补虚。（孙世发 主编·《中医小方大辞典》364 引《惠直堂方》）

★ 3. 明目 2 方

①【枸杞茶】枸杞子（深秋摘红熟者）不拘多少。用法：同干面拌和成剂，擀做饼样，晒干，研为细末，每红茶 30 克，枸杞子末 60 克，同和匀，入炼化酥油 90 克，或香油亦可，旋添汤搅成膏子，用食盐少许，入锅煎熟饮之。（孙世发 主编·《中医小方大辞典》1011 引《遵生八笺》）

②【枸杞煎】枸杞，白茯苓（末），白沙蜜，黄蜡少许。用法：生取枸杞自然汁，于银石器内熬成膏，入白茯苓末、白沙蜜、黄蜡少许。每服一匙，温酒盐汤化下。（彭怀仁 主编·《中医方剂大辞典》7 册 115 引《传信适用方》）

★ 4. 治读书劳目力，年过四十，阴气半衰，神光渐减，两目昏花：【枸杞膏】枸杞二三斤（肥

39

大赤色者)。用法:上药以乳汁拌,蒸烂,捣膏,加水煎,拧出浓汁,去滓,加蜜,又熬成膏,贮瓷器内。每服四五茶匙,早上以温开水或龙眼肉汤、参汤调下。(彭怀仁 主编·《中医方剂大辞典》7 册 115 引《眼科阐微》)

★ 5. 用于肝肾虚弱,腰膝酸软,头昏目眩:【枸杞子膏】取枸杞子 800 克,加水煎煮 2 次,每次 2 小时,合并煎液,滤过,滤液浓缩成清膏;取蔗糖 1200 克,制成转化糖,加入上述清膏中,混匀,浓缩至规定的相对密度。本品为黄棕色稠厚的半流体;味甜。功能:益肾生精,养肝明目。口服,每次 9~15 克,每日 2 次。(宋立人 总编·《中华本草》7 册 272)

★ 6. 安神养血,滋阴壮阳,益智,强筋骨,泽肌肤,驻颜色:【杞圆膏】枸杞子(去蒂)五升,圆眼肉五斤。上二味为一处,用新汲长流水五十斤,以砂锅桑柴火慢慢熬之,渐渐加水煮至杞圆无味,方去渣,再慢火熬成膏,取起,瓷罐收贮。不拘时频服二三匙。(宋立人 总编·《中华本草》7 册 272 引《摄生秘剖》)

★ 7. 治血不足:【杞圆膏】枸杞子(去蒂)、桂圆肉各 2500 克。用法:上药用新汲长流水,以砂锅桑柴火慢慢熬之,渐渐加水,煮至枸杞子、桂圆无味方去渣,再慢火熬成膏,取起,瓷罐收贮。不拘时候频服 20~30 克。方论:心主血,脾统血,肝藏血,思虑过劳则血受伤因而不足,血不足则虚火炽而煎燥,肾水日见衰竭矣。兹取桂圆肉甘温濡润之品,甘温可以补脾,濡润可以养心;枸杞子味厚气平之品,味厚可以滋阴,气平可以益阳,此太极之妙,阴生于阳也。阴阳和,水火济,心肾时交,则阴血自生而常足矣。(孙世发 主编·《中医小方大辞典》380 引《摄生秘剖》)

★ 8. 治肝肾阴虚型老年性白内障:枸杞子 500 克。用法:将枸杞子泡入 5000 毫升的黄酒中,共装入瓷坛,密封浸泡 60 天,每日 2 次,晚饭后饮用适量,30 天为 1 个疗程,连服 2~3 个疗程见效。功效:养肝明目。(郭志杰 吴琼等 主编·《传世金方·一味妙方》261)

★ 9. 补虚,长肌肉,益颜色,肥健人:【枸杞子酒】枸杞子二升。清酒二升,捣碎,更添酒浸七日,漉去滓,任情饮之。(江苏新医学院编·《中药大辞典》下册 1579 引《延年方》)

★ 10. 滋养补血,明目安神。用于血虚体弱,精神委顿:【杞圆酒】枸杞子 37.5 克,龙眼肉 50 克。以上 2 味,按酊剂项下渗漉法渗漉,收集渗漉液与压榨漉渣得到的压出液,加入蔗糖 268 克搅拌溶解后,密闭静置,滤过,得枸圆酒 2680 毫升。本品为橙黄色的澄清液体;气香、味甘。乙醇含量应为 42% 以上。口服,每次 15~30 毫升,每日 2 次。(宋立人 总编·《中华本草》7 册 272)

★ 11. 治五脏邪气,七情劳伤,心痛烦渴:【补益杞圆酒】枸杞子、桂圆肉各等份。用法:制酒服之。功效:补虚长智,开胃益脾,滋肾润肺。(孙世发 主编·《中医小方大辞典》410 引《中国医学大辞典》)

★ 12. 治精血虚损。变白轻身,乌髭发:【枸杞酒】枸杞子 2 斤,生地黄汁 3 升。用法:每于十月采枸杞子,先以好酒 2 升,于瓷瓶内浸二十一日,开封再入地黄汁,不犯生水者,同浸,勿搅之,却以纸三重封头,候至立春前三十日开瓶。空心暖饮 1 杯。宜忌:忌食芜荑、葱。(彭怀仁 主编·《中医方剂大辞典》7 册 113)

★ 13. 治虚羸,黄瘦,不能食:【枸杞子酒】枸杞子五大升(干者,碎),生地黄三大升(切),大麻子五大升(碎)。用法:上于甑中蒸麻子使熟,放案上摊去热气,冷暖如人肌,纳地黄、枸杞子相和得所,入绢袋中,以无灰清酒二大斗浸之,春、夏五日,秋、冬七日,取服,任性多少,常使体中微有酒气。功能:《寿亲养老新书》:明目驻颜,轻身不老,坚筋骨,耐寒暑。(彭怀仁 主编·《中医方剂大辞典》7 册 117 引《医心方》)

★ 14. 用于肝肾不足,虚劳羸瘦,腰膝酸软,失眠健忘:【枸杞药酒】枸杞子 250 克,熟地黄 50 克,百合 25 克,远志(甘草水制)25 克,黄精(制)50 克,白酒 5000 克。以上前 5 味药,粉碎成粗粉,混匀,按渗漉法,用白酒浸泡 10~15 天后,缓缓渗漉,收集漉液;另取蔗糖 500 克制成糖浆,加入漉液内,搅匀,静置,滤过,即得。本品为棕红色的澄清液体;气劳香,味辛甘。乙醇含量应为 38%~43%。口服,适量。(宋立人 总编·《中华本草》7 册 272)

★ 15. 治火证:【枸杞酒】枸杞子五钱,黄连(炒)三钱,绿豆一钱。用法:上药绢袋盛之,凡米五升,造酒一樽,煎一袋,窨久乃饮。(彭怀仁 主编·《中医方剂大辞典》7 册 113 引《韩氏医通》)

★ 16. 治中老年人肝肾不足,腰膝酸软,头晕目眩,久视昏暗,以及老年性糖尿病:【枸杞粥】枸杞子 30 克,粳米 60 克。用法:上加水适量,煮粥。供早点或晚餐服食,四季均可。功能:补肾益血,养阴明目。(彭怀仁 主编·《中医方剂大辞典》7 册 114 引《长寿药粥谱》)

★ 17. 治老年人经常夜间口干症:枸杞子 500 克。用法:取上药,用清水洗净,烘干,装瓶备用。每晚临睡前取 30 克,徐徐嚼碎咽服,连服半个月以上。功能:养阴生津,润燥止渴。附注:据段龙光报道,应用本方治疗 30 例,痊愈 24 例,好转 6 例。多数病人在服药 10 天后获效。(薛建国 李缨 主编·《实用单方大全》554)

★ 18. 治干燥综合征 2 方

①枸杞子 30 ~ 40 克。每晚嚼烂吞服,连服 20 ~ 30 日。适用于唾液分泌减少症(老人夜间咽干少津)。(胡郁坤 陈志鹏主编·《中医单方全书》111)

②枸杞子 10 克。加水煮沸后纳入捣碎之鱼胶 15 克(烊化),煮沸后纳入红糖调服,每日 1 剂,连服 3 ~ 5 日。本方可滋补肝肾,育阴清热。(胡郁坤 陈志鹏主编·《中医单方全书》111)

★ 19. 治年老体衰:枸杞子适量。用法:取上药 10 粒,用清水洗净后放入口中含化,约半小时后嚼烂咽下。每天 3 ~ 4 次。或取本品 30 克,粳米 100 克,先把粳米煮到六七成熟,再放入枸杞子熬至烂熟粥稠,每天清晨和晚上空腹时吃粥 1 碗。附注:据徐树楠等记载,此法需坚持常服,才能取得较好的效果。有资料表明,有 43 例无明显疾病的老年人每天嚼服枸杞子 50 克,连服 10 天后静脉取血,发现枸杞子可使血液中一些反映身体机能状态的客观指标向年轻化方向逆转,从而验证了本品的延年益寿作用。(薛建国 李缨 主编·《实用单方大全》554)

★ 20. 用于过度疲劳、神经衰弱、健忘、失眠等症:【复方五味子酊】五味子 63 克,党参 23.4 克,枸杞子、麦门冬各 15.6 克。用法:制成酊剂。口服,每次 5 毫升,每日 2 ~ 3 次。功效:养阴,补血,安神。(孙世发 主编·《中医小方大辞典》1502)

★ 21. 补心肝脾肺肾:【五补汤】莲子、枸杞子、山药、锁阳。用法:上为末。沸汤调服,加酥尤妙。(彭怀仁 主编·《中医方剂大辞典》2 册

324 引《医方类聚》)

★ 22. 实气养血,久服弥益人:(三妙汤)地黄、枸杞实各取汁 1 升,蜜半升。用法:银器中同煎如稀饧。每服一大匙,汤调酒调皆可。功能:实气养血,久服弥益人。按语:地黄主入肾经,枸杞子入肝肾二经,二者相须为用,可以滋水涵木,肝肾同补;蜜为滋润之品,滋养肺肾,与 2 味合用,确能益气养血,补精益人。(田代华 主编·《实用中医三味药方》1 引《医方类聚》)

★ 23. 滋肾润肺,补肝明目安神,止渴:【枸杞晶】枸杞 2.5 公斤,葡萄糖 3 公斤,蔗糖 7 公斤。枸杞水煎煮,滤过,滤液浓缩至稠膏状,加葡萄糖、蔗糖粉混匀,制颗粒,干燥,整粒,分装成袋,每袋 15 克。本品为黄棕色颗粒,味甜。口服,每次 1 袋,每日 3 次,开水冲服。(宋立人 总编·《中华本草》7 册 272)

★ 24. 治脑动脉硬化症:山楂肉、枸杞子各 20 克。用法:开水浸泡。每次适量,每日服 3 次。功能:活血散瘀,舒经通络。(易法银 喻斌 主编·《湖南省中医单方验方精选·内科》上册 737)

★ 25. 治高血压:枸杞 30 克。用法:枸杞洗净,沸水泡开,每日早晚饭后当茶饮。(刘有缘 编著·《一两味中药祛顽疾》28)

★ 26. 治低血压 2 方

①枸杞子 10 粒,核桃仁 3 个。用法:咀嚼服,每天早晚各 1 次。主治:低血压出现头昏、脑涨、眼前发黑、视物模糊等低血压综合征者。疗效:治疗多人,疗效显著。(刘有缘 编著·《一两味中药祛顽疾》30)

②党参 10 克,枸杞子 20 克,水煎 2 次,每日服 3 次,连服 2 周。再服该药方时,不要吃芹菜、海带、山楂等食品。(周向前·《中国中医药报》2011 年 1 月 20 日)

★ 27. 治缺铁性贫血:枸杞子 50 克,龙眼肉 50 克。上药同入砂锅内加水适量,先用武火烧沸,后改文火煎至枸杞子、龙眼肉无味,去渣继续煎熬成膏,沸水冲服,每日 1 ~ 2 匙。(胡郁坤 陈志鹏主编·《中医单方全书》80)

★ 28. 治再生障碍性贫血:枸杞子适量。与黑豆适量、大枣 10 个共炖骨头服。(胡郁坤 陈志鹏 主编·《中医单方全书》82)

★ 29. 治白细胞减少与粒细胞缺乏症:鲜枸

杞子1500克。去蒂,入干净布袋内榨取自然汁并放砂锅内慢熬至成膏时,加入炼蜜适量收膏。本方可补益肝肾,适用于白细胞减少症肝肾亏虚者。(胡郁坤 陈志鹏 主编·《中医单方全书》83)

★ **30 治甲状腺功能亢进症**:枸杞子30克。将鳊鱼1条去鳞、腮及内脏,加入枸杞及调料,清蒸熟食。适用于甲亢气阴两虚者。(胡郁坤 陈志鹏 主编·《中医单方全书》89)

★ **31. 治失眠**:枸杞子30克,炒酸枣仁40克,五味子10克。用法:上药捣碎和匀,分成5份。每日取1份,放入茶杯中,用开水冲泡,代茶频饮,或日饮3次,但每次不少于500毫升。功效:滋阴益气,养心安神。主治:失眠。(程爵棠 程功文 编著·《单方验方治百病》159)

★ **32. 治内热**:愚自五旬后,脏腑间阳分偏盛,每夜眠时,无论冬夏床头置凉水一壶,每醒一次,觉心中发热,即饮凉水数口,至明则壶中水已所余无几。唯临睡时,嚼服枸杞子一两,凉水即可少饮一半,且晨起后觉心中格外镇静,精神格外充足。即此以论枸杞,则枸杞为滋补良药,性未必凉而确有退热之功效,不可断言乎?(黄国健等 主编·《中医单方应用大全》165引《医学衷中参西录》)

★ **33. 治眩晕2方**

①黑豆、枸杞子各12克,水煎服,可用于肝肾不足引起的眩晕。(周向前·《中国中医药报》2011年1月20日)

②枸杞、党参各三钱,鸡蛋一个。用法:水煎服,早晚服二次,连服三天。(中医研究院革命委员会 编·《常见病验方研究参考资料》207)

★ **34. 治痓夏虚病**:枸杞子、五味子。研细,滚水泡封三日,代茶饮。(江苏新医学院 编·《中药大辞典》下册1519引《摄生众妙方》)

★ **35. 治肥胖病3方**

①枸杞子30克,每日1剂,当茶冲浸,频服,或早、晚各1次。景虎修用上方治疗肥胖病5例,连续用药4个月,体重均降至正常范围,巩固服用7周,体重仍保持正常。(江苏新医学院 编·《中药大辞典》下册441)

②枸杞子60克。用法:枸杞洗净,加水煮沸1小时,滤取药液。分早、晚2次服,每日1剂。功效主治:滋补肝肾,润肺明目。主治肥胖症,症

见头晕目眩、遗精消渴、视力减退等。医师嘱咐:脾虚便溏者慎服。(刘道清主编·《中国民间神效秘方》490)

③枸杞子30克,车前子20克。用法:上药水煎后分早晚3次服用,连服3个月。煎汤代茶饮用。适应证:本方治疗肥胖病效果很好,服药期间应少食甜甘之品,并适当锻炼身体。(吴静 编·《祛百病祖传秘方》77)

★ **36. 治肺结核**:枸杞子15~30克,大枣6~8个,鸡蛋2个。用法:上药加水同煮,鸡蛋熟后去壳再煮片刻。吃蛋饮汤。每日或隔日1剂。一般3次左右即可见效。功效:补虚劳,益气血,健脾胃,养肝肾。主治肺结核。一方治失眠、健忘。(程爵棠 程功文 编著·《单方验方治百病》49)

★ **37. 治脑震荡**:猪脑1具,天麻15克,枸杞子25克。用法:将猪脑髓洗净,同天麻、枸杞子共放入碗中,加清水200毫升蒸熟。每日1剂,吃脑髓、饮汤水,顿服。功效:滋阴补脑,息风止痛。(程爵棠 程功文 编著·《单方验方治百病》455)

★ **38. 治肾脏虚,水不上升,眼目昏暗,远视不明,渐生内障**:【枸苓丸】白茯苓八两,真枸杞子四两(酒浸蒸),当归二两(酒洗),青盐二两(别研),菟丝子二两(酒蒸)。用法:上为细末,炼蜜为丸,如梧桐子大。每服七十丸,空心白汤送下。(彭怀仁 主编·《中医方剂大辞典》7册114引《普济方》)

★ **39. 治男性不育症2方**

①每晚嚼食枸杞子15克,连服1个月为1个疗程,一般精液常规检查正常后再服1个疗程,服药期间忌房事。共治42例,均属精液异常而不能生育者,结果经1个疗程治疗,精液常规转正常者23例,2个疗程转正常者10例,6例无精子者无效,3例效不佳。2年后随访,精液转正常的33例均已有后代。(宋立人 总编·《中华本草》7册273)

②枸杞子360克,制黄精、菟丝子、肉苁蓉各180克,黑狗肾1具,食盐15克。上药焙干研细为末,和匀,待女方月经来潮时开始服用。1料为1个疗程,分12天左右服完,早、晚各空腹服1次,服药期间忌行房事,禁食蒜、烟、酒。一般服用1~4个疗程。黄天宝用上方治疗精子减少症

12例,结果治愈(精子计数达到6000万/ml以上,精液量达到2.5ml以上,精子活动率达在60%以上,畸形精子不超过20%)8例,其妻怀孕生育者7例,12例精液量全部恢复正常。(江苏新医学院 编·《中药大辞典》下册442)

★ 40. 助阳坚举,久服多子:【固精煮酒】枸杞子120克,川当归(酒洗净)60克,怀地黄180克。用法:上药以绢袋盛。入坛内,用好头生酒煮。取起出火性,7日后饮之。每日空腹及将晚时饮30~50毫升。不可多饮。功效:助阳坚举,久服多子。(孙世发 主编·《中医小方大辞典》975引《墨宝斋集验方》)

★ 41. 勃起功能障碍:枸杞子240克。与猪肾1对(切片)、豆豉汁1盏共以慢火煮熟,入胡椒、食盐,连渣服。适用于阳痿肾虚者。(胡郁坤 陈志鹏 主编·《中医单方全书》356)

★ 42. 治遗精2方

①枸杞子20克。将鸡肠30克洗净,以食盐腌制10分钟后洗净切段,置锅中加入清水500毫升,枸杞子、乌梅各10克以大火煮开(去浮沫),加黄酒、葱、姜、食盐,改小火煲30分钟即可食用。适用于遗精属肾气虚损、精关不固偏阴虚者。(胡郁坤 陈志鹏 主编·《中医单方全书》358)

②枸杞子50克,米适量。用法:上药加入大米煮稀饭。每日1剂,分2次服。功能:补肾填精,养心安神。注意事项:外邪实热,脾虚有湿,腹泻等忌服。早晚温服。连服3~5剂。(阳春林 葛晓舒·《湖南省中医单方验方精选·外科》下册1227)

★ 43. 治梦遗滑精或不梦而滑,久治不愈,身体羸瘦:甘枸杞三两,金樱子一两,锁阳五钱,芡实三钱,桑螵蛸五钱。用法:共为细面,炼蜜为丸,三钱重。每次服一丸,日两服。(沈洪瑞主编·《重订十万金方》239)

★ 44. 补虚羸,久服轻身不老:【枸杞煎】枸杞子一升(九月采)。用法:上以清酒六升,煮五沸,出取研之熟,滤取汁,令其子极净,晒子令干,捣为末,和前汁微火煎,令可丸。每服二方寸匕,一日二次,加至三匕,酒调下。亦可丸服,每服五十丸。(彭怀仁 主编·《中医方剂大辞典》7册113引《千金》)

★ 45. 治男子肾脏虚弱,眼目昏暗,或见黑花:【甘菊花丸】甘菊花二两(去土),枸杞四两,熟地黄三两,干山药半两。用法:上为细末,炼蜜为丸,如梧桐子大。每服三五十丸,空心、食后各一服,温水送下。功能:明目、暖水脏,活血驻颜,壮筋骨。(彭怀仁 主编·《中医方剂大辞典》3册168引《普济方》)

★ 46. 治肝劳,面目青口苦,精神不守,恐畏不能独卧,目视不明者:枸杞子一斗,酒二斗。用法:上同煎,或渍之。随量饮三五杯。方论选录:肝为劳伤,故令目视不明。经曰:味为阴,味厚为阴中之阴。枸杞味厚,故足以养厥阴之阴,煮以纯酒,取其浃治气血而已。(彭怀仁 主编·《中医方剂大辞典》7册113引《医方考》)

★ 47. 治劳伤虚损:【枸杞丸】枸杞子三升,干地黄(切)一升,天门冬(切)一升。用法:上为细末,晒干,以绢罗之,炼蜜为丸,如弹子大。每服一丸,一日二次。(彭怀仁 主编·《中医方剂大辞典》7册109引《医心方》)

★ 48. 治肾虚精滑:【枸杞子丸】枸杞子(冬采者佳)、黄精各等分。功能:补精气。用法:上为细末,相和捣成块,捏作饼子;干复捣末,炼蜜为丸,如梧桐子大。每服五十丸,空心温酒送下。方中二药用量原缺,据《医统》补。(彭怀仁 主编·《中医方剂大辞典》7册110引《普济方》)

★ 49. 治肾虚腰痛:枸杞子、地骨皮各一斤,川萆薢、川杜仲各十两。俱晒燥,微炒,以好酒三斗,净坛内浸之,煮一日,滤出渣。早、晚随量饮之。(宋立人 总编·《中华本草》7册272引《千金要方》)

★ 50. 治强直性脊柱炎:枸杞子30克。与狗肉500克(洗净)、黑豆250克同入砂锅后,加水适量、食盐少许用武火炖沸(去浮沫)后改用文火炖至肉烂,每日1次,连服数日。本方可补肝肾、益精血,适用于强直性脊柱炎肝肾精血亏虚、腰背疼痛、腿膝无力、形寒怕冷者。(胡郁坤 陈志鹏 主编·《中医单方全书》383)

★ 51. 治骨质疏松症:枸杞子20克。与麻雀5只(宰杀,去毛、内脏及头足,切碎),大枣15克,粳米60克同煮粥至将熟时,加入姜、葱、盐煮沸,作早、晚餐食。本方可补肾、温阳、益精,适用于骨质疏松症属肾阳不足,腰酸膝软,形寒肢冷,疲倦乏力。(胡郁坤 陈志鹏 主编·《中医单方全书》385)

★ **52. 治虚劳烦渴不止**：枸杞子(酒拌微炒)八两,地骨皮(微炒)十两,共研为末;麦门冬(去心)、熟地黄各四两,酒煮捣膏,和前药共为丸,梧子大。每早、晚各服四钱,白酒下。(宋立人 总编·《中华本草》7册272引《千金要方》)

★ **53. 治糖尿病2方**

①枸杞子30克,粳米100克。煮粥食。适用于尿频量多,混浊如脂膏,腰膝酸软,头晕耳鸣,皮肤干燥,全身瘙痒之糖尿病。(胡郁坤 陈志鹏主编·《中医单方全书》92)

②枸杞子15克,五味子15克。共煎水,代茶饮服,老年患者可用枸杞子30克、粳米适量煮粥食。适用于轻型糖尿病。(胡郁坤 陈志鹏 主编·《中医单方全书》92)

★ **54. 治疗慢性萎缩性胃炎**：选宁夏枸杞子洗净,烘干打碎分装,每日20克,分2次于空腹时嚼服,2个月为1个疗程。陈绍蓉等用上方治疗慢性萎缩性胃炎20例,经2～4个月观察,显效15例,有效5例。其中16例做胃镜及活检,显效(原胃黏膜萎缩明显缩小,肠腺化生消失,或黏膜颗粒状增生基本消失或黏膜下血管透见不清楚者)7例,有效6例,无变化者3例。并发现枸杞对溃疡病有一定治疗作用。(江苏新医学院 编·《中药大辞典》下册441)

★ **55. 治心悸**：朱砂1克,枣仁、枸杞各15克,猪心1个。用法：将朱砂用水飞,四味合煮。每日1剂,分2～3次服。功能：补益肝肾,养心安神。方解：朱砂镇心安神;枣仁养心益肝;枸杞补益肝肾;猪心补血养心。诸药合用,共奏补益肝肾,养心安神之功。注意事项：朱砂有毒,不宜久服、多服。连服3～5剂。(易法银 喻斌主编·《湖南省中医单方验方精选·内科》中册867)

★ **56. 治癫痫**：枸杞子30克。与羊脑1个加适量酱油、味精用文火共炖服。(胡郁坤 陈志鹏 主编·《中医单方全书》124)

★ **57. 治精神分裂症**：枸杞叶200克。洗净,与猪心1个(洗净、切小块),共炒熟佐膳食。本方可除烦益智、养血宁心,适用于精神分裂症、癔症病久气血虚弱,神志恍惚,神疲乏力,精神倦怠。(胡郁坤 陈志鹏 主编·《中医单方全书》129)

★ **58.** ①**治虚劳,口中苦渴,骨节烦热或寒**(《千金》)。②**治消渴,舌干体瘦**(《圣济总录》)：【枸杞汤】枸杞根(白皮,切)五升,麦门冬三升,小麦二升。用法：上以水二斗煮,麦熟药成,去滓,每服一升,一日二次。(彭怀仁 主编·《中医方剂大辞典》7册111引《千金》)

★ **59. 治虚劳,小便残出,口干心烦**：【枸杞子散】枸杞子一两,五味子三分,覆盆子三分,白芍药三分,白龙骨一两,麦门冬一两(去心,焙)。用法：上为细末。每服二钱,以温粥饮调下,不拘时候。(彭怀仁 主编·《中医方剂大辞典》7册118引《圣惠》)

★ **60. 治老年黄斑变性**：枸杞子30克。每日3次,蒸熟嚼食。(孟凡红 主编·《单味中药临床应用新进展》184)

★ **61. 治下消化道出血**：枸杞子30克。瓦焙干,研细末,空腹用温黄酒冲服,每日3次。(胡郁坤 陈志鹏 主编·《中医单方全书》56)

★ **62. 治青少年白发2方**

①枸杞子、女贞子、熟首乌、熟地各60克,黑豆、童便(3岁内男童晨尿)各适量,先将前4味加水1500毫升煎至500毫升去渣,再用此药煎煮黑豆,以药液被黑豆渗干为止,取出阴干,加童便浸泡1夜,取出晾干即成。每次服30～50粒,每日4次,睡时服1次,黄酒送服。李留记等用上方治疗青少年白发30余例,一般3～4剂愈。(江苏新医学院 编·《中药大辞典》下册442)

②枸杞子62克(以宁夏产为佳,其他地方产的效力稍逊)核桃12个,小黑豆250克。用法：将核桃大者去外壳取仁,炒香切碎。先将枸杞子煎浓汁去渣,再将核桃仁、小黑豆放入枸杞子的煮汁中同煎,至核桃仁稀烂,全部为黑豆吸收为度。取出放在细筛上(或低温干燥),再用7岁健康的小孩童便(去头去尾,取中段尿)适量拌浸。晾2天,以干燥为度,即可服用。以上处方分量为一剂药量。每次服6～9克(约50粒)黑豆,每日2次,早晚空腹时服,或在饥饿时均可随时服用。疗效：治疗3例,服用2料,均使头发由间白转全黑,且精神及记忆力显著增强。(刘有缘 编著·《一两味中药祛顽疾》308)

★ **63. 治皮肤疖肿,表现为局部红肿热痛,可伴有发热**：枸杞子15克。用法：取上药,烘脆,研为细末;又用凡士林50克,加热熔化;将枸杞粉加入凡士林中拌匀成软膏,分3份。每次用1

份摊在不透水的纸上敷于患处,包扎固定,每天换药 1 次。功效:消肿止痛。附注:据蒋立基等报道,曾用本方治疗 1 例,3 天而愈。应用枸杞子外敷治疗皮肤疖肿,古人少有记述,但从报道来看一定的疗效,不妨一试。(薛建国 李缨 主编·《实用单方大全》555)

★ 64. 治痈症收口期:北芪、枸杞子各 30 克,乳鸽 1 只。用法:鸽去毛和内脏,与药同隔水炖熟,去药渣调味,饮汤吃鸽肉。2～3 天 1 次,连服 3～5 次。(唐大旸 张俐敏 主编·《传世金方·祖传秘方》151)

★ 65. 治一切痈疽恶毒,溃烂不已;及瘰疬结核,马刀肉瘿,延结不休;或风毒流注,上愈下发,左消右起,延串不止;或便毒鱼口,杨梅破烂,日久不合:枸杞子一味。每早晚一两干嚼,以川草薢五钱,煎汤传送,服百日痊愈。(宋立人 总编·《中华本草》7 册 272 引《外科全书》)

★ 66. 治慢性前列腺炎(阴虚型):枸杞子 15 克。用法:将枸杞子放入杯中,用沸水冲泡即可,每日 2 剂,代茶频服。功效:补肾益精,养肝明目。(程爵棠 程功文 编著·《单方验方治百病》364)

★ 67. 治慢性前列腺炎:枸杞 20 克,猪脊髓 50 克。用法:先将枸杞加水煮沸 50 分钟,再加入猪脊髓,继续煮沸 20 分钟,吃猪脊髓喝汤,每日 1 剂。功效主治:补肾填精。主治慢性前列腺炎,症见腰痛腿酸、神疲倦怠、阳痿、早泄,属于肾精亏虚者。禁忌:火热内盛(牙龈肿痛、口舌生疮,口苦口渴、面红尿赤)者忌服。(刘道清 主编·《中国民间神效秘方》394)

★ 68. 治冻伤:枸杞 20 克,王不留行 20 克,蜂蜜适量。用法:前 2 味药分别去除杂质,洗净晒干,研为细末,用蜂蜜调为糊状,搽涂患处,每日 2 次。功效:活血化瘀,消肿止痛。医师嘱咐:冻伤溃破有继发感染者,按外科感染处理。(刘道清 主编·《中国民间神效秘方》648)

★ 69. 治烫伤(主要是浅 II 度):表现为创面有散在大小不等的水疱及皮肤剥脱,渗液较多,灼热疼痛。枸杞子 40 克,用法:取上药,烘脆研为细末;又用麻油 120 克加热至沸,离火;将枸杞粉加入麻油中搅匀,装瓶备用。以消毒药棉蘸药油涂于患处,局部包扎,每隔 6 小时换药 1 次。附注:据蒋立基等报道,曾用本方治疗 1 例开水

烫伤,5 天而愈。(薛建国 李缨 主编·《实用单方大全》555)

★ 70. 治蚊虫咬伤:生枸杞子或枸杞叶适量。用法:取上药,放入洁净的容器中捣烂,用洁净纱布绞取汁液,装瓶备用。用棉签蘸药液涂于患处,每天 2～3 次。功能:消肿止痒。附注:据高普选等报道,应用本方治疗 1853 例,用药 3～5 次后痊愈 1703 例,显效 135 例,有效 5 例,无效 10 例。(薛建国 李缨 主编·《实用单方大全》555)

★ 71. 治犬咬伤:【枸杞散】枸杞叶、盐各少许。用法:上同捣熟后,敷于疮上。(彭怀仁 主编·《中医方剂大辞典》7 册 113 引《圣惠》)

★ 72. 治肾虚牙痛:枸杞 30 克,瘦猪肉 60 克。用法:上药分别洗净,混合剁成细末,放入碗内,蒸熟食之,每日 1 剂。一般 3～5 日即可见效。功效:补肾固齿。医师嘱咐:此为湖南某人所献秘方,治疗肾虚牙根浮动之牙痛疗效甚佳。此方久服不仅可以补肾壮骨,固齿止痛,而且能治疗头晕目眩及糖尿病等疾病,使人耳聪目明,延年益寿。(刘道清 主编·《中国民间神效秘方》1087)

★ 73. 治眼目昏花:枸杞 250 克,甘菊 120 克。用法:上 2 味入白蜜,用瓷罐盛之,重汤炖 1 日,取起出火气。每晨调滚汤食数匙。(吴素玲 李俭 主编·《实用偏方大全》678 引《订补简易备验方》)

★ 74. 可使终身无目疾,兼不中风,不生疔毒:【枸菊丸】甘菊花(味不苦者,酒浸)、枸杞子(酒浸,焙)各 500 克。用法:炼蜜为丸。每次 12～15 克,服之久久有效。(孙世发 主编·《中医小方大辞典》380 引《集验良方》)

★ 75. 治夜盲症:枸杞子 6 克,白菊花 6 克。共泡茶饮服。(胡郁坤 陈志鹏 主编·《中医单方全书》99)

★ 76. 治近视:枸杞子 100 克。洗净,将猪瘦肉 300 克(洗净,切成 6 厘米左右的细丝),青笋(或玉兰片)10 克(洗涤,切丝)。将猪油 100 克烧至七成热时,加入肉丝、笋丝煸炒,加入料酒、酱油、食盐、味精,放入枸杞子,翻炒几下,淋入麻油即可。(胡郁坤 陈志鹏 主编·《中医单方全书》406)

★ 77. 治早期白内障:枸杞子 50 克,黑豆

500 克。用法:上药洗净混合倒入砂锅,加水 1000 毫升,煮沸至水干,取出分为 20 份。每天起床后和睡前各服 1 份,咀嚼后咽下。10 天为 1 个疗程,连续服 3 个疗程,有效者可继续服用。验案:徐某,男,退休干部。患老年白内障,服用此方前,查双目视力均为 0.8。服用本方 3 个疗程后,双目视力均提高到 1.2。(刘有缘 编著·《一两味中药祛顽疾》535)

★ 78. 治白内障:枸杞子 500 克。与米酒 2000 毫升共密封浸 15 日,随意服用。本方可益精明目,适用于老年白内障肝肾阴精不足症见视物不清、头晕乏力、腰酸腿软者。(胡郁坤 陈志鹏 主编·《中医单方全书》403)

★ 79. 治角膜炎:枸杞子适量,捣烂,取汁,过滤,点眼,每日 3 ~ 5 次。适用于赤翳。(胡郁坤 陈志鹏 主编·《中医单方全书》399)

★ 80. 治流泪症:枸杞 30 克。与瘦肉 120 克共煮食。适用于迎风流泪、泪液清冷、腰痿肢软、两尺脉弱者。(胡郁坤 陈志鹏 主编·《中医单方全书》392)

★ 81. 治肝虚或当风眼泪:枸杞二升。捣破,纳绢袋中,置罐中,以酒一斗浸之,密封勿泄气,三七日。每日饮之,醒醒勿醉。(江苏新医学院 编·《中药大辞典》下册 1519 引《圣惠方》)

★ 82. 治目赤生翳:枸杞子捣汁,日点三五次。(江苏新医学院 编·《中药大辞典》下册 1519 引《肘后方》)。

★ 83. 治渐发耳鸣,属脾肾亏虚者:枸杞 30 克,白果核 15 克。用法:将上药分别洗净,白果核连壳打碎,然后与枸杞一起加水共煎,煮沸 1 小时,滤取药液,分早、晚 2 次温服,每日 1 剂。功效:补肾健脾。(刘道清 主编·《中国民间神效秘方》1043)

★ 84. 治梅尼埃病:枸杞子 30 克。与羊脑 1 副共入瓷碗内加水适量,隔水炖熟,加少许食盐调味服。本方可益精补脑,适用于梅尼埃病精血不足、脑海空虚、眩晕、耳鸣、眼花、腰酸腿软者。(胡郁坤 陈志鹏 主编·《中医单方全书》415)

★ 85. 治妊娠呕吐:枸杞子 50 克,黄芩 50 克。置带盖瓷缸内,以沸水冲浸,待温时频频饮服,喝完后可再用沸水冲,以愈为度。许梦森用上方治疗妊娠呕吐 200 例,有效率达 95%。(江苏新医学院 编·《中药大辞典》下册 442)

★ 86. 治乳腺癌:枸杞子 15 克。与大米 50 克、猪血 100 克,同煮粥 1 小时,加葱花、食盐调服。适用于乳腺癌,红、白细胞下降者。(胡郁坤 陈志鹏 主编·《中医单方全书》464)

★ 87. 治宫颈癌:枸杞子 15 克。取活鸡 1 只(去内脏),艾叶绒 12 克(布包)。将艾叶和枸杞子入鸡腹,竹签封口,加水炖烂,去艾叶,入盐调服。适用于宫颈癌体虚者。(胡郁坤 陈志鹏 主编·《中医单方全书》466)

胡椒(74 方)

【性味】辛,热。入胃、大肠经。

【功能与主治】温中,下气,消痰,解毒。治寒痰食积,脘腹冷痛,反胃,呕吐清水,泄泻,冷痢。并解食物毒。

【用法用量】内服:煎汤,0.5 ~ 1 钱;或入丸、散。外用:研末调敷或置膏药内贴之。

【使用注意】阴虚有火者忌服。

★ 1. 治癫痫:取胡椒粉 1.7 份,萝卜粉 8.3 份;或胡椒粉 6 份,萝卜粉 4 份。用法:每次 2 ~ 4 克,每日 3 次饭后服。每日服胡椒总量约 2.7 ~ 3.6 克,如病情需要可加倍。(宋立人 总编·《中华本草》3 册 442)

★ 2. 治肾炎:取白胡椒 7 粒,新鲜鸡蛋 1 个。先将鸡蛋钻 1 小孔,然后把白胡椒装入鸡蛋内,用面粉封孔,外以湿纸包裹,放入蒸笼内蒸熟。服时剥去蛋壳,将鸡蛋胡椒一起吃下。成人每次 2 个,小儿每日 1 个。10 天为 1 个疗程,休息 3 天后再服第 2 个疗程,一般用 3 个疗程。试治 6 例,除 1 例 10 年的慢性肾炎者外,其余 5 例均治愈。(江苏新医学院 编·《中药大辞典》下册 1540)

★ 3. 治室上性心动过速:胡椒粉 0.1 克,用吸管吸入鼻腔,待喷嚏数次。(孟凡红 主编·《单味中药临床应用新进展》207)

★ 4. 治神经衰弱:白胡椒 1 粒(剪成两半)。于耳穴部位固定,捏压至有发热感,日 4 ~ 6 次。取穴:神经衰弱取枕、肾、神门;神经衰弱综合征取皮质下、额、心。(孟凡红 主编·《单味中药临

床应用新进展》207)

★ 5. **治五脏风冷，冷气心腹痛，吐清水**：胡椒酒服之，亦宜汤服。（江苏新医学院 编·《中药大辞典》下册 1540 引《食疗本草》）

★ 6. **治脾胃虚冷，干呕恶心，呕吐痰沫，全不思食**：胡椒 21 粒，丁香 14 粒，半夏 10 个（汤泡去滑）。上为细末，生姜自然汁为圆如鸡头大。每服 1 圆，以干枣 1 枚，掰破去核，入药在内，以湿纸裹为煨熟，放温，米汤烂嚼送下。（宋立人 总编·《中华本草》3 册 441）

★ 7. **治呕吐**：用酒炒白芍 9 克，胡椒 1.5 克，葱白 60 克。用法：前 2 味药共研细末，葱白与之共捣成膏。贴心窝（剑突下），每日 1 次。（滕佳林 米杰 编著·《外治中药的研究与应用》405 引《理瀹骈文》）

★ 8. **治呕泄，四肢厥冷，面白唇青**：【椒硫丸】硫黄三钱，胡椒（蒸熟，炒）一钱。用法：米饭捣为丸服。（彭怀仁 主编·《中医方剂大辞典》10 册 69 引《一盘珠》）

★ 9. **治寒冷咳逆，胸中有冷，咽中如有物状，吐之不出**：胡椒五分，干姜六分，款冬花三分。上三味捣筛，蜜和丸如梧子大。米饮服三丸，日再服，以知为度。（宋立人 总编·《中华本草》3 册 442 引《外台》）

★ 10. **用于心腹冷痛**：用胡椒适量，以布裹椒熨痛处，用熨斗熨令出汗即止。（滕佳林 米杰 编著·《外治中药的研究与应用》405 引《食疗本草》）

★ 11. **治虚寒性胃脘痛**：黑胡椒 7 粒研末，鸡蛋 1 枚拌匀，沸水冲熟，饮服，每日清晨空腹服 1 剂或睡前加服 1 剂。（孟凡红 主编·《单味中药临床应用新进展》207）

★ 12. **治翻胃**：胡椒一味，醋浸之，晒干，醋浸不计数遍，愈多愈好，碾末醋糊为丸。淡醋汤下十丸，加至三四十丸。（江苏新医学院 编·《中药大辞典》下册 1540 引《证治要诀》）

★ 13. **治夏月冷泻及霍乱**：胡椒碾末，饭丸梧子大。每米饮下四十丸。（江苏新医学院 编·《中药大辞典》下册 1540 引《卫生易简方》）

★ 14. **用于疝积**：用艾叶、胡椒各 1 克，共研细末。用黄酒调糊，敷于脐部，隔日换药 1 次。尤其适用于虚寒性疝积。（滕佳林 米杰 编著·《外治中药的研究与应用》405）

★ 15. **用于寒泻**：用胡椒、大蒜各适量，捣作饼。敷脐。（滕佳林 米杰 编著·《外治中药的研究与应用》405 引《增广验方新编》）

★ 16. **用于急性副睾炎**：用胡椒 7～10 粒，将其压制成粉，加适量面粉调成糊状备用。摊于纸或纱布上，敷于患侧阴囊，每日或隔日 1 次。（滕佳林 米杰 编著·《外治中药的研究与应用》406）

★ 17. **治虚寒痢、休息痢**：用胡椒、绿豆各 3 克，大枣 1 枚。前 2 味共研为细末，过筛，用熟枣肉调成膏。纱布包裹，敷神阙、脾俞穴，每日 1 次。（滕佳林 米杰 编著·《外治中药的研究与应用》405）

★ 18. **治蛔虫病 2 方**

① 8 岁女孩，因腹痛而疑惑为蛔虫所致。川椒 6 克（药房错拿成胡椒 6 克），煎后分 2 次服，服后未见毒性反应，而于 48 小时排出蛔虫 33 条，患儿腹痛顿失而转安。（黄国健等 主编·《中医单方应用大全》188）

②白胡椒 6 克。用法：取上药，煎水，分 2 次服。疗效：据穗颖报道，应用本方共治疗蛔虫病 3 例，全部治愈，未见毒性反应。（周学海 李永春 编著·《实用中医单方》121）

★ 19. **治疟疾 2 方**

①胡椒粉 3 份，小膏药 1 张。把胡椒撒在膏药上，于发作前 2 小时，在第 3 胸椎或大椎穴处用针浅刺几下，然后把膏药贴上，一般贴 1～3 日取下。（《全国中草药汇编》编写组 编·《全国中草药汇编》下册 435）

②用白胡椒 15 克，辰砂 3 克，共研细末。面糊为丸，于发疟前 2 小时用 1 丸置膏药上，灼热贴脐中。（滕佳林 米杰 编著·《外治中药的研究与应用》406）

★ 20. **治疟疾一日一次，或隔日一次**：白胡椒，研细末，用小瓶装好，不令泄气，再用蝉蜕研末，亦以瓶装之（蝉蜕要用全的，连头、足服用）。用时每药分量只要如黄豆大，合成一处，用普通膏药一张，将药放在中间，在发作前两小时至四小时以内，贴在背后天柱穴，愈后再将膏药撕去。（江苏新医学院 编·《中药大辞典》下册 1540）

★ 21. **治十种水气**：【胡椒丸】胡椒二百粒（生用），巴豆十粒（去皮膜心，用竹纸十余重出油尽，频频换纸，油尽为度）。用法：上为细末，醋煮面为糊为丸,如绿豆大,每服一丸,食后淡姜汤下。实者二服,虚者一服,以小便频繁数为效。一两月不妨。宜忌:忌食盐物腌藏之品,大忌湿面。(彭怀仁 主编·《中医方剂大辞典》10 册 56 引《魏氏家藏方》)

★ **22. 治哮证遇冷即发,属中外皆寒者:**【椒蟾丸】胡椒四十九粒。入活蛤蟆腹中,盐泥固,煅存性,卧时分五次好酒调服。有热者误用,其喘更甚。(宋立人 总编·《中华本草》3 册 442 引《证治宝鉴》)

★ **23. 治支气管哮喘:**白胡椒 7 粒填入青蛙一只口内,缝之,隔水炖 12 小时,只服胡椒、汤及部分肉。隔 3~5 日服 1 次,5 次为 1 个疗程。第 2 个疗程 10 日。(孟凡红 主编·《单味中药临床应用新进展》207)

★ **24. 治百日咳:**用白胡椒 100 粒嵌入白萝卜中,风干后,煎汤代茶频饮,每日 3~6 次。(王辉武 主编·《中药临床新用》445)

★ **25. 治咳嗽:**胡椒粉、清凉油调和成膏,摊于追风膏,贴于双侧肺俞穴,8~12 小时换药 1 次。(孟凡红 主编·《单味中药临床应用新进展》207)

★ **26. 治咳嗽痰清稀而色白如泡者:**用胡椒 6 克,麻黄 6 克,白芥子 3 克,共研细末。贴敷于足心涌泉穴和背部肺俞穴。(滕佳林 米杰 编著·《外治中药的研究与应用》406)

★ **27. 治缺钙抽搐:**白胡椒二十粒,鸡蛋皮两个。将上药焙黄后共研成粉,分为十四包。每日一包,开水冲服。(江苏新医学院 编·《中药大辞典》下册 1540)

★ **28. 治小便不通:**白胡椒 7 粒,葱白 1 根。共捣如泥,填敷脐上,盖以塑料薄膜,胶布固定。一般敷药 2~3 小时即效。(宋立人 总编·《中华本草》3 册 442)

★ **29. 治尿潴留:**白胡椒 50 粒研末,葱白段,共碾糊,敷于脐周直径 15 厘米,薄膜覆盖,胶布粘紧,6 小时。(孟凡红 编·《单味中药临床应用新进展》209)

★ **30. 用于一切虚淋:**胡椒、白豆蔻、砂仁、川椒各 30 克。上药研末,装入小布袋内。以好烧酒熬极滚热,冲入布袋内。即可套上龟头熏之,每日 1 次。(滕佳林 米杰 编著·《外治中药的研究与应用》406 引《理瀹骈文》)

★ **31. 治腰腿痛 2 方**

①胡椒 20 粒,将狗腰子剖开纳胡椒粉。用麻线捆好,菜叶包紧,外用黄泥包好,火煨熟,或放饭上蒸熟饭前食。适用于虚寒腰痛,日久不愈。(胡郁坤 陈志鹏 主编·《中医单方全书》377)

②白胡椒 9 粒,小茴香 5 克。共研细末,加猪肾切碎蒸服。适用于虚寒腰痛,日久不愈。(胡郁坤 陈志鹏 主编·《中医单方全书》377)

★ **32. 治阴囊湿疹:**胡椒十粒。研成粉,加水 2000 毫升,煮沸。外洗患处,每天 2 次。(江苏新医学院 编·《中药大辞典》下册 1540)

★ **33. 用于缩阳症:**用白胡椒 3 克,大蒜 1 个,食盐 1 撮,冷饭 1 团,共捣成饼。敷脐,1 小时为度。(滕佳林 米杰 编著·《外治中药的研究与应用》405)

★ **34. 治疝气疼痛 4 方**

①用白胡椒十余粒。用法:研末,放膏药上,烘得热热的,贴阴囊上。(中医研究院革命委员会 编·《常见病验方研究参考资料》279)

②用白胡椒七粒为末,放膏药上贴在偏坠一侧的涌泉穴上。(中医研究院革命委员会 编·《常见病验方研究参考资料》279)

③用白胡椒二钱研末,烧酒适量调匀摊布上,按在患处,以出汗为度。(中医研究院革命委员会 编·《常见病验方研究参考资料》279)

④用胡椒、小茴香各等分。用法:研末后放入膏药内,贴于囊底。备注:用药后即觉温暖,气散而适。(中医研究院革命委员会 编·《常见病验方研究参考资料》280)

★ **35. 治睾丸炎:**白胡椒(以患者年龄计量,1 岁 1 粒),大枣适量(去核),捣研如泥,外敷患处。(金凤玉露 编著·《古今单验方选评》221)

★ **36. 治一切疮口黑烂死肉:**胡椒半两,腻粉一分,乌梅肉半两(烧存性)。上三味同研匀。每用少许敷死肉上,外用醋调面糊厴子盖之。次日蚀下,即用生肉药贴之。(宋立人 总编·《中华本草》3 册 442 引《鬼遗方》)

★ **37. 治冻伤:**胡椒 10%,白酒 90%。把胡椒浸于白酒内,7 天后过滤使用。涂于冻伤处,每日 1 次。(江苏新医学院 编·《中药大辞典》下册 1540)

★ **38. 治寻常疣和扁平疣:**白胡椒 30 粒,五倍子 20 克,薄荷冰 5 克。3 药共为细末,过 100

目筛备用。用药时最好先搓热局部,然后用醋或维生素 B$_6$ 霜调涂于皮损上,也可以用药粉干擦于局部,每日 1 至数次,停用其他治疣疗法和药物。张述文用上方治疗寻常疣 40 例中,33 例治愈,2 例有效,5 例无效;扁平疣 79 例中,治愈 67 例,有效 4 例,无效 8 例;寻常疣疗程平均 18.7 天,扁平疣疗程平均 25 天,疗程、疗效与每日用药次数及是否坚持用药有关。(王辉武 主编·《中药临床新用》445)

★ 39. 治神经性皮炎、牛皮癣、湿疹、痤疮等:胡椒粉与紫皮大蒜(1∶2)捣糊,三棱针耳背静脉点刺放血,耳轮脚凹隆处划破表皮(1～2 厘米长的竖切口),取椒蒜泥米粒大放于胶布,在切口处固定。每 4 日治疗 1 次,10 次为 1 个疗程,疗程间停 10 日。(孟凡红 主编·《单味中药临床应用新进展》207)

★ 40. 治蜈蚣咬伤:胡椒,研末调敷。(江苏新医学院 编·《中药大辞典》下册 1540 引《多能鄙事》)

★ 41. 治目中常流泪者(一方治老人冷泪不止):用胡椒一味。为末,黄蜡熔化为丸,如绿豆大。每服五七丸,食后茶清下。(宋立人 总编·《中华本草》3 册 442 引《秘传眼科龙目论》)

★ 42. 治牙疼:胡椒末一钱,蟾酥一字大(浸过)。上药同研令相得,丸如麻子大。以绵裹于痛处咬之。有涎即吐却。(宋立人 总编·《中华本草》3 册 442 引《圣惠方》)

★ 43. 治风虫牙痛 2 方

① 胡椒、荜茇等分。为末,蜡丸,麻子大,每用一丸,塞蛀孔中。(江苏新医学院 编·《中药大辞典》下册 1540 引《卫生易简方》)

② 胡椒、巴豆仁、鼠妇各 1 枚,研匀。饭丸绿豆大,绵裹 1 丸咬之,良久涎出吐去。(滕佳林 米杰 编著·《外治中药的研究与应用》406 引《经验济世良方》)

★ 44. 治风虫客寒,牙痛,呻吟不止:胡椒九粒,绿豆十一粒。布裹捶碎,以丝棉包作一粒,患处咬定,涎出吐去。(江苏新医学院 编·《中药大辞典》下册 1540 引《韩氏医通》)

★ 45. 治阴吹:用胡椒 15 克,茴香粉 15 克,葱白 8 根(去皮带须)。将 2 药放入葱白捣成糊状。寅酉二时,敷气冲穴,纱布覆盖,胶布固定。避免着凉,禁服寒凉之品。(滕佳林 米杰 编著·《外治中药的研究与应用》406)

★ 46. 治难产:白胡椒 7 粒,乌梅 1 粒,巴豆 3 粒。共研细末。白酒调匀,分贴三阴交(双侧)穴。(滕佳林 米杰 编著·《外治中药的研究与应用》406)

★ 47. 治产后腹痛:白胡椒 3 克。研末服,每次 3 克,每日 2 次。阴虚有火者忌服。(胡郁坤 陈志鹏 主编·《中医单方全书》280)

★ 48. 治妇人经寒,往来时有痛:【猪肚胡椒粉】猪肚一个(洗净),胡椒八两。用法:将胡椒装入肚内,炖烂食。(彭怀仁 主编·《中医方剂大辞典》9 册 558 引《医学从众录》)

★ 49. 用于闭经:用白胡椒、黄丹、火硝各 9 克,共研面,做成 3 个饼。将脐部擦净后,将饼贴脐上,用手按熨,连用 2～3 次。(滕佳林 米杰 编著·《外治中药的研究与应用》406)

★ 50. 用于子宫脱垂:用胡椒 3 克,蓖麻仁 30 克,共为细末。米醋浸湿,炒热,包熨脐部,1 星期后除去。(中医研究院革命委员会 编·《常见病验方研究参考资料》374)

★ 51. 治阴痒生疮:胡椒半两,紫梢花一两。上为粗末,水煎浴洗。(宋立人 总编·《中华本草》3 册 442 引《小儿卫生总微论方》)

★ 52. 用于小儿疳积:【消积膏】白胡椒、桃仁、杏仁、栀子各 9 克。研为细末,用鸡蛋清或白酒调成糊状,涂于脐部。2 天换药 1 次。1 周为 1 个疗程。Ⅱ 期疳积加葛根 9 克,每晚按摩督脉的命门穴 5～10 分钟。结果:98 例中,痊愈 93 例,好转 5 例,总有效率为 100%。(李世文 康满珍 主编·《一味中药祛顽疾》366)

★ 53. 治新生儿脐炎和脐疝:白胡椒 7 粒。胡椒研末与捣烂的葱白适量炒热做饼,敷脐上。适用于初生儿脐气、脐突唇白、啼哭不止者。(胡郁坤 陈志鹏 主编·《中医单方全书》297)

★ 54. 治小儿肠炎:黑胡椒末撒于直径 1.5 厘米胶布上贴敷气海、天枢、上巨虚,每日 1 次。谢淑章等用上法治疗小儿肠炎 42 例,全部治愈。(王辉武 主编·《中药临床新用》445)

★ 55. 治小儿泄泻:胡椒粉 1 克,撒小米饭饼上,贴在脐眼。(孟凡红 主编·《单味中药临床应用新进展》207)

★ 56. 治疗小儿腹泻验案 2 例

① 程某某,女,13 个月。1982 年 12 月 23 日

入院，反复腹泻月余，每天大便7～8次，呈蛋花样，尿少，食欲不振，脸色苍白，神倦，舌淡舌白。经治疗腹泻仍不止，用胡椒粉敷神阙穴，第2天大便减少至2次，糊状，第3天，大便已成形，食欲增加，继用药2天后出院。（黄国健等 主编·《中医单方应用大全》188）

②陈某某，女，5岁。腹泻不止，每天泻10余次，或稀或溏，已5天，面黄不润，舌苔薄白。用胡椒粉装入肚脐内，以满为度，贴上4～6厘米的胶布，隔天换药1次，1次减轻，2次痊愈。（黄国健等 主编·《中医单方应用大全》188）

★ **57. 治婴幼儿腹泻**：先用温水洗净脐眼周围的皮垢，然后将数粒胡椒（黑白均可）研成细粉，以填平肚脐为度，然后以伤湿止痛膏固定，每日或隔日换药1次，伴脱水者可予以补液。治疗期间不必再用止泻药。吉水合用上方治疗婴幼儿腹泻60例，治愈54例，有效6例，总有效率为100%。（王辉武 主编·《中药临床新用》445）

★ **58. 治小儿夏秋季腹泻**：白胡椒、铅丹各3克，共为细末，备用。取药末2克，用唾液少许湿润，填入患儿脐内，外用纱布覆盖，胶布固定，24小时去掉。宋志刚用上方治疗小儿夏秋季腹泻30例，有效率为100%，一般贴上5分钟后腹痛可缓解，腹泻数次渐减。（王辉武 主编·《中药临床新用》444）

★ **59. 用于小儿消化不良性腹泻、腹痛**：【暖脐散】胡椒30克，花椒（去种炒黄）15克，醋炒吴茱萸15克，研成细粉，混匀。取药粉适量，用白酒或醋调成糊状，敷于脐部，每日1次。（滕佳林 米杰 编著·《外治中药的研究与应用》405）

★ **60. 用于轻型婴幼儿消化不良性腹泻**：白胡椒1～2粒。用法：取上药，研为细末，填患儿脐中，胶布固定，每24小时更换1次，连用2～3次。疗效：据马雅彬等报道，应用本方治疗209例，治疗期间除中度脱水者辅以静脉补液外，不加其他药物。治愈139例，好转31例，治愈率为66.5%，总有效率为81.3%。（周学海 李永春编著·《实用中医单方》121）

★ **61. 治小儿单纯性消化不良性腹泻2方**

①白胡椒1克研粉，加葡萄糖粉9克配成散剂。用法：1岁以下每次0.3～0.5克，3岁以下0.5～1.5克，一般不超过2克，每日3次，连服1～3天为1个疗程。如有脱水现象须补液。治疗单纯性小儿消化不良性腹泻20例，痊愈18例，好转2例。（江苏新医学院 编·《中药大辞典》下册1540）

②以胡椒末填敷患儿脐眼，外贴暖脐膏，固定24小时，未愈可再贴1次。观察40例，均有效。（江苏新医学院 编·《中药大辞典》下册1540）

★ **62. 治气管炎**：黑胡椒末撒于直径1.5厘米胶布上贴敷肺俞、风门，每日1次。谢淑章等用上法治疗气管炎36例，治愈28例，无效8例。（王辉武 主编·《中药临床新用》445）

★ **63. 治小儿哮喘**：白胡椒1～5粒。研末，放于膏药中心，先用生姜擦患儿肺俞穴，以擦红为度，再将膏药贴上。禁风寒及食生冷。（宋立人 总编·《中华本草》3册442）

★ **64. 治小儿遗尿**：用黑胡椒适量，研成粉末。每晚睡前将胡椒粉放在脐窝中，以填满为度，然后用伤湿止痛膏贴盖封固。24小时去掉或更换。（滕佳林 米杰 编著·《外治中药的研究与应用》406）

★ **65. 治小儿疝气**：用白胡椒3克研细末，分贴两足心及肚脐处，上盖棉花，胶布固定，每半月换1次。（王辉武 主编·《中药临床新用》445）

茜草（52方）

【性味】苦，寒。入心、肝经。

【功用主治】行血止血，通经活络，止咳祛痰。治吐血，衄血，尿血，便血，血崩，经闭，风湿痹痛，跌打损伤，瘀阻肿痛，黄疸，慢性气管炎。

【用法用量】内服：煎汤，2～3钱；或入丸、散。

【使用注意】脾胃虚寒及无瘀滞者忌服。

★ **1. 治黄疸**：茜草根水煎代茶饮。（宋立人总编·《中华本草》6册474）

★ **2. 治慢性气管炎**：茜草20克，浙贝母10克，杏仁10克，麻黄5克，石膏30克，甘草10

克。水煎,每日1剂。(李永明 张可堂·《中国中医药报》2011年3月11日)

★ 3. 治慢性腹泻2方

①茜草适量,置锅内用武火炒至焦黑色,须存性,略洒清水,熄灭火星取出晾干或晒干收藏。用时研为细末,加等量红糖。每次9克,每天3次,饭前服,1周为1疗程。据报道,应用本方治疗28例,经1~2个疗程均治愈。(薛建国 李缨 主编·《实用单方大全》339)

②茜草、山药适量。用法:炒黑存性,研为细末,加少许红糖。每天3次,每次9克,饭前服,1周为1个疗程。(李永明 张可堂·《中国中医药报》2011年3月11日)

★ 4. 治肠炎:茜草1~1.5两。煎水洗脚,1日3次。(《全国中草药汇编》编写组 编·《全国中草药汇编》上册605)

★ 5. 治吐血不定:茜草1两。生捣罗为散。每服2钱,水一中盏,煎至七分,放冷,饭后服之良。(宋立人 总编·《中华本草》6册473)

★ 6. 治呕血、吐血:茜草9~15克。水煎服。(胡郁坤 陈志鹏 主编·《中医单方全书》54)

★ 7. 治呕血、咯血:真紫菀、茜根各等份。用法:上药研为细末,炼蜜为丸,如樱桃大。每次1丸,含化,不拘时候。(孙世发 主编·《中医小方大辞典》646引《鸡峰》)

★ 8. 治吐血、咯血、呕血:茜草、当归、白芍、生地黄各3钱,川芎2钱。水煎服。(《全国中草药汇编》编写组 编·《全国中草药汇编》上册605)

★ 9. 治热症吐血,妇女血崩,经出色黑:茜草茎2两。熬水服。(江苏新医学院 编·《中药大辞典》下册1567)

★ 10. 治咯血、尿血:茜草9克,白茅根30克。水煎服。(宋立人 总编·《中华本草》6册473)

★ 11. 治瘀血证:曾游东海之滨,见海岸茜草蕃生。其适有膈上瘀血者,俾剖取茜草鲜根,煮汁,日日饮之,半月而愈。(黄国健等 主编·《中医单方应用大全》352引《医学衷中参西录》)

★ 12. 治脱肛不收:茜草、石榴皮各一握。酒一盏,煎七分,温服。(宋立人 总编·《中华本

草》6册474)

★ 13. 治痔疮肿痛:茜草30克,大黄10克,虎杖15克,地榆15克。水煎,每日1剂,连用7日。(李永明 张可堂·《中国中医药报》2011年3月11日)

★ 14. 治流行性腮腺炎:茜草100克,煎水代茶饮。腮腺肿甚而热者,加青黛6克,醋调涂敷患处,每日2次。郭广臣用上方治疗流行性腮腺炎217例,结果治愈163例,好转46例,无效8例。总有效率为96%。(王辉武 主编·《中药临床新用》447)

★ 15. 治血小板减少性紫癜:茜草10克,与甲鱼1只(约250克,放开水中烫后,去脂膜洗净),共炖至甲鱼熟透,去茜草,加食盐少许调服。本方可滋阴清热、凉血止血,适用于原发性血小板减少性紫癜阴虚血热者。(胡郁坤 陈志鹏 主编·《中医单方全书》85)

★ 16. 治腰腿痛:单味茜草泡酒饮用,或加威灵仙,对外伤性腰腿痛再加寻骨风。王义善等用上方治疗顽固性腰腿痛26例,1日后显效2例,3日后显效10例,半月后临床症状消失。(王辉武 主编·《中药临床新用》488)

★ 17. 治筋骨、关节肿痛:将茜草捣碎成粉末,与适量面粉混合均匀,加酒调成糊状,涂抹于疼痛部位,每天换药1次。(水嶋昇 著·《单味草药巧治病》125)

★ 18. 治风湿痛、关节痛:鲜茜草根120克,白酒500毫升。将茜草根洗净捣烂,浸入酒内一星期,取酒炖服,空腹饮。第1次要饮到八成醉,然后睡觉,覆被取出,每日1次。服药后7天不能下水。(宋立人 总编·《中华本草》6册474)

★ 19. 预防疮疹:服茜草汁。治时行温毒,疮痘正发,煎茜草根汁,入酒饮之。(江苏新医学院 编·《中药大辞典》下册1569)

★ 20. 治荨麻疹:茜草根20克,地肤子、蛇床子各10克。用法:水煎,黄酒送服,每日1剂。(李永明 张可堂·《中国中医药报》2011年3月11日)

★ 21. 治痈肿:新鲜茜草茎叶适量,捣烂外敷。(宋立人 总编·《中华本草》6册476)

★ 22. 治有头疽:取鲜茜草茎叶适量,洗净捣烂成糊状,敷患处,外用消毒纱布包好,初起者1日1换,溃烂者半日1换。杨志俊以上方治疗

有头疽12例,一般1~3天肿消痛减,10天左右痊愈。(王辉武 主编·《中药临床新用》447)

★ **23. 治疗疮2方**

①茜草阴干为末。重者8钱,轻者5钱,好酒煎服;如放黄者,冲酒服。渣敷疗上。(宋立人 总编·《中华本草》6册474引《纲目拾遗》)

②茜草鲜嫩叶略加食盐,捣烂,敷疗疮头。(宋立人 总编·《中华本草》6册476)

★ **24. 治软组织损伤**:取茜草根200克、川军100克,共锉粗末,布包煮20分钟,先洗,温后敷患部,冷后放置,可再次加热使用。共治300例,用药3~8天,以肿胀全消,活动功能恢复为痊愈,反之为无效,仅肿消仍疼痛者为好转。结果:痊愈260例,好转16例,无效2例,不明者22例,治愈率为86.67%。(宋立人 总编·《中华本草》6册474)

★ **25. 治跌打损伤4方**

①茜草根30~60克,水酒各半炖服;或茜草根和地鳖虫各15克,酒水各半炖服。(宋立人 总编·《中华本草》6册474)

②茜草适量,捣烂,酒炒,敷患处。(胡郁坤 陈志鹏 主编·《中医单方全书》364)

③茜草5钱,红花3钱,赤芍4钱,水煎服。(《全国中草药汇编》编写组 编·《全国中草药汇编》上册605)

④茜草根120克,红花20克,川芎30克,白酒1000毫升。将上药置白酒中浸泡7日,每次服30毫升,每日2次。(李永明 张可堂·《中国中医药报》2011年3月11日)

★ **26. 治跌打愈后,筋骨酸痛**:干茜草头,每次8钱,合猪脚节炖服。(江苏新医学院 编·《中药大辞典》下册1567)

★ **27. 治外伤出血2方**

①茜草根适量,洗净,焙干研末,外撒患处。按:我县周山公社练沟大队卫生室以本品外用,治疗外伤出血效果显著。近据陈玉存报道亦证实有效。(王琦 主编·《王琦临床医学丛书》下册1326)

②茜草根、三七各适量,研细末,外敷伤处,每日1次。(李永明 张可堂·《中国中医药报》2011年3月11日)

★ **28. 治衄血无时**:茜草根、艾叶各1两,乌梅肉(焙干)半两。用法:上为细末,炼蜜丸如梧子大。乌梅汤下30丸。(宋立人 总编·《中华本草》6册473)

★ **29. 治鼻衄(鼻出血)验案**:茜草根炭1两,白茅根1两。水煎服,1日2次,连服3~5日。病例:王某某,男,12岁。反复鼻出血已2个月,每日或隔日1次,色鲜红,量约15~20毫升。经服上方5天而止血。随访半年未见复发。(王琦 主编·《王琦临床医学丛书》下册1326)

★ **30. 治口腔溃疡**:茜草20克,黄连5克。水煎,每日1剂,连服14日。(李永明 张可堂·《中国中医药报》2011年3月11日)

★ **31. 治风热喉痹**:茜草1两,作一服。降血中之火。(宋立人 总编·《中华本草》6册474)

★ **32. 治念珠菌病**:症见口腔溃疡,反复发作。茜草10~20克,水煎,每天1剂,分早、晚服,连服12~42天。用药期间不加用其他对霉菌有治疗作用的药物。据张海水报道,应用本方治疗消化道念珠菌病4例,支气管—肺念珠菌病1例,全部治愈。(薛建国 李缨 主编·《实用单方大全》340)

★ **33. 治牙痛**:鲜茜草30~60克,水煎服。(宋立人 总编·《中华本草》6册474)

★ **34. 治龋齿牙痛**:茜草根1克(干品)。用纱布包好放在消毒碗内,加乳汁10毫升,泡数分钟,待液体成淡红色时即可应用。用时将浸液用棉球或滴管滴入牙痛病人双眼内的泪囊口处,每1~2分钟滴1次。据田继亭报道,应用本方治疗1700余例,一般用1次即可止痛,少数病例2次止痛,1~3小时症状消失。(薛建国 李缨 主编·《实用单方大全》339)

★ **35. 治闭经5方**

①茜草30克,白酒(或黄酒)1盅,水煎温服,1日2次,连服5~7日。按:此为前人治疗闭经的经验方。《本草纲目》亦早有用茜草根1两,煎汤和黄酒服之,1日即通,甚效的记载。如配当归、红花、益母草等,可加强活血通经的作用。(王琦 主编·《王琦临床医学丛书》下册1326)

②茜草1两。用法:水2两、烧酒2两煎服。(沈洪瑞 主编·《重订十万金方》518)

③茜草60克。用法:水煎服,1日2次。(毛绍芳 孙玉信 主编·《效验良方丛书·妇科验方》39)

④茜草30~60克,当归30克。用法:水、酒各半煎服。忌食生冷。(吴静 陈宇飞 主编·《传世金方·民间秘方》245)

⑤茜草15~30克,延胡索9克,水煎服,趁热服。平常多食熟枣。(吴静 陈宇飞 主编·《传世金方·民间秘方》245)

★ **36. 室女经闭**:茜草9克,陈酒1盅;使用方法:水煎服3剂,如不通,再服3剂。(毛绍芳 孙玉信 主编·《效验良方丛书·妇科验方》39)

★ **37. 治月经不调2方**

①茜草6~9克,水煎服。(胡郁坤 陈志鹏 主编·《中医单方全书》238)

②茜草30克,猪肉100克炖服,每日早、晚各1次。适用于月经失调。(胡郁坤 陈志鹏 主编·《中医单方全书》239)

★ **38. 治产后腹痛**:茜草根30克。用法:与甜酒同煮。(吴静 陈宇飞 主编·《传世金方·民间秘方》238)

★ **39. 治月经过多,子宫出血**:茜草根7克,艾叶5克,侧柏叶6克,生地10克,水500毫升,煎至200毫升,去渣后,加阿胶10克,溶化。每日分3次服。(宋立人 总编·《中华本草》6册473)

★ **40. 治月经先期,量多,血色深红**:茜草15克,荆芥炭9克,牡丹皮10克,乌贼骨9克。水煎服,经前1周服,每日1剂,连服5~7天。(李永明 张可堂·《中国中医药报》2011年3月11日)

★ **41. 治乳痈**:茜草、枸橘叶各9克。水煎,酌加黄酒服。外用鲜茜草茎叶捣烂敷患处。(宋立人 总编·《中华本草》6册474)

茵陈(37 方)

【性味】苦辛,凉。入肝、脾、膀胱经。

【功用主治】清热利湿。治湿热黄疸,小便不利,风痒疮疥。

【用法与用量】内服:煎汤,3~5钱;外用:煎水洗。

【使用注意】非因湿热引起的发黄者忌服。

★ **1. 治黄疸8方**

①茵陈蒿12克。用法:将茵陈蒿水煎浓汁服。(刘少林 刘光瑞 编著·《中国民间小单方》109)

②茵陈1斤,牛苦胆2个。先将茵陈研细,与牛胆汁拌匀,阴干后研极细末,收贮玻璃瓶内,勿泄气。每服1钱,1日2次,温开水送服。(中医研究院革命委员会 编·《常见病验方研究参考资料》159)

③茵陈、芦根各30克,茅根15克。水煎服。(中医研究院革命委员会 编·《常见病验方研究参考资料》160)

④茵陈、栀子各5克,大黄6克。用法:水煎服。孕妇忌服。(中医研究院革命委员会 编·《常见病验方研究参考资料》160)

⑤茵陈18克,栀子、黄柏各10克。水煎,分2次服。(中医研究院革命委员会 编·《常见病验方研究参考资料》160)

⑥茵陈10克,马鞭草60克,秦艽30克。用法:水煎,1日数次分服。(中医研究院革命委员会 编·《常见病验方研究参考资料》161)

⑦茵陈、鸡内金各五钱,水煎服。(中医研究院革命委员会 编·《常见病验方研究参考资料》161)

⑧猪肝4两,茵陈蒿1两。用法:以茵陈煎水大半碗去渣,将猪肝切片初炒,用茵陈水一半,边炒边浸,不用盐,待茵陈水尽炒干后取出,用纸摊在地上,俟冷后再浸茵陈水炒,再摊冷,如此三炒三摊,将茵陈水完全用尽为度。顿服。功能:养血补肝,利胆退黄。注意事项:轻症服2次可愈,重症食4次可愈。不可冒雾露下冷水,并禁食鸡、鹅、鸭、白鲢等物。(易法银 喻斌 主编·《湖南省中医单方验方精选·内科》上册477)

★ **2. 治黄疸,伤寒头痛,风热,瘴疠**:【茵陈羹】茵陈适量。用法:细切,煮羹食之;生食亦宜。功效:除大热,利小便。(孙世发 主编·《中医小方大辞典》117引《证类本草》)

★ **3. 治黄疸小便不利,尿黄如浓茶色**:【茵陈粥】绵茵陈30~60克,粳米50~100克。用法:先将绵茵陈洗净,煎汁去渣,入粳米后加水适量煮粥,煮熟时,加入白糖适量,稍煮,分2~3次服食。7~10日为1个疗程,米只用粳米,不用糯米。功效:利湿热,退黄疸。宜忌:阴黄或阳黄

均可食用,钩虫引起的"黄胖病"不应服用。(孙世发 主编·《中医小方大辞典》489)

★ **4. 治黄疸,表实无汗:【麻黄茵陈醇酒汤】** 麻黄、茵陈各适量。用法:用无灰酒煎服。(孙世发 主编·《中医小方大辞典》619引《金鉴》)

★ **5. 治急性黄疸型肝炎6方**

①茵陈30~45克。水煎,日服3次,每天1剂。功能:清热利湿,利胆退黄。据黄玉成报道,应用本方治疗32例,均获痊愈。疗程最长15天,最短3天,大部分7天。(薛建国 李缨 主编·《实用单方大全》219)

②茵陈、丹参各适量,加水煎至200毫升,去渣,加红糖服,每日2次。(杨建宇等 主编·《灵验单方秘典》98)

③茵陈30克,大枣20克。用法:上药加水共煮沸30分钟,喝汤吃枣,每日1剂,连服15日。功能主治:清热利湿,补脾退黄。主治急性黄疸型肝炎,属于湿热者。(刘道清 主编·《中国民间神效秘方》249)

④茵陈31克,大枣10克,夏枯草9克。水煎分2次服,每日1剂。(杨建宇等 主编·《灵验单方秘典》98)

⑤茵陈30克,龙胆草30克,蛇胆(冲)1个。用法:水煎服。每日1剂,日服2次。功效:清热解毒,除湿退疸。(程爵棠 程功文 编著·《单方验方治百病》92)

⑥茵陈31克,胡萝卜2根,大枣去核2枚,黑豆10克。加水煎汁当茶饮。(杨建宇等 主编·《灵验单方秘典》99)

★ **6. 治传染性肝炎:** 每日用茵陈45克,败酱草21克,水煎分3次服,儿童减半。治疗急性黄疸型传染性肝炎63例,临床治愈59例,显效及无效各2例。随访27例,其中不满1年者16例,1年以上者5者,超2年者6例,复查肝功能均正常,未见不良反应,个别病例治疗后白细胞有所减少。(宋立人 总编·《中华本草》7册691)

★ **7. 治慢性肝炎:** 大枣200克,茵陈90克。共煮,食大枣饮汤,早、晚分服。或大枣、花生、冰糖各50克,先煎花生后入大枣、冰糖煎汤,每晚睡前服1剂,连用30日可见效。(杨建宇等 主编·《灵验单方秘典》97)

★ **8. 治胆道术后综合征、单纯性胆囊炎:** 茵陈、金钱草各等份。用法:上药适量,开水浸泡当茶饮用,每日数次,长期饮用至不再复发(症状完全缓解后再坚持服用2周停药)。功效:清热利胆,利湿。【方论】方中茵陈苦辛微寒,入肺胆脾经,功擅清热利湿、利胆退黄;金钱草苦酸凉,入肝胆肾膀胱经,功擅清热解毒、利尿排石。二药皆入肝较易保存其有效成分,故疗效卓著。胆囊术后病人部分出现有上腹痛、向肩背放射、发热、恶心、食欲不振等症,西医称之为"胆囊术后综合征"。对此,无法再行手术,抗生素使用治疗效果不著且易复发。此方简便易行,患者乐于接受,并有药到病除之效。(孙世发 主编·《中医小方大辞典》448)

★ **9. 治胆道蛔虫症2方**

①茵陈30~60克,水煎服,每日1剂。邵子亮用上方单味茵陈治疗胆道蛔虫症50例,服药后均在20分钟左右止痛,1剂而愈。(王辉武 主编·《中药临床新用》452)

②茵陈30~60克,加水用文火煎至200毫升。1次顿服。小儿视年龄大小、体质强弱可分次服用或酌情减少用量,每天1剂。据袁津文报道,应用本方治疗78例,均获痊愈。(薛建国 李缨 主编·《实用单方大全》220)

★ **10. 治胆囊蛔虫病验案:** 孙某某,女,14岁。潍县治浑街油坊人。2年以来,时犯胃脘痛。5日前突然右胁下阵发性剧疼,掣及右肩极疼,有时呕吐,或四肢发冷,甚则昏厥一时,口干不欲饮,数日不敢食。曾吃过中药,打过针无效。因阵疼而数日不能眠。检查:体瘦,色黄,面垢,舟状腹,腹软,右胁下拒按,舌淡,苔白腻,脉沉而弱。诊断为胆囊蛔虫病。处理:扩张胆管,使蛔虫下脱入肠。茵陈1两,水煎服。患者之父取药后,患者一阵剧疼昏厥不省,四肢发冷,头部冷汗珠如豆大。服药后不到半小时痛止,很快地安静入睡。醒后毫无痛苦之感,饮食正常,跑出玩耍即愈。(杨鹏举 主编·《中医单药奇效真传》140)

★ **11. 治高脂血症2方**

①茵陈蒿15克。开水冲泡,代茶饮用,1个月为1个疗程。据杨松年等报道,应用本方治疗82例,治疗后血清胆固醇平均下降42.4毫克。(薛建国 李缨 主编·《实用单方大全》219)

②茵陈 20 克,生山楂、生麦芽各 15 克。放入砂锅内加水适量,煎煮 20 分钟,过滤取汁;再煎 20 分钟,去渣取汁。将 2 煎药汁混匀;每日 2 次,每次 100 毫升,可连服半个月。(杨建宇等主编·《灵验单方秘典》57)

★ 12. 治疟疾:茵陈 30 克(小儿 9～15 克)。水煎服。适用于疟疾但热不寒者。(胡郁坤 陈志鹏 主编·《中医单方全书》148)

★ 13. 治头痛:茵陈蒿 30 克,水煎服。(中医研究院革命委员会 编·《常见病验方研究参考资料》199)

★ 14. 治痢疾:茵陈蒿 30 克。水煎服。适用于水泻、痢疾。(胡郁坤 陈志鹏 主编·《中医单方全书》142)

★ 15. 治遍身风痒生疥疮:茵陈不计多少,煮浓汁洗之。(江苏新医学院 编·《中药大辞典》下册 1590 引《千金方》)

★ 16. 治风瘙瘾疹,皮肤肿痒:茵陈蒿一两,荷叶半两。上二味共研细末为散。每服一钱,冷蜜水调下,食后服。(江苏新医学院 编·《中药大辞典》下册 1590 引《圣济总录》)

★ 17. 治黄癣:用茵陈浸膏和灰黄霉素治疗黄癣 48 例,治愈率为 95.8%,可使黄霉素减少 33%～50% 的剂量,对灰黄霉素有增效作用。(王辉武 主编·《中药临床新用》452)

★ 18. 治中耳炎:茵陈蒿全草适量。捣烂,以棉裹,纳耳内。适用于耳内流脓。(胡郁坤 陈志鹏 主编·《中医单方全书》414)

★ 19. 治口疮:茵陈 20 克,加水 150 毫升,文火煮沸 10 分钟代茶饮,3 天 1 个疗程。张彩琴用上方治疗口疮 23 例,总有效率为 96%。(王辉武 主编·《中药临床新用》452)

★ 20. 治口腔溃疡:茵陈每日 30 克,煎汤内服或漱口。经治本病 40 例,3～4 天均愈,其中对单纯性口腔黏膜溃疡效果较好。(宋立人 总编·《中华本草》7 册 691)

★ 21. 治母儿血型不合:茵陈 30 克。用法:取上药,煎服,每日 1 剂。功能:清热退黄,疏肝利胆。疗效:据王志新等报道,自 1993 年 9 月开始,使用大剂量茵陈治疗母儿血型不合孕妇,获得了满意效果。186 例经单味茵陈治疗后,总有效率达 84.9%,高于用传统的复方制剂,说明大剂量茵陈治疗妊娠期母儿血型不合疗效显著。而且,由于妊娠期母儿血型不合也避免了传统复方制剂在加减过程中选药及剂量差别带来的困难及可能的毒副作用,因此,本文认为单味茵陈治疗母儿血型不合为首选验方,适合于临床上的广泛推广应用。(周学海 李永春 编著·《实用中医单方》115)

★ 22. 治小儿急性传染性肝炎 2 方

①郁金 75 克,茵陈、甘草各 15 克。用法:将上药研成细末,炼蜜为丸,每丸重 1.5 克。1 岁以内每日 1 丸,2 岁 2 丸,3 岁 3 丸,4～5 岁 4 丸,6～9 岁 6 丸,9～12 岁 9 丸,分 2～3 次服。验证:用上药治疗小儿急性传染性肝炎患儿 30 例,均于 1 周内黄疸消失,诸症消退,平均 23 天肝脏恢复正常大小,1 个月肝功能恢复正常。(良石 主编·《名医珍藏·秘方大全》224)

②【吴氏急肝汤】绵茵陈 30 克,生山栀 10 克,板蓝根 10 克,大黄 5 克(后下),蒲公英 15 克,煎汤代茶饮;煎药时间不宜太长,30 天为 1 个疗程。临床疗效:治疗 378 例,痊愈 372 例,好转 6 例。退黄最快者 3 天,最慢者 10 天,平均退黄 5.6 天;食欲好转 3～5 天;精神好转 5～8 天;肝大恢复正常 11～20 天;肝功能恢复正常 20～40 天。(胡熙明 主编·《中国中医秘方大全》下册 542)

牵牛子(59 方)

【性味】苦辛,寒,有毒。入肺、肾、大、小肠经。

【功用主治】泻水,下气,杀虫。治水肿,喘满,痰饮,脚气,虫积食滞,大便秘结。

【用法用量】内服:入丸、散,1～3 分;煎汤,1.5～3 钱。

【使用注意】孕妇及胃弱气虚者忌服。

★ 1. 治肝硬化腹水 3 方

①黑丑适量。研末,每服 4.5 克,每晨空腹服 1 次,也可 1 日 2 次,每次 3 克。腹水见消后,可改隔日 1 次,宜配合其他适当中药同用。本方适用于形体尚实者。(中医研究院革命委员会 编·《常见病验方研究参考资料》165)

②【消水汤】牵牛子 24 克(研末),大黄 15 克(后下),元明粉 12 克(冲),枳实 9 克。用法:水煎服。治疗肝硬化腹水效果满意,一般泻 3～4 次后,腹水可显著消退。(杨仓良 主编·《毒药本草》515)

③黑白丑 30 克,琥珀 10 克。用法:共研细末,每服 3 克,1 日 3 次饭前服。注意:孕妇及体弱者酌用。(洪国靖 主编·〈中国当代中医名人志〉880)

★ 2. 治血吸虫病:炒二丑 6 克,生姜 10 克,红糖 30 克。水煎服,每日 2 次。(金福男 编著·《古今奇方》37)

★ 3. 治晚期血吸虫病:二丑 2 两(糖炒焦),广木香 2 钱(生研),甘遂 1 钱(麦衣炒)。用法:共研细末,以水为丸,每日或隔日 1 次,每服 2～4 钱,清晨空腹服。备注:本品有一定毒性,试用时注意。(中医研究院革命委员会 编·《常见病验方研究参考资料》89)

★ 4. 治肝硬变:黑丑、白丑各 250 克,红糖、白糖各 500 克。将黑丑、白丑共研成细末,与红糖、白糖一起拌匀。每日 6 克,分 2～3 次服,用白开水送下。(杨建宇等 主编·《灵验单方秘典》109)

★ 5. 治水臌:黑白丑 1 两(半生半熟),甘遂 4 钱。用法:以上 2 味共研细面,分 5 包。每次 1 包,空心黄酒为引送下。忌盐、酱、碱 100 天,严禁房事。(沈洪瑞 主编·《重订十万金方》166)

★ 6. 治臌胀:牵牛 9 克,甘遂 9 克。用法:将上药混合后以水 600 毫升,煎至 100 毫升,服之。注意:宜忌盐。(竭宝峰 江磊 主编·《中华偏方大全》228)

★ 7. 治气臌胀:黑丑 1 两,神曲 6 钱,木香 2 钱。用法:共为细末,每服 2 钱,用桑皮 4 钱,水煎送下。孕妇忌服。(中医研究院革命委员会 编·《常见病验方研究参考资料》241)

★ 8. 治气胀、水肿:黑牵牛 15 克,槟榔 7.5 克。用法:上药研为末。每服 3 克,气胀紫苏汤下,水肿用酒下。(吴素玲 李俭 主编·《实用偏方大全》215 引《普济方》)

★ 9. 治水肿 2 方

①牵牛子末之,水服方寸匕,日一,以小便利为度。(江苏新医学院 编·《中药大辞典》下册 1627 引《千金方》)

②牵牛 30 克,大戟 30 克。用法:将上药与大枣 1000 克同煮,弃药食枣。(竭宝峰 江磊 主编·《中华偏方大全》173)

★ 10. 治水肿腹满:牵牛子半两(生用),甘遂(微炒)一钱。用法:上为粗末,分作二服。每服水一盏,煎至五分,放温细呷,不拘时候。(彭怀仁 主编·《中医方剂大辞典》1 册 50 引《圣济总录》)

★ 11. 治水气蛊胀满:白牵牛、黑牵牛各二钱。用法:上为末,和大麦面四两,为烧饼,临卧用茶汤一杯下,降气为验。(江苏新医学院 编·《中药大辞典》下册 1627 引《宣明论方》)

★ 12. 治水气,遍身水肿,气促,坐卧不得:牵牛子(微炒)60 克。用法:上药研为末,以乌牛尿 300 毫升,浸 1 宿,平旦入葱白 1 握,煎 10 余沸,去渣分 2 次空腹服。水从小便利下大效。(孙世发 主编·《中医小方大辞典》1026 引《圣惠》)

★ 13. 治停饮肿满:【禹功散】黑牵牛头末四两,小茴香一两(炒),或加木香一两。上为细末,以生姜自然汁调一二钱,临卧服。(江苏新医学院 编·《中药大辞典》下册 1627 引《儒门事亲》)

★ 14. 治痰饮,胸膈痞塞:炙皂角(去皮弦)48 克,白矾 36 克,黑牵牛(头末)120 克。用法:上药共为细末,滴水为丸,如梧桐子大。每服 30 克,渐加至 100 丸。空腹温酒送下。注意:本方豁痰逐饮力量猛烈,适用于痰饮实证,切记不可常服。(吴素玲 李俭 主编·《实用偏方大全》37 引《证治准绳》)

★ 15. 治胸膈痞塞,心腹坚胀,气积气块,大小便不通:黑牵牛子、天门冬(去心)各等份。用法:上药研为末,泛水为丸,如梧桐子大。每次 50 丸,食后温开水送下。(孙世发 主编·《中医小方大辞典》650 引《杨氏家藏方》)

★ 16. 治老年性慢性支气管炎:生牵牛 3 克。用法:牵牛研末,每次 5 克,日 2 次,空腹米饮调下。功效:清湿热,涤痰饮。(郭志杰 吴琼等 主编·《传世金方·一味妙方》7)

★ 17. 治肠痈有脓,胀闭不出:牵牛子末三钱,大黄二钱,穿山甲(锻)二钱,乳香、没药各一钱。用法:俱为末。每服三钱。白汤调下。(江苏新医学院 编·《中药大辞典》下册 1627 引《张

三丰仙传方》）

★ **18. 治肾痛**:黑牵牛 60 克,大蒜(面裹,煨熟)3 个。用法:将牵牛瓦上焙,不得动,研为细末,研蒜,和丸如绿豆大,朱砂为衣。每服 20 丸,温酒下。(吴素玲 李俭 主编·《实用偏方大全》243 引《卫生家宝》)

★ **19. 治肾气作痛**:黑、白牵牛各等分。炒为末,每服 3 钱,用猪腰子切,入茴香百粒,川椒 50 粒,掺牵牛末入内扎定,纸包煨熟,空心食之,酒下,取出恶物效。(江苏新医学院 编·《中药大辞典》下册 1627 引《斋直指方》)

★ **20. 治腰痛**:黑牵牛子 30 克,硫黄 15 克。用法:同炒令牵牛子熟,留硫黄裹在牵牛子上,不用研碎。每次 50 粒,用温酒盐汤空腹吞下。(孙世发 主编·《中医小方大辞典》607 引《朱氏集验方》)

★ **21. 治肺热,脉洪大,气急喘满**:大黄 30 克,白牵牛子 60 克。用法:上药研为末。每次 6 克,蜜水调下;用皂角膏为丸亦可。(孙世发 主编·《中医小方大辞典》585 引《朱氏集验方》)

★ **22. 治痤疮**:白牵牛子 200 克,白酒(60 度)500 毫升。用法:将牵牛子去除杂质,研为细末,装入玻璃瓶中,注入白酒浸泡,密封瓶口,3 日后即可使用。用消毒棉签蘸药酒搽涂患处,每日 2 ～ 3 次。功效:解毒消肿。(刘道清 主编·《中国民间神效秘方》638)

★ **23. 治白喉呼吸困难,或喘急欲窒息者**:黑白牵牛、生大黄、槟榔各等分。用法:共研极细末,蜜水调。每服五分,一日一次或二次。服后得泻,痰声可平。(中医研究院革命委员会 编·《常见病验方研究参考资料》28)

★ **24. 治便秘**:牵牛子 6 克。烘干,研细末,温开水送服,每次 1 克,每日 3 次。(胡郁坤 陈志鹏 主编·《中医单方全书》48)

★ **25. 治便秘腹胀**:【灵丑散】黑牵牛、五灵脂各等份。研末,每服 3 ～ 6 克,每日 2 次。按:牵牛子气味雄烈,有破气散壅、通利三焦的作用,故亦常用于饮食积滞、腹胀腹痛、便闭或泻下不爽之症。章次公先生拟之。朱良春老师用之多年,其效甚佳。(何绍奇等 整理·《朱良春用药经验集》33)

★ **26. 治金疮打扑,内积瘀血,心腹疼痛,大小便不通**:黑牵牛 60 克,大黄 30 克,水蛭(用石灰慢火炒令焦黄色)15 克。用法:上药分别研为细末,先用热酒调水蛭末、大黄末,1 次各 6 克,半小时后,再用热酒调服牵牛末 6 克,1 天 2 次。(竭宝峰 江磊 主编·《中华偏方大全》294)

★ **27. 治肉积、食积、水积、气积及消化不良等症**:二丑 100 克,五灵脂 24 克,香附子、大黄各 75 克。用法:共研细末,水泛小丸。每次 10 克,每日 2 次。(宋立人 总编·《中华本草》6 册 521)

★ **28. 治食积腹胀**:黑牵牛(头末)、槟榔各等分。用法:上为末,不见火。每服二钱,白汤送下。泻三次即止。(彭怀仁 主编·《中医方剂大辞典》2 册 690 引《串雅补》)

★ **29. 治癥瘕积聚**:【万安丸】黑牵牛二两(取一两二钱头末)。用法:上为细末,醋浸一宿,蒸饼如糊相似,就药末为丸,如绿豆大。每服七八丸,水送下。加减服之。(彭怀仁 主编·《中医方剂大辞典》1 册 937 引《医方类聚》)

★ **30. 治一切腹内诸虫**:黑丑、白丑(头末)各五钱,尖槟榔一两(研末)。用法:上药和匀听用。遇有虫症,于上半月空心先饮砂糖水一盏,再用药三钱,砂糖水调服。连服三次,其虫尽出。小儿减半。宜忌:孕妇勿服。(彭怀仁 主编·《中医方剂大辞典》2 册 690 引《良朋汇集》)

★ **31. 治蛲虫症 3 方**

①炒黑、白丑各 50 克,炒槟榔 15 克,炒使君子 10 克。诸药共研细后调匀。用麻油煎鸡蛋,趁热将药面撒在蛋面上,蒸熟后卷成筒,早晨空腹 1 次服完。药用量:6 ～ 9 岁每次 4 克,10 ～ 14 岁每次 6 克,15 ～ 19 岁每次 8 克。每隔 2 天服 1 次,3 次为 1 个疗程,若 1 个疗程不愈者,可间隔 20 天行第 2 个疗程。阎承序报道,用上方治疗蛲虫症 300 例,1 个疗程痊愈 290 例,2 疗程痊愈者 10 例。痊愈率为 100%。(王辉武 主编·《中药临床新用》457)

②黑、白丑各等份。炒熟研成细末,用鸡蛋 1 个煎至将成块时,把药粉撒在蛋面上,早上空腹服用。成人每次用药粉 3 ～ 4.5 克,小儿酌减,每隔 3 天服 1 次,严重者可服 3 次,一般 2 次即可。报道治疗蛲虫 41 例,全部治愈。(王辉武 主编·《中药临床新用》457)

③黑白丑 10 克(儿童减半)。碾成细粉,加入面粉 100 克,烙成薄饼,空腹 1 次服完,半月后

重复治疗1次。35例经一次性治愈后,症状均全消。(王辉武 主编·《中药临床新用》457)

★ 32. **治一切虫积**:牵牛子二两(炒,研为末),槟榔一两,使君子肉五十个(微炒)。俱为末,每服二钱,砂糖调下,小儿减半。(江苏新医学院 编·《中药大辞典》下册1627引《永类钤方》)

★ 33. **治四肢肿满**:牵牛子五两(炒取末二两),厚朴(去皮,姜汁制炒)半两。用法:上细末。每服二钱,煎姜、枣汤调下。(江苏新医学院 编·《中药大辞典》下册1627引《本事方》)

★ 34. **治前列腺炎**:牵牛子12克,小茴香12克,川楝子6克,山甲珠6克。用法:水煎服,每日1剂。功效与主治:泻湿热,通二便。主治急、慢性前列腺炎。(竭宝峰 江磊 主编·《中华偏方大全》259)

★ 35. **治脚气胫已满,捏之没指者**:牵牛子,捣,蜜丸,如小豆大五丸,吞之。(江苏新医学院 编·《中药大辞典》下册1627引《补缺肘后方》)

★ 36. **治热毒疮肿**:大黄60克,黑牵牛子(半生半熟)75克。用法:上药研为细末,用皂角10根揉碎,水煎至熟,去渣用汁为丸,如梧桐子大。每次20丸,渐次虚实,加至40丸,用温开水送下。(孙世发 主编·《中医小方大辞典》1089引《普济方》)

★ 37. **治梅毒、横痃**:白牵牛仁,每次五六钱,煎汤内服。(江苏新医学院 编·《中药大辞典》下册1627引《泉州本草》)

★ 38. **治一切痈疽发背,无名肿毒,年少气壮者**:【济世散】黑白牵牛各一合。用法:布包捶碎,以好醋一碗,熬至八分,露一宿,次日五更温服。以大便出脓血为妙。(彭怀仁 主编·《中医方剂大辞典》7册911引《本草纲目》)

★ 39. **治淋巴结核**:用二丑30~60克,壁茧若干个(1岁1个,成人20个),糯米500克。将糯米炒黄,壁茧、二丑在米炒烫放入,等米冷后一同加工成粉。每次用粉30克,煮糊吃,每日2次,服完上药为1个疗程。共治疗30余例,轻者1个疗程治愈,重者2个疗程即可。(宋立人 总编·《中华本草》6册521)

★ 40. **治急慢性腰扭伤**:生、炒牵牛子各45克。兑在一起粉碎,分成2份。晚上睡前及早饭前用温开水各冲服1份。据吴明志报道,应用本方治疗本病,一般服2份即愈。(薛建国 李缨 主编·《实用单方大全》164)

★ 41. **治腰脚湿气疼痛**:黑牵牛、大黄各二两,白术一两。上为细末,滴水丸如桐子大。每服三十丸,食前生姜汤下。如要快利,加至百丸。(宋立人 总编·《中华本草》6册521引《世传神效名方》)

★ 42. **治痔漏**:【黑白散】黑牵牛、白牵牛各一钱半。用法:各取头末各一钱半,用公猪腰子一个,竹刀破开,去筋膜,入药末在内,线扎纸裹水湿,灰火内煨熟,去纸,空心嚼吃,至巳时腹中打下先脓后血,毒气出尽,永不再发。宜忌:忌半日饮食。(彭怀仁 主编·《中医方剂大辞典》10册432引《回春》)

★ 43. **治雀斑**:黑牵牛粉适量。以鸡蛋清调和,夜敷日洗。(胡郁坤 陈志鹏 主编·《中医单方全书》348)

★ 44. **治面生黑斑,并治雀斑面生黑点**:黑牵牛子60克,北细辛60克,白僵蚕6克。用法:将上药和为蜜丸,如弹子大,每日洗数次。(竭宝峰 江磊 主编·《中华偏方大全》580)

★ 45. **治风热赤眼**:黑丑仁为末,调葱白汤敷患处。(江苏新医学院 编·《中药大辞典》下册1627引《泉州本草》)

★ 46. **治眼赤,眶睑赤烂**:【泻肝散】大黄、黑牵牛各二两,白芷一两。用法:上为细末。每服二钱,空心临卧温酒调下。(彭怀仁 主编·《中医方剂大辞典》6册731引《普济方》)

★ 47. **治酒糟鼻**:牵牛子适量。研成细粉,用蛋清调匀。每晚涂敷于患处,白天洗去。孕妇禁用。(杨毅玲 编·《特效验方3000例》30)

★ 48. **治妇人干血经闭**:黑牵牛子、神曲各等份。用法:上药研为细末,面为丸,如梧桐子大。每次6克,空腹好黄酒送下。(孙世发 主编·《中医小方大辞典》578)

★ 49. **治小儿腹胀,水气流肿,膀胱实热,小便赤涩**:牵牛生研一钱,青皮汤空心下。一加木香减半,丸服。(江苏新医学院 编·《中药大辞典》下册1627引《郑氏小儿方》)

★ 50. **治小儿夜啼不安**:牵牛子7粒,捣碎,用温水调成糊状。临睡前敷于肚脐上,用胶布固定。据李德营报道,应用本方治疗20例,多在当夜止哭。本方宜于白天饮食、嬉玩正常,夜晚睡

后开始哭闹，天明即止，经医院检查无异常发现者。(薛建国 李缨 主编·《实用单方大全》164)

★ 51. 治小儿伤食：症见鼻下人中两旁发炎，垂两条如韭叶之红线，有时发热，不喜食，或有口臭者。用黑白牵牛子各等份，炒熟，碾筛取头末。以一小撮合红糖少许服下，大便微见溏，红线立消，喜进饮食而愈矣。本方为巴中友人高聘卿所传，余得此方，屡经投治，其验如鼓应桴。(陈可冀等 主编·《岳美中医话集》65)

★ 52. 治小儿消化不良：二丑适量，炙鸡内金等份。共研细末。开水冲服，每次 0.5～1 克，每日 2 次。适用于小儿消化不良乳食内积便秘者。(胡郁坤 陈志鹏 主编·《中医单方全书》300)

★ 53. 治小儿疳症：生黑牵牛半两，木香二钱半。共为细末，面糊为丸，如绿豆大。三岁儿三十丸，用米饭汤送下，不拘时候。(宋立人 总编·《中华本草》6 册 521 引《奇效良方》)

★ 54. 治小儿蛔虫病，亦可用于腹水胀满：牵牛子 1 克，粳米 30～60 克，生姜 2 片。用法：先用粳米煮粥，待煮沸后放入牵牛子末及生姜，煮成稀粥，温服。注意：不可长久服食。(吴素玲 李俭 主编·《实用偏方大全》597 引《太平圣惠方》)

鸦胆子(73 方)

【性味】苦，寒，小毒。归大肠、肝经。

【功用主治】清热，燥湿，杀虫，解毒。治痢疾，久泻，疟疾，痔疮，疔毒，赘疣，鸡眼。

【用法用量】内服：用龙眼肉或胶囊包裹，饭后吞服，每次 5～20 粒，1 日 3 次。外用：捣敷。

【使用注意】脾胃虚弱、呕吐者忌服。

★ 1. 外用鸦胆子当心过敏反应：鸦胆子味苦，性寒，有小毒，具有清热解毒、止痢、截疟及腐蚀赘疣之功能。临床用于痢疾与疟疾的治疗，也可外用治疗赘疣和鸡眼等。民间常将鸦胆子去壳后，将仁研碎后敷在局部，治疗寻常疣、扁平疣和表皮赘生物等。凡是药物都有不良反应，特别

像鸦胆子这类具有一定毒性的中药，在用药过程中应重视其不良反应，在外用时尤应警惕过敏反应。多发生在用药后半个小时内。临床表现多为过敏性皮疹，一般症状较轻，但有极少数可能发展成为重症皮疹，如表皮松懈性坏死性皮炎、大疱型皮炎等，更有甚者可引发过敏性休克，需要立即救治。因此，若以往有药物或食物过敏史，反映为过敏性体质，必须慎用鸦胆子外敷；二是在皮肤破损处禁用鸦胆子外敷。因为鸦胆子的成分可从破损处迅速进入血液，容易引起全身性过敏反应或过敏性休克；三是外敷面积和范围要尽量小，防止大面积外敷，可避免严重过敏反应的发生。(李永明 张可堂·《中国中医药报》2011 年 3 月 14 日)

★ 2. 治疟疾 2 方

①鸦胆子果仁 10 粒，入桂圆肉内吞服，日三服，第三日后减半量，连服五日。(江苏新医学院 编·《中药大辞典》下册 1644)

②鸦胆子适量，磨碎，装入胶囊。每天 3 次，每次 12 粒，饭前服。据樊万福报道，应用本方治疗 27 例，效果良好。对间日疟效果尤好。(薛建国 李缨 主编·《实用单方大全》109)

★ 3. 治吐血验案：一人，年 47，素患吐血。医者谓其虚弱，俾服补药，连服 10 余剂，觉心中发紧，而血溢不止。后有人予以治血便方，大黄、肉桂各 5 分轧细，开水送服，1 剂血止。然因从前误服补药，胸中常觉不舒，饮食减少，四肢酸懒无力。愚诊之，脉似沉牢，知其膈上瘀血为患也。俾用鸦胆子 50 粒去皮，糖水送服，日 2 次，数日而愈。(黄国健等 主编·《中医单方应用大全》478 引《医学衷中参西录》)

★ 4. 治便血及便痢：鸦胆子(去皮用仁)打碎，元肉。用法：鸦胆子用元肉包住。吞服，用量数粒至十六粒。(沈洪瑞 主编·《重订十万金方》111)

★ 5. 治痢疾：鸦胆子(去净油)、乌梅肉各一两。用法：为丸，绿豆大，每服三十丸，开水送下。(中医研究院革命委员会 编·《常见病验方研究参考资料》55)

★ 6. 治痢久，脓血腥臭，肠中欲腐，兼下焦虚惫，气虚滑脱者：【三宝粥】生山药(轧细)一两，三七(轧细)二钱，鸦胆子(去皮)五十粒。上药三味，先用水四盅，调和山药末煮作粥。煮时，

不住以箸搅之，一两沸即熟，约得粥一大碗。即用其粥送服三七末、鸦胆子。（宋立人 总编·《中华本草》5 册 10 引《医学衷中参西录》）

★ **7. 治热性赤痢，及二便因热下血**：鸦胆子去皮，每服 25 粒，极多至 50 粒，白糖水送下。此物囫囵服，去皮时仁有破者，去之勿服，服之恐作呕吐。（江苏新医学院 编·《中药大辞典》下册 1644 引《医学衷中参西录》）

★ **8. 治痢疾（赤白痢）**：桂圆肉三钱，鸦胆子七个，肉桂一钱。用法：共捣为泥，开水送下，顿服。（沈洪瑞 主编·《重订十万金方》109）

★ **9. 治休息痢 2 方**

①鸦胆子（去油）、乌梅、诃子各等分。用法：共研细末，炼蜜为丸，如梧桐子大，一日三次，每服一钱，开水送下。（中医研究院革命委员会编·《常见病验方研究参考资料》62）

②用鸦胆子 30 粒，去壳取仁，外包龙眼肉，然丸。每晨米汤送下，一二服或三四服即愈。此药味太苦，而寒力能至大肠曲折之处，搜逐湿热。本草不载，见于《幼幼集成》，称为"至圣丹"，即苦参子也。药肆多有之。吾里名医张云寰先生、李瀛，亦尝以此方传人。吾母周太孺人喜施方药，以治休息痢，无不应验，兼治肠风、便血。凡热痢色赤久不愈者，亦可治，唯虚寒下痢忌之。（黄国健等 主编·《中医单方应用大全》477 引《历代笔记医事别录》）

★ **10. 治噤口痢验案**：一人，年 50 余，素吸鸦片。当霍乱盛行之时，忽然心中觉疼，恶心呕吐，下痢脓血参半，病家惧甚，以为必是霍乱暴证。诊其脉毫无闭塞之象，唯弦数无力，左关稍实。愚曰："此非霍乱，乃下焦寒火变战，故腹中做疼，下痢脓血。上焦虚热壅迫，故恶心呕吐，实系痢证之剧者。"遂投以白芍 6 钱、竹茹、清半夏各 3 钱，甘草、生姜各 2 钱，1 剂呕吐即愈，腹痛亦轻，而痢独不愈，不思饮食。俾单用鸦胆子 50 粒，1 日连服两次，病若失。审斯，鸦胆子不但善理下焦，即上焦虚热用之亦妙。此所以治噤口痢而有捷效也。（黄国健等 主编·《中医单方应用大全》477 引《医学衷中参西录》）

★ **11. 治阿米巴痢疾 4 方**

①鸦胆子仁，每次 10 ~ 15 粒（分装胶囊，或用桂圆肉包裹），每日 3 次，连服 7 ~ 10 天。（《全国中草药汇编》编写组 编·《全国中草药汇编》上册 596）

②鸦胆子仁 2 个，分装胶囊。每天 3 次口服（每次 2 粒）；同时应用本品 20 个浸泡于 1% 的碳酸氢钠溶液 200 毫升中，2 小时后灌肠，每天 1 次，10 天为 1 个疗程。据周帮基报道，应用本方治疗 62 例，近期治愈率为 94%。（薛建国 李缨 主编·《实用单方大全》109）

③鸦胆子（连壳）1 两。用法：上药捣碎，加水 350 毫升，煎 30 分钟，浓缩至 200 毫升，冷却至 37℃左右，保留灌肠 30 分钟，每天 1 次，连用 3 天。备注：采用本品保留灌肠，可以减轻因口服而致的胃肠道刺激反应，有利于药物直接抑制或杀灭阿米巴原虫。（王琦 主编·《王琦临床医学丛书》下册 1334）

④任某某，女，33 岁，工人。因腹部隐痛，解脓血便，伴里急后重，低热 3 天，大便镜检发现阿米巴活动体而入院。住院后口服黄连素、土霉素、卡巴肿、中药芍药汤与白头翁汤合方加减，治疗半月症状减轻，但 3 次复查大便均分别找到阿米巴滋养体、包囊体。加服鸦胆子，每次 10 粒装入胶囊，每天 3 次，治疗半月症状消失，大便正常，多次粪检，阿米巴消失，痊愈出院，追踪 3 年多未见复发。（黄国健等 主编·《中医单方应用大全》477）

★ **12. 治里急后重**：鸦胆去壳留肉，包龙眼肉，每岁一粒，白滚水下。（江苏新医学院 编·《中药大辞典》下册 1644 引《吉云旅钞》）

★ **13. 治溃疡性结肠炎 2 方**

①鸦胆子 30 克，黄芩 20 克，黄连 20 克。加水 350 毫升，煎至 200 毫升，过滤备用。用药液保留灌肠。段道海等用上方治疗溃疡性结肠炎 78 例，收到良好效果。（王辉武 主编·《中药临床新用》466）

②鸦胆子 50 克，乌贼骨 30 克，藕粉 30 克。用法：将乌贼骨研末过 9 号筛，与藕粉混匀。取鸦胆子加水 500 毫升，煎取药液 100 ~ 150 毫升，与上药末共同调成糊状，其浓度以甘油注射器抽吸顺利为度。主治：溃疡性肠炎。用法：先用 3% 的过氧化氢 50 毫升加温开水 1000 毫升做清洁灌肠 2 次，然后用本品做保留灌肠，将臀部垫高，卧床休息 10 分钟，每日 1 次，7 日为 1 个疗程，疗程间隔 3 日。共治疗 36 例，治愈 27 例，好转 8 例，无效 1 例，总有效率为 97.2%。禁忌：禁

食生冷、油腻、辛辣等物,戒烟酒,节房事。(梁永才 梁杰圣 主编·《中国外治妙方》142)

★ **14. 治痔**:鸦胆子七粒。包圆眼肉,吞下。(宋立人 总编·《中华本草》5 册 11 引《纲目拾遗》)

★ **15. 治痔疮便血**:鲜鸦胆子仁适量,用桂圆肉包紧。开水送服,每天 1 ~ 2 次,每次 7 ~ 15 粒,饭前服,连服 7 ~ 15 天。服时切勿咬碎,忌辛辣及酒类。据李祥珍报道,应用本方能使 1 期、2 期痔核干枯萎缩,对肛裂便血也有效。(薛建国 李缨 主编·《实用单方大全》110)

★ **16. 治肠风出血**:鸦胆子十粒,元肉一钱。鸦胆子研面,用元肉包裹,一次量。用法:日服两次,元酒为引送下。(沈洪瑞 主编·《重订十万金方》293)

★ **17. 治便血验案**:荆某某,男,38 岁,农民。便血 2 年余,血量多,色鲜红,腹痛下坠,日数十行,气短神疲,舌淡脉虚弱,服药 3 天便血痊愈。用法:取鸦胆子 1 ~ 5 粒,外用龙眼肉包裹,不露缝隙,每次服 1 ~ 3 粒,每天 3 次,饭后服用。(黄国健等 主编·《中医单方应用大全》478)

★ **18. 治花柳毒淋,有热:【消毒二仙丹】**丈菊子(即向日葵,捣碎)一两,鸦胆子四十粒。将丈菊子蒸汤一盅,送服鸦胆子仁。(宋立人 总编·《中华本草》5 册 11 引《医学衷中参西录》)

★ **19. 治肾囊风,睾丸肿胀,生疮奇痒难受者**:鸦胆子、猪板油各适量。用法:捣匀,用新白布包好。外搽患处。功能:清热燥湿,润肤止痒。(阳春林 葛晓舒·《湖南省中医单方验方精选·外科》下册 1137)

★ **20. 治丝虫病**:鸦胆子 20 粒,去壳。每天于饭后 2 小时用浓白糖水送服,连服 7 天;同时可辨证服用其他中草药。据张自强报道,应用本方治疗 96 例,痊愈 85 例,有效 9 例,无效 2 例,有效率为 97.9%。(薛建国 李缨 主编·《实用单方大全》109)

★ **21. 治血吸虫病**:鸦胆仁 10 粒,装入胶囊。吞服,每天 3 次,40 天为 1 个疗程。据俞豪民报道,应用本方治疗 30 余例,效果满意。(薛建国 李缨 主编·《实用单方大全》109)

★ **22. 治血吸虫病验案**:赵某某,女,44 岁,农民。为晚期血吸虫病患者。住院后因有高度腹水,不能做锑剂治疗,由中医处方以驱腹水,同

时口服鸦胆子,连服 41 天,连续大便全量做孵化及沉淀检查,均为阴性。当时腹水亦消,一般情况好转而出院。用法:鸦胆子去壳取仁,成人每天服 3 次,每次 10 粒(重 0.4 克左右),装入胶囊内吞服,10 岁以下儿童可减半。孕妇不忌。每 1 疗程为 40 天。(黄国健等 主编·《中医单方应用大全》477)

★ **23. 治瘢疮疙瘩 3 方**

①将鸦胆子去外壳,置乳钵中研成泥状,再加入适量凡士林搅拌均匀,制成 20% ~ 30% 的软膏,放置 48 小时后涂用,隔 2 天换 1 次药。(杨仓良 主编·《毒药本草》316)

②将鸦胆子仁捣烂如泥,加凡士林,制成 30% 的软膏。先将患处洗净消毒,涂以少许药膏,但勿触及健康皮肤,纱布包扎。1 天后局部充血,继而出现小水疱,而后结痂,痂皮脱去后瘢痕变软。每隔 3 ~ 5 天换药 1 次。(滕佳林 米杰 编著·《外治中药的研究与应用》415 引《疮疡外用本草》)

③**【鸦胆子丹参药膏】**将丹参焙干研末后加入去壳后捣烂如泥的鸦胆子仁,重量比为 1:4,然后再加入适量的凡士林搅拌均匀,制成 20% 的软膏,放置 1 星期后备用。治疗该患处皮肤以 75% 的乙醇消毒,用胶布覆盖周边正常皮肤,再将软膏涂于患处,每隔 2 天换药 1 次,10 天为 1 个疗程。共治 12 例,痊愈 8 例,有效 3 例,无效 1 例。(滕佳林 米杰 编著·《外治中药的研究与应用》417)

★ **24. 治疮如鱼鳞形,久延不愈**:鸦胆子 5 枚,桐油适量。用法:鸦胆子去壳,入桐油内浸 24 小时。先将鱼鳞剪去,尖顶见血,方可将鸦胆子敷于血点处,包扎。功能:清热解毒,燥湿敛疮。注意事项:如生得太多,敷几颗大的就行,能找到初生的一颗更好,就只要敷初生一颗屡试屡验。(阳春林 葛晓舒·《湖南省中医单方验方精选·外科》上册 419)

★ **25. 治灰指甲(甲癣)2 方**

①鸦胆子适量。贮于玻璃瓶中备用。先将病趾或指甲用温热盐水浸泡 20 ~ 30 分钟,使其发软,再用小刀将病趾或指甲的萎缩松软部分刮净(不要刮破好的皮肤),擦干;再把鸦胆子去壳取仁,放在病甲上,并用另一拇、食指隔以塑料薄膜捏住鸦胆子仁,用力挤压,以压出的油涂敷整

个病甲,每个病甲 1~2 粒,每天 1 次,外用胶布或伤湿止痛膏固定,连续治疗 2~3 个月。据方选书报道,应用本方治疗 6 例,痊愈 5 例,无效 1 例。(薛建国 李缨 主编·《实用单方大全》110)

②鸦胆子 10 克。用法:研末。每日 1 次,敷于灰指甲上,用胶布固定。功能:清热除湿,杀虫解毒。(阳春林 葛晓舒·《湖南省中医单方验方精选·外科》上册 599)

★ **26. 治手癣:**用生百部 50 克,鸦胆子 10 克。上药加白酒、陈醋各 250 克,浸于其中,泡 10 天后用。每日外擦 2 次。(滕佳林 米杰 编著·《外治中药的研究与应用》415)

★ **27. 治手足癣:**鸦胆子 15 克(打碎),生百部 60 克(切碎),60 度白酒、食醋各 500 毫升。将上药、酒、醋装入广口瓶内密封,在室温下浸泡 7~10 天,去除液面上之油滴,倒入双层食品塑料袋内,,用线扎住上口,浸泡 30~60 分钟,共泡 12 天。共治疗 21 例,除 1 例发生皮肤炎症外,余均获满意疗效。(滕佳林 米杰 编著·《外治中药的研究与应用》417)

★ **28. 治体癣、股癣:**鸦胆子适量。研末,以凡士林调搽患处。(胡郁坤 陈志鹏 主编·《中医单方全书》328)

★ **29. 治神经性皮炎:**鸦胆子适量。去硬壳,取肉研烂,调酒搽患处;或用鸦胆子熬油,调黄柏粉搽患处。适用于神经性皮炎反复发作者。(胡郁坤 陈志鹏 主编·《中医单方全书》340)

★ **30. 治疣:**鸦胆子去皮,取白仁之成实者,杵为末,以烧酒和涂少许,小作疮即愈。(宋立人 总编·《中华本草》5 册 11 引《医学衷中参西录》)

★ **31. 治刺瘊 3 方**

①鸦胆子(去皮)不拘多少。用法:捣烂。敷患处,外用胶布贴盖,四五日即脱落。(沈洪瑞 主编·《重订十万金方》769)

②鸦胆子一个打碎。用法:将刺瘊刺破见血,用药面擦揉,胶布贴之,十天即落。(沈洪瑞 主编·《重订十万金方》770)

③鸦胆子(去皮)2 钱,冰片 5 分。用法:共捣如泥。涂抹患处。(沈洪瑞 主编·《重订十万金方》770)

★ **32. 治瘊子:**鸦胆子(去皮)、冰片、红粉、轻粉各等分。共研细面。用酒或油调抹均可。

(沈洪瑞 主编·《重订十万金方》769)

★ **33. 治扁平疣 2 方**

①鸦胆子 50 克,研成极细末,加醋浸泡 7 天后,再加雄黄 20 克,凡士林 30 克,调成软膏状,每天早、晚各搽 1 次。方龙超用上方治疗扁平疣,搽 5 天后,疣凸起成水泡状,7 天后自行脱落,皮肤呈紫红色,20 天左右肤色还原。(王辉武 主编·《中药临床新用》465)

②鸦胆子 50 克,蛇床子 10 克,大黄 10 克,薏苡仁 10 克。将上药研末用 75% 的酒精 250 毫升浸泡 1 周,用药液外洗患处,每日 3~5 次,连续外洗 7~14 天。吴凤海用上方治疗扁平疣 10 例,全部治愈。7 日以内疣体消失者 9 例,用药 10 天疣体消失者 1 例。(王辉武 主编·《中药临床新用》465)

★ **34. 治寻常疣 5 方**

①鸦胆子适量。将鸦胆子剥去外壳,置小瓶内,高压消毒后备用。患部常规消毒后,以小刀轻刺患部皮肤,以见血为止。将消毒好的鸦胆子仁轧碎,敷患处,用纱布、胶布固定。患部勿沾水,8 天后将胶布揭下,病变即可脱落。治寻常疣不留疤痕。(金福男 编著·《古今奇方》242)

②鸦蛋子仁捣烂如泥,外敷并包扎,3~5 日换 1 次。(《中国中医药报》2009 年 1 月 8 日)

③先将皮肤常规消毒,用三棱针或粗毫针把寻常疣皮肤挑开(疣多者,选生长最早、体积大者 1~2 个),取鸦胆子仁 3~5 个,去壳捣烂,以油汁外渗为度,敷在疣上,用消毒纱布包好。5~7 天换药 1 次,换药时先将结痂湿润,轻轻刮除,用上法第 2 次敷药。共治 110 例,结果痊愈 92 例,好转 18 例。1 次用药治愈者 32 例,2 次治愈者 41 例,3 次治愈者 19 例。(滕佳林 米杰 编著·《外治中药的研究与应用》416)

④按鸦胆子仁 25%、血竭 25%、生石灰 50% 的比例配制。用法:先将血竭、生石灰分别碾碎并筛为粉末后混合,然后与捣为泥状的鸦胆子仁充分混合,贮瓶备用。用时以左手拇指将疣周围之皮肤向外伸展固定,右手取药粉一小撮置于疣上,用右手拇指或食指在疣上来回或旋转揉搓,施加一定压力,约 1~2 分钟疣即脱落,比时患处有少量血渗出,用药粉压迫片刻即可止血。备注:此方对高出的或茎细的寻常疣疗效最好。对头部寻常疣有头发贯穿者,应先拔去头发。如疣

比较扁平不易揉搓,可用植物油将药粉调糊涂敷疣上。(张俊庭 编·《皮肤病必效单方 2000 首》80)

⑤生石灰 250 克,鸦胆子仁 30 克,血竭 15 克。用法:将三者混合研碎,细罗过筛,粉末呈淡红色,瓶装备用。将少许药粉放在疣的顶端,用拇指轻轻揉搓,边搓边加药粉,直至将疣体完全搓落为止。搓时如有血出,不必介意,可加少许药粉继续揉搓。疣体搓落后,基底略出血,以药粉按压之,片刻血即止,搓时注意保护健康皮肤,用力不宜过大,应一次将全部疣体搓落,以免复发。(张俊庭 编·《皮肤病必效单方 2000 首》82)

★ 35. 治寻常疣、扁平疣 2 方

①将鸦胆子捣成细末,加水调成糊状,涂于疣上,每日早、晚各 1 次,涂止结痂为止。一般 2 周左右即可结痂而愈。(江苏新医学院 编·《中药大辞典》下册 1466)

②可先用小刀将疣体表皮轻轻刮破(不宜刮得太深及损伤周围皮肤),将鸦胆子劈开直接在患部摩擦,或蘸少许鸦胆子油滴于疣上,每 4～7 天 1 次,10 次为 1 个疗程。涂油后 5～6 小时内切勿用水或毛巾洗擦,以免擦去药油或波及周围皮肤;面部用药须防止滴入眼内;再次用药如遇皮损结有痂膜时,须先将痂膜轻轻刮除再涂药油。用上法治疗扁平疣 47 例,治愈 39 例,大多在 5 次以内治愈。多数病人用药后皮损及健康皮肤出现红肿、瘙痒及灼热感等炎症现象,但对治疗无效病例则此现象很少出现。(江苏新医学院编·《中药大辞典》下册 1644)

★ 36. 治男性性病疣:取鸦胆子捣碎成粉末状,均匀撒布于疣表面,外覆盖凡士林纱布保护,防药粉脱落,纱布包扎固定(尿道外口处留一小孔排尿),每日换药 1 次,至疣赘消失,创面红润,再以凡士林纱布换药 5～7 天,创面完全愈合。荆志强用上方治疗男性性病疣 15 例,5～7 天炎症消退,痊愈 12 例,复发 3 例,未见不良反应,复发者可能与包皮过长、肛门皮赘、局部阴暗潮湿有关,予相应根治后再以本法治疗即愈,1～2 个月未见复发。(王辉武 主编·《中药临床新用》465)

★ 37. 治尖锐湿疣:用鸦蛋子仁、花生油各适量,将鸦胆子仁浸泡在花生油中备用。取浸泡后的花生油涂搽患处。(滕佳林 米杰 编著·《外治中药的研究与应用》415)

★ 38. 治传染性软疣等:取鸦胆子 40 克,连壳打碎,装烧瓶内加水 80 毫升,置酒精灯上煮沸,5～10 分钟后去渣,取煎液约 40 毫升,即成 100% 的鸦胆子煎液。上有浮油,用时摇匀,以棉签蘸药液点擦疣,每日 2 次。徐诚用 100% 的鸦胆子液治疗传染性软疣 11 例,均痊愈。涂药后,红晕加重,但无痛感,3 日后软疣萎缩,逐个脱落,不留疤痕,暂有色素沉着,较其他方法好。(王辉武 主编·《中药临床新用》464)

★ 39. 治鸡眼 2 方

①先将鸦胆子仁外壳剥去,把仁取出,用火柴烤一下,放在胶布上粘住后用手捏扁贴在病灶上,像膏药一样贴上即可,每天 1 次,约 20 天痊愈。(杨仓良 主编·《毒药本草》316)

②鸦胆子 3 粒。用法:将上药去壳取仁,捣烂如泥,敷于患处。敷药前先将患部用温水浸泡 20 分钟,用刀片削去鸡眼角化组织,敷药时要注意保护好患部周围健康皮肤,可用胶布块,中央剪 1 小孔,贴于患处,然后取药膏适量敷患处。3 日换药 1 次,直至痊愈。功效:祛腐生新。(刘道清 主编·《中国民间神效秘方》623)

★ 40. 治鸡眼、胼胝 2 方

①先用热水洗净患处,发软后用刀削去隆起及表面硬的部分,贴上剪孔的胶布,孔的大小与病变相等,而后将捣烂的鸦胆子盖满患处,再次胶布覆盖,每隔 6 天换药 1 次,一般 3 次即可。(宋立人 总编·《中华本草》5 册 11)

②鸦胆子仁 11～13 粒。捣碎,用水杨酸粉 1.5 克拌匀,置胶布上,另取一胶布中间剪一孔洞,贴于患处周围(以保护健康皮肤),使患处刚好露出,然后将有药胶布正对患处贴上,10 天换药 1 次,避免下水、出汗,以防感染。据陆金图报道,应用本方治疗 2040 例,经 2 周后鸡眼、胼胝均告脱落,效果满意。(薛建国 李缨主编·《实用单方大全》110)

★ 41. 治毒蛇咬伤:鸦胆子、半边莲、七枝莲、对面针各适量。捣烂敷患处。(宋立人 总编·《中华本草》5 册 11 引《岭南草药志》)

★ 42. 治慢性鼻炎:将鸦胆子油涂于双鼻腔下、鼻腔黏膜前后端和游离缘,2～4 天 1 次。(宋立人 总编·《中华本草》5 册 11)

★ **43. 治鼻息肉**：枯矾、鸦胆子仁等分同研搽。（中医研究院革命委员会 编·《常见病验方研究参考资料》479）

★ **44. 治耳息肉**：取鸦胆子适量，去壳捣烂如泥。轻点息肉上（不要碰到好肉），少顷息肉可化为液体自行流出。（杨仓良 主编·《毒药本草》316）

★ **45. 治外耳道息肉、耳痔**：用鸦胆子仁9份，凡士林1份，研为膏，每日涂药1～2次。形小者3～5天，形大者6～7天，即可完全脱落。又法：将鸦胆子研为泥状，加甘油1小滴，调匀，外敷。（滕佳林 米杰 编著·《外治中药的研究与应用》415引《疮疡外用本草》）

★ **46. 治耳息肉、外耳道乳头瘤**：鸦胆子仁。用法：研成糊状，于耳道底塞棉花，然后放药于局部（勿涂至正常组织），一日换药一次，连用三五次。又可榨油或浸水涂；研末用香油或菜油、茶油、甘油、凡士林等任择一种调涂。也有加入少量冰片用的。（中医研究院革命委员会 编·《常见病验方研究参考资料》489）

★ **47. 治淋菌性尿道炎**：鸦胆子30粒（去壳取仁），以龙眼肉包后吞服，每次10粒，每日3次。配合中药内服（海金沙15克，牛蒡子6克，石韦10克，生白芍9克，三七6克，银花18克，甘草6克）。余惠杨用上方治疗淋菌性尿道炎58例，全部治愈。（王辉武 主编·《中药临床新用》466）

★ **48. 治妇人带下增多**：用鸦胆子15克，研碎，加水500毫升煎煮。趁热熏洗阴部，每日1次。（滕佳林 米杰 编著·《外治中药的研究与应用》415）

★ **49. 治阴道炎**：鸦胆子仁25克，加水2500毫升，微火至500毫升，过滤去滓，高压消毒。灭菌状况下用500毫升冲洗阴道，每日1次，7天为1个疗程。共治270例，其中滴虫性37例，真菌性41例，急性细菌性192例。结果痊愈240例，占94.1%，15例无效，另15例中断治疗，未做统计。225例1疗程治愈。（宋立人 总编·《中华本草》5册11）

★ **50. 治阴痒（滴虫性阴道炎）**：鸦胆子二两。水煎熏洗。（中医研究院革命委员会 编·《常见病验方研究参考资料》364）

★ **51. 治滴虫性阴道炎2方**

①鸦胆子（去皮）20个，水一茶杯半，用砂壶煎至半茶杯，倒入消毒碗内，用消毒过的大注射器将药液注入阴道，每次注20～40毫升。轻者1次，重者2～3次即愈。疗效：共治百余人，均获痊愈。有特效。（李德新等 编著·《祖传秘方大全》164）

②鸦胆子20个，土茯苓15克。用法：鸦胆子去皮，加水250毫升，2味药共煎至100毫升，过滤，倒入消毒碗内，用注射器将药注入阴道，每次20毫升。备注：此方治疗滴虫性阴道炎，疗效可靠，轻者1次，重者2～3次即愈。（吴静 陈宇飞 主编·《民间祖传秘方大全》639）

★ **52. 治乳头疮**：鸦胆子研细面。用水调成糊状。涂患处。（沈洪瑞 主编·《重订十万金方》404）

★ **53. 治乳头状肿瘤**：鸦胆子油适量，取上药。局部涂搽。据李学仪等报道，应用本方治疗外耳道、声带、齿龈及鼻腔乳头状肿瘤手术摘除后复发患者共5例，涂搽4～6次均告痊愈。随访1～2年未见复发，对正常黏膜无损害。（薛建国 李缨 主编·《实用单方大全》111）

珍珠（63方）

【性味】甘咸，寒。入心、肝经。

【功用主治】镇心安神，养阴熄风，清热坠痰，去翳明目，解毒生肌。治惊悸，怔忡，癫痫，惊风搐搦，烦热消渴，喉痹口疳，目生翳障，疮疡久不收口。

【用法用量】内服：入丸、散，2～3分。外用：研末干撒，点眼或吹喉。

【使用注意】①《本草经疏》："病不由火热者勿用。"②《本草新编》；"疮毒若内毒未净，遽用珍珠以生肌，转难收口。"

★ **1. 治心律失常，心悸，失眠**：【珍合灵片】珍珠层粉，灵芝、甘草。功能：养心安神。（彭怀仁 主编·《中医方剂大辞典》7册9）

★ **2. 治哮喘**：忠襄既破南京，于天王府获东珠一挂，大如指顶，圆若弹丸，数之得百余颗，诚稀世之宝也。忠襄配以背云之类，改作朝珠。每出熠耀有光,夺人之目。忠襄病笃,忽发哮喘之症,医者谓宜用珠粉,仓卒间,乃脱其一,碎而进之。(黄国健等 主编·《中医单方应用大全》518引《历代笔记医事别录》)

★ 3. 治虚劳梦泄:【镇精真珠丸】真珠六两(以牡蛎六两加水同煮一日,去牡蛎)。用法:上为细末,于乳钵内入水研三五日后,宽着水飞过,候干,用蒸饼和丸,如梧桐子大。每服二十丸,食前温酒送下。(彭怀仁 主编·《中医方剂大辞典》10 册 1329 引《圣惠》)

★ 4. 治精滑白浊:【珍珠粉丸】黄柏、真蛤粉各一斤,珍珠二两,樗根白皮一斤。用法:上为末,滴水为丸,如梧桐子大,每服一百丸,空心温酒送下。(彭怀仁 主编·《中医方剂大辞典》7 册 10 引《医统》)

★ 5. 治十二指肠球部溃疡验案:陈某某,男,23 岁。十二指肠溃疡 1 年多,反酸,胃纳不佳,上腹部不规则疼痛,钡餐检查十二指肠球部基底角有一黄豆大的龛影,局部压痛。服珍珠粉每天 3 次,每次 1 克,28 天后钡餐检查,龛影消失,症状消失,痊愈出院。(黄国健等 主编·《中医单方应用大全》518)

★ 6. 治惊风发搐:珍珠末二钱,朱砂一分,雄黄一分,全蝎一钱,蝉蜕七个。用法:上为末,每服一字至半钱,煎金银薄荷汤送下,竹沥调尤好。功能:化痰退热。(彭怀仁 主编·《中医方剂大辞典》7 册 5 引《普济方》)

★ 7. 治风痰火毒、喉痹,及小儿痰搐惊风:【珠黄散】珍珠三分,牛黄一分。上研极细,或吹或掺,以灯芯调服二三分。(江苏新医学院 编·《中药大辞典》下册 1494 引《医极》)

★ 8. 治惊悸失眠,惊风癫痫,目生云翳,疮疡不敛:【珍珠末】珍珠适量。用法:制成散剂。口服,每次 1~2 瓶,每日 1~2 次。外用适量。功效:安神定惊,明目消翳,解毒生肌。(孙世发 主编·《中医小方大辞典》110)

★ 9. 治心悸失眠,惊风癫痫,胃及十二指肠溃疡等:【珍珠层粉胶囊】珍珠层粉不拘多少。用法:制成胶囊。口服,每次 1~2 克。每日 2~3 次。功效:安神定惊,收敛制酸。宜忌:胃寒者忌服,胃酸缺乏者慎用。(孙世发 主编·《中医小方大辞典》110)

★ 10. 真阴不足,阴涸内热,内障青盲:【珠参散】真珠、人参各等分。用法:上为末。人参汤送下,或莲肉汤亦可。(彭怀仁 主编·《中医方剂大辞典》8 册 1 引《银海指南》)

★ 11. 治溲出白液:【珍珠粉丸】珍珠三两,蛤粉、黄柏(新瓦上炒赤)各一斤。用法:上为末,水为丸,如梧桐子大。每服百丸,空心酒送下。(彭怀仁 主编·《中医方剂大辞典》7 册 10 引《内经拾遗》)

★ 12. 治痘疮毒伏心肾,黑陷神昏:【珍珠人牙散】人牙(煅)五钱,珍珠一钱,血竭五分。用法:上为散。每服四五分,酒浆调服。(彭怀仁 主编·《中医方剂大辞典》7 册 11 引《张氏医通》)

★ 13. 治痘疔 2 方
①【珍珠膏】珍珠十五粒,豌豆四十九粒,发余(烧灰)不拘多少。用法:上为末,用干胭脂,水调成膏。先用银簪拨开疔口,将药点入疔内,即皆变为红白色矣。(彭怀仁 主编·《中医方剂大辞典》7 册 9 引《医统》)

②【珍珠散】珍珠(生,研)、绿豆(生,研)、豌豆(烧存性)、发灰各等分(一方无绿豆,加冰片少许)。用法:上为散。胭脂调,银针挑破,口含清水,吮去毒血,涂之。(彭怀仁 主编·《中医方剂大辞典》7 册 8 引《张氏医通》)

★ 14. 治疮口不收,必有伏毒,周围皮肤紫黑,年深日久:【生肌散】珍珠一钱,瓜儿竭一钱,乳香(箬上烘)一钱,没药(箬上烘)一钱。用法:上为极细末。先用猪蹄汤,或浓茶洗净,用少许掺之。功用敛疮。(彭怀仁 主编·《中医方剂大辞典》3 册 567 引《青囊秘传》)

★ 15. 治唇口生疮,声哑:【绛雪】龙脑一钱二厘半,硼砂一钱,珍珠三钱。用法:上研匀。每服一字,掺于舌上,津咽之。(彭怀仁 主编·《中医方剂大辞典》7 册 1308 引《医统》)

★ 16. 治化疗后口腔糜烂:珍珠粉。用法:取市售珍珠粉适量,涂于口腔溃烂处,每天 4 次,至痊愈为止。功效:解毒生肌。(郭志杰 吴琼等 主编·《传世金方·一味妙方》253)

★ 17. 治热甚舌出不收:【龙珍散】珍珠末、冰片各等分。用法:敷之。(彭怀仁 主编·《中医方剂大辞典》3 册 312 引《嵩崖尊生》)

★ 18. 治舌疔、喉痈、疳疮入喉,结毒内府,及一切要害之毒:珍珠(生研极细,粗恐伤肠胃)

一钱,牛黄五分。用法:上为极细末。以此散或五分或三分蜜水调下。(彭怀仁 主编·《中医方剂大辞典》7 册 8 引《痘科正宗》)

★ 19. **用于口疮、喉痛:**【珠黄散】西牛黄1.5 克,冰片 15 克,珍珠 18 克,煨石膏 150 克,共研极细末。盛瓷瓶内,勿令泄气。用时吹入。(滕佳林 米杰 编著·《外治中药的研究与应用》542 引《绛囊撮要》)

★ 20. **治喉痹:**珍珠 3 克,朱砂 0.3 克,冰片0.3 克。用法:上药研极细末,和匀。吹喉。(吴素玲 李俭 主编·《实用偏方大全》734 引《喉科集腋》)

★ 21. **治下疳皮损肉烂,痛极难忍,及诸疮新肉已满,不能生皮,又汤泼火烧皮损肉烂,疼痛不止者:**【珍珠散】青缸花五分,珍珠一钱(研极细),真轻粉一两。上三味共研千转,细如飞面。凡下疳初起皮损,搽之;腐烂疼痛者,甘草汤洗净,猪脊髓调搽;如诸疮不生皮者,用此干掺。又妇人阴浊疮,亦可搽。汤泼火烧痛甚者,用玉红膏调搽之。(江苏新医学院 编·《中药大辞典》下册 1495 引《外科正宗》)

★ 22. **治疮疡:**【半提丹】红升丹加珍珠散。功能:收口。(彭怀仁 主编·《中医方剂大辞典》3 册 1020 引《中国医学大辞典》)

★ 23. **用于热毒丹疮,从两股两胁起,赤如火:**景天草、珍珠末各 30 克,捣如泥。涂之,干则易之。(滕佳林 米杰 编著·《外治中药的研究与应用》542 引《杨氏产乳方》)

★ 24. **治一切诸毒疽疮,穿经溃络,烂肌损骨,破关通节,脓血淋漓,溃久不收之证:**【油蜡膏】珍珠一钱(研极细末),胞衣一具(烘燥研极细末);白蜡一两,猪脂油一两,火上共熔化,和入胞衣末、珍珠末,调匀。先以猪蹄汤淋洗毒疮净,将蜡油药,轻轻敷上,再以铅粉麻油膏药贴之。(江苏新医学院 编·《中药大辞典》下册 1494 引《本草汇言》)

★ 25. **治疮疡久不收口:**珍珠 5～6 粒(或用珍珠母代),琥珀、青黛各 3 克,冰片 0.5 克,黄丹100 克,麻油 240 克。用法:将珍珠粒纳入豆腐内加水煎 2 小时,取出晒干研末。麻油用瓦罐煎至浓黑,将黄丹慢慢撒入油中,并不断搅拌,勿令沸出罐外,文火熬至滴水成珠,加入珍珠粉、琥珀、青黛、冰片粉,搅匀即成。按疮口大小,用纸摊

膏,贴于疮口上,每天换药 1 次。功效:治疮疡有奇效。验证:陈某某,女,20 岁,工人。1962 年患颈淋巴结核,到某医院治疗。患部破溃流脓血,伤口 1 年多不愈。用上药敷贴,20 多天即收口痊愈,至今 20 余年未复发。备注:本方为家传验方,适用于疮疡溃后,脓血淋漓,久不收口的疮面。本方以珍珠为主药,可获祛腐生肌之奇效。为使体内毒气能够尽泄,以琥珀散血解毒,青黛清热凉血解毒,冰片祛腐消肿止痛,黄丹解毒收敛生肌。诸药合用,共收活血化瘀、祛腐敛疮、拔毒生肌之功效。本方用于临床 50 余年,疗效肯定。(良石 主编·《名医珍藏·秘方大全》167)

★ 26. **治生肌收口:**【生肌五宝丹】制甘石一两,珍珠五钱,轻粉三钱,琥珀二钱,冰片二分。功能:生肌收口。(彭怀仁 主编·《中医方剂大辞典》3 册 634 引《外科方外奇方》)

★ 27. **止痛生肌收口:**【珍珠散】珍珠三钱(生研),炉甘石一两(煅),石膏一两五钱(在童便内浸四十九日,朝晒夜露,不可经雨,煅研)。用法:上为极细末。掺之。(彭怀仁 主编·《中医方剂大辞典》7 册 9 引《疡科心得集》)

★ 28. **生肌长肉:**珍珠五钱,石膏(煅)五钱,西黄一分,冰片二分。上为细末。外掺疮面。(彭怀仁 主编·《中医方剂大辞典》7 册 9 引《外科传薪集》)

★ 29. **治皮肤和软组织缺损:**生理盐水或3% 的过氧化氢清洁消毒伤口,周围皮肤用 75%的酒精消毒,神灯照射伤口 20 分钟,珍珠末涂在创面,厚约 0.2 厘米,纱布、胶布包扎固定。(孟凡红 主编·《单味中药临床应用新进展》632)

★ 30. **治急性甲沟炎:**取珍黄散适量(以覆盖病灶为度),扑粉包扎局部,每日 2～3 次,最多用药 1 星期。治疗期间嘱停服其他一切抗生素。治疗 11 例,12 只靶甲,红肿全部消退,疼痛消失,干燥无分泌物。平均疗程 3 天,最快 2 天。1 星期后 8 只有甲上皮生长。(滕佳林 米杰 编著·《外治中药的研究与应用》543)

★ 31. **治褥疮**(2 方)

①治疗步骤:用过氧化氢溶液清洗创面后,用 0.9% 的生理盐水清创。清创完毕后,取无菌干棉球将创面内的污血渗液及生理盐水擦净。取纯珍珠粉,每支 0.3 克,均匀覆盖在创面上。再取龙珠软膏用无菌棉签涂抹在已覆盖珍珠粉

的创面上。取无菌敷料覆盖创面,用抗过敏透气胶布固定。伤口渗液多,肉芽不新鲜者,每日换药1次;创面呈粉红色,肉芽生长良好者,隔日或2天换药1次。疗效颇佳。(滕佳林 米杰 编著·《外治中药的研究与应用》544)

②珍珠适量。加大黄、象皮各适量,共研成细末,制成治褥散;清疮后,将治褥散撒溃疡面,固定,每日1～2次。适用于深度褥疮。(胡郁坤 陈志鹏 主编·《中医单方全书》199)

★ 32. 治Ⅱ、Ⅲ度褥疮:【生肌糊】大黄90克,黄柏60克,血余炭30克,珍珠粉30克。用法:将上药前3味共研为极细末,过7号筛,再与珍珠粉配研均匀,鸡蛋清调成膏。创面消毒,抽吸水疱内渗液,剪除表皮,用生理盐水洗净。Ⅱ度用本品敷于创面,Ⅲ度感染甚、渗出多者用本品散剂撒于创面,无菌纱布覆盖包扎。均每日2～4次,7日为1个疗程。疗效:共治疗64例,用药2个疗程,治愈56例,好转6例,无效2例,总有效率为96.9%。(梁永才 梁杰圣 主编·《中国外治妙方》76)

★ 33. 治臁疮:乌梢蛇、珍珠粉、冰片按3:2:1比例,加麝香少许,研极细粉末,装瓶备用。用法:先用黄柏水煎外洗疮面,然后根据疮面大小,取本品适量撒于疮面,厚约1毫米,用纱布覆盖并加压包扎,隔日换药1次,2周为1个疗程。敷用本品后,局部可有灼痛感,约2小时灼痛感消失,不必处理。(唐大旸 张俐敏 主编·《传世金方·祖传秘方》198)

★ 34. 治下肢溃疡:【珠矾散】三七20克,枯矾10克,珍珠粉10克,冰片10克。用法:将前2味药共研为极细粉,过7号筛,再依次与后2味药配研均匀。将创面四周常规消毒,清创,干棉球拭净,用本品撒布患处,每平方厘米2～4克,每日1～2次。若有合并证者配服清热利湿饮(金银花、连翘、蒲公英、紫花地丁、赤芍、赤苓皮、泽泻、丹皮等)7～10剂。窦道深、瘘管及特异性感染的溃疡禁用。适用病证:下肢溃疡。按:共治疗50例,治愈48例,好转2例,总有效率为100%。(电子版·《中华验方大全》溃疡篇)

★ 35. 用于急性腰扭伤:用珍珠粉2克,煅紫贝齿3克,制硼砂9克,龙脑冰片1克。先将上药共研极细粉,再与后2味药共同研匀,贮备。

取灯芯草一段,剪平一头,湿并令闭目至泪出,便嘱患者起立、踏步并行弯腰运动3～5次。冷开水少许,蘸上药粉,点入患者眼内眦。(滕佳林 米杰 编著·《外治中药的研究与应用》542)

★ 36. 治发斑:【发斑药】珠子七个研碎,用新水调匀服之。(江苏新医学院 编·《中药大辞典》下册1494引《儒门事亲》)

★ 37. 治麻风性溃疡验案:余某某,男,35岁。少年时患瘤型麻风,右手中指2、3结节溃疡已4个多月,溃疡面糜烂,恶臭难闻,肿胀似脚拇指大,并有大量黄色渗出物,经外科常规换药及大量抗生素类治疗无效。患者要求做截指手术,但经服用珍珠粉2个疗程14天后(每天0.1克),肿胀减轻,渗出物减少,停药1天观察,5天后该指溃疡全部愈合。(黄国健等 主编·《中医单方应用大全》518)

★ 38. 治眼久积顽翳,盖覆瞳仁:珍珠一两,地榆三两(锉)。以水二大盏,同煮至水尽,取出珍珠,以醋浸五日后,用热水淘令无醋气,即研令极细。每以铜箸,取少许点翳上,以瘥为度。(江苏新医学院 编·《中药大辞典》下册1494引《圣惠方》)

★ 39. 治风热眼中生赤脉,冲贯黑睛,及有花翳:【珍珠散】珍珠一分,龙脑半分,琥珀一分,朱砂半分,硼砂二豆大。同细研如粉。每日三五度,以铜箸取少许,点在眦上。(江苏新医学院 编·《中药大辞典》下册1494引《圣惠方》)

★ 40. 治目中生肉,稍长欲满目,及生珠管:珍珠、贝齿各等分。上二味并研如粉,拌令和,以注肉上,日三四度。(宋立人 总编·《中华本草》9册72引《外台》)

★ 41. 治老年性白内障:【珍珠末】珍珠末(1克)。用法:口服珍珠末每次1克,每日3次,2周为1个疗程。视力提高再服2周,以后改为每次1克,每日1次维持半年。适用病证:老年性白内障。〔医案〕某男,65岁,双眼渐进性视物模糊1年,视力右0.4,左0.5,用1%的新福林散瞳检查,双眼晶体赤道部轮辐混浊伸向瞳孔区,眼底双眼视网膜小动脉轻度硬化,无其他异常。给予珍珠末1克,日3次服,2周后查视力右0.7,左0.8,继续再服两周后视力右1.0,左1.0,以后改为1克,日1次,追踪半年,视力仍维持1.0。按:珍珠末的化学成分主要含碳酸钙

珍
珠

67

（93%）、角蛋白、多种微量元素、肽类、非蛋白氮,珍珠末能够治疗白内障机制有待进一步研究。（电子版·《中华验方大全》光盘。白内障篇）

★ 42. **治眼青盲,不见物:【真珠煎】**真珠末一两,白蜜二合。用法:合和,微火煎二沸,绵滤取汁。每日三四度点之。（彭怀仁 主编·《中医方剂大辞典》8 册 214 引《圣惠方》）

★ 43. **用于流泪症:【珍珠散】**珍珠、丹砂、干姜、贝齿各适量,研极细末。点眼。（滕佳林 米杰 编著·《外治中药的研究与应用》541）

★ 44. **用于虚寒,茫茫不见物:**珍珠（细研）0.3 克,鲤鱼胆 2 枚,白蜜 60 克,和合铜器中,微火煎取一半。新绵滤过,瓷瓶中盛。每以铜箸点如黍米,点目眦,即泪出,频点取瘥。（滕佳林 米杰 编著·《外治中药的研究与应用》541）

★ 45. **治目中生息肉、肤翳,稍长,欲满目闭瞳子,及生珠管;亦治眯目不出:【贝齿散】**贝齿（烧末）7 枚,珍珠适量。用法:上药研为细末。以注翳肉上,每日 3 次。（孙世发 主编·《中医小方大辞典》265 引《千金》）

★ 46. **治急性视神经炎:**珍珠为主研末,成人每次 3 克,每日 3 次。（孟凡红 主编·《单味中药临床应用新进展》630）

★ 47. **治耳聋:【真珠粉】**珍珠适量。用法:绵裹,塞耳中。（孙世发 主编·《中医小方大辞典》140 引《证类本草》）

★ 48. **治口疮:**珍珠、牛黄各适量。用法:将上药适量研细末,取少许吹于患处,每日 2 ~ 3次。（唐大晅 张俐敏 主编·《传世金方·祖传秘方》341）

★ 49. **治复发性口疮:**服用珍珠粉治疗复发性口疮。或珍珠粉外涂。（孟凡红 主编·《单味中药临床应用新进展》630）

★ 50. **治口腔溃疡验案（2 例）**

①保某某,男,40 岁。因患原发性肝癌用VCR、ADM、5 - FU 抗癌药治疗后,舌上及口腔黏膜出现大小不等糜烂面,部分相互融合,并有少许灰白色渗出物,烧灼样疼痛,流涎不能进食,夜间不能入睡,用锡类散等疗效不显,改用珍珠粉外敷糜烂面,每天 4 次,3 天后即痊愈。（黄国健 等 主编·《中医单方应用大全》518）

②郑某某,男,64 岁。食管中段癌切除术后,伴有右前第 4 肋转移,肺转移。患者用AT1258、VCR、MTX 等治疗后,口腔出现糜烂,范围波及舌、腭颊和口唇黏膜,张口困难不能进食,遂用珍珠粉每天 4 次,治疗 4 天即愈。（黄国健 等 主编·《中医单方应用大全》518）

★ 51. **治子宫颈糜烂:**1∶5000 高锰酸钾溶液坐浴 3 日后,妇科常规消毒,暴露宫颈,将阴道分泌物擦净,再用 2∶1000 苯扎溴铵棉球消毒后,将珍珠粉 0.1 ~ 0.2 克撒在糜烂面。用干棉球压迫使药物与糜烂面充分接触,每日 1 次,10 日为1 个疗程,疗程间隔 7 ~ 10 日。治疗期间禁房事,应避免窥阴器碰伤子宫颈黏膜面。月经后3 ~ 7 日内用 KS 光热照治疗,并用珍珠末涂敷创面,术后 7 日及 14 日再各涂 1 次。（孟凡红 主编·《单味中药临床应用新进展》630）

★ 52. **治胎死不下:**熟珍珠 15 克,榆白皮 12克。用法:用酒 150 毫升,煮取 50 毫升,顿服。（吴素玲 李俭 主编·《实用偏方大全》485 引唐代·孙思邈《备急千金要方》）

★ 53. **治新生儿表皮生长不全:【扑粉生皮方】**早糯稻米 120 克,伏龙肝 30 克,珍珠粉 3 克。用法:将早糯稻米烘干与新取伏龙肝均研极细末,再与珍珠粉和匀,外扑之,一日三四次。适用病证:先天不足,脾虚血弱。益皮生肌。【医案】胡某某,男婴,籍贯如东,1964 年 9 月就诊。患儿系 8 个月早产儿,早晨娩出后,见小儿下半身表皮浸渍,红嫩而光,伴哭声低微。诊为表皮生长不全,即用"扑粉生皮方"外扑,1 日数次,3 日后复诊,表皮生长已如常儿。（电子版·《中华验方大全》新生儿表皮生长不全篇）

★ 54. **治幼孩遍体胎火胎毒,臀赤无皮,音哑鼻塞,或赤游丹毒:【猴疳化毒丹】**珍珠三分,血珀五分,飞滑石八分。共为末,每服三分,乳汁调下。（宋立人 总编·《中华本草》9 册 72 引《疡科心得集》）

★ 55. **治新生儿尿布疹:**每次便后清水洗净患处吸干,珍珠粉撒于患处,覆盖创面,日 3 ~ 6次。（孟凡红 主编·《单味中药临床应用新进展》630）

★ 56. **治小儿出痘不快:**珍珠 7 粒为末,新汲水调服。（杨建宇等 主编·《灵验单方秘典》243 引《儒门事亲》）

★ 57. **治小儿久咳成风,痰壅气闭:【珍珠琥**

珀散】珍珠、琥珀、牛黄各五分。用法：上为细末。每服一字，土蜂窠煎汤为引。（彭怀仁 主编·《中医方剂大辞典》7 册 12 引《医门八法》）

★ 58. 用于小儿夜啼：牛蒡子 50 克，珍珠粉 2 克，朱砂 3 克，共为细末。每用 1 克填脐，包扎固定。（滕佳林 米杰 编著·《外治中药的研究与应用》542）

★ 59. 治小儿中风，手足拘急：珍珠末（水飞）一两，石膏末一钱。每服一钱，水七分，煎四分，温服，日三。（江苏新医学院 编·《中药大辞典》下册 1494 引《圣惠方》）

★ 60. 治小儿发热、癫痫：珍珠粉每次 0.3 克，每日 3 次冲服，治疗小儿发热。或同时用丙戊酸钠每日 100 毫克口服可治疗小儿癫痫。（孟凡红 主编·《单味中药临床应用新进展》630）

急性子（又名凤仙花子 19 方）

【性味】苦辛，温，有毒。
①《玉楸药解》："入足少阴肾经。"
②《本草再新》："入肝、肺二经。"
【功能与主治】破血，消积，软坚。治经闭，积块，噎膈，外疡坚肿，骨鲠不下。
【用法用量】内服：煎汤，0.8～1.5 钱。或入丸、散。外用：研末吹喉、点牙，调敷或熬膏贴。
【使用注意】内无瘀积者及孕妇忌服。

★ 1. 治鸡鱼骨鲠喉 2 方
①凤仙花子 4.5 克，水煎服（虚弱者及孕妇禁服）。（北京、沈阳、兰州、新疆部队 编·《北方常用中草药手册》498）
②凤仙花子（即急性子）二十粒，白汤送下，立效。（清·顾世澄 撰·《疡医大全》666）

★ 2. 治噎食不下：凤仙花子，酒浸三宿，晒干研末，酒丸绿豆大。每服 8 粒，温酒下，不可多用。使用注意：孕妇禁服。（江苏新医学院 编·《中药大辞典》下册 1716 引《摘元方》）

★ 3. 治胃食管反流病：凤仙花子适量。研

末，淡温酒送服，每次 1 克。按：本病中医学属于"噎膈""吞酸""嘈杂""吐酸"等范畴。（胡郁坤 陈志鹏 主编·《中医单方全书》43）

★ 4. 治跌打损伤，阴囊入腹疼痛：凤仙花子、沉香各 5 分。研末冲开水送服。（江苏新医学院 编·《中药大辞典》下册 1716 引《闽东本草》）

★ 5. 治阳痿：凤仙花子 15 克，阿片 3 克，蟾酥 3 克，麝香少许。调均匀，再研一遍，加大葱适量捣为丸，如黄豆大，阴干。临睡前，用药丸 3 粒，白酒化开，涂于神阙穴、曲骨、龟头上。每晚 1 次直至痊愈。（唐汉钧 汝丽娟 主编·《中国民间外治独特疗法》152）

★ 6. 治肾囊烂尽，只留二睾丸：取凤仙花子和甘草为末，麻油调敷，即生肌。（江苏新医学院 编·《中药大辞典》下册 1716）

★ 7. 治丝虫病、象皮肿：急性子（凤仙花子）60 克，苍术 60 克，蝎尾 10 只，蛇蜕 30 克，蜈蚣 2 条。研粉。每日 3 次，每次吞服 1.5～3 克，连服 3 月。（宋立人 总编·《中华本草》5 册 137）

★ 8. 治睑板腺囊肿：急性子、生南星各等份。用法：共研为极细末，混合，用麻油适量调成糊状，敷贴患处，每日 1 次，并用热毛巾或热水袋敷患处，每日 3 次，每次 15～20 分钟。（李川 主编·《民间祖传秘方》257）

★ 9. 治单、双喉娥：白凤仙花子研末，用纸管取末吹入喉内，闭口含之，日作二三次（孕妇禁服）。（江苏新医学院 编·《中药大辞典》下册 1716）

★ 10. 拔牙：急性子（即凤仙花子）。用法：研细末，和酒点在坏牙根处。注意勿点好牙。（中医研究院革命委员会 编·《常见病验方研究参考资料》446）

★ 11. 治牙齿欲取：凤仙花种子研细末，入信石少许，点于痛牙根上，取除极易。（《华陀神医秘传》242）

★ 12. 治月经困难：凤仙花子 3 两。研细蜜丸。1 日 3 次，每次 1 钱，当归 3 钱煎汤送服。按语：中药名：急性子。（江苏新医学院 编·《中药大辞典》下册 1716）

★ 13. 治经闭腹痛，产后瘀血未尽：急性子（凤仙花子）9 克，捣碎。水煎，加红糖适量服。

★ **14. 治胎衣不下**：凤仙子炒黄研末，黄酒温服 1 钱。（江苏新医学院 编·《中药大辞典》下册 1716 引《经验广集》）

★ **15. 治急性乳腺炎**：急性子（凤仙花子）25 克，朴硝 50 克，鲜蟾皮 1 张（连背皮），白酒一盅，炒面适量（寒结重者可加入少许姜汁）。前 3 味药共捣成泥，加白酒及炒面拌调成干糊状。将药糊敷患处，四周围以棉条，上盖敷料及油纸。敷药后如觉痒甚可取下，隔日加酒重调后再敷。功能：消炎解毒，散瘀通络，消肿止痛。外敷治疗急性乳腺炎（未成脓）49 例，多在 3 天内治愈。个别患者敷药后皮肤发痒，可暂停敷用，无其他副作用。（胡熙明 主编·《中国中医秘方大全》中册 59）

★ **16. 治胃贲门癌**：急性子（凤仙花子）、海浮石、煅花蕊石各 9 克，海螵蛸 30 克，煅代赭石 6 克。共研细末，和水为丸，如绿豆大。每服 6 克，早、晚各 1 次。（宋立人 总编·《中华本草》5 册 136）

★ **17. 治食管癌**：凤仙花子，于酒中浸 72 小时，晒干研末，和酒为绿豆大小的丸剂，1 次 8 丸，用酒服之。（金福男 编著·《古今奇方》295）

★ **18. 治食道癌**：急性子 50 克，熊胆 2 克，硼砂 15 克，人指甲 1.5 克。用法：上 4 味药共研末，分成 6 包，每包另加冰糖 60 克，用开水溶解冷服，日服 2 次，每次服 1 包，连服 15～30 天。备注：早期食道癌治疗有效，晚期收效差。经治 62 例，有效率为 85%。（吴静 陈宇飞 主编·《民间祖传秘方大全》206）

穿山甲（140 方）

【**药性**】味咸，性微寒。归肝、胃经。

【**功能与主治**】活血散结，通经下乳，消痈溃坚。主治血瘀经闭，癥瘕，风湿痹痛，乳汁不下，痈肿，瘰疬。

【**用法用量**】内服：煎汤，3～9 克，或入散剂。外用：适量，研末撒或调敷。

【**使用注意**】气血虚弱、痈疽已溃者及孕妇禁服。

★ **1. 治肝硬化**：穿山甲片三两。用法：炙酥，研为细末，每服一钱半，一日二次（成人量），白开水送服。备注：此药主治肝硬化患者的肝肿大。如无穿山甲片，可用鳖甲代替，剂量须加倍。（中医研究院革命委员会 编·《常见病验方研究参考资料》164）

★ **2. 治肝脾肿大**：穿山甲、鳖甲各等分。用法：上药共研细末，每次冲服 4 克，饭后服，1 日 2 次。因 2 味药有轻度腥味，对消化道有刺激，故以蜂蜜调服或装胶囊吞服为佳。2 个月为 1 个疗程。疗效：治疗 100 例，78 例显效，治疗后肝脾回缩到正常或明显回缩，血小板提升到 $100 \times 10^9/L$ 以上为显效；无效 22 例。100 例治疗前血小板低于 $70 \times 10^9/L$，治疗后，全部提升到 $100 \times 10^9/L$ 以上。无效的 22 例经第三疗程治疗后，肝脾回缩未能达到正常水平。（刘有缘 编著·《一两味中药祛顽疾》103）

★ **3. 治臌胀**：穿山甲、醋炙鳖甲、鸡内金各 500 克，蜂蜜 2000 克。用法：前 3 味药共为细末，与蜂蜜混合为丸，如梧桐子大。每日 3 次，每次服 1 丸。功能：活血消癥，软坚散结。方解：穿山甲活血通经消癥；鳖甲软坚散结；鸡内金化坚消石；蜂蜜缓急止痛，润肠通便。全方共奏活血消癥，软坚散结之功。注意事项：忌生冷、荤腥、油腻食物及雄鸡、牛肉等发物。（易法银 喻斌 主编·《湖南省中医单方验方精选·内科》上册 560）

★ **4. 治冠心病**：穿山甲肉 250 克。洗净，切碎，放入砂锅内煲汁炖透，加入何首乌、黑豆各 60 克，再加清水约 1200 毫升，先用武火煎沸改用文火熬汤，最后加油盐调味，饮汤吃肉，每日 2 次。适用于冠心病瘀血证。（胡郁坤 陈志鹏 主编·《中医单方全书》36）

★ **5. 治疟疾 2 方**

①陈艾三钱，穿山甲一钱。用法：水煎服。（中医研究院革命委员会 编·《常见病验方研究参考资料》68）

②穿山甲主治瘰疬疮疡，风寒湿痹，乳汁不通，经闭不行等症。笔者跟随先父行医时，用穿山甲 9 克煎水饮，对间日疟效果明显，如病情较重，用穿山甲 12 克，加炒常山 9 克，同煎，有良好效果。

如邹某某，男，31 岁。时值酷暑，每天 1 次畏寒战栗,约 20 分钟,继即高热 41.3℃,全身酸痛,口渴引饮,面红目赤,脉疾。高热而睡不实,4～5 小时后全身大汗,体温骤然下降,退至正常。脉转平缓,检查左肋下可扪及肿大的脾脏,质中等硬,有轻压痛。末梢血涂片,查到疟原虫两种,为间日疟和三日疟。西医曾肌肉注射奎宁针,内服阿的平片,曾有皮肤黄染而逐渐退去,1 周内未发作寒热,第 8 天起又发寒战、高热如上述,要求中药治疗。处方:穿山甲 12 克,炒常山 9 克,每日水煎 1 剂。服 3 剂时寒战已轻,微感畏寒,后发热 38.2℃,第 4 天起,未再发作畏寒及发热,为巩固疗效,用穿山甲 12 克,单味水煎,每天 1 剂,服 3 剂后停药,恢复正常劳动,一直至冬、春,未再复发。[中医杂志 编辑部 整理·《中医杂志》"专题笔谈"文萃(19954—2004,第一辑)273]

★ 6. 治但热不寒疟:穿山甲一两,干枣十枚。上同烧灰留性,研为细末。每服二钱,当日发,日未出时井水调下。(江苏新医学院 编·《中药大辞典》下册 1727 引《杨氏家藏方》)

★ 7. 治疟疾、太阳经头痛寒热:【瓜蒂散】瓜蒂 7 枚,穿山甲鳞(瓦上焙焦)1 片。用法:上药研为细末。欲发前,男左女右,鼻内嗜少许。主治:①《杨氏家藏方》:疟疾。②《御药院方》:太阳经头痛寒热。(孙世发 主编·《中医小方大辞典》329 引《杨氏家藏方》)

★ 8. 治久疟、疟母不愈者:穿山甲、木鳖子各等份。用法:上药研为末。每次 6 克,空腹温酒调下。(孙世发 主编·《中医小方大辞典》238 引《丹溪心法》)

★ 9. 治疟母:【双甲散】鳖甲(九肋者,醋炙)、穿山甲(蛤粉炒成珠)各等份。用法:上药研为细末。每次 9 克,白汤调下。(孙世发 主编·《中医小方大辞典》284 引《增补内经拾遗》)

★ 10. 治多年痞块癖积:党参(米炒)、三棱、炙甲片各三钱。用法:研成细末,每服一钱,一日三次,开水送下。(中医研究院革命委员会 编·《常见病验方研究参考资料》247)

★ 11. 治大小府秘涩,投诸药无验,不拘老幼:【远彻膏】穿山甲(尾足上者佳,烧透)、五灵脂(净者)各 6 克。用法:上药研为细末,次以巴豆 6 克(去壳研碎)和前药末,仍用大蒜 12 克,去

上粗皮层,于砂钵内烂杵如泥。做一饼纳脐中,以绢帕系之。外以掌心火上烘热,熨至八九次,闻腹中微响即通。(孙世发 主编·《中医小方大辞典》378 引《活幼心书》)

★ 12. 治胃、十二指肠溃疡病:当归五钱,山甲三钱。用法:共为细末,分四次,开水冲服,一日二次。(中医研究院革命委员会 编·《常见病验方研究参考资料》133)

★ 13. 治胃痛:穿山甲 30 克。焙研末,开水泡服,每次 9～12 克。(胡郁坤 陈志鹏 主编·《中医单方全书》60)

★ 14. 治小腹痛:穿山甲(土炒脆)。用法:研末,砂糖调,陈酒送下,每服二至三钱。本方宜用于小腹痛上攻冲心者。(中医研究院革命委员会编·《常见病验方研究参考资料》152)

★ 15. 治疝气膀胱疼痛:穿山甲(炒)三钱,茴香子二钱。为细末。每服二钱,滚水酒送下。(江苏新医学院 编·《中药大辞典》下册 1727 引《滇南本草》)

★ 16. 治多尿症:穿山甲肉不拘多少,五香粉适量,加水适量炖熟,调味食用,每日 1 次,连服 3～4 次。主治多尿症,每日小便 10 余次,或数十次。(杨建宇等 主编·《灵验单方秘典》126)

★ 17. 治乳糜尿:将穿山甲片或整穿山甲(去内脏)置瓦片上焙焦干,研末,每次 10～12 克,每日 3 次,用黄酒冲服。李明道用上方治疗顽固性乳糜尿 2 例,收效满意。(王辉武 主编·《中药临床新用》484)

★ 18. 治男人淋浊:穿山甲、海螵蛸、茯苓各二钱。用法:焙黄研末。分两次开水送下。(沈洪瑞 主编·《重订十万全方》265)

★ 19. 治砂淋:穿山甲 1 两,烧酒适量。用法:研成细末,用烧酒调。每日 1 剂,4 小时服 1 次。功能:活血化瘀,通淋排石。注意事项:空心服,穿山甲醋炙。以病愈为度。(易法银 喻斌主编·《湖南省中医单方验方精选·内科》中册 1667)

★ 20. 治血尿:用穿山甲粉 1.8 克,日 2 次,白开水送服,数十剂,效验。(楼锦英 编著·《中药临床妙用锦囊》396)

★ 21. 外治顽固性甲状腺肿大及结节:近年来,笔者以穿山甲外用治疗单纯性甲状腺肿大及

结节,疗效显著。方法:穿山甲研末,每次 10 克,米酒调为糊,采用药物离子导入治疗机局部导入,每日 1 次,每次 50 分钟,20 天为 1 个疗程。疗程间休息 20~30 天,平均 2~3 个疗程即可治愈。穿山甲,咸,微寒,性善走窜,"凡血凝血聚为病皆可开之",故长于散结软坚,消瘰化瘤。单纯性甲状腺肿大,内服药物常易出现并发症,尤其发展为结节,更不易消散。采用本法局部导入,无长期服药之苦,患部药物离子浓度较高、作用时间长,故能取效。[中医杂志 编辑部 整理·《中医杂志》"专题笔谈"文萃(19954—2004,第一辑)331]

★ **22. 治肠痈,不拘已成未成者:**【神通散】出过蚕蛾(烧灰)、大黄各六钱,穿山甲(炒)、牙皂各五钱。用法:上为末。每服一钱,酒调下。服之脓血皆从大便中出。(彭怀仁 主编·《中医方剂大辞典》7 册 1147 引《玉案》)

★ **23. 治痢,里急后重:**穿山甲、好蛤粉等分。上为细末。每服一钱,好酒空心调服。(江苏新医学院 编·《中药大辞典》下册 1727 引《普济方》)

★ **24. 治痔疮 2 方**

①【洗肠犀角散】骨碎补、穿山甲二两(蛤粉炒),玄胡索半两(生),甘草根。用法:上为细末。每服半钱,茶调,空心服之。(彭怀仁 主编·《中医方剂大辞典》7 册 875 引《秘传外科方》)

②刺猬皮、穿山甲各四钱,肉豆蔻三钱。用法:先将前二味共烧存性为末,再以肉豆蔻熬水,将药末分三次吞服。(中医研究院革命委员会 编·《常见病验方研究参考资料》281)

★ **25. 治翻花痔:**穿山甲一两(煅过),乳香半钱(细研如粉),没药二钱(细研如粉)。用法:上研匀。每用少许,以津调涂疮上。即愈。(彭怀仁 主编·《中医方剂大辞典》10 册 328 引《普济方》)

★ **26. 治痔疮久不合:**【生肌散】黄狗头骨、乱发、穿山甲各等份。用法:上药烧灰为末。干撒患处。如干则用津唾调敷。(孙世发 主编·《中医小方大辞典》840 引《济阳纲目》)

★ **27. 治痔漏:**炮山甲(炮)一两,槐花(炒)、白矾各二两。共研细。以黄蜡二两熔化为丸,每服一钱五分。(清·顾世澄 撰·《疡医大全》882)

★ **28. 治肛瘘、痔漏:**胡黄连(炒)、炒穿山甲、煅石明、炒槐米各五钱。用法:共研细末,丸如梧桐子大,早晚各服二钱,米汤送下。(中医研究院革命委员会 编·《常见病验方研究参考资料》283)

★ **29. 治气痔脓血:**穿山甲一两(烧存性),肉豆蔻三个。同为末。米饮调二钱服。甚者加猬皮一两烧入。中病即已,不必尽剂。(宋立人 总编·《中华本草》9 册 542 引《本草衍义》)

★ **30. 治窦道、瘘管、褥疮、疔疮及创面感染:**炙穿山甲、制乳香、制没药各 40 克,红升 20 克。前三味共研细粉,过 80 目筛。红升研细粉,过 100 目筛,再与混合粉混匀,过筛即得。本品为红棕褐色粉末。功能:排脓引流,去腐生新。外用,取药粉适量,撒于患处,外贴黑膏药。(宋立人 总编·《中华本草》9 册 543)

★ **31. 治肩周炎:**穿山甲适量焙焦研末,每次服 1~2 克,每日 2 次,温开水冲服,一般用药 10 天痛减,2 个月痊愈。仰占辑用上方治疗肩周炎,收效良好。(王辉武 主编·《中药临床新用》485)

★ **32. 治肩周炎有良效:**肩周炎中医称之为"肩痹"。临床特征为肩痛和活动障碍,本病多发生在中老年人,严重影响日常生活。笔者用单味穿山甲治疗肩周炎 28 例,疗效显著。

治疗方法:将穿山甲焙焦研细末,每次空腹用黄酒冲服 1.5~2 克,每日 2 次,15 天为 1 个疗程。

典型病例:肩周炎属于痹症范畴,多因感受风寒,邪滞筋肉,闭阻经络,不通则痛而发病。穿山甲性味咸凉,归肝、胃经,《本草从新》云:"善窜,专能行散,通经络,达病所。"黄酒气味苦甘辛,具有舒筋活络、祛风去寒之功效。用黄酒冲服穿山甲,增强其疏通经络之功,兼具祛风去寒之效,故病体得愈。若能配合功能锻炼,其疗效更佳。[中医杂志 编辑部 整理·《中医杂志》"专题笔谈"文萃(1995—2004,第一辑)499]

★ **33. 治痈疽无头:**穿山甲、猪牙皂角(去皮、弦)各一两。共炙焦黄,为末。每用一钱,热酒调下。其疮破,以冬藤为末敷,疮干即水调敷之。诸疔疮皆可用。(江苏新医学院 编·《中药大辞典》下册 1727 引《小儿卫生总微论方》)

★ **34. 治痈疽诸痛，未有头者**：穿山甲一两（炒），天花粉二两，白芷二两。用法：上为细末。每服二钱，用酒调下。（彭怀仁 主编·《中医方剂大辞典》1 册 1074 引《普济方》）

★ **35. 治头脑上痈肿：【川芎通气散】**天花粉（洗净，为细末）、川芎（不见火，为细末）、穿山甲（头顶上甲，炒，为细末）各等分。用法：每服五钱，用栝楼一个，取子并肉研细，入无灰黄酒一碗，滤去滓，重汤煎熟，却将此酒来调药，食后稍空服。（彭怀仁 主编·《中医方剂大辞典》1 册 1074 引《备急灸法》）

★ **36. 治初起发背：【二仙丹】**穿山甲 7 片，牛皮胶 4 两。用法：同放新瓦上烧存性，研为细末。好酒调下。任量饮醉，出汗为度。（清·顾世澄 撰·《疡医大全》297）

★ **37. 治发背**：山甲珠、皂刺、天花粉、全蝎各 3 钱。用法：共为细末，每服 2 钱，酒送下。初服出透汗，再服不必出汗。（中医研究院革命委员会编·《常见病验方研究参考资料》257）

★ **38. 治发背、痈疽、疔肿、瘰疬、便毒**：穿山甲（火煅存性，或炒）一两，白芷五钱（一半生，一半炒），川大黄五钱（一半生，一半煨）（一方有酒炙败龟板一两）。用法：上为细末。每服三钱，酒调下；重者，煎真人活命汤调下。觉腹中作痛，则脓毒从大便出矣。（彭怀仁 主编·《中医方剂大辞典》8 册 454 引《松崖医经》）

★ **39. 治痈疽漫肿，不变色者；附骨疽**：露蜂房一两，蛇蜕二钱五分，头发二钱五分（烧存性），穿山甲二钱五分。用法：上为末。每服二三钱，加乳香末五分，温酒调下。功能：托里排毒，内消止痛。（彭怀仁 主编·《中医方剂大辞典》1 册 1074 引《外科大成》）

★ **40. 治痈疽疮毒，未溃脓者，及一切无名肿毒**：绿豆淀粉一斤，乳香二钱，没药二钱，山甲珠二钱。配制：先将绿豆淀粉炒黄，再与各药共研细末，干醋调和摊青布上。用法：贴患处。如贴后感觉发痛，冷醋布上浸之，其痛立止。（沈洪瑞 主编·《重订十万金方》374）

★ **41. 治痈疽疮肿，已溃未溃皆可用之**：胡黄连、穿山甲（烧存性）各等分，以茶或鸡子清调涂。（滕佳林 米杰 编著·《外治中药的研究与应用》545 引《简易方》）

★ **42. 治腹中痞块**：用苋叶、独蒜、穿山甲、食盐各适量，同以好醋捣成饼。量痞大小贴之，两炷香为度。其熔化成脓血，从大便出。（滕佳林 米杰 编著·《外治中药的研究与应用》547 引《保寿堂经验方》）

★ **43. 治痈溃后腐肉不脱**：山甲珠 3 钱。用法：研细末，撒疮口上。（中医研究院革命委员会编·《常见病验方研究参考资料》255）

★ **44. 治顽疮，症见疮痂堆积，日久不愈者**：甲珠 2 分，冰片 5 分。用法：共研细末。每日 1 次，先将疮痂洗净，然后撒上药粉。功能：清热解毒，燥湿止痒。注意事项：3 ~ 4 次即愈。（阳春林 葛晓舒·《湖南省中医单方验方精选·外科》上册 634）

★ **45. 治马疔：【贝母散】**穿山甲（烧存性）、贝母各等份。用法：上药研为末。每次 9 克，酒调下。（孙世发 主编·《中医小方大辞典》264 引《普济方》）

★ **46. 治无名肿毒 2 方**

①山甲珠二钱，冰片一钱。用法：共研面，醋调涂患处。（沈洪瑞 主编·《重订十万金方》380）

②穿山甲 9 克。研末，撒患处。适用于痈肿。（胡郁坤 陈志鹏 主编·《中医单方全书》188）

★ **47. 治丹毒**：穿山甲适量。磨汁，搽患处。适用于蚂蚁丹。（胡郁坤 陈志鹏 主编·《中医单方全书》192）

★ **48. 治痈毒脓证，肿毒已经成脓而没有溃破**：皂角刺、炒穿山甲各 2 钱。用法：研成细末，水煎。每日 1 剂，分 2 次服。功能：消肿溃痈，排脓解毒。（阳春林 葛晓舒·《湖南省中医单方验方精选·外科》上册 122）

★ **49. 治瘰疬初起 2 方**

①山甲珠一两，皂角刺四两。用法：共为末，混匀备用，每晚服五钱，黄酒送下。（中医研究院革命委员会 编·《常见病验方研究参考资料》284）

②炮山甲四两。用法：研末，用米糊为丸，如豌豆大，每日早、晚各服三钱，夏枯草五钱煎汤送下。（中医研究院革命委员会 编·《常见病验方研究参考资料》284）

★ **50. 治瘰疬初起，颈部两侧结核，肿势宣浮，皮色不变**：穿山甲 7 片，牛皮胶 120 克。用法：瓦上烧灰为细末。每次 3 克，酒调服，出汗为

度,一日2次。(吴素玲 李俭 主编·《实用偏方大全》306引《疡医大全》)

★ 51. 治瘰疬溃坏2方

①穿山甲二十一片。烧研敷之。(江苏新医学院 编·《中药大辞典》下册1727引《姚僧坦集验方》)

②穿山甲(土炒)、斑蝥、熟艾等分为末。敷之。外以乌桕叶贴上,灸4壮,效。(滕佳林 米杰 编著·《外治中药的研究与应用》545引《寿域方》)

★ 52. 治鼠疮未破者:蜈蚣一条(去头足),山甲(炒)各五钱,全蝎(炒,去毒)十四个,火硝三分。用法:上为末。每服一钱,黄酒调下,随嚼核桃肉二枚。服完一料愈。(彭怀仁 主编·《中医方剂大辞典》3册401引《仙拈集》)

★ 53. 治淋巴结结核溃疡久不收口:炙穿山甲5克,鸡蛋2个。用法:将鸡蛋打一小孔,倒出少许蛋清,穿山甲研细末,由小孔将药粉分装入2个蛋内,用竹筷搅匀,用牛皮纸封住小孔。再用浸湿纸包裹鸡蛋,置柴火灰中烧熟,去壳吃蛋,每日1次,每次2个。说明:用此方一般吃20余个鸡蛋即可收口,不再复发。(张力群等 主编·《中国民族民间秘方大全》547)

★ 54. 治急性淋巴管炎和淋巴结炎:穿山甲适量。切片,砂炒松泡后研粉,开水或少量白酒送服,每次2克,每日3次,连服3～5日。适用于急性淋巴结炎,亦可用于急性乳腺炎。(胡郁坤 陈志鹏 主编·《中医单方全书》194)

★ 55. 治急性化脓性淋巴结炎:穿山甲60克,蜂蜜适量。用法:用砂子炒穿山甲至胖大呈黄色后,研为极细末。每次取适量加入蜜少许调成糊状。敷于创面上,以干净纱布覆盖,胶布固定,每日换药1次。功能:消痈排脓,活血消癥。注意事项:如创面脓液分泌过多,1日可换2次。一般创面分泌物越多越易愈合。如换药后创面分泌物很少,可给予益气、养血、健脾中药每日1剂,分2次服。(阳春林 葛晓舒·《湖南省中医单方验方精选·外科》上册352)

★ 56. 治便毒2方

①生大黄六钱,全蝎(去头足,炒去毒)、穿山甲各三钱,白芷四钱。水煎服。外用千年石灰一两,白矾三钱,盐少许,米汤调敷即消。(清代·顾世澄 撰·《疡医大全》905)

②地榆四两,土炒穿山甲二片。白酒三碗,煎一碗,空心服,虽有脓者亦愈。(陆锦燧 辑·《鲟溪秘传简验方》154)

★ 57. 治便毒便痈:穿山甲半两,猪苓二钱。并以醋炙研末。酒服二钱。外以穿山甲末和麻油、轻粉涂之。(江苏新医学院 编·《中药大辞典》下册1727引《仁斋直指方》)

★ 58. 治便毒、骑马痈等症初起,脓未成者:大黄五钱(生),白芷二钱,山甲三片(炒),黄明胶五钱。用法:酒、水各半,煎服。(彭怀仁 主编·《中医方剂大辞典》7册1015引《外科医镜》)

★ 59. 治便毒未成者,内消;已成者,脓从大便下:【偷刀散】大黄、白芷各二钱,穿山甲一钱。用法:上为末,作二次服。空心酒调下。(彭怀仁 主编·《中医方剂大辞典》9册512引《慈幼新书》)

★ 60. 治鱼口疮:【子花煎】槐子五钱,穿山甲(微炒)三钱。用法:用无灰黄酒半碗,水半碗,煎至半碗,空心热服。(彭怀仁 主编·《中医方剂大辞典》1册1220引《鲁府禁方》)

★ 61. 治疝气偏肿:穿山甲、茴香各适量,共研为末,用酒调和口服,再调和涂在患处。(杨建宇等 主编·《灵验单方秘典》103)

★ 62. 治疝气,外肾肿大:小茴香(炒)、山甲(炒)、全蝎(炒)、木香各等分。用法:上为末。每服二钱,酒调下。(彭怀仁 主编·《中医方剂大辞典》8册629引《奇方类编》)

★ 63. 治下疳疼不可忍:穿山甲(煅)、黑羊角(煅)各二钱,乳香(去油)、没药(去油)各一钱。研细末,酒调服。(清·顾世澄 撰·《疡医大全》912)

★ 64. 治慢性下肢溃疡久不收口:穿山甲适量,与砂子同炒至胖大呈黄色后,研成极细粉末,加入蜜少许调成糊状。将其敷于创面上,以干净纱布覆盖,胶布固定,每天换药1次。如创面脓液分泌过多,每天可换药2次,一般来说,创面脓液分泌越多,创面越易愈合。如经过一段时间换药,创面分泌物仍很少,此时可根据全身情况进行辨证施治,给予益气养血、健脾中药内服。据钱焕祥报道,应用本方治疗5例,均在换药10～30天内创面痊愈。(薛建国 李缨 主编·《实用单方大全》379)

★ 65. 治血栓闭塞性脉管炎:穿山甲15克。

水煎服。适用于脉管炎血瘀阻滞证。（胡郁坤 陈志鹏 主编·《中医单方全书》218）

★ 66. **治结节性动脉周围炎**：炮山甲研细末，每次 1.5～3 克，冲服，每天 3 次。（楼锦英 编著·《中药临床妙用锦囊》397）

★ 67. **治风疮不愈**：用穿山甲末适量，菜籽油酌量。同熬成膏，涂之。（滕佳林 米杰 编著·《外治中药的研究与应用》546 引《摄生众妙方》）

★ 68. **治风湿疹，通身发痒**：穿山甲 3 片。用法：穿山甲片洗净。每日多次，交换刮痒处。功能：活血祛瘀，解毒止痒。（阳春林 葛晓舒·《湖南省中医单方验方精选·外科》上册 677）

★ 69. **治蛇串疮红热刺痛，见丘疹水泡者**：生穿山甲 1 片，食醋 30 毫升。用法：将穿山甲片用食醋磨浓汁。外涂患部，每日 3～4 次。功能：清热解毒，活血止痛。（阳春林 葛晓舒·《湖南省中医单方验方精选·外科》上册 536）

★ 70. **治蛇串疮红热灼痛，丘疹疱疹密集者**：穿山甲 15 克，麻油 20 克。用法：将穿山甲炮制，研末，加麻油调成糊状。外涂患处，每日涂药 3～4 次。功能：清热解毒，活血止痛。注意事项：麻油最大剂量可用到 30 克。（阳春林 葛晓舒·《湖南省中医单方验方精选·外科》上册 536）

★ 71. **治止血**：穿山甲油炸成黄色，经日晒自然挥发除去油质研末。将出血处沾干，迅速把粉均匀地撒在出血部位上（包括动脉出血），轻轻加压包扎。用于疝气修补、阑尾切除、胃次全切除、骨瘤、脊椎骨折钢板固定、截肢等手术，可获满意的止血效果。（孟凡红 主编·《单味中药临床应用新进展》97）

★ 72. **治创口出血**：穿山甲适量。研末，撒伤口；亦可用开水送服。（胡郁坤 陈志鹏 主编·《中医单方全书》366）

★ 73. **治肌衄验案**：一人左臂毛窍如针孔，骤溅出血，积有一面盆许，昼夜长流，面白无气，余用炒山甲片研细粉，掩之以帕，扎住，即止，随服补血汤数剂而愈。后治一老农肾囊上有一针孔流血，盈至脚盆，诸药不效，自谓必死，余投以前法，立时痊愈，真神方也。（杨鹏举 主编·《中医单药奇效真传》196 引《冷庐医话》）

★ 74. **治血箭，毛孔出血如箭射不止**：甲珠

5 钱。用法：将甲珠研末。纱布包裹，扑出血处。功能：清热活血，敛阴止血。（易法银 喻斌 主编·《湖南省中医单方验方精选·内科》下册 1868）

★ 75. **治赤游丹**：穿山甲（炒炙）、血余（煅）各等分。研末，每服五分，轻者三分，黑糖拌滚汤调下。（清·顾世澄 撰·《疡医大全》1136）

★ 76. **治蚂蚁窝并痒极成片之疮**：轻粉二钱，穿山甲一两（新瓦上炙，剪成豆大，再用土炒成珠）。共研末，以甘草汤洗净，取熟鸡蛋黄炒出油，用蛋油调上药外搽。（清·顾世澄 撰·《疡医大全》738）

★ 77. **治足底生小孔疮，痛不可行**：穿山甲 5 钱，猪油适量。用法：炮山甲研末，再用猪油调匀。每日多次，外搽患处。功能：活血解毒，消肿止痛。（阳春林 葛晓舒·《湖南省中医单方验方精选·外科》上册 723）

★ 78. **治蚁瘘疮多而孔小**：烧穿山甲，猪膏和敷。（江苏新医学院 编·《中药大辞典》下册 1727 引《补缺肘后方》）

★ 79. **治头疮属蚂蚁窝者**：穿山甲 1 两，茶油适量。用法：烧枯研末，茶油调匀。外敷患处。功能：清热解毒，软坚散结。注意事项：头疮痒甚，常流水，俗名蚂蚁窝。（阳春林 葛晓舒·《湖南省中医单方验方精选·外科》上册 474）

★ 80. **治蚁漏验案**：一妇项下忽生一块肿，渐缘至奶上肿起；莫知何病。偶用力刺破，出清水一碗，日久疮不合。有道人见之曰："此蚁漏也，缘用饭误食蚁得此耳。"询之果然，道人云："此易治，但用穿山甲数片烧存性，灰为末，敷疮上。"遂愈。盖穿山甲，蚁之畏也。（杨鹏举 主编·《中医单药奇效真传》256 引《证治准绳》）

★ 81. **治蚂蚁入耳**：穿山甲（炒）。用法：上药研面，水调滴入耳内。（李德新等 编著·《祖传秘方大全》264）

★ 82. **治痘疹初发不起**：穿山甲（土拌，炒黄，取头上及前足者佳）30 克，红曲（略焙）3 克。用法：上药研为细末。用雄鸡冠血和酒酿调服，人大 4 克，人小 1.5～2 克。功效：托痘。（孙世发 主编·《中医小方大辞典》271 引《冯氏锦囊·痘疹》）

★ 83. **治痘疮倒靥陷状；小儿疮疱黑陷，或变紫色**：【独圣散】穿山甲不拘多少。用法：上药

取前足嘴上者,烧存性,研为末。每次 1.5 克,以木香汤入少许酒服之;紫草汤亦可。(孙世发 主编·《中医小方大辞典》125 引《景岳全书》)

★ **84. 治麻疹应出不出,或疹出不透者:**炙穿山甲五分(研末)。用法:另用西河柳一两,薄荷五分,水煎后滤清,入穿山甲末调和热服。(中医研究院革命委员会 编·《常见病验方研究参考资料》20)

★ **85. 治麻疹已出,收没太速:**山甲珠、牛蒡子、葛根各三钱。用法:水煎。一周岁小儿每服一酒杯,每隔三小时服一次,按年岁增减用量。忌生冷辣食物。(中医研究院革命委员会 编·《常见病验方研究参考资料》21)

★ **86. 治扁平疣:**炮穿山甲 30 克。研末,每次 6 克,每日 1 次,用米酒适量调服。连服 30 日即可。(楼锦英 编著·《中药临床妙用锦囊》397)

★ **87. 治白癜风 2 方**

①穿山甲、水银各 1 两,轻粉 5 分。穿山甲炒存性为末,与其他药研末调匀,加入麻油,外擦患处,每日 2~4 次。(《全国中草药汇编》编写组 编·《全国中草药汇编》上册 572)。

②取五分钱大的生穿山甲 1 片,得用其自然边缘,刮白斑处,顺经络循行之方向,由轻到重刮 60 次,发红为度,不能出血。刮完后敷以红霉素软膏润泽皮肤,防止感染。每日 2 次,刮 1 周后白斑完全消失。阚金铭用上方治疗白癜风 6 例,全部治愈,无 1 例复发。(王辉武 主编·《中药临床新用》485)

★ **88. 用于一切顽癣:**用穿山甲数片,油少许。先用穿山甲将顽癣刮破,用羊毛软笔蘸油涂上,甚加疼痛,停半日再涂。癣自结痂而愈,如已破者,不必刮。(滕佳林 米杰 编著·《外治中药的研究与应用》546)

★ **89. 牛皮癣:**穿山甲 30 克,蜈蚣 3 条,鸡蛋 9 个。用法:穿山甲炮炙、研细,蜈蚣焙、研细,2 味混匀,分成 9 等份;将鸡蛋打 1 小孔,每蛋装入 1 份药末,放锅内煮熟。每日 1 剂,分 3 次吃蛋。功能:活血消瘀,通络止痒。方解:穿山甲活血消瘀,消肿排脓;蜈蚣攻毒散结,通络止痛。诸药合用,共奏活血消瘀,通络止痒之功。注意事项:此系 1 个疗程的剂量,一般须 5 个疗程。用药期间忌辛辣刺激性食物及腥凉等食物。连用

3 天,停 3 天后再用。同时肌注维生素 B_{12},每日 1 次,1 次 250 微克;654－2 每日 1 次,1 次 5 毫升,连用 3 天,停 3 天再用,共用 3 个疗程。(阳春林 葛晓舒·《湖南省中医单方验方精选·外科》上册 796)

★ **90. 治鹅掌风 2 方**

①大黄鳝一条,穿山甲(烧存性,研末)少许。用法:黄鳝去头、尾、肠,切一寸长,以香油一两入锅内,将鳝鱼竖起,熬至鱼枯取油放磁盏内,调山甲末搽患处,以炭火炙至手痒面痛,又搽又炙,三次自愈。(清·顾世澄 撰·《疡医大全》737)

②雄黄 15 克,穿山甲 15 克。用法:上药共研末,将药末卷筒内,火熏患处数次。(吴素玲 李俭 主编·《实用偏方大全》772 引《绛囊撮要》)

★ **91. 治毒蛇咬伤:**穿山甲(炮)、广木香各一钱五分。研细末,热酒调下。(宋立人 总编·《中华本草》9 册 542 引《疡医大全》)

★ **92. 治蛲虫:**笔者用穿山甲治蛲虫方法为病友所授。即用穿山甲、槟榔、五加皮各 9 克,焙干研末,晚上 1 次吞服。笔者用该方视患者年龄和体质,各用 6~10 克不等,治疗 14 例蛲虫病皆获佳效。后经易方验证,方中若去穿山甲则不效,若穿山甲单味研末冲服,疗效亦佳。今治蛲虫病,功在其性味与归经。肝胃热郁则疏泄不利,瘀滞阻络,使肠道成为蛲虫生衍的适地。穿山甲通经活络,清泻肝胃之热,咸或直接作用于虫体,化痈积驱虫,使蛲虫失去生存之宜,不得繁殖而愈。[《中医杂志》编辑部整理·《中医杂志》"专题笔谈"文萃(19954—2004,第一辑)274]

★ **93. 治风湿痹走注,肢节疼痛:**穿山甲(炮)、麻黄(不去节)、良姜各二两,石膏半两。用法:上为细末。每服五钱,好酒一碗,热调下。出汗为效。休着风,衣被盖之。(彭怀仁 主编·《中医方剂大辞典》1 册 27 引《普济方》)

★ **94. 治滑囊炎:**穿山甲 300 克,鸡蛋适量,黄酒适量。用法:先将穿山甲洗净,晒干,用沙子炒至鼓起呈深黄色,取出研成细面,瓶装备用。每次取穿山甲粉 3 克,放入碗内,打入鸡蛋 1 个,再加入黄酒 30 毫升,用筷子调搅均匀,置笼里蒸熟,1 次吃完。再服再制,每日 2 次。功效:通经

活络,祛风胜湿。禁忌:孕妇忌服。(刘道清 主编·《中国民间神效秘方》699)

★ **95. 治肋间神经痛:**山甲珠二钱,泽兰叶一两。用法:黄酒煎服。本方亦治风湿痛。(中医研究院革命委员会 编·《常见病验方研究参考资料》112)

★ **96. 治大麻风 3 方**

①【全甲散】穿山甲一个(要头尾四足并耳目口鼻俱全者),生漆一斤。用法:每日将山甲漆数次,漆完用瓦器炙灰。如患人要头身先好,即服山甲头身起;要手足先好,即服山甲四足起;对陈酒服完即愈。(彭怀仁 主编·《中医方剂大辞典》4 册 633 引《仙拈集》)

②穿山甲一副,全明雄黄四两(为末)。用法:将雄黄末用真生漆和匀,刷在甲上,微炙微刷,以尽为度。将穿山甲分记上中下左右共作六块,各另研细末,用四年陈醋冬米饭为丸。每服五钱,白滚汤送下。患左用左,患右用右,患上服上,中服中,下服下,如在通身,一起制服。(彭怀仁 主编·《中医方剂大辞典》10 册 1208 引《洞天奥旨》)

③白僵蚕、白花蛇、穿山甲、香蛇、蚕砂、全蝎、鹿角(炒)各一两,蜈蚣五钱,蝉蜕二两。用法:上为末。每服四分,酒送下。若此药加入各方内,无不取效。(彭怀仁 主编·《中医方剂大辞典》10 册 1166 引《疡医大全》)

★ **97. 治火眼赤痛:**穿山甲一片为末,铺白纸上,卷作绳,烧烟熏之。(宋立人 总编·《中华本草》9 册 542 引《纲目》)

★ **98. 治耳聋日久,不闻声响:【通耳法】**磁石(用紧者)如豆大 1 块,穿山甲(烧存性,为末)1 克。用法:上药用新绵包裹,塞所患耳内,口中衔少许生铁,觉耳中如风雨声即愈。(孙世发 主编·《中医小方大辞典》576 引《奇效良方》)

★ **99. 治外耳道异物:**穿山甲适量。烧灰(存性),研末,水调滴耳。适用于蚂蚁或蚂蝗入耳。(胡郁坤 陈志鹏 主编·《中医单方全书》412)

★ **100. 治扁桃体角化症:**穿山甲、鸡内金各一钱,冰片二分。用法:研细末,吹患处。亦可不用鸡内金。(中医研究院革命委员会 编·《常见病验方研究参考资料》473)

★ **101. 治咽喉内生疮,鼻孔俱烂,名天白蚁疮:**白霜梅(烧存性)一个,枯矾一钱,穿山甲(炒)、雄黄各五分。用法:共研细末。吹喉中。立效。(彭怀仁 主编·《中医方剂大辞典》7 册 1027 引《疡医大全》)

★ **102. 治急性乳腺炎:**用穿山甲粉 25 克,桃仁泥 20 克,薄荷油 3 克,硫酸镁 100 克,凡士林 100 克。上药研末调匀。取 125 克,在纱布上摊平涂直径 8 厘米圆形面积,敷贴患处,包扎并用胶布固定。每日 1 次,连敷 1 星期。(滕佳林 米杰 编著·《外治中药的研究与应用》545)

★ **103. 治乳痈:**炮穿山甲二钱。配制:将上药研细末入鸡子内烧熟。用法:药和鸡子同吃。(沈洪瑞 主编·《重订十万金方》405)

★ **104. 治乳吹:**穿山甲 3 片,橘红 6 克。水煎和酒服。(杨建宇等 主编·《灵验单方秘典》212 引《篋中方》)

★ **105. 治乳吹,不可忍:**穿山甲一两(炙微黄),自然铜半两(细研),木通一两(锉)。用法:上为细散。每服二钱,以温酒调下,不拘时候。(彭怀仁 主编·《中医方剂大辞典》10 册 1454 引《圣惠》)

★ **106. 治难产:**鱼胶五钱(炒成珠),穿山甲二钱(用背脊者,炒成珠)。用法:上为末,滚酒送下。(彭怀仁 主编·《中医方剂大辞典》8 册 906 引《慎斋遗书》)

★ **107. 治乳少:**穿山甲、王不留行各等分,研细末,熟酒调服三钱。(清·顾世澄 撰·《疡医大全》765)

★ **108. 治产后无奶:**穿山甲七片(炒研),王不留行三钱,健猪蹄七星者一只。同煮汁饮之,其乳如泉。(清·顾世澄 撰·《疡医大全》765)

★ **109. 治产后乳汁少及不下:**穿山甲(涂醋,炙令黄色)。用法:上为末,每服二钱,以温酒调下,不拘时候。(彭怀仁 主编·《中医方剂大辞典》8 册 765 引《圣惠》卷八十一)

★ **110. 治妇人少乳、乳汁不行:【胡桃散】**核桃仁一个(去皮,捣烂),穿山甲(炒)一钱。用法:上捣合一处,黄酒调服。(彭怀仁 主编·《中医方剂大辞典》7 册 131 引《医学六要》)

★ **111. 催奶 3 方**

①穿山甲壳 10 片。微火烘黄,研粉,与鲜猪蹄 1 对同炖服,每日 3 次。(胡郁坤 陈志鹏 主

编·《中医单方全书》278)

②穿山甲(煅赤色)五钱,陈皮(酒制)三钱。研细末分三服,米泔水调下,一日夜服完。(清·顾世澄 撰·《疡医大全》765)

③【透泉散】猪悬蹄甲、穿山甲、漏芦各15克。用法:将猪悬蹄甲、穿山甲炒焦色,同漏芦为末。每次6克,食后以温酒调下。(孙世发 主编·《中医小方大辞典》1089 引《鸡峰》)

★ 112. 治乳汁不通:王不留行、天花粉、甘草各三钱,当归、穿山甲(醋炙)各五钱。用法:上为末。每服三钱,猪蹄汤或热酒调下。(彭怀仁 主编·《中医方剂大辞典》8 册 767 引《宋氏女科》)

★ 113. 治奶肿硬,痛不可忍:穿山甲(炙焦)一两,木通一两,自然铜半两(生用)。用法:上为细末。每服二钱,食后温酒调下。(彭怀仁 主编·《中医方剂大辞典》2 册 565 引《杨氏家藏方》)

★ 114. 治乳房病:黄酒冲服山甲末 10～30克,王不留行末 10～30 克。杨洪芝用上方治疗乳痈初期31 例,治愈率为 84%;好转率为 16%。(王辉武主编·《中药临床新用》483)

★ 115. 治痛经:穿山甲六钱,制香附三钱。用法:于行经前水煎服。(中医研究院革命委员会编·《常见病验方研究参考资料》326)

★ 116. 治月经不调:红花、山甲各二钱,血竭一钱半。用法:共为细末,分三次服。行经前每晨服一次,黄酒送下,微汗。备注:本方用于月经不调,行经腹痛,输卵管阻塞者。(中医研究院革命委员会 编·《常见病验方研究参考资料》324)

★ 117. 治闭经:穿山甲 3 个。瓦焙至黄色,研末,黄酒冲服。(胡郁坤 陈志鹏 主编·《中医单方全书》245)

★ 118. 治卵巢囊肿:粗砂炒至极烫投入穿山甲片同炒至松脆为度,研细用黄蜡调和为丸,如绿豆大小;日 2 次,早、晚各 3 克,开水送下,如能加入麝香,则疗效更好。(孟凡红 主编·《单味中药临床应用新进展》97)

★ 119. 治产后气血上冲心或血晕:穿山甲一两,以童子小便浸一宿,取出慢火炙令黄。上捣罗为散,每服以热狗胆酒调下一钱,立效。(宋立人 总编·《中华本草》9 册 542 引《圣惠方》)

★ 120. 治遗尿症:穿山甲肉适量。与适量五香粉炖食,每日 1 次,连服 3～5 日。(胡郁坤

陈志鹏 主编·《中医单方全书》317)

★ 121. 治小儿夜啼:用穿山甲研末,临睡前冲服0.25 克,取得较好疗效。为解腥味,可加冰糖。(楼锦英 编著·《中药临床妙用锦囊》396)

★ 122. 治小儿眉丛中生疮,名曰炼银癣:穿山甲(前膊鳞,炙焦)。用法:上为细末。麻油、轻粉调敷。(彭怀仁 主编·《中医方剂大辞典》7册 925 引《直指小儿》)

★ 123. 治儿童生长痛 2 方:笔者临床中用穿山甲治愈程度不同的儿童生长痛,疗效甚为满意,一般服用 1～2 次,疼痛即可缓解。举例如下。

①男,6 岁,近半年来常下肢疼痛难忍,经某医院诊断为儿童生长痛。用药不详,疗效不显,请余治疗。药取穿山甲、怀牛膝、炒白术各 15克,研末冲服,每次 2 克,每日 2 次,连服 1 周症状消除。

②谭某某,女,学生。膝关节及小腿腓肠肌阵发性疼痛。经血、尿常规,血沉,抗 O 及 X 线摄片等检查,均无异常,诊断为儿童生长痛。处方:炮穿山甲、怀牛膝、炒白术各 30 克,研末冲服,连用 10 天,症状消除,半年后随访,未见复发。[《中医杂志》编辑部 整理·《中医杂志》"专题笔谈"文萃(19954—2004,第一辑)427]

★ 124. 专治小儿黑热病:穿山甲 9 克,鳖甲9 克,龟板 9 克,鸡内金 9 克,芒硝 9 克。用法:共研细末,冲服或装鸡蛋内烧食,小儿大小量服。(李德新等 编著·《祖传秘方大全》192)

★ 125. 治婴儿湿疹:山甲片、孩儿茶、冰片、川连各适量。用法:共研细末和香油敷患处。如红色内热,加马齿苋,捣烂调蜜涂。(中医研究院革命委员会 编·《常见病验方研究参考资料》420)

★ 126. 治肝癌:穿山甲 30 克。煅灰,加黄酒温服,每次 15 克,每日 2 次。(胡郁坤 陈志鹏主编·《中医单方全书》458)

★ 127. 治食道癌:炮山甲(研细末)3 钱,大蛤蟆一只。用法:将山甲末从蛤蟆口中灌入,以黄泥封好,放武火内烧约 1 小时,取出待冷,去泥研末,大枣肉为丸,如梧桐子大。每服 5～10 丸,1 日 3 次,用玉竹 4 钱,薏苡仁 5 钱,煎汤送下。(中医研究院革命委员会 编·《常见病验方研究参考资料》125)

绞股蓝(9方)

【药性】味苦、微甘,性凉。归肺、脾、肾经。

【功能与主治】清热,补虚,解毒。主治体虚乏力,虚劳失精,白细胞减少症,高脂血症,病毒性肝炎,慢性胃肠炎,慢性气管炎。

【用法用量】内服:煎汤,15～30克,研末,3～6克;或泡茶饮。外用:适量,捣烂涂擦。

★ 1. 治高脂血症2方

①【肝脂平冲剂】绞股蓝浓缩剂,每次10克,每日2次,口服,3个月为1疗程。郑全英等用上方治疗高脂血症290例,临床效果良好,认为是降低动脉硬化风险的理想中药制剂。(王辉武 主编·《中药临床新用》487)

②用绞股蓝口服液,每次20毫升(相当于生药4克),1日3次,疗程1～3个月。治疗高脂血症60例,结果有效率为86.7%。有用绞股蓝冲剂每次1包(生药2克),每日3次,30～40天为1个疗程。治疗高脂血症42例,结果表明有明显的降低三酰甘油(甘油三酯)作用。(宋立人总编·《中华本草》5册538)

★ 2. 治疲劳乏力、高脂血症、心脑血管疾病:绞股蓝15克,放入大号茶杯中,用沸水冲泡。加盖闷10分钟后开始饮用,一般可冲泡3～5次,当天饮完,每天1剂。功能:保健抗疲劳。(薛建国 李缨·《实用单方大全》521)

★ 3. 适用于老年人保健,慢性咽炎,习惯性便秘,反复发作的口腔溃疡,肥胖症等:取绞股蓝20克,每日泡茶饮或研末冲服,每次5克,每日2次。坚持长期服用,效果更佳。(水嶋昇 著·《单味草药巧治病》270)

★ 4. 治习惯性便秘:鲜绞股蓝30克。用法:洗净,切碎,开水泡。每次适量,每日服2次。功能:清热解毒,润肠通便。(易法银 喻斌主编·《湖南省中医单方验方精选·内科》中册1537)

★ 5. 用于延缓衰老:绞股蓝皂苷胶囊2粒(40毫克),口服,每日3次,连服2个月。朱志明用上方对106例肺、脾气虚及脾肺两虚等12项衰老症状积分值进行观察,治疗后均有下降,对比有非常显著的差异。对腰腹坠胀、畏寒肢冷、便溏腹泻、倦怠乏力、腰痛膝酸和失眠多梦的有效率为78%,对记忆力、平衡能力的提高和降血糖作用的有效率为75.9%～84%。(王辉武主编·《中药临床新用》488)

★ 6. 治劳伤虚损,遗精:绞股蓝15～30克,水煎服,日1剂。(宋立人 总编·《中华本草》5册537)

★ 7. 治慢性气管炎:绞股蓝晒干研粉,每服3～6克,吞服,每日3次。(宋立人总编·《中华本草》5册537)

★ 8. 治手足癣:取新鲜绞股蓝头部嫩茎叶适量,用于搓揉至汁出,而后用纱布包裹,使汁液从纱布缝中渗出,再用力反复擦涂患部,每日3～4次。治疗手足癣100例(其中手癣56例,足癣44例),病程最长6年,最短3个月。经治5～7天,全部病例均获痊愈。报道认为,凡属浅部真菌性皮肤病,本品均有确切疗效。(宋立人 总编·《中华本草》5册538)

栝楼(86方)

【药性】味甘、微苦,性寒。归肺、胃、大肠经。

【功能与主治】清热化痰,宽胸散结,润燥滑肠。主治肺热咳嗽,胸痹,结胸,消渴,便秘,痈肿疮毒。

【用法用量】内服:煎汤,9～20克;或入丸、散。外用:适量,捣敷。

【使用注意】脾胃虚寒、便溏及寒痰、湿痰者慎服。反乌头。

★ 1. 治急性肝炎:青栝楼1个。每次6克,每天服3次。(薛建国 李缨·《实用单方大全》410)

★ 2. 治黄疸:青栝楼一个。用法:焙干研末,一日三次,每服二钱,开水送服。(中医研究

院革命委员会 编·《常见病验方研究参考资料》157)

★ 3. 治胸痹,喘息咳唾,胸背痛,短气:栝楼实一枚(捣),薤白半斤,白酒七升。用法:上同煮,取二升,分温再服。方论选录:《古方选注》:君以薤白,滑利通阳;臣以栝楼实,润下通阴;佐以白酒,熟谷之气上行药性,助其通经活络,而痹自开。(彭怀仁 主编·《中医方剂大辞典》8 册 150 引《金匮》)

★ 4. 治胸痹验案:邻村高某某子,年 13 岁,于数日之间,痰涎郁于胸中,烦闷异常,剧时气不上达,呼吸即停,目翻身挺,有危在顷刻之状。连次用药,分毫无效,敢乞往为诊视,施以良方。时愚有急务未办,欲迟数点钟再去,彼谓此病已至极点,若稍迟延恐无及矣。于是遂与急往诊视,其脉关前浮滑,舌苔色白,肌肤有热,知其为温病结胸,俾用栝楼仁四两,炒熟(新炒者其气香而能通),捣碎,煎汤两茶盅,分两次温饮下,其病顿愈。(杨鹏举 主编·《中医单药奇效真传》28 引《医学衷中参西录》)

★ 5. 治心痹不得卧,心痛彻背:栝楼一枚,桂心一两(去粗皮)。用法:上为散。每服二钱,温酒橘皮调下;汤亦可,分二次,空心卧时服。(彭怀仁 主编·《中医方剂大辞典》8 册 142)

★ 6. 治胸痹,胸中痛彻背胁,喘急妨闷:栝楼实(别研)、枳壳(麸炒)、半夏、桔梗(去芦头)各一两。用法:上为细末,姜汁打糊为丸,如梧桐子大。每服五十丸,食后用淡姜汤送下。(彭怀仁 主编·《中医方剂大辞典》8 册 143)

★ 7. 治胸痹,胸中痞闷疼痛,胸痛彻背,咳嗽痰多,气短,不能平卧,苔白腻,舌质淡:【栝楼薤白半夏汤】栝楼实 20 ~ 30 克,薤白 9 克,半夏 7.5 克,白酒 30 ~ 60 毫升。上 4 味以水 800 毫升,煮取 300 毫升,日 3 服,每次 100 毫升。亦可 1 日分 2 次服。(李文瑞 编·《经方化裁》366 引《金匮要略》)

★ 8. 治胸膈痛彻背,心腹痞满,气不得通及治痰嗽:大栝楼去瓤取子,炒熟别研,和子皮面糊为丸,如梧桐子大,米饮下十五丸。(宋立人 总编·《中华本草》5 册 583)

★ 9. 治胸痹。胸中痛彻背,心腹痞闷,气塞喘息,咳喘:栝楼(去瓤,取子炒香熟,留皮与瓤别用)、枳壳(麸炒)各等分。用法:上为细末,先取

栝楼皮瓤研末,水熬成膏,和二物末为丸,如梧桐子大。每服二十五丸,食后以热开水送下,一日二次。(彭怀仁 主编·《中医方剂大辞典》8 册 134)

★ 10. 治胸痞或胁下逆抢心:栝楼子、枳实、陈皮。用法:取栝楼皮瓤末熬为丸服。加减:胸痞切痛,加栀子烧存性、炮附子各二两。(彭怀仁 主编·《中医方剂大辞典》3 册 883 引《脉因证治》)

★ 11. 治小结胸病,正在心下,按之则痛,脉浮滑者:黄连 6 克,半夏 9 克,栝楼实 30 克。以水 1200 毫升,先煮栝楼,取 600 毫升,去滓,再下余药,煮取 400 毫升,去滓,分 3 次温服。功效:清热化痰,宽胸散结。主治:心下痞硬,按之则痛,不按不痛,咳吐黄稠痰,舌苔黄。(李文瑞 编·《经方化裁》90 引《伤寒论》)

★ 12. 治心绞痛:栝楼 1 两,薤白 4 钱,半夏 3 钱。水煎服。(中医研究院革命委员会 编·《常见病验方研究参考资料》176)

★ 13. 治心痛:栝楼 1 个,切碎,以瓦焙干存性,研成细末,每次用酒调服 7 克,每日 2 ~ 3 次。(杨建宇等 主编·《灵验单方秘典》51 引《古单方》)

★ 14. 治脑卒中:瓜楼适量。捣绞汁,和大麦面做饼,炙热熨正便止,勿令太过。适用于中风口眼歪斜。(胡郁坤 陈志鹏 主编·《中医单方全书》122)

★ 15. 治热病头痛,发热:大栝楼一枚,去瓤,细锉,瓷器中热汤泡服。(宋立人 总编·《中华本草》5 册 586)

★ 16. 治伤寒热盛发黄:用栝楼霜 5 钱。白汤调服。(宋立人 总编·《中华本草》5 册 584)

★ 17. 治消渴。日饮一斛,小便亦如之:栝楼二两,黄连一升,甘草二两。用法:以水五升,煮取二升半,分三服。(彭怀仁 主编·《中医方剂大辞典》8 册 135 引《医心方》)

★ 18. 治肺结核:新鲜栝楼一个,白及二两(研细),蜂蜜四两。用法:将栝楼切一小孔,将白及末放入搅匀,蒸熟后加蜜蜂,分为四次量,每晚临睡前服一次,开水送服,亦可以白糖代蜜蜂。(中医研究院革命委员会 编·《常见病验方研究参考资料》113)

★ 19. 治肺痈:栝楼皮、冬瓜子各 15 克,薏

苡仁、鱼腥草各 30 克。水煎服。（宋立人 总编·《中华本草》5 册 586）

★ 20. **治肺痈咳吐脓血**：大栝楼一个。用法：用黄泥包上（泥厚一指左右），放在木柴火上，烧至里外干为止。去泥碾成细面，加入浙贝母三钱（研匀），每天早、晚各二钱，酒送下。（中医研究院革命委员会 编·《常见病验方研究参考资料》109）

★ 21. **治脓胸**：全栝楼一个，杏仁一百个（去皮尖炒），川贝一两（研细末）。用法：先将栝楼开一小孔（如小指头大），把杏仁入栝楼内，用纸糊口，再用盐水和泥，把栝楼周围用泥包好，炭火烧焦（不要枯焦应存性），去泥，研为细末，加川贝母末合匀。成人 1 日 3 次，每服一钱，白水送下，空腹服，患儿酌减。忌辛、辣、酒等刺激性食物。（中医研究院革命委员会 编·《常见病验方研究参考资料》112）

★ 22. **治咯血**：栝楼 5～15 克。水煎服。适用于热咳咯血。（胡郁坤 陈志鹏 主编·《中医单方全书》22）

★ 23. **治上消化道出血**：栝楼适量。泥封，煅存性，出火毒后研为末，1 次温酒送服。（胡郁坤 陈志鹏 主编·《中医单方全书》54）

★ 24. **治酒嗽**：栝楼仁一两，青黛三钱。用法：蜜为丸。含化。（彭怀仁 主编·《中医方剂大辞典》3 册 890）

★ 25. **治痰嗽**：黄熟栝楼一个。取出子若干枚，照还去皮杏仁于内，火烧存性，研末，醋糊为丸，如梧桐子大。每服二十丸，临卧时，白萝卜汤送下。（江苏新医学院 编·《中药大辞典》下册 1780）

★ 26. **治食积、痰雍滞喘**：栝楼仁、半夏、山楂、神曲各等分。上为末，以栝楼水为丸，姜汤入竹沥，送下二十丸。（彭怀仁 主编·《中医方剂大辞典》3 册 883）

★ 27. **治哮喘**：全栝楼 1 个。用法：焙干，研细末，用蜜适量调，每服 2 钱，连服 5 次。（中医研究院革命委员会 编·《常见病验方研究参考资料》101）

★ 28. **治喘证**：栝楼二个，白矾一块（如枣子大）。用法：将白矾入栝楼内，烧灰存性，为末。将萝卜烂煮，蘸药末服之。汁过口，药尽病除。（彭怀仁 主编·《中医方剂大辞典》8 册 142）

★ 29. **治干咳**：栝楼与白蜜熬膏，放少许白矾，每用一或二匙，口内含化。（中医研究院革命委员会 编·《常见病验方研究参考资料》95）

★ 30. **治干咳无痰**：熟栝楼捣烂绞汁，入蜜等分，加白矾 1 钱熬膏，频含咽汁。（宋立人 总编·《中华本草》5 册 581）

★ 31. **治久咳不愈**：大栝楼剖开去子，加贝母、半夏各适量。用法：将瓜子蒌剖开，纳贝母、半夏于蒌内，外用泥包好，放火上烧至微红时取出去泥，冷透后研细末。白糖水送下，饭前服 1 钱，日 2 次。（中医研究院革命委员会 编·《常见病验方研究参考资料》94）

★ 32. **治肺热咳嗽**：熟栝楼一只。用法：洗去子，加蜜一小杯，蒸熟，每服三汤匙，一日二三次。（中医研究院革命委员会 编·《常见病验方研究参考资料》95）

★ 33. **治诸咳嗽**：大栝楼 1 个，川贝 1～3 钱。用法：将栝楼剖开，纳川贝末入蒌壳内，外用泥包好，放火上烧至微红时取出去泥，冷透后研细末。白糖水送下，饭前服 1 钱，1 日服 2 次。（中医研究院革命委员会 编·《常见病验方研究参考资料》94）

★ 34. **治诸咳嗽不止，不拘寒痰、热痰、风痰、湿痰、气闭痰、食积痰**：用栝楼仁一斤，去壳，研细，绞去油，净霜三两，配陈胆星、川贝母各一两和匀。每遇痰证，除虚劳血痰不治外，每用一钱。寒痰用生姜汤调下；热痰灯芯汤下；风痰，用制附子三分煎汤下；湿痰，白术汤下；气闭痰，牙皂汤下；食积痰，枳实汤下；如气虚不运生痰，浓煎人参汤下。（宋立人 总编·《中华本草》5 册 583 引《本草汇言》）

★ 35. **治麻疹咳嗽**：栝楼皮一个，焙焦研末。将梨一个挖洞，装入栝楼末，用面包住烧熟。一天三次分食，两岁以下小儿两天吃一只。（薛建国 李缨·《实用单方大全》410）

★ 36. **治胸闷咳嗽**：栝楼果皮 15 克，陈皮 9 克，枇杷叶（去毛）9 克。水煎服，冰糖为引。（宋立人 总编·《中华本草》5 册 586）

★ 37. **治痰厥验案**：一童子，年十四，得温病。六七日间胸膈痰涎壅滞，剧时堵塞咽喉，两目上翻，身躯后挺，有危在顷刻之势，其脉关前洪滑有力。其家固设有药坊，愚因谓其父曰：此病虽剧，易治耳。用新炒蒌仁 4 两，用新炒取其气香,捣碎,煮汤1大碗,分2次服下即愈矣。盖彼时荡胸汤,犹未拟出也。其家人闻愚言,私相计曰:如此重病,而欲用药1味治愈之,先生果神仙手,盖誉之而实疑之也。其父素晓医理,力主服之,尽剂而愈。隔数日,其邻家童子亦患此证,用新炒蒌仁3两,苏子5钱,亦1剂而愈。(张锡纯 著·《医学衷中参西录》上册276)

★ 38. **治左胁气痛**:栝楼一枚(大者,重一二两者,连皮捣烂),甘草(蜜炙)二钱,红蓝花五分。用法:上水二盅,煎八分,温服,不拘时候。(彭怀仁 主编·《中医方剂大辞典》8册138引《内经拾遗》)

★ 39. **治胁痛**:栝楼一个,没药一钱,甘草二钱。用法:水煎服。(中医研究院革命委员会 编·《常见病验方研究参考资料》110)

★ 40. **治肋间神经痛**:栝楼皮15克,柴胡4.5克,丝瓜络12克,郁金、枳壳各9克。煎服。(宋立人 总编·《中华本草》5册586)

★ 41. **治肋软骨炎**:栝楼4份,浙贝母2份,桂枝1份。共研细末,每服10克,每日2次。霍明岐用上方治疗肋软骨炎27例,一般服药3天疼痛逐渐减轻,7～15天痊愈。(王辉武 主编·《中药临床新用》228)

★ 42. **治胃气痛方**:栝楼一个,取仁炒熟。煎酒服,连服六七日。(宋立人 总编·《中华本草》5册583)

★ 43. **治酒癖。痰吐不止,两胁胀痛,气喘上奔,不下饮食**:栝楼瓤一两,神曲末半两(微炒)。用法:上为细末。每服2钱,以葱白酒调下。(彭怀仁 主编·《中医方剂大辞典》8册139)

★ 44. **治癃闭验案**:绍兴刘驻泊汝翼云:"魏郊知明卅时,妻患腹胀,小便不通,垂殆。随行御医某治药令服,遂愈。栝楼不拘多少,焙干碾为细末,每服1克重,热酒调下,不能饮者水饮调下,频进数服,以通为度。"(杨鹏举 主编·《中医单药奇效真传》156引《斋百一选方》)

★ 45. **治腹胀小便不通**:栝楼焙干研成细末,每次6克,用热酒服后,马上就能通小便。(杨建宇等 主编·《灵验单方秘典》122引《仙方合集》)

★ 46. **治五色痢疾久不愈**:栝楼一个(黄色者,以炭火煅存性,用碗盖定地下一宿,出去火毒)。上研为细末,作一服。用温酒调服。(宋立人 总编·《中华本草》5册581)

★ 47. **治痢疾**:胡大卿一仆患痢五日,遇杭州一道人,教用大熟栝楼,煅存性,出火毒,为末,作一服,温酒服之,遂愈。(杨鹏举 主编·《中医单药奇效真传》86引《本事方》)

★ 48. **治肠风下血**:栝楼(烧为灰)、赤小豆各半两。上二味杵罗为末。空心酒调下一钱匕。(江苏新医学院 编·《中药大辞典》上册1782)

★ 49. **治大便燥结**:栝楼子、火麻仁各9克。水煎服。(宋立人 总编·《中华本草》5册584)

★ 50. **治老年体弱,大便燥结**:全栝楼30克,芒硝10克。用法:共捣烂,水煎内服,每日2～3次。(唐大晅 张俪敏 主编·《传世全方·祖传秘方》62)

★ 51. **治带状疱疹**:全栝楼30克,红花10克,生甘草6克。用法:上药用水1 000毫升浸泡后煎煮30分钟,弃渣留汁。每天1剂,分2次服用。功效:活血通络止痛。适用于气滞血瘀型带状疱疹疼痛剧烈,舌紫,脉弦者。疗程:连续服用7天为1个疗程,服用2～3个疗程,疗程之间间隔2～3天。注意事项:孕妇慎用。(杨继军 赵建新 主编·《皮肤病实用偏方》20)

★ 52. **治欲出痘疹**:栝楼、贝母、荆芥各等分。用法:上为末。用紫草同煎,连三服。(彭怀仁 主编·《中医方剂大辞典》8册142)

★ 53. **治便毒初发**:黄栝楼一个,黄连5钱。水煎连服。(江苏新医学院 编·《中药大辞典》下册1782)

★ 54. **治痈疖多日不熟,无头者**:栝楼一枚,甘草二寸。用法:用酒一盏,量人虚实,加腻粉少许,煎三五沸去滓,临卧温服。夜半疏动一行,其疮自消。(彭怀仁 主编·《中医方剂大辞典》8册138)

★ 55. **治发背**:黄栝楼一枚(连皮子煅过),白矾一钱。用法:上为末。醋调敷,乳汁尤妙。(彭怀仁 主编·《中医方剂大辞典》6册661引《疮疡经验全书》)

★ 56. **治发背、诸恶疮**:栝楼5枚(取子细研),乳香5块(如枣子大,亦细研),以白砂蜜一斤。同熬成膏,每服二三钱,温酒化下,日进二服,无不立效。(宋立人 总编·《中华本草》5册584)

★ 57. **治发背、痈疽**：绿豆、甘草各半两（炙），大栝楼一个（取子，炒），乳香二钱（别研），没药三钱（别研）。用法：上为细末。用无灰酒三升，熬一升，顿服；毒未消再服。（彭怀仁 主编·《中医方剂大辞典》1 册 802 引《魏氏家藏方》）

★ 58. **治妊娠小便不通**：陈栝楼 100 克，煎汤。待温坐浴 20 分钟。（薛建国 李缨·《实用单方大全》410）

★ 59. **治胞衣不下**：栝楼实一个，取子，研令细，酒与童子小便各半盏。煎至七分，去渣温服。（宋立人 总编·《中华本草》5 册 584）

★ 60. **治通乳**：糖栝楼一个。用法：水煎服，每日一次，可连服数次。（中医研究院革命委员会编·《常见病验方研究参考资料》376）

★ 61. **治产后乳汁不下或少**：栝楼一枚（黄大者）。用法：上药捣令烂，用好酒五盏，煎取三盏，去滓。每服一小盏，暖服，不拘时候。（彭怀仁 主编·《中医方剂大辞典》8 册 138）

★ 62. **治乳汁不通**：栝楼一两（打碎），当归、穿山甲、没药、乳香、甘草节各一钱。用法：水酒各一钟，煎服。（彭怀仁 主编·《中医方剂大辞典》3 册 886）

★ 63. **治急性乳腺炎**：全栝楼、赤芍、生甘草各 30 克，丝瓜络 15 克。用法：将上药水煎后加红糖适量，趁早热饮服，取微汗。每日 1 剂。病例验证：用此方治疗早期急性乳腺炎（未化脓者）46 例，疗效颇佳。其中 2～3 天痊愈者 40 例；4～5 天痊愈者 6 例，无 1 例化脓。（《名医验方》158）

★ 64. **治妇人结乳肿痛，憎寒壮热**：糖栝楼一个（约四两重）。配制：打碎水煎。用法：温服，趁热将药渣捣烂敷患处。（沈洪瑞 主编·《重订十万金方》406）

★ 65. **治乳痈初起 6 方**

①全栝楼（约三至四两）。用法：水煎顿服，汗出即愈，并用毛巾浸热水或药渣热敷。（中医研究院革命委员会编·《常见病验方研究参考资料》259）

②全栝楼 3 钱。焙焦研末，黄酒送下，取微汗。（中医研究院革命委员会编·《常见病验方研究参考资料》259）

③全栝楼 6 钱。酒煎服。（中医研究院革命委员会编·《常见病验方研究参考资料》259）

④全栝楼、丝瓜络各一个。水煎服。（中医研究院革命委员会编·《常见病验方研究参考资料》261）

⑤栝楼、贝母各 5 钱，蒲公英 1 两。用法：水煎服，药渣敷患处。（中医研究院革命委员会编·《常见病验方研究参考资料》262）

⑥全栝楼 1 个，青皮 5 钱。用法：水煎，连服 2 剂。（中医研究院革命委员会编·《常见病验方研究参考资料》261）

★ 66. **治乳痈肿痛**：全栝楼一个，乳香三钱，没药三钱，甘草二钱，当归五钱。用法：好酒一盅、水二盅，一次煎服，药渣捣烂敷患处。（沈洪瑞 主编·《重订十万金方》403）

★ 67. **治乳痈初起，未成脓者最宜**：公英一两，栝楼一两，蛇蜕五寸，漏芦三钱，银花六钱。用法：水煎服，脓已成者此方无效。（沈洪瑞 主编·《重订十万金方》403）

★ 68. **治乳痈 4 方**

①症见乳房肿硬结痛。全栝楼 9 克。用法：将栝楼焙干研末，用酒送服。（刘少林 刘光瑞编著·《中国民间小单方》132）

②栝楼 1 两，乳香 1 钱。共研细末，每服 1 钱，温酒调下。（宋立人 总编·《中华本草》5 册 581）

③当归五钱，栝楼八钱，乳香一钱半，没药一钱半，甘草一钱。用法：水煎，饭后服。（沈洪瑞 主编·《重订十万金方》404）

④栝楼一个，丝瓜一个，皂角刺四十九个（炒），甘草、当归各一两。用法：上为细末。每服二钱，酒调下。（彭怀仁 主编·《中医方剂大辞典》4 册 281）

★ 69. **治乳痈溃烂，日久不愈**：大栝楼（选大者）一斤。用法：煅存性，研极细末，用香油调匀，敷患处，一日数次。若乳痈毒已将尽，需要收口，则加入赤石脂、龙骨、红粉、冰片，共研细末，香油调敷患部。忌辛辣、酒醋等刺激食品。（中医研究院革命委员会编·《常见病验方研究参考资料》265）

★ 70. **治乳痈，不论已破、未破**：栝楼二个，穿山甲（酥炙）1 钱，甘草 6 钱。用法：将栝楼挖一孔，将药分装入栝楼内，水酒各二斤，同煮至一大碗，临卧热服；渣捣烂，水酒再煎，连服。将渣

趁热敷满乳,用布捆住,盖被取汗。(彭怀仁 主编·《中医方剂大辞典》3 册 884)

★ **71. 治乳房结核,焮肿**:栝楼实、土贝母(去心)、甘草节各三钱。水煎服。加减:已溃,加忍冬一两。(彭怀仁 主编·《中医方剂大辞典》3 册 889)

★ **72. 治乳初结胀不消**:栝楼一个(半生、半炒),大粉草一寸(半生、半炙),生姜一片(半生、半煨)。用法:上锉。用酒一碗,煮取半盏服。其痛一会不可忍,即搜去败乳,临卧再一服,顺所患乳一边侧卧于床上,令其药行故也。(彭怀仁 主编·《中医方剂大辞典》6 册 314)

★ **73. 治奶痈疮**:黄栝楼(连皮瓤子锉碎)一二个。用法:上用无灰酒一二升,于砂瓶内煮,存一升,去渣,时时温服,酒尽再煮渣服。如觉初时,便服此药,即时痛止。更不成疮。如已成疮,服之其疮自穿,而痛自止。(元代·危亦林 著·《世医得效方》599)

★ **74. 治小儿脱肛**:小儿大肠随肛带出,转久不能收之。以生栝楼取汁涂之。(宋立人 总编·《中华本草》5 册 581)

★ **75. 治小儿黄疸,脾热眼黄并治酒黄**:栝楼青者焙为末。每服 1 钱,水一盏,煎七分,去滓,临卧服,五更泻下黄物立可。(江苏新医学院 编·《中药大辞典》下册 1782)

★ **76. 治小儿伤冷,气喘涎多**:栝楼大者一个,阿胶一分,冰糖半两。用法:二味入栝楼内,以盖子以旧封着,白纸都糊,入饭甑蒸两遍,倾出,随儿大小约多少,冷服。(彭怀仁 主编·《中医方剂大辞典》3 册 884)

★ **77. 治小儿隔热咳嗽痰喘甚久不瘥**:栝楼实一枚,去子,为末。以面和做饼子,炙黄为末。每服 1 钱,温水化乳糖下,日 3 服,效乃止。(江苏新医学院 编·《中药大辞典》下册 1780)

★ **78. 治小儿风热赤游肿**:栝楼(锉)。用法:上为散。以酽醋和涂之。(彭怀仁 主编·《中医方剂大辞典》8 册 141 引《圣济总录》)

夏枯草(158 方)

【药性】味苦、辛,性寒。归肝、胆经。

【功能与主治】清肝明目,散结解毒。主治目赤羞明,目珠疼痛,头痛眩晕,耳鸣,瘰疬,瘿瘤,乳痈,疖腮,痈疖肿毒,急、慢性肝炎,高血压病。

【用法用量】内服:煎汤,6～15 克,大剂量可用至 30 克;熬膏或入丸、散。外用:适量,煎水洗或捣敷。

【使用注意】脾胃虚弱者慎服。

★ **1. 预防中暑**:夏枯草 4 钱,白茅根 2 扎,红糖少许。用法:煎汤代茶,时饮。(中医研究院革命委员会 编·《常见病验方研究参考资料》233)

★ **2. 治疗考试前紧张症**:用夏枯草泡水当茶饮。考前紧张症,系考试前,因精神紧张而出现失眠、纳差、心烦易怒、沉默寡言、头昏乏力、记忆力减退等为主的症状。性格内向、好胜心过强或曾有过考试失误的考生易发此症。笔者曾治 16 例此症患者,有 13 例收到满意效果。夏枯草泡水当茶既简单、廉价,又无副作用。[《中医杂志》编辑部 整理·《中医杂志》专题笔谈文萃(1995—2004,第一辑)286]

★ **3. 治高血压 10 方**

①单用夏枯草 30 克或加决明子 30 克,水煎服,对于改善肝阳上亢的高血压病症状有一定的疗效。(王辉武 主编·《中药临床新用》503)

②夏枯草 10 克,车前草 12 克。将夏枯草、车前草洗净,放入茶壶中,用沸水冲泡后代茶饮。每日 1 剂,不拘时饮服。功能:清热平肝,利尿降压,适用于高血压头痛、头晕目眩等症。在饮用过程中应经常测量血压,以免血压相对过低而引起头昏。(黄芳·《中国中医药报》2008 年 4 月 11 日第 7 版)

③桑寄生 30 克,夏枯草 15 克。水煎代茶饮。方中桑寄生长于补肝肾、强筋骨。药理研究证实,桑寄生具有降压、镇静、利尿作用。能舒张冠状血管,增加冠脉血流量;夏枯草清肝降压。

故此方对高血压因肝肾不足、腰膝酸痛者尤为适宜。（黄芳·《中国中医药报》2008 年 4 月 11 日第 7 版）

④【肝阳上亢高血压茶方】夏枯草 10 克，苦丁茶 10 克。煎水代茶饮。（谢海洲 编著 杨增良整理·《谢海洲用药心悟》132）

⑤夏枯草、菊花各 10 克，决明子、钩藤各 15克。水煎，每日 1 剂。服药 1 个星期，再每日加服决明子 30 克，水煎，分 2 次服，2 星期后停药。（宋立人 总编·《中华本草》7 册 138）

⑥【降压冲剂】夏枯草 30 克，草决明 15 克，钩藤 30 克，生山楂 30 克。将上药煎煮浓缩成膏状，干燥，加适量淀粉或上药中比较细的药粉，制粒备用。上药为 1 袋量，每袋重 10 克，相当于原生药 105 克。每袋分 2 次服。功能：清热降压。（宋立人 总编·《中华本草》7 册 139）

⑦夏枯草 100 克，杜仲 25 克。将夏枯草水煎服，杜仲研粉，拌炒鸡蛋吃。（杨建宇等 主编·《灵验单方秘典》60）

⑧杜仲、夏枯草、黄芩各 9 克。水煎服，每日 1剂，分 2 次服；或杜仲 12 克，水煎服，每日 1 剂，分 2次服。（杨建宇等 主编·《灵验单方秘典》60）

⑨夏枯草 15 克，杜仲 12 克，生白芍 10 克，黄芩 6 克。用法：先将夏枯草、生白芍、生杜仲加开水 500 毫升，煎煮 30 分钟，再加入黄芩煎 10分钟即可服用，每日 1 剂，日服 3 次。适应证：本方降压作用缓慢而持久，特别适用于老年人。（吴静 编·《祛百病祖传秘方》24）

⑩治高血压病肝阳上亢型者较为有效。为避免每天煎药的麻烦，笔者让患者用夏枯草1000 克放大蒸锅中煎 3 次去渣，加适量蜂蜜熬成膏，放冰箱内冷藏，每天早、晚各服 1 匙，温开水送服，血压能持久稳定于正常范围。[《中医杂志》编辑部 整理·《中医杂志》专题笔谈文萃（1995—2004，第一辑）24]

★ 4. 治原发性高血压 2 方

①夏枯草、白糖各 120 克，草决明（决明子）100 克。先将夏枯草、草决明放入砂锅中，加清水 2000 毫升，文火煎至 1500 毫升，用纱布过滤药渣，加水再煎，最后将二汁合二为一，加入白糖搅匀。每剂 3 天分次服完，30 天为 1 个疗程。（水嶋昇 著·《单味草药巧治百病》192）

②夏枯草全草晒干 50 ~ 100 克。用法：夏枯

草全草，用文火煎汁，每日 1 剂。分 2 次服，坚持用药 6 个月以上。（刘有缘 编著·《一两味中药祛顽疾》23）

★ 5. 治高血压而头晕心悸者：夏枯草、白糖各 120 克。夏枯草加水 500 ~ 2000 毫升，煎成1000 ~ 1300 毫升，过滤后加白糖调味，分作 3 日量，当茶饮用。（杨建宇等 主编·《灵验单方秘典》61）

★ 6. 治高血压头痛：夏枯草 25 克，杜仲 30克，菊花 10 克。水煎服。（金福男 编著·《古今奇方》3）

★ 7. 治高血压头痛较甚者：夏枯草 30 克，天麻 10 克，水煎服。每日 2 次。（金福男 编著·《古今奇方》71）

★ 8. 治肝阳头痛：夏枯草 30 克。水煎服。释解：因肝阳上扰，症见头昏头胀痛，眩晕烦躁，易怒，睡眠不宁。治宜清肝降火。（刘少林 刘光瑞 编著·《中国民间小单方》55）

★ 9. 治热症头痛 2 方

①夏枯草 1 两。水煎服。（中医研究院革命委员会 编·《常见病验方研究参考资料》201）

②夏枯草 5 钱，玄参 3 钱，生杜仲 5 钱。用法：水煎服，每日 1 剂。备注：又方去玄参，加黄芩 3 钱，水煎服。（中医研究院革命委员会 编·《常见病验方研究参考资料》201）

★ 10. 治肝火头痛：夏枯草 30 克，黄芩 15克。水煎分 2 次服，2 剂即效。（宋丽华·《中国中医药报》第 5 版 2010 年 7 月 2 日）

★ 11. 治头痛 2 方

①夏枯草 15 克，竹叶 6 克，大米 20 克。水煎服，每日 2 次。（金福男 编著·《古今奇方》2）

②夏枯草全株 25 克，生姜 3 片，九仙草 15克。用法：水煎服，加饴糖冲服，日 2 次。备注：本方也可炒热，加酒，包敷患部。本方九仙草（檀香科）系昆明民间常用的中草药．功效：平肝，祛风，通经络。（吴静 陈宇飞 主编·《传世金方·民间秘方》135）

★ 12. 治头痛验案：夏枯草配葛根，升降结合治头痛：张某，女，72 岁，1985 年 6 月 12 日初诊。患头痛 12 年，发作时头痛隐隐，以巅顶及颈后两侧风池穴处痛着，至下午加重，头痛如裂连及目珠，并有跳动感，西医各种检查，皆无异常，数服中西药无效。近半月头痛加重，头重昏蒙，

持续疼痛时间增加。舌质红、苔薄黄,脉弦滑,给以清空膏加葛根,服药5剂,症状依然,继加夏枯草15克,服1剂,头痛即感明显好转,3剂服完,多年沉疴,得以痊愈。

初以风湿热邪上攻"清阳之府",用清空膏加葛根竟无效。忽悟其巅顶及项后风池处,皆肝胆经循之处。遂加夏枯草一药而收效。夏枯草一方面起引经作用,引诸药直达病所。另一方面,清肝胆,使循经上炎之郁火直折。配葛根升发清阳,止痛解肌。临证时无论头痛偏正新久,属肝经郁火者,皆可用之。[《中医杂志》编辑部整理·《中医杂志》专题笔谈文萃(1995—2004,第一辑)628]

★ 13. **治偏头痛**:夏枯草4钱,香附米、川芎各3钱。用法:水煎服。每日1剂。连服3剂。(中医研究院革命委员会 编·《常见病验方研究参考资料》203)

★ 14. **治头痛连两太阳穴**:夏枯草、香附各5钱,甘草1钱。水煎服。(中医研究院革命委员会编·《常见病验方研究参考资料》203)

★ 15. **治多年头痛,日轻夜重**:夏枯球、香附各2两,甘草4钱。用法:水煎。每日1剂,分3次服。功能:清热泻火,理气止痛。方解:夏枯球清热泻火;香附理气解郁;甘草调和诸药。诸药合用,共奏清热泻火,理气止痛之功。(易法银 喻斌 主编·《湖南省中医单方验方精选·内科》上册615)

★ 16. **治动脉粥样硬化**:夏枯草30克。水煎服,2次分服,每日1剂,1个月为1个疗程。按:本病中医学属"痰证""眩晕""心悸""中风"等范畴。(胡郁坤 陈志鹏 主编·《中医单方全书》34)

★ 17. **治眩晕2方**

①夏枯草4钱,生杜仲3钱。水煎,连服3剂。(中医研究院革命委员会 编·《常见病验方研究参考资料》206)

②夏枯草、万年青根各15克。水煎服,每日1剂。(宋立人 总编·《中华本草》7册138)

★ 18. **治头目眩晕**:鲜夏枯草2两,冰糖5钱。开水冲炖,饭后服。(江苏新医学院 编·《中药大辞典》下册1828)

★ 19. **治肝气胀痛**:夏枯草1两。煎水服之。(宋立人 总编·《中华本草》7册138)

★ 20. **治肝火旺胁痛**:夏枯草30克。水煎服。主治:治肝火旺胁痛,多药不应,用之神效。(洪国靖 主编·《中国当代中医名人志》739)

★ 21. **治急性黄疸型肝炎**:夏枯草62克,大枣31克。加水1500毫升,文火煨煎,捣枣成泥,煎取300毫升,去渣,分3次服。赵先礼等用上方治疗本病75例,用药后,一般症状消失时间为2～14天,平均4.1天,在肝脏肿大的73例中,治疗后62例恢复正常;黄疸消退时间为3～31天,退黄疸率为100%。(王辉武 主编·《中药临床新用》503)

★ 22. **治黄疸型肝炎**:夏枯草、金钱草各30克,丹参15克。水煎,分3次服,连服7～15天。不愈者,继服7天。(宋丽华·《中国中医药报》第5版2010年7月2日)

★ 23. **治黄疸**:夏枯草、茵陈各1两,泽泻3钱。用法:水煎服,每日1剂。(中医研究院革命委员会 编·《常见病验方研究参考资料》161)

★ 24. **治胆热,口苦欲吐**:夏枯草、竹茹各15克。水煎,分2次缓缓服下,以愈为度。(水嶋昇 著·《单味草药巧治百病》193)

★ 25. **治盗汗**:夏枯草30克,黄瓜叶30克。水煎服,每日2～3次。(金福男 编著·《古今奇方》33)

★ 26. **治羊痫风、高血压**:鲜夏枯草3两,冬蜜1两。开水冲化服。(江苏新医学院 编·《中药大辞典》上册1828)

★ 27. **治失眠4方**

①夏枯草15克,半夏各12克。水煎服,每日1剂,连服10剂。(宋丽华·《中国中医药报》第5版2010年7月2日)

②《医学秘旨》云:一人患不睡,心肾兼补之药,遍尝不效,诊其脉,知为阴阳违合,二气不交。以夏枯草10克浓煎服之,即得睡。(李克绍编·《中国百名中医临床家丛书·李克绍》79)

③**【百合夏枯草汤】**百合30克,夏枯草15克。水煎服。功效:平肝宁心。主治:长时间失眠,神情不安,心悸,烦躁,脉弦,舌苔薄而舌质红。加减:肝肾不足的,加枸杞、制首乌,心悸不安,加柏子仁、酸枣仁以养心宁神。(王真 编·《中国百名中医临床家丛书·魏长春》273)

④夏枯草配半夏,交合阴阳治失眠:钱某,男,35岁,1989年6月9日初诊。患失眠症5

年,用养心补血、镇静安神之剂罔效,常服催眠西药。就诊时精神萎靡,夜难入眠,甚则通宵达旦,心烦易怒,易惊易梦,舌质红,脉细数。证属郁火内扰、阳不交阴之候。给予夏枯草15克,半夏12克,水煎,连服5剂,夜即能眠,续服10剂,诸症相继消失,随访年余,病未反复。

失眠,虽病因复杂,但其"阴阳违和、二气不交",脏腑气血失和是其发病关键。夏枯草补厥阴之血脉,散郁火之蕴结,安神以定魂。《医学秘旨》云:"盖半夏得阴而生,夏枯草得阳而长,是阴阳配合之妙也"。二药相使,顺应阴阳,使"阴阳已通,其卧立至。"[《中医杂志》编辑部 整理·《中医杂志》专题笔谈文萃(1995—2004,第一辑)628]

★ **28. 治失眠(神经官能症):**夏枯草、半夏各3钱。水煎服。(中医研究院革命委员会 编·《常见病验方研究参考资料》213)

★ **29. 治心昏塞,多忘,喜卧:**夏枯草花末。服方寸匕,有效。(宋立人 总编·《中华本草》7册138引《药性考》)

★ **30. 治肺炎:**夏枯草60克,白茅根60克。水煎服,每日1剂,2次分服。(胡郁坤 陈志鹏 主编·《中医单方全书》7)

★ **31. 治肺结核3方**

①夏枯草1000克。加水2500毫升左右,煎煮去渣取汁,再浓缩至500毫升左右,加红糖适量制成膏,每天3次,每次15毫升,口服。据刘继生报道,应用本方治疗27例,效果良好。(薛建国 李缨 主编·《实用单方大全》53)

②夏枯草500克,黄酒1000毫升。用法:将夏枯草去除杂质,切碎,加冷开水适量浸泡,再加入黄酒,隔水蒸至无酒味时过滤,去渣滤液,取药酒瓶装备用。每次30毫升,每日3次,口服。3个月为1个疗程。服完再制,连服3~5个疗程。功效:杀菌抗结核。医师嘱咐:该酒方治疗肺结核效果甚佳。但夏枯草苦寒,故脾虚便溏者慎服。(刘道清 主编·《中国民间神效秘方》92)

③夏枯草1两,煎液。浓缩成膏,晒干,再加青蒿粉1钱,鳖甲粉5分,拌匀为1日量(亦可制成丸剂服用),分3次服。(《全国中草药汇编》编写组 编·《全国中草药汇编》上册676)

★ **32. 治浸润性肺结核、慢性纤维空洞型肺结核,血行播散型肺结核:**夏枯草5000克,冰糖

1000克。用法:先将夏枯草加水煮沸2次,每次50分钟,合并煎液,澄清沉淀,除去泥滓,加入冰糖,微火煎煮,浓缩成膏,冷贮备用。每次10~15克,每日2次,温开水送服。功效:杀菌结核。医师嘱咐:此方经吉林化工医院和湖北黄冈康复医院临床验证,对浸润型肺结核、慢性纤维空洞型肺结核和血行播散型肺结核均有效。有效率达96%以上,服药后咳嗽、胸痛、咯痰、发热、咯血等症状均见消失或减轻,结核病灶亦见不同程度吸收好转。效果极佳。糖尿病患者可将冰糖换成蜂蜜,效果相同。(刘道清 主编·《中国民间神效秘方》84)

★ **33. 治肺痈:**白石榴花七枚,夏枯草三钱。用法:水煎服。(中医研究院革命委员会 编·《常见病验方研究参考资料》108)

★ **34. 治流行性脑膜炎:**夏枯草一握。用法:水煎,当茶饮。(中医研究院革命委员会 编·《常见病验方研究参考资料》43)

★ **35. 治胸膜炎:**夏枯草30克,泽泻18克,炙甘草3克。水煎服,每日2次。(全福男 编著·《古今奇方》49)

★ **36. 治渗出性胸膜炎2方**

①夏枯草1斤。加水2000毫升,煎至1000毫升。每次口服30~50毫升,每天3次。应用本方治疗9例,除2例自动出院外,余均获痊愈。平均住院35.6天,退热7.7天,积液吸收24.7天。(江苏新医学院 编·《中药大辞典》下册1828)

②用夏枯草30~50克,葶苈子12克,大枣10枚,川芎12克,鱼腥草15克。治疗渗出性胸膜炎20例,痊愈18例,2例胸水减少。平均住院36天。

夏枯草,朱震亨谓之有补养厥阴血脉之功,李时珍《本草纲目》述其治疗血崩。笔者用该药治疗顽固性咯血疗效佳,故认为该药有止血之功。肺位于胸中,为足厥阴肝经循行之路线所过之处,夏枯草苦辛、寒,入肝胆经,其药力循经可直达病所。辛能散结,寒能清热泄火,有药理研究证实,夏枯草有抗菌作用,对结核杆菌有抑菌作用,故治疗肺门淋巴结核、胸膜炎等肺部疾病效果良好。[《中医杂志》编辑部 整理·《中医杂志》专题笔谈文萃(1995—2004,第一辑)61]

★ **37. 治百日咳:**夏枯草、蜜制百部各9克。

水煎服。（宋立人 总编·《中华本草》8 册 193）

★ **38. 治湿邪阻滞所致肌无力证**：夏枯草 30～60 克。用法：将夏枯草煎水，日服 1 剂，分 3 次服或代茶饮。功效：清肝火，散郁结，宣化湿邪，流通气血。按语：治疗 78 例，结果 70 例治愈，5 例好转，3 例无效。有效率为 96%。（郭志杰 吴琼等 主编·《传世金方·一味妙方》94）

★ **39. 治流行性腮腺炎**：夏枯草 4 钱，蒲公英 3 钱，生甘草 1 钱，银花、天花粉各 3 钱。水煎服。（中医研究院革命委员会 编·《常见病验方研究参考资料》40）

★ **40. 治痄腮（急性腮腺炎）**：夏枯草 6 克，大青叶 9 克。水煎服。（洪国靖 主编·《中国当代中医名人志》619）

★ **41. 治急性腮腺炎**：夏枯草 15 克，板蓝根 15 克，蒲公英 15 克（满族方）。用法：将上药用水煎服，同时用生大黄 15 克研末外敷，每日 1 剂。说明：此方治疗近 30 人，服上药 3～5 剂即愈，效果满意。（张力群等 主编·《中国民族民间秘方大全》1127 引黑龙江省伊春市中医院敖桂芹献方）

★ **42. 治甲状腺肿大 3 方**

①夏枯草 5 钱。水煎服，连服 15 天。（中医研究院革命委员会 编·《常见病验方研究参考资料》195）

②夏枯球 100 克，海藻 30 克。用法：水煎。每日 1 剂，分 2 次服。功能：消瘿散结，利水消肿。注意事项：10 剂为 1 疗程，即可收效。（阳春林 葛晓舒·《湖南省中医单方验方精选·外科》下册 959）

③夏枯草、海藻各 5 钱，昆布 1 两。共研细粉，炼蜜为丸，每服 3 钱，每日 2 次。（《全国中草药汇编》编写组 编·《全国中草药汇编》上册 676）

★ **43. 治甲状腺腺瘤**：夏枯草 30 克。鲫鱼大者一尾或小者数尾，去鳞，清除内脏后洗净，加水与夏枯草同炖。食鱼及汤。（宋立人 总编·《中华本草》7 册 138）

★ **44. 治甲状腺肿瘤**：夏枯草 30 克，丝瓜络 30 克，甘草 10 克。水煎服，每日 2 次，1 个月为 1 个疗程，连服 2～3 个疗程。（胡郁坤 陈志鹏 主编·《中医单方全书》463）

★ **45. 治前列腺增生**：取夏枯草（干品）10～20 克。煎汤代茶饮，每日 1 次，长期服用对男性前列腺增生效果较好。（李家强 编著·《民间医疗特效妙方》27）

★ **46. 治膀胱炎**：夏枯草 50 克。煎水去渣，代茶饮（可连续服用）。按：本病中医学属于"淋证""腰痛"等范畴。（胡郁坤 陈志鹏 主编·《中医单方全书》70）

★ **47. 治泌尿道感染**：夏枯草 3 钱。水煎分 3 次服，连服 5 天。（中医研究院革命委员会 编·《常见病验方研究参考资料》193）

★ **48. 治小便出血，及肠风下血**：夏枯草（烧存性）。用法：研末，米饮或凉水调下。（彭怀仁 主编·《中医方剂大辞典》3 册 539 引《医学纲目》）

★ **49. 治尿血**：新鲜白毛夏枯草 30 克。用法：将夏枯草加水 500 毫升，煎至 200 毫升，每天分 4 次口服，亦可每天用夏枯草 5 克泡茶饮服。功效：止咳化痰，清热凉血，解毒消肿。（郭志杰 吴琼等 主编·《传世金方·一味妙方》30）

★ **50. 治细菌性痢疾**：单味夏枯草 62 克。水煎，4 次分服，治疗细菌性痢疾有效。（王辉武 主编·《中药临床新用》504）

★ **51. 治细菌痢疾验案**：患者，男，52 岁。因腹痛、下痢入院。起病急骤，恶寒发热，持续 2 天，里急后重，大便 1 昼夜 30 次，脓血便，大便培养：费氏痢疾杆菌；乙状镜检查：黏膜充血，水肿，有出血点、糜烂。诊断为菌痢。用夏枯草 60 克，煎剂，4 次分服，7 天治疗结束。（黄国健等 主编·《中医单方应用大全》454）

★ **52. 治血痢如注，并初起作痢腹痛，下如土朱，猪肝色者**：夏枯草 15 克，红花 3 克。用法：白水煎浓汤，入白糖 3 克调和。空腹服。（孙世发 主编·《中医小方大辞典》430 引《古方汇精》）

★ **53. 治痔疮肿痛**：笔者幼年随父出诊，于病家处得一方，病者转相抄传，屡用屡效。该方以夏枯草为君，专治痔疮肿痛难禁。处方：夏枯草 20 克，皂角刺 13 克，蒲公英 13 克，鲜生地 13 克，赤芍 10 克，牡丹皮 10 克，槐花 10 克，苦参 10 克，熟大黄 7 克，金银花 10 克，炮穿山甲 10 克（杵碎），连翘 10 克，生甘草 3 克。

此方配伍精当，笔者临床 40 余年以来，用此方治疗痔疮肿大疼痛出血百余例（血多者去穿山甲,加炮姜 3 克),服之数剂,便可肿消痛定血止,确有近期良效。夏枯草有清热、解毒、散结之功,药力全在果穗。本草诸书称该药能清肝散结,可治瘰疬瘿瘤。《本草从新》与《本经》称该药可治鼠瘘。诸书中并无治痔之说。痔核与鼠瘘病位相邻,与瘰疬瘿瘤形态相似,当其肿痛出血之时,又属血分热毒,故痔疮之热毒型者用之尤为适宜。[《中医杂志》编辑部 整理·《中医杂志》专题笔谈文萃(1995—2004,第一辑)321]

★ 54. 治痔漏:夏枯草八两,甘草节四两,连翘四两(去子,为末),金银花一斤。用法:煎浓汤为丸。每服三钱,晨以盐汤送下。功能:去管生肌。(彭怀仁 主编·《中医方剂大辞典》5 册 772 引《验方新编》)

★ 55. 治犬咬伤:夏枯草 50～100 克。用法:以上药全草入药,捣茸敷患处。备注:本方是彝医疗疯狗咬伤的独特方剂。具有清热解毒、清肝散瘀等功效,彝医、汉医应用广泛,唯疗疯狗咬伤为汉医未载。(吴静 陈宇飞 主编·《传世金方·民间秘方》219)

★ 56. 治龟头生疮:夏枯球 1 两,麻油适量。用法:夏枯球炒,研粉,麻油调匀。涂患处。功能:清热解毒,消肿散结。(阳春林 葛晓舒·《湖南省中医单方验方精选·外科》上册 870)

★ 57. 治红丝疔(急性淋巴管炎):夏枯草、紫花地丁各 1 两,连翘 3 钱。水煎服。(中医研究院革命委员会 编·《常见病验方研究参考资料》252)

★ 58. 治对口、偏口:夏枯草 1 两。用法:加红糖少许拌匀,放石臼内打烂,敷患处,未出头者消散,已出头者收口。(中医研究院革命委员会 编·《常见病验方研究参考资料》257)

★ 59. 治疖子:夏枯草 5 钱,连翘 3 钱,栀子 2 钱。用法:水煎。每日 1 剂,分 2 次服。功能:清热解毒,消肿散结。方解:夏枯草清热泻火,散结消肿;连翘清热解毒,消肿散结;栀子清热凉血。诸药合用,共奏清热解毒,消肿散结之功。(阳春林 葛晓舒·《湖南省中医单方验方精选·外科》上册 24)

★ 60. 治疖、痈:鲜夏枯草 30～60 克。用法:洗净后开水冲服,每日 2～3 次。再用鲜夏枯草 20～100 克清水洗净后稍干,捣烂外敷患处,敷料覆盖,胶布固定,每日换药 1 次。顶端破溃后,每日换药 2 次,以便及时清除脓液。疗效:本方内服外敷治疗疖痈患者 86 例,取得满意效果。86 例中,疖 60 例,痈 26 例。治疗时间最短 3 天,最长 12 天,86 例患者均治愈。(刘有缘 编著·《一两味中药祛顽疾》190)

★ 61. 治痈疖肿痛:夏枯草、黄花地丁、紫花地丁各 30 克。水煎,分 3 次服,连服 1 周,即见著效。(宋丽华·《中国中医药报》第 5 版 2010 年 7 月 2 日)

★ 62. 治阴疽和无名肿毒:鲜夏枯草 5～7.5 克。清水煮烂,过滤去渣,浓缩成糊状。内服:每次 2 汤匙,每日 3 次;外用:敷疮部,每日 2～3 次。(宋立人 总编·《中华本草》7 册 138)。

★ 63. 治脓肿:喻某某,女,8 岁。右腿内侧有一无名肿毒,凸如覆碗,肤色正常,剧烈疼痛,某院诊为"深部脓肿",切口排脓,久不收口,肿硬反而加剧,用夏枯草内服、外敷(不敷疮口),半月愈合。治疗方法:鲜夏枯草 5000～7500 克,清水煮烂过滤去渣,浓缩呈糊状即可。服法:每次服 2 汤匙,每天 3 次。外敷:用此糊外敷疮部,每天 2～3 次。(黄国健等 主编·《中医单方应用大全》454)

★ 64. 治瘰疬 2 方

①【夏枯草散】夏枯草末六钱,甘草末一钱。用法:上为末。每服二钱,茶清调下。功能:散结气,补养厥阴血脉。(彭怀仁 主编·《中医方剂大辞典》8 册 274 引《东医宝鉴·杂病篇》)

②夏枯草 3 两,昆布、海藻各 5 钱。用法:水煎,每日 1 剂,分 2 次服。功能:消痰软坚,散结消肿。注意事项:忌辛辣刺激物。(阳春林 葛晓舒·《湖南省中医单方验方精选·外科》上册 326)

★ 65. ①治瘰疬马刀、不问已溃未溃,或日久成漏。②治痈疽发背,无名肿毒:【夏枯草散】夏枯草六两。用法:上作一服。水二盅,煎七分,食远温服;虚甚当浓煎膏服,并涂患处。功能:化瘀止痛,解热散结。(彭怀仁 主编·《中医方剂大辞典》8 册 273)

★ 66. 治瘰疬马刀、不问已溃未溃:【夏枯草汤】夏枯草三钱,大黄三分,甘草二分。用法:水煎,顿服。宜忌:宜节食肉物,饮醇酒。(彭怀仁 主编·《中医方剂大辞典》8 册 274)

★ 67. 治瘰疬初起 6 方

①夏枯草 500 克,猪胆汁 2 个。用法:夏枯草熬膏,与猪胆汁调匀涂于布上。贴患处。(阳春林 葛晓舒·《湖南省中医单方验方精选·外科》上册 350)

②夏枯草半斤,何首乌 2 两。用法:浓煎去渣,熬成膏,开水调服 1 汤匙,1 日 2 次,并可用作外敷。(中医研究院革命委员会 编·《常见病验方研究参考资料》286)

③夏枯草 2 斤。用法:水煎去渣,加红糖 4 两收膏。每日 4 次,每次 1 汤匙,开水冲服。(中医研究院革命委员会 编·《常见病验方研究参考资料》286)

④夏枯草为末或熬膏敷患处。(中医研究院革命委员会 编·《常见病验方研究参考资料》286)

⑤夏枯草 1 两。水煎,加入去壳的鸡蛋煮熟,去药渣服。(中医研究院革命委员会 编·《常见病验方研究参考资料》286)

⑥夏枯草、金银花、蒲公英各 5 钱。酒、水各半煎服。(中医研究院革命委员会 编·《常见病验方研究参考资料》286)

★ 68. 治瘰疬,溃烂日久不愈 2 方

①夏枯草 2 两,鸡蛋 5 个。用法:每日煮鸡蛋时先放夏枯草,将鸡蛋同煮至半熟时将蛋轻轻敲损仍放药内煮约 3 小时取出。每日 1 剂,分 2 次吃蛋。功能:清热解毒,活血消肿。注意事项:连服 2 次其疡即消。(阳春林 葛晓舒·《湖南省中医单方验方精选·外科》上册 313)

②夏枯草 1 斤。用法:熬膏。涂搽患处。功能:清热泻火,散结消肿.(阳春林 葛晓舒·《湖南省中医单方验方精选·外科》上册 314)

★ 69. 治瘰疬或破或未破,外敷内服,效力显著:夏枯草一大捆。用法:水煎过滤,熬成膏。外用,摊青布上,贴患处。内服:每日二次,每次服一匙,白水送下。(沈洪瑞 主编·《重订十万金方》426)

★ 70. 治淋巴结核 2 方

①夏枯草 50 克,水煎或沸水浸泡当茶饮。病常伴破溃不愈、反复发作者可加白头翁 100 克,陈皮 10 克。廖有业用上方治疗 50 例,全部治愈。(王辉武 主编·《中药临床新用》503)

②【黄精夏枯草膏】鲜黄精 100 克,鲜夏枯草

200 克(系 1 帖量)。将 2 药切碎,加水 500 毫升水煎浓缩成膏,根据患部大小,将膏匀摊于消毒纱布上贴于患处;日换 1 次。邓朝纲报道,用上方治疗颈淋巴结核 39 例,痊愈 26 例,好转 11 例,无效 2 例。(王辉武 主编·《中药临床新用》503)

★ 71. 治颈淋巴结核 3 方

①夏枯草、紫花地丁各 30 克。各用 6 克捣烂包患处;各用 24 克煎汤服,每日 1 剂。(吴静 陈宇飞 主编·《传世金方·民间秘方》172)

②鲜夏枯草 30～60 克,甘草 6 克。水煎服。药渣捣烂外敷。(吴静 陈宇飞 主编·《传世金方·民间秘方》172)

③夏枯草 60 克,柴胡 6 克,鲜鸡蛋 14 枚(煮熟)。用法:先以水 5 碗,煮草药成汁,去渣,再将熟鸡蛋去壳,放入药汁内同煮,以汁尽为度。每次吃 1 枚,每日服 2 次,饭后用温水送下,连服 7 日为 1 个疗程,1～3 个疗程。无论男女、新久皆宜。(洪国靖 主编·《中国当代中医名人志》114)

★ 72. 治结核初起:夏枯草 20 克,龙骨、牡蛎各 30 克,玄参 15 克。水煎,每日 2 次分服。(金福男 编著·《古今奇方》91)

★ 73. 治鼠疮:夏枯草 4 斤,土贝母 1 斤,香附 1 斤。熬炼成膏,白蜜收之。专治寒热往来,瘰疬鼠疮,脖项肿硬,腿脚湿痹,一切瘿瘤气结,须用此膏,放入煎药内调服,欲摊纸上贴患处,或和丸药内服之,立效。(《清·太医院秘录·医方配本》188)

★ 74. 治淋巴结肿大:夏枯草 15 克,玄参 15 克,浙贝母 10 克,生牡蛎 25 克。水煎服。(谢海洲 编著 杨增良 整理·《谢海洲用药心悟》131)

★ 75. 治丹毒:夏枯草 120 克。煎汤熏洗患处。每日 1 次,连用 1 周,即可见效。(水嶋昇 著·《单味草药巧治百病》193)

★ 76. 治漆疮:夏枯草 2 两。用法:水煎,每日多次,外洗患处。功能:清热解毒,祛湿敛疮。注意事项:并用生南星磨汁外擦。(阳春林 葛晓舒·《湖南省中医单方验方精选·外科》上册 714)

★ 77. 解热毒:金银花 60 克,夏枯草 120 克。用法:上药研为细末,炼蜜为丸,每次 9 克。功效:解热毒。(孙世发 主编·《中医小方大辞典》265 引《青囊秘传》)

★ 78. 治汗斑白点:夏枯草煎浓汁,日日洗

之。(宋立人 总编·《中华本草》7册138)

★ **79. 治痤疮**：大黄15克（后下），夏枯草15克，竹叶10克，甘草6克。用法：上药加水共煎，煮沸12分钟，滤取药液；药渣加水再煎，煮沸20分钟，滤取药液。合并2次药液，分早、晚2次温服，每日1剂。功效主治：清热泻火，解毒散结。主治痤疮，属于火热内盛，伴见大便干结、小便黄赤者。医师嘱咐：孕妇忌服。(刘道清 主编·《中国民间神效秘方》635)

★ **80. 治雀斑、粉刺、酒渣鼻**：干夏枯草60克，红豆60克。用法：夏枯草除去杂质，烧灰；红豆去壳研为粉。2药混合再研为极细，过筛备用。用粉洗脸或搽酒渣鼻上，早、晚各1次。(吴素玲 李俭 主编·《实用偏方大全》821引《古今图书集成·医部全录》)

★ **81. 治干湿癣**：夏枯草根适量。用法：上药捣烂，以醋浸，涂癣疮上。(吴素玲 李俭 主编·《实用偏方大全》766引《鸡峰普济方》)

★ **82. 治足跟痛**：夏枯草50克，浸入食醋1000毫升内2～4小时，再煮沸15分钟。待稍凉后浸泡患处(先熏后洗)，每天2～3次，每1剂可用2天。据赵振兴报道，治疗本病有效，少则3～4剂，多则7～8剂，疼痛即可缓解或消失。(薛建国 李缨 主编·《实用单方大全》53)

★ **83. 治扑伤金疮**：夏枯草捣烂，敷上。(江苏新医学院 编·《中药大辞典》下册1828)

★ **84. 治皮肤瘙痒症**：取夏枯草200克，加水5000毫升煎40分钟，去渣取汁再加入樟脑25克，搅拌溶化，在药液温度适宜时洗澡。每日晚上睡前洗1次，连洗3～5天可愈。笔者用本方治疗皮肤瘙痒症60例，均获较满意疗效。(李家强 编著·《民间医疗特效妙方》88)

★ **85. 防麻疹**：夏枯草5钱～2两。水煎服，1日1剂，连服3天。(江苏新医学院 编·《中药大辞典》下册1828)

★ **86. 治荨麻疹2方**
①夏枯草15克，水煎内服，药渣另煎，外洗患处。(郭旭光·（中国中医药报）2011，2月25日)

②夏枯草、银花、蒲公英各1两。水煎服。(中医研究院革命委员会 编·《常见病验方研究参考资料》425)

★ **87. 治头皮毛囊周围炎**：夏枯草、知母各30克，日1剂，水煎2次，药液待冷湿敷患处，每日2次。治疗19例，其中11例脓性分泌物多，耳后淋巴结明显肿大者加服了复方新诺明。结果：全部治愈。其中9天治愈者4例，15天治愈者8例，21天治愈者7例。(李彬之等 主编·《现代中医奇效良方宝典》下册715)

★ **88. 治夜盲2方**
①夏枯草3钱。用法：泡开水当茶饮，连服7天。(中医研究院革命委员会 编·《常见病验方研究参考资料》198)

②夏枯草7个。与瘦肉120克共炖服，每日1剂。(胡郁坤 陈志鹏 主编·《中医单方全书》99)

★ **89. 治青光眼**：夏枯草、菊花各15克，黄芩10克。每日1剂，水煎分3次服。(杨建宇等 主编·《灵验单方秘典》268)

★ **90. 治眼睛红肿热痛流泪**：夏枯草120克。水煎服，日2次。(金福男 编著·《古今奇方》149)

★ **91. 治结膜炎**：夏枯草15克，蒲公英15克，野菊花10克。水煎服。(谢海洲 编著 杨增良 整理·《谢海洲用药心悟》131)

★ **92. 治急性结膜炎**：夏枯草3钱。用法：开水冲泡，澄清，分三四次洗眼。(中医研究院革命委员会 编·《常见病验方研究参考资料》458)

★ **93. 治流行性结膜炎**：【夏珠银汤】夏枯草、伍谷精珠、金银花、野菊花等。邹少华报道，以上方治疗流行性结膜炎126例，痊愈125例，其中1天而愈者16例，2天愈者65例，3天愈者44例。(王辉武 主编·《中药临床新用》504)

★ **94. 治巩膜炎**：夏枯草、野菊花各1两。水煎服。(中医研究院革命委员会 编·《常见病验方研究参考资料》466)

★ **95. 治虹膜睫状体炎**：炒夏枯草、醋炒香附各2两，炙甘草4钱。共研细末，1日2次，每次3钱，清茶调服。(中医研究院革命委员会 编·《常见病验方研究参考资料》466)

★ **96. 治角膜溃疡**：夏枯草、野菊花、柏叶各30克。水煎服，每日2次。(金福男 编著·《古今奇方》152)

★ **97. 治角膜软化症**：夏枯草9克。研末，加鸡肝1只蒸食。适用于小儿疳积入目者。(胡郁坤 陈志鹏 主编·《中医单方全书》402)

★ **98. 治冷泪**：夏枯草12克，香附子12克。

用法:上药研为细末。以麦门冬汤调下。(吴素玲 李俭 主编·《实用偏方大全》656引《类方准绳》)

★ 99. **治目珠至晚疼甚**:夏枯草、香附各二两。共为末,每服一钱五分,清茶调下。服三四日,顿愈。(清·王梦兰 纂集·《秘方集验》76)

★ 100. **治肝火目珠疼痛**:夏枯草20克,当归15克,白芍20克。水煎服。(谢海洲 编著 杨增良 整理·《谢海洲用药心悟》131)

★ 101. **治目珠、眉棱骨痛**:夏枯草、香附各1两,甘草4钱。共研细末,每服1.5钱,茶清调下。主治:厥阴郁火,目珠痛,夜则痛甚,或用苦寒药点上反痛甚者。(彭怀仁 主编·《中医方剂大辞典》8册274)

★ 102. **治急慢性中耳炎2方**

①夏枯草、粉草各3钱。水煎服。(中医研究院革命委员会 编·《常见病验方研究参考资料》484)

②夏枯草30克,龙胆草15克,粉草6克。水煎,分2次服,连服7~15天。(宋丽华·《中国中医药报》第5版2010年7月2日)

★ 103. **治急性化脓性中耳炎**:夏枯草30克,白头翁18克,柴胡12克。用法:水煎服,每日2次。功效:清热解毒。验证:崔某某,患急性化脓性中耳炎,经用上方后治愈。(良石 主编·《名医珍藏·秘方大全》292)

★ 104. **治口眼歪斜**:夏枯草1钱,胆南星5分,防风1钱,钩藤1钱。水煎,点水酒临卧时服。(江苏新医学院 编·《中药大辞典》下册1828)

★ 105. **治舌炎**:夏枯草、金银花各3钱,甘草5分。用法:加清水适量,水煎代茶饮。(中医研究院革命委员会 编·《常见病验方研究参考资料》450)

★ 106. **治坏死性龈口炎**:夏枯草100克。水煎浓汁,每日数次分服。适用于牙龈脓肿、流脓者。(胡郁坤 陈志鹏 主编·《中医单方全书》445)

★ 107. **治口腔溃疡验案**:徐某某,女,64岁。患者口唇溃疡已2年,经中西医长期治疗无效。1982夏,笔者以夏枯草1味,每天30克,煎汤代茶饮。服至1个月后,口唇红肿消退,溃疡面显著缩小,3个月后溃疡面基本愈合,患者信心更足,连续坚持服用5个月。跟踪观察1年,未见复发。(黄国健等 主编·《中医单方应用大全》454)

★ 108. **治急性扁桃体炎,咽喉疼痛**:鲜夏枯草全草2~3两。水煎服。(江苏新医学院 编·《中药大辞典》下册1828)

★ 109. **治扁桃体炎**:夏枯草性寒,味苦、辛。笔者根据其苦寒清热,辛能散结的作用,治疗急慢性扁桃体炎,收效颇佳。中医认为急性扁桃体炎是由风热邪毒搏结于咽喉所致,称之为"风热乳蛾"。取夏枯草之苦寒以清泄热毒;取其辛苦味,以发散风热、消散郁结,使乳蛾自消。临床应用时,将夏枯草30~60克,水煎2次,混合后1日内频频服完,服时徐徐咽下,以延长药液在咽部的滞留时间,使药液持久地直接作用于病灶处,增强其抗菌消炎的作用。

如李某某,男,33岁。14天前出现咽部疼痛、干燥灼热、吞咽困难,并发热恶寒。检查见扁桃体红肿明显,表面有黄白色脓点,舌边尖红、苔薄黄、脉浮数。即予夏枯草60克,水煎频服。次日,症状明现减轻,继服2日痊愈。慢性扁桃体炎多由急性扁桃体炎反复发作所致。治疗时,在辨证的基础上加夏枯草15~30克,对肿大的扁桃体有很好的消散作用。[《中医杂志》编辑部 整理·《中医杂志》专题笔谈文萃(1995—2004,第一辑)553]

★ 110. **治慢性咽炎**:我们根据民间验方,用夏枯草冲泡代茶饮治疗慢性咽炎疗效可靠,现介绍如下。将夏枯草(以色紫褐果穗大而整为佳)每次取10克放于大茶杯中,沸水200毫升浸泡,15分钟后饮用,可重复浸泡,每天3~5杯,10天为1个疗程。治疗慢性咽炎32例,女22例,男10例,按以上方法治疗1~6个疗程均治愈。[《中医杂志》编辑部 整理·《中医杂志》专题笔谈文萃(1995—2004,第一辑)553]

★ 111. **治急性及慢性喉炎**:夏枯草50克,山豆根30克。用法:上药加水共煎,煮沸30分钟,滤取药液,装入保温瓶内,令患者口鼻对准瓶口,吸入药物蒸汽。每次30分钟,每日2次。功效:清肝散结,清利咽喉。医师嘱咐:此为"蒸汽吸入疗法",副作用小,没有痛苦,可配合其他方法使用。但应注意避免烫伤。(刘道清 主编·《中国民间神效秘方》1075)

★ 112. **治赤白带下2方**

①夏枯草,花开时采,阴干为末。每服2钱,

饭前米饮下。（宋立人 总编·《中华本草》7 册138）

②夏枯草 4 两。研末，每服 2.5 钱。温开水送下。（中医研究院革命委员会 编·《常见病验方研究参考资料》347）

★ 113. 治月经过多：夏枯草 9 克，炒蒲黄 9 克，制五灵脂 9 克。每日一剂分早、晚 2 次顿服。连服 2 个月经周期，经期不停药。（宋立人 总编·《中华本草》7 册 138）

★ 114. 治崩漏：夏枯草 2 两。用法：研细末，每服 3 ~ 5 钱，米汤或黄酒送下。（中医研究院革命委员会 编·《常见病验方研究参考资料》333）

★ 115. 治产后血晕，心气欲绝者：夏枯草捣绞汁，服一盏。（江苏新医学院 编·《中药大辞典》下册 1828 引《纲目》）

★ 116. 治卵巢囊肿：【夏枯草合剂】夏枯草、海藻、穿山甲。2 个月为 1 个疗程，治疗 2 ~ 7 个疗程。姚引花报道用上方治疗卵巢囊肿 48 例，治愈 34 例，好转 12 例，无效 2 例，总有效率为 95.83%。王辉武 主编·《中药临床新用》504）

★ 117. 治乳痈初起 3 方

①新鲜夏枯草 2 ~ 3 两。用法：捣烂，早、晚冲老酒服，或布包绞汁，隔水炖热，加酒温服。渣敷患处。（中医研究院革命委员会 编·《常见病验方研究参考资料》259）

②夏枯草、地丁各 4 两。用法：捣烂，泡酒服。（中医研究院革命委员会 编·《常见病验方研究参考资料》261）

③夏枯草、公英各等分，酒煎服，或做丸亦可。（宋立人 总编·《中华本草》7 册 138）

★ 118. 治乳房硬块：夏枯草 30 克，仙鹤草 15 克，青皮 12 克。水煎服，每日 2 次。（金福男 编著·《古今奇方》110）

★ 119. 治小儿菌痢：1 岁以下，夏枯草 1 两，半枝连 5 钱。2 ~ 6 岁，夏枯草、半枝连各 1 两；6 ~ 12 岁，夏枯草、半枝连各 1.5 两。水煎服。（江苏新医学院 编·《中药大辞典》下册 1828）

★ 120. 治小儿阴肿：鲜夏枯草、冰片各适量。用法：鲜夏枯草捣汁加入冰片。敷患处。功能：清热凉血，消肿止痛。（阳春林 葛晓舒·《湖南省中医单方验方精选·外科》下册 1115）

★ 121. 治小儿热痱：夏枯草花穗 250 克（干品）。用法：加水适量，文火煎取汁。用以洗患

处，每日 5 ~ 10 次。同时注意保持患儿居住处通风凉爽，衣被不宜过多过厚，勤洗澡、勤换衣，保持皮肤清洁。疗效：治疗 20 例患儿全部获效。其中显效 15 例，有效 5 例。（刘有缘 编著·《一两味中药祛顽疾》497）

鬼针草（28 方）

【药性】味苦，性微寒。

【功能与主治】清热解毒，祛风除湿，活血消肿。主治咽喉肿痛，泄泻，痢疾，黄疸，肠痛，疔疮肿毒，蛇虫咬伤，风湿痹痛，跌打损伤。

【用法用量】内服：煎汤，15 ~ 30 克，鲜品倍量；或捣汁。外用：适量，捣敷或取汁涂；或煎水熏洗。

★ 1. 鬼针草治高血压研究：从 1983 年以来，天津市医药科学研究所的主要科研成果之一：鬼针草治疗原发性高血压和缺血性脑血管病。于 1983 年鉴定，经四省市一千多病人的临床治疗观察，对高血压的总有效率达 92.6%，比罗布麻高 30%，未发现毒副作用，且鬼针草药源广泛，价格低廉。（彭司勋 主编·《1983 - 84·中国药学年鉴》110）

★ 2. 治高血压 2 方

①鬼针草（干品）30 克。加水 2000 毫升，水煎后当茶饮，1 日内服完，连服 3 ~ 5 日见效或恢复正常，并长期保持血压稳定。有效率为 100%，痊愈率为 98%。（汉羌 月兰 编著·《简方治百病》182）

②大红枣 6 枚（小的 10 ~ 20 枚），入锅炒至有糊香味，北山楂肉 6 ~ 10 克，鬼针草 4 ~ 6 克。水煎或开水冲泡当茶饮。按语：此法由梁庆森推荐，刊于《中国中医药报》2005 年 8 月 22 日第 8 版"民间治疗高血压的偏方"中，据其介绍是一位民间医师之好友李某被高血压困扰 20 多年，四方求医，用药无效，后经人推荐得此偏方，李某坚持用药 5 个月后，血压基本恢复正常。此方简、便、廉，经过验证疗效确切，且喝时酸甜可口，无副作用。（邓铁涛 主审·《中医简便廉验治

法》24)

★ 3. 治高血脂及血栓形成：【悦年片】有抗高血脂及血栓形成的作用。"悦年片"是鬼针草粗粉水煎煮 2 次，每次 1 小时，滤液浓缩成稠膏等，压片，包糖衣即成。功能：清热解毒，散瘀消肿。用于预防高脂血造成的脂质代谢紊乱及动脉粥样硬化、心脑血管病。口服，每次 7 ~ 10 片，每日 3 次。(宋立人 总编·《中华本草》7 册 729)

★ 4. 治偏头痛：鬼针草 30 克，大枣 3 个。水煎温服。(宋立人 总编·《中华本草》7 册 729)

★ 5. 治急性黄疸型传染性肝炎：鬼针草 2.5 两，连线草 2 两。水煎服。(《全国中草药汇编》编写组 编·《全国中草药汇编》上册 484)

★ 6. 预防感冒、流感：鬼针草 60 克(鲜品倍量)，野菊花 30 克。浓煎至 50 ~ 100 毫升，每星期 1 次，连续服用。共用于 248 例，经 5 个月观察，在有严重流感疫情的情况下，只发生普通感冒 3 例，发病率为 1.2%。(宋立人 总编·《中华本草》7 册 729)

★ 7. 治急性肾炎：鬼针草叶 15 克(切细)。煎汤，和鸡蛋 1 个，加适量麻油或茶油煮熟食之，每日服 1 次。(宋立人 总编·《中华本草》7 册 729)

★ 8. 治淋证，尿道感染：鬼针草 1 两，米泔水适量。用法：用 2 遍米泔水搓汁。每日 1 剂，分 2 次服。功能：清热化湿，利尿通淋。(易法银 喻斌 主编·《湖南省中医单方验方精选·内科》中册 1637)

★ 9. 治神经性呕吐：新鲜鬼针草(全草)30 克。洗净后加水煎至 200 毫升，每天 1 剂，分 2 次内服。每次服药后加服牛奶 100 毫升，症状重者辅以支持疗法。(金福男 编著·《古今奇方》278)

★ 10. 治胃气痛：鲜鬼针全草 45 克，和猪肉 120 克同炖，调黄酒少许，饭前服。(宋立人 总编·《中华本草》7 册 729)

★ 11. 治急性肠胃炎：鬼针草叶 0.5 两 ~ 1 两，车前草 3 钱。水煎服。呕吐加生姜 5 片，腹痛加酒曲 2 个。(《全国中草药汇编》编写组 编·《全国中草药汇编》上册 484)

★ 12. 治胃脘痛，急性胃炎，灼热痛：鬼针草 30 克。用法：水煎。每日 1 剂，分 2 次服。功能：

清热解毒，活血止痛。注意事项：连服 2 ~ 3 剂。也可用鲜品 100 克，洗净，捣烂，开水泡服药液。(易法银 喻斌 主编·《湖南省中医单方验方精选·内科》中册 1096)

★ 13. 治痢疾：鬼针草柔芽一把。水煎汤，白痢加红糖，红痢加白糖，连服三次。(宋立人 总编·《中华本草》7 册 729)

★ 14. 治阑尾炎 2 方

①鬼针草 15 ~ 30 克(鲜品 45 克)。煎汤内服，或加冰糖、蜂蜜。如加牛奶 180 克同服。疗效更佳。(宋立人 总编·《中华本草》7 册 729)

②鬼针草 60 克。水煎去渣，调入蜂蜜 60 克，2 次分服，每日 1 剂。(胡郁坤 陈志鹏 主编·《中医单方全书》217)

★ 15. 治急性阑尾炎：鬼针草 2 ~ 4 两。水煎，每日 2 剂，4 次分服。(《全国中草药汇编》编写组 编·《全国中草药汇编》上册 485)

★ 16. 治风湿性关节炎、类风湿性关节炎：鬼针草、臭梧桐各 120 克。做水丸。每服 9 克，开水送服，每日 2 次。(宋立人 总编·《中华本草》7 册 729)

★ 17. 治腰腿痛：鬼针草 15 克。水煎服。适用于腰痛。(胡郁坤 陈志鹏 主编·《中医单方全书》376)

★ 18. 治疔肿：鬼针草全草，剪碎，加 75% 的酒精或白酒浸泡 2 ~ 3 天后，外搽局部。(《全国中草药汇编》编写组 编·《全国中草药汇编》上册 485)

★ 19. 治风疹：祖杰(鬼针草)20 ~ 500 克(彝族方)。用法：以全草入药，水煎，内服或外洗，每日 2 次。说明：本方具清热解毒、散瘀消肿、止痒抗炎之功。现代药理研究表明，鬼针草有抗炎、抑菌作用，故彝医用此方治疗风疹，疗效肯定。(张力群等 主编·《中国民族民间秘方大全》748《彝医植物药》)

★ 20. 治气性坏疽：鲜鬼针草全草，冷水洗净，水煎汤熏洗。(宋立人 总编·《中华本草》7 册 729)

★ 21. 治丹毒：鬼针草 15 克。水煎服，或捣烂敷患处。适用于缠腰丹。(胡郁坤 陈志鹏 主编·《中医单方全书》191)。

★ 22. 治跌打损伤：鲜鬼针草全草 30 ~ 60 克(干品减半)。水煎，另加黄酒 30 克，温服，每

日服 1 次,一般连服 3 次。(宋立人 总编·《中华本草》7 册 729)

★ 23. 治金疮出血:鲜鬼针草叶,捣烂敷创面。(宋立人 总编·《中华本草》7 册 729)

★ 24. 治汤火烫伤:鬼针草鲜叶,捣汁涂之。(宋立人 总编·《中华本草》7 册 729)

★ 25. 治蛇伤虫咬:鲜鬼针草全草 60 克。酌加水煎成半碗,温服;渣捣烂涂贴伤口,每日如法 2 次。(宋立人 总编·《中华本草》7 册 729)

★ 26. 治小儿单纯性消化不良(腹泻):鬼针草 3 ~ 5 株。水煎浓汁,连渣放在桶内,趁热熏洗患儿双脚,一般熏洗 3 ~ 4 次,每次熏洗约 5 分钟。1 ~ 5 岁熏洗脚心,6 ~ 15 岁熏洗到脚面;腹泻严重者,熏洗部位可适当上升至腿。(《全国中草药汇编》编写组 编·《全国中草药汇编》上册 485)

益母草(82 方)

【药性】味辛、苦,性微寒。归肝、肾、心包经。

【功能与主治】活血调经,利尿消肿,清热解毒。主治月经不调,经闭,胎漏难产,胞衣不下,产后血晕,瘀血腹痛,跌打损伤,小便不利,水肿,痈肿疮疡。

【用法用量】内服:煎汤,10 ~ 15 克,熬膏或入丸、散。外用:适量,煎水洗或鲜草捣敷。

【使用注意】阴虚血少、月经过多、瞳仁散大者均禁服。

★ 1. 治高血压:益母草膏。用法:每日二三次,每次一匙,开水送下。(中医研究院革命委员会 编·《常见病验方研究参考资料》174)

★ 2. 治头痛:鲜益母草 200 克。轻煎饮。(孟凡红 主编·《单味中药临床应用新进展》591)

★ 3. 治眩晕验案:患者,女,62 岁。7 年前发生眩晕,服用“复方罗布麻片”等,每因劳累或情绪激动时眩晕加重。1 天前因情绪激动眩晕发作加重,目眩欲仆,头胀痛,恶心呕吐,肢麻,苔黄,脉弦;血压 27.5/16kPa。即令取新鲜益母草 90 克,浓煎口服,4 小时后症状消除,血压 18/12kPa。(杨鹏举 主编·《中医单药奇效真传》121)

★ 4. 治急性脑梗死:益母草注射液 20 毫升,加生理盐水 500 毫升,每日 1 次静滴。(孟凡红 主编·《单味中药临床应用新进展》591)

★ 5. 治黄疸:益母草 1 两。用法:煎浓汁,随时饮,可连用五六日。孕妇禁服。(中医研究院革命委员会 编·《常见病验方研究参考资料》156)

★ 6. 治肾炎水肿:益母草 1 两。水煎服。(江苏新医学院 编·《中药大辞典》下册 1956)

★ 7. 治急性肾炎:益母草、白茅根各 30 ~ 60 克(鲜品 90 ~ 120 克)。水煎服。甚效。(卢祥之 编著·《名中医治病绝招》40)

★ 8. 治急性肾小球性肾炎:取干益母草(全草)3 ~ 4 两,或鲜益母草 6 ~ 8 两,加水 700 毫升(以浸没益母草为度),文火煎至 300 毫升,分 2 ~ 3 次温服,小儿酌减。同时结合常规处理,如禁盐、限制蛋白质的摄入,有高血压脑病征象者辅以 50% 的葡萄糖溶液静注,有炎症感染者兼用抗生素等。观察 80 例,均治愈。治愈日期最快 5 天,最长者 36 天。愈后随访半年至 5 年,未见复发病例。实践证明,益母草利尿消肿作用显著,对急性肾炎的疗效较满意。(江苏新医学院 编·《中药大辞典》下册 1956)

★ 9. 治水肿:益母草,晒干,125 克,加水 800 毫升,煎至 300 毫升,去渣分 4 次服,隔日 3 小时服 1 次。小孩酌情减量。本方用于肾病水肿、小便不通、尿血等症。(方药中 邓铁涛等 主编·《实用中医内科学》462)

★ 10. 治风寒湿痹:麻黄三钱,地丁一两,益母草二两。用法:水煎。温服。上肢加桂枝三钱;下肢加木瓜三钱,川牛膝三钱;腰部加杜仲炭三钱。(沈洪瑞 主编·《重订十万金方》312)

★ 11. 治尿血 2 方

①服益母草汁一升瘥。(宋立人 总编·《中华本草》7 册 64 引《外台》)

②益母草 1 握。用法:水煎。每日 1 剂,分 2 次服。功能:清热行气,化瘀止血。(易法银 喻斌 主编·《湖南省中医单方验方精选·内科》下册 1836)

★ 12. **治前列腺肥大**:益母草 30～50 克,柳根白皮 60～80 克。每日 1 剂,水煎服。郭文习用上方治疗前列腺肥大症 37 例,治愈 34 例,显效 2 例,好转 1 例。(王辉武 主编·《中药临床新用》521)

★ 13. **治赤白杂痢困重者**:【二灵散】益母草(晒干)、陈盐梅(烧存性)各等份。用法:上药研为末。每次 9 克,白痢,干姜汤下;赤痢,甘草汤下。(孙世发 主编·《中医小方大辞典》211 引《本草纲目》)

★ 14. **治折伤筋骨,遇天阴则痛**:益母草不拘多少,用水煎膏,随病上下,病在下,饭前服;病在上,饭后服,酒化下。(宋立人 总编·《中华本草》7 册 64)

★ 15. **治瘀血结块**:益母草 1 两。水、酒各半煎服。(江苏新医学院 编·《中药大辞典》下册 1956)

★ 16. **治马咬**:益母草适量。用法:上药细切,和醋炒,封患处。(孙世发 主编·《中医小方大辞典》118 引《普济方》)

★ 17. **治疔肿至甚**:益母草茎叶,捣烂敷疮上,又绞取汁五合服之,即内消。(宋立人 总编·《中华本草》7 册 64)

★ 18. **治蛇头疔无论已溃未溃**:生益母草适量。用法:捣烂。敷患处。功能:活血祛瘀,消肿生新。(阳春林 葛晓舒·《湖南省中医单方验方精选·外科》上册 100)

★ 19. **治紫癜风**:【桑枝煎】桑枝(锉)5000 克,益母草(锉)1500 克。用法:慢火水煎,滤去渣,入小铛内,熬为膏。每次 15 克,夜卧时以温酒调服。(孙世发 主编·《中医小方大辞典》575 引《圣惠方》)

★ 20. **治疖子已见破**:益母草捣烂敷疮上。(江苏新医学院 编·《中药大辞典》下册 1956)

★ 21. **治麻疹**:益母草二钱,薄荷五分。用法:水煎服。(中医研究院革命委员会 编·《常见病验方研究参考资料》17)

★ 22. **治荨麻疹**:益母草 30 克。水煎分服,2 周为 1 个疗程。再用益母草 120 克水煎后全身沐浴,每日 1 次。(孟凡红 主编·《单味中药临床应用新进展》591)

★ 23. **治风刺**:【玉女粉】益母草灰不拘多少。用法:糯米粥搜和为团,炭火煅通红,离火俟冷,研细;再粥搜团,煅之,以雪白为度。外用。(孙世发 主编·《中医小方大辞典》41 引《医方类聚》)

★ 24. **退皱皮,令人皮肤光泽**:【神仙玉女粉】益母草适量。用法:上药每用少许,早、晚洗患处。功效:退皱皮,令人皮肤光泽。(孙世发 主编·《中医小方大辞典》136 引《御药院方》)

★ 25. **治烧烫伤**:益母草(炒炭)四钱,冰片一分。用法:共研极细末,用清油调搽。(中医研究院革命委员会 编·《常见病验方研究参考资料》298)

★ 26. **治中心性视网膜脉络膜炎**:益母草(干品)120 克。加水 1000 毫升,暴火煎 30 分钟后取头汁,药渣再加水 500～700 毫升,煎 30 分钟,2 次药液混合,分早、晚 2 次空腹服。一般 15 天左右见效。治疗本病 24 例,均有不同程度的疗效。(王辉武 主编·《中药临床新用》520)

★ 27. **治耳聋**:益母草一握(洗)。捣烂取汁,少灌耳中。(宋立人 总编·《中华本草》7 册 64 引《圣济总录》)

★ 28. **治耳疔或急性中耳炎初起**:鲜白花益母草。用法:取汁滴耳。(中医研究院革命委员会 编·《常见病验方研究参考资料》488)

★ 29. **治喉闭肿痛**:益母草捣烂,新汲水一碗,绞取汁顿饮;随吐愈,冬月用根。(宋立人 总编·《中华本草》7 册 64 引《卫生易简方》)

★ 30. **治妇女头晕耳鸣**:鲜益母草十余斤。用法:益母草须于农历五月中旬采,摘下嫩头,洗净晒干,碾粉,约有斤余,待冬节后,用炒糯米粉五斤和匀,入瓷罐贮存。每服一小碗,加白糖少许,用开水调服,约四十至五十天服完。(中医研究院革命委员会 编·《常见病验方研究参考资料》208)

★ 31. **治妇人干血劳症**:益母草 2 两。用法:在初伏节日太阳不出时采之。水煎服。如月经在前半月来时,初二日用服;如月经在后半月来时,十六日服之。(沈洪瑞 主编·《重订十万金方》501)

★ 32. **治妇女血瘕**:益母草一两。用法:水、酒各半煎服。(中医研究院革命委员会 编·《常见病验方研究参考资料》248)

★ 33. **治功能性子宫出血 2 方**

①益母草 100 克。用法:熬成浸膏内服,每

日 3 次。备注:将益母草切成细节,加水煎煮 3 次,药液合并,文火熬成膏状,加适量红糖或白糖内服,每次约 10 ~ 20 克。对功能性子宫出血有一定疗效。(吴静 陈宇飞 主编·《传世金方·民间秘方》269)

②益母草 120 克,仙鹤草 60 克,日 1 剂,水煎服,出血停止后停用,1 个月经周期为 1 个疗程,持续治疗 1 ~ 5 个疗程。(孟凡红 主编·《单味中药临床应用新进展》591)

★ **34. 治月经期偏头痛:** 益母草注射液(含益母草草碱 20 毫克)2 毫升,每日 1 次肌注,每月行经前 7 ~ 10 日开始给药。至经期结束后停药,3 个月为 1 个疗程。(孟凡红 主编·《单味中药临床应用新进展》591)

★ **35. 治行经腹痛:** 益母草 1 两,大葱白 3 根。用法:水煎服。有寒加红糖,有热加地骨皮。(沈洪瑞 主编·《重订十万金方》506)

★ **36. 治月经不调:** 益母草 12 克,配熟地 15 克,山萸肉 15 克。体会:本品用作调经或通络时应取小剂量 12 ~ 15 克,用于崩漏止血宜取大剂量,可用至 30 克以上。(南京中医药大学 编·《方药传真》129)

★ **37. 治月经不调,赶前错后:** 益母草、黑糖。用法:益母草熬成饴糖样软膏状,用三分之二的益母膏,加三分之一的黑糖搅匀,置瓶内。每日早、晚各服一酒盅。(沈洪瑞 主编·《重订十万金方》501)

★ **38. 治月经不调,痛经,产后及刮宫后子宫复旧不全:** 鲜益母草四两,鸡血藤 2 两。水煎加红糖服,每日 1 剂。(《全国中草药汇编》编写组 编·《全国中草药汇编》上册 656)

★ **39. 治痛经 4 方**

①益母草(焙干)100 克。研成细末,每次 10 克,每日 3 次,以热黄酒送服。(李家强 编著·《民间医疗特效妙方》189)

②益母草 5 钱,元胡索 2 钱。水煎服。(江苏新医学院 编·《中药大辞典》下册 1956)

③益母草 30 克,香附 9 克。水煎,冲酒服。(宋立人 总编·《中华本草》7 册 64)

④妇女经前或经后出现腹痛,称为痛经。可用本方治疗,效果颇好。先用 2 个鲜鸡蛋去壳放入砂锅内煎熟,然后将 160 克鲜益母草嫩茎加水适量与鸡蛋同煮片刻,加油盐(禁放味精)调味。

药汤蛋 1 次吃完。每天服 1 次,连服 3 日即效。(李家强 编著·《民间医疗特效妙方》163)

★ **40. 治经期血量过少,甚至点滴:** 益母草 12 克。用法:将益母草与红糖 15 克水煎服。(刘少林 刘光瑞 编著·《中国民间小单方》160)

★ **41. 治闭经 2 方**

①益母草 2 两。用法:水煎去渣,加红糖 2 两煎服,每日 1 次,可连服 2 ~ 3 次。(中医研究院革命委员会 编·《常见病验方研究参考资料》327)

②益母草、乌豆、红糖、老酒各 1 两。顿服,连服一周。(江苏新医学院 编·《中药大辞典》下册 1956)

★ **42. 治闭经验案:** 黄某某,女,28 岁。患者以往月经正常,生育过两胎。1959 年 2 月开始闭经,曾感少腹疼痛,腰酸,足软,全身倦怠无力。曾经多处医治症状并无改善。今年 7 月 7 日开始服益母草(益母草 5 钱加红糖 1 两,煎汤服,每日 1 剂,连续服用 2 ~ 4 剂),连服 4 剂,11 日停药观察。9 月 4 日追踪,据自述,服益母草后腰酸足软腹痛症状逐渐减轻,胃纳转佳,体力有所收善。8 月 17 日开始行经,持续 4 天,量较以往少些,恢复健康,参加生产劳动。(杨鹏举 主编·《中医单药奇效真传》385)

★ **43. 治崩漏:** 鲜益母草 1 ~ 2 两。用法:捣烂绞汁服。备注:用益母草全株(白花者最佳)切碎,水浓缩成膏,每次 1 ~ 2 汤匙,开水冲服。1 日 2 ~ 3 次。(中医研究院革命委员会 编·《常见病验方研究参考资料》332)

★ **44. 治白带:** 益母草 1 两,当归 5 钱,鹿角霜 2 钱。用法:水、酒各半碗煎服。(中医研究院革命委员会 编·《常见病验方研究参考资料》345)

★ **45. 治赤白带下,恶露下不止:** 益母草(开花时采),为细末。每服 6 克,空心温酒下,1 日 3 次。(宋立人 总编·《中华本草》7 册 64 引《证治准绳》)

★ **46. 预防小产:** 益母草四两,当归四两。用法:上为末,炼蜜为丸。空心白滚汤送下。(彭怀仁 主编·《中医方剂大辞典》8 册 780 引《宁坤秘籍》)

★ **47. 预防难产:** 【保安丸】益母草适量。用法:五月五日取,去根晒干,研为细末,炼蜜为丸,如弹子大。怀孕八九月,每晨服 1 丸,砂仁汤

送下。（孙世发 主编·《中医小方大辞典》123 引《肯堂医论》）

★ 48. 治难产 2 方

①益母草捣汁七合，煎减半，顿服。无鲜者，以干者一大握，水七合煎服。（宋立人 总编·《中华本草》7 册 64）

②益母草五钱，葱头三钱。用法：上用纹银一锭，重四两，水二碗，煎一碗。服之即生。（彭怀仁 主编·《中医方剂大辞典》10 册 162 引《胎产心法》）

★ 49. 治妇女不孕症： 益母草干品 15 克（鲜品 30 克），准备下蛋的黄雌鸡一只，重约 1000 克。宰杀后去其内脏洗净，将切好的益母草加少许盐、姜和米酒调味，放入鸡腹内，然后把整只鸡置于有盖的大碗内，加少量清水盖好，再放入大锅内隔水用文火炖至熟烂。晚上连鸡肉、药、汤一起吃，吃不完次日晚上再吃。一般服 1~2 只鸡即可怀孕。据贾艳英报道，应用本方治疗 4 例，全部获效。（薛建国 李缨 主编·《实用单方大全》367）

★ 50. 治妇产科出血性疾病： 取益母草、马齿苋各 30 克，水煎服，每日 1 剂，共服 9 剂。治疗 100 例，结果痊愈 83 例，好转 13 例，无效 4 例；其中服药 1~3 剂血止者 55 例，4~6 剂血止者 18 例，7~9 剂血止者 10 例；痊愈率为 83%，总有效率为 96%。（宋立人 总编·《中华本草》7 册 65）

★ 51. 妇人分娩后服之，助子宫之整复： 益母草 9 钱，当归 3 钱。水煎去渣，1 日 3 次分服。（江苏新医学院 编·《中药大辞典》下册 1956）

★ 52. 治胎死腹中： 益母草捣烂，以暖水少许和，绞取汁，顿服之。（宋立人 总编·《中华本草》7 册 64）

★ 53. 治堕胎下血： 小蓟根叶、益母草各五两。水三大碗，煮一碗，再煎至一盏，分二服。（陆锦燧 辑·《鲟溪秘传简验方》135）

★ 54. 治产后出血： 益母草汁 30 毫升，生地黄汁 30 毫升。用法：上药加酒 50 毫升相和，煎 3~5 沸，分为 3 服。（吴素玲 李俭 主编·《实用偏方大全》518 引《太平圣惠方》）

★ 55. 治产后恶露不尽，攻冲心腹，或作眩晕，或寒热交攻： 益母草（锉）一大剂，川芎、当归各二钱。用法：水煎，去滓，入黄酒、童便各一盏

服。功能：大有补益，去旧生新。（彭怀仁 主编·《中医方剂大辞典》8 册 780 引《古今医鉴》）

★ 56. 治产后恶露不下： 益母草，捣烂，绞取汁。每服一小盏，入酒一合暖过搅匀服之。（宋立人 总编·《中华本草》7 册 64）

★ 57. 治产后日久、恶露不尽： 益母草 6 钱，当归 2 钱，白芍 3 钱。水煎服。（中医研究院革命委员会 编·《常见病验方研究参考资料》362）

★ 58. 治恶露不绝： 益母草煎汤，和热童便服。（杨建宇等 主编·《灵验单方秘典》226 引《袖珍方》）

★ 59. 治产后恶血冲心，烦闷多渴： 益母草、干藕节、红花子各一两。用法：上为散。每服三钱，以水一中盏，加生姜半分，煎至六分，去滓温服，不拘时候。（彭怀仁 主编·《中医方剂大辞典》8 册 792 引《圣惠》）

★ 60. 治妇女产后血晕神昏，不省人事 3 方

①益母草一两，全当归五钱。用法：水煎服。（中医研究院革命委员会 编·《常见病验方研究参考资料》358）

②益母草一两，薄荷三钱。用法：水煎服。（中医研究院革命委员会 编·《常见病验方研究参考资料》358）

③益母草、小蓟各四两。用法：共研细末，酒、童便冲服，每服三钱。（中医研究院革命委员会 编·《常见病验方研究参考资料》359）

★ 61. 治产后血晕，心闷乱，恍惚： 生益母草汁三合（根亦得），地黄汁二合，小便一合，鸡子三枚（取清）。煎三四沸，后入鸡子清，勿搅，作一服。（宋立人 总编·《中华本草》7 册 64 引《经效产宝》）

★ 62. 治产后血运，心气绝： 鲜益母草，捣烂，绞汁，服一盏。（江苏新医学院 编·《中药大辞典》下册 1956 引《子母秘录》）

★ 63. 治产后风： 益母草、当归各一两，蜂蜜少许。用法：共研细末，黄酒、蜂蜜汤送下。（中医研究院革命委员会 编·《常见病验方研究参考资料》363）

★ 64. 治产后血闭： 益母草汁 1 小杯，入酒 100 毫升煎服。（杨建宇等 主编·《灵验单方秘典》225 引《太平圣惠方》）

★ 65. 治产后腹痛 3 方

①益母草 15~30 克。用法：水煎服。或加

童便,或加红糖水煎服。(中医研究院革命委员会 编·《常见病验方研究参考资料》354)

②全当归3钱,益母草1两。用法:煎浓汁,1日3次服。又方当归1两、益母草2两,水煎加酒半杯服。(中医研究院革命委员会 编·《常见病验方研究参考资料》356)

③益母草15克,五灵脂9克。用法:水煎,加糖服。备注:亦可用益母草配延胡索,或益母草配鸡血藤,水煎服。(吴静 陈宇飞 主编·《传世金方·民间秘方》239)

★ 66. 治慢性宫颈炎、各种阴道炎等:益母草为主制成消炎止带丸,每日3次,每次9克,饭后温服。(孟凡红 主编·《单味中药临床应用新进展》590)

★ 67. 治妇人勒乳后疼闷,乳结成痈:益母草,捣细末,以新汲水调涂于乳上,以物抹之,鲜者捣烂用之。(宋立人 总编·《中华本草》7册64)

★ 68. 治乳痈初起:益母草叶一把。用法:捣烂塞鼻,左患塞右,右患塞左,如无益母草,可用鹅不食草代之。(中医研究院革命委员会 编·《常见病验方研究参考资料》265)

★ 69. 治小儿未满百日患痘疮:【槐白皮汤】槐白皮30克,益母草150克。用法:上药水煎,去渣,浴儿了,再取芸苔菜浓煎汁再浴。作芸苔菜与乳母吃,亦佳。(孙世发 主编·《中医小方大辞典》662引《圣济总录》)

★ 70. 治小儿疳痢,痔疾:益母草叶煮粥食之,取汁饮之亦妙。(江苏新医学院 编·《中药大辞典》下册1956)

★ 71. 治小儿痈疮肿痛:生益母草不拘多少(洗,锉)。用法:上捣取汁。每取三二分服之。以滓敷痛上,干则易。(彭怀仁 主编·《中医方剂大辞典》8册792引《圣济总录》)

海螵蛸(167 方)

便血,衄血,创伤出血,肾虚遗精、滑精,赤白带下,胃痛嘈杂,嗳气泛酸,湿疹溃疡。

【用法用量】内服:煎汤,10～30克;研末,1.5～3克。外用:适量,研末撒;或调敷;或吹耳、鼻。

【使用注意】阴虚多热者不宜多服;久服易致便秘,可适当配润肠药同用。

★ 1. 治疟疾:乌贼骨粉3克,白酒或黄酒10毫升。混合后1次服完。(孟凡红 主编·《单味中药临床应用新进展》524)

★ 2. 治肾炎:白术、海螵蛸各三钱(共为末),鲤鱼一条,红米一小撮。用法:蒸取汁服,不用油盐。(中医研究院革命委员会 编·《常见病验方研究参考资料》183)

★ 3. 治肺结核咯血:海螵蛸10克,白及10克,藕节10克,仙鹤草10克。水煎去渣,加蜂蜜调服,每日3次。(张可堂·《中国中医药报》2011年6月9日)

★ 4. 治慢性气管炎:海螵蛸15克,地龙10克,百部25克,加白糖20克,共研细末,每次服10克,每日3次。(张可堂·《中国中医药报》2011年6月9日)

★ 5. 治慢性气管炎,兼治慢性哮喘:海螵蛸60克,地龙60克,百部15克。共研细末,加白糖200克,每服6克,日3次。(宋立人 总编·《中华本草》9册102)

★ 6. 治慢性气管炎验案:武某某,女,12岁。3岁时患喘咳病,每感寒,喘益甚,多方治疗无效,我将乌贼骨放在瓦上焙枯为止,与红糖等量拌匀后,每次10克,每天2次,服用6天而愈,未曾再发。(黄国健等 主编·《中医单方应用大全》441)

★ 7. 治哮喘 2 方

①海螵蛸,焙干研细末。每日三次,每次一钱五分,温开水送服。(江苏新医学院 编·《中药大辞典》下册1946)

②海螵蛸、红糖各等份。用法:新瓦焙为末,大人15克,小儿6克,以红糖拌匀,沸水调下服。疗效:连服数次特效。(李德新等 编著·《祖传秘方大全》7)

★ 8. 治寒喘:海螵蛸一两四钱,苏子一两,麻黄五钱。用法:共研细末,白糖适量拌和,每服

三钱,开水送下。(中医研究院革命委员会 编·《常见病验方研究参考资料》103)

★ 9. 治慢性哮喘:海螵蛸 500 克,焙干制为粉饼,与砂糖 1000 克混合。成人每次 15～24 克,儿童酌减,每天 3 次,用药 1～2 周见效。用药期间禁食萝卜。据报道,应用本方治疗 8 例慢性哮喘患者,病史 3～27 年不等,均经中西药多次治疗无效,服此药后 7 例得到控制,经多次气候变化均未复发,1 例好转,症状减轻。(薛建国 李缨 主编·《实用单方大全》626)

★ 10. 治大人、小儿痰喘症:【乌龙丸】桑白皮二两,乌贼骨二两。用法:用水五碗将药入内同煮,以水干为度,同乌鱼骨焙焦,加入红糖二两,捣为丸一钱重。大人每日早服五丸,白水送下,小儿减半用。(沈洪瑞 主编·《重订十万金方》29)

★ 11. 治吐酸:乌贼骨 18 克,水冲服,每次 3 克,每天 1 次。功能:制止胃酸。(薛建国 李缨 主编·《实用单方大全》626)

★ 12. 治胃酸过多:海螵蛸 60 克,鸡蛋壳 10 个。将鸡蛋壳用锅炒黄后,与海螵蛸共研细末,每次 5 克,每日 3 次,温开水送服。(张可堂·《中国中医药报》2011 年 6 月 9 日)

★ 13. 治胃酸过多、嘈杂:海螵蛸一两,姜半夏一钱。用法:海螵蛸用文火炒至色黄、有香气为止,与姜半夏共研细末,混匀。全剂分成十一包,成人一日三次,每次一包。连服一周。(中医研究院革命委员会 编·《常见病验方研究参考资料》126)

★ 14. 治胃痛 3 方

①乌贼骨晒干,去硬壳,研成细粉。每日 3 次,每次 3 克,饭前半小时用热开水送服。(杨建宇等 主编·《灵验单方秘典》81)

②延胡索 30 克,白矾、乌贼骨各 60 克。共研细末,炼蜜为丸,每丸重 10 克。每次 1 丸,每日 3 次,连服半个月至 3 个月。(杨建宇等 主编·《灵验单方秘典》82)

③乌贼骨 3 克,决明子 1 克,鸡内金 4 克,延胡索 2 克。共 10 克为 1 次口服量,每服加 15 毫升蜂蜜,温开水冲服,1 日 3 次,早、中、晚餐前 30 分钟服,睡前 30 分钟服,2 周为 1 疗程。(王辉武 主编·《中药临床新用》133)

★ 15. 治胃痛,吐酸 2 方

①海螵蛸一两(研末),阿胶三钱。共炒,再研末。每次服一钱,每日三次。(江苏新医学院 编·《中药大辞典》下册 1946)

②海螵蛸五钱,贝母、甘草各二钱。瓦楞子三钱。共研细末。每次服二钱。(江苏新医学院 编·《中药大辞典》下册 1946)

★ 16. 治胃痛,吐酸水:乌贼骨三钱,木贼草六钱(微炒),川军三钱。用法:共为细末,每服二钱,开水送服,早、晚各一次。忌生冷辛辣等食物。(中医研究院革命委员会 编·《常见病验方研究参考资料》127)

★ 17. 治胃痛,因胃酸过多者 2 方

①乌贼骨 5 钱,白砂糖适量。用法:乌贼骨研末,加白糖,开水泡。每次适量,每日服 2 次。功能:收敛止血,温胃散寒。(易法银 喻斌 主编·《湖南省中医单方验方精选·内科》中册 1041)

②【胃乐片】乌贼骨、甘草、乳香、没药各适量。用法:制成片剂。每次 4～6 片,开水送服,每日 4 次。功效:制酸,止痛。(孙世发 主编·《中医小方大辞典》1500)

★ 18. 治胃痛、胃溃疡:海螵蛸、川贝母、鸡内金各 30 克。分别研成细末,混匀,每次取一勺,用温开水空腹送服,每日服三次。(李家强 编著·《民间医疗特效妙方》203)

★ 19. 用于慢性胃炎、胃溃疡的胃脘疼痛:乌贝散 60 克,云南白药 5 克。混合即成。用法:饭前口服,每次 6～9 克,1 日 3 次,白开水送服。(王世民 邱德文等 主编·《中国名老中医药专家学术经验集》5 册 286)

★ 20. 治溃疡病,慢性胃炎:乌贼骨、白及、白芍、甘草各等份。用法:上为细末。每服 3 克,饭前服,1 日 3 次。功能:制酸生肌,缓急止痛。(彭怀仁 主编·《中医方剂大辞典》10 册 605)

★ 21. 用于胃十二指肠溃疡引起的呕血或便血:海螵蛸 2 份,白及 1 份。制成粉剂,每次服 2～4 克,日服 3～4 次,病情严重者 4～6 克,每 4 小时口服 1 次。共治本病 97 例,其中 11 例呕血者同时服用云南白药 0.3 克,每日 3～4 次,结果全部止血。(宋立人 总编·《中华本草》9 册 102)

★ 22. 治胃、十二指肠溃疡病,及合并出血:乌贼骨 3 克,生白及 6 克。用法:上药各为细末,和匀。每次服 3 克,饭后 2 小时服,1 日 3 次。

（彭怀仁 主编·《中医方剂大辞典》2 册 866）

★ **23. 治胃酸过多,胃及十二指肠溃疡:【乌贝散】**乌贼骨 265 克,浙贝母 45 克。研极细末,每服 1.5~3 克,日 2~3 次,空腹服。实验研究:有明显的吸附胃蛋白酶和中和胃酸的作用,故有保护溃疡面的作用。(中医辞典编辑委员会编·《简明中医辞典》176)

★ **24. 治胃、十二指肠溃疡,胃酸过多:**海螵蛸四两,贝母、甘草各一两。共研细粉,每服一钱,每日 3 次,便秘者不宜服。(《全国中草药汇编》编写组 编·《全国中草药汇编》上册 650)

★ **25. 治胃酸过多及慢性胃溃疡:**乌贼骨 1 两,浙贝母 4 钱,白及 1 两。共研细末,每次 2 钱,1 日 4 次,温开水冲服。(中医研究院革命委员会编·《常见病验方研究参考资料》133)

★ **26. 治胃及十二指肠溃疡:**沉香、白及、乌贼骨各 1 钱。用法:共研成粉,温开水冲。每日 1 剂,分 3 次服。功能:行气止痛,收敛止血。方解:沉香温胃降逆止呕;白及收敛止血;乌贼骨收敛止血,制酸止痛。三药合用,共奏行气止痛,收敛止血之效。注意事项:禁食酸辣食物。10 天为 1 疗程。(易法银 喻斌 主编·《湖南省中医单方验方精选·内科》中册 1143)

★ **27. 治胃溃疡:**海螵蛸八钱五分,浙贝母一钱五分。共为细末。用法:一日三次,每次一钱,白水送下。(沈洪瑞 主编·《重订十万金方》69)

★ **28. 治上消化道出血 3 方**

①乌贼骨 6 份,白及 5 份,甘草 5 份。共研细末,每服 5 克,1 日 3 次口服。朱希均用上方治疗上消化道出血 44 例,服药 3~5 天后,呕血及黑便均停止,胃痛减轻或消失。服药 6~10 天,便潜血转阴,平均为 8.57 天。(王辉武 主编·《中药临床新用》159)

②生大黄、乌贼骨粉剂各 5~10 克,凉开水调糊口服,日 3~4 次。出血严重者须插胃管排空胃内容物后将药注入;必要时增加剂量次数。酌予 5%~10%的葡萄糖液和林格液,每日输入 1000~2000 毫升。(孟凡红 主编·《单味中药临床应用新进展》525)

③乌贼骨、乌梅炭、大黄各等份。用法:上药共研细末,日服 3 次,每次 10~20 克;或大黄剂量增加 1~2 倍,开水浸泡后,吞服二乌粉。疗效:治疗 44 例,其中胃出血 18 例,胃肠出血 10

例,均治愈。追访半年,未见复发。(史书达 编著·《中国民间秘验偏方大全》上册 171)

★ **29. 治胃出血:**海螵蛸五钱,白及六钱。共研细末。每次服一钱五分,每日服三次。(宋立人 总编·《中华本草》9 册 101)

★ **30. 治吐血:**乌贼骨末,米汤送服 6 克。(杨建宇等 主编·《灵验单方秘典》88)

★ **31. 治吐血,属胃热型:**海螵蛸、生大黄各等量。用法:上药研粉拌匀,装胶囊,每粒 0.5 克。每次服 4~6 粒,每 4~6 小时服 1 次。功能:清热泻火,凉血止血。(易法银 喻斌 主编·《湖南省中医单方验方精选·内科》下册 1771)

★ **32. 治遗精:**海螵蛸、五倍子、龙骨各等分,研末,水泛为丸如枣核大。塞脐内,敷料包扎,每夜 1 次。(滕佳林 米杰 编著·《外治中药的研究与应用》550)

★ **33. 治小便血淋:**海螵蛸末一钱,生地汁调服。(江苏新医学院 编·《中药大辞典》下册 1946)

★ **34. ①治尿血。②治血淋:【地王止血散】**海螵蛸、生地黄、赤茯苓各等份。用法:上药研为末。每次 3 克,柏叶、车前子煎汤送下。主治:①《惠直堂方》:尿血。②《不知医必要》:血淋。(孙世发主编·《中医小方大辞典》879 引《惠直堂方》)

★ **35. 治便血:**乌贼骨 100 克。用法:将上药漂洗晒干,碾成细末,每次 6 克,米汤送服,或用木贼草 15 克煎汤送服,每日 3 次。功效:收涩止血。(刘道清 主编·《中国民间神效秘方》151)

★ **36. 治脏毒,便血不止:【龙骨饼子】**龙骨、乌贼骨(去甲)各等份。用法:上药研为末。每次 3 克,加鸡蛋(取清)1 枚,用白面同和,捏作饼子 3 枚,火内煨熟。空腹食前细嚼,用温米汤送下。(孙世发 主编·《中医小方大辞典》307 引《圣济总录》)

★ **37. 治佝偻病:**乌贼骨适量,焙干研粉。与等量白糖共研为细粉,混合均匀。每次服 0.5 克,每日 3 次。(薛建国 李缨 主编·《实用单方大全》629)

★ **38. 治黄水疮 2 方**

①冰片 3 克,乌贼骨 30 克。用法:研细,菜油调搽。(张俊庭 编·《皮肤病必效单方 2000

海螵蛸

首》3)

②乌贼骨、枯白矾、黄柏各等分。用法:以上三味,共研细末,撒患处。(中医研究院革命委员会 编·《常见病验方研究参考资料》396)

★ **39. 治天疱疮**:多见于夏季,发于周身,状如水泡,大如蚕豆。海螵蛸适量。用法:研末,茶油调抹。(中医研究院革命委员会 编·《常见病验方研究参考资料》397)

★ **40. 治大疱松解性药疹**:乌贼骨粉末 30 克,白蜜调敷,治磺胺类或解热镇痛类药物过敏引起的大疱松解性药疹。效果迅速,不留瘢痕。(楼锦英 编著·《中药临床妙用锦囊》446)

★ **41. 治头上生疮**:用海螵蛸、白胶香各 6 克,轻粉 1.5 克,为末。先以油润净,乃搽之。(滕佳林 米杰 编著·《外治中药的研究与应用》548 引《卫生易简方》)

★ **42. 治恶疮**:乌贼鱼骨(不拘多少削去硬皮)上件为细末。用麻油调敷。(电子版·《中华医典·普济方》卷二百七十五)

★ **43. 治灸疮**:白蜜、乌贼鱼骨末,各一两和匀涂之。(清·邹存淦 著·《外治寿世方》175)

★ **44. 治疮疡久溃不敛口**:海螵蛸 4 钱,冰片 5 分。用法:海螵蛸煅用,研细末。撒患处。功能:生肌收口,提脓祛腐。(阳春林 葛晓舒·《湖南省中医单方验方精选·外科》上册 376)

★ **45. 治疽疮**:将乌贼骨作屑,鲫鱼胆 14 枚,和取,与散和。敷疮上,不三愈。(滕佳林 米杰 编著·《外治中药的研究与应用》548 引《刘涓子鬼遗方》)

★ **46. 治痈疽发背**:【五灵脂散】五灵脂 15 克,乌贼骨(去甲)30 克。用法:上药研为散。凡患者初觉时,以水调搽患处;如已大作者,入醋面同调敷之。(孙世发 主编·《中医小方大辞典》257 引《圣济总录》)

★ **47. 治瘰疬、马刀**:【败散瘰疬方】白胶香、海螵蛸、降香(用心,无土气者)各等份。用法:上药研为末,掺患处,外以水纸掩之,一夕而退。(孙世发 主编·《中医小方大辞典》974 引《医学纲目》)

★ **48. 治疔疮恶肿**:先刺出血,以海螵蛸末掺之,其疔即出。(陕西省中医药研究院 编·《本草纲目附方分类选编》359)。

★ **49. 治火烂疮**:白蜜一两,乌贼骨一两。

用法:乌贼鱼骨治下筛,纳蜜中,搅令相得。薄涂疮上,一日二次。(彭怀仁 主编·《中医方剂大辞典》10 册 1224 引《医心方》)

★ **50. 治臁疮 2 方**

①乌贼骨适量,烤干,至淡黄色为止,研细末。撒于溃疡面,纱布包扎,二天换药一次。(薛建国 李缨 主编·《实用单方大全》627 引《百病良方》)

②海螵蛸 50 克,鸡蛋黄 10 个。用法:先将鸡蛋煮熟,剥取蛋黄,微火烤出油,将海螵蛸研细末,和蛋黄油共调成膏。将疮面清洗干净,用消毒棉签蘸药膏涂于患处,每日 1 次。疗效:用此方治疗臁疮患者 50 例,均全部治愈。验案:蔡某,患臁疮 10 年,反复发作,久治不愈。用此方 1 剂未用完,病便痊愈,至今 15 年未见复发。(刘有缘 编著·《一两味中药祛顽疾》246 引《中华汇海》)

★ **51. 治多年臁疮**:海螵蛸三钱,龙骨二钱,没药四钱。用法:共研细末,用香油一两调成膏,敷患处,每日一次。(沈洪瑞 主编·《重订十万全方》418)

★ **52. 治下肢溃疡 4 方**

①海螵蛸 180 克,熟石膏 90 克,赤石脂 60 克,制甘石 30 克。研细末,瓶贮备用。如疮口局部肌肉乌紫者,取上药百分之八十,加入肉桂粉百分之二十。将上药撒入疮口以不见肉为度,每早、晚各换药 1 次,外贴适当软膏。第 2 次换药时,疮口不要用水洗涤,用消毒棉球揩去陈药。或用油料将陈药涂湿擦去。(宋立人 总编·《中华本草》9 册 102)

②海螵蛸 50 克,制甘石 30 克,赤石脂 60 克,熟石膏 90 克。研细末,混匀,外敷患处,每日 2 次。(张可堂·《中国中医药报》2011 年 6 月 9 日)

③溃疡面经用高锰酸钾溶液洗净后,撒上乌贼骨粉,纱布覆盖固定。每隔 2～3 日换药 1 次。12 例用药后创面渗出液减少,肉芽生长,最后结痂而愈。(江苏新医学院 编·《中药大辞典》下册 1946)

④【乌珠散】用乌贼骨 50 克,珠黄散 5 克。将乌贼骨研成细粉过 100 目筛后与珠黄散混合均匀,高压灭菌,备用。先将患部用温开水洗净,再用 3% 的过氧化氢溶液清洗消毒后,用药棉拭

干,使疮面干燥。取乌珠散撒于疮面,剂量视疮面大小而定,一般将疮面完全覆盖为度,用纱布包扎。每日上药1次,直至疮面无渗出液停止上药,但须继续用纱布包扎,直至结痂全干。共治14例,痊愈12例,2例中断治疗而无效。(滕佳林 米杰 编著·《外治中药的研究与应用》551)

★ 53. **治化脓性疾病**:乌贼骨适量,去净硬骨,研成粉末,将其撒在用湿水冲洗干净的溃疡面上,外用消毒纱布包扎好,每天换药2~3次,至溃疡面无潮湿,保持干燥为止,用至溃疡结痂自行脱落即痊愈。据报道,应用本方有一定效果。(薛建国 李缨 主编·《实用单方大全》628)

★ 54. **治皮肤溃疡**:乌贼骨若干,打成粉末,贮入瓶中备用。用药前将溃疡面用盐水擦洗干净,再将乌贼骨粉撒在患处,用消毒纱布包扎。据刘洁报道,应用本方治疗本病有良好的效果。(薛建国 李缨 主编·《实用单方大全》628)

★ 55. **治浅度溃疡期褥疮**:海螵蛸极细末,高压消毒后备用。创面常规消毒后,将药粉撒在上面,以撒满为度,覆盖纱布,胶布固定,每隔2—3天换药1次。共治100例,治愈83例,好转11例,总有效率94%。(宋立人 总编·《中华本草》9册103)

★ 56. **治脚气溃烂**:乌贼骨适量,研末备用。洗净患处,撒布上药,每晚一次,可治疗脚气溃烂。(王辉武 主编·《中药临床新用》135)

★ 57. **治脚癣2方**

①海螵蛸研极细末,待足洗净拭干后直接涂撒外用。陈芳瑜用上方治疗足癣53例,总有效率为92.5%。平均用药9天。(王辉武 主编·《中药临床新用》135)

②蛇床子二钱,海螵蛸五钱,枯矾一钱。研末,撒患处。(中医研究院革命委员会编·《常见病验方研究参考资料》409)

★ 58. **治脚丫痒烂**:海螵蛸5钱,樟脑1钱。用法:研细末。每日多次,将药末搽之。功能:清热燥湿,解毒敛疮。注意事项:治脚起水疱,生沙虫。(阳春林 葛晓舒·《湖南义省中医单方验方精选·外科》上册683)

★ 59. **治花斑癣3方**

①中医称为"紫白癜风"。(汗斑散)密陀僧50克,乌贼骨50克,硫黄15克,川椒15克。共研末,用时取生姜切片沾药粉外擦患处。郭朝广用上方治疗花斑癣652例,结果5天痊愈者262例,10天痊愈者282例,15天痊愈者108例,治愈率达100%。(高级丛书·《中医外科学》712)

②【复方密陀僧方】密陀僧30克,乌贼骨30克,硫黄5克,川椒30克。上药共研细末,瓶装密封,以防漏气。取生姜1块,斜行切断,以切口蘸药粉少许擦患处,每日早、晚各搽1次(晚上洗澡后搽),每次5~10分钟,搽后勿用水洗去。一般用药1~3周即愈。临床疗效:治疗369例,全部治愈,病程最长者15年,最短3个月。(胡熙明 主编·《中国中医秘方大全》中册297)

③轻粉、海螵蛸各等分,先将海螵蛸置瓦片上焙干研粉,再入轻粉和匀,装瓶备用。用时先洗患部,再扑擦该粉适量。(滕佳林 米杰 编著·《外治中药的研究与应用》550)

★ 60. **治秃疮**:海螵蛸二两,轻粉一两,松香三两。共研末,油调。搽。(陆锦燧 辑·《鲟溪秘传简验方》171)

★ 61. **治头上疮,俗名粘疮**:海螵蛸二钱,白胶香二钱,轻粉半钱。用法:将海螵蛸、白胶香同为细末,却入轻粉,再于乳钵内研极细。先用清油将疮润了,然后将药末干撒疮上。只上一次可愈,甚者上二次。(彭怀仁 主编·《中医方剂大辞典》10册1491引《瑞竹堂方》)

★ 62. **治白癜风2方**

①乌贼骨60克,硫黄30克。用法:将上药中的硫黄以醋煮1日,同乌贼骨共为细粉。用时需先浴身,后以鲜姜片蘸药热擦患处,反复多次,见皮肤潮红。日日用之,治紫白癜风可断根。(张俊庭 编·《皮肤病必效单方2000首》208)

②海螵蛸40克,硫黄30克,蛇皮20克。用法:上药共研细粉,用时以醋和姜汁调匀,涂搽患处,每日1次。日日用之,治白驳风效果良好。(张俊庭 编·《皮肤病必效单方2000首》203)

★ 63. **治龟头药疹**:乌贼骨30克,洗净研末,以白蜜适量调敷,再以纱布裹之,每日早、晚各敷1次。王怛照用上方治疗男子因服用磺胺类或解热镇痛类药物过敏引起的大疱松解性药疹。病发于龟头,破溃后日久不愈者,不但效果迅速,而且不留疤痕。(王辉武 主编·《中药临床新用》135)

★ 64. **治阴茎头溃疡验案**:张某某,男,58岁。1990年4月28日就诊。1个月前患上感伴发眼结膜炎，服用复方新诺明片、银翘解毒丸，次日上感与结膜炎减轻，但夜晚入睡时先觉周身瘙痒，继之觉龟头部灼热痒痛，翌日见其右侧起一黄豆大之水泡。其医院诊为磺胺药过敏，口服扑尔敏、维生素C片，并将泡挑破，涂以紫药水。经治1周，身痒消失，然龟头起泡处反而溃烂渗水，服龙胆泻肝汤，外敷云南白药粉以生肌愈溃，治数天亦无效。后又几度更医，溃烂加剧。刻诊：阴头肿大如桃核，疼痛难耐，溃烂面大如蚕豆，中间凹陷而渗黄水，兼有心烦失眠，脉数。病在外者，法当治外，外和则内可安。药用乌贼骨治疗方法：乌贼骨30克(洗净晒干)，研为细末，以白蜂蜜适量调和，敷患处，覆纱布裹之，露出溺孔，每天早、晚各敷1次。1天疼痛止，2天肿胀消，3天溃烂愈，尔后结痂。按语：肝主筋，前阴为宗筋之气聚，且足厥阴肝经绕阴器而循行，故阴茎头溃疡，中医认为乃湿热之邪积聚于足厥阴肝经所致。海螵蛸性涩收敛，可收敛生肌，故对溃疡有效。(杨鹏举 主编·《中医单药奇效真传》366)

★ **65. 治玉茎上生疮。不干见骨者**：上用乌贼骨末。按满疮口。以纸缠之。(电子版·《中华医典·普济方》卷三百一)

★ **66. 治阴疮2方**

①海螵蛸(炒)。用法：上为末。香油调擦。数次即愈。(彭怀仁 主编·《中医方剂大辞典》10册1492引《仙拈集》)

②海螵蛸一两，枯矾、雄黄各三钱。用法：上为末。油调擦。(彭怀仁 主编·《中医方剂大辞典》10册1492引《医级》)

★ **67. 治阴囊湿痒2方**

①乌贼骨、蒲黄。扑之。(江苏新医学院 编·《中药大辞典》下册1947引《医宗三法》)

②乌贼骨一钱(去硬皮)，生蒲黄三钱，枯矾五钱，滑石二两。用法：共研为细粉，洗净后扑患处。治疗一例男性患者，30岁，患阴囊湿痒二三年，用此方十数日痊愈。(陕西省中医研究所革命委员会 编(修订版)·《陕西中医验方选编》439)

★ **68. 治囊痈**：海螵蛸、蛤粉、儿茶各等分。研极细。掺之。[宋立人 总编·《中华本草》9册102引《疡医大全》]

★ **69. 用于湿热生疮，毒水淋漓，或下部肾囊肿痛，下疳诸疮**：【螵蛸散】将海螵蛸、人中白(煅)各等分，共研细末，和匀。先以甘草煎浓汤，趁热熏洗，后以此药掺之；如干者以麻油或熟猪油、蜜水调涂即可。(滕佳林 米杰 编著·《外治中药的研究与应用》549引《景岳全书》)

★ **70. 治毛囊炎渗水**：海螵蛸末90克，青黛30克，煅石膏末370克，冰片3克。先将青黛研匀，次加海螵蛸末研和，冰片研细，加入上药末研匀后，再加全部药末研细调匀。用时直接以药末扑患处。(滕佳林 米杰 编著·《外治中药的研究与应用》550)

★ **71. 治疳疮**：【龙骨散】乌鱼骨、赤石脂、龙骨、孩儿茶各等份。用法：上药研为末。干贴之。(孙世发 主编·《中医小方大辞典》1311引《普济方》)

★ **72. 治诸疳疮**：海螵蛸三分，白及三分，轻粉一分。用法：上为末。先用浆水洗，拭干，贴。方论选录：《小儿药证直诀类证释义》：轻粉拔毒，海螵蛸、白及黏腻长肉，浆水化滞物以治疳疮。(彭怀仁 主编·《中医方剂大辞典》3册773引《小儿药证直诀》)

★ **73. 治下疳阴痒**：生甘草煎汤洗，用海螵蛸末搽之。(清·姚俊 辑·《经验良方全集》190)

★ **74. 治梅疮**：【梅毒生肌散】软石膏、白龙骨各9克，海螵蛸3克，松香1.5克。用法：上药研为细末。用粗夏布包药末扑患处。(孙世发 主编·《中医小方大辞典》1562引《古方汇精》)

★ **75. 治湿疹**：海螵蛸、炮山甲各6克，梅片0.3克。用法：上药研细末，装瓶密封备用。用时将药粉涂撒患处。(张俊庭 编·《皮肤病必效单方2000首》112)

★ **76. 治带状疱疹2方**

①乌贼骨烧焦研末，香油调匀，羽毛涂患处，日3~4次。(孟凡红 主编·《单味中药临床应用新进展》525)

②海螵蛸。用法：研末，醋调敷。(中医研究院革命委员会 编·《常见病验方研究参考资料》428)

★ **77. 治冻疮溃烂**：精制樟脑9克，海螵蛸6克，凡士林105克。用法：调成软膏外敷。(吴静 陈宇飞 主编·《传世金方·民间秘方》196)

★ **78. 治冻疮2方**

①乌贼骨3钱，冰片、肉桂末各1分。用

法:共研细末,用油调成膏搽患处。(中医研究院革命委员会 编·《常见病验方研究参考资料》197)

②乌贼骨、熟石膏各五钱,青黛二钱。用法:共研细末,加香油调搽患处。(中医研究院革命委员会 编·《常见病验方研究参考资料》293)

★ 79. **治烧烫伤**:海螵蛸、生石膏各15克,大梅片1.8克。用法:共研细末,先用生理盐水洗净患处,然后将药粉和香油搅匀涂抹。如皮肤溃烂者,可将药粉撒于患处。(吴静 陈宇飞 主编·《传世金方·民间秘方》198)

★ 80. **治瘰疬**:海带、海藻、昆布、海螵、海螵蛸各五钱。用法:煎汤,当茶饮。(彭怀仁 主编·《中医方剂大辞典》8册702引《易简方便》)

★ 81. **治包皮手术损伤阴茎海绵体出血不止**:将乌贼骨研为极细末,高压消毒后备用。出血时将乌贼骨粉撒于患处,出血即止。3天后药粉部分吸收脱落,伤处开始修复。(滕佳林 米杰 编著·《外治中药的研究与应用》550引《疮疡外用本草》)

★ 82. **治刀伤出血**:乌贼骨、生龙骨各等分。用法:研细末,敷患处。(中医研究院革命委员会 编·《常见病验方研究参考资料》303)

★ 83. **治外伤出血**:海螵蛸、煅猪皮、人中白各一两,石灰一两半。共研细粉。消毒,敷于创面处,包扎即可。(江苏新医学院 编·《中药大辞典》下册1946)

★ 84. **治外伤出血、内出血**:海螵蛸(去硬骨)五分,生蒲黄三分,白及二分。用法:共研细末,外伤出血以药末掺患部。内伤出血,每服1~2钱,开水送下。(中医研究院革命委员会 编·《常见病验方研究参考资料》305)

★ 85. **治破皮伤,创伤久不愈合**:海螵蛸、生石膏(甘草水浸)各等分。用法:共研细末,将伤口洗净,取药粉撒伤口上,或将上药合成30%的凡士林油膏敷用。(中医研究院革命委员会 编·《常见病验方研究参考资料》438)

★ 86. **治刀斧伤出血**:乌贼骨适量。用法:为末,敷伤口。备注:又方用乌贼骨煅存性,研末外敷。(中医研究院 编·《常见病验方研究参考资料》304)

★ 87. **治跌破出血,亦治烫火伤烂**:乌贼骨(用不经盐腌者)。用法:上为细末。敷患处。

(彭怀仁 主编·《中医方剂大辞典》10册1492引《普济方》)

★ 88. **治损伤流血验案**:单某某,男,20岁。因不慎刀伤左食指,伤口长2厘米,血流不止。擦洗伤口后,用刀刮取海螵蛸粉撒于刀口上,纱布包扎,其后,未做任何处理,1周后,打开纱布,刀口愈合。(杨鹏举 主编·《中医单药奇效真传》290)

★ 89. **治骨鲠在喉中不出**:【象牙丸】象牙屑、乌贼骨(去甲)、陈皮(汤浸,去白,焙)各9克。用法:上药研为末,用寒食稠饧为丸,如鸡头实大。含化咽津。(孙世发 主编·《中医小方大辞典》1139引《圣济总录》)

★ 90. **治眼赤痛,后生肤翳,远视不明,痒涩**:【乌贼骨散】冰片6克,乌贼骨3克。用法:上药人铜器中研为末。以铜箸取少许点之,每日3~4次。(孙世发 主编·《中医小方大辞典》278引《杂病源流犀烛》)

★ 91. **治角膜云翳2方**

①乌贼骨一个,龙脑少许。用法:将骨漂洗干净,去硬皮,研细末,再加入龙脑共研极细末。每用少许点眼,一日二三次。(中医研究院革命委员会 编·《常见病验方研究参考资料》466)

②乌贼骨粉5克,蜂蜜100毫升。共研磨细腻,每用少许点眼,1日3次。(中医研究院革命委员会 编·《常见病验方研究参考资料》466)

★ 92. **治赤白翳**:用乌贼鱼骨30克,去皮为末,入龙脑少许,点眼,每日2次。(杨建宇等 主编·《灵验单方秘典》265引《太平圣惠方》)

★ 93. **治外障眼,赤翳贯瞳入攀睛等**:【海螵蛸丸】海螵蛸(竹刀子刮下软者,研细,水飞过,晒干)30克,丹砂(研细,水飞)7.5克。用法:上药熔好蜡为丸,如绿豆大。每用1丸,安在大眦上。立奔障翳所。如无翳,即在眼眦不动,神效。(孙世发 主编·《中医小方大辞典》568引《圣济总录》)

★ 94. **治目中热泪**:上用乌贼鱼骨,为极细末,点目中。(电子版·《中华医典·奇效良方》卷五十七)

★ 95. **治用于风泪不止**:用海螵蛸1.5克,冰片少许,绿炉甘石3克。上研极细末。点大眦角,泪即收。(滕佳林 米杰 编著·《外治中药的研究与应用》549引《景岳全书》)

★ **96. 治烂眼**：海螵蛸。入冰片，敷。（近代·陆锦燧 辑·《鳝溪秘传简验方》184）

★ **97. 治慢性化脓性中耳炎**：乌贼骨 60 克，冰片 30 克。用法：将上药研成细末，过 120 目筛，装瓶备用。用时用纸卷成细筒吹耳，每日 3 次，1 个疗程 20 天。功效：清热解毒，止痛止痒。（郭志杰 吴琼等 主编·《传世金方·一味妙方》236）

★ **98. 治脓耳验案 2 例**

①路某某，45 岁，患中耳炎已数年，流脓腥臭，听力减退。取乌贼骨少许，研为细末，加入适量芝麻油调成稀糊状，每次治疗前将油糊滴入耳内 1～3 滴，每天 2 次，3～7 天即愈。1 个月后随访，患耳内未见流脓，听力也有所改善。（杨鹏举 主编·《中医单药奇效真传》414）

②代某，女，11 岁。患右侧耳漏 3 年余，近年来右耳外流脓液增多，间有恶臭，流湿枕头和衣领，伴有头痛，头闷，食欲减退，精神不振，听力减退，取海螵蛸洗净，溪水清洗，然后日晒夜露至无腥味而干燥时入药，研成细末，取 2～3 克。加入香油（麻油）适量或加冰片少许，调成黏稠液体备用。用生理盐水棉球洗涤耳内脓液，擦干，然后滴入本药液 2～3 滴，每日 1～2 次，连续 1 周。治疗 1 周后，诸症大减，继续治疗 1 周而愈。至今 1 年未再见复发。（杨鹏举 主编·《中医单药奇效真传》414）

★ **99.** ①**治聤耳，出脓汁。**②**治浸淫疮**：白矾（枯）、乌贼鱼骨、黄连、龙骨各一两。用法：上为末。以绵裹枣核大塞耳中，一日换三次。（彭怀仁 主编·《中医方剂大辞典》3 册 742 引《卫生宝鉴》）

★ **100. 治耳道湿疹**：乌贼骨 30 克，朱砂 3 克，冰片 1 克。用法：上为极细末。外用撒布。（彭怀仁 主编·《中医方剂大辞典》2 册 970 引《中医皮肤病学简编》）

★ **101. 治吐血及鼻衄不止**：乌贼骨。捣细罗为散，不计时候，以清粥饮调下二钱。（江苏新医学院 编·《中药大辞典》下册 1946 引《圣惠方》）

★ **102. 治血热冲肺，鼻衄不止**：蜗牛（煿干）一分，乌贼鱼骨半钱。用法：上为散。每用一字，用时先含水一口，再以药嗜鼻。（彭怀仁 主编·《中医方剂大辞典》10 册 895 引《圣济总录》）

★ **103. 治鼻血不止**：乌贼骨、槐花各等分半生半炒，为末吹鼻。（江苏新医学院 编·《中药大辞典》下册 1946 引《世医得效方》）

★ **104. 治鼻腔手术中止血**：乌贼骨粉 13 克，淀粉等量。加水 200 毫升混匀后加温 20 分钟，冷却后置冰箱冻结 12 小时，取出融化后即成乌贼骨止血海绵，贮于 75% 的酒精中。药于盐水中浸 10 分钟，轻压排净酒精即可用。（孟凡红 主编·《单味中药临床应用新进展》524）

★ **105. 治鼻疮，阴囊湿痒，阴浊肿痛，疮多脓汁，溃疡不敛，蝎螫痛楚**：【海蛸散】乌贼骨（焙为黄色，去壳）。用法：上为细末，外用。（彭怀仁 主编·《中医方剂大辞典》8 册 713）

★ **106. 治龋牙疼痛**：乌贼骨，研细末。醋调擦在牙痛上。（沈洪瑞 主编·《重订十万全方》710）

★ **107. 用于拔牙止血**：以乌贼骨粉与淀粉制成胶性海绵，用于拔牙止血，分别经 50 例和 233 例的观察，一般在 1～3 分钟即可止血。效果快、可靠，未见其他不良反应。（江苏新医学院 编·《中药大辞典》下册 1946）

★ **108. 治舌肿出血如泉者（亦叫"舌衄"）**【涂舌丹】蒲黄、海螵蛸各等分。用法：炒，共研细末，涂舌上。（彭怀仁 主编·《中医方剂大辞典》8 册 726 引《杂病源流犀烛》）

★ **109. 治卒肿舌疮**：【乌黄散】乌贼骨、蒲黄各等份。用法：上药研为末。敷舌上。（孙世发 主编·《中医小方大辞典》277 引《普济方》）

★ **110. 治口疮溃疡验案**：徐某某，男，21 岁。口疮溃疡 1 周余，舌尖部 2×3 厘米，下唇内侧 3×5 厘米，疼痛剧烈，口干，烦躁，舌质红，脉微弦。曾用核黄素、维生素 C 等，无明显好转。用海螵蛸粉适量，撒于病灶上。日 3 次，每次 10 分钟漱口，用药后，1 天痛减，能安然入睡，3 天病愈。（杨鹏举 主编·《中医单药奇效真传》451）

★ **111. 治吹奶**：乌贼骨、朴硝各等分。用法：上为细末。用苇筒儿盛药吹入鼻中，仍令人用药末下肿痛处。徐徐消去。（彭怀仁 主编·《中医方剂大辞典》1 册 96 引《普济方》）

★ **112. 治功能性子宫出血**：新鲜完整乌贼鱼墨囊烘干研末，装胶囊。每次服 1 克，日 2 次。（孟凡红 主编·《单味中药临床应用新进展》524）

★ 113. **治崩中不止**：乌贼鱼骨。用法：上为细末。每服二钱，如下殷物黑色，用胡姜酒送下；红色，煎木贼酒送下。（彭怀仁 主编·《中医方剂大辞典》1 册 697 引《鸡峰》）

★ 114. **治妇人漏下不止**：乌贼骨、当归各二两，鹿茸、阿胶各三两，蒲黄一两。上五味研末过筛。空心酒服方寸匕，日三夜再服。（江苏新医学院 编·《中药大辞典》下册 1946 引《千金方》）

★ 115. **治崩中暴下，经漏不止**：赤石脂一两，海螵蛸一两，侧柏叶一两。共研细末。用法：每服三钱，日服三次，开水送下。（沈洪瑞 主编·《重订十万金方》536）

★ 116. **治血崩验案**：忆在籍时，曾治沧州董姓妇人，患血崩甚剧。其脉象虚而无力。遂重用黄芪、白术，辅以龙骨、牡蛎、萸肉诸收涩之品，服后病稍见愈。遂即原方加海螵蛸四钱，茜草二钱，服后其病顿愈，而分毫不见血矣。愚于斯深知二药止血之能力，遂拟得安冲汤、固冲汤二方，于方中皆用此二药，登于处方编中以公诸医界。（张锡纯著·《张锡纯医学全书之二·中药亲试记》132）

★ 117. **治白带 2 方**
①海螵蛸五钱，刺猬皮五钱（炒黄）。用法：共为细末。每服五钱，早、晚各服一次。（沈洪瑞主编·《重订十万金方》519）
②乌贼骨四两。用法：煅存性研末，分十次服，每晚一次，开水送下。备注：又方①乌贼骨一两，去甲打细末，水煎服。②乌贼骨一至二个，水、酒各半炖服。（中医研究院革命委员会 编·《常见病验方研究参考资料》344）

★ 118. **治白带验案 2 例**
①杨某某，女，30 岁。患白带已久，服药甚多无效，悲观失望，日夜忧虑，以致身体日见消瘦。1958 年 6 月 23 日来诊，用墨鱼（乌贼鱼）2 只，猪瘦肉 250 克，加食盐少许煮食。每天 1 次，连服 5 天，白带消失。（黄国健等 主编·《中医单方应用大全》441）
②樊某某，女，46 岁。患严重崩漏，于 1964 年来诊，经多方抢救，崩漏症转危为安。唯白带如涕，绵绵不绝，无臭秽气，头昏闷，精神不振，面色萎黄，苔白，脉缓而弱。用墨鱼（乌贼鱼）2 只，猪瘦肉 250 克，少加食盐煮食。每天 1 次，连服 5 天，白带减少，又服 2 天而愈。（黄国健等 主编

编·《中医单方应用大全》441）

★ 119. **治赤白带下 8 方**
①海螵蛸五钱至一两，女贞子五钱。用法：研细末，一日二次，每服二至三钱，空心温开水送下。（中医研究院革命委员会编·《常见病验方研究参考资料》346）
②海螵蛸八钱，大贝母二钱。用法：共研细末，分二次用开水冲服。（中医研究院革命委员会 编·《常见病验方研究参考资料》347）
③海螵蛸（煅）、炒莲子各三钱。用法：研末，冲酒服。（中医研究院革命委员会 编·《常见病验方研究参考资料》347）
④海螵蛸八钱，牡蛎三钱。用法：共研细末，早、晚各一次，每服三钱，甜酒送下。（中医研究院革命委员会 编·《常见病验方研究参考资料》346）
⑤海螵蛸（炒）二两，鹿角霜一两。用法：共研细末，每服三钱，开水送下。（中医研究院革命委员会 编·《常见病验方研究参考资料》347）
⑥海螵蛸、芡实各二两。用法：共研细末，每服二至五钱，开水送下。（中医研究院革命委员会 编·《常见病验方研究参考资料》346）
⑦海螵蛸 15 克，白芷 5 克，茜草炭 10 克。水煎服，每日 1 剂。（张可堂·《中国中医药报》2011 年 6 月 9 日）
⑧乌贼骨 45 克，白芷 15 克，血余炭 15 克。用法：上药研为细末。每服 6 克，每日 2 次。（吴素玲 李俭 主编·《实用偏方大全》445）

★ 120. **治月经不调、白带淋漓、胃纳酸楚**：海螵蛸一斤，大砂仁一两。共研细末。用法：每服五分。白开水送下。（沈洪瑞 主编·《重订十万金方》534）

★ 121. **治妇人小户嫁痛**：【海螵蛸散】海螵蛸二枚（烧）。用法：上为细末。每服方寸匕，酒调下，一日三次。（彭怀仁 主编·《中医方剂大辞典》8 册 722 引《医统》）

★ 122. **治宫颈糜烂 2 方**
①乌贼骨 1 份，蛇床子 1 份，制大黄 3 份。研末，月经净后每晚临睡前取 3 克直接敷于患处，每晚 1 次。忌坐浴或性生活。（孟凡红 主编·《单味中药临床应用新进展》525）
②【宫颈灵】黄连素片、乌贼骨各等份。用法：上药研细末，于非经期及非妊娠期，每隔 1 日

宫颈喷药 1 次。5 次为 1 个疗程。

验案举例:以本方治疗宫颈糜烂 298 例,年龄 20~60 岁。结果:宫颈糜烂面积小于整个宫颈口的 1/3 者为Ⅰ度,大于 2/3 者为Ⅲ度,介于两者之间为Ⅱ度。停药 6 个月后复查,维持疗效基本痊愈者 295 例;停药 1 年后复查,维持疗效基本痊愈者 293 例。经治疗,总有效率为 98.0%。(孙世发 主编·《中医小方大辞典》518)

★ 123. 治产后血瘕:【地黄散】干生地黄 30 克,乌贼骨 60 克。用法:上药研为细末。每次 6 克,空腹温酒调下。(孙世发 主编·《中医小方大辞典》342 引《妇人良方》)

★ 124. 治产后血晕:【桃花散】乌贼鱼骨十钱,朱砂二钱。用法:上为末。每服一二钱,白汤送下。(彭怀仁 主编·《中医方剂大辞典》8 册 183 引《产科发蒙》)

★ 125. ①治妇人阴脱。②治产后阳气虚寒,玉门不闭:【硫黄散】硫黄、乌贼骨各 15 克,五味子 3 克。用法:上药研为末。以粉其上,每日 3 次。(孙世发 主编·《中医小方大辞典》1163 引《千金》)

★ 126. 治乳痈:海螵蛸细末三钱,酒煎尽量饮,出汗自消。(宋立人 总编·《中华本草》9 册 102 引《疡医大全》)

★ 127. 治乳痈化脓,乳房结块肿痛,鲜红灼热,结块中软应指:海螵蛸 10 克,芒硝 10 克。用法:上药共研细末,用芦苇秆盛 0.5 克,药末吹入鼻中,1 日 5 次;亦可同时用麻油调涂患处,1 日 3 次。(吴素玲 李俭 主编·《实用偏方大全》322 引《普济方》)

★ 128. 治小儿哮喘:海螵蛸 3 钱,枯矾 1 钱,白糖 1 两。用法:共研细末,分 3 次,用白开水送服。(中医研究院革命委员会 编·《常见病验方研究参考资料》105)

★ 129. 治小儿软骨病:海螵蛸 10 克,龟板 12 克,茜草根 6 克。水煎加红糖服,每日 2~3 次。(张可堂·《中国中医药报》2011 年 6 月 9 日)

★ 130. 治小儿重舌欲死:乌贼骨一两(烧为灰)。研细如粉,以鸡子黄和涂喉外及舌下。(宋立人 总编·《中华本草》9 册 102 引《圣惠方》)

★ 131. 治小儿痢、肚疼后重:乌贼骨为末,三岁半钱,米饮调下。(宋立人 总编·《中华本草》9 册 102)

★ 132. 治新生儿尿布皮炎:温开水清洗臀部,待干爽后将墨鱼骨末涂抹患处,棉布尿布包裹,轻者日 1~2 次,重者日 2~3 次。(孟凡红 主编·《单味中药临床应用新进展》525)

★ 133. 用于小儿脐疮出脓及血:将海螵蛸、胭脂为末,油调搽之。(滕佳林 米杰 编著·《外治中药的研究与应用》548 引《太平圣惠方》)

★ 134. 治小儿聤耳出脓水:【黄矾散】黄矾 15 克,乌贼鱼骨、黄连(去须)各 7.5 克。用法:上药研为末,绵裹如枣核大,塞耳中,每日 3 次。(孙世发 主编·《中医小方大辞典》1120 引《圣惠》)

★ 135. 治小儿鹅口疮:蒲黄、乌贼骨各等分。用法:研极细末,用硼酸水洗净口腔,再将药末吹上。(中医研究院革命委员会 编·《常见病验方研究参考资料》449)

桑螵蛸(63 方)

【药性】味甘、咸,性平。归肝、肾、膀胱经。

【功能与主治】固精缩尿,补肾助阳。主治遗精,早泄,阳痿,遗尿,尿频,小便失禁,白浊,带下。

【用法用量】内服:煎汤,5~10 克;研末,3~5 克;或入丸剂。外用:适量,研末撒或油调涂。

【使用注意】阴虚火旺或膀胱有湿热者慎服。

★ 1. 治遗精 4 方

①桑螵蛸 5 克。用法:取上药,装入纱布袋缝好,置于锅中,加入适量水,用文火煮沸 5 分钟,捞出纱袋,放入洗净的高粱米 25 克,煮至熟烂即可。每天晚上温热食之。主治:脾气虚弱,肾阳不足所致遗精。(薛建国 李缨 主编·《实用单方大全》624)

②桑螵蛸、煅龙骨、鸡内金各等分,共研末混

匀。每次服 10 克,每日 2 次,空心淡盐水送服。连服 5 ～ 7 天可愈。(李家强 . 编著 ·《民间医疗特效妙方》138)

③桑螵蛸 15 克。用法:公鸡肠一具,将其剪开,用食盐搓擦,洗净焙干,研成细末备用。桑螵蛸洗净放入锅内,加入清水,先用武火煮沸,再用文火煎煮 40 分钟,滤取药液,投入鸡肠末搅拌和匀。当茶饮用。主治:肾气虚弱所致遗精。(薛建国 李缨 主编 ·《实用单方大全》623)

④桑螵蛸一钱,象牙屑二钱。用法:上为末,作一服。(彭怀仁 主编 ·《中医方剂大辞典》5 册 810 引《串雅补》卷二)

★ 2. 治梦遗、滑精:桑螵蛸 30 个,烧炭,研成末,加入白糖 9 克调匀,每晚临睡 1 次服完,连服 3 天。(薛建国 李缨 主编 ·《实用单方大全》623)

★ 3. 治虚劳梦遗:桑螵蛸一两(微炒),韭子二两(微炒)。每服二钱,空心用温酒调下。(宋立人 总编 ·《中华本草》9 册 158)

★ 4. 治精泄不禁:桑螵蛸三两(焙干),龙骨二两,白茯苓一两。上为末,米糊和丸如梧桐子大。每服 50 丸,煎茯苓、盐汤送下。食前服。(宋立人 总编 ·《中华本草》9 册 158 引《普济方》)

★ 5. 治遗精,漏下不止:桑螵蛸(焙)。用法:上为末。每服一钱,酒浆调服。(彭怀仁 主编 ·《中医方剂大辞典》8 册 935 引《理虚元鉴》)

★ 6. 治遗精白浊、盗汗虚劳:桑螵蛸(炙)、白龙骨各等分。为细末。每服二钱,空心用盐汤送下。(江苏新医学院 编 ·《中药大辞典》下册 1973 引《外台》)

★ 7. 治遗精、遗尿、尿频、阳痿、妇女白带过多等:桑螵蛸 30 克。用法:将桑螵蛸以米醋浸泡 24 小时,取出晒干,小火炒至微黄,加水煮沸 1 小时,滤取药液,待温 1 次服完,睡前服,每日 1 剂,连服 3 ～ 5 日。功效:补肾助阳,固精缩尿。禁忌:阴虚火旺者或膀胱湿热而小便频数涩痛者不宜服。(刘道清 主编 ·《中国民间神效秘方》418)

★ 8. 治早泄,遗精,阳痿,遗尿,尿频等:桑螵蛸 15 克,鸽蛋 3 个。用法:将 2 味药放砂锅内,加水煮沸 20 分钟,捞出鸽蛋,剥去外皮,再度放入药液中,继续煮沸 10 分钟,吃蛋喝汤,1 次

服完。再服再制,每日 2 次。功效:补肾助阳,固精缩尿。禁忌:阴虚火旺或膀胱湿热而小便频数涩痛者忌服。(刘道清 主编 ·《中国民间神效秘方》433)

★ 9. 治膏淋医案:1968 年秋,余曾一度患小便浑浊,类似米泔水,臊臭特别严重,因无其他不适之感,故未服药治疗。持续 2 个月有余,时序已入寒冬,症状仍无改善,余素冬季小便频数,影响夜间安眠,因知桑螵蛸可治尿频,乃将平时所采桑螵蛸 30 多枚焙熟后 1 次服下。所谓嚼服,即将桑螵蛸仔细嚼吮吸净其中卵黄咽下,后将鞘壳残渣吐弃。服后一夜之间并未感到尿频减少,而天明之后却出现一个奇迹,即见到盆内之尿清澈如水,臊臭之气全无。至今将达 19 年之久,从未再出现尿混、尿臊现象。足证《本经》所载通淋利小便之说诚然信不可诬。(杨鹏举 主编 ·《中医单药奇效真传》174)

★ 10. 治夜卧遗尿:【螵蛸丸】桑螵蛸(炙燥)适量。用法:上药研为末,糯米饭为丸。空腹米汤送下。(孙世发 主编 ·《中医小方大辞典》705 引《医级》)

★ 11. 治遗尿症 4 方

①桑螵蛸 12 个(约 8 克,为 1 次量)。炒炭存性,研末。用糖水早、晚各服 1 次,7 天为 1 个疗程,一般用药 2 ～ 3 个疗程即可。(薛建国 李缨 主编 ·《实用单方大全》623)

②取桑螵蛸、益智仁各 1.5 两(5 ～ 12 岁用 1 两)。水煎,日服 1 剂。试治 11 例,一般连服 3 ～ 4 剂即可见效,再服 2 ～ 3 剂,可巩固疗效。(江苏新医学院 编 ·《中药大辞典》下册 1974)

③取桑螵蛸 7 个,益智仁 15 克。用法:2 味共研末。另取鸡肠 1 具(男用雄鸡的,女用雌鸡的),将药一半炖汤服,一半吞服。(李德新等 编著 ·《祖传秘方大全》197)

④桑螵蛸 7 个,猪腰子 1 个。用法:上 2 味炖。每日 1 剂,分 2 次喝汤。功能:益肾健脾,缩尿止遗。(易法银 喻斌 主编 ·《湖南省中医单方验方精选 · 内科》中册 1737)

★ 12. 治遗尿验方:桑螵蛸、益智仁各 30 克,煅龙、牡各 50 克,鸡肠 2 具。将鸡肠除去粪便,洗净焙干,和上药共为细粉,每晚睡前淡盐水冲服 1 匙,经验证效佳。(洪国靖 主编 ·《中国当代中医名人志》845)

★ **13. 治小便不禁**:桑螵蛸20克,益智仁20克,破故纸15克,覆盆子15克。水煎服,1日1剂,小儿量随年龄酌减。功效:摄尿止遗。(洪国靖主编·《中国当代中医名人志》613)

★ **14. 治老年虚性遗尿、频尿**:桑螵蛸15克,菟丝子15克。用法:水煎服。功能:补肾固遗。(洪国靖 主编·《中国当代中医名人志》201)

★ **15. 治老人尿频**:桑螵蛸、菟丝子各5钱,韭菜子2钱。水煎服。(全国中草药汇编写组·《全国中草药汇编》上册681)

★ **16. 治肾虚遗尿及小儿遗尿**:桑螵蛸15克,海螵蛸15克,益智仁15克。用法:上药加水煎煮,煮沸30分钟,滤去药液;药渣加水再煎,煮沸40分钟,滤取药液。合并2次药液,分早、晚2次温服,每日1剂。功效:补肾益智,固涩缩尿。禁忌:阴虚火旺及火热炽盛者忌服。(刘道清 主编·《中国民间神效秘方》468)

★ **17. 治遗溺淋沥**:桑螵蛸21克,白龙骨21克。用法:桑螵蛸炙黄,同白龙骨共研细末。每服3克,空腹,盐汤调下。(吴素玲 李俭 主编·《实用偏方大全》622引《卫生易简方》)

★ **18. 治小便数**:桑螵蛸三十个,人参、黄耆、鹿茸、牡蛎、赤石脂各三钱。用法:上为末,每服二钱,空心米饮送下。(彭怀仁 主编·《中医方剂大辞典》8册935引《傅青主女科·产后编》)

★ **19. 治小便不通2方**

①桑螵蛸(炙)三十枚,黄芩(去黑心)二两。用法:上细锉,用水三盏,煎至二盏,去滓,分温二服,相次顿服。(彭怀仁 主编·《中医方剂大辞典》8册933引《圣济总录》卷九十五)

②桑螵蛸30枚,黄芩1两。上2物,以水1升煮,取4合顿服之。(宋立人 总编·《中华本草》9册158引《小品方》)

★ **20. 五淋涩痛不通**:桑螵蛸(炒黄)30枚。研末。车前子煎汤(调)服。(宋立人 总编·《中华本草》9册158)

★ **21. 治小便不通及转胞**:桑螵蛸捣末,米饮服方寸匕,日三。(江苏新医学院 编·《中药大辞典》下册1973)

★ **22. 治内痔**:桑螵蛸15克。用法:将桑螵蛸烧灰研细末,调菜油涂患处。(刘少林 刘光瑞编著·《中国民间小单方》137)

★ **23. 治男妇疝瘕作痛**:桑螵蛸一两,小茴香一两二钱。共为末。每服二钱,花椒汤调服。(江苏新医学院 编·《中药大辞典》下册1973)

★ **24. 治肾结石医案**:1972年冬,本乡某村有一李姓中年男子患双侧肾结石,经拍照后证实左肾有结石11枚,右肾有8枚,如绿豆大小,两家医院均以双侧结石手术有困难不予治疗。乃问治于余,余想桑螵蛸可治小便混浊,或许对肾结石亦可治疗。遂告以服食桑螵蛸之法,仅服食2次,服桑螵蛸60枚,病即痊愈。据患者自述,服药后曾发现小便器内有细砂状沉淀物,并未见块状结石。可见其化结石之力甚佳,该患者10余年来一直情况良好。(杨鹏举 主编·《中医单药奇效真传》154)

★ **25. 治肾囊风,属瘙痒者**:桑螵蛸、麻油各适量。用法:焙干后,研细末,再用麻油调匀。外敷患处。功能:燥湿敛疮,润肤止痒。(阳春林 葛晓舒·《湖南省中医单方验方精选·外科》下册1136)

★ **26. 治各种疔疮**:桑螵蛸10只。用法:用新瓦焙焦研末,调茶油擦疔上。(中医研究院革命委员会编·《常见病验方研究参考资料》251)

★ **27. 治痈**:桑螵蛸(俗名刀螂窝)适量。用法:上药放瓦上焙焦、研末,瓶贮备用,用时以菜油调敷患处,每日或隔日外敷1次(如脓肿已出头,中间留一小孔,以便排脓)。(王琦 主编·《王琦临床医学丛书》下册1334)

★ **28. 治内臁**:桑螵蛸一两,枯矾五分。共为末。以椒、茶、盐水洗净敷之。(宋立人 总编·《中华本草》9册158)

★ **29. 治带状疱疹2方**

①表现为腰部灼热疼痛、痛苦异常、有水泡。桑螵蛸适量。用文火焙焦,研为细末,加香油适量调匀。用羽毛涂患处,每天3~4次。据范永祥等报道,应用本方治疗30例,全部治愈。(薛建国 李缨 主编·《实用单方大全》624)

②【复方桑马浸剂】桑螵蛸100克,马齿苋300克,蜂房150克,升麻200克。均碎,另取留行子200克研粉,加入75%的乙醇浸泡密封,每日搅拌1遍,1周后外搽,每日3次,5日为1个疗程。刘荔红等用上方治疗带状疱疹21例,3~7天全部治愈。(王辉武 主编·《中药临床新

用》526）

★ 30. 治冻疮 2 方

①表现为局部红肿灼热,甚则溃破。鲜桑螵蛸适量。切成两段,用钳子夹紧,挤出黄色液汁,涂于冻疮红肿灼热处（疮面溃破也可用）。据汤文瀛报道,应用本方治疗 100 余例,3～5 次可痊愈。（薛建国 李缨 主编·《实用单方大全》624）

②取桑螵蛸切除一小块,后以小刀插入卵鞘中稍加搅动破坏卵子,再挖出卵液涂在冻疮疮口上,破溃而无感染者均可使用。涂药后不能水洗,可连续涂抹至痊愈。张丽珍以上方治疗冻疮 50 例,均治愈。（王辉武 主编·《中药临床新用》526）

★ 31. 治咽喉骨鲠:桑螵蛸,醋煎呷之。（江苏新医学院 编·《中药大辞典》下册 1974）

★ 32. 治木舌肿强:【螵蛸散】桑螵蛸炙黄,研末。每服半钱,莱菔汁调下。（宋立人 总编·《中华本草》9 册 158 引《圣济总录》）

★ 33. 治子宫脱垂 2 方

①桑螵蛸五十个,黄芪五钱,猪小肚一个。用法:水煎顿服。（中医研究院革命委员会 编·《常见病验方研究参考资料》372）

②桑螵蛸、白及各五钱,黄芪一两。用法:将上药放入猪小肚炖至烂熟服。（中医研究院革命委员会 编·《常见病验方研究参考资料》372）

★ 34. 治子淋:桑螵蛸、益智仁各三钱,海金沙二钱。水煎服。（中医研究院革命委员会 编·《常见病验方研究参考资料》354）

★ 35. 治妇人虚冷、小便数:桑螵蛸 30 枚（炒）,鹿茸、牡蛎粉、甘草各 2 两,黄芪半两。上为末。食前,姜汤调 1 钱服。（宋立人 总编·《中华本草》9 册 158 引《妇人良方》）

★ 36. 治妊娠小便数不禁:桑螵蛸 12 枚。捣为散。分作 2 服,米饮下（一方每服 2 钱）。（江苏新医学院 编·《中药大辞典》下册 1973）

★ 37. 治妇人遗尿不知时者:上用桑螵蛸酒炒为细末。每服二钱。生姜汤调下。一方食前服之。一方米饮调下。（电子版·《中华医典·普济方》卷三百二十一）

★ 38. 治产后遗尿或尿数:桑螵蛸（炙）半两,龙骨一两。为末。每米饮服二钱。（江苏新医学院 编·《中药大辞典》下册 1973）

★ 39. 治妇人小便数,及遗尿不禁:桑螵蛸（炒）、白龙骨（煅）、牡蛎（煅）各等分。用法:上为末。每服三钱,食前水饮调服。按语:本方桑螵蛸甘咸,入肝、肾二经,补肾益精,固脬止遗;龙骨、牡蛎甘涩,入心、肝二经,镇心安神,涩精止遗。三药合用,主肾两调,精充脬固,则遗尿可止。（田代华 主编·《实用中医三味药方》490 引《胎产心法》）

★ 40. 治产后小便频数、失禁:白及 10 克,凤凰衣 10 克,桑螵蛸 10 克。用法:上药加入猪脬内煮烂,食之。（吴素玲 李俭 主编·《实用偏方大全》529 引《胎产秘书》）

★ 41. ①治产后小便数。②治妊娠小便滑数:桑螵蛸三十枚（炙）,鹿茸（炙）、黄耆各三两,生姜四两,人参、牡蛎（熬）、甘草（炙）各二两。用法:上药切碎。以水六升,煮取二升半,分三次服。主治:①《千金翼》:产后小便数。②《圣济总录》:妊娠小便滑数。（彭怀仁 主编·《中医方剂大辞典》8 册 933 引《千金翼》）

★ 42. 治小儿小便不禁或遗尿:桑螵蛸一两炙为酱色。用法:轧为细面。每服二至三钱,空腹用米汤送下,腹寒者加红糖为引。（沈洪瑞 主编·《重订十万金方》671）

★ 43. 治小儿遗尿 10 方

①桑螵蛸 15～30 克,益智仁 6～12 克,韭子 6～10 克。水煎服。或按此比例研细末做成散剂冲服,每次服 3～6 克,疗效达 80%。（洪国靖 主编·《中国当代中医名人志》823）

②桑螵蛸 30 克,放锅内慢火炒焦,研为细末。晚睡前取药 3 克,调入 1～2 汤匙蜂蜜给患儿喂服。曾治疗 35 例肾阳不足的遗尿症患儿,一般服药 7～10 次均获治愈。（李家强 编著·《民间医疗特效妙方》179）

③桑螵蛸 10 个。用法:将桑螵蛸焙黄研细末,用红糖调服,每次 6 克,1 日 1 次。释解:本药有补肾固精等功效。治小便频数、遗尿等症。（李家强 编著·《中国民间特效妙方》211）

④桑螵蛸、山药各等分,共研细末,每服 1～2 钱,1 日 2 次,开水冲服。（中医研究院革命委员会 编·《常见病验方研究参考资料》387）

⑤桑螵蛸、益智仁各 6 克。炒后研细末。加白糖适量,分 4 次服用。连服 4～6 天可见效。（李家强 编著·《民间医疗特效妙方》179）

⑥桑螵蛸、白龙骨各等分,每服 2 钱,盐汤送

下。(中医研究院革命委员会 编·《常见病验方研究参考资料》387)

⑦桑螵蛸 15 克,益智仁各 15 克,黄芪 10 克,山药 10 克。共烘干研末,每次 3 克,每日 2 次,冲服或吞服。共观察 51 例,结果除 2 例未能追踪到结果外,余均治愈,治愈时间最短 2 天,最长 7 天,一般 3～4 天。(宋立人 总编·《中华本草》9 册 158)

⑧桑螵蛸 60 克,覆盆子 30 克。用法:将药加酒同炒,至深黄色研末,分 30 包,每包剂量 3 克。每日上、下午各服 1 次,每次 1 包,饭前以白糖用开水吞下。(吴静 陈宇飞 主编·《民间祖传秘方大全》686)

⑨桑螵蛸 10 个,鸡蛋 1 个。用法:桑螵蛸研成细面,再将鸡蛋打碎,在碗内放入药面 9 克,同鸡蛋一起搅匀,用微火炖熟服。在睡前服用,连服 1 个月。适用于小儿遗尿症。(贾海生等编著·《小处方治大病·走入家庭的偏方》)

⑩桑螵蛸 9 克,胡桃 2 个(去壳)。用法:水煎服,分 2 日服完。8 岁以上可 1 日服完,早、晚空腹服。(吴静 陈宇飞 主编·《民间祖传秘方大全》686)

★ 44. 治小儿软疖:桑螵蛸烧存性,研末,油调敷之。(江苏新医学院 编·《中药大辞典》下册 1974)

菟丝子(38 方)

【药性】味辛、甘,性平。归肝、肾、脾经。

【功能与主治】补肾益精,养肝明目,固胎止泄。主治腰膝酸痛,遗精,阳痿,早泄,不育,消渴,淋浊,遗尿,目昏耳鸣,胎动不安,流产,泄泻。

【用法用量】内服:煎汤,6～15 克;或入丸、散。外用:适量,炒研调敷。

【使用注意】阴虚火旺、阳强不痿及大便燥结之证者禁服。

★ 1. 治心气不足,思虑太过,肾经虚损,真阳不固,溺有余沥,小便白浊,梦寐频泄:【茯菟丸】菟丝子 5 两,白茯苓 3 两,石莲子(去壳)2 两。上为细末,酒煮糊为丸,如梧桐子大。每服 30 丸,空心盐汤下。常服镇益心神,补虚养血,清小便。(江苏新医学院 编·《中药大辞典》6 册 503 引《局方》)

★ 2. 治肾中水火两损,阳事不刚,易于走泄,骨软筋麻,饮食减少,畏寒:熟地 1 两,山茱萸 5 钱,菟丝子 1 两,巴戟天 5 钱。水煎服。(宋立人 总编·《中华本草》6 册 503 引《辨证录》)

★ 3. 治腰痛:菟丝子(酒浸)、杜仲(去皮,炒断丝)各等分。为细末,以山药糊丸如梧子大。每服 50 丸,盐酒或盐汤下。(江苏新医学院 编·《中药大辞典》下册 2007 引《百一选方》)

★ 4. 治丈夫腰膝积冷痛,或顽麻无力:【固阳丹】①菟丝子(洗)1 两,牛膝 1 两。同浸于银器内,用酒浸过 1 寸,5 日,曝干,为末,将原浸酒再入少许醇酒作糊,搜和丸,如梧桐子大。空心酒下 20 丸。②菟丝子(酒浸十日,水淘,焙干为末)2 两,更入杜仲 1 两,蜜炙,捣。用薯蓣末,酒煮为糊,丸如梧桐子大,空心用酒下 50 丸。(宋立人 总编·《中华本草》6 册 503 引《经验后方》)

★ 5. 治肝肾俱虚,眼常昏暗:【驻景丸】菟丝子 5 两(酒浸 3 日,曝干,别捣为末),车前子 1 两,熟干地黄 3 两。上件药,捣罗为末,炼蜜和捣,丸如梧桐子大。每于空心以温酒下 30 丸。晚食前再服。(宋立人 总编·《中华本草》6 册 503 引《圣惠方》)

★ 6. 治健忘:【天丝饮】巴戟天 1 两,菟丝子 1 两。用法:水煎服。(彭怀仁 主编·《中医方剂大辞典》2 册 31 引《辨证录》)

★ 7. 治小便赤浊,心肾不足,精少血燥,口干烦热,头晕怔忡:菟丝子、麦门冬各等分,为末,蜜丸梧子大。盐汤每,70 丸。(江苏新医学院 编·《中药大辞典》下册 2007 引《纲目》)

★ 8. 治小便淋涩:【驻景丸】车前子(焙),菟丝子。上为末,炼蜜为丸,食后服之。(宋立人 总编·《中华本草》6 册 503 引《医方类聚》)

★ 9. 治膏淋:【菟丝丸】菟丝子(酒浸,蒸,捣,焙),桑螵蛸(炙)各半两,泽泻 1 分。上为细末,炼蜜为丸,如梧桐子大。每服 20 丸,空心用清米饮送下。(宋立人 总编·《中华本草》6 册 503 引《普济方》)

★ 10. 治白浊、遗精:菟丝子(酒炙)、白茯苓各5钱,秋石1两。用法:上为末,百沸汤1盏,井花水1盏,为阴阳水,煮糊为丸,盐、酒汤送下。(彭怀仁 主编·《中医方剂大辞典》2册5引《普济方》)

★ 11. 治消渴、遗精、白浊:【玄菟丹】菟丝子(酒浸通软,趁湿研,焙干,别取末)10两,白茯苓、干莲肉各3两,五味子(酒浸,别为末)7两。上为末,别碾干山药末6两,将所浸酒余者,沐酒煮糊,搜和得所,捣数千杵,丸如梧子大。每服50丸,空心,食前米汤下。(宋立人 总编·《中华本草》6册503引《三因方》)

★ 12. 治虚劳小便利:【菟丝子丸】菟丝子(酒浸,别捣)、鹿茸(去毛,酥炙)、肉苁蓉(酒浸,去皱皮,切,焙)、五味子各二两。上四味,捣罗为末,醋煮面糊和丸,如梧桐子大,每服五十丸,空心米饮下。(宋立人 总编·《中华本草》6册503引《圣济总录》)

★ 13. 治脾肾两虚,大便溏泄:菟丝子、石莲子各9克,茯苓12克,山药15克。煎服。(宋立人 总编·《中华本草》6册503)

★ 14. 治阴虚阳盛,四肢发热,逢风如炙如火:【菟丝子煎】菟丝子、五味子各一两,生干地黄三两。上为细末。米饮调下二钱,食前。(宋立人 总编·《中华本草》6册503引《鸡峰普济方》)

★ 15. 治关节炎:菟丝子6克,鸡蛋壳9克,牛骨粉15克。研面,每服6克,每日3次。(宋立人 总编·《中华本草》6册503)

★ 16. 治痔下部痒痛如虫啮:菟丝子熬令黄黑,末,以鸡子黄和涂之。亦治谷道中刺痛。(宋立人 总编·《中华本草》6册503引《肘后方》)

★ 17. 治诸虚遗精白浊,血少无精神,四肢倦怠,脾胃不佳,大肠不实,虚寒虚眩,头眩目花:【补损百验丹】菟丝子(拣净,以无灰腊酒浸1日1夜,次早去酒,以小甑蒸之,晒至暮,又换酒浸,蒸晒9次,然后在星月下碾为细末)500克,生地黄250克。用法:生地黄无灰酒浸3日3夜,再换酒洗净,放在瓷钵内捣至极烂用。2药研为细末,为丸,如梧桐子大。每次80~90丸,空腹、食前用无灰酒或米汤、淡盐汤送下。(孙世发 主编·《中医小方大辞典》410引《摄生众妙方》卷二)

★ 18. 治阳痿:菟丝子、淫羊藿共研粉末,每

次以黄酒送服5克,20天1疗程。殷爱华等用上方治疗阳痿50例,总有效率达92%。(王辉武 主编·《中药临床新用》528)

★ 19. 升降水火,令气血不偏胜:【交感丹】菟丝子120克,茯神(茯苓亦可用)120克。用法:上药研为末。以好酒煮面作稀糊为丸,如梧桐子大。每次50丸,以酒或汤下,不拘时候。(孙世发 主编·《中医小方大辞典》366引《普济方》)

★ 20. 治心肾不交,精少血燥,小便赤浊,口干烦热,头晕怔忡:【麦菟丸】菟丝子、麦门冬各等份。用法:上药研为末,炼蜜为丸,如梧桐子大。每次7丸,淡盐汤送下。(孙世发 主编·《中医小方大辞典》377引《本草纲目》)

★ 21. 治稀痘:玄参120克,菟丝子240克。用法:上药研为末,俱不犯铁器,黑砂糖为丸,如弹子大。每给小儿服3丸,砂糖汤送下。(孙世发 主编·《中医小方大辞典》333引《赤水玄珠》)

★ 22. 治滑胎:【寿胎丸】菟丝子(炒熟)四两,桑寄生二两,川续断二两,真阿胶二两。上药将前味轧细,水化阿胶和为丸,一分重(干足一分)。每服二十丸,开水送下,日再服。气虚者,加人参二两;大气陷者,加生黄芪三两;食少者,加炒白术二两;凉者,加炒补骨脂二两;热者,加生地二两。(宋立人 总编·《中华本草》6册503引《医学衷中参西录》)

★ 23. 治精气不足,肾水涸燥,咽干多渴,耳鸣头晕,目视昏,面色黧黑,腰膝疼痛,脚膝酸弱,屡服药不得痊者:【双补丸】菟丝子(淘净,酒蒸,捣)2两,五味子1两。上为末,炼蜜丸如桐子大。每服70丸,空心盐汤或酒送下。(江苏新医学院 编·《中药大辞典》6册503引《普济方》)

★ 24. 治腰膝风冷,益颜色,明目:菟丝子1斗。酒浸良久,沥出曝干,又浸,令酒干为度,捣细罗为末。每服2钱,以温酒调下,日3,服后吃3~5匙水饭压之;至3~7日,更加至3钱服之。(江苏新医学院 编·《中药大辞典》下册2007)

★ 25. 治劳伤肝气,目暗:菟丝子2两。酒浸3日,曝干,捣罗为末;鸡子白和丸梧桐子大。每服空心以温酒下30丸。(江苏新医学院 编·《中药大辞典》下册2007引《圣惠方》)

★ 26. 治尿路感染:菟丝子30克。水煎

3 次,分早、中、晚 3 次服,每天 1 剂。据贵州省中医研究所记载,应用本方治疗 20 例,均在 3 ~ 5 天内痊愈。(薛建国 李缨 主编·《实用单方大全》592)

★ 27. 治消渴:【菟丝子丸】菟丝子不拘多少,拣净,水淘,酒浸三宿,控干,趁润捣罗为散,焙干再为细末,炼蜜和丸,如梧桐子大。食前饮下 50 粒,一日二三服;或作散,饮调下 3 钱。(江苏新医学院 编·《中药大辞典》下册 2007 引《全生指迷方》)

★ 28. 治卒肿满,身面皆洪大:菟丝子一升,酒五升,渍二三宿,每服一升,日三服。(宋立人 总编·《中华本草》6 册 503 引《肘后方》)

★ 29. 治隐匿性肾炎:低盐低脂饮食,并用菟丝子 30 克,日 1 剂,水煎服。(孟凡红 主编·《单味中药临床应用新进展》506)

★ 30. 补益、延年:【延年祛病方】真菟丝子(洗净用好酒入砂锅内,愈煮愈佳,吐丝为度,放竹器内晒干,磨粉,再用炒米粉拌和)适量。用法:加白砂糖调和,滚汤送服,可补益;或用真怀山药打糊为丸,如梧桐子大亦可。功效:补益,延年。(孙世发 主编·《中医小方大辞典》66 引《集验良方》)

★ 31. 令人光泽,3 年后老变为少,祛风冷,益颜色,久服延年:菟丝子 3000 克。用法:上药以酒 3000 毫升,浸良久,漉出晒干;又浸,令酒尽为度,研为细散。每次 6 克,温酒调下,每日 3 次,至 21 日更加至 9 克。功效:令人光泽,3 年后老变为少,祛风冷,益颜色,久服延年。(孙世发 主编·《中医小方大辞典》137 引《圣惠》)

★ 32. 治面粉渣:菟丝子苗一握。用法:上捣,绞取自然汁,涂面上。(孙世发 主编·《中医小方大辞典》153 引《圣济总录》)

★ 33. 治白癜风 2 方

①菟丝子 9 克。浸入乙醇 60 克内,2 ~ 3 天后取汁,外涂,每日 2 ~ 3 次。(宋立人 总编·《中华本草》6 册 503)

②菟丝子全草制成 25% 的菟丝子酊,蘸涂患处,日 2 ~ 3 次。(孟凡红 主编·《单味中药临床应用新进展》506)

★ 34. 治眉炼癣疮:菟丝子炒,研,油调敷之。(宋立人 总编·《中药大辞典》下册 2007 引《山居四要》)

★ 35. 治带状疱疹:菟丝子 50 ~ 100 克,焙干后研成细末,加麻油调成糊状。先用生理盐水棉球将患处洗净,然后涂上菟丝子膏,每天早、晚各 1 次。据牛晃明等报道,应用本方治疗 98 例,均在 5 天内全部治愈。(薛建国 李缨 主编·《实用单方大全》593)

★ 36. 治疣病:鲜菟丝子(或藤)适量捣烂,外敷患处,日换药 1 次。一般 2 ~ 3 天可愈。(王辉武 主编·《中药临床新用》529)

★ 37. 治已婚妇女阴道干涩,或老年性阴道炎、阴道干涩疼痛者验案:用菟丝子 30 克研末调麻油搽外阴及阴道,5 天为 1 个疗程。谭某,26 岁,长期阴道干涩不适,婚后同房时仍然如此。16 岁月经初潮,月经延后,余无不适,因得此症心中不安,情绪低落,脉眩,舌尖红。采用此法治疗 2 个疗程,症状消失,后随访未见复发。用此法治疗多例均获痊愈。[《中医杂志》编辑部整理·《中医杂志》"专题笔谈"文萃(19954 ─ 2004,第一辑)370]

黄连(123 方)

【药性】味苦,性寒。归心、肝、胃、大肠经。

【功能与主治】清热泻火,燥湿,解毒。主治热病邪入心经之高热、烦躁、谵妄或热盛迫血妄行之吐衄,湿热胸痞、泄泻、痢疾,心火亢盛之心烦失眠,胃热呕吐或消谷善饥,肝火目赤肿痛以及热毒疮痈,疔毒走黄,牙龈肿痛,口舌生疮,聤耳,阴肿,痔血,湿疹,烫伤。

【用法用量】内服:煎汤,1.5 ~ 3 克;研末,每次 0.3 ~ 0.6 克;或入丸、散。外用:适量,研末调敷;或煎水洗;或熬膏涂;或浸汁用。

【使用注意】胃虚呕恶,脾虚泄泻,五更肾泻者,均应慎服。

★ 1. 治高血压:黄连素每天 0.75 ~ 4 克,分 3 ~ 4 次口服,6 ~ 14 天为 1 个疗程。据报道,用上方治疗高血压 13 例,结果有 12 例于治疗后数天内血压降至正常范围,认为黄连碱能抑制链球菌,又能扩张血管,用于肾炎高血压,以及高血压伴心绞痛者,可以收到双重效果。(王辉武 主编·《中药临床新用》547)

★ 2. 治暴发性黄疸症:黄连、苦瓜蒂各等分。用法:共为极细面。鼻内闻之,吸后鼻流黄水,以黄退为度。(沈洪瑞 主编·《重订十万金方》123)

★ 3. 治温疟、痰疟久不愈:宜州黄连60克。用法:上药研为末。每次9克,以浓酒调,空腹顿服。宜忌:忌猪肉、冷水。(孙世发 主编·《中医小方大辞典》155引《外台》)

★ 4. 治失眠多梦:白薇20克,酸枣仁15克,柏子仁10克,黄连10克,磁石30克。水煎服,每日1剂,连用21天。(李永明等·《中国中医药报》2011年2月25日)

★ 5. 治痢疾3方

①黄连15克。用法:水煎取汁饮服,每天1剂,疗程不限。功效:清热燥湿,泻火解毒。按语:黄连性寒,味甚苦,功能泻心火、解热毒,为治痢止呕的要药。因本品苦寒,脾胃虚寒者减量。(郭志杰 吴琼等 主编·《传世金方·一味妙方》41)

②黄连、白芍各一钱,吴茱萸五分。水煎服。(陆锦燧 辑·《鲟溪秘传简验方》110)

③阿胶(炒成珠),黄连末。用法:阿胶以水熬成膏,调黄连末为丸。米饮送下。(彭怀仁 主编·《中医方剂大辞典》9册151引《摄生众妙方》卷五)

★ 6. 治下痢:【香连丸】宣黄连、青木香,同捣筛,白蜜丸如梧子。空腹饮下二三十丸。日再。其久冷人,即用煨熟大蒜作丸。婴孺用之亦效。(江苏新医学院 编·《中药大辞典》下册2027引《兵部手集方》)

★ 7. 治血痢:胡黄连、乌梅肉、灶下土各等分。用法:上为末。腊茶清调下,空心温服。(彭怀仁 主编·《中医方剂大辞典》9册162引《朱氏集验方》)

★ 8. 治一切痢:黄连五钱,当归三钱。用法:上药切碎,水煎熟,温服。(彭怀仁 主编·《中医方剂大辞典》9册161引《杏苑》)

★ 9. 治热痢久不愈:【黄连丸】黄连末适量。用法:鸡蛋清为丸,如梧桐子大。每次10~20丸,以饮送下,每日3次。(孙世发 主编·《中医小方大辞典》154引《外台》)

★ 10. 治腹痛泻黄,及痢久不止,热药不效者,及酒积泄:川黄连适量。用法:好酒煮一日夜,煮干炒,研为末。每次6克,空腹米汤下。(孙世发 主编·《中医小方大辞典》119引《赤水玄珠》)

★ 11. 治诸痢脾泄,脏毒下血:雅州黄连半斤,去毛,切,装肥猪大肠内,扎定,入砂锅中,以水酒煮烂;取连焙,研末,捣肠和丸梧子大。每服百丸,米汤下。(江苏新医学院 编·《中药大辞典》下册2027引《仁斋直指方》)

★ 12. 治细菌性痢疾:单味黄连各种制剂(粉剂、干浸膏、糖浆、煎剂、小檗碱)口服及/或用其浸液、混悬液灌肠或用以黄连为主的各种复方如香连丸、黄连丸等口服治疗菌痢千余例,结果表明疗效快、疗程短、副作用小。另据报道,以合成小檗碱并用甲氧苄啶治疗急性菌痢257例,治愈250例,结果优于四环素并用痢特灵组。(王辉武 主编·《中药临床新用》545)

★ 13. ①治血痢、②治协热泄泻:黄连(去须,微炒)、黄柏(炙微赤)、黄芩各一两。用法:上为末,炼蜜为丸,如梧桐子大。每服十五丸,食前以粥饮送下。主治:①《圣惠》:血痢。②《普济方》:协热泄泻。(彭怀仁 主编·《中医方剂大辞典》9册143引《圣惠》)

★ 14. 治药中巴豆,下痢不止:末干姜、黄连,服方寸匕。(江苏新医学院 编·《中药大辞典》下册2027引《补缺肘后方》)

★ 15. 治瘟疫噤口痢者:川连五钱,乌梅肉三钱(焙)。用法:上为末,蜡蜜为丸,如梧桐子大。每服二十丸,一日三次。(彭怀仁 主编·《中医方剂大辞典》5册411引《松峰说疫》)

★ 16. 治腹泻:川黄连、白胡椒研末过120目筛,再加冰片混匀过筛,取1克填脐窝,胶布封固,轻揉片刻,每日1次,3~6日后判断疗效。韩如章等用上方治疗小儿腹泻1050例,总有效率为95.2%,治愈率为82.8%。(王辉武 主编·《中药临床新用》547)

★ 17. 用于二便不通:用黄连、巴豆(连油)各15克,上药作饼子。先滴葱、盐汁在脐内,贴饼子于上,灸14壮,取利为度。(滕佳林 米杰 编著·《外治中药的研究与应用》451)

★ **18. 治溃疡性结肠炎**:①喷粉法,将黄连粉直接喷到溃疡或病变部位,每次用药0.6～2.4克,隔日1次,9次为1个疗程,以后视病情需要可隔1星期进行第2或第3个疗程。②定位灌肠法,将生黄连粉混于150毫升温水中灌入。隔日灌1次,9次为1个疗程,需要时每隔1星期可进行第2、第3个疗程。共治疗18例,其中15例获痊愈。(宋立人 总编·《中华本草》3册221)

★ **19. 治心烦懊㤂反复,心乱,怔忡,上热,胸中气乱,心下痞闷,食入反出**:【黄连安神丸】朱砂四钱,黄连五钱,生甘草二钱半。为细末,汤浸蒸饼,丸如黍米大。每服一十丸,食后时时津唾咽下。(江苏新医学院 编·《中药大辞典》下册2027引《仁斋直指方》)

★ **20. 治少阴病,得之二三日以上,心中烦,不得卧**:【黄连阿胶汤】黄连四两,黄芩二两,芍药二两,鸡子黄二枚,阿胶三两(一云三挺)。上五味,以水六升,先煮三物,取二升,去滓,纳胶烊尽,小冷,纳鸡子黄,搅令相得。温服七合,日三服。(中医研究院 编·《伤寒论语绎》175)

★ **21. 治心肾不交,怔忡无寐**:【交泰丸】生川连五钱,肉桂心五分。研细,白蜜丸。空心淡盐汤下。(江苏新医学院 编·《中药大辞典》下册2027引《四科简效方》)

★ **22. 治少阴证,口干舌燥而渴,火热脉反细小**:【一物黄连泻心汤】黄连6克。用法:水煎服。加减:烦者,加栀子;燥者,加香豉;呕者,加半夏;满者,加甘草;腹痛者,加芍药;脉迟者,加附子;下焦寒者,加干姜;大便秘结者,加酒浸大黄。(孙世发 主编·《中医小方大辞典》6引《此事难知》)

★ **23. 治心经有热**:【麦冬丸】麦门冬一两,川黄连半两。上研细末,炼蜜丸如梧桐子大,食后热水下二三十丸。或麦门冬汤下。(电子版·《中华医典·普济方》卷一百二十)

★ **24. 治心经实热**:【泻心汤】黄连七钱。水一盏半,煎一盏,食远温服。小儿减之。(江苏新医学院 编·《中药大辞典》下册2027引《局方》)

★ **25. 治心经实热,口舌生疮,烦躁发渴**:宣黄连、犀角各等分。用法:水煎服。(彭怀仁 主编·《中医方剂大辞典》6册720引《保婴撮要》)

★ **26. 治伤寒时气,烦渴饮水不止**:黄连(去须)、栝楼根各一两,葛根半两。用法:上为末,炼蜜为丸,如梧桐子大。每服三十丸,煎大麦汤温下,不拘时候。(彭怀仁 主编·《中医方剂大辞典》9册144引《圣济总录》)

★ **27. 治上盛下虚,心火炎燥,肾水枯竭,不能交济而成渴证者**:黄连一斤,白茯苓一斤。用法:上为细末,熬天花粉水,做面糊为丸,如梧桐子大。每服五十丸,温汤送下,不拘时候。(彭怀仁 主编·《中医方剂大辞典》2册1150引《普济方》)

★ **28. 治心下痞,按之濡,其脉关上浮者**:【大黄黄连泻心汤】大黄二两,黄连一两。上二味,以麻沸汤二升渍之,须臾绞去滓。分温再服。(江苏新医学院 编·《中药大辞典》下册2027引《伤寒论》)

★ **29. 治小结胸病,正在心下,按之则痛,脉浮滑者**:【小陷胸汤】黄连一两,半夏半升(洗),栝楼实大者一枚。上三味,以水六升,先煮栝楼,取三升,去滓,内诸药,煮取二升,去滓,分温三服。(江苏新医学院 编·《中药大辞典》下册2027引《伤寒论》)

★ **30. 治伤寒发狂,瑜墙上屋**:【鹊石散】黄连、寒水石各等分。上为末。每服二钱,浓煎甘草汤,候冷调服。(宋立人 总编·《中华本草》3册219引《普济方》)

★ **31. 治癫证火盛者**:【加减安神丸】生地一两,黄连五钱,犀角三钱,甘草一钱。用法:加朱砂末一钱,冲服。(彭怀仁 主编·《中医方剂大辞典》3册1221引《医学集成》)

★ **32. 治癫证,言语失常,神志模糊**:川黄连3钱,朱砂2钱,猪心1个。用法:前2味放入猪心内,蒸熟。每日1剂,分2次服。功能:清心泻火,镇惊安神。方解:川黄连清心泻火,泄热除烦;朱砂清心泻火,重镇安神;猪心以脏补脏。诸药合用,共奏清心泻火,镇惊安神之功。(易法银 喻斌 主编·《湖南省中医单方验方精选·内科》中册978)

★ **33. 治精神失常,哭笑,抽搐**:黄连三钱,胆南星三钱,清半夏三钱,朱砂三钱,猪心一个。用法:先将猪心切片,再将其余各药共研细末,撒猪心上拌匀,放盘内置锅中蒸熟。分三次一日吃完。(沈洪瑞 主编·《重订十万金方》217)

★ **34. 治因多食热面之类,以致胃脘当心而痛,或呕吐不已,渐成反胃**:黄连六钱,甘草(炙)

一钱。上咬咀。作一服,水一大盏,煎七分,去滓温服。(宋立人 总编·《中华本草》3 册 220 引《心医集》)

★ 35. 治胃脘痛甚,诸药不效者,寒因热用方:黄连六钱,附子(炮,去皮脐)一钱。上细切。作一服,加生姜三片,大枣一枚,水一盏半,煎至一盏,去渣稍热服。(宋立人 总编·《中华本草》3 册 220 引《医学正传》)

★ 36. 治湿热证呕恶不止,昼夜不瘥:川连三四分,苏叶二三分。两味煎汤,呷下即止。(宋立人 总编·《中华本草》3 册 220 引薛生白《湿热病篇》)

★ 37. 治脏毒:【蒜连丸】鹰爪黄连末,用独头蒜一颗,煨香烂熟,研和入臼,治丸如梧子大。每服三、四十丸,陈米饮下。(江苏新医学院 编·《中药大辞典》下册 2027 引《本事方释义》)

★ 38. 治卒呕血不止:黄连(末)30 克。用法:上药用铫子内,先熔黄蜡 30 克,纳黄连末,候稍凝,分为 3 丸。每次 1 丸,以糯米粥化下,日尽 3 丸。(孙世发 主编·《中医小方大辞典》154 引《圣惠》)

★ 39. 治肺热咯血,亦治热泻:【黄连阿胶丸】黄连(净)三两,赤茯苓二两,阿胶(炒)一两。上黄连、茯苓为末,水调阿胶和丸,如梧子大。每服三十丸,食后米饮下。(宋立人 总编·《中华本草》3 册 220 引《世医得效方》)

★ 40. 治萎缩性胃炎:黄连、白糖各 500 克,食醋 500 毫升,山楂片 1000 克,加开水 4000 毫升,混合浸泡 7 天,即可服用。每天 3 次,每次 50 毫升,饭后服。据张茵州等报道,应用本方治疗 24 例,除 1 例因坏死性胃炎死亡外,其余均坚持服药 50~90 天。胃镜复查,其中 21 例胃黏膜萎缩性病变消失;2 例由萎缩性胃炎转为浅表性胃炎,胃液分析空腹总酸度、游离酸度均达正常范围,随访 1~5 年无 1 例复发。(薛建国 李缨·《实用单方大全》61)

★ 41. 治渴:黄连不以多少。用法:上药纳猪肚中,饭上蒸烂,同杵为丸,如梧桐子大。每服三十丸,米饮送下。(彭怀仁 主编·《中医方剂大辞典》9 册 148 引《鸡峰》)

★ 42. 治消渴:【独连丸】鸡爪黄连(去须)120 克。用法:上药加米醋于研钵内熬尽,取出晒干,研为细末,米醋煮面糊为丸,如梧桐子大。

每次 30 丸,温开水送下,不拘时候。(孙世发 主编·《中医小方大辞典》126 引《杨氏家藏方》)

★ 43. 治饮水不知休,小便中如脂,舌干渴:黄连、栝楼,上二味捣末,以生地黄汁和丸,并手丸。每食后牛乳下五十丸,日再服之。忌猪肉。(宋立人 总编·《中华本草》3 册 219 引《外台》)

★ 44. 治心肾气不足,思想无穷,小便白淫:黄连(去须)、白茯苓(去黑皮)各等分。用法:上为末,酒面糊为丸,如梧桐子大。每服三十丸,煎补骨脂汤送下,一日三次,不拘时候。(彭怀仁 主编·《中医方剂大辞典》9 册 146 引《圣济总录》)

★ 45. 治肠风下血:黄连、吴茱萸各等分。用法:上同炒令紫色,不得过黑,去吴茱萸,只以黄连一味软饭为丸,如梧桐子大。每服三五十丸,空心以米饮送下,一日二次,更以胃风汤煎,如法吞下。(彭怀仁 主编·《中医方剂大辞典》9 册 149 引《朱氏集验方》)

★ 46. 治肠风脏毒,痔漏下血:黄连(酒炒)、槐花各四两。用法:上为末,入猪大肠内,两头扎住,入韭菜二斤,水同煮烂,去菜,用药、肠捣烂为丸,如梧桐子大;如湿,加面。每服七八十丸,空心米饮送下;亦可作散服。(彭怀仁 主编·《中医方剂大辞典》9 册 152 引《仙拈集》)

★ 47. 治诸血妄行,脏毒下血:【蒜连丸】黄连(晒干,为末),独头蒜一颗(煨熟,取肉,研细)。上入米醋少许,捣和为丸,梧桐子大,晒干。每服三十至四十丸,陈米饮下。(宋立人 总编·《中华本草》3 册 220 引《直指方》)

★ 48. 治男女疱面生疮:黄连二两,牡蛎二两。用法:上为细末。以粉疮上,频敷之。(彭怀仁 主编·《中医方剂大辞典》9 册 163 引《外台》)

★ 49. 治面部热毒恶疮:黄连、黄柏(炙)、胡粉(炒)。用法:上为末。香油调敷;猪油亦可。(彭怀仁 主编·《中医方剂大辞典》9 册 178 引《医统》)

★ 50. 治上颌窦炎:0.2% 的黄连碱溶液(要求新鲜、无菌配制)于上颌窦冲洗后,灌入 2 毫升,每周 1~2 次。据报道,用上方治疗上颌窦炎 89 例,结果治愈率为 76.4%,有效率为 83.2%,疗效优于青霉素。(王辉武 主编·《中药临床新用》549)

★ 51. **治痔疮**：黄连二两，煎膏，更加等分芒硝，冰片一钱加入。痔疮敷上即消。（宋立人 总编·《中华本草》3 册 220 引《丹溪治法心要》）

★ 52. **治痔疮，脱肛，肿痛**：用活河蚌 1 只，黄连粉 0.5 克，冰片少许。将河蚌撬开，掺入黄连粉及冰片，放入碗内。待流出蚌水，用鸡毛扫除患处，每日数次。（滕佳林 米杰 编著·《外治中药的研究与应用》450）

★ 53. **治痔疮在上枯痔散期中，患者肛门及附近伴有烧灼性疼痛者**：黄连粉一两，绿豆粉五两。用法：上为细末，用时以水调成糊状。敷于患部。（彭怀仁 主编·《中医方剂大辞典》9 册 186 引《外科十三方考》）

★ 54. **治肠风下血，或如鸡肝，日夜无度，全不入食，通体黄肿者；尿血：【立圣散】** 黄连（去须）500 克。用法：上药研为细末。每次 3 克，空腹食前浓煎荆芥蜜汤调下。（孙世发 主编·《中医小方大辞典》55 引《杨氏家藏方》）

★ 55. **治根管疾患**：用 10% 的黄连浸液（经高压处理）冲洗根管，治疗 24 例，最短 1 次，最多 5 次，共治愈 22 例。据观察，本品不仅有较强的灭菌作用，还有收敛作用，能促使根管早日封闭愈合，且黄连对牙齿根尖牙周组织无有害刺激作用。（宋立人 总编·《中华本草》3 册 221）

★ 56. **治指骨骨髓炎 2 方**

①取黄连 65 克，捣成粉末，置烧瓶中，加水至 2000 毫升，煮沸 3 次，每次 15 分钟，冷却备用。使用时注药液于小瓷杯，患指除去敷料后伸入浸泡。瓷杯大小以能使药液浸没全部病灶为度。每日 1 次，每次 1 ~ 3 小时。共治 87 例，全部治愈。（宋立人 总编·《中华本草》3 册 221）

②黄连 50 克加水 800 毫升，煎取 600 毫升药液置消毒瓶备用，用时另取小瓶药液浸泡手指，每次 30 ~ 50 分钟，每日 2 次，用过的药液不再使用，10 天为 1 个疗程，一般 2 ~ 3 个疗程。夏世平用此方治疗指骨骨髓炎 43 例，治愈 37 例，好转 5 例。（王辉武 主编·《中药临床新用》549）

★ 57. **治骨髓炎：【黄连液】** 黄连 65 克。用法：将上药研为粗末，加水 2000 毫升，煎沸 3 次，每次 15 分钟，冷却备用。取本品浸泡患处 3 小时后拭干，以黄连纱条换药，每日 1 次，至愈为度。甲沟炎肉芽形成以硝酸银棒烧灼（不拔甲，

不刮除），使肉芽萎缩成灰白色，以无菌纱布包扎，次日按上法处理。指骨骨髓炎者取本品浸泡，每日 1 次，每次 1 ~ 3 小时，浸毕，按常规换药至愈。适用病证：指（趾）化脓性感染，指骨骨髓炎。按：共治疗 196 例，治愈 195 例，显效 1 例。（电子版·《中华验方大全》骨髓炎篇）

★ 58. **用于慢性化脓性骨髓炎**：10% 的黄连煎液，直接把药液滴入瘘管或用纱布或用纱布条浸药后填在疮口及瘘管内。以对置法接通直流电，每次施治 20 ~ 30 分钟，每日 1 次。（滕佳林 米杰 编著·《外治中药的研究与应用》451）

★ 59. **治疗肿**：黄连、轻粉各 50 克，蜈蚣 1 条，75% 的酒精 200 毫升。用法：将黄连、轻粉、蜈蚣加入酒精中，密封浸泡 1 周后备用。用时，将患处洗净后涂此药液，每日 2 ~ 3 次。验证：用上药治疗无名肿毒、疔肿患者 60 余例，都有明显效果。一般 1 ~ 3 次可见痛减肿消，4 ~ 6 次即可获得痊愈。（良石 主编·《名医珍藏·秘方大全》133）

★ 60. **治痈疽肿毒，已溃未溃皆可用**：黄连、槟榔各等分，为末。以鸡子清调搽之。（江苏新医学院 编·《中药大辞典》下册 2027 引《简易方论》）

★ 61. **治阴疝肿缩**：黄连（去须）、熟艾（炙）、杏仁（去皮尖，别研）各半两。用法：上为末，炼蜜为丸，如梧桐子大。每服二十九丸，空心以盐汤送下。（彭怀仁 主编·《中医方剂大辞典》9 册 146 引《圣济总录》）

★ 62. **①治风热毒气客搏肌肤成疮，痒痛不止。②治痦疮**：黄连一两，轻粉一钱。用法：上为细末。入轻粉和匀。疮干燥，生油调涂；有脓汁，干捻在患处，一日二三次。主治：①《御药院方》：风热毒气客搏肌肤成疮，痒痛不止。②《普济方》：痦疮。（彭怀仁 主编·《中医方剂大辞典》9 册 176 引《御药院方》）

★ 63. **治下疳**：上甘石一钱，黄连一钱（煎汁）。用法：先将甘石煅透，研细，入黄连水收干。用猪油调甘石末，敷之。立愈。原方每甘石一钱，加珠粉一分更妙。（彭怀仁 主编·《中医方剂大辞典》5 册 219 引《青囊秘传》）

★ 64. **治脐中疮**：龙骨（煅）、轻粉各半钱，黄连（去须）一钱半。用法：上为极细末。每用少许，干掺脐。（彭怀仁 主编·《中医方剂大辞

典》3 册 299 引《准绳·幼科》)

★ **65. 治火烫伤**:川连研末,调茶油搽之。(江苏新医学院 编·《中药大辞典》下册 2027)

★ **66. 治烧伤**:黄连适量,水煎制成5%~10%的黄连水煎液备用。用时注意痂下有无积脓,如有,应除痂皮,予以引流;创面用上药液湿敷,每日2~3次。适用于烧伤已有感染者。(滕佳林 米杰 编著·《外治中药的研究与应用》450)

★ **67. 治体癣**:黄连25克,花椒10克,70%的酒精100毫升。用法:浸泡3日后,外用。(彭怀仁 主编·《中医方剂大辞典》9 册 163)

★ **68. 治脚湿气**:黄连10克,用开水250毫升浸泡,冷却备用。洗净患脚,用消毒棉签蘸药液搽之,每天早、晚各1次。如有剧痒,可用药液棉签擦洗,不得以手指乱搔。治疗期间,必须保持患处清洁干燥,不穿胶鞋,多穿布底鞋。据李国呈报道,应用本方治疗23例,治愈22例,显效1例。用药时间5~11天。(薛建国 李缨·《实用单方大全》62)

★ **69. 治脚气验方**:黄连40克,用开水250毫升浸泡,以药液涂擦患处,每日2次。(郭旭光·《中国中医药报》2010年12月16日)

★ **70. 治因服热药过多,小便不利,或脐下闷痛不可忍**:黄连(炒)、黄柏(炒)、甘草各等分。用法:上药切碎,水煎,食前温服。(彭怀仁 主编·《中医方剂大辞典》9 册 159 引《洁古家珍》)

★ **71. 治暴发火眼,红肿作痛,怕日羞明**:黄连二十五两。用法:将黄连熬汁过滤,反复三次,用文火煎熬浓缩成膏,以不渗纸为度,每两清膏兑炼蜜一两。用温开水将眼洗净,以药膏少许点入眼角,静卧十至二十分钟,一日二至三次。功能:清火止痛。(彭怀仁 主编·《中医方剂大辞典》9 册 186)

★ **72. 治目中痒急赤痛,及目中百病**:黄连(去须,锉碎)半两。用法:以人乳汁浸,点目眦中。(彭怀仁 主编·《中医方剂大辞典》9 册 164 引《普济方》)

★ **73. 治眼睑赤烂**:黄连、黄柏各一钱。用法:上为末。奶汁浸一宿,焙,绵裹,荆芥汤浸,乘热洗。(彭怀仁 主编·《中医方剂大辞典》1 册 85 引《幼幼新书》)

★ **74. 治风毒攻眼,赤肿痒疼:【涤风散】**黄连(去须)、蔓荆子各半两,五倍子三钱。上锉细。分三次新水煎滤清汁,以手沃洗。(宋立人 总编·《中华本草》3 册 220 引《直指方》)

★ **75. 治急性结膜炎较重者 5 方**

①黄连一钱。用法:将黄连剪碎,加水500毫升,用慢火煎二十至三十分钟,放冷,过滤后再煎二十至三十分钟,点眼,每日三四次。(中医研究院革命委员会 编·《常见病验方研究参考资料》459)

②黄连一钱,人乳适量。用法:将黄连捣碎,放干净杯中,加人乳,盖好,放锅内蒸透,取汁点眼,一日三次。或加冰片少许,用法同。(中医研究院革命委员会 编·《常见病验方研究参考资料》459)

③用鲜牛奶10毫升,黄连末一分,在低温处浸一昼夜,滤过,点眼,每日3~4次,每次2~3滴。(中医研究院革命委员会 编·《常见病验方研究参考资料》459)

④黄连一分,鸡蛋一个。用法:将黄连研极细末,与鸡蛋清共入碗内久搅,点眼,一日三四次。每次一二滴。(中医研究院革命委员会 编·《常见病验方研究参考资料》459)

⑤黄连一钱,冰片四分,白菊花七朵。用法:加水20毫升,蒸取液汁,滤过,点眼,一日三次。(中医研究院革命委员会 编·《常见病验方研究参考资料》459)

★ **76. 治眼缘炎 4 方**

①黄连15克,杏仁15克,黄柏15克。将上药共置一处,捣末碎。用布裹,入生地汁中浸。取药汁频洗患眼。(滕佳林 米杰 编著·《外治中药的研究与应用》449)

②制炉甘石二钱,黄连一钱,铜绿五分。用法:共研细末,开水一大碗冲泡,澄清,待凉,一日分三次洗。(中医研究院革命委员会 编·《常见病验方研究参考资料》454)

③胆矾三钱,黄连一钱半,鸡子黄油适量。用法:前二味共研细末,用油调制成膏,涂患处,一日二三次。(中医研究院革命委员会 编·《常见病验方研究参考资料》454)

④黄连。用法:用人乳润透,贴患处,一日一二次。(中医研究院革命委员会 编·《常见病验方研究参考资料》455)

★ **77. 治麦粒肿**:黄连15克,并用乳汁适量。把黄连放入瓶内,然后将乳汁挤入,以浸没药物为度,浸泡1天,滤出乳汁,点涂患处,每天3~4次。据梁兆松报道,应用本方治疗30例,获得满意疗效,多在2~3天内治愈。(薛建国 李缨·《实用单方大全》62)

★ 78. 治一切热,血热、眼热、酒热:黄连(去须,锉碎)。用法:上以井水浸良久,瓷碗盛之,置铁铫内,隔汤炖,取清汁服,再炖。(彭怀仁 主编·《中医方剂大辞典》9 册 159 引《直指》)

★ 79. 治中耳炎:用黄连15克,冰片1克,75%的乙醇100毫升,制成醇浸滴耳液。先用3%的过氧化氢溶液冲洗外耳道,拭净,将滴耳剂滴入患耳,每日2次,每次2滴,至痊愈。共治53例,治愈率达92.5%,一般7天痊愈。(宋立人总编·《中华本草》3 册 221)

★ 80. 治化脓性中耳炎:10%的黄连浸液,加3%的硼酸水(100毫升溶液含黄连10克),蒸沸过滤2次。按常规洗净患耳,每日滴耳3~4次。据报道,用上方治慢性中耳炎12例,急性化脓性中耳炎63例,弥散性外耳道炎2例,均有良好疗效。另外,用黄连10克,加冰片1克,研细末,贮瓶备用。先取药棉拭净耳内脓液,再滴入少量双氧水,擦干,将药末吹入耳内,每日2~3次。治疗小儿单纯性中耳炎有效。(王辉武 主编·《中药临床新用》549)

★ 81. 治慢性化脓性中耳炎:黄连适量。用法:将黄连研末,去渣消毒后备用,先用3%的过氧化氢及生理盐水清洁耳道,再用无菌棉球拭干,取一干净白纸做成细筒状,蘸少许黄连粉末吹入耳道。功效:清热解毒。(郭志杰 吴琼等主编·《传世金方·一味妙方》236)

★ 82. 治耳脓经年不愈:白矾七分五厘,黄连五分,冰片半分。用法:上为末。绵裹纳耳中。(彭怀仁 主编·《中医方剂大辞典》9 册 179 引《疡科选粹》)

★ 83. 治耳内湿疮:【三妙散】蛇床子、黄连各一钱,轻粉一分。用法:上为末。吹入耳内。(彭怀仁 主编·《中医方剂大辞典》1 册 553 引《仙拈集》)

★ 84. 治萎缩性鼻炎:消毒纱布条,长6厘米,宽0.5厘米,浸于10%的黄连液中24小时,以之填塞于患侧鼻腔内,每日1次,10次为1个疗程。据报道,用上方治疗萎缩性鼻炎10例,用

药后对轻度或中度萎缩病变者效果较好,对嗅觉恢复、结痂、鼻分泌物减少等方面效果显著。(王辉武 主编·《中药临床新用》549)

★ 85. 治口臭:黄连3克,白矾3克,食盐3克。将上药加水200毫升,煎开待凉。时时漱口,至口臭消失。(滕佳林 米杰 编著·《外治中药的研究与应用》449)

★ 86 治口舌生疮:黄连煎酒。时含呷之。(江苏新医学院 编·《中药大辞典》下册 2027 引《肘后方》)

★ 87. 治重舌、木舌:黄连蜜炙二钱,白僵蚕一钱。共乳细。掺舌上,涎出即好。(宋立人 总编·《中华本草》3 册 220 引《疡医大全》)

★ 88. 用于急性扁桃体炎:用吴茱萸、黄连各适量,上药共研细末,用醋调成膏状。于睡前敷于双足涌泉穴,油纸覆盖,胶布固定。次晨去药,每日1次。(滕佳林 米杰 编著·《外治中药的研究与应用》450)

★ 89. 治白喉2方

①黄连粉内服,每次0.6克,每日4~6次,并配合1%的黄连溶液漱口。治疗轻症白喉11例,体温在1~3日内恢复正常,假膜平均在2~6天消退。治疗后咽拭培养平均2.8,转为阴性。(宋立人 总编·《中华本草》3 册 220)

②用黄连适量,将上药煎沸30分钟后,去渣即成。取黄连浸液热蒸汽口腔吸入。(滕佳林 米杰 编著·《外治中药的研究与应用》450)

★ 90. 治咽喉炎:黄连粉装胶囊,每粒0.4克,成人每次1粒,每日4次,口服,儿童酌减。并用1%的黄连溶液含漱。据报道,用上方治疗卡他性咽炎19例,急性咽喉炎33例,溃疡性咽炎4例,以及咽部红肿和颌下淋巴结肿大,均在服药1~4日内恢复正常。(王辉武 主编·《中药临床新用》549)

★ 91. 治孕妇口干不卧:黄连3克。用法:上药研为末,米汤调下。(孙世发 主编·《中医小方大辞典》4 引《胎产心法》)

★ 92. 治宫颈糜烂:不带糖衣的黄连素片、海螵蛸各等量,分别研成细末,混匀备用。在非月经和非妊娠期,用窥阴器扩开阴道、宫颈,然后用1%的新洁尔灭液严格消毒,拭净宫颈和阴道分泌物,用药物喷雾器将上述药粉喷在宫颈糜烂部位。隔日1次,5次为1个疗程,用药期间禁房

事,月经和妊娠期间不得用药。治疗宫颈糜烂298例,总有效率为98%。停药6个月,后复查,维持疗效者295人,1年后复查为293人。(王辉武 主编·《中药临床新用》546)

★ 93. **治滴虫性阴道炎**:20%的黄连浸剂浸渍的阴道用棉栓,纳入阴道,每日1次。据报道,用上方治疗滴虫性阴道炎49例,结果治愈率达95%以上。(王辉武 主编·《中药临床新用》546)

★ 94. **治妊娠子烦,口干不得卧**:黄连末,每服一钱,粥饮下,或酒蒸黄连丸,亦妙。(江苏新医学院 编·《中药大辞典》下册2027引《妇人良方》)

★ 95. **治妊娠呕吐**:黄连末。酒服二钱。(陆锦燧 辑·《鲟溪秘传简验方》128)

★ 96. **治小儿胃热吐乳**:黄连二钱,清半夏二钱。共为细末。分100等份,日服3次,每次1分。(江苏新医学院 编·《中药大辞典》下册2027)

★ 97. **治小儿衄血不止**:【龙胆丸】黄连、龙胆草各等分。用法:上为末,糊为丸,如小豆大。三岁三十丸,或作散子,以浓盐水送下。(彭怀仁 主编·《中医方剂大辞典》3册304引《永乐大典》)

★ 98. **治小儿心肺热吐血**:黄连(去须)一两,豉二百粒。用法:上将黄连为粗末。每服半钱匕,水七分,入豉二十粒,同煎取三分,去滓温服,一日三次。(彭怀仁 主编·《中医方剂大辞典》9册162引《圣济总录》)

★ 99. **治小儿忽洞泄不止**:黄连(去须)30克。用法:上药研为粗末。水煎,去渣,分4次温服。治疗小儿忽洞泄不止。(孙世发 主编·《中医小方大辞典》155引《圣济总录》)

★ 100. **治小儿热痢,腹中疼痛或血痢**:黄连(去须)、山栀子仁各三分。用法:上为粗末,一二岁儿每服半钱匕,水七分,煎至四分,去滓,分温二服,空心、午后各一服。(彭怀仁 主编·《中医方剂大辞典》9册158引《圣济总录》)

★ 101. **治小儿菌痢**:黄连6克,白头翁9克,黄柏9克,秦皮10克。腹痛较烈者加木香;大便血多加地榆,研粉,取0.4克敷脐部,日2次,同时用2%的高渗盐水200~300毫升保留灌肠5分钟后,尽量排尽肠内残留液体,日2次。史宝俊以方治疗小儿菌痢34例,全部治愈,其退热天数2.433±~1.504,大便转阴天数为6.25

天。(王辉武 主编·《中药临床新用》547)

★ 102. **治小儿脱肛**:黄连(去须)、黄柏(去粗皮,炙)各半两。用法:上为末,炼蜜为丸,如麻子大。每服五至七丸,早、晚食前以米饮送下。(彭怀仁 主编·《中医方剂大辞典》9册148引《圣济总录》)

★ 103. **治婴儿湿疹**:湿疹渗液多时,以黄连10~20克煎水取汁外敷,每日2~3次,每次1小时左右;渗液减少后,改用黄连粉香油调搽,每日1~2次。刘天骥以上方治疗婴儿湿疹,效果较好。(王辉武 主编·《中药临床新用》552)

★ 104. **治小儿湿疹**:黄连2克,雄黄3克,丝棉(烧灰)3克。上药共研细末。填放脐上,外盖纱布敷料。(滕佳林 米杰 编著·《外治中药的研究与应用》450)

★ 105. **治小儿头面身体生疮,黄水出**:黄连一两(去须),胡粉三分,甘草三分(锉)。用法:上为散。以腊月猪脂和如膏,涂于故帛上贴,日二换之。(彭怀仁 主编·《中医方剂大辞典》9册171引《圣惠》)

★ 106. **治小儿燕口,及口内生疮**:黄连一两(去须)。用法:上为末。用蜜调,蒸一饮久,旋与儿吃。(彭怀仁 主编·《中医方剂大辞典》6册721引《圣惠》)

★ 107. **治小儿满口赤疮**:【一连散】黄连。用法:上为末。蜜水调敷。(彭怀仁 主编·《中医方剂大辞典》1册12引《片玉心书》)

★ 108. **治小儿口疳**:黄连、芦荟各等分。为末。每蜜汤服五分。走马牙疳,入蟾灰等分,青黛减半,麝香少许。(宋立人 总编·《中华本草》3册220引《简便单方》)

★ 109. **治小儿疳已溃**:黄连半两(去须),黄柏(锉)半两,白芷半两。用法:上为散。每用鸡子白调,涂于故细布上贴之。(彭怀仁 主编·《中医方剂大辞典》9册178引《普济方》)

★ 110. **治新生儿脓疱疮(即黄水疮)**:黄连20克,冰片6克,大蒜30克。黄连煎煮2次取汁450毫升,大蒜捣烂加少量开水浸泡后滤取大蒜汁,兑入黄连液中,溶入冰片后,涂搽患处。方芳以上方治疗新生儿脓疱疮23例,全部治愈。(王辉武 主编·《中药临床新用》550)

★ 111. **小儿茎肿**:小儿茎肿,茎即阳物。如肿痛,用黄连、木通各一钱,煎服即愈。(胡晓峰

主编·《中医外科伤科名著集成》963)

★ 112.①治小儿阴肿。②治卒得瘰疬(一名烂疮):黄连、胡粉各等分。用法:以香脂油和,敷之。(彭怀仁 主编·《中医方剂大辞典》9 册164 引《千金》)

黄精(43 方)

> 【药性】味甘,性平。归脾、肺、肾经。
>
> 【功能与主治】养阴润肺,补脾益气,滋肾填精。主治阴虚劳嗽,肺燥咳嗽;脾虚乏力,食少口干,消渴;肾亏腰膝酸软,阳痿遗精,耳鸣目暗,须发早白,体虚羸瘦,风癞癣疾。
>
> 【使用注意】中寒泄泻,痰湿痞满气滞者禁服。

★ 1. 延年补益:【黄精丸】黄精十斤(净洗,蒸令烂熟),白蜜三斤,天门冬三斤(去心,蒸令烂熟)。用法:上为丸,如梧桐子大。每服以温酒下三十丸,每日三次,久服。按语:黄精为道家服食常用之品,《名医别录》列于草部之首,以其得坤土之精粹,故能健脾益气,润肺滋肾,填精补髓。本方以此为君药,配伍天门冬补益肺胃,白蜜润肺滋肾,相须为用,则脾肾俱健,阴精充溢,故能延年益寿。(田代华 主编·《实用中医三味药方》11 引《圣惠方》)

★ 2. 治高血压,属阴虚阳亢型:黄精 15 克,黄芪 10 克,枸杞子 5 克,瘦猪肉 100 克。用法:水 2 碗煮汤。每日 1 剂,分 2 次服。功能:益气养阴,潜阳柔肝。方解:黄精补中益气养阴;黄芪健脾益气;枸杞子补益肝肾;瘦猪肉健脾补中。四者合用,共奏益气养阴,潜阳柔肝之效。(易法银 喻斌 主编·《湖南省中医单方验方精选·内科》中册 925)

★ 3. 治肺结核:黄精、夏枯草各 15 克,北沙参、百合各 9 克,百部 12 克。水煎服。(宋立人 总编·《中华本草》8 册 146)

★ 4. 治肺结核,病后体虚:黄精五钱至一两。水煎服或炖猪肉食。(江苏新医学院 编·《中药大辞典》下册 2043)

★ 5. 黄精治疗耐药性肺结核:黄精味甘辛,补脾气,养胃阴,润心肺,前人经验认为黄精可代参芪,适用于久病调养,善治心肺阴虚而致咳嗽少痰,气短乏力,失眠多梦诸症。笔者曾以黄精配黄芩、百部治愈一例久治不愈耐药性之肺结核。

沈某某,女,20 岁。1992 年患肺结核,咳血。曾在市县两地结防专科医院治疗,已 3 个疗程,做过 2 次药敏试验,更改方案 3 次,仍间断性咯血,消瘦,低热,纳食差。嘱暂停西药,服黄精 50克,黄芩 20 克,百部 30 克,每日 1 剂。连服半月,自觉症状明显改善,续服上方 2 月个余。1995 年初,胸透、痰检各项指标正常,身体康复如初,已婚,随访 2 年余,未见异常。

黄精平补而润,和中益气,安五脏,润心肺,填精髓,下三虫,适用于久病调补,长服无壅中腻膈之弊。黄精能益气扶正,增强机体免疫功能,提高抗病能力。[《中医杂志》编辑部 整理·《中医杂志》"专题笔谈"文萃(1995—2004,第一辑)65]

★ 6. 治肺结核验案:徐某某,男,已婚,27岁,技工。1959 年 10 月 24 日入院,自幼即有慢性咳嗽,1959 年 6 月曾咯血 2 次,约 200 毫升,即在家休养,并内服对氨基水杨酸钠、异烟肼,至 9月份发高热,在职工医院摄片检查,发现病变恶化,转来本院治疗。入院初午后体温在37.4℃ ~ 37.6℃之间,夜间盗汗,剧烈咳嗽,痰是黄色脓样,每天约有 20 ~ 40 毫升。检查:听诊心音亢进,$P_2 > A_2$,右上中有明显的湿性啰音,中部有笛音,左侧第 4 前肋以上肺泡呼吸音减低,血沉19mm/1h,痰涂片阳性。1959 年 10 月 28 日摄 X线胸部平片,示右上中呈片状的雾状阴影,中部有 2 厘米 ×2.5 厘米透明区,边缘不整,下部为片状阴影,左上中有大小不等的点状阴影。诊断为浸润型肺结核溶解播散期结核菌(＋)。于1959 年 11 月 5 日开始内服黄精膏,至 1960 年 1月 20 日摄片检查,两侧病灶显著吸收,空洞已不明显,血沉 1mm/1h,痰集菌 3 次阴性。当时因黄精膏用缺,改用对氨基水杨酸钠、异烟肼巩固治疗,观察 3 个月,证实病灶完全吸收,空洞闭合,临床症状痊愈,于 1960 年 4 月 20 日出院工作。

治疗方法:黄精用清水洗净、切碎,加水 5倍,置锅中,用文火煎熬 24 小时,过滤弃渣,然后将滤液再用文火缓慢煎熬,并不断搅拌,以防烧焦,待熬成浸膏状,冷却,装入有色大口瓶中备用。一般2.5千克黄精可制得黄精膏0.5千克,即每毫升相当于黄精5克。每天4次,每次10毫升。

黄精具有很强的抗菌作用,它的抗菌谱相当广泛,包括G^+、G^-菌、真菌、酵母菌及抗酸菌等。黄精治疗肺结核的机能,除对病原菌有抑制作用外,尚能增强全身机体,是有密切关系的。据杨泽光报道,黄精是抗菌力最强的中药,实验证明对抗酸杆菌有抑制作用。(黄国健等 主编·《中医单方应用大全》199)

★ **7. 治肺痨咳血,赤白带**:鲜黄精根头二两,冰糖一两。开水炖服。(江苏新医学院 编·《中药大辞典》下册2043)

★ **8. 治久咳不愈**:黄精9克,一朵云9克。煨水服。(宋立人 总编·《中华本草》8册146)

★ **9. 治肺燥咳嗽**:黄精15克,北沙参12克,杏仁、桑叶、麦门冬各9克,生甘草6克。水煎服。(宋立人 总编·《中华本草》8册146)

★ **10. 治病后体虚,面黄肌瘦,疲乏无力**:黄精12克,党参、当归、枸杞子各9克。水煎服。(宋立人 总编·《中华本草》8册146)

★ **11. 黄精功能补五脏5方**:黄精,属补益药之类。味甘性平,入肺、脾、肾三经。功能补脾润肺,养阴生津。它不仅是一味治病良药,而且还是一味滋补五脏的妙品。笔者以黄精为主配伍用于五脏虚证,每收良效。现简介如下。

①补心:黄精有养血补心的作用。《日华子诸家本草》谓:"黄精润心肺。"笔者凡遇心血不足所致的贫血、神经衰弱、神志不宁、津液枯竭、怔忡健忘等证,以黄精、地黄、当归、柏子仁、炒酸枣仁、远志、丹参等组方,水煎服。若与百合、地黄、莲子心、茯神、酸枣仁、丹参等配伍,治疗神经官能症、癔病等疾患,其效更著。

②补肝:黄精有滋阴养肝之效。凡由肝阴不足所致的胁肋疼痛,头晕目眩,舌红少苔等症,均可配伍用之。余常用黄精配当归、熟地黄、蔓荆子、决明子、白芍、酸枣仁、木瓜等,治肝血不足、目暗模糊、视物不清等症。若与沙参、麦冬、生地黄、枸杞子、川楝子、白芍、郁金等同用,治疗慢性肝炎、胆囊炎久不愈者,每多获效。在肝炎恢复期,常嘱患者用黄精、薏苡仁、枸杞子、大米、大枣等煮粥食之,服后确能起到预期康复的效果。

③补脾:黄精既补脾气,又补脾阴。常用于脾胃虚弱,饮食减少,面黄肌瘦,神疲乏力,舌干苔少,脉象虚弱等症。如《日华子诸家本草》谓:"黄精益脾胃。"笔者常以黄精配太子参、石斛、麦冬、山药、茯苓、莲子、陈皮、炒麦芽等,治疗脾阴不足所致的食欲不振、食后胀满、水谷不消等症,有显著疗效。若与黄芪、党参、大枣同用,治疗气虚体弱的胃下垂、内脏下垂以及中气不足的患者,有相得益彰之效。与沙参、麦冬、玉竹、山药、薏苡仁配伍,治疗慢性萎缩性胃炎、浅表性胃炎,对胃脘嘈杂者尤佳。

④补肺:黄精有养阴润肺,生津止渴之功。凡对阴虚肺燥所致的咳嗽痰少或干咳无痰等症,用之殊有佳效。《本草纲目》载:"黄精补五劳七伤,益脾胃,润心肺。"若与党参、白术、五味子等相伍,用于肺气不足或气阴亏虚的肺结核、肺气肿、肺心病等。若与白及、黄芩、丹参、百部等配伍,治疗肺结核、胸痛、咯血,每获佳效。如与沙参麦冬汤配伍,用于肺炎恢复期,其效尤著。

⑤补肾:用黄精补肾,文献记载颇多。笔者常以本品与六味地黄汤、枸杞子合用,治疗高血压、动脉硬化症、糖尿病等,有相得益彰之效,尤以肾阴虚者更宜之。若与金匮肾气丸或沉香、蛤蚧等同用,可治疗老年肾不纳气或虚阳浮越的慢性支气管炎、肺心病等。

本品性较滋腻,易助湿邪,凡脾虚有湿,阴寒内盛,咳嗽痰多者不宜用。在应用时,若兼气滞者,可加入少量理气药物。若脾胃功能较差者,可适当减量,并与谷芽、麦芽、山楂消导药等伍用。黄精的用量一般为10～20克,鲜者30～60克。[《中医杂志》编辑部整理·《中医杂志》"专题笔谈"文萃(1995—2004,第一辑)642]

★ **12. 治神经衰弱,失眠**:黄精15克,野蔷薇果9克,生甘草6克。水煎服。(宋立人 总编·《中华本草》8册146)

★ **13. 黄精为主治疗低血压症**:黄精、党参各30克,炙甘草10克。水煎顿服,每日1剂。叶济苍用上方治疗贫血性、感染性、直立性、原因不明性低血压10例,均获近期痊愈。(王辉武 主编·《中药临床新用》557)

★ **14. 治动脉粥样硬化、脂肪肝**:黄精干品15克或鲜品30克。用法:取上药,切细,与大米

50 克、水 500 毫升、冰糖适量同煮,用小火煮至米熟开花,粥稠见油,调入陈皮末 2 克,再煮片刻即可。每天早晚温热服之。功能:补虚降脂,强身益寿。疗效:本方对预防动脉粥样硬化和脂肪肝的形成有一定效果。(周学海 李永春 编著·《实用中医单方》332)

★ 15. **治脾胃虚弱,体倦乏力**:①黄精、党参、淮山药各 50 克,炖鸡食。②黄精、当归各 20 克,水煎服。(宋立人 总编·《中华本草》8 册 146)

★ 16. **治消渴**:黄精、山药、天花粉、生地黄各 15 克。水煎服。(宋立人 总编·《中华本草》8 册 146)

★ 17. **治胃热口渴**:黄精六钱,熟地、山药各五钱,天花粉、麦门冬各四钱。水煎服。(江苏新医学院编·《中药大辞典》下册 2043)

★ 18. **补精气**:【枸杞丸】枸杞子(冬采者佳)、黄精各等分。为细末,二味相和,捣成块,捏作饼子,干复捣为末,炼蜜为丸,如梧桐子大。每服五十丸;空心温水送下。(江苏新医学院编·《中药大辞典》下册 2043 引《奇效良方》)

★ 19. **治肾虚腰痛**:黄精 250 克,黑豆 60 克。煮食。(宋立人 总编·《中华本草》8 册 146)

★ 20. **治遗精有殊功**:黄精性平味甘,有养阴润肺、滋补阴血及补脾的作用,治疗阴血不足、肺燥脾虚所引起的疾病有较好的疗效,已为广大临床工作者所习用。但笔者在临床实践中发现其尚有很好的止遗精功效。其缘于 10 余年前诊治一脾胃阴津不足的胃脘疼痛中年患者,在运用健脾益胃养阴止痛方药的同时,加用黄精至 20 克。患者经治疗后病情基本痊愈,并告之其多年来经治不愈的遗精也随之消失。后又在治疗其他遗精患者中试用之,也同样收到很好的疗效。无论复方或单味使用治疗遗精症,都能收到同样效果。举验案如下。

某男,42 岁,已婚,工人。1995 年 4 月初诊,述遗精 2 年余,夫妻和睦,已生育子女。近 2 年来无明显诱因每月遗精 3～4 次,甚为苦恼,并伴腰酸,时有失眠,纳可,口略干苦,大小便尚可,身体略消瘦,曾经中医药治疗半年余无效,舌红,苔薄白,脉缓略弦。即予炒柴胡 10 克、赤芍、白芍、菟丝子、覆盆子、续断、狗脊各 12 克,制黄精 20

克,枸杞子 15 克,五味子 6 克,陈皮 4 克,丹参 20 克,冰糖 10 克(烊服),10 剂。复诊时述感觉腰酸减轻,守原方连进 10 剂;3 诊时告之服药期间仅遗精 1 次,守原方加夜交藤 30 克,10 剂。经 2 个月治疗,遗精 2 年余之顽症终告痊愈。黄精煎煮时间宜长不宜短,量不宜太小,以 15～25 克为佳,量小则止遗精之功效不显著。该药毕竟属于滋腻之品,对于脾胃虚弱或兼夹湿邪者可加入白术等健脾之品以助脾祛湿。[《中医杂志》编辑部整理·《中医杂志》"专题笔谈"文萃(19954—2004,第一辑)518]

★ 21. **助气固精,保镇丹田**:【二精丸】黄精(去皮)、枸杞子各二斤。洗净黄精,控干细锉,与枸杞子相和,杵碎拌匀,阴干,捣罗为细末,炼蜜为丸梧桐子大,每服三五十丸,空心食前温酒下。(宋立人 总编·《中华本草》8 册 146 引《圣济总录》)

★ 22. **治风寒湿痹,手足拘挛**:黄精、百尾笋各 15 克。煎水洗。宋立人 总编·《中华本草》8 册 146)

★ 23. **治劳伤跌损**:黄精 60 克,泡酒服。(宋立人 总编·《中华本草》8 册 146)

★ 24. **治骨折**:黄精、小九龙盘(即观音草)各 1 把。拌酒捣绒,先将骨折复位,再包上药,后上杉木皮夹板,日换药 1 次。(宋立人 总编·《中华本草》8 册 146)

★ 25. **治九子疡或毒疮**:黄精适量,捣绒包患处。治九子疡加甜酒炒熟,外包。(宋立人 总编·《中华本草》8 册 146)

★ 26. **治神经性皮炎**:黄精适量。切片,九蒸九晒。早晚嚼服,每次 15～30 克。(宋立人 总编·《中华本草》8 册 146)

★ 27. **治足癣、体癣**:黄精 30 克,丁香 10 克,百部 10 克。煎水外洗。(宋立人 总编·《中华本草》8 册 146)

★ 28. **治手足癣**:黄精 100 克。用法:取上药,加入 75% 的酒精 250 毫升,密封浸泡半个月,过滤取汁,与普通米醋 150 毫升和匀,即成黄精醇醋液。用时将患处用温水洗净,擦干,以棉签蘸药液涂擦患处,每天 3 次。注意避免重复感染。功能:杀菌疗癣。附注:据戴为群报道,应用本方观察 67 例,痊愈 55 例,好转 12 例。(薛建国 李缨 主编·《实用单方大全》551)

★ 29. **治脚癣验案**:女性,17 岁,患脚癣,继发严重化脓感染。约 3 年以前有过 1 次发作,经注射青霉素才把炎症控制住;这次未注射青霉素,试用黄精涂搽(从药店购到的经十蒸九晒的制品捣碎,以酒精浸制黄精液,蒸馏去大部分酒精使浓缩,加 3 倍水,沉淀,取其滤过液,蒸去其余酒精,浓缩至稀糊状,用粗制液直接涂搽患处,每日 2 次),2 日见效,1 星期痊愈。(杨鹏举 主编·《中医单药奇效真传》299)

★ 30. **黄精是治癣良药 3 方**:黄精味甘性平,有补脾润肺生津之功。医家多作为滋养强壮药运用,常以之治疗病后诸虚,或久病虚羸之候,却罕作外用治疗癣症。据现代药理实验,黄精对抗酸杆菌致病性皮肤真菌有抑制作用,笔者在临证中常以黄精为主外用,治疗由皮肤真菌所致之手、足癣、甲癣、白癣等多种癣症,每奏良效,兹介绍如下。

①治手、足癣:是临床常见的皮肤病。中医学称生于手部者为"鹅掌风",生于足部者为"脚气""脚湿气",侵犯指(趾)甲者为"灰指(趾)甲"。患部表现皮肤粗糙,附有层状鳞屑,边界清楚,伴有不同程度的瘙痒,夏秋季节常因水泡搔破糜烂而感染,冬季则易发生皲裂,且顽固难以治愈。有时治愈后,常因再感染而复发。余以黄精 60 克,蛇床子、地肤子、白鲜皮、石榴皮、苦参各 30 克,白矾 15 克,生大蒜 3 ~ 4 头(去皮打破),共放入搪瓷盆中,以镇江香醋 3 瓶(斤)浸泡 2 日后,每日将患部浸入药液中 2 小时(浸泡时间愈长愈好),连浸 10 日为 1 个疗程,一般治疗 1 ~ 2 疗程即可痊愈。有效率达 95% 以上。治疗期间,药盆在每次浸用后必须加盖好,寒冷季节必须将药液加热到适宜温度,方可浸用。患部禁用肥皂、洗衣粉等碱性物品。

②治甲癣:俗称"灰指(趾)甲",多因患手、足癣日久而继发,使损害之爪甲枯灰变形。余以黄精、生大蒜(去皮)各等份,共捣烂如泥,再加食醋适量调匀如膏状,贮于瓶中,盖好备用。治疗前先以温水浸泡患部,用刀修去枯灰变形之爪甲,每晚取备好药膏适量,敷于病变之爪甲上,外用塑料薄膜包扎好,翌晨去之,以清水洗净,1 个月为 1 个疗程,一般治 1 ~ 2 个疗程可愈。有效率达 86.5%。治疗期间禁用碱性物品洗擦患部,要同时治疗手、足癣,以免重复感染。

③治顽癣:又称"干癣""牛皮癣",现代医学称为"神经性皮炎"。患部皮肤粗厚如牛皮,始有奇痒,搔抓后渐呈针头大小、圆形或多角形扁平丘疹,后渐密集成苔样癣块,皮色如常或微红,干燥坚硬,好发于颈部、腘窝、肘窝等处,重者可播发全身,如前臂、小腿伸侧、眼、耳周围等部。其病程缓慢,反复发作,常数年不愈。余以黄精、黄柏、紫草、土槿皮各等份焙干研成粉末,瓶装备用,每取适量以醋调糊,涂敷患部,每日换药 1 次,15 日为 1 个疗程,一般治 1 ~ 2 个疗程可愈。有效率为 82.6%。治疗期间,患部不宜搔抓或热水烫洗,忌食鱼、虾、酒、辛辣等刺激性食品。[《中医杂志》编辑部 整理·《中医杂志》"专题笔谈"文革(1995—2004,第一辑)458]

★ 31. **治癣验案**:男性,14 岁,患脚癣及股癣,外生殖器根部周围有脱屑型损害,臀部除肛门附近及股外侧全部有炎性脱屑性损害,边缘增厚,有两三个月之久,同时也患手癣。相当长的时间用过 5% 的水杨酸酒精涂搽无大效,停用时臀部损害仍不断向外发展。后用黄精粗制液涂搽(从药店购到的经九蒸九晒的制品捣碎,以酒精浸制黄精液,蒸馏去大部分酒精使浓缩,加 3 倍水,沉淀,取其滤过液,蒸去其余酒精,浓缩至稀糊状。用粗制液直接涂搽患处,每日 2 次),每 2 次,2 日止痒,4 日改善,10 日大部痊愈。以后臀部癣复发,约以前 1/3 大,再用黄精治疗,4 日即愈。(杨鹏举 主编·《中医单药奇效真传》298)

★ 32. **治疗近视**:黄精 45000 克,黑豆 5000 克,白糖 7500 克,按中药糖浆制作程序,制成每毫升含 1 克的糖浆,装瓶备用。每人每次 20 毫升,口服,每日 2 次。李光远用上方治疗年龄小、近视不深的学生 75 名,150 只眼,并设对照组(不用药物)治疗 12 ~ 25 天,有效率为 81.57%,治疗组与对照组有显著性差异(P < 0.05)(王辉武 主编·《中药临床新用》557)

★ 33. **治药物中毒性耳聋**:黄精 10 克。用法:取上药,水煎服,每天 1 剂,连续用药 2 个月以上。可同时应用 10% 的黄精注射液和黄精片口服。功能:补肾解毒聪耳。附注:据刘铤等报道,应用本方观察 100 例,发现黄精对中毒性耳聋早期患者有一定疗效,对年幼者、病程短者疗效较好,但对伴强噪声损伤者预后较差。(薛建

国 李缨 主编·《实用单方大全》551)

★ **34. 治小儿五迟、五软**：黄精 1000 克，煨红枣 120 ~ 180 克。焙干研末，炼蜜为丸，黄豆大。每次 6 克，每日 3 次，开水调服。（宋立人总编·《中华本草》8 册 146）

★ **35. 治小儿蛲虫病**：黄精适量。用法：每天取上药 30 克（成人加倍），水煎 2 次，得药液 100 毫升，加入冰糖 30 克溶化。每天 1 剂，分 3 次服，连服 2 天。功能：驱杀蛲虫。附注：据陈宝卿报道，应用本方观察 100 余例，均有显效。（薛建国 李缨 主编·《实用单方大全》551）

★ **36. 治小儿下肢痿软**：黄精一两，冬蜜一两。开水炖服。（江苏新医学院 编·《中药大辞典》下册 2043）

★ **37. 治小儿脾疳**：黄精为百合科草本植物，药用根部。味甘、平，入肺、脾、肾经。功能补脾润肺，益气养阴。笔者根据其药理作用及多年临床应用，体会到黄精能补脾阴，益中气，润五脏，强骨髓，长肌肉，养肺阴，生津液，益精气，为治脾疳之妙品。中医学认为，成疳的原因，主要是禀赋较弱，哺乳不当；饮食不节，恣食肥甘；病后失调，或为药误。"疳皆脾胃病，亡津液所作也"。小儿脏腑柔嫩，脾胃容易受伤，脾胃损伤则导致消化吸收及运化功能障碍，水谷精微不能正常输布全身脏腑、肌肉、四肢百骸，影响生长发育及脏腑功能，以致百病丛生。

治疗方法：取黄精 300 ~ 500 克，研成细末，温水冲服。3 岁以下每次服 3 克，3 ~ 5 岁每次服 4 克，6 ~ 10 岁每次服 5 克，11 ~ 13 岁每次服 6 克，早、晚各服 1 次，10 天为 1 个疗程，连服 1 ~ 3 个疗程。因其气味平和，味甘纯正，易被婴幼儿所接受。

临床观察 35 例，其中男 21 例，女 14 例，年龄 2 ~ 13 岁，平均年龄 6 岁。服药 1 ~ 3 个疗程后食欲明显增加，食量增加，体重及身高增加为有效；服药前后食欲无明显变化，体重及身高均无明显变化为无效。治疗结果：有效 28 例，有效率为 80%。[《中医杂志》编辑部 整理·《中医杂志》"专题笔谈"文萃（1995—2004，第一辑）420]

黄芪(异名黄耆)(44 方)

【药性】味甘，性温。归肺、脾经。

【功能与主治】益气升阳，固表止汗，利水消肿，托毒生肌。主治内伤劳倦，脾虚泄泻，肺虚咳嗽，脱肛，子宫下垂，吐血，便血，崩漏，自汗，盗汗，水肿，血痹，痈疽难溃或久溃不敛，及一切气虚血亏之证。

【用法用量】内服：煎汤，10 ~ 15 克，大剂量可用至 30 ~ 60 克；或入丸、散、膏剂。

★ **1. 治心痛**：全蝎、蜈蚣各 3 克，黄芪 30 克。用法：全蝎、蜈蚣焙，与黄芪共研末，开水冲。每日 3 次，每次服 12 克。功能：通络止痛，益气通脉。方解：全蝎、蜈蚣通络散结止痛；黄芪益气通脉止痛。诸药合用，共奏通络止痛，益气通脉之功。注意事项：病情重者，上方加至每天 4 次；病情缓解后，仍须服上方巩固疗效，剂量可减半。气短者，加红参 15 克煎汤冲服；口干者，加麦冬 15 克、玉竹 12 克煎汤冲服；恶寒者，加参附汤冲服；便结者，加大黄 12 克煎服。（易法银 喻斌 主编·《湖南省中医单方验方精选·内科》中册 899）

★ **2. 治缺血性心脏病**：每日给黄芪 50 克，水煎服，每日 3 次，30 天为 1 个疗程。李树青等用上方治疗缺血性心脏病 92 例，结果显效 30 例，有效 54 例，无效 8 例，总有效率为 91.3%，在心电图疗效、对左心功能的影响等方面都优于对照组。（王辉武 主编·《中药临床新用》539）

★ **3. 治心力衰竭**：黄芪 30 ~ 60 克。水煎取汁，加入粳米、红糖同煮成粥，待粥成时调入陈皮，稍沸即可，早、晚温热分服。适用于心衰气短、下肢轻度水肿者。（胡郁坤 陈志鹏 主编·《中医单方全书》28）

★ **4. 治病毒性心肌炎并发室性早搏**：黄芪 30 克。用法：取上药，水煎。口服，每天 3 次，连服 60 天。功能：益气养心。附注：据林萍等报道，应用本方治疗本病有较好的疗效。（薛建国 李缨 主编·《实用单方大全》508）

★ **5. 治肺心病**：黄芪 30 克，附子 9 克，白术

12 克。水煎服(加减从略)。用上方共治疗肺心病合并心源性腹泻 7 例,一般服药 2～3 剂,症状即可明显好转。服 3～7 剂治愈者 6 例,服 10 剂治愈者 1 例。(王辉武 主编·《中药临床新用》535)

★ 6. **治头痛**:黄芪一两,天麻三钱。水煎服。(中医研究院革命委员会 编·《常见病验方研究参考资料》199)

★ 7. **治慢性肾小球肾炎**:黄芪 30 克,何首乌 30 克,此为 1 日量。程晓霞等用上方治疗慢性肾小球肾炎 30 例,结果:显效 17 例,有效 9 例,无效 4 例。明显优于对照组。(王辉武 主编·《中药临床新用》538)

★ 8. **治水肿**:黄芪 100 克。猪腰 2 个,入调料共炖服。本方可益肾补腰,利水消肿。(胡郁坤 陈志鹏 主编·《中医单方全书》72)

★ 9. **治白浊**:黄耆(盐炒)半两,茯苓一两。上为末。每服一二钱,空心白汤送下。(宋立人总编·《中华本草》4 册 350 引《经验良方》)

★ 10. **可消除尿蛋白**:黄芪配六味地黄丸。(南京中医药大学 编·《方药传真》125)

★ 11. **治消渴病**:猪胰一个,黄芪二两。用法:水煎服。(中医研究院革命委员会 编·《常见病验方研究参考资料》197)

★ 12. **治糖尿病**:北芪 15 克,白术 15 克,枸杞 15 克,淮山药 15 克。以水 4 碗煎成 2 碗,去渣再加猪横肋 1 条,煎 1 碗,每日服 1 剂,连服 10 天,得效,改为 3～7 天 1 剂。功效:补脾降糖。(洪国靖 主编·《中国当代中医名人志》753)

★ 13. **治老人癃闭**:生黄芪二两,大鲤鱼一条。用法:煮汤饮。本方适用于气虚者。(中医研究院革命委员会 编·《常见病验方研究参考资料》186)

★ 14. **治老人前列腺肥大、癃闭**:生黄芪 30 克,银花 30 克。水煎服。(洪国靖主编·《中国当代中医名人志》325)

★ 15. **治老年小便不下**:黄芪一两,麻黄三钱。水煎服。(中医研究院革命委员会 编·《常见病验方研究参考资料》186)

★ 16. **治虚性腹痛**:黄芪五钱,甘草二钱。水煎服。小腹痛可加小茴香二钱。(中医研究院革命委员会 编·《常见病验方研究参考资料》151)

★ 17. **治低血压**:黄芪 30 克,天麻 15 克。用法:先将嫩母鸡 1 只宰杀后去毛、爪、内脏,洗净,入沸水中焯至皮脱,再用冷水冲洗。将黄芪、天麻洗净后切片装入鸡腔内,再将鸡放入砂锅中,加鲜葱、生姜各 10 克,食盐 1.5 克,黄酒 10 克,清水 500 毫升,用纱布封口,文火炖至鸡烂熟,加胡椒粉 2 克,酌量食鸡肉,饮汤。疗效:本方有补益肺脾,益气熄风之功,治疗低血压性眩晕症疗效颇佳。(刘有缘 编著·《一两味中药祛顽疾》31)

★ 18. **治再生障碍性贫血**:黄芪 30 克,大枣 10 个。共煎服。本方益气养血,适用于再障气不摄血证。(胡郁坤 陈志鹏 主编·《中医单方全书》82)

★ 19. **治气血俱虚**:炙黄芪 30 克,当归(酒制)6 克。用法:水煎服。适应证:气血俱虚,肌热恶寒,面目赤色,烦渴引饮,脉洪大而虚,重按似无,此脉虚血虚也。(吴素玲 李俭 主编·《实用偏方大全》278 引《订补简易备验方》)

★ 20. **治汗出不止**:黄芪 15 克,马料豆 15 克。用法:水煎,去渣,微温服。(吴素玲 李俭 主编·《实用偏方大全》46 引《医学从众录》)

★ 21. **治自汗**:防风、黄耆各一两,白术二两。上每服三钱,水一盅半,姜三片煎服。(江苏新医学院 编·《中药大辞典》下册 2039)

★ 22. **治病后汗出**:黄芪 30 克,麦冬 15 克,北五味 6 克,桑叶 14 片。用法:水煎服。(吴素玲 李俭 主编·《实用偏方大全》46 引《辨证录》)

★ 23. **治多汗症**:黄芪 15 克。以生猪尿脬 1 个,洗净,将高粱酒 60 克纳入脬中,用线扎口,加清水同黄芪煮烂,去黄芪服。适用于盗汗。(胡郁坤 陈志鹏 主编·《中医单方全书》346)

★ 24. **治体虚自汗、平日经常容易感冒**:黄芪 15 克,水煎。隔日 1 剂,10 天为 1 个疗程,停药 5 天后再行第 2 个疗程。功能:益气固表,预防感冒。主治:体虚自汗,平日经常感冒。附注:据中国医学科学院病毒学研究所报道,应用本方预防感冒有较好的疗效,可降低发病率的 56.5%。(薛建国 李缨 主编·《实用单方大全》508)

★ 25. **治平日经常容易感冒**:黄芪 100 克。用法:取上药,加水 3000 毫升,取上清液加适量防腐剂,备用。用时每侧鼻孔滴 3~4 滴,揉鼻使药液分布均匀,每天 2 次。功能:益气固表,预防感冒。主治:平日经常容易感冒。附注:据王鲁周报道,应用本方防治 123 人,用药组发生感冒者只有 8 人,病程平均 3~4 天,且症状轻微、不发热,2 个月的发病率为 6.5%。而对照组 2 个月的发病率为 34.6%,平均病程 5~6 天,且有 4 例发热。显示出较好的防感冒作用。(薛建国 李缨 主编·《实用单方大全》508)

★ 26. 治黄汗病,身体肿,发热汗出而渴,状如风水,汗沾衣,色正黄如柏汁,脉沉:黄耆五两,芍药、桂枝各三两。以苦酒一升、水七升相和,煮取三升。每服一升。(宋立人 总编·《中华本草》4 册 350 引《金匮要略》)

★ 27. 治萎缩性胃炎、慢性胃炎:黄芪 30~60 克,莪术 10~15 克。水煎服,每日 1 剂。据报道,以这 2 味药为主治疗慢性萎缩性胃炎等,可使器质性病变之病理性变化获得逆转。(王辉武 主编·《中药临床新用》536)

★ 28. 治吐血不止 2 方

①黄耆二钱半,紫背浮萍五钱。为末。每服一钱,姜蜜水下。(宋立人 总编·《中华本草》4 册 350 引《圣济总录》)

②黄芪 15 克,阿胶 15 克。用法:上药研为细末,米饮调 6 克,不拘时候。(吴素玲 李俭 主编·《实用偏方大全》56 引《鸡峰普济方》)

★ 29. 治腿抽筋:黄芪 15 克。与鸡脚爪 10 对、猪蹄子 1 只共煮食。(胡郁坤 陈志鹏 主编·《中医单方全书》386)

★ 30. 治痿证:黄芪 50 克。与猪脊骨适量共水煎,加盐调服。适用于脾胃虚弱痿证。(胡郁坤 陈志鹏 主编·《中医单方全书》387)

★ 31. 治四肢节脱,但有皮连,不能举动,此筋解也:黄耆 3 两,酒浸一宿,焙研,酒下 2 钱,至愈而止。(江苏新医学院 编·《中药大辞典》下册 2039 引《得配本草》)

★ 32. 治石痈久不瘥:黄芪 10 两(锉),当归(切炒)8 两。上为散。每服三钱,温酒调下。不计时候。(电子版·《中华医典·普济方》卷二百八十六)

★ 33. 治痈疽大渴,发热,或泻,或小便如淋:【托里黄芪汤】黄芪(炒)18 克,甘草(炙)、栝楼根各 3 克。用法:水煎,频服之。加人参 3 克

尤妙。(孙世发 主编·《中医小方大辞典》888 引《准绳·疡医》)

★ 34. 治瘰疬:【托中散】黄芪 1 两(锉),甘草半两(炙)上为散。每日食后汤服一钱匕。三日二服,次用取药。(电子版·《中华医典·普济方》卷二百九十一)

★ 35. 治产妇血虚发热,时热时止,汗自出,夜发热更甚:黄芪六钱,当归五钱,生姜一钱,红枣五枚。用法:水煎服,每日一剂,连服五六剂。(中医研究院革命委员会 编·《常见病验方研究参考资料》365)

★ 36. 治妇女产后血晕神昏、不省人事:黄芪三两,酒醋半斤。水煎服。(中医研究院革命委员会 编·《常见病验方研究参考资料》358)

★ 37. 治产后缺乳:黄芪 30 克,当归 6 克,葱白 10 根。用法:上药锉,水煎服。(吴素玲 李俭 主编·《实用偏方大全》533 引《济阴纲目》)

★ 38. 治产后乳汁自出不止:黄芪七钱,五味子二至三钱。用法:水煎服,或研末冲甜酒服。(中医研究院革命委员会 编·《常见病验方研究参考资料》377)

★ 39. 治体虚乳汁流出不止:黄芪、防风各五钱,白芷二钱。用法:水煎服。(中医研究院革命委员会 编·《常见病验方研究参考资料》377)

★ 40. 治通乳:黄芪五钱,炮山甲、通草各三钱。用法:和猪蹄、黄酒炖服。(中医研究院革命委员会 编·《常见病验方研究参考资料》376)

★ 41. 治子宫脱垂:黄芪 90 克。水煎浓服。适用于子宫脱出。(胡郁坤 陈志鹏 主编·《中医单方全书》251)

★ 42. 治小儿疳瘦:黄芪、人参、白茯苓。上等分。为末,服一钱,水一盏,煎至六分,呷之,不拘时。(宋立人 总编·《中华本草》4 册 350 引《普济方》)

★ 43. 治小儿遗尿症:新鲜猪脬,(即猪膀胱,俗称猪小肚)1~3 个(3~5 岁 1 个)6~8 岁 2 个,9~12 岁 3 个,均为中等大小)、炙黄芪 10~30 克,食盐适量。先将猪脬洗净,每个装入炙黄芪 10 克,适量食盐,用棉线扎紧膀胱口,加少量水,用文火蒸烂,弃除黄芪,趁热令小儿 1 次或几次吃完肉,喝尽汤。如未愈,1 周后可再服 1 剂,3 剂为 1 疗程。临床疗效:本方治疗小儿遗尿症 103 例,痊愈(遗尿现象消失,随访 1 年未复发)

81 例,好转(1 年内遗尿现象明显减少者)14 例,无效(治疗 3 次后疗效仍低于好转标准者)8 例,总有效率为 92.2%。(胡熙明 主编·《中国中医秘方大全》下册 619)

野菊花(59 方)

【药性】味苦、辛凉。归肺、肝经。

【功能主治】清热解毒,疏风平肝。主治疗疮,痈疽,丹毒,湿疹,皮炎,风热感冒,咽喉肿痛,高血压病。

【用法用量】内服:煎汤,10 ~ 15 克,鲜品可用至 30 ~ 60 克。外用:适量,捣敷;煎水漱口或淋洗。

【使用注意】脾胃虚寒者慎服。

★ 1. 治感冒:野菊花、金银花、紫花地丁各 9 ~ 15 克。水煎服。(宋立人 总编·《中华本草》7 册 804)

★ 2. 预防流行性感冒:野菊花 30 克。水煎服。(宋立人 总编·《中华本草》7 册 804)

★ 3. 治肝热型高血压:野菊花、黄芩、夏枯草各 9g。水煎服。(宋立人 总编·《中华本草》7 册 804)

★ 4. 治黄疸:野菊花(全草)一株,洗净,水煎服,本方宜连服至小便清长为度。(中医研究院革命委员会 编·《常见病验方研究参考资料》156)

★ 5. 治流行性脑膜炎:野菊花 4 钱,熟石膏 3 钱。用法:煎水 1 碗,1 日服 1 次,连服 5 日。(中医研究院革命委员会 编·《常见病验方研究参考资料》43)

★ 6. 治猩红热初期:野菊花 15 克,山豆根 10 克。用法:上药加水共煎,煮沸 10 分钟,滤取药液;药渣加水再煎,煮沸 20 分钟,滤取药液。合并 2 次药液,分早、晚 2 次温服,每日 1 剂。功效:清热解毒,清利咽喉。医师嘱咐:猩红热患者应卧床休息,防止过劳,避免心血管系统受累,继发中毒性心肌炎。多喝开水,给予清淡且富有营养的食物,不吃辛辣、油腻食物。同时用淡盐水漱口,保持口腔卫生。(刘道清 主编·《中国民间神效秘方》916)

★ 7. 治再生障碍性贫血:野菊花根茎 30 克,鲜精肉 30 克同煎煮,去渣,吃肉喝汤,每日 1 剂。治疗 15 例,经服药 31 ~ 98 天,结果痊愈 9 例,好转 5 例,无效 1 例。(王辉武 主编·《中药临床新用》563)

★ 8. 治肝风头眩:野菊全草 15 克。水煎服。(宋立人 总编·《中华本草》7 册 805)

★ 9. 治肝阳上亢型头痛:野菊花 30 克用法:水煎服,每日 1 剂。说明:本方适用于肝阳上亢型头痛,并能预防各型脑炎。虚寒者勿用。河南省新郑县人民医院史懋功献方。(张力群等主编·《中国民族民间秘方大全》379)

★ 10. 治多年头晕:野菊花一斤,白芷二两,绿豆壳半斤。用法:将上药放入枕头袋内,每晚睡时枕头部。(中医研究院革命委员会 编·《常见病验方研究参考资料》208)

★ 11. 治干咳:野菊花 30 克,白茅根 30 克,白糖 30 克。水煎 2 次,早、晚各服 1 次,儿童酌减。(宋立人 总编·《中华本草》7 册 804)

★ 12. 治播散型肺结核:野菊花 45 克,地胆草 30 克,兰香草 60 克。水煎服,每日 1 剂。(宋立人 总编·《中华本草》7 册 804)

★ 13. 治肺痈:野菊花五钱,土牛膝三钱。水煎服。(中医研究院革命委员会 编·《常见病验方研究参考资料》106)

★ 14. 治肾炎:野菊花、金钱草、车前草各 3 克。水煎服。(宋立人 总编·《中华本草》7 册 804)

★ 15. 治胃肠炎,肠鸣泄泻腹痛:干野菊花 3 ~ 4 钱。煎汤,1 日 2 ~ 3 次内服。(江苏新医学院 编·《中药大辞典》下册 2145)

★ 16. 治阑尾炎:鲜野菊花 2 两。用法:打汁,用黄酒冲服。备注:又方鲜野菊花 4 ~ 8 两,酒冲服。(中医研究院革命委员会 编·《常见病验方研究参考资料》271)

★ 17. 治泌尿系感染:鲜野菊花 30 克,海金沙 30 克。水煎服,每日 2 剂。(宋立人 总编·《中华本草》7 册 804)

★ 18. 治流行性腮腺炎:野菊花 15 克。加水煎汤代茶饮,每日 1 剂,连服 1 周。万桂花治疗 56 例,痊愈 49 例,好转 5 例,中断服药 2 例。(王辉武 主编·《中药临床新用》563)

★ 19. 治腮腺炎 2 方

①野菊花叶。用法:捣烂,敷患处。(中医研究院革命委员会 编·《常见病验方研究参考资料》40)

②鲜野菊花根二两,砂糖一两。用法:共捣烂,做成饼状,用醋调敷。(中医研究院革命委员会 编·《常见病验方研究参考资料》40)

★ 20. 治疔 2 方

①野菊花 60 克。用法:上药加水煮沸 15 分钟,滤取药液。药渣加水再煎沸 15 分钟,滤取药液。合并两次药液,分早、晚两次温服,每日 1 剂。功效:清热解毒,消肿散结。(刘道清 主编·《中国民间神效秘方》546)

②野菊花、紫草 丹皮各 3 钱。用法:水煎。每日 1 剂,分 2 次服。功能:清热解毒,凉血活血。(阳春林 葛晓舒·《湖南省中医单方验方精选·外科》上册 27)

★ 21. 用于疔、毛囊炎、痈等化脓性疾患初起:用野菊花 30 克,马齿苋 30 克,黄柏 15 克。上药加水适量,煮沸。热敷并外洗。(张树生 高普等 编·《中药敷贴疗法》461)

★ 22. 治疮:野菊花 100 克。用法:水煎。洗浴,每日 2 次。功能:清热凉血,解毒疗疮。(阳春林 葛晓舒·《湖南省中医单方验方精选·外科》上册 424)

★ 23. 治痈毒:野菊花、酒各适量。用法:捣烂,酒水同煎。每日 1 剂,分 2 次服。注意事项:趁热服;药渣敷在痈毒上。(阳春林 葛晓舒·《湖南省中医单方验方精选·外科》上册 123)

★ 24. 治痈毒疔肿:成人每天用新鲜野菊花 3～5 两,水煎分 2 次服;或捣取汁 100 毫升左右,1 次服下。亦可捣敷患处,稍干即换。对全身及头面部多发性疔肿,如外敷不便,可煎水浸洗局部。(江苏新医学院 编·《中药大辞典》下册 2144)

★ 25. 治痈疽疔肿,一切无名肿毒 2 方

①野菊花一大把(连茎捣烂)。用法:酒煎,热服。取汗,取滓以敷之。(彭怀仁 主编·《中医方剂大辞典》3 册 188 引《本草纲目》)

②野菊花茎叶、苍耳草各一握。共捣,入酒一碗,绞汁服,取汗,滓敷之。(宋立人 总编·《中华本草》7 册 805)

★ 26. 治瘰疬疮肿不破者:野菊花根,捣烂

煎酒服之,仍将煎过菊花根捣烂敷贴。(宋立人 总编·《中华本草》7 册 805)

★ 27. 治疗疮痈疖:鲜野菊花 30 克。水煎服,并用上药捣烂敷。(中医研究院革命委员会 编·《常见病验方研究参考资料》250)

★ 28. 治疗疮 3 方

①鲜野菊花和黄糖捣烂贴患处。如生于发际,加梅片、生地龙同捣敷。(宋立人 总编·《中华本草》7 册 803)

②野菊花 1 大握。用法:捣烂,水煎。每日 1 剂,分 2 次服。功能:清热解毒,消肿止痛。注意事项:或用开水泡服一两碗,渣敷患处。(阳春林 葛晓舒·《湖南省中医单方验方精选·外科》上册 46)

③野菊花、蒲公英各 1 斤。用法:洗净煎成膏,开水冲。频服。功能:清热解毒,消痈散肿。注意事项:疗疮,俗名箭疮。(阳春林 葛晓舒·《湖南省中医单方验方精选·外科》上册 48)

★ 29. 治一切疔疮:野菊花(捣汁)一盏。用法:滚酒送下,一日连进三服。(彭怀仁 主编·《中医方剂大辞典》10 册 972 引《玉案》)

★ 30. 治重症口唇疔疮验案:一位 30 岁左右的男人,鼻旁生一小疖,一夜之间,肿胀蔓延面颧。口唇坚硬紧张,疼痛高热,神志恍惚,人都知道这是疔疮将走黄。当时我急命采取野菊花 1 大把(约 250 克)煎汤,1 天连喝数大碗,当夜即安静,翌日退热,痛大减,不过 1 个星期而愈。(卢祥之 编著·《名中医治病绝招》45)

★ 31. 治外科感染:野菊花、生大黄煎液,用纱布浸透贴敷或填塞疮口,每日换药 1 次;也可用湿敷或外浸法,每日数次,每次 10～15 分钟。治疗 40 例,结果 2 天治愈者 6 例,5 天治愈者 10 例,7 天治愈者 20 例,2 星期以上治愈者 4 例。(滕佳林 米杰 编著·《外治中药的研究与应用》463)

★ 32. 治夏令热疖及皮肤湿疮溃烂:野菊花或茎叶煎浓汤洗涤,并以药棉或纱布浸药汤掩敷,每日数次。(宋立人 总编·《中华本草》7 册 804)

★ 33. 治湿疹、脓疱疮:野菊花草。水煎二次,滤取汁,慢火浓缩成膏,涂搽或贴敷患处。(宋立人 总编·《中华本草》7 册 805)

★ 34. 治痤疮:野菊花 240 克,朴硝 480 克,花椒 120 克,枯矾 120 克,上药共作 7 份,每次 1

份,加适量水煎沸后倾入容器内。乘热将病损部位于盛药容器之上,使蒸气直达患处,周围的空隙以布单包绕严密。俟水变温时,即以药水浸洗患处,每日 1～2 次,每次 20 分钟。(滕佳林 米杰 编著·《外治中药的研究与应用》462)

★ 35. **治头癣**:野菊花。用法:将菊花根茎叶用清水洗净,按 2 两野菊花 1 斤水的比例放在锅里煮开 1～2 小时。去渣后用煎出汤洗头癣,洗时一定要把癣皮洗去,连洗 3 天。(中医研究院革命委员会 编·《常见病验方研究参考资料》406)

★ 36. **治肾囊风热瘙痒**:野菊花 60 克,苍耳草 30 克,丝瓜叶 120 克。煎水,内服外洗。(滕佳林 米杰 编著·《外治中药的研究与应用》462)

★ 37. **治一切肿毒**:野菊花连茎捣烂,酒煎,热服取汗,以渣敷患处,即效。(杨建宇等 主编·《灵验单方秘典》192 引《集效方》)

★ 38. **治丹毒**:野菊花 30 克,土茯苓 30 克。把二味药放锅内加适量冷水浸泡片刻后,煎二次,取药汁各一茶碗,作二次服,一日服完。徐冠祥用上方治疗丹毒 15 例,全部治愈。(王辉武 主编·《中药临床新用》563)

★ 39. **治毒蛇咬伤,流火**:野菊花 15～30 克。水煎代茶饮。(宋立人 总编·《中华本草》7 册 804)

★ 40. **治狂犬咬伤**:野菊花(根茎叶并用)一斤。用法:将药洗净,取一半捣敷伤口,一半绞汁内服。(中医研究院革命委员会 编·《常见病验方研究参考资料》307)

★ 41. **治蜂蜇伤,痈肿疮毒等**:野菊花(鲜品)30 克。用法:上药洗净,沥干捣烂,敷于伤口。功效:解毒,消肿,止痛。医师嘱咐:人被蜂蜇伤后,应尽快将上药涂敷患处,越早越好。(刘道清 主编·《中国民间神效秘方》658)

★ 42. **治传染性软疣**:常规以镊子夹除全部皮损的白色酪状软疣小体,外涂碘酊,并每日用野菊花 5 克,250～300 毫升开水冲泡代茶饮。(孟凡红 主编·《单味中药临床应用新进展》585)

★ 43. **治头癣、湿疹、天疱疮**:野菊花、苦楝根皮、苦参根各适量。水煎外洗。(滕佳林 米杰 编著·《外治中药的研究与应用》462)

★ 44. **治肛炎**:用大黄、黄柏各 15 克,苦参、野菊花各 20 克。水煎。趁热坐浴。(滕佳林 米杰 编著·《外治中药的研究与应用》461)

★ 45. **治急慢性结膜炎**:嫩野菊花头一把。用法:捣汁,每服二匙。或用水淘净,加糖捣烂,取汁内服,每次一小杯,一日三次,并将渣敷眼皮上。(中医研究院革命委员会 编·《常见病验方研究参考资料》457)

★ 46. **治红眼病 2 方**

①桑叶 30 克,野菊花 50 克,金银花 15 克。将上药放入砂锅内,加水煎煮,等药微温熏洗患眼,每日 2 次。(杨建宇等 主编·《灵验单方秘典》261)

②野菊花 40 克,菠菜籽 30 克。加水 600 毫升,煎至 300 毫升,每次服 150 毫升,每日 2 次。(杨建宇等 主编·《灵验单方秘典》263)

★ 47. **治聚星障**:野菊花、板蓝根、金银花各等分,水煎。熏洗患眼,或湿热敷,每日 3 次,每次 10～15 分钟。(滕佳林 米杰 编著·《外治中药的研究与应用》461)

★ 48. **治睑缘炎**:用野菊花 15 克,蒲公英 60 克。上药加水煎煮。头煎药液内服,2 煎熏洗患眼,每日数次。(滕佳林 米杰 编著·《外治中药的研究与应用》461)

★ 49. **治急性宫颈炎**:用紫花地丁、野菊花、半枝连、黄柏各 30 克,煎汤备用。取药液待其温度适宜时冲洗阴道或用棉球浸药汁塞入阴道内。(滕佳林 米杰 编著·《外治中药的研究与应用》461)

★ 50. **治急性乳腺炎**:野菊花 15 克,蒲公英 30 克。煎服。另用鲜菊花叶捣烂敷患处,干则更换。(宋立人 总编·《中华本草》7 册 803)

★ 51. **治乳痈初起**:野菊花捣烂敷。(中医研究院革命委员会 编·《常见病验方研究参考资料》263)

★ 52. **治乳痈、红肿疼痛者**:生石膏 15 克,野菊花 7.5 克,生蒲公英 7.5 克。制法:将上药捣后,蜜调备用。用法:捣细后成为糊状,加蜜成膏,按痈肿大小外敷。作用:清热,解毒,消痈。疗效:37 例中 36 例治愈,仅 1 例化脓。典型病例:卢某,35 岁,女。授乳初停,恶寒微热,左乳轻度红肿,微痛,乳汁不通。经青霉素等治疗不效,红肿热痛。外敷本方 3 日症结消散、乳汁通

畅。按语:本方配内服药,疗效更佳。(张树生 高普等 编·《中药敷贴疗法》149)

★ **53. 治疗小儿传染性软疣:** 野菊花、金银花、白鲜皮、赤芍各 20 克,蒲公英、板蓝根、苦参各 30 克,紫草 15 克。上药加水 1000 毫升,浸泡 1 小时,然后煮沸 20～30 分钟,倒入盆内,趁热熏洗患处。1 剂药可熏洗 2～3 天,每日 2～3 次,每次 20～30 分钟,7 天为 1 个疗程。共治 12 例,1 个疗程治愈者 8 例,2 个疗程治愈者 4 例,愈后不留瘢痕。治愈率为 100%。(滕佳林 米杰 编著·《外治中药的研究与应用》463)

菊花(32 方)

> 【药性】味甘、苦,性微寒。归肺、肝经。
>
> 【功能与主治】疏风清热,平肝明目,解毒消肿。主治外感风热或风温初起,发热头痛,眩晕,目赤肿痛,疔疮肿毒。
>
> 【用法用量】内服:煎汤,10～15 克;或入丸、散;或泡茶。外用:适量,煎水洗;或捣烂敷。
>
> 【使用注意】气虚胃寒,食减泄泻者慎用。

★ **1. 治高血压 3 方**

①菊花 300 克。用法:将菊花 300 克,加水浸泡过夜,次日煎 2 次,每次煎半小时,浓缩至 500 毫升,分 2～3 次口服。亦可用菊花泡茶频饮,或服用菊花制品,如冲剂类等。功效:散风清热,平肝明目,降血压。(郭志杰 吴琼等 主编·《传世金方·一味妙方》17)

②【菊槐茶】菊花 10 克,槐花 10 克,绿茶 3 克。3 味共放茶杯内,冲入沸水,加盖浸泡 10 分钟即可。边饮边加开水,每日 1 剂。有平肝祛风、清火降压的作用,对早期高血压引起的头痛、头晕、目赤肿痛、眼底出血、鼻出血等效果较佳。(黄芳·《中国中医药报》2008 年 4 月 11 日第 7 版)

③【三宝茶】菊花 6 克,罗汉果 6 克,普洱茶 6 克。将 3 味共研粗末,用纱布袋包好放入茶杯中,以沸水冲泡,不拘时频饮之。此茶最宜于"三

高"(高血压、高血糖、高血脂)患者长期饮用。(黄芳·《中国中医药报》2008 年 4 月 11 日第 7 版)

★ **2. 治头风:** 甘菊花。用法:上药煎汁,同曲米酿酒,或加生地黄、当归、枸杞子诸药亦佳。功能:明耳目,去萎痹,消百病。(彭怀仁 主编·《中医方剂大辞典》9 册 92 引《本草纲目》)

★ **3. 治头风病:** 菊花。用法:菊花连草装枕头睡。(中医研究院革命委员会 编·《常见病验方研究参考资料》202)

★ **4. 治风头疼:**【菊花汤】菊花、石膏各 1 两(碎),川芎 5 钱,甘草(炙)1 两。用法:上为粗末。每服三钱匕,水一盏,煎至七分,去滓热服,不拘时候。(彭怀仁 主编·《中医方剂大辞典》9 册 90 引《圣济总录》)

★ **5. 治头痛:** 川芎 6 克,菊花 15～20 克。每日 1 剂,水煎分 3 次服。(杨建宇等 主编·《灵验单方秘典》9)

★ **6. 治风毒上攻,头昏眼晕:** 菊花、川芎各等分。用法:上为细散。每服 1～2 钱,食后、临卧茶清调下。(彭怀仁 主编·《中医方剂大辞典》9 册 96 引《普济方》)

★ **7. 治偏头痛:** 杭菊花 20 克。开水 1000 毫升泡,日分 3 次饮用,或代茶常年饮。刘炳凤用上方治疗偏头痛 32 例,痊愈 23 例,有效 9 例。(王辉武 主编·《中药临床新用》531)

★ **8. 治偏头痛验案:** 刘某某,36 岁,间断性偏头痛伴恶心、纳差 4 年,每月发病 1～2 次,每次 1～2 天,发作时不能正常工作,多方检查未发现器质性改变,曾长期服用西药不效,于 3 年前开始用杭菊花 20 克泡于 1000 毫升开水中饮用,每天坚持,则头痛未见发作。(杨鹏举 主编·《中医单药奇效真传》19)

★ **9. 治头晕目眩验案:** 梁某某,男,21 岁,干部。患者自幼头晕目眩,记忆力差,每天下午头闷头重异常,多处医治无效。后推荐其自购菊花 1 公斤,做药枕用,半年后述其症消失。(杨鹏举 主编·《中医单药奇效真传》19)

★ **10. 治风眩:**【菊花酝酒】甘菊花(九月九日取邓州者)晒干。用法:上为末,以米喷蒸作酒服。(彭怀仁 主编·《中医方剂大辞典》9 册 91 引《千金》)

★ **11. 治血淋、热淋:** 白菊花 30 克,刘寄奴

15克。水煎服。(中医研究院革命委员会 编·《常见病验方研究参考资料》190)

★ 12. 壮筋骨补髓,延年益寿耐老:【菊花酒】菊花五斤,生地黄五斤,枸杞根五斤。用法:上药捣碎,以水一硕,煮取汁五斗,炊糯米五斗,细曲碎,同拌令匀,入瓮密封,候熟澄清。每温服一盏,一日三杯。(彭怀仁 主编·《中医方剂大辞典》9册91引《圣惠方》)

★ 13. 治风热上攻:【菊花茶调散】菊花3克,僵蚕1克。用法:加入川芎茶调饮合服。(彭怀仁 主编·《中医方剂大辞典》9册99引《不居集》)

★ 14. 治疔:【菊花甘草汤】白菊花四两,甘草四两。用法:水煎顿服,滓随即再煎。重者不过二剂即消。(彭怀仁 主编·《中医方剂大辞典》9册98引《外科十法》)

★ 15. 治疔毒恶疮,小水不利:(菊花酒)白菊花(连根茎叶)。用法:捣烂,入微水绞汁,热酒温服,滓敷患处。功能:止疼消肿。(彭怀仁 主编·《中医方剂大辞典》9册92引《仙拈良方》)

★ 16. 治多种疔毒:鲜菊花数棵连根带叶洗净,捣烂拧汁半茶盅,一次服下,疔毒自消。(沈洪瑞 主编·《重订十万金方》363)

★ 17. 治手指疔:白菊花若干。熬水成红色。用法:多饮取汗。(沈洪瑞 主编·《重订十万金方》360)

★ 18. 治寻常疣:菊花30克,于30度白酒100毫升中浸3日后去渣,浸出液可加适量水,白糖炖服,每日1次。(孟凡红 主编·《单味中药临床应用新进展》585)

★ 19. 治目皮艰涩:【菊花延龄膏】鲜菊花瓣。用法:用水熬透,去滓再熬浓汁,少兑炼蜜收膏。每服3~4钱,白开水送下。功能:益寿。(彭怀仁 主编·《中医方剂大辞典》9册98引《慈禧光绪医方选议》)

★ 20. 治麦粒肿:白菊花三钱。用法:水煎,头煎内服,二煎洗眼,一日二次。(中医研究院革命委员会 编·《常见病验方研究参考资料》455)

★ 21. 治红眼病:菊花30克,水煎。头煎内服,二煎熏洗,每日2次。(杨建宇等 主编·《灵验单方秘典》263)

★ 22. 治急性结膜炎:菊花、当归尾、黄芩各

9克。水煎服。(杨建宇等 主编·《灵验单方秘典》262)

★ 23. 治角膜溃疡:菊花10克,炉甘石3克,乌梅2个。加水1000毫升煎汤,趁热先熏后洗,每日3次。(杨建宇等 主编·《灵验单方秘典》265)

★ 24. 治中心性视网膜脉络膜炎:菊花30克塞入猪心1只内,不用佐料慢煲,去渣吃肉喝汤。(孟凡红 主编·《单味中药临床应用新进展》585)

★ 25. 治目中有翳,目痒或闷:【菊花煎】菊花、菖蒲、白矾(生用)。用法:上药煎汤,浸真青绢搽之。(彭怀仁 主编·《中医方剂大辞典》9册96引《眼科阐微》)

★ 26. 治眼目昏花:【菊花煎】菊花。用法:童便煎,洗数次即好。(彭怀仁 主编·《中医方剂大辞典》9册96引《仙拈集》)

★ 27. 治双目不痛,瞳神日虽紧小,口干舌苦:【菊女饮】女贞子1两,甘菊花5钱,麦冬5钱。用法:水煎服。(彭怀仁 主编·《中医方剂大辞典》9册87引《辨证录》)

★ 28. 治能近视,不能远视者:【菊花散】菊花4两,甘草5钱,生地黄4两,白蒺藜(去刺,炒)2两。用法:上为末。每服2钱,食后米泔水下。(彭怀仁 主编·《中医方剂大辞典》9册88引《银海精微》)

★ 29. 治肝虚,风毒气眼目昏,多泪涩痛:菊花半两,牛蒡子半两(炒),甘草半两(炙微赤,锉)。用法:上为末。每服2钱,温水调下。(彭怀仁 主编·《中医方剂大辞典》9册94引《圣济总录》)

★ 30. 清目宁心:【菊苗粥】甘菊(新长嫩头,丛生叶,洗叶,洗净)。用法:细切,入盐同米煮粥食之。(彭怀仁 主编·《中医方剂大辞典》9册97页引《遵生八笺》)

蛇蜕（226 方）

【药性】味甘、咸，性平。归肝经。

【功能与主治】祛风，定惊，退翳，止痒，解毒消肿。主治惊痫抽搐，角膜翳障，风疹瘙痒，喉痹，口疮，龈肿，聘耳，痈疽，疔毒，瘰疬，恶疮，烫伤。

【用法用量】内服：煎汤，3～6 克；研末，每次 1.5～3 克。外用：适量，煎汤洗；研末撒或调敷。

【使用注意】孕妇禁服。

★ 1. 治偏头痛：蛇蜕一条，马勃一两，皂角子十四个。用法：共装入罐内，以泥封严用火煅，煅时在罐上放一棉球以观火候，至棉球变焦黑色有烟为度。再把药取出为细末。每服五分，一日一至二次。（中医研究院革命委员会 编·《常见病验方研究参考资料》203）

★ 2. 祛疟：蛇蜕。研末，塞两耳内，效。（陆锦燧 辑·《鲟溪秘传简验方》162）

★ 3. 治疟疾 2 方

①蛇蜕 1 条。烧化存性研末，纳素面中（即不放调料和油的面）拌服，小儿减半。适用于久疟不愈，用以断疟。（胡郁坤 陈志鹏 主编·《中医单方全书》149）

②蛇蜕 1 条。于疟发前 2 小时，用蛇蜕搓成小团，纳患者鼻中。适用于久疟不愈，用以断疟。（胡郁坤 陈志鹏 主编·《中医单方全书》149）

★ 4. 治中风不语：蛇蜕 1 尺，白矾 5 分。用法：蛇蜕煅灰，白矾研末。用小竹管装药末，吹入喉间。功能：润燥祛风，开窍利咽。（易法银 喻斌 主编·《湖南省中医单方验方精选·内科》上册 701）

★ 5. 治惊痫，咽喉肿痛，炸腮，白膜斑翳，恶疮疥癣等：蛇蜕，研末，口服。每次 1～3 克，每日 2 次。功效：祛风、明目、杀虫、解毒、定惊。（洪国靖 主编·《中国当代中医名人志》630）

★ 6. 治肾炎：蛇蜕一条，核桃一个。用法：将核桃挖出半个仁，再将蛇蜕装入核桃内，用火焙干研面，用黄酒四两冲服。（中医研究院革命委员会编·《常见病验方研究参考资料》182）

★ 7. 治腰痛：蛇蜕 10 克，鸡蛋 3 枚。用法：将蛇蜕焙黄研末，将鸡蛋各打 1 小孔，将蛇蜕粉装入，把孔糊上，用火烧熟。吃鸡蛋，日服 1 次。（吴静 主编·《祛百病醋蛋秘方》215）

★ 8. 治乳糜尿：龙衣一市尺。放瓦上焙干，研细末。加适量红糖冲服，一日一剂。（江苏新医学院 编·《中药大辞典》下册 2119）

★ 9. 治小便不通：全蛇蜕一条。烧存性，研，温酒服之。（宋立人 总编·《中华本草》9 册 412 引《纲目》）

★ 10. 治血淋：蛇蜕 1 条。烧（存性）研末，热酒冲服。（胡郁坤 陈志鹏 主编·《中医单方全书》76）

★ 11. 治痢疾：蛇蜕 60 克。用法：烧灰存性。每日服 2 次，每次 3 克。功能：清热解毒，燥湿止痢。（易法银 喻斌主编·《湖南省中医单方验方精选·内科》中册 1293）

★ 12. 治肛裂：蛇蜕 30 厘米许，冰片 6 克，香油 3 毫升。蛇蜕焙焦研末，与冰片粉混匀，香油调之。用时涂患处，痛重者每 30 分钟涂 1 次，痛减后每日涂 3～4 次。（滕佳林 米杰 编著·《外治中药的研究与应用》553）

★ 13. 治痔疮 3 方

①【蛇冰散】蛇皮 2 条，冰片 6 克，香油 30 克。先将蛇皮用微火焙焦存性，然后将冰片研成极细末，并用蛇皮末和匀，香油调匀，用时取棉签蘸药膏薄薄涂于嵌顿之痔核上，每半小时或 1 小时涂药 1 次。本组 25 例，全部治愈。（李彬之等主编·《现代中医奇效良方宝典》下册 491）

②【愈痔糊】地龙 20 克，水蛭 10 克，蛇蜕 5 克，冰片 5 克，麻油 100 毫升。用法：将上药前 3 味焙焦存性，共研为细末，加冰片研匀，再以麻油调糊状。用温水洗净患处，拭干后，用消毒棉签蘸本品薄薄涂于痔核部，每日搽 3～4 次。同时内服汤剂（马鞭草、黄芩各 15 克，大黄、桃仁各 10 克，槐花 20 克，生石膏 30 克，苦参 25 克），每日 1 剂，水煎服。忌食辛辣。按语：共治疗 52 例，经治 7～15 日，治愈 48 例，有效 3 例，无效 1 例。（电子版·《中华验方大全》痔疮篇）

③蛇蜕（烧灰末）一两，五倍子红色者末）八分。上匀先以滴金煎汤熏。侯令洗了。却敷。（电子版·《中华医典·普济方》卷二百九十六）

★ **14. 治阑尾炎:** 甜瓜子五钱,炒全当归一两,蛇蜕一钱。用法:研为细末,每服四钱,一日三次。(中医研究院革命委员会 编·《常见病验方研究参考资料》271)

★ **15. 治呃逆:** 全蛇蜕1条。缠细竹上燃烧后让患者口鼻吸取其烟味,孕妇禁用。(孟凡红 主编·《单味中药临床应用新进展》459)

★ **16. 治甲状腺肿术后不收口验案:** 郑某某,女,45岁。患甲状腺肿大数年,经某院手术割除。出院后,脓水淋漓,经半年后仍不收敛。蛇蜕3克,研极碎,鸡蛋2个去壳,拌匀后,用香油煎成饼,乘热服之(冷则腥味),日服1次。给服上方7日,脓水净,创口敛。(杨鹏举 主编·《中医单药奇效真传》309)

★ **17. 治蛲虫2方**

①蛇蜕二钱(焙黄),冰片一分。共研细末。临睡前抹肛门处。(江苏新医学院 编·《中药大辞典》下册2119)

②(寸白虫):蛇蜕。将蛇蜕用砂锅焙焦,研细面。用法:每服三钱,白水送下,空心服用,无副作用。禁用牛肉、鸡子二十日。(沈洪瑞 主编·《重订十万金方》180)

★ **18. 治丝虫病:** 急性子(即凤仙花子)五分,蛇蜕一钱。用法:共研细末,于血丝虫病发作时,以热酒一次吞服,连服二至三日。孕妇忌服。备注:少数病例服药后有发热口渴反应,很快即消失。本方对象皮肿无效。(中医研究院革命委员会 编·《常见病验方研究参考资料》85)

★ **19. 治疬疡风:** 雄黄一钱,蛇蜕一条(煅存性)。用法:上共为末。麻油调敷。(彭怀仁 主编·《中医方剂大辞典》10册260引《外科证治全书》)

★ **20. 治疖2方**

①蛇蜕30克,鸡蛋清30克。用法:将蛇蜕研为细末,用鸡蛋清搅匀。敷于患处,每天2次。(李川 主编·《民间祖传秘方》140)

②蛇皮60克,全蝎15克,蜂房15克。用法:浸泡于食醋200毫升中,历24小时。外用。(彭怀仁 主编·《中医方剂大辞典》9册469)

★ **21. 治疖肿、毛囊炎、多发性疖肿、蜂窝组织炎等:** 蛇皮1张,全蝎2个,蜂房10个。用法:将上药浸泡于食醋300毫升中,历24小时后即可使用。时间长些则更好。药液用完后可再加醋1次。用棉花或纱布蘸药液敷患处,用绷带、胶布固定,每日2次。验证:用上药治疗疖肿、毛囊炎、多发性疖肿、蜂窝组织炎等患者共计35例,其中1~3天痊愈者21例;4~5天痊愈者12例;8~14天痊愈者2例。(良石 主编·《名医珍藏·秘方大全》134)

★ **22. 治疮疖验案:** 郭某,男,73岁。头颈部有多个疱肿,时隐时现1年余。曾用青霉素、链霉素、红霉素等治疗,效果不好,检查血、尿常规正常;脓液培养有金黄色葡萄球菌。蛇蜕0.5克,研成细末加鸡蛋1个搅匀,放入加有少量豆油的锅中(不加盐)煎炒熟后,晚上临睡前顿服;每日1剂,6日为1个疗程(局部覆盖消毒敷料。经上法治疗2个疗程痊愈),随访3年未复发。(杨鹏举 主编·《中医单药奇效真传》253)

★ **23. 治蜂窝织炎:** 蛇蜕、醋各适量。用法:将蛇蜕烧灰,研成极细末,以醋调匀。外敷患处,每天3次。功效:清热解毒,祛腐生肌。适用于毒去正复或正虚毒恋型痈,脓出黄稠者。疗程:连续外用5天为1个疗程,外用1~2个疗程。注意事项:本方只可外用,不可口服。(杨继军 赵建新 主编·《皮肤病实用偏方》134)

★ **24. 治疗疮2方**

①蛇蜕皮如鸡子大,以水四升,煮三四沸,去渣,顿服。(江苏新医学院 编·《中药大辞典》下册2118引《千金方》)

②蛇蜕皮烧灰以鸡子清和涂之。(江苏新医学院 编·《中药大辞典》下册2118引《千金方》)

★ **25. 治疗肿:【蛇蜕散】** 蛇蜕皮一两半(白者),露蜂房半两,乱发一团如鸡子大(童子者妙)。上三味,锉碎于熨斗内烧灰,细研为散。每服二钱匕,空心米饮调下,盖覆出汗,更服。(江苏新医学院 编·《中药大辞典》下册2118引《圣济总录》)

★ **26. 治疗肿恶疮骨疽:** 以腹蛇皮作灰。敷之。(电子版·《中华医典·普济方》卷二百七十四)

★ **27. 治疗毒已笃者:** 土蜂房一具,蛇蜕一条。黄泥固济烧存性为末,每空心烧酒服一钱,少刻大痛,痛止,其疮已化为黄水。(清·顾世澄 撰·《疡医大全》1279)

★ **28. 治疗毒走黄,发肿神昏:【四疔散】** 土蜂窠(有子者)一两,蛇蜕一条(泥裹,火煅存性)。用法:上为末,研和。每用二钱,白汤调下。少刻大痛,可救。(彭怀仁 主编·《中医方剂大辞典》3 册 405 引《类证治裁》)

★ 29. 治疗肿鱼脐:用蛇蜕鸡子大,水四升,煮三四沸,服汁立瘥。(陕西省中医药研究院 编·《本草纲目附方分类选编》357)

★ 30. 治鱼脐疮出水,四畔浮浆:用蛇蜕烧存性研,鸡子清和涂。(陕西省中医药研究院 编·《本草纲目附方分类选编》357)

★ 31. 治颈痈:用蛇蜕与鸡蛋混合,煎成蛋饼内服,治疗颈痈有显著的效果。(江苏新医学院 编·《中药大辞典》下册 2119)

★ 32. 治疮痈初期:蛇蜕 1 段(彝族方)。用法:微烤,涂上香油贴患处,每日 1 次。说明:本方具有消炎解毒功效。用于疮痈初期,用 3 ~ 5 次即显效。(张力群等 主编·《中国民族民间秘方大全》495)

★ 33. 治石痈无脓,坚硬如石:用蛇蜕皮贴之,经宿便愈。(陕西省中医药研究院 编·《本草纲目附方分类选编》345)

★ 34. 治龟头溃烂:蛇蜕 20 克,百草霜 10 克。用法:将以上药味放在文火旁焙干或阴干,研极细粉外用,用茶叶水调成糊状,涂患处,每日 2 次。说明:本方主治龟头溃烂,脓水不干,久治无效时,用该方治疗效甚佳。(贾海生等 编著·《小处方治大病·走入家庭的偏方》)

★ 35. 治痈溃后:蛇蜕 15 克,百草霜 5 克。研末,香油调涂,每日 1 次。(费兰波 徐亮 主编·《外科病奇难顽症特效疗法》17)

★ 36. 治疮疖溃破,脓水不干者:【蛇蜕草霜散】蛇蜕 3 钱,百草霜 1 钱,茶油适量。用法:蛇蜕、百草霜共研末,用茶油调匀。外涂患处。方解:蛇蜕解毒消痈;百草霜收湿止血;茶油清热解毒。上药合用,共奏解毒消痈,收湿敛疮之功。功能:解毒消痈,收湿敛疮。注意事项:百草霜又称锅底灰。(阳春林 葛晓舒·《湖南省中医单方验方精选·外科》上册 439)

★ 37. 治痈疽破溃,脓水不干:蛇蜕三钱(研),百草霜一钱。用法:茶油调涂。(中医研究院革命委员会 编·《常见病验方研究参考资料》256)

★ 38. 治痈疽结硬未成脓:蛇蜕烧灰细研,以醋调涂肿上,干即易。亦可只以蛇皮贴之。(江苏新医学院 编·《中药大辞典》下册 2118 引《圣济总录》)

★ 39. 治痈疽未成即消,已成即溃,已溃即敛:蛇蜕,不拘多少,用阴阳瓦煅存性,研细。每早晚俱用,米糕蘸食。(清·顾世澄 撰·《疡医大全》301)

★ 40. 治痈疽,托毒排脓,五毒附骨在脏腑里,托出毒气,止痛内消:【穿山甲散】露蜂房一两,穿山甲、蛇蜕、油发(并烧带生存性)各一份。上为末,每服二钱,入乳香末半钱,暖酒调下。(江苏新医学院 编·《中药大辞典》下册 1727 引《普济方》)

★ 41. 治外科杂症:民间验方"黄拔毒散",能提脓拔毒,生肌收口,对痈疽、流注、搭背、对口、瘰疬、疔疖、湿毒、溃疡流脓水等疾患,效果较好。镇江市中医院临床使用,疗效达 90%。处方:龙衣、炮山甲、炙全蝎各 12 克,明雄黄、牛蒡子各 30 克,蜈蚣、冰片各 6 克 g,共研细末,后加冰片研匀即成;用法:纱布油膏外敷,或膏药上敷少许散剂,每日换药一、二次,直至痊愈。(朱良春 主编·《朱良春·虫类药的应用》245)

★ 42. 治附骨疽:蛇皮、露蜂房、乱发各等分。用法:烧存性为末。每服半钱,黄酒下。(清·丁尧臣 著·《奇效简便良方》170)

★ 43. 治骨髓炎:蛇蜕 1 条(去头尾,焙黄)露蜂房 1 个(去内衣、子)血余炭 9 克 。用法:共研细末,1 日 2 次,每服 1.2 克,黄酒送下。(吴静 陈宇飞 主编·《传世金方·民间秘方》203)

★ 44. 治甲疽:【黄芪散】黄芪(锉)、蛇蜕(炙令焦)各 30 克。用法:上药研为散。敷疮上,每日 3 ~ 5 次。(孙世发 主编·《中医小方大辞典》594 引《圣济总录》)

★ 45. 治手足甲疽:雄黄、蛇皮等分为末,以泔洗净,割去甲,入肉处敷之,一顷痛定,神效。(缪仲淳 编撰·《本草单方》371 引《近效方》)

★ 46. 治甲疽肿烂,脚趾甲边赤肉努出;嵌甲入肉,时常出血,痛不可忍:雄黄 50 克,蛇蜕(烧灰存性)10 克。用法:上药研为细末。温泔水洗疮,以利刀去甲角,拭干,敷药,绢帛裹半日许,药湿即换,敷数次愈。(孙世发 主编·《中医小方大辞典》594 引《惠直堂方》)

★ **47. 诸肿失治有脓**：用蛇蜕皮烧灰,水和封肿上,即脓出。(明·胡濙 撰·《卫生易简方》205)

★ **48. 治搭背,对口溃烂难长**：露蜂房、蛇蜕各等分。用法：烧灰存性,加干北瓜蒂一个,共为末,撒患处。(中医研究院革命委员会 编·《常见病验方研究参考资料》258)

★ **49. 治发背,毒肿紫黑,坚硬疼痛**：蛇蜕皮一尺,芸苔子五合,不中水砖末一升。用法：上为细散。以酽醋调,涂肿处,如干即易之。若脓出,更涂四边。(彭怀仁 主编·《中医方剂大辞典》9册473引《圣惠》)

★ **50. 治鳝拱头**：蛇蜕一片,唾沫润贴疮上,即出脓收口。(清·顾世澄 撰·《疡医大全》406)

★ **51. 治头面上生无名疮,黄水不止**：露蜂房、蛇蜕各一个。用法：上药同于碗内烧过为灰。每看疮口大小,用腻粉少许和匀,生油调,鸡翎扫之。(孙世发 主编·《中医小方大辞典》711引《圣济总录》)

★ **52. 治面上生疮出脓汁**：以蛇蜕、猪脂。用法：蛇蜕炙焦为末,和猪脂搅匀,每日多次,外敷患处。(阳春林 葛晓舒·《湖南省中医单方验方精选·外科》上册823)

★ **53. 治身面卒生诸恶疮**：用蛇蜕皮烧灰为末,和猪膏搅匀敷患处(猪膏须用腊月者妙)。(电子版·《中华医典·普济方》卷四百○七)

★ **54. 治黄水疮**：蛇蜕一条,芝麻油15克,蓖麻杆适量。用法：将蛇蜕浸入油中,再用蓖麻秆烧蛇皮,烧时滴下的油用瓷碗盛之,与蛇皮灰研在一起,涂患处,每日2～3次。功能：祛风解毒,祛瘀止痛。(刘道清等 编·《秘验单方集锦·外科篇》76)

★ **55. 治砍头疮**：露蜂房一个,龙衣三钱。用法：炒黄为末。香油调涂患处。(沈洪瑞 主编·《重订十万金方》394)

★ **56. 治单纯性毛囊炎2方**

①蛇皮1张,土蜂房30克。上药用泥裹,火锻存性,研末外用。(张俊庭编·《皮肤病必效单方2000首》16)

②蛇皮1张,全蝎2个,蜂房1个。共泡入食醋中,24小时后取汁,外用。(郭爱廷·《实用单方验方大全》655)

★ **57. 治疮久不愈**：蛇皮一条,猪油适量。用法：蛇皮烧灰,用猪油和搽。(吴素玲 李俭 主编·《实用偏方大全》788引清·黄伯垂,《经验良方大全》)

★ **58. 治丁杂恶疮,十年不效者**：蛇蜕皮全用炒存性,猪膏和涂之,其验神效。(胡晓峰 主编·《中医外科伤科名著集成》148)

★ **59. 治恶疮似癞十年不瘥者**：蛇蜕一条烧灰,猪脂和傅。仍烧蛇蜕一条,温酒服;(明·李时珍 撰·《历代医学名著全书4册·本草纲目》3402引《千金方》)

★ **60. 治对口初起(不论偏正)**：蛇蜕一条煅灰,好酒调服。(清·丁尧臣 著·《奇效简便良方》151)

★ **61. 治对口初起,漫肿灼热,脓头小而未溃者：【蛇蜕散】**蛇蜕20克,嫩桃树叶7片,黄酒适量。用法：蛇蜕烧灰存性,将桃树叶捣烂,加入蛇蜕末拌匀,黄酒冲。每日1剂,顿服。方解：蛇蜕疏风清热;嫩桃树叶清热活血;黄酒活血止痛。诸药合用,共奏疏风清热,消肿敛疮之功。注意事项：蛇蜕最大剂量可用到30克。(阳春林 葛晓舒·《湖南省中医单方验方精选·外科》上册399)

★ **62. 治瘰疬未破：【复全膏】**蜜蜂二十一个,蛇蜕七分五厘。上用香油四两,入二味,慢火熬化,滤渣,入光粉二两,以桑枝急搅候冷,在水中浸七昼夜,纸上摊贴患处。(宋立人 总编·《中华本草》9册411引《疡科选粹》)

★ **63. 治瘰疬溃后：【蛇蜕膏】**蜜蜂二十一个,蛇蜕七分半,蜈蚣二条(端午前收者佳)。上用香油四两,将前三味入油,用文武火炸枯,捞去渣,入定粉二两,用如箸粗桑枝七条,急搅候冷,出火气七日夜,方用纸摊贴患处。(江苏新医学院 编·《中药大辞典》下册2119引《医宗金鉴》)

★ **64. 治瘰疬2方**

①用乌梢蛇皮数块,大小根据肿块而定,先用第2次淘米水浸泡软化,然后贴于肿核上,用胶布固定,待皮干后,另换一块,连贴7天为1个疗程,一般用药2～3个疗程,肿块即可消散。可用于治疗瘰疬,但瘰疬溃烂者不宜。(王辉武 主编·《中药临床新用》132)

②蛇蜕1条(白者佳),锅内炒脆,研末,临

卧、食后酒调服。在膈上取汗，次早，溃者脓少，未溃者消；其溃者一时难收口，须用花椒汤洗，再用黄连末掺之。（清·顾世澄 撰·《疡医大全》699）

★ 65. 治颈淋巴结结核：全蝎6个，黑蜘蛛6个，蛇蜕1克。上药焙干捣末后，调入2个去壳的生鸡蛋内，用芝麻油煎成鸡蛋饼。每晨空腹食用1剂，7天为1疗程。曾用此方治疗18例，有10例7天后获效，（个别病人曾用抗结核药），8例因病程长，15天左右获效。（高允旺 编著·《偏方治大病》42）

★ 66. 治淋巴腺结核：鸡蛋3个打小孔，流去蛋白留下蛋黄，每个鸡蛋内装入蛇蜕2克，纸糊口，烤熟，去壳内服，每服1个，每日3次。（胡晓锋 编著·《虫蛇药用巧治百病》24）

★ 67. 治淋巴结核：穿山甲、蛇蜕、乳香、没药各9克，鱼鳔31克，鸡蛋5个，香油半斤。用法：香油炸药，先下穿山甲、蛇蜕、鱼鳔、鸡蛋，后下乳香、没药，炸至黄焦为度，共捣泥。上为1剂药，每次服1匙，每日3次，1周服完。疗效：治疗28例，早期25例，晚期（已成瘘管）3例，均治愈（硬结消散，瘘管愈合）。用药1剂治愈者13例，其余2~3剂治愈。随访26例，无复发。（史书达 编著·《中国民间秘验偏方大全》89）

★ 68. 治皮肤慢性溃疡：【蛇皮麻油膏】蛇皮子、麻油各适量。用法：蛇皮用火焙干，研成细粉末后，用小麻油调成糊状备用。敷药，纱布覆盖，1~2天换药1次。注意事项：创面消毒后再敷药。功能：清热燥湿，生肌敛疮。（阳春林 葛晓舒·《湖南省中医单方验方精选·外科》上册376）

★ 69. 治溃疡，腐烂生蛆：【蛇皮散】蛇皮适量。用法：在新瓦上焙焦研末，开水冲。每日1剂，分2次服。功能：清热解毒，排脓去腐。（阳春林 葛晓舒·《湖南省中医单方验方精选·外科》上册374）

★ 70. 治下腿溃疡：【龙衣粉】蛇皮100克。用法：微炒黑后，研细粉外用。（孙世发 主编·《中医小方大辞典》46）

★ 71. 治膁疮 2 方

①蛇蜕适量。瓦上烘干，研粉，用香油调敷患处。（汉羌 月兰编著·《简方治百病》263）。
②乌鸡子壳（已抱出鸡子儿者）、蛇蜕各半两（烧灰），乌贼鱼骨（去硬皮）一两，龙骨一分。用法：上为细末。每用入腻粉少许，湿即干掺，干即油调敷之。（彭怀仁 主编·《中医方剂大辞典》3册445引《杨氏家藏方》）

★ 72. 治一切无名肿毒，痈疽，肠痈，肺痈：血余、蛇蜕、蜂房各四两，玄参、杏仁各二两。用法：上药用麻油二斤浸一日，熬枯去滓，入黄丹一斤，收成膏。贴患处。如遇肠痈、肺痈，即以此为丸，如梧桐子大，每服三五钱，米汤送下。能使毒从大便出。（彭怀仁 主编·《中医方剂大辞典》2册357引《惠直堂方》）

★ 73. 治疮毒肿硬无头：蛇蜕贴于肿处。（清·丁尧臣 著·《奇效简便良方》165）

★ 74. 治肿毒无头：蛇蜕灰，猪脂和涂。（陕西省中医药研究院 编·《本草纲目附方分类选编》346）

★ 75. 治腱鞘囊肿：蛇蜕6克，洗净，切成细丝，取鸡蛋1枚搅匀，用油料炒熟食之，每早晚各食1次，有止痛消肿作用，坚持服之可以消散。（朱良春 主编·《中国百年百名中医临床家丛书·朱良春》194）

★ 76. 汗斑：蛇蜕烧灰，加醋少许，涂于患部。（良石 主编·《名医珍藏·秘方大全》352）

★ 77. 治千日疮：用蛇蜕擦之，即落。（清·顾世澄 撰·《疡医大全》1353）

★ 78. 治白癜风 2 方

①蛇蜕50克，用水150毫升煎汁，瓶贮，以棉球蘸药汁外搽白斑部，1日3~4次，坚持搽涂2~3个月可以见效，因蛇蜕有祛风、通络、解毒之功。（朱良春 主编·《中国百年百名中医临床家丛书·朱良春》192）

②海螵蛸40克，硫黄30克，蛇皮20克。用法：上药共研细粉，用时以醋和姜汁调匀，涂搽患处，每日1次。日日用之，治白驳风效果良好。（张俊庭 编·《皮肤病必效单方2000首》203）

★ 79. 治白疕方 2 方

①用蛇蜕烧末，醋调敷上，神效。（胡晓峰 主编·《中医外科伤科名著集成》748）

②雌黄（一分），硫黄（一分）蛇蜕皮灰（二条），上件药。捣研令细。用醋调如膏。先以巴豆汁截磨白处。令皮起。然后敷药。三两遍即瘥（电子版·《中华医典·普济方》卷二十四）

★ 80. 治面项身体白驳风（即白癜风）：蛇

蜕皮一条(大者,烧作灰用)、石硫黄(研)、槲皮(烧作灰)各二钱。用法:上为极细末,以清熟漆调和,勿令稠硬,薄涂白驳处。欲涂药时,先以巴豆一粒中截,用平处摩,令皮微起,然后敷药。(彭怀仁 主编·《中医方剂大辞典》1册920引《圣济总录》)

★ 81. **治疬疡风:**【雄蛇散】雄黄 3 克,蛇蜕(煅存性)1 条。【用法】上药共研为末。香油调敷。(孙世发 主编·《中医小方大辞典》641引《外科证治全书》)

★ 82. **治癣疮:**烧蛇蜕一具,酒服。(江苏新医学院 编·《中药大辞典》下册2119引《千金方》)

★ 83. **治体癣、股癣:**蛇蜕 1 条,全蝎 2 克,露蜂房 1 个。用法:上药用食醋 300 毫升泡 24小时后,外搽患处,每日 2 次,连用 1 个月可愈。(唐汉钧 汝丽娟 主编·《中国民间外治独特疗法》258)

★ 84. **治各种癣:**蛇蜕适量。用法:浸泡于食醋中,7 天后取醋液外涂患处,每日数次。(徐明 编著·《民间单方》274)

★ 85. **治牛皮癣:**【生蛇皮方】生蛇皮、桐油各适量。用法:两者混合,捣烂。每日多次,外敷患处。功能:祛风除湿,润肤疗疮。(阳春林 葛晓舒·《湖南省中医单方验方精选·外科》上册792)

★ 86. **治疥癣、皮肤瘙痒:**蛇蜕 2 钱,苦参 5钱,蛇床子一两,白矾三钱。水煎烫洗。(全国中草药汇编写组 编·《全国中草药汇编》上册784)

★ 87. **治疥疮,症见身起黑斑,形如蛇皮,甚痒,脱白屑:**【蛇蜕雄黄散】蛇蜕 1 张,雄黄、硫黄各 5 钱,麻油适量。用法:蛇蜕切碎焙焦,共研细末,麻油调。每日 1 次,外涂患处。功能:祛风止痒,解毒燥湿。方解:蛇蜕祛风止痒;雄黄、硫黄解疮毒,燥湿止痒;麻油润燥。诸药合用,共奏祛风止痒,解毒燥湿之功。(阳春林 葛晓舒·《湖南省中医单方验方精选·外科》上册639)

★ 88. **治遍身风癣、风癞、风核、风毒、风麻、风痛、风瘫、风痒、风痰流注诸疾:**蛇蜕一条(去头尾),酒浸炙黄,为末。每早晚各服五分,和雄黄末二分,白汤调服。(宋立人 总编·《中华本草》9册411引《本草汇言》)

★ 89. **治疮秽生蛆:**蝉衣、青黛各五钱,细辛五分,蛇蜕一两(煅存性)。用法:上为末。每服三钱,陈酒调下,一日二次。(彭怀仁 主编·《中医方剂大辞典》6册551引《青囊秘传》)

★ 90. **治浸淫疮:**苦瓠一两,蛇蜕皮、蜂房各半两,梁上尘一合。用法:上药治下筛,以粉为粥和,敷纸上贴之三日。(彭怀仁 主编·《中医方剂大辞典》6册130引《千金》)

★ 91. **疮疹已生,反倒靥内陷,舌缩,啼声不出,腹胀肚急,一切恶证:**蛇蜕皮(放灯焰烧)。用法:先用碗一只在下,才烧焰绝,放在碗内,急用碗一只覆之,不令透气,良久揭开,细研为末。每服一字或半钱,用藿香汤调下。(彭怀仁 主编·《中医方剂大辞典》4册952引《卫生总微》)

★ 92. **治风疹瘙痒不止 2 方**

①【蛇蜕散】蛇蜕(洗,炙焦)、露蜂房(洗,过蜜,炙焦)。共研细末,温酒调下一钱,日二服。(宋立人 总编·《中华本草》9册411引《古今医统》)

②用蛇蜕皮一条。以水一升。煎取半升。以鸡翎一茎。热汤时。蘸药揩上即瘥。(电子版·《中华医典·普济方》)

★ 93. **治风疹肿痒:**【蛇蜕朱砂散】蛇蜕 1条,朱砂 1 钱。用法:蛇蜕烧灰存性,与朱砂研末,醋调。每日 1 次,搽患处。功能:活血透疹,祛风止痒。(阳春林 葛晓舒·《湖南省中医单方验方精选·外科》上册763)

★ 94. **治皮肤瘙痒症验案:**朱某某,女,39岁,工人。患皮肤瘙痒症 6 年余,中西医多方治疗均无效。于1990年3月24日来我处诊治,按下法服药 1 个疗程病告痊愈,随访至今未复发。治疗方法:蛇蜕 3 克,鸡蛋 2 ~ 3 个,香油 15 克。鸡蛋打烂,蛇蜕制碎后放鸡蛋内调匀,用香油在锅内炒黄(忌盐)。早上空腹 1 次服完,5 天为 1个疗程。适用于各种皮肤瘙痒症。(黄国健等主编·《中医单方应用大全》392)

★ 95. **治带状疱疹 6 方**

①蛇蜕(蛇退蜕的全皮)。制法:用小火炒存性,研为细末,加香油调成糊状。用法:以棉签蘸药涂患处,每天 2 ~ 3 次。3 ~ 4 天后结痂痊愈。(张树生 高普等 编·《中药敷贴疗法》387)

②【蜈蛇散】蛇蜕 10 克,蜈蚣 3 条,冰片 5克。先将蜈蚣和蛇蜕分别用文火炒存性,研成极

细粉,再将研好的冰片加入混匀备用。用适量香油将蜈蚣散细粉调成糊状,制成药饼(1公分厚即可),湿敷患处,外用纱布、胶布固定,每日换药1次。3~5天即痊愈结痂。共治32例,痊愈21例,有效8例,好转3例。(滕佳林 米杰编著·《外治中药的研究与应用》554)

③蛇蜕1条,雄黄1.5克。将蛇蜕煅末和雄黄调醋涂患处,每日数次。神经性皮炎用肉桂研末,和酒精调成糊状,用胶布保护健康皮肤,取药涂患处。涂药后局部有灼热感,1~2小时后将药膏去掉,去药后患处皮肤发黑,几天后脱痂而愈。(黄宗勖 著·《中国百年百名中医临床家丛书·黄宗勖教授》240)

④蛇蜕2克焙干研成细末,细食盐5克,茶油12克。用法:将蛇蜕粉末和食盐混匀,先在患处涂茶油,再撒上药粉,外用纱布包扎。2~3天换药1次。疗效:一般3次痊愈。(雷一鸣 杨柱星 黄儒 主编·《中华名医顽症绝症秘方大全》952)

⑤蛇蜕1条,雄黄4.5克,朱砂3克,冰片0.6克。用法:共为细末,以鸡蛋清调匀,敷患处。(吴静 陈宇飞 主编·《传世金方·民间秘方》386)

⑥大菟丝藤(瓦上炒炭存性)、蛇蜕、冰片分别研细末。用法:据疱疹面积大小,按(4:1:1)重量取大菟丝藤、蛇蜕、冰片并混匀,以适量芝麻油拌成膏状,均匀涂布患处,晾干,每日1次。(唐大暄 张俐敏 主编·《传世金方·祖传秘方》375)

★ **96. 治带状疱疹验案:**苏某某,男,战士。1974年8月,自觉左侧背部灼热、疼痛,来所就诊。检查:发现左侧背部有群集性黄豆大小水泡,基底潮红,呈带状分布,腋下淋巴结肿大,有压痛,诊为"带状疱疹",即用蛇蜕油膏(蛇蜕研细末,用橄榄油调成40%的油膏,以小毛笔或棉签蘸油膏涂布病变部位,每日2~3次;为防止油膏污染衣服,亦可用纱布包扎)涂搽。用药1天后,水泡萎缩,自感疼痛消失,继续治疗2天后,水泡结痂痊愈。(杨鹏举 主编·《中医单药奇效真传》246)

★ **97. 治蛇缠丹(腰):**蛇蜕(烧存性)、童便各适量。用法:共研细末。童便调敷。(阳春林 葛晓舒·《湖南省中医单方验方精选·外科》上

★ **98. 治蛇瘘:**蛇蜕皮灰。用法:腊月猪脂和,封之。(彭怀仁 主编·《中医方剂大辞典》9册469引《千金》)

★ **99. 治湿疹:**紫草30~60克,蛇蜕15~30克。将上药入纱布袋中加清水2~3公斤煮沸30分钟,取药液以不烫手为宜,用软毛巾蘸药洗患部30分钟,每日洗2~3次,每日1剂,6天为1个疗程。共治89例,痊愈80例,好转8例,无效1例,总有效率为98.6%。(滕佳林 米杰 编著·《外治中药的研究与应用》554)

★ **100. 治烫火伤,皮肤臭烂者:**蛇蜕,烧存性为末,麻油调搽。二三次即愈。(宋立人 总编·《中华本草》9册412引《顾体医话》)

★ **101. 治烫伤:**蛇蜕一条(烧灰存性),地榆末一两。共研细末,用香油或菜油调敷。(中医研究院革命委员会 编·《常见病验方研究参考资料》300)

★ **102. 治手足皲裂:**蛇蜕适量。烧灰为末。加适量凡士林调为软膏。将患处洗净后,用上药涂于患处,胶布固定。若无炎症,不必每天换药,一般7天左右可愈。(郭爱廷·《实用单方验方大全》694)

★ **103. 治刀斧折伤及一切金疮:**用蛇蜕全捣。敷之佳。(电子版·《中华医典·普济方》卷三百二)

★ **104. 治鸡眼:**蛇蜕一条(瓦焙存性),乌梅一个。用法:先将蛇蜕研末,再与乌梅共捣成饼,敷患处,以细布扎紧,一天一夜即可。(中医研究院革命委员会 编·《常见病验方研究参考资料》431)

★ **105. 治痘疮入目2方**

①蛇蜕30克,蝉壳25枚。用法:用罐子泥固济晒干,火煅过,地上出火毒1宿,研为末。每次0.75克,食后蜜水调下,每日3次。(孙世发 主编·《中医小方大辞典》419引《圣济总录》)

②蛇蜕一条(烧灰),甘草五钱(锉为末),不蛀皂角五定(烧灰)。用法:上为末。小儿每服半钱,熟水调服。痘疮出尽,便宜服之。(彭怀仁 主编·《中医方剂大辞典》6册693引《普济方》)

★ **106. 治痘疮入目:**蛇皮、马屁勃各五钱,皂角子十四个。为末。入罐内,盐泥固济,烧存性,研,每温酒服1钱。(缪仲淳 编撰·《本草单

★ 107. 治斑疹入眼,翳膜侵睛成珠子:【蛇蜕散】马勃一两,皂荚子二七个,蛇蜕皮(全者)一条。上入小罐子内,封泥烧,不得出烟,存性,研为末。温水调下一钱,食后。(江苏新医学院编·《中药大辞典》下册2118引《小儿斑疹备急方论》)

★ 108. 治痘毒目翳:蛇蜕二钱(为末),栝楼仁五钱(研烂)。上用羊肝一片批开,入药末二钱,线扎紧,用米泔煮沸熟,须与儿食。(江苏新医学院 编·《中药大辞典》下册2118引《小儿痘疹方论》)

★ 109. 治疮疹入眼成翳:栝楼根半两,蛇皮二钱。用法:上为细末,用羊子肝一个,批开,入药末二钱,麻缠定,米泔煮熟,频与食之,未能食肝,令乳母多食。(彭怀仁 主编·《中医方剂大辞典》9册463引《阎氏小儿方论》)

★ 110. 治胬肉赤白膜:蛇蜕。麻油炒,勿焦,人乳调。点。(陆锦燧 辑·《鲟溪秘传简验方》182)

★ 111. 治眼中胬肉:蛇蜕1条,绿豆30克,砂糖30克,麻油少许。用法:蛇蜕以麻油炒黄色,加绿豆、砂糖,用水250毫升煎成,饭前服。(吴素玲 李俭 主编·《实用偏方大全》660引清·《古方汇精》)

★ 112. 用于目翳:用蛇蜕、凤凰衣、蝉蜕各等分,研极细末。点眼,每日2次。(滕佳林 米杰 编著·《外治中药的研究与应用》553)

★ 113. 治白内障:蛇蜕1个,冰片0.6克,银朱0.3克。先将蛇蜕烧存性,后和其他药物共研细末。每日3次,每次放眼内少许。(滕佳林 米杰 编著·《外治中药的研究与应用》553)

★ 114. 治角膜炎3方

①蛇蜕1条。洗晒细剪,以白面和作饼,炙焦黑色,研末,饭后以温开水送服,每次3克,每日2次。适用于猝生翳膜。(胡郁坤 陈志鹏 主编·《中医单方全书》398)

②蛇蜕皮适量。用醋洗净,加入适量黑豆水煎,片糖兑服,每日2次;或趁热熏蒸患眼。适用于眼生翳膜云障。(胡郁坤 陈志鹏主编·《中医单方全书》398)

③蛇蜕适量。以生姜水洗净,加糯米煮粥服;或与鸡蛋同煮服。适用于黑珠上起白膜云翳。(胡郁坤 陈志鹏 主编·《中医单方全书》398)

★ 115. 治角膜溃疡:蛇蜕1条,马勃1两,皂角子14粒。用法:共研装罐中,口用干荷叶封好。再盖盐泥封固,烧红,勿令泄气,候冷,研末。每服3钱,开水冲服,1日2次。(中医研究院革命委员会 编·《常见病验方研究参考资料》466)

★ 116. 治眼暴赤涩痛。眼翳:【黄柏膏】黄柏(去粗皮,研为末)、蛇蜕(微炒,细研为末)各30克。用法:上药用醋浆水于铜器内煎,稀稠似乳,绵滤待冷,瓷盒盛,点眼大眦。(孙世发 主编·《中医小方大辞典》592引《圣济总录》)

★ 117. 治肝虚,风邪攻目,目晕,瞻视不明:蔓菁子四两(洗),蛇蜕二两。用法:先用瓷罐盛蔓菁子,火烧黑焦无声后钳出,入蛇蜕在内,又轻烧蛇蜕成灰,候冷细研。每服半钱匕,食后温酒调下,一日三服。(彭怀仁 主编·《中医方剂大辞典》10册1132引《圣济总录》)

★ 118. 治睑腺炎、眼睑炎:将蛇蜕浸于醋中备用。用时将蛇蜕捞出,贴患处,一日一换,1~3日可消。早期红肿,用之最宜。(朱良春 主编·《朱良春·虫类药的应用》246)

★ 119. 治麦粒肿:将完整的蛇蜕置于陈酸醋内浸泡,数日后取出剪成约5×8毫米的小块,贴敷局部,上盖浸有酸醋的棉片,固定,24小时换药1次,至痊愈为止。30例患者(30只眼)经1~3次治疗后,27例痊愈。经1年多随访,尚无1例复发。(江苏新医学院 编·《中药大辞典》下册2119)

★ 120. 治针眼(麦粒肿):蛇蜕适量。贴患处。(胡郁坤 陈志鹏 主编·《中医单方全书》388)

★ 121. 治耳聋:小蛇皮(要头尾全)一条(煅灰),冰片、麝香各三厘。共研细。鹅毛管吹耳内,即通。(清·顾世澄 撰·《疡医大全》524)

★ 122. 治耳干痛:蛇皮烧灰吹之,耳痒,烧酒一点洗之。(清·丁尧臣 著·《奇效简便良方》7)

★ 123. 治耳内大痛,或至流血:用蛇蜕。焙末,吹入即止。(陆锦燧 辑·《鲟溪秘传简验方》178)

★ 124. 治耳内忽大痛,如有虫在内奔走,或血水流出。痛不可忍:蛇蜕皮。烧存性,为末。吹入耳中,愈。(陆锦燧 辑·《鲟溪秘传简验方》177)

★ 125. 治耳内突作大痛:蛇蜕(火烧存性)适量或酌加冰片。用法:上药研为末。鹅管吹入耳内。主治:耳内突作大痛,如有虫在耳内奔走,殊痛,或出血,或出水,或干痛,不可忍者。(孙世发 主编·《中医小方大辞典》56引《疡医大全》)

★ 126. 治脓耳2方

①蛇蜕卷条插入耳内,其脓吸尽自愈。(清·顾世澄 撰·《疡医大全》518)

②蛇蜕焙黑存性,研末,吹入耳中。(宋立人 总编·《中华本草》9册411引《片玉心专》)

★ 127. 治脓耳验案:黄某某,男,8岁,象州县寺村公社王院大队人。两耳经常流青黄脓液,耳内稍感胀痒不适,无其他全身症状。西医诊为中耳炎,曾用磺胺、抗生素、滴耳油等治疗,效果不好,反复发作,历时1年多不愈。后用蛇蜕末(将蛇蜕烧存性,研细末。临用时,先用75%的酒精棉签把患者耳道清洁干净,然后用细小筒管将药粉少许缓缓吹入耳内,每日1次,严重者每日2次。每次用药前,务必要把耳道内清洁干净。一般用药1~2天即可见效),3天即愈。随访6年未见复发。(杨鹏举 主编·《中医单药奇效真传》416)

★ 128. 治中耳炎流脓:【冰龙散】冰片、龙衣(烧存性,各等量)。制法:上药按病情酌量,混合研成粉末,贮瓶备用。用法:先用脱脂棉清理出耳内脓水,再将药面吹入耳内。每日1~2次。作用:收敛,止痛,消炎。疗效:重者5~6日,轻者2~3日即愈。例如:姜某某,女,3岁。耳内流脓2年,屡治无效,经用上方治疗,每日吹药2次,6日治愈。经2年来随访观察,未见复发。(张树生 高普等 编·《中药敷贴疗法》275)

★ 129. 治耳内出脓:白矾半斤,蛇壳一条。用法:将白矾放在铜勺内烧烊,将竹箸子在中间搅一孔,用蛇壳一条捏一团,入矾孔内,同烧枯,研末。吹之。(彭怀仁 主编·《中医方剂大辞典》9册464引《千金珍秘方选》)

★ 130. 治中耳炎5方

①蛇蜕30克,冰片0.5克。用法:将蛇蜕放在瓦片上焙黄,研细面,加冰片吹患耳。功效:清

热解毒,消肿止痛。适用于急性中耳炎。验证:屡用效佳。(良石 主编·《名医珍藏·秘方大全》291)

②蛇蜕三钱,冰片二分。用法:将蛇蜕焙或煅存性,与冰片共研细面,吹耳内,或用菜油调滴。又方加五倍子用。(中医研究院革命委员会 编·《常见病验方研究参考资料》486)

③将蛇蜕烧灰研末,调以麻油。用时先以双氧水洗净患耳,擦干后用棉棒蘸药涂于患部,每日或隔日1次。治疗21例,19例痊愈。(江苏新医学院 编·《中药大辞典》下册2119)

④用蛇蜕、蜂房各3钱,浸于95%的酒精300毫升中,7天后过滤滴耳,每日3~4次。治疗慢性化脓性中耳炎4例,均于1周内见效。(江苏新医学院 编·《中药大辞典》下册2119)

⑤蛇蜕97克,小蜘蛛2克,冰片1克。共研细末,瓶贮。先将耳内脓液洗净,吹入药粉,每日1次。(江苏新医学院 编·《中药大辞典》下册2119)

★ 131. 治急、慢性中耳炎:蛇蜕(煅存性)1两,枯矾3钱,冰片1钱。共研细末,吹耳。(中医研究院革命委员会 编·《常见病验方研究参考资料》488)

★ 132. 治耳疔痛:川连6克,蛇皮6克,枯矾6克,鸡内金3克。用法:上4味共为散,用茶油调涂患处。(吴静 陈宇飞 主编·《传世金方·民间秘方》339)

★ 133. 治牙痛验案:刘某,男,30岁。左侧牙痛连及腮颊,牙床肿胀,面红目赤,烦躁易怒,口苦,自感耳鸣头胀。服消炎止痛药无好转,用蛇蜕每天1次塞耳,3天后疼痛消失。治疗方法:取干净蛇蜕2~4克,塞于患侧耳中,约5分钟后,患者自感有冷气向里吹。(黄国健等 主编·《中医单方应用大全》393)

★ 134. 治虫牙痛:龙衣少许。用法:烧灰入酒内,漱之即愈。(沈洪瑞 主编·《重订十万金方》708)

★ 135. 治牙痛效方(吃冷饭热饭牙均痛):蛇蜕2克,烧酒1大盅。用法:将酒点着,将蛇蜕置酒内,5分钟以后把火吹灭,去蛇蜕,用酒漱口,痛即止。痛时再漱。(许逸民 李庆峰 编著·《中国百年百名中医临床家丛书·许玉山》30)

★ 136. **治紧唇**：蛇皮（烧灰）适量。用法：上药研为细末。生油调，涂疮上。（孙世发 主编·《中医小方大辞典》159 引《圣济总录》）

★ 137. **治茧唇**：蛇蜕烧成粉末，先擦拭患处以后敷在唇上。（杨建宇等 主编·《灵验单方秘典》21）

★ 138. **治老幼口疮**：蛇蜕皮水浸软，拭口内一二遍即愈，仍以药贴足心。（缪仲淳 编撰·《本草单方》235 引《婴孩宝鉴》）

★ 139. **治重舌**：蛇蜕烧灰，研极细末，用少许敷在舌上。（杨建宇等 主编·《灵验单方秘典》29 引《胜金方》）

★ 140. **治重舌验案**：缪氏子年十六，舌上重生小舌，肿不能食，医以刀割之，敷以药，阅时又生，屡治不痊，精力日愈。向余求药，检方书用蛇蜕烧灰研末敷之（不用刀割），立愈，后不复发。（杨鹏举 主编·《中医单药奇效真传》457 引《冷庐医话》）

★ 141. **治舌肿强硬**：蛇蜕（烧存性）、全蝎各等分。用法：上为细末。每用少许，敷舌上。（彭怀仁 主编·《中医方剂大辞典》9 册 469 引《医统》）

★ 142. **治喉闭**：蛇蜕，烧末，吹。（陆锦燧 辑·《鲟溪秘传简验方》202）

★ 143. **治缠喉风，咽中如束，气不通**：蛇蜕（炙黄）、当归等分。为末，温酒调一钱匕，得吐愈。（江苏新医学院 编·《中药大辞典》下册 2118 引《医准》）

★ 144. **治咽喉肿痛，咽物不得**：蛇蜕皮一条（烧令烟尽），马勃 7.5 克。用法：上药研为细散。以绵裹一钱，含咽津。（孙世发 主编·《中医小方大辞典》605 引《圣惠》）

★ 145. **治咽喉闭不通**：蛇蜕皮一分，白梅肉一分（微炒），牛蒡子半两，甘草一分（生用）。用法：上为细末。每用绵裹一钱，汤浸少时，含咽津。（彭怀仁 主编·《中医方剂大辞典》9 册 473 引《圣惠》）

★ 146. **治咽喉闭塞不通**：【比金散】蛇蜕皮（烧灰）、白僵蚕（直者生用）上等分。细研为散，每服半钱匕。掺咽内。咽津无妨。不计时候。（电子版·《中华医典·普济方》卷六十二）

★ 147. **治扁桃体炎验方**：取蛇蜕（即蛇皮，中药店有售）3~5 克，瘦猪肉 100 克，置锅中，加水煎取汁 200~250 毫升，饭后一次服下。每日 1 剂。可连服 2~3 剂。病情较重伴发热者，加鬼针草 10~15 克同煎。注：煎取的药汁，小儿可分 2~3 次服完。（《中医培训网》）

★ 148. **治突然声音嘶哑**：蛇蜕 1 条。煅存性，与白矾 1.5 克共研细末，吹喉，连用 1~2 次。（胡郁坤 陈志鹏 主编·《中医单方全书》435）

★ 149. **治乳汁不下**：漏芦 75 克，蛇蜕（炙焦）10 条，栝楼 10 个。烧存性为末。每次 6 克，温酒调服。良久，以热羹汤投之，以通为度。（杨建宇等主编·《灵验单方秘典》213 引《和剂局方》）

★ 150. **治乳房肿胀、疼痛**：蛇蜕、鹿角、露蜂房各三钱。共烧存性研细末。黄酒冲服。每日服二次，每次一钱。（江苏新医学院 编·《中药大辞典》下册 2119）

★ 151. **治妇人乳痈痛甚**：蛇蜕皮（烧灰）一钱，炒甘草末半钱。用法：上二药同和。暖酒下。如破，用生油调涂。（彭怀仁 主编·《中医方剂大辞典》2 册 13 引《传信适用方》）

★ 152. **治乳痈方**：蛇蜕皮（烧灰）。上以鸡子白和之敷上。少干即易。（电子版·《中华医典·普济方》卷三百二十五）

★ 153. **治乳腺炎**：以蛇蜕 4.5~6 克 g，烧成灰后研末，用黄酒 1~2 两冲服，每日一剂。服药期间停止哺乳，每日吸空乳汁，并用毛巾热敷。（朱良春主编·《朱良春·虫类药的应用》245）

★ 154. **治妇人乳结塞，肿硬如石，成痈者**：蔓荆子一两，乱发灰半两，蛇蜕皮半两（微炒）。用法：上为细散。每服一钱，食后温酒调下。（彭怀仁 主编·《中医方剂大辞典》3 册 1371 引《圣惠》）

★ 155. **用于堕胎**：将蜥蜴肝、蛇蜕皮等分。共研细末，以苦酒和匀。摩妊娠脐上及左右令温，胎即下也。（滕佳林 米杰 编著·《外治中药的研究与应用》554）

★ 156. **治胎衣不下**：【三退散】蛇蜕一条，蚕蜕一方，蝉蜕四十九个。用法：上用瓷罐内烧闭存性，研为细末，顺流水调下。（宋立人 总编·《中华本草》下册 411 引《古今医统》）

★ 157. **治难产 2 方**

①蛇蜕（全者）1 条，蚕蜕 30 克。用法：上药各烧存性，研为细末。酒调服。（孙世发 主编·

《中医小方大辞典》218)

②蛇蜕一条、蝉蜕三个水煎。温服。(沈洪瑞 主编·《重订十万金方》561)

★ 158. **治孕妇难产**:蛇蜕泡水,洗产门后,胎儿自己产出。(杨建宇等 主编·《灵验单方秘典》221 引《宝鉴》)

★ 159. **治妇女临盆难产**:蛇蜕 9 克。用法:砂锅焙,研末,黄酒送下。(毛绍芳 孙玉信 主编·《效验良方丛书·妇科验方》176)

★ 160. **催生**:【通灵散】蛇蜕皮(全者)1 条。用法:上药紧卷,以蚯蚓泥裹烧黑,研为细末,每次 3 克,温酒调下。功效:催生。(孙世发 主编·《中医小方大辞典》151 引《产乳备要》)

★ 161. **治横生逆产,吹乳**:【龙蛇散】蛇蜕皮适量。用法:上药入罐子内,盐泥固济,烧存性,研为细末,每次 6 克,榆白皮煎汤送下。凡产不顺,手足先见者,温酒送服 3 克,并用敷儿手足即顺。(孙世发 主编·《中医小方大辞典》46 引《普济方》)

★ 162. **治产后腹痛**:蛇蜕 2 条,红糖 90 克。用法:将蛇蜕瓦上焙干为末,黄酒适量为引,水煎服。(毛绍芳 孙玉信 主编·《效验良方丛书·妇科验方》221)

★ 163. **治产后风,牙关紧闭,两眼流泪,胡言乱语**:蛇蜕 1.5 克。用法:用烧酒 1 杯,燃着,把蛇蜕烧成炭,再用热黄酒 120 克调和一起服下。(吴静 陈宇飞 主编·《传世金方·民间秘方》240)

★ 164. **治外阴白色病变**:蛇蜕 15 克,朱砂 15 克,凡士林适量。用法:将蛇蜕去除泥沙等杂质,然后与朱砂共研细末,用凡士林调和成膏。搽涂患处,每日 2 次。功效:祛风,解毒,止痒。禁忌:孕妇禁用。(刘道清 主编·《中国民间神效秘方》858)

★ 165. **治外阴白斑医案**:【双蜕一虫散】蛇蜕 250 克,蝉蜕 250 克,蜈蚣 25 克。用法:共为细面,每服 10 克,日 2 次,早、晚用白开水送下。适用病证:肾主二阴,肾阴不足,虚热内作,复感风毒所致。祛风止痒,灭蛊解毒。医案:高某某,女,30 岁,教师。1971 年 2 月 2 日初诊。主诉外阴特殊瘙痒,皮肤色变白,大小阴唇萎缩,并有裂纹,有时渗血,已 17 年。日趋加重,影响工作和休息。患者从 13 岁起外阴皮肤变白,有轻微瘙痒症状。27 岁结婚,症状仍不显著,28 岁生一个孩子后,外阴瘙痒加重,前阴周围色已变白,大小阴唇出现裂纹,终日瘙痒,无暂安时,医治无效,痛苦万分。在沈阳经两个医院诊断,均确诊为外阴白斑,某院肿瘤科用镭照射,不仅无效,反而加重,局部肿胀,奇痒难忍。1971 年某医院决定给以手术治疗,并交待术后还可能复发。在预约手术期之前一天,病人前来就诊。检查外阴周围皮肤变白,大小阴唇萎缩,色白,有皲裂。嘱其服用"两蜕一虫散",每日 2 次,每次 10 克。3 月 6 日复诊,服药已五日,瘙痒明显减轻。继续服用 1 个月,外阴皮肤接近正常,嘱其坚持服用。8 月 4 日来诊,患者断断续续服用两蜕一虫散半年,症状全部消失。嘱其停药。1980 年 6 月 15 日随访:经服上药后,除 1975 年生第二个孩子之后,外阴有较短时间的轻微瘙痒外,一直很好。(电子版·《中华验方大全》外阴白斑篇)

★ 166. **治外阴溃疡,久不敛口**:蛇蜕一钱,银珠二钱。用法:蛇蜕火煅存性和银珠研末,干撒疮口。(中医研究院革命委员会 编·《常见病验方研究参考资料》369)

★ 167. **治小儿诸疟**:蛇蜕(烧灰)适量。用法:上药研为细末。每服 3 克,冷水调服。(孙世发 主编·《中医小方大辞典》158 引《圣济总录》)

★ 168. **治小儿疟疾**:蛇蜕于未发前一时塞鼻(男左女右),过时即去。(清·丁尧臣 著·《奇效简便良方》108)

★ 169. **治小儿腮腺炎**:蛇蜕 6 克,鸡蛋 2 个。将蛇蜕用清水浮去尘垢,切碎,加 2 个鸡蛋搅拌后,用油煎炒熟(可酌加盐),1 次服用。成人及 12 岁以上儿童蛇蜕用量加倍,鸡蛋不增加。有胃肠道功能紊乱的患儿,可将上方多次分服,其效果不太理想。应用本方治疗 90 例,均获满意疗效。只有 5 例服用 2 剂,其余均服用 1 剂,均未发生脑炎、睾丸炎等并发症。(胡熙明 主编·《中国中医秘方大全》下册 551)

★ 170. **治流行性腮腺炎 4 方**

①蛇蜕 6 克,洗净扯碎,鸡蛋 1 个,打破放入碗内调匀,置锅内,稍加香油炒熟,睡前食之,每日～1 次,连服 3～4 日可愈。(朱良春 主编·《中国百年百名中医临床家丛书·朱良春》194)

②蛇蜕 9 克,搓成管状塞耳内,如双腮均肿,

可塞两耳。(吴静 陈宇飞主编·《民间祖传秘方大全》728)

③【蛇蜕尾散】蛇蜕尾 5 寸,冰片 1 分。用法:蛇蜕尾在新瓦上焙枯,共研细末。吹入耳内。功能:清热止痛,祛风解毒。(阳春林 葛晓舒·《湖南省中医单方验方精选·外科》上册 230)

④蛇蜕、雄黄各适量。用法:将上药和匀,塞耳道中。(吴静 陈宇飞主编·《民间祖传秘方大全》728)

★ 171. 治小儿吐血:蛇蜕皮灰,乳汁调,服半钱。(明·李时珍 撰·《历代医学名著全书 4 册·本草纲目》3402)

★ 172. 治小儿重舌:蛇蜕不拘量。用法:煅存性,置地上去火毒,研末,置少许于口内患处。疗效:3 ~ 5 次痊愈。临床症状:小儿重舌在舌下近根处,红肿胀突,形如小舌,称为重舌。舌下连筋处红肿胀突,或连贯而生,状如莲花。轻证不感疼痛,唯吮乳障碍,重证则感疼痛,甚或溃烂。(李德新等编著·《祖传秘方大全》205)

★ 173. 治小儿重舌,舌腭:蛇蜕半两(烧灰存性)。用法:每用半钱,醋调,涂舌下。(缪仲淳 编撰·《本草单方》360)

★ 174. 治小儿喉痹肿痛:蛇蜕烧末,乳汁服一钱匕。(江苏新医学院 编·《中药大辞典》下册 2118 引《食医心镜》)

★ 175. 治小儿口疮:蛇蜕,水渍令湿软,拭口内疮,一二度即愈。(彭怀仁 主编·《中医方剂大辞典》9 册 474 引《圣济总录》)

★ 176. 治小儿白秃疮:用蛇蜕皮烧灰。细研,猪膏调敷。(电子版·《中华医典·普济方》卷四百八)

★ 177. 治儿吹着奶疼肿:蛇蜕一尺七寸,烧令黑,细研,以好酒一盏,微温顿服,未甚效更服。(江苏新医学院 编·《中药大辞典》下册 2118 引《产乳集验方》)

★ 178. 治小儿解颅(脑积水):蛇蜕皮,焙干、研末、与适量猪下颌骨骨髓调成膏,外用:适量敷囟门上,每日 3 ~ 4 次。(张金鼎 邹治文·《虫类中药与效方》174 引《千金要方》)

★ 179. 治小儿肾经虚热解颅,囟不合,囟填,囟陷下不平:蛇蜕皮一两(烧灰)、防风、大黄(湿纸裹,火煨存性)、白及各半两。用法:上为细末,入青黛半两研匀。每用半钱,以猪胆汁调匀,纸摊,四边各留少白纸,用淡醋生面糊贴囟上,不住以温水润,一伏时换。(彭怀仁 主编·《中医方剂大辞典》7 册 161 引《幼幼新书》)

★ 180. 治小儿惊风:蛇蜕 1.5 ~ 3 克。用法:煎汤或研末水冲服。功效:祛风定惊,解毒消肿。(郭志杰 吴琼 等 主编《传世金方·一味妙方》198)

★ 181. 治小儿口紧不能开合饮食,不语即死:蛇蜕烧灰,拭净傅之。(明·李时珍撰·《历代医学名著全书 4 册·本草纲目》3402)

★ 182. 治小儿斑疮入眼,及裹黑睛:桦皮、头发、蛇蜕各半两。用法:上锉细。净器内点火烧之,候烟尽,研细。每服半钱,煎黑豆汤,入酒三点调下,一日五次。(彭怀仁 主编·《中医方剂大辞典》8 册 151 引《幼幼新书》)

★ 183. 治小儿痘后目翳:天花粉、蛇蜕(洗焙)各等份,共研为末。另将羊肝批开,入药在内,米泔水煮熟,切食。(杨建宇等 主编《灵验单方秘典》244 页《齐东野语》)

★ 184. 治小儿浮翳:蛇蜕五条,海螵蛸二两,粉草半两。用法:上为末,米饮为丸,如绿豆大。每服十五丸,米饮送下。(彭怀仁 主编·《中医方剂大辞典》7 册 1276 引《永乐大典》)

★ 185. 治小儿痘疮,余毒上攻咽喉,语声不出:蛇蜕一条(用麻油点灯,烧存性)。用法:上为细末,以砂糖拌为饼子。嚼下。(彭怀仁 主编·《中医方剂大辞典》3 册 332 引《续易简方》)

★ 186. 治小儿痘疮入眼方:用蛇蜕五寸。煮绿豆去皮. 只吃豆。神效。(电子版·《中华医典·普济方》卷四百四)

★ 187. 治小儿疮疹不快,倒靥:【紫金散】紫草、蛇蜕(炒焦)、牛李子(炒)各 15 克。用法:上药研为粗末。每次 3 克,水煎,去渣温服。(孙世发 主编·《中医小方大辞典》1169 引《普济方》)

★ 188. 治婴儿湿疹:蛇蜕五钱,凤凰衣十只。用法:二药火煅,去火毒,入川黄连一钱,冰片少许,为末,香油调搽。(中医研究院革命委员会 编·《常见病验方研究参考资料》419)

★ 189. 治小儿骨疮:《海上方》诗云:小儿骨痛不堪言,出血流脓甚可怜。寻取水蛇皮一个,烧灰油抹敷疼边。(缪仲淳 编撰·《本草单方》361)

★ 190. 治小儿头面身上生诸疮方:用蛇蜕烧末。和猪脂。敷之于上。效。(电子版·《中华医典·普济方》卷三百六十三)

★ 191. 治小儿初生月蚀及恶疮:用蛇蜕皮烧灰为末。和猪脂敷上。(电子版·《中华医典·普济方》卷四百七)

★ 192. 治初生小儿,遍身如蛇鳞:僵蚕去头、蛇蜕各等分。用法:水煎洗。(沈洪瑞 主编·《重订十万金方》660)

★ 193. 治鱼鳞病:用蛇蜕50克,僵蚕50克,蝉衣25克,凤凰衣25克。上药用2层纱布包好,入水煎沸,合并2次煎液备用。取药液倒入浴盆浸泡全身30分钟,并用纱布浸药擦洗患处。每个月浸浴1次,连用1个冬季。(滕佳林 米杰 编著·《外治中药的研究与应用》553)

★ 194. 治眼部肿瘤:蛇蜕1条,生绿豆30克,白糖120克。先将蛇蜕剪碎,香油炸黄存性为末,绿豆炒香为末,加白糖,用水调匀,放锅内蒸熟,内服。每次1~2克,每日2次。每剂药服完,休息3天,可以继续服。(杨建宇 主编·《抗癌秘验方》22)

★ 195. 治甲状腺癌:蛇蜕2克,鸡蛋1枚。将鸡蛋破1小孔,装入蛇蜕末,封口煮食,每次服1枚,每日2次,连服60天为1个疗程。(杨建宇 主编·《抗癌秘验方》91)

★ 196. 治子宫肌瘤:蛇蜕2克,鸡蛋1枚。用法:打1小孔,将蛇蜕填入后,面皮包裹,烧熟食之,每日2次。(毛绍芳 孙玉信 主编·《效验良方丛书·妇科验方》308)

★ 197. 治晚期绒癌肺转移:全蝎、露蜂房、僵蚕、蛇蜕各等份。用法:研末,水泛为丸,每日2次,每次3克。(杨建宇 主编·《抗癌秘验方》286)

蚯蚓(又名地龙 174 方)

【性味】咸,寒。肝、脾、肺经。

【功用主治】清热,平肝,止喘,通络。治高热狂躁,惊风抽搐,风热头痛,目赤,中风半身不遂,喘息,喉痹,关节疼痛,齿衄,小便不通,瘰疬,痄腮,疮疡。

【用法用量】内服:煎汤,1.5~3钱;或入丸、散。外用:捣烂、化水或研末调敷。

【使用注意】①《药对》:"畏葱、盐。"

②《本草经疏》:"伤寒非阳明实热狂躁者不宜用,温病无壮热及脾胃素弱者不宜用,黄疸缘大劳,腹胀属脾肾虚,阴虚成劳瘵者,咸在所忌。"

★ 1. 治高血压 2 方

①活蚯蚓三至五条,放盆内排出污泥后切碎,鸡蛋二至三个,炒熟吃,隔天吃一次,至血压降至正常为止。(江苏新医学院 编·《中药大辞典》下册 2113)

②蚯蚓 15 条。用法:将蚯蚓剖开,洗净泥土,加白糖 100 克,30 分钟后蚯蚓则溶化成液体时,顿服。每天早、晚各服 1 次,5 天为 1 个疗程。功效:清热,解毒,利尿,平喘。(郭志杰 吴琼等主编·《传世金方·一味妙方》20)

★ 2. 治中风半身不遂:地龙三钱,全蝎二钱,赤芍四钱,红花三钱,牛膝四钱。水煎服。(江苏新医学院 编·《中药大辞典》下册 2113)

★ 3. 治偏瘫:地龙 30 克,蜈蚣 1 条,白芷 10 克,和研细末,每次服 6 克,每日 3 次。(胡晓锋编著·《虫蛇药用巧治百病》130)

★ 4. 治白虎风,疼痛不可忍:【地龙散】地龙末一两(微炒),好茶末一两,白僵蚕一两(微炒)。用法:上为细散。每服二钱,以温酒调下,不拘时候。(彭怀仁 主编·《中医方剂大辞典》4 册 4 引《圣惠》)

★ 5. 治白虎风,走转疼痛,两膝热肿:【防风散】防风一两(去芦头,微炒),地龙二两(微炒),漏芦二两。用法:上为细散。每服二钱,以温酒调下,不拘时候。(彭怀仁 主编·《中医方剂大辞典》4 册 891 引《圣惠》)

★ 6. 治白虎风,身体疼痛不可忍,转动不得:地龙半两(微炒),阿魏半分,乳香一字。用法:上为细散。每服一钱,以好茶调下,不拘时候。(彭怀仁 主编·《中医方剂大辞典》5 册 997 引《圣惠》)

★ 7. 用于乙脑高热:用中等大蚯蚓 10 条,白矾末少许。将蚯蚓收入 75% 的乙醇或白酒内浸泡约 3 分钟,取出,撒少许极细的白矾末。把蚯蚓卷曲成团状,直接敷于肚脐上,外面覆盖塑

料薄膜,绷带围腰包扎,2 小时左右取下。若体温不降,可重复敷贴。(滕佳林 米杰 编著·《外治中药的研究与应用》530)

★ **8. 治眉棱骨痛及头风头痛:**【地谷散】谷精草 6 克,干地龙 9 克,乳香 3 克。共研极细末,贮瓶备用。取本散 1.5 克,摊在卷烟纸上,撮成烟条状,点燃一头,待烟雾冒出后,对准患者鼻孔,交替熏之,先熏后吸,每次 1 ~ 3 分钟,每日 1 ~ 3 次。(滕佳林 米杰 编著·《外治中药的研究与应用》531)

★ **9. 治偏正头痛:**【一滴金】地龙(晒干)、人中白(煅)各等分,为细末。羊胆汁为丸,芥子大,每用 1 丸,新汲水 1 滴化开,滴鼻内。(滕佳林 米杰 编著·《外治中药的研究与应用》530 引《张氏医通》)

★ **10. 治偏头痛不可忍:**【龙香散】地龙(去土,炒)、乳香各等份。用法:上药研为末,掺在纸上,作纸捻。于灯上烧令烟出,即迎烟熏鼻,随患左右用之。(孙世发 主编·《中医小方大辞典》306 引《圣济总录》)

★ **11. 治神经性头痛:**全蝎、地龙、甘草各等分,和研细末,每次服 3 克,早、晚各 1 次。(胡晓锋 编著·《虫蛇药用巧治百病》129)

★ **12. 治癫痫:**鲜蚯蚓 50 条,半夏 12 克,郁金 30 克,生大黄 10 克。先煮蚯蚓,后下半夏、郁金,最后放大黄,早晨空腹 1 次顿服,每日 1 次,连服 10 ~ 20 日。(胡晓锋 编著·《虫蛇药用巧治百病》131)

★ **13. 治癫狂验案:**袁某某,男,21 岁,学生。因故情志怫郁,郁久化火,火盛则生痰动风,上蒙清窍,神志迷乱,骂詈叫号,不避亲疏,甚至毁衣殴人,服药无效。诊见面目红赤,两眼闪烁不定,脉弦滑有力,苔黄燥,边尖红,此狂症也。治宜泻肝降火,熄风涤痰。方用鲜地龙(水洗净),每日 10 条,与猪肉 1 ~ 2 两同切碎,加葱盐拌和作馅,以面做饼烘热与食,4 日后躁狂之象即稍缓解,10 日乃大定,连服 1 个月而愈。迄今 10 余年未复发。(杨鹏举 主编·《中医单药奇效真传》191 引《虫类药的应用》)

★ **14. 治精神分裂症验案:**庄某某,男,30 岁。于 1961 年 9 月中旬因恋爱问题受到刺激,开始精神不振,目瞪口呆,连续失眠 3 天,继则哭闹不休,当地治疗无效。于 1962 年 3 月初,挖韭菜地下之蚯蚓 300 余条剪开去泥,用水洗晒干,和鲜鸡蛋炖熟,服之 3 天后又吃 300 多条,和猪肉炖,又隔 4 天,吃 200 多条。于 4 月初,症状完全消失。(黄国健等主编·《中医单方应用大全》359)

★ **15. 治支气管炎 2 方**

①地龙适量,研细粉,装胶囊,每粒 0.5 克。用法:口服。每日服 3 次,每次 3 克。(张金鼎 邹治文·《虫类中药与效方》167)

②地龙末 4.5 克,猪胆粉、大枣粉、胎盘粉各 1.5 克。混合均匀,早、中、晚分 3 次服下,连服 7 日。(胡晓锋 编著·《虫蛇药用巧治百病》130)

★ **16. 用于肺炎:**地龙干 10 克,榄核莲 15 克,橘叶 6 克。水煎分 3 次服。(胡晓锋 编著·《虫蛇药用巧治百病》130)

★ **17. 治支气管哮喘:**表现为咳嗽、哮喘,入夜更甚,痰稠色黄,伴发热等。地龙 18 克,加白糖。每次服 3 克,每天 3 次。据梁远立报道,应用本方治疗 10 例,近期治愈 9 例,有效 1 例,疗效颇为满意。对偏热小儿哮喘效果更佳。(薛建国 李缨主编·《实用单方大全》481)

★ **18. 治支气管哮喘验案:**张某某,男,8 岁。1985 年 3 月 10 日初诊。咳嗽,哮喘,入夜更甚,痰稠色黄,发热面红,不思食,舌苔薄黄,脉浮滑。诊为小儿哮喘。给地龙粉 18 克,嘱其加白糖服,每次 3 克,每天服 3 次。患儿复诊时喘咳明显减轻,浊痰亦少,体温正常,食欲增加,再服地龙粉 18 克而愈,随访半年未见复发。(黄国健等 主编·《中医单方应用大全》361)

★ **19. 治支气管喘息:**地龙研细末,装入胶囊,每次一钱,日服三次,温开水下。(江苏新医学院 编·《中药大辞典》下册 2113)

★ **20. 治咳嗽哮喘验案:**张某某,女,4 岁。咳嗽哮喘 2 天,声音嘶哑,不能平卧。曾用青链霉素、抗哮药治疗无效。1985 年 2 月 4 日来我院求治。据诉,患儿父母均有哮喘病。检查:体温正常,胸透未见病变,不能平卧,喉中笛音,两肺满布哮鸣音。舌苔薄黄,脉滑数。诊为哮喘。给地龙粉 15 克,分 5 次服。翌日复诊,症状已缓解,哮鸣音消失,呼吸音仍粗糙,继服地龙粉 15 克而愈。随访半年未复发。(杨鹏举 主编·《中医单药奇效真传》47)

★ **21. 治百日咳:**地龙 5 克,麻黄 3 克,杏仁

3克,甘草2克。水煎服。(胡晓锋 编著·《虫蛇药用巧治百病》131)

★ 22. 用于热性呕吐:用鲜地龙若干条,洗净泥土,撒上白砂糖,顷刻为糊状,再加面粉适量调成药饼。贴涌泉穴。(滕佳林 米杰 编著·《外治中药的研究与应用》530)

★ 23. 治肾炎:白颈蚯蚓6条,车前子12克,白糖30克。水煎服,1日1次,连服7日。(胡晓锋 编著·《虫蛇药用巧治百病》131)

★ 24. 治胃脘疼痛:活蚯蚓一条。用法:捣烂为泥,滚开水冲之,俟澄清徐徐饮之。(沈洪瑞 主编·《重订十万金方》77)

★ 25. 治消化性溃疡:表现为胃脘痛,经胃镜检查确诊。地龙适量,用烤箱烤干后研末,过120目筛备用。每次2克,每天3~4次,饭后1小时内服,每晚睡前加服第4次。据牟德峻报道,应用本方治疗40例,治愈34例,显效6例。(《陕西中医函授》1988年第1期。474)

★ 26. 治胃痛(十二指肠球部溃疡)验案:患者路某某,男,43岁。胃痛8年。每周受寒或辛劳而作,并泛呕吞酸,嘈杂不安,食后3个小时痛剧。舌质红,舌苔微黄腻中剥,脉细弦。西医诊断为十二指肠球部溃疡。取鲜地龙2斤,置净水中2小时,待其腹中泥粪排净,取出洗净,放于盆内,用白糖1斤撒入拌匀,其体液即迅速渗出,1~2小时后,以纱布滤其液,总计得到700~1000毫升为宜。再以高压消毒备用。每次30~40毫升,每日3~4次于饭前1小时加温口服;服后立即向病变部位侧卧1小时。治疗3个月,诸症消失,胃部检查未见异常。(杨鹏举 主编·《中医单药奇效真传》101)

★ 27. 治恣饮烧酒,大醉欲死,身体臭秽:蚯蚓20条,葱40根。用法:同捣烂如泥,以井水漉过,取汁。灌入醉人口中。(孙世发 主编·《中医小方大辞典》340引《辨正录》)

★ 28. 治腹水:甘遂、地龙各15克,生大蒜90克。研末和丸,每次服3克,每日早、晚各1次。(胡晓锋 编著·《虫蛇药用巧治百病》130)

★ 29. 治遍身黄肿:地龙30克,黄瓜30克。用法:上药研为细末。每次6克,用黄酒或茶清调下。(孙世发 主编·《中医小方大辞典》342引《鲁府禁方》)

★ 30. 治腮腺炎4方

①鲜地龙20~30条,用法:将地龙肚内的泥土洗净,置玻璃杯内,加入白糖30克腌渍。约50分钟后逐渐分泌出白黄色黏液,然后以玻璃棒用力搅拌,即成糊状灰棕色的地龙糖浆。将之直接涂于肿胀处,再用湿纱布覆盖固定,每天涂药3~4次。疗效:治疗80例患儿,全部治愈。疗程最长7天,短者1天。(刘有缘 编著·《一两味中药祛顽疾》511)

②【解毒消肿散】芒硝、地龙各等份,米醋适量。用法:将上药共研细末,用米醋拌匀(醋药之比2:1),外敷于患处,每日4次,保持湿润,或以开水浸泡10分钟后用纱布吸湿敷于患处。疗效:17例患者经敷药后次日疼痛消失,继用2~3天,肿块全无。(良石 主编·《名医珍藏·外治秘方》123)

③【蟾地膏】蟾蜍2只(去内脏),地龙20条(洗净)。共捣烂,用蛋清或香油调成膏,敷患处,上盖纱布,每日1换。(胡晓锋 编著·《虫蛇药用巧治百病》130)

④生石膏15克,青黛15克,冰片6克,大蚯蚓10条(为1次用量)。用法:将活蚯蚓放入碗内,待吐出泥沙后,用清水冲洗净。加适量白糖,待蚯蚓溶化后,加入以上药粉和少量米醋,搅成糊状即成。使用时先清洁消毒两侧腮腺区后,均匀涂上药糊,用略大于药面积的软塑料膜覆盖,加绷带包紧。每日换药一次,重者可1天换药2次。疗效:运用此法治疗患者47例,均在用药24小时后,体温基本降至正常,腮腺肿胀明显缩小。除1例合并睾丸炎加服普济消毒饮2剂外,其余全部未用过其他中西药物。47例肿胀症状在2天内消失者16例,3天内消失者27例,4天内消失者4例。患者最终全部治愈,无后遗症。(良石 主编·《名医珍藏·外治秘方》2)

★ 31. 治流行性腮腺炎4方

①活蚯蚓与等量白糖搅拌,约半小时后,得出似蜂蜜状的浸出液,过滤后备用。或加入2~3倍凡士林,加热调和成软膏。外敷,1日6次或更多次,应用本方治疗12例,全部均在1~3天热退,1~7天局部肿胀消失。(胡熙明 主编·《中国中医秘方大全》下册549)

②鲜活地龙(幼、成地龙均可)1~2条。用法:将地龙浸泡于红醋中,15~20分钟后将地龙

取出(取出的地龙以不能蠕动为佳),放于纱块上,敷贴于局部肿痛处,用胶布固定。1日1次,忌食硬、酸、辛辣等食物。功效:清热解毒,软坚散结。(郭志杰 吴琼等 主编·《传世金方·一味妙方》91)

③大活地龙6条(捣烂),冰片5克(研末)。将2药调匀,制成直径为5厘米左右的药饼。摊于纱布上,外盖一层塑料薄膜,外敷腮腺肿胀明显部位,用胶布固定。每日换药1次。治疗56例,一般用药后即可肿消痛减热退,轻者敷1次,重者3~4次即愈。(滕佳林 米杰 编著·《外治中药的研究与应用》531)

④地龙7~10条。用法:将地龙捣烂,加适量红糖后敷于患处,包扎固定,每日1次。(唐大旺 张俐敏 主编·《传世金方·祖传秘方》294)

★ 32. 治流行性腮腺炎验案:孙某某,女,7岁,学生。1986年12月3日就诊。两腮肿胀酸痛2天。有同龄患儿接触史。检查:两腮漫肿,口腔内流涎明显,咽部无充血。舌淡苔薄白,脉浮数。此乃风毒壅于少阳胆经,气血阻塞。选用该法治疗后,4天病愈。治疗方法:将鲜地龙若干条放入碗内,加入适量的白糖,置放数小时,待白糖化尽,地龙干瘪后,过滤其液即得。(黄国健等 主编·《中医单方应用大全》361)

★ 33. 治肺结核咯血:可见面色无华、午后潮热、颧稍红、神疲厌食、夜卧不宁、舌质红、苔薄白、脉虚细数,多属气阴两虚,损及肺络所致。鲜地龙20条(不切断),洗净置于碗内,撒上冰糖30克,加凉开水1小碗,盖好放在锅里,用大火炖至地龙僵化、冰糖溶解为度。除掉地龙,取汤液空腹服之,每天2次,连服1周。据蒋序学报道,应用本方治疗本病效果很好。(薛建国 李缨 主编·《实用单方大全》474)

★ 34. 治伤寒已六七日,热极,心下烦闷,狂言见鬼,欲起走:大蚯蚓一升破去土,以人溺者,令热,去滓服之。直生胶汁及水煎之,并善。(宋立人 总编·《中华本草》9册23引《肘后方》)

★ 35. 治早泄验案:晁某某,男,24岁。主诉早泄1年余。由于难于启齿,一直未能就医。近月来,病情加重,几乎近女物即泄,苦楚难鸣。经服下药5天后,即有好转。嘱其控制感情,节制房事继续服药。药服3个月有余,早泄根除,追访1年未再发。治疗方法:新鲜蚯蚓10条(以

韭菜地的为好),破开洗净,加韭菜汁约10毫升,捣为糊状,黄酒1盅冲服,每日2次。一般服药数日即可见效。(杨鹏举 主编·《中医单药奇效真传》167)

★ 36. 治热泻:用猪苓、地龙、朱砂各适量,葱汁少许。前三味研细末,加入葱汁调成饼状。敷脐。(滕佳林 米杰 编著·《外治中药的研究与应用》530引《理瀹骈文》)

★ 37. 治热证,中暑小便不通:蚯蚓杵挺烂,用凉泉水搅和澄清,取汁半碗,服下立通。能大解热疾,不知人事,服下即效。(宋立人 总编·《中华本草》9册29)

★ 38. 治尿潴留(即癃闭):表现为小腹坠胀疼痛、时欲小便而不得出、面色苍白、少气懒言、纳差、舌质淡、苔薄白、脉细而弱。鲜地龙100条,干地龙适量。鲜地龙洗净泥土,分2次炒热外敷脐上。口服干地龙。每天3次,每次9克,温水送服。据陈学平报道,应用本方治疗1例,效果良好。(薛建国 李缨 主编·《实用单方大全》475)

★ 39. 治小便不通:蚯蚓。捣烂,水滤,取浓汁半碗服。(陆锦燧 辑·《鲟溪秘传简验方》96)

★ 40. 治小便淋浊,热痛异常:蚯蚓焙枯研末。用法:每服三钱,水、酒各半送服。(沈洪瑞 主编·《重订十万金方》264)

★ 41. 治老人小便不通:白颈地龙,茴香用时看多少。用法:上杵汁,倾于脐内。自然便通。(彭怀仁 主编·《中医方剂大辞典》4册7引《养老奉新》)

★ 42. 治水肿,小便绝少:地龙、猪苓、针砂各30克,葱白头适量。前3味药共研细末,再入葱白共捣烂如泥状,调和成膏,备用。取本膏适量,做成一药饼,敷于脐中,按紧,外以纱布覆盖,胶布固定。每日换药2次。(滕佳林 米杰 编著·《外治中药的研究与应用》530引《严氏济生方》)

★ 43. 治血尿:【生地龙汤】活蚯蚓40条,生大蓟150克,白糖150克。蚯蚓洗净,撒上白糖化成汁,生大蓟煎沸5~10分钟,加入蚯蚓糖汁即成,空腹趁热随意饮。(胡晓锋 编著·《虫蛇药用巧治百病》130)

★ 44. 治热淋:用地龙1条,蜗牛1个,共捣烂。敷脐上。(滕佳林 米杰 编著·《外治中药

的研究与应用》531)

★ **45. 治胆结石:**鲜地龙 50 克,洗净,加白糖适量腌渍。至糖化成汁液后取汁内服,每次 15 毫升,每天服 1 次。(薛建国 李缨 主编·《实用单方大全》474)

★ **46. 治肾、输尿管结石:**新鲜地龙 30 条。洗净泥土,置铁锅文火焙干,研末,加白糖 250 克。早起 1 次顿服。据陈泉声报道,应用本方 8 例,皆痊愈。(薛建国 李缨 主编·《实用单方大全》474)

★ **47. 治泌尿系结石:**用小红蚯蚓、大蒜子、红薯叶各适量,捣烂。敷肚脐处,每日 1 次。(滕佳林 米杰 编著·《外治中药的研究与应用》531)

★ **48. 治阳证脱肛:【蟠龙散】**干地龙 30 克,风化朴硝 6 克。上锉,焙干研为细末,仍和匀朴硝。每以 6～9 克,肛门湿润干涂,干燥用清油调涂。先以见肿消、荆芥、生葱煮水,候温洗浴,轻与拭干,然后涂药。(滕佳林 米杰 编著·《外治中药的研究与应用》529 引《活幼新书》)

★ **49. 治脱肛:**蚯蚓 2 条,升麻 5 克,猪肉适量。用法:蚯蚓捣烂,升麻同煮猪肉。每日 1 剂,顿服。功能:升阳举陷,清热解毒。注意事项:连吃 3～5 天。(阳春林 葛晓舒·《湖南省中医单方验方精选·外科》下册 1069)

★ **50. 治内痔:**地龙 20 克,蜣螂 6 个,荆芥穗 30 克,黄蜡 30 克。将上药捣烂或研细末。溶入黄蜡,成型,备用。插入肛门中上下滑动,每日数次,病愈为止。(滕佳林 米杰 编著·《外治中药的研究与应用》529 引《中国民间草药方》)

★ **51. 治痔疮:**蚯蚓 60 克,白公鸡肠子 1 条。蚯蚓装入鸡肠内,棉花油炸焦,顿服,水送服。(胡晓锋 编著·《虫蛇药用巧治百病》131)

★ **52. 治痔疮痛痒:**地龙三钱,枯矾一钱。用法:共研为细末。将药末撒患处。(沈洪瑞 主编·《重订十万金方》459)

★ **53. 治痔疮验案:**于某某,男,47 岁。1977 年 4 月 12 日来诊。诊断为外痔。局部红肿疼痛,有疙瘩,有时出血。经服下方 1 剂,疼痛减轻,又服 1 剂痊愈。随访未再复发。治疗方法:地龙 15 克,荞面 100 克。将地龙放在瓦片上烘成黄黑色,研成细末,再将荞面用白水调匀,做成饼,然后放咸地龙末包成 7～10 个饺子。用药壶煮熟,1 次吃完,每日 1 剂。注:忌酒和辛辣食物。(黄国健等 主编·《中医单方应用大全》360)

★ **54. 治肛瘘、痔漏:**地龙四十条(在韭菜地者佳),蜣螂八个。用法:炙干研末,早、晚各服五分至一钱。(中医研究院革命委员会 编·《常见病验方研究参考资料》283)

★ **55. 治一切远年疮毒起管成漏,脓水时流,久不收口:**韭菜地上蚯蚓 1 斤(酒洗,炙,研末),蜣螂八个(炙,研末),刺猬皮(连刺)五钱(炙)。炼蜜为丸,梧子大。每服八分,开水下。管自逐节推出,以剪子剪去败管,效。(宋立人 总编·《中华本草》9 册 24)

★ **56. 治骨质增生症:**余某某,男,31 岁。左肘关节肿胀疼痛已 2 年,周围约有 2 厘米大小高出皮肤,质硬。X 线摄片确诊为骨质增生症,现肘关节已不能伸屈,曾多方服中药,及外擦"骨友灵"等药罔效。经此液治疗,26 天后,肘关节恢复活动,继续治疗 30 天,肘关节活动正常,随访至今未见复发。治疗方法:鲜地龙白糖液,加入适量野葡萄汁(鲜草叶捣烂绞汁)。(黄国健等 主编·《中医单方应用大全》360)

★ **57. 治抽筋:**地龙一条,胡黄连一钱。水煎,日服三次。(江苏新医学院 编·《中药大辞典》下册 2113)

★ **58. 治下肢溃疡 2 方**

①取活地龙 100 克,置水中 1 小时左右,让其吐尽体内泥土,洗净后放干净瓶内,加入白糖 30 克。3 小时左右即可得渗出液约 50 毫升,然后用纱布过滤,装瓶内,加入适量黄连素,高压消毒后备用。每日纱布条换药 1 次。薛勇宏用上方治疗下肢溃疡 21 例,结果全部治愈。时间最短 8 天,最长 40 天,治愈率达 100%。(王辉武 主编·《中药临床新用》238)

②蚯蚓若干条。清水吐净泥土,吸净体外水分,加白糖(2:1),静置 1～2 小时,滤取液,置冰箱或阴凉处。纱布 2～3 层浸湿,隔数日换纱布 1 次。或鲜地龙 100 克清水吐净泥土,蜂蜜 200 克,静置 10～12 小时,滤取液,高压消毒。清洁创面及外围,蘸敷溃疡面,日 3～6 次。(孟凡红 主编·《单味中药临床应用新进展》424)

★ **59. 治臁疮:**一患者左下肢有 3×2 厘米溃疡面,呈暗红灰色,脓性分泌物有臭气,伤口周围皮肤紫黑,病经 7 月,曾用普鲁卡因封闭及局部外撒消炎粉等疗法,疮面还不缩小。经笔者用蚯蚓水疗法每日换药 1 次,5 日后疮面即缩小 2/5,且分泌物已止,继续隔日换药治疗,20 余日完全结痂,又观察 10 余日痊愈出院。治疗方法:取大条活蚯蚓 30～50 条,以凉水洗净放入杯内任其吐出泥土。约 2～3 小时后,再经水洗放入洗净之玻璃杯内,然后撒白糖 25 克,放在冷暗处经 12～15 小时,蚯蚓体内水分即全部渗出与糖溶化,遂成一种淡黄色黏性液,然后去蚯蚓将溶液过滤消毒(煮沸或高压蒸汽消毒)即成蚯蚓水(注意放于冷暗处或冰箱内以防腐臭)。先以食盐水洗净患部,然后按疮面之大小剪纱布放蚯蚓水内浸透,以消毒后的镊子敷于疮面上(或以脱脂棉球蘸蚯蚓水涂搽疮面亦可),同时再外敷纱布 5～6 层,用绷带固定即可,每日或隔日换药 1 次。(黄国健等 主编·《中医单方应用大全》360)

★ 60. 治蛇咬,毒气攻心迷闷:地龙五条,蜈蚣一条。用法:上药相合捣烂,敷患处。(彭怀仁 主编·《中医方剂大辞典》1 册 70 引《圣济总录》)

★ 61. 治狗咬:蚯蚓数条(捶烂)敷之。再用蒜捶烂敷于外即好。葱捣贴亦可。(清·丁尧臣 著·《奇效简便良方》144)

★ 62. 治带状疱疹 2 方

①活地龙洗净泥土,加等量白糖使其溶化。用棉棒蘸溶液涂敷患处,每日涂药 5～6 次,无须包扎。分别治疗 35 例和 83 例,均获痊愈,且无不良反应。涂药后患部即感清凉,一般用药 10～15 分钟疼痛明显减轻,1～2 天疱疹干缩,3～5 天脱屑痊愈。疱疹已破者治疗时间要长些。(宋立人 总编·《中华本草》9 册 25)

②大活地龙 10 条,清水洗净后加入白糖 60 克拌,放置 24 小时后取黄色地龙浸出液,涂于疱疹表面,日 5～6 次。陶云卿用上方治疗带状疱疹 64 例,全部治愈。疼痛消失时间平均为 6 天。皮损恢复时间平均为 9 天。(王辉武 主编·《中药临床新用》236)

★ 63. 治缠腰火丹:生地龙三钱,冰片五分。用法:共研细末。先刺破疮顶,然后将药撒布患处。(沈洪瑞 主编·《重订十万金方》400)

★ 64. 治缠腰火丹验案 3 例

①陈某某,男,37 岁。1 周前与友饮酒后即感周身不适,时有低热,肋部皮肤灼热刺痛,继之出现成簇水泡如绿豆大小,疼痛尤甚,夜不能寐。经口服病毒灵、维生素、注射维生素 B_{12}、板蓝根注射液等无效,遂来中医治之。诊断为蛇窜疮,余用活蚯蚓 10 条左右,放入细盐 2 克,捣烂如泥,加蛋清 1 只,调敷患处,1 日 1 换。次日告之,敷后凉爽舒适,一夜安寐,疼痛减轻。如法又敷 2 次即愈。(杨鹏举 主编·《中医单药奇效真传》245)

②李某,男,50 岁。患者左侧腰腹部起疱疹,局部灼热焮红,疼痛难忍,伴心烦不寐。在本院门诊诊断为带状疱疹,给服病毒唑等药,治疗效果不明显。后改用蚯蚓液(取活蚯蚓 7 条,洗净泥土后置瓶内。然后加适量白糖,待蚯蚓溶化分解后,即成蚯蚓白糖液。用时,用棉签蘸药液涂擦患处,每日 2～3 次,直至痊愈为止)治疗,用药 2 次后疼痛即明显好转,2 天后局部颜色变暗、疼痛消失,临床治愈。(杨鹏举 主编·《中医单药奇效真传》245)

③张某某,男,34 岁,农民。1986 年 10 月 20 日初诊。自述左腰肋有水疱,刺痛难忍 4 天。检查,左腰肋有簇集成群的水疱,浆液透明,周围红晕,呈带状排列。证属肝经湿热蕴于肌腠经络。外用毛笔蘸涂地龙白糖液。治疗方法:将鲜地龙若干条,放入碗内,加入适量白糖,置放数小时,待白糖化尽,地龙干瘪后,过滤其液即得。每天 3 次。3 天止疼,7 天疮干脱落。(《陕西中医函授》1988 年第 1 期)

★ 65. 治带状疱疹验案:葛某某,男,8 岁。1980 年 3 月初诊。右侧胸腹及大腿内侧处起簇集状水疱疹,小如米粒,大如绿豆,疱液澄清透明,自觉灼痛。诊断为带状疱疹。给予下药治疗 6 分钟疼痛基本消失,1 天后疱疹干缩,3 天痊愈。治疗方法:活蚯蚓 3～5 条,洗去泥土放入一干净瓶内,加白糖适量而成,用干棉棒蘸取渗液涂患处,每日 2～3 次,不需包扎,疱疹未破或已破者均可应用。疗效:4 年来笔者共治疗 35 例,一般患者 5～15 分钟疼痛即明显减轻,1～2 天疱疹干缩,3～5 天脱屑痊愈,无不良反应。(黄国健等 主编·《中医单方应用大全》359)

★ 66. 治龙缠疮毒:蚯蚓一条,连泥捣敷。(江苏新医学院 编·《中药大辞典》下册 2113 引《纲目》)

★ 67. 治无名肿毒、脸肿丹毒、炘赤疼痛：鲜地龙七两，白糖四两。用法：将地龙放在小罐中，用凉水洗净后，将白糖也放入罐中加水二两，放在阴暗处，用罐内水浸洗肿处，每日抹三至五次，即可消肿止痛。（沈洪瑞 主编·《重订十万金方》385）

★ 68. 治丹毒 2 方

①中等活地龙 7 条，紫背浮萍一碗。研细傅。（宋立人 总编·《中华本草》9 册 29 引《直指方》）

②活地龙 5 份，食糖 1 份。凉水捣泥，涂搽外敷患处，日 2～3 次。（孟凡红 主编·《单味中药临床应用新进展》424）

★ 69. 治白秃疮：【龙粉散】干地龙 500 克，轻粉 20 克。用法：将地龙为末。入轻粉再研，加麻油调涂之，治疗白秃以愈为止。（张俊庭 编·《皮肤病必效单方 2000 首》32）

★ 70. 治对口毒疮，已溃出脓：蚯蚓，捣细，凉水调敷，日换三四次。（宋立人 总编·《中华本草》9 册 29）

★ 71. 治痈疽肿痛：活地龙、红糖各一两。用法：共合一处研如泥状，用纱布滤取汁涂肿处。（中医研究院革命委员会 编·《常见病验方研究参考资料》253）

★ 72. 治代指：蚯蚓，猪脂。用法：上捣如泥。敷患处，一日四五次。（彭怀仁 主编·《中医方剂大辞典》4 册 5 引《圣惠》）

★ 73. 治疖肿：活地龙适量。用法：活地龙洗净捣烂，根据红肿大小配量，使用时将捣烂的地龙均匀涂于病变部位（毛发剃净），厚度约 0.5 厘米，先用塑料布，再用纱布覆盖，胶布固定。外敷面积应超过红肿边缘。每日换药 1 次，直至痊愈。（唐大旺 张俐敏 主编·《传世金方·祖传秘方》145）

★ 74. 治阳毒伤寒，药下虽通，结胸硬痛，或发狂乱：大白颈地龙四条。用法：上洗净研详，加生姜汁一匙，白蜜一匙，薄荷汁一匙，再加片脑半分，研匀，徐徐灌令尽。良久渐快，稳睡少顷，即揉心下片时，再令睡，当有汗则愈。若不应，再投一服。（彭怀仁 主编·《中医方剂大辞典》4 册 4 引《古今医鉴》卷三）

★ 75. 治阳明火起发狂，腹满不得卧，面赤而热，妄见妄言：地龙二十条，苦参五钱。用法：水煎服。一剂即止狂，不必再服。（彭怀仁 主编·《中医方剂大辞典》6 册 116 引《辨证录》）

★ 76. 治瘟疫发热不退：地龙 10 余条浸在酒中，取蘸白矾末，将地龙敷在患者脐中包扎固定。（胡晓锋 编著·《虫蛇药用巧治百病》129）

★ 77. 治大头瘟、丹毒等，症见头面肿大，二目不能睁开，发热：活地龙十条，白砂糖一两。用法：将地龙埋于白砂糖内，即化为水，以此水涂抹肿处。（沈洪瑞 主编·《重订十万金方》52）

★ 78. 治温病大热诸证：蚯蚓（捣烂）。用法：入新汲水，搅净浮油，饮清汁。（彭怀仁 主编·《中医方剂大辞典》4 册 4 引《伤寒瘟疫条辨》）

★ 79. 治面目俱黄，腹满不食验案：吴某，男，20 余岁。病已多日，面目俱黄，腹满不食，曾投以辛燥剂病加剧，狂妄谵语，口渴舌绛，大热不休，夜里尤甚。后又投以白虎汤等，病势更甚，脉沉细而数。心脾热结，营热不清，后以地龙 16 条，去净泥杂，研烂，冲连缸泥水，澄清与服，服下稍能卧，狂言大减。连服 3 日，脉静身凉，复以甘凉扶正而康。（杨鹏举 主编·《中医单药奇效真传》14）

★ 80. 治跌打损伤：鲜地龙洗净，焙干，研末，每服 6 克，用黄酒送下，每日 1～2 次。（胡晓锋 编著·《虫蛇药用巧治百病》131）

★ 81. 治杖疮，打着不疼：地龙（去土，炒）。用法：上为细末。每服三钱，温酒调下。后用黄蜡为丸，如梧桐子大，每服三十丸，细嚼，以温酒一盏送下。手握生葱白三五根，临决时吃了生葱后，打不疼。（彭怀仁 主编·《中医方剂大辞典》7 册 754 引《医方类聚》）

★ 82. 治打伤将死，痛风：【土龙散】白颈蚯蚓不拘多少。（去土洗净，焙干研末）。用法：每服二钱，葱、姜煎汤调下，衣被盖暖，出汗即愈。（孙世发 主编·《中医小方大辞典》11 引《伤科汇纂》）

★ 83. 治骨折：鲜地龙数十条清水洗净，1/3 的白糖捣糊，加冰片少许即可。纱布涂敷患处，整复前每日更换 1 次，应避开伤口。或干地龙为末，水泡为丸如绿豆大，山药粉为衣。每次 6 克，日 2 次。（孟凡红 主编·《单味中药临床应用新进展》424）

★ 84. 治烧烫伤 3 方

①配制：鲜地龙剖开，洗净，稍干，加白糖等

量捣烂成浆。约 10 分钟后,每 10 克浆内加灭菌生理盐水 10 毫升,摇匀即成地龙液,不得作消毒、灭菌处理,宜现配现用,所配溶液 24 小时后不宜使用。治疗方法及注意事项:用药前,烧伤创面严格清创,去水疱,去除异物,若创面已感染,则应清除分泌物及痂,至新鲜创面。用 2% 的过氧化氢溶液、1% 的苯扎溴铵消毒后,在创面上涂地龙液,每 1 ~ 2 小时 1 次,以保持创面湿润为佳。共治 58 例,41 例在伤后 24 小时内就诊,清创后立即使用地龙液,3 ~ 5 天后开始结痂,创面无 1 例感染,平均 7 天痊愈;24 小时后就诊 17 例(包括 3 例感染者),行 1 ~ 3 次清创,外用地龙液,平均 18 天痊愈。全部治愈。(滕佳林 米杰编著·《外治中药的研究与应用》532)

②地龙浸出液治疗烧伤患者,创面无感染,渗出少,Ⅱ度以内创面 2 周愈合,浅Ⅲ度创面 3 周愈合。(孟凡红 主编·《单味中药临床应用新进展》426)

③红蚯蚓数条,白糖、冰片各适量。用法:将蚯蚓洗净,放白糖中,待蚯蚓变黑,白糖溶化后,去蚯蚓残体,加冰片少许,留糖水备用。外擦患处。功能:活血通络,消肿止痛。(阳春林 葛晓舒·《湖南省中医单方验方精选·外科》下册1357)

★ **85. 用于烧伤、腮腺炎、下肢溃疡:【龙糖液】**鲜地龙适量,放入清水盆中,令排尽体内泥土,取出放容器内,加入白糖适量,待地龙全部溶化成液体。用法:外用,用无菌纱布浸泡溶液,外敷患处,每日 1 ~ 2 次,并固定或包扎。功能:清热消肿,收敛生肌。(张金鼎 邹治文·《虫类中药与效方》170)

★ **86. 治感染性褥疮:**取新鲜地龙 100 克,用清水洗净,捣烂,加入白糖 300 克,放入容器中拌匀,置于低温处备用。治疗时先将褥疮部位常规消毒洗净,清除坏死组织,然后用消毒棉签将制好的鲜地龙白糖合剂敷于褥疮处,外覆塑料薄膜,用消毒纱布包扎,每日更换 1 次。共治 25 例,换药 3 天,脓性分泌物减少;换药 5 天,溃疡表面长出新肉芽组织;换药 7 天,Ⅰ ~ Ⅲ 期褥疮痊愈;Ⅳ 期坏死性脓腔性褥疮,换药 30 天痊愈。(滕佳林 米杰 编著·《外治中药的研究与应用》532)

★ **87. 治固定型红斑型药疹验案:**祝某某,男,22 岁,工人。因扁桃体炎服用磺胺嘧啶 1 克后,渐感阴茎发痒,即出现红疹发斑、水泡,抓破感染溃烂,疼痛难忍。后又误用油膏涂搽,更使病情加重,到我所诊治,诊断为:固定型红斑型药疹。用地龙液(用鲜蚯蚓 100 条加白糖 1 两搅拌后置 2 小时后,将蚯蚓弃去,即成)治疗,将患处洗净,用消毒纱布浸于地龙液中,再湿敷于患处,每天换药 1 次,纱布稍干则滴上药液。3 天后痊愈。(杨鹏举 主编·《中医单药奇效真传》376)

★ **88. 治皮肤皲裂症:**用消毒纱布浸地龙注射液或地龙白糖浸液,湿敷患处,每日换药 1 次。治疗固定性红斑性药疹 15 例,患者均有不同程度起疱溃烂,换药 2 ~ 4 次后均痊愈;用鲜蚯蚓与红糖外擦治疗丹毒患者,2 ~ 5 天均痊愈;用蚯蚓甘油提取液配成的霜剂外涂治疗 16 例带状疱疹患者,9 例在 3 天内痊愈,其余亦在 4 ~ 10 天内痊愈;用鲜地龙 20 克,鲜韭菜根 30 克,捣烂加少量香油和匀,每日外涂 2 次;治疗 26 例带状疱疹,均于发病 2 ~ 3 天内用药,在 2 ~ 5 天内痊愈;以复方地龙护肤脂(广地龙粉、煅月石、珍珠粉、凡士林)涂擦患处,治疗 42 例皮肤皲裂症患者,有效率为 97.6% 。(滕佳林 米杰 编著·《外治中药的研究与应用》532)

★ **89. 治天疱疮:**蚯蚓泥略炒研末,蜜调敷。(清·顾世澄 撰·《疡医大全》1335)

★ **90. 治疔疮初起:**白颈蚯蚓适量。用法:于盆内捣烂,加水研淘,澄清,取其清水,涂患处,每日 1 次。二三日即愈。(彭怀仁 主编·《中医方剂大辞典》9 册 115 引《解围元薮》)

★ **91. 治下疳:**白颈蚯蚓 3 条,冰片 1 钱,砂糖 2 两。用法:冰片研末,共混合,使化为水。涂搽患部。功能:活血通络,敛疮生肌。注意事项:本方治疗男性生殖器溃烂,逐日消除。(阳春林 葛晓舒·《湖南省中医单方验方精选·外科》上册 869)

★ **92. 治阴癣:**蚯蚓 10 条。用法:将蚯蚓放新瓦上焙黑后研细末,调茶油抹患处。(刘少林 刘光瑞 编著·《中国民间小单方》171)

★ **93. 治阴蚀:**蚯蚓 3 ~ 4 条(炙干为末),葱数茎(火上炙干为末),蜜一碗煮成膏。将药搅匀,纳入阴户,虫尽死矣。(滕佳林 米杰 编著·《外治中药的研究与应用》529 引《串雅内编》)

★ **94. 治过敏性阴茎水肿:**白颈鲜蚯蚓 3 条

洗净,白糖 50 克,溶化后取液涂搽患处,日 2～3 次。(孟凡红 主编·《单味中药临床应用新进展》425)

★ 95. 治阴茎疮:【蚯蚓散】豆粉一分,蚯蚓二分。用法:上用水研涂上,干又敷之。(彭怀仁 主编·《中医方剂大辞典》9 册 461 引《普济方》)

★ 96. 治阴茎肿亮,灼热痛痒:白颈蚯蚓 10 余条,麻油 1 两。用法:将蚯蚓放新瓦上焙干研细,入麻油调匀。敷患处。功能:清热解毒,消肿止痛。(阳春林 葛晓舒·《湖南省中医单方验方精选·外科》下册 1085)

★ 97. 治龟头生疮者:蚯蚓泥、猪胆汁各适量用法:混合调匀。外涂患处。功能:清热解毒,消肿散结。(阳春林 葛晓舒·《湖南省中医单方验方精选·外科》上册 869)

★ 98. 治外肾肿硬成疝:【蚯蚓散】干蚯蚓适量。用法:上药研为细末。用唾调涂。宜忌:常避风冷湿地。(孙世发 主编·《中医小方大辞典》158 引《保婴撮要》)

★ 99. 治阴囊肿大:甘草,地龙末。用法:用甘草煎汁,调地龙末涂之。(彭怀仁 主编·《中医方剂大辞典》4 册 7 引《外科大成》卷四)

★ 100. 预防痘疮:【凤龙膏】乌鸡蛋 1 个,地龙(活且细小者)1 条。用法:以鸡蛋开 1 小孔,入地龙于内,夹皮纸糊其窍,饭锅上蒸熟,去地龙,与儿食。每岁立春日食 10 个,终身不出痘疮;邻里有此证流行时,食 1～2 个亦好。(孙世发 主编·《中医小方大辞典》281 引《医学正传》)

★ 101. 治痘疮,血热毒盛,黑陷不起:活地龙五七条(用乌芋捣绞)。用法:入酒浆少许,炖热服之。(彭怀仁 主编·《中医方剂大辞典》4 册 4 引《张氏医通》)

★ 102. 治蜘蛛咬,遍身成疮:青葱叶一茎(去尖头,作孔子),地龙一条(置葱叶中,紧捏两头,勿令透气,候化为水)。用法:涂患处。(彭怀仁 主编·《中医方剂大辞典》4 册 5 引《圣惠》)

★ 103. 治蜈蚣咬伤:陈某某,女,成年,劳动时不慎被蜈蚣咬伤手部,疼痛难忍,令以蚯蚓 3 条,白糖少许捣烂敷患处,经敷此药,疼痛立止。(杨鹏举 主编·《中医单药奇效真传》250)

★ 104. 治毒蛇咬伤:地龙 5 条,蜈蚣 1 条。

用法:上药共研细末,香油调涂患处,1 日 3 次。(吴素玲 李俭 主编·《实用偏方大全》338 引《圣济总录》)

★ 105. 治沙眼:白颈蚯蚓数条洗净,加 1/10 份药用氯化钠,体液过滤,再在 60℃温水中进行间歇的水浴加温,每次 30 分钟,反复 3～4 次,冷却后置低温处或冰箱中。浸沾药液,在充分暴露的结膜上轻轻涂抹,或放在眼药瓶内点眼,每日滴眼或涂抹 2～3 次。(孟凡红 主编·《单味中药临床应用新进展》424)

★ 106. 治风赤眼:地龙 10 条(炙干)。捣细罗为散。夜临卧时,以冷茶调下两钱服之。(宋立人 总编·《中华本草》9 册 24 引《圣惠方》)

★ 107. 治红眼病:1975 年夏秋之季,故里有"红眼病"流行。一同仁荐用已故名中医蒲老之验方。用新鲜蚯蚓化水点眼,而取良效。方法:挖取鲜蚯蚓数条,洗净泥土,放在碗中,加糖少许,上盖一碗,待 24 小时后,蚯蚓化为水液,用其水点眼,每小时点 1 次。曾遇一张姓,一家 4 口,3 天之内先后发红眼病,故将该法介绍用之,分别先后各点 2～3 次,均痊愈。据患者称,用蚯蚓水点眼自觉清爽舒适,且有止痛退红的效果。考"红眼病",即天行赤眼症,是由于感受时气邪毒而造成的一种白睛疾病。

蚯蚓又称地龙,性咸寒,体滑。善清肺经风热,走肝经,其性下行降泄,而善走窜。古籍载有蚯蚓有很多方面的疗效。本方用于治疗红眼病,既取其寒凉抑火之性,又取其屈伸活络之用,达同气相求之功。(陈彤云 主编·《燕山医话》311)

★ 108. 治急性结膜炎:新鲜蚯蚓 3～5 条,白糖 10～15 克。将蚯蚓洗净放入碗内,加白糖,用锅盖覆盖,用其化成的水点眼,每日 3 次。(杨建宇等主编·《灵验单方秘典》262)

★ 109. 治初生眼目红赤肿烂:蚯蚓泥捣敷囟门,干则再换。或人乳蒸川连点。(清·丁尧臣 著·《奇效简便良方》114)

★ 110. 治木刺入眼:白头颈蚯蚓一条,捻断滴血入眼即出。(清·丁尧臣 著·《奇效简便良方》108)

★ 111. 治化脓性中耳炎:肥大活蚯蚓 30～40 条,清水洗净后置消毒容器内,加白糖 30 克,用镊子轻轻搅拌约 30 分钟,白糖溶化,蚯蚓萎缩,渗出黄色稠液,纱布过滤,瓶装备用(存放时间不宜过长)。使用前先用3%的双氧水清洗耳内脓性分泌物2次,用药棉球擦干,滴入本液3~4滴,滴药后在外耳道塞入干棉球。每日2~3次,一般4~5天即可痊愈。治疗急慢性化脓性中耳炎50例,1星期内全部治愈。(滕佳林 米杰 编著·《外治中药的研究与应用》531)

★ 112. **治耳聋脓出,久不愈**:地龙一条(盛在白葱管内,当门挂阴干)。用法:上一味,同麝香少许,研为细散。掺在耳中。(彭怀仁 主编·《中医方剂大辞典》8册251引《圣济总录》)

★ 113. **治耳聋**:上以干地龙入盐,贮在葱尾内。为水点之。一方为末,用绵裹如枣核大,塞耳中三五日,即瘥。一方用白颈者,安葱叶中,面封头蒸熟,化为水,以滴耳中。(电子版·《中华医典·奇效良方》卷五十八)

★ 114. **治聤耳,脓血出不止**:地龙末,吹入耳中。(江苏新医学院 编·《中药大辞典》下册2113引《圣惠方》)

★ 115. **治聤耳**:地龙(微炒)、乌贼骨各等分,上件药,捣罗为散。每取1.5克,用绵裹,塞耳中。此法用治耳脓水出,日夜不止。(滕佳林 米杰 编著·《外治中药的研究与应用》529引《太平圣惠方》)

★ 116. **治耵聍塞耳聋,强坚挑不可得出者**:地龙五七条湿者,捣取汁,数数灌之,即轻挑自出。(孙世发 主编·《中医小方大辞典》197引《圣惠方》)

★ 117. **治耳聋气闭**:蚯蚓、川芎各两半。为末,每服二钱,麦门冬汤下,服后低头伏睡,一夜一服,三夜,效。(江苏新医学院 编·《中药大辞典》下册2113引《圣济总录》)

★ 118. **治鼻中息肉**:【敷鼻蚯蚓散】白颈蚯蚓一条(韭园内者),猪牙皂荚一挺。用法:上纳于瓷瓶中,烧熟,研细。先洗鼻内令净,以蜜涂之,敷药少许在内,令清水下尽。(彭怀仁 主编·《中医方剂大辞典》10册1280引《圣惠》)

★ 119. **治鼻衄3方**

①大蚯蚓十数条。捣烂,井花水和稀,患者澄清饮;重则并渣汁调服。(宋立人 总编·《中华本草》9册24引《古今医鉴》)

②肝火上冲、血热头晕之鼻出血:活蚯蚓5条,洗净捣烂,加白糖适量。冲水内服,每天1~

2剂。(薛建国 李缨 主编·《实用单方大全》473)

③蚯蚓十条。晒干研为末。用法:井水调服。(沈洪瑞 主编·《重订十万金方》281)

★ 120. **治鹅口疮**:取大的活地龙10~15条,用清水洗净后置于杯中。撒上白糖50克,然后用镊子轻轻搅拌,使其与白糖溶化在一起呈黄色黏液。将此液涂布于疮面上,范围较疮面略大些,3~5分钟后用盐水棉球拭掉,每日3~4次。共治疗20例,一般3~5天即可痊愈。(滕佳林 米杰 编著·《外治中药的研究与应用》532)。

★ 121. **治鹅口疮验案**:陈某某,男,8个月,因患鹅口疮,吸乳即哭;用此药(蚯蚓2条,洗净,撒白糖适量,片刻即有渗出液,用棉签蘸此液搽患处,日2~3次,收效甚速)。搽1次后,吸乳如常,2次即愈。(杨鹏举 主编·《中医单药奇效真传》449)

★ 122. **治咽喉红肿,以防娥患**:白头蚯蚓7条。用滚水泡澄,候冷去泥,和荸荠汁饮之。(宋立人 总编·《中华本草》9册24)

★ 123. **治喉痹**:地龙一条,细研,用白梅去核,以皮裹之,重着薄绵再裹,含咽津。(江苏新医学院 编·《中药大辞典》下册2113引《圣惠方》)

★ 124. **治缠喉风**:活地龙(白颈者)五条,白梅肉二个,朴硝二钱。用法:上同研成膏,挑入喉中,含化。(彭怀仁 主编·《中医方剂大辞典》4册7引《普济方》)

★ 125. **治扁桃体炎**:有一次,我感冒了,喉咙疼痛难忍,咽唾沫嗓子也痛,吃东西更难了。一天,我听一个同学说,蚯蚓可治扁桃体炎。我开始不太相信,回家后我怀着试试看的心理,到石底下找到了一条蚯蚓,然后用水把它冲净,再放到盛有糖的碗里,进行搅动,搅了一会儿,蚯蚓慢慢死了,而糖化了。这时,我把蚯蚓挑出来,加入开水把糖冲稀,然后喝下了。过了一下午,喉咙觉得好受多了。回家后,我又喝了一次,不知不觉第二天全好了。后来,我才知道,蚯蚓又名地龙,是很好的药材。(杨鹏举 主编·《中医单药奇效真传》440)

★ 126. **治牙疼**:干地龙一分(末),麝香一分。用法:上为细末,以黄蜡消汁,为丸如粟米大。每用一丸,纳于蛀孔中。咽津无妨。(彭怀

仁 主编·《中医方剂大辞典》4 册 3 引《圣惠》)

★ **127. 治牙痛**：地龙 20 克，加蜂蜜 50 克，水一碗，煎开后去掉地龙，将蜂蜜水服下，其痛立止。(吴素玲 李俭 主编·《实用单方大全》481)

★ **128. 治齿痛**：蚯蚓干者，捣末，著痛处。(江苏新医学院 编·《中药大辞典》下册 2113 引《千金方》)

★ **129. 治牙齿疼痛**：地龙(去土)、延胡索、荜茇各等分。用法：上为散。如左牙疼，用药一字入左耳内；右牙疼，入右耳内。(彭怀仁 主编·《中医方剂大辞典》4 册 6 引《圣济总录》)

★ **130. 治木舌肿痛**：蚯蚓一条。以盐化水涂之，良久渐消。(宋立人 总编·《中华本草》9 册 24 引《圣惠方》)

★ **131. 治吐舌验案**：高某某，男，9 岁。患者发热数天，经治疗后热退，但发生吐舌。舌吐至颏下不能缩入，口角流涎。某医院曾给中西药治疗不瘥，皆认为奇病，请汪老治疗。即嘱家属掘取白颈蚯蚓 5 条，水煎调白冰糖，令患孩仰卧床上慢慢灌入。因为舌不能缩，汤药不能全部吞下，约有一半从口角流出。服药不久，患者入睡。几个钟头患者醒来舌已缩入，观察数日无其他所苦。(黄国健等 主编·《中医单方应用大全》361)

★ **132. 用于口疮、咽痛**：【龙茱散】地龙、吴茱萸各等分。研粉制散剂。用法：用米醋调膏，涂敷足心涌泉穴，每日 1 次。(张金鼎 邹治文·《虫类中药与效方》171 引《世医得效方》)

★ **133. 用于口舌溃烂**：用干地龙 10 条，吴茱萸、巴豆各 6 克，共研细末。和面粉少许，醋调如糊状。敷两足心，外加纱布包扎，每日 1 ~ 2 次。(滕佳林 米杰 编著·《外治中药的研究与应用》529 引《穴位疗法聚方镜》)

★ **134. 治唇菌，唇翻突肿起如菌，症极危急**：宜速灸两手少商穴。并以蚯蚓十条，吴朱萸二钱，研末，加灰面少许，热酒调敷两足心，以布包裹，二三时更易，以愈为度。(宋立人 总编·《中华本草》9 册 24 引《华佗神医秘传》)

★ **135. 治乳痛**：地龙一二条。入生姜于乳钵内，研如泥，涂四旁，纸花贴之。(宋立人 总编·《中华本草》9 册 24)

★ **136. 治乳痛初起 5 方**

①炒地龙二钱，生花生仁二两。用法：研末，冲酒服。(中医研究院革命委员会 编·《常见病验方研究参考资料》261)

②生地龙十余条捣烂，冲滚烧酒澄清饮，或用干蚯蚓三钱煎酒服。(中医研究院革命委员会 编·《常见病验方研究参考资料》261)

③鲜地龙十条。用法：放在碗内，用白糖撒在上面，把碗盖好，等四小时后，取碗中之水涂患处。(中医研究院革命委员会 编·《常见病验方研究参考资料》264)

④活地龙去泥土，捣烂，以陈醋调敷患处。一日换二三次。(中医研究院革命委员会 编·《常见病验方研究参考资料》264)

⑤活地龙去泥土，加韭菜一把，同捣敷。(中医研究院革命委员会 编·《常见病验方研究参考资料》264)

★ **137. 治急性乳腺炎**：干地龙 30 克，水浸 20 分钟，水煎 20 分钟后取液，冷凉顿服，每日 1 次；再取活地龙适量，白糖共捣烂，摊于纱布贴于乳房肿痛部，日更换 2 ~ 3 次。(孟凡红 主编·《单味中药临床应用新进展》425)

★ **138. 治产后头痛**：用地龙(炒)3 克，麝香 1.5 克，合研细。每用小豆许，吹两鼻内。(滕佳林 米杰 编著·《外治中药的研究与应用》530 引《圣济总录》)

★ **139. 治小儿鹅口疮、痄腮**：活地龙 10 ~ 15 条，白糖 50 克。捣拌至地龙溶化呈黄色黏液，装瓶备用。漱口后，棉签蘸取药液涂布鹅口疮疮面，3 ~ 5 分钟后用盐水棉球拭去。每日 3 ~ 4 次。治疗 20 例，3 ~ 5 天后症状全部消失。(胡熙明 主编·《中国中医秘方大全》中册 758)

★ **140. 治小儿哮喘**：蚯蚓。用法：蚯蚓焙干，研末，按患儿年龄大小，每次 1 ~ 3 克，日服 3 次，连服 3 日。功能：对偏高热的小儿哮喘疗效更佳。病例验证：张某，女，4 岁。咳嗽、哮喘 2 天，不能平卧。曾用青、链霉素及抗喘药治疗无效。患儿父母均有哮喘病。诊断为哮喘。予以蚯蚓粉 15 克，日分 5 次服用。翌日复诊，症状缓解，哮鸣音消失，呼吸音仍粗糙；继服蚯蚓粉 15 克而愈。(《名医验方》276)

★ **141. 用于小儿高热**：地龙数十条，洗净泥土，方入净碗内，上撒白糖，顷刻，地龙全身渗液大出，即死亡。加面粉适量，捣为糊状，纱布包裹。敷神阙穴，30 ~ 60 分钟高热即退。(滕佳林

米杰 编著·《外治中药的研究与应用》530)

★ 142. 治小儿暑热入心肺,身热烦渴,吐泻,小便不利:【土龙膏】地龙(大者)10余条。用法:入黄土泥饼中,作团如鹅鸭卵,慢火煨熟,浸香薷煎汤,或车前子、糯米同炒煎汤,澄取用,微温,和些蜜频服。一方真黄土化水,煎数沸,入地龙,旋即倾出,待清取用。(孙世发 主编·《中医小方大辞典》11引《济众新编》)

★ 143. 治小儿夜啼 3 方

①活地龙捣烂敷在脐上,用纸盖好,一夜即安。(中医研究院革命委员会 编·《常见病验方研究参考资料》392)

②地龙 2~3 条,洗净煎服。(中医研究院革命委员会 编·《常见病验方研究参考资料》39)

③鲜地龙 5~7 条洗净,白糖浸泡 0.5 小时,取液,水 20 毫升熬 5 分钟,日 1 剂,数次频服。或鲜地龙 2~3 条洗净捣烂成糊,两手对搓发热,置于患儿脐周,行缓和渗透和摩腹 200 次,以掌心或中指端入脐中,并顺、逆揉之各 100 次,地龙糊纳入脐中,固定。(孟凡红 主编·《单味中药临床应用新进展》426)

★ 144. 治疝气:蚯蚓 3 条,砂糖 3 钱。用法:砂糖入蚯蚓溶化,取汁。搽患处。功能:活血养阴,理气止痛。(阳春林 葛晓舒·《湖南省中医单方验方精选·外科》下册 1155)

★ 145. 治小儿外肾肿硬成疝疾,或风热暴肿:干地龙为细末,津液调涂患处。常避风冷湿地。(宋立人 总编·《中华本草》9 册 24)

★ 146. 治小儿肾茎肿大,小便短涩:白颈蚯蚓 3 条。用法:焙焦研成粉,开水冲泡。每日 1 剂,分 2 次服。功能:清热凉血,解毒消肿。(阳春林 葛晓舒·《湖南省中医单方验方精选·外科》下册 1089)

★ 147. 治小儿龟头红肿疼痛:蚯蚓 3 条,白糖 5 钱,冰片 3 分。用法:共捣烂。外涂患处,每日多次。功能:清热利水,缓急止痛。(阳春林 葛晓舒·《湖南省中医单方验方精选·外科》下册 1090)

★ 148. 治小儿痘疹后,或大人病后,因出屋太早,而致迎风流泪,及泪孔生瘘:干地龙三钱,香油五钱。用法:将地龙入香油内,微火炸之,俟油生烟,稍停,盛清油于器中,每日以此油点之。(彭怀仁 主编·《中医方剂大辞典》4 册 4 引《医学探骊集》)

★ 149. 治小儿疮疹出迟:【发毒散】地龙(去土)、防风(去叉)各适量。用法:上药研为细散。每次 3 克,用酒、水各少许调下,不拘时候。备考:《普济方》有甘草 30 克。(孙世发 主编·《中医小方大辞典》340 引《圣济总录》)

★ 150. 治小儿疮疹黑陷,项强目直视,腹胀喘急发搐,及一切恶候:【周天散】蝉蜕五钱,地龙一两(去土)。用法:上为末。小者半钱,大者一钱,乳香汤调服。连二服,疮出即愈。(彭怀仁 主编·《中医方剂大辞典》6 册 659 引《普济方》)

★ 151. 治小儿丹毒:蚯蚓(去净泥)30 条,冰片 3 克,酒精(75%)60 克。用法:将前二味药入酒精浸泡数日,然后用棉签蘸药汁涂患处,每日数次,连日涂敷。(张俊庭 编·《皮肤病必效单方 2000 首》13)

猪胆汁(附猪胆 158 方)

【药性】味苦,性寒。归肝、胆、肺、大肠经。

【功能与主治】清热,润燥,解毒。主治热病燥渴,大便秘结,咳嗽,哮喘,目赤,目翳,泻痢,黄疸,喉痹,聤耳,痈疽疔疮,鼠瘘,湿疹,头癣。

【用法用量】内服:煎汤,6~9 克;或取汁冲,每次 3~6 克;或入丸、散。外用:适量,涂敷、点眼或灌肠。

★ 1. 治黄疸型肝炎:取猪苦胆 1 个取汁,加米醋少许混和,一次顿服,连服 2~3 个,此方一般用于阳黄严重者。(中医研究院革命委员会 编·《常见病验方研究参考资料》49)

★ 2. 治黄疸 7 方

①治体质性黄疸:猪胆囊两个约胆汁 5 两,冰糖半斤,蜂蜜一斤。先用小火把冰糖溶化在蜂蜜中,再将猪胆汁倒入拌匀,趁热加少许药用淀粉。团成三钱重蜜丸即可。每次服一丸,每日三次,连服 20 天,黄疸可消退。(洪国靖 主编·《中国当代中医名人志》539)

②猪胆一个,槐子 1 两,黄栀子 5 钱。用法:后

2 味水煎浓汁,分 2 次冲胆汁服。(中医研究院革命委员会 编·《常见病验方研究参考资料》161)

③猪胆一枚,黄豆适量。用法:将黄豆炒焦,研成细末,与猪胆汁和匀,再加炼蜜适量为丸,如梧桐子大,一日服三次,每服十丸,温开水送下。(中医研究院革命委员会 编·《常见病验方研究参考资料》159)

④猪胆 1 枚,大麦芽 3 两。用法:麦芽炒黄研末,以胆汁调拌匀。每服 3 钱,焦锅巴为引,开水送下。忌盐酱及油腻。(中医研究院革命委员会 编·《常见病验方研究参考资料》159)

⑤猪胆汁适量。用法:经过消毒,制成面,装入胶囊,每服 5 厘或 1 分,或每日服 1 只胶囊,温开水送下。(中医研究院革命委员会 编·《常见病验方研究参考资料》157)

⑥猪胆一枚。用法:用温开水适量,冲胆汁一次服。(中医研究院革命委员会 编·《常见病验方研究参考资料》157)

⑦猪胆 1 枚。面粉 6 两(炒)。用法:将胆汁拌入炒面粉和匀,每服 4 钱,1 日 2 次。或用鲜猪胆 1 枚,炒米粉适量拌和为丸,每服 2 钱,另以茵陈 5 钱,煎汤送下。(中医研究院革命委员会 编·《常见病验方研究参考资料》157)

★ 3. 治黄病:【猪胆蛋】猪胆一个,鸡蛋一个。用法:共调匀,不拘时服。如嫌苦难下,用干糕咽之,连服三次。(江苏新医学院 编·《中药大辞典》下册 2195 引《梅氏验方新编》)

★ 4. 治黄疸疹:【猪胆酒】猪胆一个。用法:将猪胆冲入白酒酿内,每日空心温服。连服五胆,其病即愈。或嫌胆苦,用米粉和胆汁为丸,白酒送下。(彭怀仁 主编·《中医方剂大辞典》9 册 544 引《梅氏验方新编》)

★ 5. 治急性胆囊炎:猪苦胆 2 个,芒硝适量。用法:将芒硝装入猪苦胆内,以满为度,扎紧胆管,悬挂于阴凉通风处晾干,研末。每次 6 克,每日 3 次,温开水送服,1 周为 1 个疗程。主治湿热型胆囊炎。(杨建宇等 主编·《灵验单方秘典》94)

★ 6. 治胆囊炎:猪苦胆 10 个,绿豆 250 克。用法:将绿豆分别装入猪胆中,用线缝紧,洗净猪胆外的污物,放入锅内蒸 2 小时,取出捣烂。再用生甘草 50 克煎汁混合为丸,烘干备用。每日早、中、晚各服 10 克,10 天为 1 个疗程。疗效:治愈胆囊炎患者 25 例,平均 15 天痊愈。(刘有缘编著·《一两味中药祛顽疾》93)

★ 7. 治诸般病搐:【猪胆半夏丸】半夏一两(汤洗七遍),獖猪胆三个。用法:取胆汁浸半夏于瓷器中,晒干,切片焙燥,为细末,生姜自然汁煮面和丸,桐子大,每服五七丸至十丸,煎麦门冬熟水卜,食后、临卧各一服。(江苏新医学院 编·《中药大辞典》下册 2195 引《小儿卫生总微论方》)

★ 8. 治胃痛病验案:我乡周安淘是一个 10 多年的严重胃病患者。1990 年 2 月他去宁夏做工的时候,听当地人讲猪苦胆装黄豆晾干后吃治疗胃病有特效,便按照听来的方法试用,吃了 6 个猪苦胆的黄豆,胃病就好了。至今无论吃什么东西,做什么重活均未复发。他写信把这个方法告诉给同乡胃病患者王长华、张家财等 10 人,他们按此方法一试,果真胃病都好了。方法:将鲜猪苦胆洗干净,装上洗干净的黄豆,用绳将口扎紧,挂在墙壁上晾干服用。每天服 3 次,每次服 3 粒黄豆,糖水吞服。病轻者服 3 个猪苦胆的黄豆即愈,病重者服 6 个猪苦胆的黄豆可愈。(史书达 编著·《中国民间秘验偏方大全》上册 191)

★ 9. 治胃痛,胃、十二指肠溃疡:猪苦胆 3 个,黄豆适量。用法:将新鲜的猪苦胆倒出胆汁少许,装入洗净的黄豆,以满为度,将口扎紧,置阴凉通风处晾干,研末。每次 6 克,每日 3 次,空腹服用,有保护溃疡面作用。15 日为 1 个疗程。(杨建宇等 主编·《灵验单方秘典》77)

★ 10. 治肝胃气痛:猪胆 1 具,香附子 9 克。用法:焙干,研细,分 2 次,开水冲服,即愈。(杨建宇等 主编·《灵验单方秘典》72)

★ 11. 治单纯性消化不良:3% 猪胆粉糖浆。用法:6 个月以下每日 4 毫升,6 个月以上~1 岁 6 毫升;1 岁以上~4 岁 7 毫升,4 岁以上~6 岁 8 毫升;6 岁以上~7 岁 10 毫升,分 3~4 次口服。(孟凡红主编·《单味中药临床应用新进展》638)

★ 12. 治口中干燥无津液而渴:【猪胆煎】雄猪胆五枚,定粉(《纲目》引作天花粉)一两。用法:上二味,以酒煮胆,候皮烂,即入粉研细,同煎成煎,丸如鸡头大,每服二丸,含化咽津。(江苏新医学院 编·《中药大辞典》下册 2195 引《圣济总录》)

★ 13. 治吃醋呛喉,咳嗽不止,诸药无效:

【甘胆丸】甘草 60 克,猪胆(取汁,浸甘草 3 日,取出火上炙干)5 枚。用法:上药研为末,炼蜜为丸。每次 40 丸,卧时茶清吞下。(孙世发 主编·《中医小方大辞典》296 引《赤水玄珠》)

★ 14. 治哮喘:野猪胆 1 个。用法:取鲜胆汁内服;或将野猪胆阴干研末,温开水送服。每日 1 次,每次 1 克。功效:消喘化痰,顺气利肺。(吴静编·《祛百病祖传秘方》11)

★ 15. 治慢性气管炎、上呼吸道感染等:猪胆汁制成抗炎注射液。用法:每次 2 毫升,作深部肌注,1 日 2～3 次。或鲜猪胆汁加热后浓缩,烘干研粉装胶囊,每次 0.5 克,每日 3 次,空腹服。(孟凡红 主编·《单味中药临床应用新进展》637)

★ 16. 治百日咳:猪胆糖浆:猪胆汁,以文火煎煮,使稀胆汁由液状 变成糊胶状,然后冷却成松香状结晶。1 克加 80% 的糖浆至 100 毫升。用法:1 岁以下,服 5 毫升,每天 3 次;1～4 岁,服 10 毫升,4 岁以上,服 15 毫升。(西安医学院第一附属医院中医教研组编·《常见病中医治疗研究》73)

★ 17. 治痰膈:五灵脂三钱,阿魏三钱,猪胆汁三个。用法:上将五灵脂研末,阿魏炖烊,入猪胆汁和丸晒干,叫童子吐涎,润湿透,再晒再吐润,如此八九次晒干。每服七丸或九丸。三五服可效。(彭怀仁 主编·《中医方剂大辞典》10 册 1196 引《青囊秘传》)

★ 18. 治大热病后音哑:生南星粉 60 克,猪苦胆 10 个。用法:取胆汁,把南星粉浸入胆汁 20 小时取出,晒干研末。青少年每次服 1.2～1.5 克,成人服 2.4 克,每日服 3 次,6 小时服 1 次,用老姜 60 克煎水冲服。备注:本方对大热病后音哑,不超过半年者有效。用于病后而致口哑不能言语者。(吴静 陈宇飞 主编·《传世金方·民间秘方》355)

★ 19. 治痔疮 4 方

①新鲜猪胆汁 1 个。用法:浓白糖水送服,每周 1 次,每晚以温开水熏洗肛门,治疗 3～5 周。陈春仙等以上方治疗痔疮 50 例,治愈 48 例,好转 2 例。(王辉武 主编·《中药临床新用》564)

②【猪胆膏】猪胆七枚。用法:取汁,炭火熬成膏,用单纸摊敷,须先用槐根白皮煎汤温洗,然后敷药。(江苏新医学院 编·《中药大辞典》下册 2195 引《仁斋直指方》)

③黑豆 30 粒装入 1 个猪胆囊浸 3～4 小时,炖至豆烂。用法:每次豆 4～6 粒口服,每日 3 次。(孟凡红 主编·《单味中药临床应用新进展》638)

④芒硝 30 克,冰片 10 克,猪胆汁适量。用法:先将前 2 味药共研细末,再用猪胆汁调成糊状(如痔疮表面有溃疡或分泌物多者加白矾 10 克),备用。外敷于痔疮外,再用纱布棉垫覆盖,胶布固定,每日早、晚各敷 1 次。功效:消肿止痛。验证:试治数例,均愈。(良石 主编·《名医珍藏·秘方大全》171 引《外科汇要》)

★ 20. 治痔疮验案 3 例

①侯某某,男,46 岁,工人。自诉患痔疮已 10 年之久,时好时坏,1 周前又发病,在沈阳市求中医治疗未效,于 1985 年 12 月 16 日乘车来齐市出差,经长时间乘车病情加重,肛门疼痛,行走困难,排便疼痛难忍。17 日早 8 时来院求治,查:取胸膝位,见肛门外有 2 个血栓性外痔,5 点处约 3 厘米×2 厘米,7 点处约 2 厘米×1.5 厘米大小充血痔,立刻上药按摩 1 次,于当天 19 时 30 分复诊,自述上药后肛门疼痛大减,见血栓明显缩小,又上药 1 次,于 18 日 8 时 30 分复诊,见血栓大部吸收,病人走动轻松基本无痛感,上药按摩共 4 次,21 日检查 已基本治愈。治疗方法:取猪苦胆 1 个,用清水洗净后,将胆汁放入干净的玻璃瓶内,加入少量冰片,封好瓶口放在阴冷处备用。令病人侧卧露出病变部位,用干棉球蘸胆汁涂于血栓上并轻轻按摩 3～5 分钟,以帮助血栓内的瘀血吸收或排出,每天上药 2 次,涂药后疼痛大减,血栓明显缩小,轻者 1 次治愈,重者 2～3 次治愈。(黄国健等 主编·《中医单方应用大全》521)

②车某,女,67 岁。便秘 20 余年,间断便血,疼痛,坠胀,劳累后病情加重。曾诊为混合痔,给予手术治疗。近年来病情复发。经肛门镜检,肛门齿状线以上 3、6、7、11、12 点处,发现 5 个如杏核大小的内外痔,表面红紫,多发肛裂、狭窄。临床诊断:混合痔并肛裂。用法:新鲜猪胆 1 个,用浓白糖水送服,每周 1 次。每晚用温开水熏洗肛门,治疗 5 次而愈,随访 1 年半未见复发。(杨鹏举 主编·《中医单药奇效真传》283)

③习某,男,42岁,1990年8月14日初诊。上午10时劳动中突然肛门部剧痛,坠胀伴恶心。查截石位肛门3点处有一个1×1.2厘米椭圆形肿物,色暗红。诊为血栓性外痔。遂外敷猪胆汁,15分钟后疼痛消失,连敷5次痔核消失。(杨鹏举 主编·《中医单药奇效真传》283)

★ 21. **治痔疮肛肿裂**:猪胆汁1个。用法:将猪胆汁煎熬后加红糖外敷患处。(刘少林 刘光瑞 编著·《中国民间小单方》138)

★ 22. **治肛瘘、痔漏**:雄猪胆1个,荞麦面适量。用法:共和为丸,每服3钱,1日2次,开水送服。(中医研究院革命委员会 编·《常见病验方研究参考资料》283)

★ 23. **治漏疮初发,疼痛不止**:猪胆汁拌荞麦面。用法:配制为丸,如梧桐子大。每服二至三丸,开水送下,服二至三次即愈。(沈洪瑞 主编·《重订十万金方》463)

★ 24. **治脱肛**:猪胆1个,白矾3分。用法:将白矾研细末纳胆汁中,搅和溶化。用鸡毛蘸药涂患处。功能:活血托肛,利湿消肿。(阳春林 葛晓舒·《湖南省中医单方验方精选·外科》下册1052)

★ 25. **治肛裂**:猪胆汁、红糖各等分。用法:熬膏摊布上,贴患处。(中医研究院革命委员会 编·《常见病验方研究参考资料》282)

★ 26. **治急性细菌性痢疾**:猪胆汁500毫升,绿豆粉450克。用法:混匀,阴干为细末,装胶囊,每次口服2~3克,每日3次。孟祥文以上方治疗急性细菌性痢疾100例,治愈89例,无效11例。(王辉武 主编·《中药临床新用》564)

★ 27. **治溃疡性结肠炎**:鲜猪胆汁15~20毫升,儿茶粉2克,加生理盐水25~30毫升。用法:睡前保留灌肠1次。(吕执政等 主编·《常见病最新疗法》84)

★ 28. **治大便下血2方**

①猪胆汁四个,荞麦面四两。用法:用猪胆汁合荞麦面为丸,如梧桐子大。每服三钱,白开水送下。(沈洪瑞 主编·《重订十万金方》298)

②牛胆(取汁)1个,苦参、牛膝各1两。用法:研细,与牛胆汁入荞麦粉内做丸如梧桐子大,每次服10丸,1日3次,白开水下。(中医研究院革命委员会 编·《常见病验方研究参考资料》173)

★ 29. **治阳明病津液内竭,大便硬,不可攻**:【猪胆汁导法】大猪胆汁1枚。用法:泻汁,和少许法醋,以灌谷道内,如一食顷,当大便出宿食恶物。(江苏新医学院 编·《中药大辞典》下册2195引《伤寒论》)

★ 30. **治巨结肠症**:用猪胆汁15~20毫升灌肠。(中医研究院革命委员会 编·《常见病验方研究参考资料》155)

★ 31. **治大便燥结**:猪胆、蜂蜜。煎服。(江苏新医学院 编·《中药大辞典》下册2195)

★ 32. **治便秘验案2例**

①李某某,男。患胸椎结核,引起下肢瘫痪。便结5天,腹部胀满,用肥皂水和甘油灌肠未能排便,腹胀更甚,逐改用猪胆汁灌肠,20分钟内即排大便,次日又灌1次,病人痛苦得解。治疗方法:取新鲜猪胆,抽出胆汁备用。灌肠时将胆汁稍加温,用注射器吸汁20毫升,用导尿管慢慢注入直肠内。(黄国健等 主编·《中医单方应用大全》521)

②王义珍,女,12岁,1958年9月20日就诊。前患伤寒发热经治得愈,热退已10多天,但9天未解大便,无腹痛、腹胀、不适等感觉,近2天来,日晡小有热,略觉口渴,神情尚振,胃纳良好,睡眠安宁,舌质淡红,苔中心光剥,体温37.4℃,脉搏80次/分,脉形软弱,不耐重按,腹部柔软,加压不痛,在右腹及脐左可扪及块状物累累如贯珠20多枚,脉证互参,系热病之后,津液日亏,不能濡润大肠,故大便硬而不下,初用吴氏增液汤,3剂后未效,继用润下法之剂及蜜煎导法 等,在服中药的同时,用50%的甘油30毫升灌肠,隔日1次,共2次,在灌后均有腹部剧烈阵痛,约半小时才减,治疗8天,大便仍不通,因翻阅《伤寒论》有猪胆汁外导一法,即用大猪胆2枚,取汁盛放碗中,隔汤炖透消毒,用时再加开水,以50%的胆汁40毫升灌肠,灌后并无腹痛,30分钟左右大便1次,下圆形结10多枚,隔5小时许又便出10多枚及粪便甚多,腹中粪块消失而愈。(杨鹏举 主编·《中医单药奇效真传》92)

★ 33. **治粘连性肠梗阻**:对全部病例均采用禁食、胃肠减压、补充水电解质、能量及维生素等,使用抗生素预防感染。治疗组加猪胆汁灌肠,用法:取新鲜猪胆汁150~200毫升,按常规灌肠,患者左侧卧位,把肛管插入肛内约20厘米,从肛管内缓缓注入胆汁,保留时间 30 分钟以上。无效的病例 4～6 小时再灌肠 1 次。共治 75 例,结果治愈 47 例,好转 22 例,无效 6 例,总有效率为 92%。(滕佳林 米杰 编著·《外治中药的研究与应用》558)

★ **34. 治锁肛证**:【猪胆煎】猪胆一枚。用法:以竹管一个插入胆内,以丝线密上扎定;以竹管插入肛门,方逼胆汁入,即通。(彭怀仁 主编·《中医方剂大辞典》9 册 545 引《医统》)

★ **35. 治腹部手术后及产妇便秘**:新鲜猪胆汁高压蒸汽消毒或煮沸消毒 10 分钟,冷藏。用法:成人 60～100 毫升,儿童 30～40 毫升,加温至 37 度左右做保留灌肠。(孟凡红 主编·《单味中药临床应用新进展》638)

★ **36. 治蛔虫性肠梗阻验案**:①傅某某,男,32 岁,工人。1979 年 3 月 16 日初诊。4 天前无明显诱因脐周阵发性疼痛,辗转不安,大汗淋漓,体温发热 39℃,大便 3 天未解,入院后腹部透视未见液平面,腹硬拒按,腹部听诊:肠鸣音减弱。给予 20% 的猪胆汁 75 毫升保留灌肠,10 多分钟后,排出大量黑色奇臭大便伴有约 20 条蛔虫,便后腹痛止,热退,夜卧亦安,进食稀饭 1 碗多,第 2 天再治疗 1 次,痊愈出院。

②曾某某,男,9 岁。主诉:发热,头痛,嗜睡 5 天。入院前 5 天,无明显诱因,出现中度发热,体温 39℃,呈持续性,伴头痛,嗜睡,偶有呕吐,每天 1～3 次,无抽搐,伴有谵妄。以发热待查、脑系感染收入住院。实验室检查:白细胞 3.7×10⁹/L,中性 0.57,淋巴 0.42,伊红 0.01。脑脊液常规:透明无色。西医从抗感染、输液等对症处理,诸症未解,转中医诊治。9 月 13 日,症见发热,体温 39℃,头痛,嗜睡,呕吐,腹部胀满,轻度压痛,呼吸急促,神疲并大便 5 天未解,尿少,脉数,舌苔薄黄。经用 20% 的猪胆汁 100 毫升保留灌肠,10 分钟后,即解出一大团(约 20 多条)死蛔虫和粪便,腹痛即减,继则热退,神清,纳食增多,诸症均解,观察 1 天,痊愈出院。治疗方法:取新鲜的猪胆汁,用蒸馏水或生理盐水稀释成 20% 浓度,再加入防腐剂(每 100 毫升溶液加苯甲酸钠 0.1 克),搅拌使其溶解。或取鲜猪胆汁放冰箱里保存,使用时再配成浓度的溶液,这样不必加入防腐剂,即可用于保留灌肠。每天 1 次,每次 50～100 毫升,灌入后堵塞肛门口 15 分

钟。(黄国健等 主编·《中医单方应用大全》522)

★ **37. 治泄泻验案 2 例**
①方某,女,1 岁,门诊号 7515。5 个月来,食欲不振,大便绿色,含不消化食物,每日 5～10 次。经中西医治疗无大进展。当即给以猪胆汁糖浆(固体胆汁粉制 3% 的糖浆,即 100 毫升的猪胆汁糖浆中含 3 克固体胆汁粉)8 毫升及小儿消化合剂 20 毫升,分 2 天内服。次日大便减至 2 次并转稠,再续服 2 天而愈。(杨鹏举 主编·《中医单药奇效真传》71)

②叶某,男,1 岁,门诊号 3988。每日排青绿色糊状大便 6～7 次已 5 天,并有轻度发热,曾在当地西医治疗无效,当即给以猪胆汁糖浆 5 毫升,分 4 次内服。次日大便正常,续服 1 天痊愈。(杨鹏举 主编·《中医单药奇效真传》71)

★ **38. 治尿血**:猪苦胆一个,竹叶、灯芯。用法:胆汁与竹叶、灯芯同煎,分二至三次服。(中医研究院革命委员会 编·《常见病验方研究参考资料》192)

★ **39. 治小便不通**:用猪胆汁 2 枚,热酒和服 1 枚;又用 1 枚连汁,笼住阴头浸渍,1～2 小时汁入自通。(滕佳林 米杰 编著·《外治中药的研究与应用》556 引《肘后方》)

★ **40. 治脚气、烂脚丫**:生黄柏一两,新猪胆一个,冰片 5 分。用法:先煮黄柏汁一碗,熬成稀膏,加入猪胆汁继续熬,离火后,俟稍冷加入冰片搅匀。患足洗净,药膏涂搽,一天一次。(沈洪瑞 主编·《重订十万金方》331)

★ **41. 治脚气验案**:孙某,女,27 岁,1988 年 6 月 4 日初诊。5 年前夏季因外出住宿而染脚气,自此每于夏季即发,秋凉后好转,轻时痛痒,重时渗出伴糜烂、恶臭,行走困难。曾用多种外敷剂不效。查右足 3、4 趾间湿烂,1、2 趾间脱皮,前足部红肿,痛痒难忍,心烦少寐,口苦,舌红,苔黄腻,脉沉细数。嘱先用温开水清洗患足,然后外敷猪胆汁加冰片药液,每天 3～4 次。3 天后局部变干,部分结痂,10 天获愈,2 年未复发。治疗方法:先用温开水清洗患处,然后外敷胆汁。对无渗出或有渗出伴糜烂者皆效。(杨鹏举 主编·《中医单药奇效真传》305)

★ **42. 治遍身瘙痒**:猪胆 1 枚,苦参 4 两。用法:将 2 味入大砂锅内以水煎之。每临睡时熏

洗,3天洗1次。(沈洪瑞 主编·《重订十万金方》750)

★ **43. 治湿疹,皮肤瘙痒,灼热肿起:**黄柏、公猪胆汁。用法:将黄柏与猪胆汁拌,浸透黄柏,阴干。研末,用香油或菜油调敷患处。(沈洪瑞 主编·《重订十万金方》753)

★ **44. 治湿疹:**猪胆汁、黄柏末各适量。。用法:用猪胆汁拌黄柏末,晒干,再研细,外搽患处。(张俊庭 编·《皮肤病必效单方2000首》114)

★ **45. 治头部瘙痒及黄色油脂状鳞屑验案:**肖某某,男,11岁。头部瘙痒及黄色油脂状鳞屑3年余,经抗敏及其他治疗无效。告某,取猪胆1个,将胆汁放入温水中搅拌后洗头,把油脂状鳞屑消除干净,清洗7次后痊愈,2年余未见复发。(杨鹏举 主编·《中医单药奇效真传》332)

★ **46. 治痱子:**猪胆1个。用法:去皮取汁。顿服。功能:清热凉血,养阴止痒。注意事项:1周1个,连服2个。(阳春林 葛晓舒·《湖南省中医单方验方精选·外科》上册777)

★ **47. 治烧伤:**猪胆一个,猪肾鞭一条。用法:取鲜猪胆汁与猪肾鞭混合煎煮,至稠膏状,放冷敷患处,每日一次。说明:本方对烧伤有特效,可加速创伤愈合。(张力群等 主编·《中国民族民间秘方大全》625)

★ **48. 治烫伤:**猪胆汁、冰片各适量。用法:取新鲜猪胆汁倾入瓷缸内加入冰片粉适量搅匀。用消过毒的鸭毛蘸上药搽伤面。功能:清热解毒,消肿止痛。(阳春林 葛晓舒·《湖南省中医单方验方精选·外科》下册1317)

★ **49. 治烫火伤疮:**猪胆调黄柏末涂之。(江苏新医学院 编·《中药大辞典》下册2195引《外台》)

★ **50. 治外伤出血:**腊月新鲜猪苦胆1个,生石灰适量。用法:将生石灰装入猪苦胆内,以吸尽胆汁为度,悬挂于凉处。风干后,将石灰粉装瓶备用。用时把石灰末,撒在带血的伤口上,纱布包好。(杨建宇等 主编·《灵验单方秘典》199)

★ **51. 治腮漏:**苦胆一个。用法:将胆汁熬成膏。摊青布上贴患处。(沈洪瑞 主编·《重订十万金方》424)

★ **52. 治痄腮:**猪胆汁适量。用法:取汁,用干燥箱或日晒干燥成膏状,备用。将猪胆膏摊于厚布或厚纸上,贴敷肿处,以胶布固定。日换1次,2天为1个疗程。治疗106例,除1例无效外,余皆获愈。(宋立人 总编·《中华本草》9册618)

★ **53. 治痄腮验案:**患者刑某,男,6岁。1965年3月初诊。左侧腮腺肿大,头颈活动受限。体温37.8℃,脉浮,舌苔微黄而腻。找猪胆汁数十个,取汁。用干燥箱或太阳下晒成软膏状,将软膏摊在厚布或厚纸上,外敷患处,胶布固定,3天而愈。(杨鹏举 主编·《中医单药奇效真传》3)

★ **54. 治龟头生疳疮:**猪胆二个(取汁),龙胆草三钱(取汁)。用法:蚯蚓五条捣烂,用二汁淋洗,去(取)蚯蚓,加入冰片末三分,入鸡蛋壳内,套在龟头上浸之。(彭怀仁 主编·《中医方剂大辞典》3册533引《洞天奥旨》)

★ **55. 治龟头生疮者:**猪胆汁、蚯蚓泥各适量。用法:混合调匀。外涂患处。功能:清热解毒,消肿散结。(阳春林 葛晓舒·《湖南省中医单方验方精选·外科》上册869)

★ **56. 治皮肤热疖:**远志、大黄、猪胆汁各等分。用法:共研末,猪胆汁调匀。敷患处。功能:清热解毒,祛瘀消肿。方解:远志消散痈肿;大黄泻火清湿热;猪胆汁凉血解毒。诸药合用,共奏清热解毒,祛瘀消肿之功。(阳春林 葛晓舒·《湖南省中医单方验方精选·外科》上册21)

★ **57. 治多发疖肿、单发性疖肿、外伤合并感染:**藤黄10克,马钱子6克,龙脑6克,新鲜猪胆汁100克。用法:马钱子用砂拌炒软,去毛,研成细末,然后将藤黄、龙脑分别研成粉末,将上药掺在胆汁中,备用。用棉签或小毛刷蘸药汁涂在疖上,涂药范围要比红肿的范围大0.5厘米,每日涂2~3次。需保留24小时以上。重复涂药时,每次药液不要洗掉。作用:活血,消肿,化毒,止痛。疗效:观察治疗138例,(多发性疖肿91例,单发39例,外伤合并感染8例),其中18例伴有发热等全身症状。均在涂后2~4天痊愈。例如:张某某,男,12岁。头面部及小腿多发性疖已3~4天,疼痛剧烈,晚上不能入睡。患儿头面部及小腿有疖肿34个,最大者约4厘米×4厘米,涂复方藤黄液2次后,第2天就诊,疼痛明显减轻,红肿缩小,用药4天,全部治愈,未加用其他抗菌药物。按语:方中藤黄有消肿、化毒、止血、杀虫之作用。为治痈肿肿毒、顽疮恶疮、损伤出血之要药。马钱子通经络,消结肿,止疼痛;龙脑散热止痛;猪胆汁主小儿头疮。(张树生 高普 等 编·《中药敷贴疗法》606)

★ **58. 治头面疔毒:**大黄、黄连、猪胆汁各适量。用法:共研细末,猪胆汁调匀。敷患处。功能:泻火解毒,消肿止痛。方解:大黄清热泻火,黄连清热燥湿;猪胆汁清热解毒。诸药合用,共奏泻火解毒,消肿止痛之功。(阳春林 葛晓舒·《湖南省中医单方验方精选·外科》上册19)

★ **59. 治疮:**猪胆汁适量。用法:取猪胆汁,敷患处。功能:清热解毒,润燥敛疮。(阳春林 葛晓舒·《湖南省中医单方验方精选·外科》上册424)

★ **60. 疔毒,生手指部者最效:**雄猪胆一个。用法:套于患指上。(沈洪瑞 主编·《重订十万金方》356)

★ **61. 治疔疮、热毒诸疮:**十二月猪胆风干,和生葱捣涂。(陕西省中医药研究院 编·《本草纲目附方分类选编》359)

★ **62. 治刀伤疔毒:**牛胆汁、猪胆汁各等分。用法:胆汁锅内微火熬,筷子挑起有丝为度。摊纸上,再用唾沫捻开,贴患处。(沈洪瑞 主编·《重订十万金方》360)

★ **63. 治疔疮:**芙蓉花、猪苦胆、玄明粉、凡士林。用法:先将芙蓉花或叶,洗净晒干,研成细末,过120目筛,装瓶备用;猪苦胆数只,取其胆汁,放锅内文火煎熬,待水分蒸发1/3左右(每100克胆汁浓缩约至70克)时,即可离火;玄明粉研成粉末。然后将上药按25:12:3:60的比例混合,充分搅拌均匀,调制成膏,装瓶,放阴凉干燥处备用。用时,患部用75%的酒精清洁消毒后,外敷芙蓉膏,消毒纱布包扎,每天换药1次,直至治愈。(唐大旭 张俐敏 主编·《传世金方·祖传秘方》147)

★ **64. 治蛇头疔、蛇眼疔:**大蜈蚣一条(生研),猪苦胆一个。用法:将蜈蚣研末装入猪胆内,套患疔的手指上,出黄水而愈。(沈洪瑞 主编·《重订十万金方》362)

★ **65. 治蛇头疔2方**

①雄黄3钱,猪胆1个。用法:雄黄研细末,以胆汁调敷患处,1日3次。(中医研究院革命委员会 编·《常见病验方研究参考资料》251)

②生半夏、猪胆一个。用法:将半夏研末放

入猪胆内搅匀,插入患指紧缚。(中医研究院革命委员会 编·《常见病验方研究参考资料》251)

★ **66. 治指尖肿痛,俗名蛇头疔:**猪胆1枚,煅白矾3分,研雄黄5分。用法:将白矾、雄黄放入猪胆内。猪胆套指头上,扎好,疼痛可止。功能:解毒敛疮,消肿止痛。方解:雄黄解毒疗疮,白矾攻毒敛疮生肌;猪胆汁消肿止痛。诸药合用,共奏解毒敛疮,消肿生肌之功。注意事项:雄黄有毒。如胆汁已干,则另换1个。(阳春林 葛晓舒·《湖南省中医单方验方精选·外科》上册97)

★ **67. 治蛇头疔或其他手足疔疮初起,红肿灼热,疼痛剧烈者:**蜈蚣10克,雄黄5克,猪胆汁适量。用法:药晒干,研细末,以猪胆汁调匀。外敷患处,干后即换,每日换药3~4次。功能:清热解毒,消肿止痛。方解:蜈蚣攻毒散结,消肿止痛;雄黄解毒;猪胆汁清热解毒。诸药合用,共奏清热解毒,消肿止痛之功。注意事项:雄黄、蜈蚣有毒。(阳春林 葛晓舒·《湖南省中医单方验方精选·外科》上册112)

★ **68. 治手足疔疮:**白胡椒7粒,研细末放入猪苦胆内,然后将初患疔疮的手指或足趾装入猪苦胆中,用胶布固定猪苦胆,隔日换1次,一般2~3次可愈。疗效:本方系笔者四代家传秘方,30多年来,本人用此方治疗手足疔疮70例,均获良效,疗程最短4天,最长6天。(张俊庭 主编·《中国名医特技精典》533)

★ **69. 治手指急性化脓性感染:**鲜猪胆汁1个,雄黄2克。用法:将雄黄研末放入猪胆内搅匀,再将猪胆套在患指上,用线包扎固定,不必更换,直至痊愈,治疗期间不再使用抗生素。徐建华等以上方治疗手指急性化脓性感染28例,3~7天全部治愈。(王辉武 主编·《中药临床新用》564)

★ **70. 治甲沟炎:【青黄膏】**用青黛、黄柏、猪胆汁各1份,凡士林10份。用法:将黄柏洗净,晒干研末。加入青黛、猪胆汁、凡士林拌匀成膏。用时先洗净疮面,用消毒剪剪去甲沟炎处部分指(趾)甲,将药膏敷于患处,再用无菌敷料包扎,隔日换药1次,直至痊愈。(滕佳林 米杰 编著·《外治中药的研究与应用》557)

★ **71. 治慢性甲沟炎:**患指于鲜猪胆汁之间浸泡几次,每次10~15分钟,隔日1次。(孟凡

红 主编·《单味中药临床应用新进展》638）

★ 72. **治甲沟炎验案**：何某某，男，48岁。左食指头出现红肿发胀，疼痛难忍，甚至通宵不得眠。用鲜猪胆汁。用法：取新鲜猪胆囊1枚，将患指从胆管处放入胆囊内即可（如用线束，注意不要过紧，不束亦可），2天更换1次，直至痊愈。外敷，用至2枚，指头肿消痛止而痊愈。（杨鹏举 主编·《中医单药奇效真传》303）

★ 73. **治瘩背疮**：猪苦胆二个，蜂窝一个，香油一两。用法：将香油同胆汁熬成滴水成珠，将蜂窝研面，混合一起。摊白布上，当中剪一小口贴患处，候自愈自掉，不要揭下。（沈洪瑞 主编·《重订十万金方》399）

★ 74. **治对口疮初起**：公猪胆汁适量。用法：调匀。搽患处。功能：清热解毒，利湿敛疮。注意事项：治疗对口疮初起效果很好，即搽即消。（阳春林 葛晓舒·《湖南省中医单方验方精选·外科》上册395）

★ 75. **治疬串，不论新久溃烂**：【疬串膏】雄猪胆（切不可用瘟猪胆及母猪胆）7枚。用法：将上药倾入铜勺内，微火熬成膏，出火毒。以捵子脚挑涂疮口内，用布盖之。（孙世发 主编·《中医小方大辞典》131引《同寿录》）

★ 76. **治瘰疬**：雄猪胆数10个。用法：在铜锅内熬煎，煎成膏药样，摊在油纸上，贴在患处。如有脓，旋贴旋换，遂得治愈，奇效。（杜婕僡 主编·《传世单方大全》106引《应验良方》）

★ 77. **治瘰疬验案2例**

①石家庄市南小街郭某，30岁，患瘰疬已七八年，时常溃破流污水，屡经注射、吃药无效。取猪苦胆10个（用胆汁）、陈醋1斤，放在新砂锅中慢火熬之，熬至稀稠适度如膏药状。先用花椒熬水洗患处，然后将药膏摊黑布上贴患处，每日换1次，贴至3个月，患处发软，脓水外流，至10余日腐肉已净，开始生出新肉，渐渐痊愈，至今未犯。（杨鹏举 主编·《中医单药奇效真传》318）

②晋县董某，36岁，患瘰疬3年之久，已破，经中西医治疗无效。用猪胆汁膏（制作方法同前案）贴三四天后，流毒水很多，半月即愈。（杨鹏举 主编·《中医单药奇效真传》319）

★ 78. **治瘰疬已溃**：猪胆汁3个，倾入铜勺内，慢火熬至滴水成珠，再加轻粉1钱，冰片3分，搅匀摊贴。（清·顾世澄 撰·《疡医大全》

689）

★ 79. **治瘰疬溃后疮疡久不收口，贴之立效**：猪胆汁不拘多少。用法：将猪胆去皮入勺内熬成膏，加盐少许。将膏摊在油纸上，贴患处。能提毒止痛，并无副作用（沈洪瑞 主编·《重订十万金方》431）

★ 80. **治瘰疬，溃与未溃者均皆治之**：陈醋一斤、猪苦胆十个。用法：将猪苦胆放在陈醋内，熬成膏贴患处。稍有小刺激，数日痊愈。（沈洪瑞 主编·《重订十万金方》429）

★ 81. **治瘰疬、诸瘘久不愈**：乌药（末）60克，猪胆3枚。用法：以猪汁和乌药末令匀。以薄棉裹，纳疮口，每日3次。（孙世发 主编·《中医小方大辞典》276引《圣济总录》）

★ 82. **治颈淋巴结结核**：【瘰疬药捻】陈醋500毫升，猪胆汁500毫升，红粉5克，轻粉2克。制法：将上药前2味装入搪瓷盆内，以火煎熬至黏膏状，煎时需不断搅拌，再放入红粉、轻粉，混合揉匀后搓成长2～5厘米如火柴杆粗的药捻，焙干后放入装有漳丹的容器中密贮。用法：局部消毒后，用酒精灯将火针（直径1.5～1.8毫米的不锈钢丝制成的长8～12厘米、前端磨尖后端有柄的钢针）烧红，刺入已液化的淋巴结核中央，如为窦道，沿其窦道刺入，以不刺至正常组织为度。待脓液排出后，将药捻放入孔道内，外敷纱布，每日或隔日换药1次。疗效：共治疗280例，全部治愈，平均疗程30～35日。（梁永才 梁杰圣 主编·《中国外治妙方》602）

★ 83. **治鱼口便毒，肿痛者**：猪胆1个，酒适量。用法：猪胆投入热酒中。每日1剂，分2次服。功能：清热解毒，活血止痛。注意事项：温服。（阳春林 葛晓舒·《湖南省中医单方验方精选·外科》上册874）

★ 84. **治手足背发，局部红肿疼痛，发热恶寒，尚未化脓**：生葱10克，猪胆（取汁）1枚。用法：捣成饼，外贴患处，1日3次。（吴素玲 李俭 主编·《实用偏方大全》296引《寿世保元》）

★ 85. **治痈疽发背、无名肿毒初起**：生葱、生蜜、猪胆汁一个。用法：上倾石钵内共捣成饼。贴患处，日换三四次。（彭怀仁 主编·《中医方剂大辞典》10册160引《寿世保元》）

★ 86. **治附骨疽**：楸叶（阴干）一两，猪胆半两。用法：上相和，捣烂。涂于疮上，封之。（彭

怀仁 主编·《中医方剂大辞典》10 册 785 引《圣济总录》)

★ 87. 治大小无名肿毒,肉白色淡:【猪胆膏】猪胆不拘多寡。用法:每年夏至后用粗钵一个,逐日赴市讨取猪胆携回,破胆皮,放汁于钵,随放随搅匀随晒,夜间及遇雨则用盖盖之,放晒至三伏后为止,封口收藏,随时用油纸摊贴。宜忌:阴疽忌用。(彭怀仁 主编·《中医方剂大辞典》9 册 545 引《经验奇方》)

★ 88. 治浅部真菌病:白矾、冰硼散加入胆囊。用法:使胆囊浓缩成糊,皮肤洗净,上药涂揉 3 ~ 5 分钟,每晚 1 次。(孟凡红 主编·《单味中药临床应用新进展》638)

★ 89. 治癣疮似疥,奇痒难忍,常脱白皮:生姜汁 3 钱 猪胆汁 5 钱。用法:调匀。搽患处。功能:收湿敛疮,祛风止痒。(阳春林 葛晓舒·《湖南省中医单方验方精选·外科》上册 453)

★ 90. 治头癣:患部头发剪去洗净,蘸猪胆汁涂擦患处,日 2 次。(孟凡红 主编·《单味中药临床应用新进展》638)

★ 91. 治白秃头疮:雄黄、猪胆汁,和敷之。(杨仓良 主编·《毒药本草》1008 引《圣济总录》)

★ 92. 治秃疮(黄癣)3 方

①猪胆一个,黄丹四两。用法:调匀涂擦患处。(中医研究院革命委员会 编·《常见病验方研究参考资料》407)

②猪胆一个,雄黄三钱。用法:雄黄为末,用胆汁调成糊状,涂擦患处。忌辛辣等物。(中医研究院革命委员会 编·《常见病验方研究参考资料》407)

③白矾 1 两,葱白 20 个,猪胆汁适量。用法:共捣溶盛碗内,以火煮溶,候冷将碗倒放,用艾叶火熏,使碗内矾葱结成齿状粉末,取出研细,用猪胆汁调匀。每日多次,外搽患处。功能:解毒消肿,燥湿止痒。方解:白矾解毒杀虫,燥湿止痒;葱白散寒通阳;猪胆汁润肺补脾,解毒消肿。诸药合用,共奏解毒消肿,燥湿止痒之功。(阳春林 葛晓舒·《湖南省中医单方验方精选·外科》上册 465)

★ 93. 治漆疮:初起,取猪胆 1 个,针刺破胆取汁,涂擦患处,每日 2 ~ 3 次,连续 2 ~ 3 日,症状可明显好转或愈。如漆疮已溃烂者,用消毒药

棉清洗患处,以白矾研细面,猪胆汁调匀,敷患处。每日 2 ~ 3 次,连续数日可好转或愈。(王惟恒 著·《皮肤病千家妙方》100)

★ 94. 治黄水疮 2 方

①黄柏末三两,猪胆一个。用法:搅匀焙焦,香油调搽。(中医研究院革命委员会 编·《常见病验方研究参考资料》395)

②吾节(猪胆)一个。用法:取鲜胆汁外搽。每日 2 ~ 3。(张俊庭 编·《皮肤病必效单方2000 首》7)

★ 95. 治浸淫疮验案:徐某某,男,7 岁,1987 年 7 月 11 日初诊。患儿 3 个月前,始见右臀部起约 2 厘米×2 厘米红色丘疹、水疱,瘙痒,抓破后有黄水流出,渐浸淫成片,至整个臀部及外阴部,痛痒难忍,渗出颇多,湿黏衣褥,曾几度注射抗生素、聚肌胞、口服清热解毒、利湿祛风中药及多种外洗剂月余,偶有痛减渗少,始终未愈。查舌质红,苔黄腻,脉滑数。诊断为浸淫疮。药用新鲜猪胆 1 具,取汁约 30 毫升,加冰片 3 克,溶化后外敷,每天 2 次。敷药 2 次后即无渗出唯有痒感;1 周后痊愈。治疗方法:以痛痒为主者,加冰片少许,溶于胆汁内,外敷患处;以渗出为主者,先用生理盐水擦洗净患处,而后敷猪胆汁,收效甚佳。(黄国健等 主编·《中医单方应用大全》521)

★ 96. 治蛲虫 2 方

①猪苦胆一个。用法:将胆汁用笔杆挤入直肠内(即肛门内),即将猪胆套在笔杆上用线系住,以手挤苦胆汁,即由笔杆流入直肠。(沈洪瑞 主编·《重订十万金方》182)

②猪苦胆 1 个,大葱白根 1 节。用法:猪苦胆翻开,插入大葱白根上,将制好的葱根塞入肛门,2 ~ 3 次即愈。并须将被褥烫洗干净,以免再次感染。(刘有缘 编著·《一两味中药祛顽疾》181)

★ 97. 治目赤病及胎赤:猪胆和绿盐五分,点眦。(江苏新医学院 编·《中药大辞典》下册 2195 引《广济方》)

★ 98. 治红眼病:猪胆汁(鸡胆汁亦可)。用法:将胆汁微煎,放入冰片少许,溶后,取出,待冷,点眼少许,每日 2 次。(杨建宇等 主编·《灵验单方秘典》263)

★ 99. 治急性结膜炎:猪胆汁(牛、羊、鸡等

之胆汁均可)。用法:和人乳同量,点眼,每次一滴,一日二至三次。或先将胆汁在勺内微煎,然后放冰片少许,溶后,取出,待冷,点眼,每用少许,一日二次。或将胆汁与白矾少许和匀,同上点眼。(中医研究院革命委员会 编·《常见病验方研究参考资料》458)

★ 100. 治翳膜:(猪胆膏)猪胆一只,硇砂(细研)。用法:硇砂穰在猪胆中成膏,系定,悬当风处,候白衣如霜出,扫下收瓷盒子内,旋用柱子点入眦中,觉痒乃罢,便无翳膜,未尽再点之。(江苏新医学院 编·《中药大辞典》下册 2195 引《鸡峰普济方》)

★ 101. 治眼生翳膜:【点眼猪胆膏】猪胆不拘多少(取汁)。用法:猪胆汁入银石器中,慢火熬,以少浆水调如膏。每点眼少许,每日 3～5 次。主治:①眼生翳膜。②飞血赤脉及疼痛。(孙世发 主编·《中医小方大辞典》120 引《圣济总录》)

★ 102. 治沙眼 2 方

①取新鲜猪胆液。用法:洗净,取滤过清亮胆液,用生理盐水稀释至 10%,过滤,灭菌,每日滴眼 3 次,每次每眼 1 滴。(中医研究院革命委员会 编·《常见病验方研究参考资料》463)

②鲜猪胆一个,冰片、硼砂各五分,黄连一钱。用法:将后三味共研细末,装入胆内,阴干,再研极细末,装瓶,勿使泄气,每用少许点眼,一日二、三次。(中医研究院革命委员会 编·《常见病验方研究参考资料》463)

★ 103. 治角膜溃疡:猪胆一个。用法:取胆汁放铜勺内,在文火上煮干,取出做小粒如芝麻子大,早、晚各一粒,纳入眼角内。(中医研究院革命委员会 编·《常见病验方研究参考资料》464)

★ 104. 治细菌性角膜溃疡:冰片 1 克研末,加入新鲜猪胆汁内,溶解过滤,装入瓶中,高压消毒,即成 2% 的冰胆滴眼剂,放凉处保存。每次 1～2 滴,每天 4～6 次。经治疗本病 50 例 70 只眼,结果治愈 68 只。治愈率达 97.1%,2 只伴有前房积脓者,经治疗 3 天症状无改善为无效;平均治疗时间为 8 天。(王辉武 主编·《中药临床新用》288)

★ 105. 治久患目盲,白翳遮睛:公猪胆一个。用法:入银铫内,微火煎成膏,候冷,入冰片

末二三厘。点入眼中。渐觉翳轻,又将猪胆白膜皮晒干,合作小绳如钗,火烧灰存性,点翳。(彭怀仁 主编·《中医方剂大辞典》9 册 414 引《一草亭》)

★ 106. 治中耳炎:将胆矾放入猪苦胆内,浸泡一夜,取出晒干,研末。用时先把耳内脓液吸干,然后吹入药粉。(宋立人 总编·《中华本草》9 册 616)

★ 107. 治慢性中耳炎:猪胆、枯矾、冰片。用法:取新鲜猪胆数枚,将枯矾末纳入(视猪苦胆大小,每只内装 25～40 克枯矾末),以胆汁浸透枯矾为宜。用线绳扎紧胆囊口,悬于阴凉通风处晾干。取胆内物,每 10 克中加入冰片 0.6 克,共研细末,瓷瓶密贮备用。局部外用,先用 3% 的双氧水洗净患耳,拭干。取上药适量,喷入患耳鼓膜穿孔处,每日 1 次,直至痊愈。治疗 60 例,临床治愈 56 例,好转 4 例,治疗 1～6 次而痊愈者 53 例,7～12 次而痊愈者 3 例。(朱复南 等编·《当代中药散剂验方精选》232)

★ 108. 治耳肿痛或流脓汁:猪苦胆一个,白矾面 3 钱,冰片少许。用法:猪胆内装入白矾面焙干,与冰片共研细。吹入耳内。(沈洪瑞 主编·《重订十万金方》722)

★ 109. 治耳中流水或流脓:猪苦胆一个,枯矾研面。用法:将枯矾装入猪胆内,以满为度,晒之使干,把胆皮剥去,将矾研细面备用。用法:先把耳内用新棉花拭净,再吹此药。(沈洪瑞 主编·《重订十万金方》718)

★ 110. 治急慢性中耳炎:猪胆 1 个(其他动物胆汁亦可)。用法:取胆汁,1 日在耳内滴 2 次,每次 3～5 滴,或加冰片少许调匀滴入耳内。备注:或将猪胆汁放勺内焙干,每钱加 1 分冰片研匀,吹入耳内。(中医研究院革命委员会 编·《常见病验方研究参考资料》486)

★ 111. 治慢性单纯性中耳炎:猪苦胆数个,等量或 2 倍的白矾。用法:将胆汁倒入消毒杯,用文火焙干,研粉过 100 目筛,加入白矾粉拌匀,装瓶备用。洗净外耳道分泌物,将胆矾散均匀喷入鼓膜穿孔处,每日 1 次,量勿过多,以免妨碍中耳引流。治疗 149 例,经 3 次喷药干耳者,达 75.2%,全部病例干耳率达 96%。平均 3.21 次。(胡熙明 主编·《中国中医秘方大全》中册 690)

★ 112. 治慢性化脓性中耳炎:用鲜猪苦胆

一枚。将黄连粉 1 克,冰片 0.3 克,研细装入苦胆内搅匀,浸泡 24 小时后备用。用法:治疗时先用双氧水冲洗耳道,后滴入猪苦胆汁数滴,每日 2 ~ 3 次。共治疗 123 例,2 ~ 7 天均获痊愈。(宋立人 总编·《中华本草》9 册 618)

★ 113. **治化脓性中耳炎:**【吹耳散】用黄连、白矾末各 20 克,冰片 5 克,猪胆汁 1 枚。黄连研末,冰片研细。先将黄连粉装入猪苦胆内浸透,然后倒入一安瓶内,加入白矾末,置酒精灯上加热至水分完全蒸发后,冷却研细末,再掺入冰片混匀。用时取少许药面用细管吹入耳内,2 ~ 3 天 1 次。一般连用 3 ~ 5 次即愈。共治 10 余例,皆获捷效。(滕佳林 米杰 编著·《外治中药的研究与应用》557)

★ 114. **治口吻疮:**用白矾适量,猪胆 1 个。用法:将白矾研细末过筛,于猪胆上部剪开一口,将白矾从口塞进。用线将猪胆开口扎紧,悬挂于屋檐(至少 1 年左右)。取下研成细粉,装消毒瓶中备用。用时以药末少许涂于口腔患处,每日 3 次。(贾一江等 主编·《当代中药临床外治大全》555)

★ 115. **治糜烂性口角炎:**【冰胆液】用冰片 2 克,西咪替丁片 0.4 克。用法:共研极细末溶入 5 毫升猪胆中,混合均匀。用棉签将药液涂搽患处,每日 2 ~ 3 次。共治 20 例,3 天治愈 9 例,5 天治愈 10 例,6 天治愈 1 例。治愈率为 100%。(滕佳林 米杰 编著·《外治中药的研究与应用》557)

★ 116. **治单乳蛾、喉癣、喉痛肿痛,吞咽不下,命在须臾者:**【猪胆丸】雄猪胆一个(腊月八日取)。用法:上装入白矾末,阴干,为末;次年腊月八日再取猪胆,入前猪胆末,如此三四次。每用一二分吹之。(彭怀仁 主编·《中医方剂大辞典》9 册 544 引《梅氏验方新编》)

★ 117. **治口疮、鹅口疮:**白猪胆一个,白矾。用法:把白矾入胆中,悬在阴处,经过冬夏,将矾研极细,吹患处。(沈洪瑞 主编·《重订十万金方》715)

★ 118. **预防白喉:**取新鲜猪胆汁,或猪、鱼胆汁混合。加等量砂糖。用法:蒸 30 ~ 60 分钟。托儿所小孩每次服 1 ~ 2 毫升,幼儿园小孩每次服 2 ~ 3 毫升,每天服 2 次,连服 4 天。咽拭培养阳性的隔 1 个月再服 4 天。曾先后在流行区的托儿所、幼儿园用上法给药2046 人,经 1 年以上观察,无 1 例发病。其中 320 人在服药前做过咽液培养,阳性带菌者 34 人,经第 1 次服药后 1 ~ 2 周复查,28 例转阴,4 例第 2 次服药后转阴。同时期散居的儿童未经预防服药者有 4 例发病。经 3 次抑菌试验,证明猪胆汁对白喉杆菌有一定的抑菌能力,但无杀灭作用。(江苏新医学院编·《中药大辞典》下册 2195)

★ 119. **治扁桃体炎:**猪胆 1 个。用法:取鲜胆汁兑水含漱口腔,每日数次。或内服猪胆(鲜、干均可)。每日 1 次,每次服 1 克。备注:本方具有解毒消肿、清热润燥之功效。彝族常用其治咽喉肿痛,疗效较好。(吴静 陈宇飞 主编·《传世金方·民间秘方》354)

★ 120. **治发热验案:**危某某,女,28 岁,社员,1978 年 7 月 5 日入院。患者是经产妇,足月顺产,产后第 6 天开始呕吐,发热 40 度,腹痛,大便 5 天未解,住院后给予补液、抗感染治疗,高热仍不退,大便也未解。血检:白细胞 26.9 × 10^9/L,中性粒细胞 0.86,加大抗生素、激素用量,用冷盐水 400 毫升灌肠,未解大便,高热仍不退。改用 20% 的猪胆汁 150 毫升,保留灌肠,半小时后,排大便 1 次,量中等,褐色。体温从 40.5 度下降至 39 度,继续用中西药治疗,加猪胆汁灌肠,体温降至正常,痊愈出院。治疗方法:取新鲜的猪胆汁,用蒸馏水或生理盐水稀释成 20% 的浓度,再加入防腐剂(每 100 毫升溶液加苯甲酸钠 0.1 克),搅拌使其溶解。或新鲜胆汁放冰箱中保存,使用时再配成 20% 浓度的溶液。使用方法:每天 1 次,每次 50 ~ 100 毫升,灌肠速度应慢,灌入。后堵塞肛门口 15 分钟。(杨鹏举 主编·《中医单药奇效真传》10)

★ 121. **治宫颈糜烂:**猪苦胆 5 ~ 10 个(吹干后约 30 克),石榴皮 60 克。用法:共研成细粉,用适量花生油调成糊状,装瓶备用。用前先以温开水洗净患部,擦干宫颈分泌物,再将有线的棉球蘸药塞入宫颈糜烂处。每日 1 次,连用多次。功效:解毒,杀虫,生肌。有较强的抗菌作用。验证:据《新中医》1976 年第 2 期载:吴某,女,38 岁。下腹部经常疼痛,有下坠感,脓性分泌物多,有腥臭味,已有 10 年病史。在某医院检查为重度宫颈糜烂,经反复治疗未愈。经用此方 12 次即痊愈,至今未见复发。(良石 主编·《名医珍

★ 122. 治慢性宫颈炎2方

①以猪胆汁、白矾配成Ⅰ号方，再加蛤粉即为Ⅱ号方。用法：用时先用桃叶水清除白带，然后再上药粉，炎症明显时再用Ⅰ号方，有新生上皮时用Ⅱ号方，10～14天治疗1次。共治400例，治愈率为65.8%，有效率100%。（滕佳林 米杰 编著·《外治中药的研究与应用》557）

②新鲜猪胆汁每500克加白矾6～9克阴干或烤干研末。用法：充分暴露患者子宫颈，清除宫颈分泌物，喷洒猪胆粉于病变部。宫颈管内膜炎型者从子宫外口将药塞进宫颈管内为宜。3日1次。用药5日后为防止再感染可涂布3%的碘甘油。（孟凡红 主编·《单味中药临床应用新进展》638）

★ 123. 治小便不通：用猪胆汁2枚，热酒和服1枚；又用1枚连汁，笼住阴头浸渍，1～2小时汁入自通。（滕佳林 米杰 编著·《外治中药的研究与应用》556引《肘后方》）

★ 124. 治滴虫性阴道炎3方

①用猪胆汁、冰片、枯矾各适量，制成栓剂。放入穹窿处，隔日1次。（滕佳林 米杰 编著·《外治中药的研究与应用》556）

②鲜猪胆汁15毫，白矾15克。用法：清洁纱布4厘米×4厘米2块，温开水倒入瓷盆2个，用第一盆温开水擦洗外阴。换第2盆擦洗阴道，用清洁纱布块裹白矾1克，蘸胆汁擦外阴，换用第2块纱布包白矾1克蘸胆汁擦阴道。瘙痒严重时每天数次，症状轻时，白矾加入猪胆汁粉化制成粉末擦抹外阴、阴道，3天后，瘙痒、疼痛及其他症状好转，7天痊愈。注意：治疗期间禁同床，夫妻双方治疗更佳。共治70例，全部治愈。治疗期间最长7天，最短2天，平均3天。（滕佳林 米杰 编著·《外治中药的研究与应用》557）

③①猪胆汁1000克浓缩至黏稠状，取25克加95%的乙醇300毫升回流4小时，过滤，滤液回收乙醇至原体积的1/4，后用丙酮沉淀，得淡黄色絮状固体，即为猪胆汁提取物，制成50毫升栓剂。睡前清洗外阴，药栓塞阴道深处，仰卧30分钟，隔日1次。②鲜猪胆汁15毫升，白矾1克，温开水擦洗外阴，换第2盆擦洗阴道，用清洁纱布包裹白矾1克蘸胆汁擦外阴，换第2块纱布同法擦阴道，瘙痒严重时每日数次，症状轻时，白

矾加猪胆汁粉制成粉末擦抹外阴、阴道。（孟凡红 主编·《单味中药临床应用新进展》]638）

★ 125. 治外阴溃疡：猪胆3个，大黄60克。用法：焙干研成极细粉末，放于干燥处备用。外阴用高锰酸钾或苯扎臭铵溶液清洗，取猪胆汁大黄粉涂撒在溃疡面上，每日3～4次，6天为1个疗程。期间停用其他药。共治46例，治愈32例，占69.6%；显效12例，占26.1%；好转2例。（滕佳林 米杰编著·《外治中药的研究与应用》558）

★ 126. 治婴儿吃乳多嗽，并诸咳：【乳头散】 甘草（大者）3厘米，健猪胆汁1个。用法：上药合炙干为末。以少许敷乳头上，令儿咂；茶清调下亦得。（孙世发 主编·《中医小方大辞典》444引《普济方》）

★ 127. 治小儿便秘3方

①猪胆汁5毫升。用法：灌肠，不但排便迅速且可减少病人痛苦。（中医研究院革命委员会 编·《常见病验方研究参考资料》155）

②猪胆汁一只，内加好醋少许灌入肛门。又方：猪胆汁、蜂蜜各适量。调匀注入肛门。（中医研究院革命委员会 编·《常见病验方研究参考资料》155）

③用猪胆汁5毫升，醋少许，蜂蜜适量。将上药混匀，灌肠。（滕佳林 米杰 编著·《外治中药的研究与应用》556）

★ 128. 治小儿血热，早食后发热，至晚则凉：【猪胆丸】 胡黄连、宣黄连（去须）各半两，赤芍药一两。用法：上为细末，以猪胆和成剂，却入在胆皮中，悬铫上，用浆水煮，勿令浆水入，煮熟取出为丸，如绿豆大。每服三十丸，食后、临卧前米饮汤送下，一日三次。（彭怀仁 主编·《中医方剂大辞典》9册543引《卫生总微》）

★ 129. 治小儿缘目生疮，肿痛：猪胆一枚，龙脑一分（钱），马牙硝半两。用法：上为末，都拌匀，纳猪胆中牢系，悬于壬方，阴干后取出，纳瓷盒中，每用麻子许，水化点之，每日三四次以上。（彭怀仁 主编·《中医方剂大辞典》9册544引《圣惠方》）

★ 130. 治小儿脂溢性皮炎：猪胆1只。用法：将猪胆汁倒入半盆温水中，搅拌后洗患处，把油脂状鳞屑清除干净，再用清水洗洁1次，每日1次。治疗31例，痊愈25例（连续洗10次，头皮

作痒、鳞屑、油脂均消失)，好转6例(连续清洗9次，作痒、鳞屑、油脂明显减少)。(胡熙明 主编·《中国中医秘方大全》中册416)

★ **131. 预防小儿疥疮:**用猪胆汁适量。将猪胆汁入温水中浴之。浴后不生疥疮。(滕佳林 米杰 编著·《外治中药的研究与应用》556)

★ **132. 治小儿疮疹内发盛者:**(猪胆醋)醋四两，大猪胆一个(取汁用)。用法:上合煎三四沸，每服半合上下，一日服四五次，不拘时候。(彭怀仁 主编·《中医方剂大辞典》9 册 545 引《卫生总微》)

商陆(65 方)

【药性】味苦，性寒，有毒。归肺、肾、大肠经。

【功能与主治】逐水消肿，通利二便，解毒散结。主治水肿胀满，二便不通，癥瘕，疝癖，瘰疬，疮毒。

【用法用量】内服:煎汤，3~10克;或入散剂。外用:适量，捣敷。

内服宜醋制或久蒸后用;外用宜生品。

【使用注意】体虚水肿者慎服，孕妇忌服。宜从小量开始。本品对胃肠道有刺激作用，故宜饭后服。过量中毒，可出现恶心呕吐，腹痛腹泻，心动过速，呼吸频数，继则言语不清，躁动，抽搐，严重者血压下降，昏迷，瞳孔散大，心跳或呼吸停止而死亡。

★ **1. 治肺痈3 方**

①商陆五钱。用法:水酒各半煎服。备注:本方有一定毒性，试用时斟酌用量。(中医研究院革命委员会 编·《常见病验方研究参考资料》107)

②商陆、草河车各三钱，川贝母末一钱半(分冲)。用法:水煎服。备注:本方有一定毒性，试用时斟酌用量。(中医研究院革命委员会 编·《常见病验方研究参考资料》107)

③商陆(又称金七娘)15 克，豆腐一块。共煮汤服食，每日 2 剂。(胡郁坤 陈志鹏 主编·《中医单方全书》10)

★ **2. 治肺痈，中恶心痛:**商陆根 1000 克。用法:商陆根切炒，以囊盛，更番熨患处，如冷复易之。(吴素玲 李俭 主编·《实用偏方大全》36 引《太平圣惠方》)

★ **3. 用于肝硬化腹水:**商陆 1000 克~2000 克。粉碎过 100 目筛，另取鲜姜 2 小片，捣烂如泥。用时取 1~1.5 克商陆粉和生姜泥加适量水调成糊状。敷满脐部固定，每日更换 1~2 次。(滕佳林 米杰编著·《外治中药的研究与应用》472)

★ **4. 治水臌胀2 方**

①红商陆根适量捣烂，贴脐上，以布缚定。或红商陆根、葱捣烂，贴脐下一寸小腹部。(杨仓良 主编·《毒药本草》513 引《穴敷疗法聚方镜》)

②商陆根 1 两。用法:研细末，放膏药内。贴脐部 24 小时。功能:健脾和中，泻水通便。注意事项:以下黑色大便为妙。(易法银 喻斌 主编·《湖南省中医单方验方精选·内科》上册571)

★ **5. 治腹水:**商陆 2~3 克，研为细末，用开水调成膏，贴神阙穴或阴交穴。有的选加大葱、大蒜、麝香少许。(杨仓良 主编·《毒药本草》513 引《穴敷疗法聚方镜》)

★ **6. 治积聚:**商陆适量捣汁或蒸烂，摊布上，放在患处，药冷即换，昼夜不停。按:本病中医学属于"癥瘕""疝癖""伏粱、肥气、息贲"等范畴。(胡郁坤 陈志鹏 主编·《中医单方全书》65)

★ **7. 治肾炎:**将商陆研成细末，敷于脐部。(滕佳林 米杰 编著·《外治中药的研究与应用》472)

★ **8. 治慢性肾炎3 方**

①商陆二至三钱，五花猪肉四两。用法:水煎，喝汤吃猪肉。备注:本方有一定毒性，试用时需注意。(中医研究院革命委员会 编·《常见病验方研究参考资料》180)

②商陆与泽泻、杜仲配伍，水煎剂浓缩，制成商陆合剂，每次 10~15 毫升，小儿体弱及胃肠不适者酌减，饭后服，日 3 次，治疗慢性肾炎9 例，证明有不同程度的疗效。(杨仓良 主编·《毒药本草》512)

③用自拟的鲤鱼商陆饮(鲤鱼 1 条，商陆根 10 克)，小孩每次 200 毫升，成人每次 400 毫升，

第1次服完后,第2次再加水煮,吃鱼喝汤,治疗慢性肾炎水肿6例,痊愈4例,基本好转1例,无效1例。(杨仓良 主编·《毒药本草》512)

★ **9. 治肾炎及血吸虫肝硬化引起的腹水病**:活鲤鱼500克剖,除内脏洗净,留鱼鳞,白花商陆根9克填鱼腹,煎至呈黄色浓汁,不加油和佐料,低盐或每日酱油10毫升,第1次只煎浓汁,小孩每次200毫升,成人400毫升。第2次再水煎煮,吃鱼喝汤。(孟凡红 主编·《单味中药临床应用新进展》457)

★ **10. 治卒肿满身面皆洪大**:商陆根一斤(刮去皮,薄切之),煮令烂,去渣,纳羊肉一斤,下葱豉盐如食法,随意食之,肿瘥后亦宜做此。亦可常捣商陆,与米中半蒸熟作饼子,食之。(宋立人 总编·《中华本草》2册741引《肘后方》)

★ **11. 治水气肿满**:【商陆豆方】生商陆(切如麻豆)、赤小豆各等分、鲫鱼三枚(去肠存鳞)。上三味,将二味纳鱼腹中,以绵缚之,水三升,缓煮豆烂,去鱼,只取二味,空腹食之,以鱼汁送下,甚者过二日,再为之,不过三剂。(江苏新医学院编·《中药大辞典》下册2246引《圣济总录》)

★ **12. 治水肿3方**

①【商陆膏】商陆根一斤(生者),猪膏一斤(先煎,可用二斤)。用法:上药合煎令黄,去滓。以摩肿;亦可服少许。宜忌:忌犬肉。(彭怀仁 主编·《中医方剂大辞典》9册586引《外台》)

②商陆3分,猪精肉2两。用法:2药用清水炖熟。每日1剂,分2次食肉喝汤。功能:利水消肿,健脾益气。(易法银 喻斌 主编·《湖南省中医单方验方精选·内科》中册1566)

③用商陆1000～2000克,鲜姜适量。将商陆研末过100目筛,用时取1～1.5克商陆粉和鲜姜泥加适量水调成糊状,敷满脐部,固定。每日更换1～2次,7天为1个疗程。治疗水肿8例,其中肝硬化腹水5例,心源性水肿2例,肾性水肿1例,证明均有不同程度的疗效。商陆与五花肉相配伍,治疗急性肾炎及其他原因所致的水肿、腹水均有效果,未见副作用。(杨仓良 主编·《毒药本草》512)

★ **13. 治水肿。小便不通,勿拘远近**:商陆30克,净黄连15克。用法:上药研为末,姜汁煮面糊为丸,如绿豆大。每次30～50丸,空腹用温紫苏汤送下,或温葱汤送下。(孙世发 主编·《中医小方大辞典》615引《活幼心书》)

★ **14. 治肿胀**:【天命饮】白商陆根汁一合,生姜自然汁二合,黄酒一盏。用法:上药和匀。空心服,三日服一次;元气厚者服五次,薄者三次。宜忌:忌盐、酱。凡人年五十以内者可服,五十以外者不必用。(彭怀仁 主编·《中医方剂大辞典》2册34引《寿世保元》)

★ **15. 治水气2方**

①【商陆粥】商陆根(去皮取白色,不用赤色,切如小豆)一大盏。用法:上以水三升,煮取一升以上,即取粟米一大盏煮成粥,仍空腹服。若一日两度服,即恐利多,每日服一顿,即微利。宜忌:不得吃生冷等。(彭怀仁 主编·《中医方剂大辞典》9册585引《外台》)

②【商陆逐水散】白商陆根(去粗皮,薄切,阴干或焙干,为末)。用法:上用黄颡鱼三个,大蒜三瓣,绿豆一合,水一升同煮,以豆烂为度。先食豆,饮汁送下;又以汁下药二钱。水化为气内消。临证举例:省郎王申病水气,四肢悉病,不能坐卧,昼夜倚壁而立,服此一剂顿愈。(彭怀仁 主编·《中医方剂大辞典》9册586引《鸡峰》)

★ **16. 治虚劳**:商陆适量。炖猪肉食。适用于虚损。(胡郁坤 陈志鹏 主编·《中医单方全书》103)

★ **17. 治水肿,小便不通**:商陆一两。用法:研为细末,每日二钱(患儿酌减),分三次服,每隔四小时服一次,饭前开水送下。备注:商陆作用猛烈,试用要注意。(中医研究院革命委员会编·《常见病验方研究参考资料》238)

★ **18. 治慢性气管炎**:鲜商陆洗净切片,阴干,蒸熟,烘干,蜜制成丸,口服。(孟凡红 主编·《单味中药临床应用新进展》457)

★ **19. 治咳嗽**:鲜商陆50克(干者25克)。水煎服。适用于咳嗽吐血者。(胡郁坤 陈志鹏 主编·《中医单方全书》19)

★ **20. 治精神分裂症**:商陆鲜根块洁纱拧汁,空腹服10～40毫升,1周后可服第2次。(孟凡红主编·《单味中药临床应用新进展》457)

★ **21. 治消化性溃疡**:商陆粉10克,血余炭10克,鲜鸡蛋1个。先将鸡蛋去壳,用蛋清、蛋黄与药物搅拌均匀,在锅内放少许茶油,待油烧熟后,将上药液倒入锅内煎熟即可。分2次口

服，上、下午各 1 次，2 星期为 1 个疗程。（宋立人 总编·《中华本草》2 册 742）

★ **22. 治大便不通 2 方**

①商陆，捣敷脐上即通。（杨仓良 主编·《毒药本草》513 引《穴敷疗法聚方镜》）

②【商陆煮豆方】商陆（干者），大戟（锉，炒）各一分。上二味，粗捣筛，用水四盏，枣十枚去核，煎至一盏半，下黑豆半合，同煎至水尽，拣取黑豆。初春三粒，稍加之，以通利为度。（宋立人 总编·《中华本草》2 册 742 引《圣济总录》）

★ **23. 用于实秘**：用商陆 10 克。为末，开水调成膏状。敷贴于鸠尾穴上，每日 1 次。（滕佳林 米杰 编著·《外治中药的研究与应用》472）

★ **24. 用于直肠脱垂**：商陆 50 克。与猪肉煮食。（胡郁坤 陈志鹏 主编·《中医单方全书》232）

★ **25. 治肿满，小便不利**：赤商陆根捣烂，入麝香三分，贴于脐心，以帛束之，得小便利即肿消。（宋立人 总编·《中华本草》2 册 741 引《纲目》）

★ **26. 治痃癖不瘥，胁下痛硬如石**：生商陆根汁一升，杏仁一两（汤浸，去皮、尖）。研仁令烂，以商陆根汁相和，研滤取汁，以火煎如饧。每服，取枣许大，空腹以热酒调下，渐加，以利恶物为度。（宋立人 总编·《中华本草》742 引《圣惠方》）

★ **27. 治疔疮**：鲜商陆适量。洗净，捣烂，敷患处，每日 1 次。适用于痈肿、疔疮。（胡郁坤 陈志鹏 主编·《中医单方全书》182）

★ **28. 治瘰疬结核肿硬**：【商陆饼子】商陆根三两。上件药捣令烂，捻作饼子，如钱大，安置瘰疬子上，以艾灸饼子上，令热干佳，灸三十壮，瘥。（宋立人 总编·《中华本草》2 册 742 引《圣惠方》）

★ **29. 治淋巴结结核**：商陆三钱，红糖为引，水煎服。（江苏新医学院 编·《中药大辞典》下册 2247）

★ **30. 治石痈坚硬如石，不作脓者**：生商陆根捣敷之，干即易之，即软为度。又治湿漏诸痈疽。（江苏新医学院 编·《中药大辞典》下册 2247 引《千金》）

★ **31. 治一切肿毒**：商陆根和盐少许，捣敷，干再易之。（江苏新医学院 编·《中药大辞典》

下册 2247 引《千金》）

★ **32. 治毒热肿**：商陆根、芸苔苗叶根各等分。上二味，捣之，以鸡子清和贴之，干即易之。（宋立人 总编·《中华本草》2 册 742 引《外台》）

★ **33. 治筋骨痛**：商陆 15 ~ 30 克。水煎服。（胡郁坤 陈志鹏 主编·《中医单方全书》374）

★ **34. 治跌打**：商陆研末，调热酒擂跌打青黑之处，再贴膏药更好。（宋立人 总编·《中华本草》2 册 742 引《滇南本草》）

★ **35. 治疮伤水毒**：商陆根捣炙，布裹熨之，冷即易之。（江苏新医学院 编·《中药大辞典》下册 2247 引《千金方》）

★ **36. 治痈疮肿毒**：商陆 15 克，蒲公英 60 克。水煎洗患处。（杨仓良 主编·《毒药本草》513 引《圣济总录》）

★ **37. 治湿毒疮烂腿**：商陆一斤，用大麻油煎，收成膏，加铅粉，熬厚，用油纸摊膏，贴上患处即愈。（陆士鄂 编·《叶天士手集秘方》176）

★ **38. 治血小板减少性紫癜**：用 100% 的商陆煎剂，首次服 30 毫升，以后每次 10 毫升，每日 3 次，治疗本病 21 例，除 1 例疗效不显著外，其余均在 2 ~ 4 天内紫癜逐渐消失，鼻衄和齿龈出血好转，有半数病例血小板计数可恢复至正常范围。对骨髓病变亦有缓解作用。此外，对过敏性紫癜和咯血亦有良好效果。（杨仓良 主编·《毒药本草》514）

★ **39. 治银屑病**：生商陆高压锅蒸 2 小时，烤干研粉压片。成人每日 9 克，分 3 次服。儿童减半。妊娠及溃疡病、活动性肺结核、感染性疾病患者慎用。（孟凡红 主编·《单味中药临床应用新进展》457）

★ **40. 治狂犬咬伤**：红商陆二两。用法：与盐共捣敷患处。备注：本品有毒性，使用需注意。（中医研究院革命委员会 编·《常见病验方研究参考资料》306）

★ **41. 治耳肿**：【商陆塞耳方】商陆（生者，洗）。用法：上以刀子削如枣核。纳耳中，日二易之。（彭怀仁 主编·《中医方剂大辞典》9 册 585 引《圣济总录》）

★ **42. 耳后石痈**：【破坚丹】商陆根适量。用法：杵烂，频擦。（孙世发 主编·《中医小方大辞典》141 引《疡科选粹》）

★ **43. 治慢性咽炎**：将商陆根煨熟，布包后

热煨头部、颈部。药袋冷则更换,每日 2 次,每次 20 分钟。(滕佳林 米杰 编著·《外治中药的研究与应用 472》)

★ 44. **治咽喉肿痛**:商陆 3～9 克。水煎服。(胡郁坤 陈志鹏 主编·《中医单方全书》437)

★ 45. **治伤寒咽喉肿痛**:【商陆散】商陆根。用法:上切,杵烂炒熟。用手帕裹之,熨肿处,冷即易之。(彭怀仁 主编·《中医方剂大辞典》9 册 585 引《卫生总微论》)

★ 46. **治喉痹猝不得语**:用商陆。苦酒熬令脓。热敷之。(电子版·《中华医典·普济方》卷六十一)

★ 47. **用于口眼歪斜**:用商陆 6 克,松树须、红蓖麻各 10 克,加水煎沸。用热气熏面。用法用量:外用,适量,捣敷,或磨汁涂。(滕佳林 米杰 编著·《外治中药的研究与应用》472 引《新编偏方秘方汇海》)

★ 48. **治妊娠手脚肿满挛急**:【商陆赤小豆汤】赤小豆、商陆干各等分。用法:上锉散。每服一两,水一碗,煎至七分盏,取清汁服。(彭怀仁 主编·《中医方剂大辞典》9 册 586 引《三因》)

★ 49. **治妊娠四肢浮肿,皮肉拘急,小便不利**:商陆半两,桑根白皮一两(锉),羌活半两。用法:上为粗散。每服四钱,以水一中盏,入赤小豆一百粒,煎至六分,去滓,食前温服。(彭怀仁 主编·《中医方剂大辞典》9 册 583 引《圣惠》)

★ 50. **治功能性子宫出血**:商陆鲜根 60～120 克,猪肉 250 克。同煨,吃肉喝汤。(宋立人 总编·《中华本草》2 册 742)

★ 51. **治宫颈糜烂、白带、功能性子宫出血**:取商陆 60 克(鲜者 120 克),文火炖烂母鸡肉或猪肉,放盐少许,弃渣分 2～3 次吃汤及肉。(杨仓良 主编·《毒药本草》513)

★ 52. **治小儿浮肿,肚胀,气急**:泽泻、商陆各等分。用法:上为末。三岁一钱,桑白皮汤调下。商陆醋炒为末,调涂肿毒。醋调并治咽喉肿。功能:利小便。(彭怀仁 主编·《中医方剂大辞典》9 册 585 引《永类钤方》)

★ 53. **治小儿疳积**:商陆适量。研末,蒸猪肝食。(胡郁坤 陈志鹏 主编·《中医单方全书》304)

★ 54. **治新生儿小便不通**:红商陆根 16 克,麝香 0.1 克。用法:先将红商陆根洗净,切碎,捣烂,再将麝香放入脐眼内,上盖一层纸,然后将捣烂的红商陆根敷于脐部,纱布敷料覆盖,包扎固定。数小时后小便自利,除去敷药。功效:通利小便。(刘道清 主编·《中国民间神效秘方》961)

★ 55. **治钩虫病**:商陆适量。水煎服。(胡郁坤 陈志鹏 主编·《中医单方全书》152)

★ 56. **治乳癌初起,坚硬如鸡子大**:商陆根、生南星,生草乌各等分。用法:以米醋磨细涂。(中医研究院革命委员会 编·《常见病验方研究参考资料》269)

鹿茸(40 方)

【药性】味甘、咸,性温。归肾、肝经。

【功能与主治】壮肾阳,益精血,强筋骨,托疮毒。主治肾阳虚衰,阳痿滑精,宫冷不孕,虚劳羸瘦,神疲畏寒,眩晕,耳鸣耳聋,腰背酸痛,筋骨痿软,小儿五迟,女子崩漏带下,阴疽。

【用法用量】内服:研粉冲服,1～3 克;或入丸剂,亦可浸酒服。

【使用注意】凡阴虚阳亢,血分有热,胃火盛或肺有痰热以及外感热病者均禁服。

★ 1. **治免疫力低下**:鹿茸粉末,每服 1 克,温开水冲服,每天 1 次,10 天为 1 疗程,适合免疫力低下者,类似中医表虚、阳气不足之证,最易为外邪侵袭,反复感冒。治疗方法宜采用扶正祛邪、助阳固表。用玉屏风散、参附再造丸等。若有投之不应者,予鹿茸粉每能奏效。(楼锦英 编著·《中药临床妙用锦囊》473)

★ 2. **治眩晕之甚,抬头则屋转,眼前黑花,观见常如有物飞动,或见物有二**:鹿茸,每服半两,用无灰酒三盏,煎至一盏,去滓,入麝香少许服。(宋立人 总编·《中华本草》9 册 651 引《证治要诀》)

★ 3. **治低血压病**:鹿茸粉 0.3 克。用法:灌入胶囊,每服 1 粒,或纳入鸡蛋内蒸熟吃。每日空腹服,连服 10～20 日,血压正常即停。(易磊 编著·《中国秘方大全》209)

★ 4. **治欲事过多,肾虚耳鸣,精气耗惫,腰脚酸重,神色昏黯,阳道痿弱**:鹿茸适量。用法:上药取毛,酥炙,研为细散。每次 3 ~ 6 克,浓煎苁蓉酒,放温,入少许盐,空腹送下。功效:益精。(孙世发 主编·《中医小方大辞典》162 引《圣济总录》)

★ 5. **治精血耗竭,面色黧黑,耳聋目昏,口干多渴,腰痛脚弱,小便白浊,上燥下寒,不受峻补**:鹿茸《酒浸》、当归(酒浸)各等分。为细末,煮乌梅膏子为丸,如梧桐子大。每服五十丸,空心用米饮送下。(江苏新医学院 编·《中药大辞典》下册 2234 引《济生方》)

★ 6. **虚劳,属精血耗竭**:鹿茸 1 两,乌梅肉适量。用法:鹿茸酥炙研末,乌梅肉煮成膏,和捣为丸如梧桐子大。每服 50 丸,每日 2 次。功能:补益精血,生津止渴。注意事项:或米汤调下。(易法银 喻斌 主编·《湖南省中医单方验方精选·内科》下册 1972)

★ 7. **治虚弱阳事不举,面色不明,小便频数,饮食不思**:【鹿茸酒】好鹿茸五钱,多用一两(去皮,切片),干山药一两(为末)。上以生薄绢裹,用酒浸七日后,饮酒,日三盏为度。酒尽,将鹿茸焙干,留为补药用之。(宋立人 总编·《中华本草》9 册 651 引《普济方》)

★ 8. **治阳痿**:鹿茸 20 克。去头足及黑皮的蛤蚧 2 对共研细末,睡前以黄酒送服,每次 2 克。(老年阳痿患者尤宜)(胡郁坤 陈志鹏 主编·《中医单方全书》356)

★ 9. **治阳痿滑精,胃寒无力,血虚眩晕,腰膝痿软,虚寒血崩**:【鹿茸口服液】鹿茸(去皮毛)10 克。用法:制成口服液。每次 10 毫升,每日 2 次。功效:温肾壮阳,生精养血,补髓健骨。(孙世发 主编·《中医小方大辞典》163)

★ 10. **治早泄**:淫羊藿 60 克,烧酒 500 毫升,鹿茸 1.5 克,食盐少许。同浸 7 ~ 15 天后,每晚 1 次,每次喝 2 盏,每盏约 20 毫升。(陈景胜·《中国中医药报》2011 年 1 月 17 日)

★ 11. **治肾虚腰痛 2 方**

①鹿茸不拘多少。用法:上药切作片子,酥炙黄,研为末,酒糊为丸,如梧桐子大。每次30 ~ 50 丸,空腹、食前盐汤送下。(孙世发 主编·《中医小方大辞典》163 引《本事》)

②【寄生散】桑寄生、鹿茸(炙)、杜仲各 9

克。用法:上药研为散。每次 6 克,酒下,每日 3 次。(孙世发 主编·《中医小方大辞典》1150 引《外台》)

★ 12. **治肾虚腰痛,不能反侧**:鹿茸、菟丝子各一两,茴香五钱。用法:上为末,以羊肾二对,入酒煮烂,为丸,阴干。每服三十五丸,酒送下,一日三次。(彭怀仁 主编·《中医方剂大辞典》4 册 788 引《杂病源流犀烛》)

★ 13. **治再生障碍性贫血 4 方**

①鹿茸适量,用法:每次取上药 1 克,口服,每天 2 次,用温开水送下,连服 3 个月。功能:温肾益髓生血。附注:据杨立军报道,应用本方曾治 1 例,在用药 95 天后改用鹿茸精及鹿茸丸维持治疗 80 天后治愈。(薛建国 李缨 主编·《实用单方大全》568)

②酒制鹿茸粉 1 克,炙田七粉 0.5 克,生鸡内金粉 0.5 克。温开水送服,每天 2 次。黎镜用上方治疗再生障碍性贫血 13 例,疗效较好。一般服药 1 个月后,患者精神明显好转,头晕目眩消失,食欲及睡眠转佳。(王辉武 主编·《中药临床新用》574)

③取鹿茸内骨髓,用白酒浸渍,制成 20% 的鹿茸酒剂;或从鹿颈静脉内取血放入白酒中,制成 30% 的鹿血酒。每次 10 毫升,日服 3 次。据报道:用上方治疗再生障碍性贫血 6 例,血象和症状均有不同程度改善;治疗血小板减少症 21 例,11 例临床症状和血象均有明显改善;治白细胞减少症 5 例,血象进步者 3 例。(王辉武 主编·《中药临床新用》575)

④王某,男,28 岁。患再生障碍性贫血。用鹿茸 40 克,入黄酒 2 公斤,浸 1 周后,每日 100 毫升,分 2 ~ 3 次服,20 天后,每日 50 毫升,早、晚分服,服完为止,续服补中药 4 周而愈。(黄国健 等 主编·《中医单方应用大全》288)

★ 14. **治白细胞减少症**:鹿茸粉适量。用法:每次用开水冲服鹿茸粉 0.3 ~ 0.6 克,日服 2 次,连服 30 天。疗效:鹿茸粉治疗此症疗效肯定,一用就灵,且服用方便。(刘有缘 编著·《一两味中药祛顽疾》142)

★ 15. **治渴疾**:鹿茸二两,菟丝子一两(浸,酒蒸),天花粉半两。用法:上炼蜜为丸。每服五十丸,空心用北五味汤送服。(彭怀仁 主编·《中医方剂大辞典》9 册 606 引《朱氏集验方》)

★ 16. 治三消渴利:菟丝子、北五味各五两,白茯苓三两半,鹿茸一两半(盐酒浸,炙)。用法:上为末,生地黄汁为丸如梧桐子大。每服五十丸,空心盐汤送下。功能:禁遗精,止白浊,延年。(彭怀仁 主编·《中医方剂大辞典》9 册 613 引《晋济方》)

★ 17. 治饮酒积热,熏蒸五脏,津血枯燥,小便并多,肌肉消烁,专嗜冷物寒浆:鹿茸一两,菟丝子、山药各二两。用法:上为末,炼蜜为丸,如梧桐子大。每服三十丸,米饮或人参煎汤或盐酒送下。(彭怀仁 主编·《中医方剂大辞典》9 册 613 引《医学入门》)

★ 18. 治小便遗尿不禁:【阿胶饮】阿胶(炒)60 克,牡蛎(煅取粉)、鹿茸(切,酥炙)、桑螵蛸各 120 克。用法:上药研为散。每次 15 克,水煎空腹服;或作细末,饮调亦好。(孙世发 主编·《中医小方大辞典》1438 引《三因》)

★ 19. 治消化性溃疡:梅花鹿茸 40 克,切成薄片,浸于 500 克白酒中,密封半月后服用,早晚空腹各服 1 次,10 天服完;再以白酒重新浸泡 1 次,如前法服完为一疗程,适用于能饮酒者。梅花鹿茸 40 克,以米酒汁浸胀 10 分钟捞起,文火烘干,研成极细粉末,每次 4 克,每日 1 次,空腹时开水吞服,10 天服完为一疗程,适用于不能饮酒者。朱豫珊用上方治疗虚寒证消化性溃疡 100 例,96 例有效,其中 70 例治愈。(王辉武 主编·《中药临床新用》575)

★ 20. 治腹泻:鹿茸精注射液:为鹿茸的乙醇提取物制成的灭菌溶液,每次用 1～2 毫升,肌内注射,每日或隔日 1 次,连用 2 次为 1 疗程。用药期间避免吃食生冷、油腻食物。张桂宝用上方治疗肾虚泄泻 16 例,结果痊愈 12 例,有效 3 例,无效 1 例。治疗老年脾肾阳虚泄泻 11 例,结果痊愈 8 例,显效 2 例,无效 1 例。(王辉武 主编·《中药临床新用》574)

★ 21. 治骨虚面肿脊痛,不能久立,血气衰惫,发落齿枯,喜唾:用鹿茸二两,牛膝一两半,酒浸,焙干,为末,炼蜜丸如桐子大。每服五十丸,空心盐汤下。(明·胡濙 撰·《卫生易简方》85)

★ 22. 治老人骨髓虚竭:用鹿茸五两涂酥炙黄为末,酒二升,于银器中慢火熬成膏,贮瓷器中。每服半匙,温酒调,空心食前服。(明·胡濙 撰·《卫生易简方》85)

★ 23. 治老年性骨质疏松症:鹿茸适量。用法:每天取上药 2～5 克,隔水炖服,或同鸡炖服。用法:强壮筋骨。附注:据陈大典报道,应用本方治疗本病效佳。(薛建国 李缨 主编·《实用单方大全》568)

★ 24. 治老年人因跟骨增生引起的足跟痛:鹿茸 10 克。用法:取上药,配白酒 500 毫升,放 1 周后备用。每次 10 毫升,每天 3 次,口服。功能:补肾健骨。(薛建国 李缨 主编·《实用单方大全》568)

★ 25. 治风湿性关节炎:鹿茸 9 克。用法:置锅内炒干,研细末。取公鸡 1 只,去毛洗净,从肛门开口,取出内脏,将鹿茸末放入鸡腹内,用水炖烂,不放盐,2 天内分次服完。(李川 主编·《民间祖传秘方》153)

★ 26. 治窦性心动过缓、病态窦房结综合征:【缓脉酒】鹿茸 5 克,低度白酒 500 克。用法:鹿茸切片,置酒内浸泡 7 天,每次服 10 毫升,1 日 3 次。功效:温补心阳,增加脉率。(洪国靖 主编·《中国当代中医名人志》895)

★ 27. 治阳虚证验案 2 例

①曹某某,男性,83 岁;就诊日期 1976 年 12 月。患者体虚,常易感受表邪,一年咳嗽感冒不断,冬季较盛,怕冷,棉衣四季均穿,不能摸冷水,吃生冷饮食即泻,体瘦,弱不禁风,头昏腰疼,常卧床不起,脉沉迟无力,舌淡胖润。中医辨证:脾胃阳虚、表卫不固。自 1976 年嘱每年冬令服鹿茸 3 克,坚持至今,以上症状逐步缓解,感冒基本未发,已不怕冷,除冬季外,棉衣已脱,饮食正常,精神饱满,并能做家务劳动,深感鹿茸确是老年人强身延寿要药。(黄国健等 主编·《中医单方应用大全》287)

②陈某某,女性,55 岁。1980 年 11 月初诊。患者平素畏寒,四肢不温,经常胃痛,便溏,吃蔬菜水果更甚,体重下降,头昏神倦,纳少,既往患有冠心病,脉象沉细无力,舌淡红,薄白苔。中医辨证:脾肾阳虚。自 1980 年开始每年冬季服鹿茸 3 克,分 3 晚用淡盐水冲服,服药后以上症状逐渐缓解,脉转有力,并能吃蔬菜水果,精神旺盛,体重增加 3 公斤。(黄国健等 主编·《中医单方应用大全》288)

★ 28. 治痘疮血虚不能成浆:【归茸散】鹿茸 30 克。用法:以好酒瓦瓶煮令皮脱,取出将酒滤过,留用其茸,再煮皮烂为度,以布滤,揉烂,皮化在酒内,其毛去之,再将骨炙为末;用当归 15克煎汤,调酒胶及末,渐服。(孙世发 主编·《中医小方大辞典》47 引《痘疹传心录》)

★ **29.** 治妇人漏下赤白,日久不止:【桑耳散】桑耳(锉碎)60 克,鹿茸(酒浸,炙,去毛)30克。用法:上药研为散。每次 6 克,温酒或米汤调下,空腹、早晚各 1 次。(孙世发 主编·《中医小方大辞典》574 引《圣济总录》)

★ **30.** 治妇人漏下不止:乌鱼骨、鹿茸、阿胶各三两,当归二两,蒲黄一两。用法:上为细末。每服二钱,温酒调下,不拘时候。(彭怀仁 主编·《中医方剂大辞典》2 册 968 引《鸡峰》)

★ **31.** 治室女冲任虚寒,带下纯白:【白蔹丸】鹿茸(醋蒸,焙)二两,白蔹、金毛狗脊(去毛)各一两。上为细末,用艾煎醋汁,打糯米糊丸,如梧桐子大。每服五十丸,空心温酒下。(宋立人 总编·《中华本草》9 册 651 引《济生方》)

★ **32.** 治不育:鲜鹿茸 100 克,柏子仁 100克。用法:柏子仁去油,好酒浸 1 宿,砂锅上蒸,捣烂如泥;鲜鹿茸火燎去毛净,炙酥,如带血者,须慢火,防其皮破血走,切片为末。再将上药捣极细,混匀,炼蜜为丸,如梧桐子大。1 次 9 克,空腹时用淡盐汤服下,1 日 3 次。(吴素玲 李俭主编·《实用偏方大全》384 引明廖希雍《先醒斋医学广笔记》)

★ **33.** 治妊娠下焦冷气,少腹疼痛,小便利多:鹿茸(去毛,酥炙)一两,白龙骨(烧过)三分,桑螵蛸(炒)半两,牡蛎粉二两。用法:上为末,酒煮面糊为丸,如梧桐子大。每服二十丸,空心、食前温汤送下。(彭怀仁 主编·《中医方剂大辞典》9 册 604 引《圣济总录》)

★ **34.** 治气血虚而难产:鹿茸 15～30 克。用法:浓煎连服。(孙世发 主编·《中医小方大辞典》108 册引《济众新编》)

★ **35.** 治小儿赤白痢不止:【鹿茸散】鹿茸(去毛,涂酥炙微黄)、甘草(炙微赤,锉)、诃子(煨,用皮)各 15 克。用法:上药研为细散。每次1.5 克,以粥饮调下,不拘时候。(孙世发 主编·《中医小方大辞典》1141 引《圣惠》)

鹿角(63 方)

【药性】味咸,性温。归肾、肝经。

【功能与主治】补肾阳,益精血,强筋骨,行血消肿。主治肾虚腰脊冷痛,阳痿遗精,崩漏,白带,尿频尿多,阴疽疮疡,乳痈肿痛,跌打瘀肿,筋骨疼痛。

【用法用量】内服:煎汤,5～10 克;研末,每次 1～3 克;或入丸、散。外用:适量,磨汁涂、研末撒或调敷。

熟用偏于补肾益精,生用偏于散血消肿。

【使用注意】阴虚火旺者禁服。

★ **1.** 治卒腰痛,不得俯仰:鹿角长六寸,烧。捣末,酒服之。(宋立人 总编·《中华本草》9 册 654 引《肘后方》)

★ **2.** 治腰痛辗转不得:【鹿角酒】鹿角一枚(长五寸),酒二升。用法:上烧鹿角令赤,纳酒中浸一宿,饮之(彭怀仁 主编·《中医方剂大辞典》9 册 592 引《证类本草》)

★ **3.** 治腰腿痛:生鹿角片 9 克。研末,水酒泡服。适用于闪挫腰痛。(胡郁坤 陈志鹏 主编·《中医单方全书》377)

★ **4.** 治筋骨疼痛:鹿角,烧存性,为末,酒服一钱,日二。(江苏新医学院 编·《中药大辞典》下册 2231 引《纲目》)

★ **5.** 治四肢骨碎筋伤蹉跌:鹿角为散,酒服方寸匕,日三。(宋立人 总编·《中华本草》9 册 655 引《千金要方》)

★ **6.** 治强直性脊柱炎:鲜鹿角 30 克。烧成红色,与白酒 500 毫升共加盖密封浸 2 日。口服,每日 2 次,每次 10 毫升。本方可温肾助阳、通经活络,适用于强直性脊柱炎肾阳虚衰、络脉瘀滞、腰部冷痛、活动受限、得温稍缓、遇寒加重者。(胡郁坤 陈志鹏 主编·《中医单方全书》383)

★ **7.** 治肾脏虚冷,腰脊痛如锥刺,不能动摇:鹿角屑二两(炒令微黄)。用法:上为末。每

服方寸匕,空腹暖酒调服,一日二三次。(彭怀仁主编·《中医方剂大辞典》9册617引《普济方》卷三十一)

★ **8. 治房劳**:鹿角60克,牡蛎60克,生龙骨30克。用法:酒糊丸,如梧桐子大。空腹,温酒或盐汤下30~50丸。(吴素玲 李俭 主编·《实用偏方大全》286引《杂病源流犀烛》)

★ **9. 治虚劳梦泄**:【立效鹿角散】鹿角(研细炒令黄)、车前子、覆盆子各一两。为末。每服三钱,温酒下。(宋立人 总编·《中华本草》7册523引《圣惠方》)

★ **10. 治男子阳痿滑精,妇人白带增多,急性腰扭伤等**:鹿角300克,黄酒1500毫升。用法:将鹿角放炭火中烧红,趁热立即放黄酒中淬;1分钟后从黄酒中取出,再烧再淬,以角碎为度。滤取药酒,瓶装备用。鹿角研成细面,每次6克,用上述鹿角淬过之药酒20毫升冲服,每日3次。功效:温补肝肾,活血助阳。禁忌:阴虚火旺,五心烦热,口苦口渴,口舌生疮,牙龈肿痛,目赤尿黄者忌服。(刘道清 主编·《中国民间神效秘方》443)

★ **11. 治男女喜与鬼通,至恍惚者,精神不安**:鹿角屑为散。每服三指撮,酒调服,一日三次。(彭怀仁 主编·《中医方剂大辞典》9册592引《肘后方》)

★ **12. 轻身益气,强骨髓,补绝伤**:鹿角(锉,为屑)。用法:上用白蜜五升淹之,微火熬令小变,晒干,更捣筛服。(彭怀仁 主编·《中医方剂大辞典》9册594引《普济方》)

★ **13. 治真阴不足,肾水涸燥,咽干多渴,耳鸣头晕,目视昏花,面色黧黑,腰背疼痛,脚膝酸软**:【鹿菟丸】生鹿角(镑)一两,菟丝子(淘,酒蒸,擂)二两。上为细末,酒糊为丸,如梧桐子大。每服七十丸,空心食前用盐酒、盐汤任下。(宋立人 总编·《中华本草》9册654引《严氏济生续方》)

★ **14. 治慢性痛风无热者**:松香100克,鹿角50克。用法:上药研为末。每日服9克,温开水送下。(孙世发 主编·《中医小方大辞典》429引《格物堂经验良方》)

★ **15. 治骨虚极,面肿垢黑,脊痛不能久立,气衰,发落齿槁,腰脊痛,甚则喜睡**:【鹿角丸】鹿角二两,川牛膝(去芦,酒浸,焙)一两半。用法:

上为细末,炼蜜为丸,如梧桐子大,每服七十丸,空心盐汤送下。(彭怀仁 主编·《中医方剂大辞典》9册591引《医方类聚》)

★ **16. 治卒心痛**:鹿角,截破炙黄为末,酒调服。(宋立人 总编·《中华本草》9册655引《古今医统》)

★ **17. 治消肾,小便滑数,白浊不止**:鹿角屑二两。炒令黄,捣细罗为散。每于食前,以粥饮调下二钱。(宋立人 总编·《中华本草》9册655引《圣惠方》)

★ **18. 治消中,日夜尿七八升**:鹿角,炙令焦,末,以酒服五分匕,日二,渐加至方寸匕。(江苏新医学院 编·《中药大辞典》下册2231引《千金方》)

★ **19. 治小便数,日夜一斗**:鹿角(劈开,炙黄焦)。用法:上为细末,酒煮面糊为丸,如梧桐子大。每服五十丸,空心米饮送下,一日三次。(彭怀仁 主编·《中医方剂大辞典》9册591引《普济方》)

★ **20. 治七八十老人,患积痢不断,兼不能饮食**:上党人参四分,鹿角(去上皮,取白处作末,炒令黄)秤二分。上二味捣筛为散。平旦粥清饮服方寸匕,日再。(宋立人 总编·《中华本草》9册655引《十便良方》)

★ **21. 治流行性腮腺炎**:鹿角1只。醋磨,搽患处。(胡郁坤 陈志鹏 主编·《中医单方全书》139)

★ **22. 治痔疾下血**:【鹿角丸】鹿角一两(烧红候冷,研),芸苔子(炒,研)半两。用法:上为末,醋煮面糊为丸,如梧桐子大。每服十五丸,饭饮送下,温酒亦得,食前服。(彭怀仁 主编·《中医方剂大辞典》9册591引《圣济总录》)

★ **23. 令人少睡,补益气力**:【鹿角散】鹿角屑十两,附子一两(去皮脐,生用)。用法:上为细散,每服二钱,以温酒调下,一日三次。(彭怀仁 主编·《中医方剂大辞典》9册593引《圣惠》)

★ **24. 治骨鲠**:鹿角适量。用法:上药研为末,含津咽下;或掺舌上,咽津。(孙世发 主编·《中医小方大辞典》162引《证类正草》)

★ **25. 治面上皯疱(类似囊肿痤疮)**:鹿角尖。磨浓汁。厚敷,效。(陆锦燧 辑·《鲟溪秘传简验方》174)

★ 26. 治雀斑：鹿角。烧灰，猪油调搽。（陆锦燧辑·《鲟溪秘传简验方》175）

★ 27. 治面上生疮：鹿角，烧，研末猪胆调搽。（清·邹存淦著·《外治寿世方》60）

★ 28. 治人面卒得赤黑丹：鹿角。烧灰，猪油调和涂上。（清·田间来是庵辑·《灵验良方汇编》85）

★ 29. 治从高堕下，若为重物所顿迮，得瘀血者：【鹿角散】鹿角。用法：上为散，每服方寸匕，酒调下，一日三次。（彭怀仁 主编·《中医方剂大辞典》9 册 592 引《千金》）

★ 30. 治毛发脱落：大皂角、鹿角、松毛各等分。用法：上烧炭存性，为末。姜汁调擦，立出。（彭怀仁 主编·《中医方剂大辞典》7 册 1303 引《青囊秘传》）

★ 31. 治疗肿犯之重发：以鹿角烧作灰。三年大醋和。刺破四畔敷上。则大良。（电子版·《中华医典·太平圣惠方》卷二百七十四）

★ 32. 治疖痈：鹿角适量。磨浓汁敷患处。适用于疖毒肿毒。（胡郁坤 陈志鹏 主编·《中医单方全书》178）

★ 33. 治一切痈疖初起者：【鹿角膏】鹿角尖。用法：砂钵内同老米醋浓磨。以鹅翎涂拂四围，当中留一口，遇干再涂。（彭怀仁 主编·《中医方剂大辞典》9 册 595 引《朱氏集验方》）

★ 34. 治下疳疮：鹿角（烧灰）。用法：入麝香少许。干掺。（彭怀仁 主编·《中医方剂大辞典》9 册 611 引《魏氏家藏方》）

★ 35. 治冷疳疮：鹿角灰、发灰、乳香为末，清油调敷。（宋立人 总编·《中华本草》9 册 655 引《世医得效方》）

★ 36. 治大风眉落：皂角针（焙干）、新鹿角（烧存性）各等份。用法：上药研为细末。生姜汁调涂眉上，每日 1 次。功效：生眉毛。（孙世发 主编·《中医小方大辞典》316 引《医方类聚》）

★ 37. 治脚上生恶疮：鹿角。用法：烧存性，研为细末，入轻粉，油调，涂疮上。（彭怀仁 主编·《中医方剂大辞典》9 册 612 引《普济方》）

★ 38. 治蠼螋尿疮：鹿角（烧）。用法：上为末。醋调涂之。（彭怀仁 主编·《中医方剂大辞典》9 册 594 引《圣惠》）

★ 39. 治鼻痔（烂通其孔者）：用鹿角一两（剉碎焙焦），白矾一两（煅过），头发五钱（灯上烧过）。共研为末。先用椒水洗净痔孔，然后搽之。如不收口，可用瓦松烧存性，为末搽之。（清·吴世昌 王远 辑·《奇方类编》13）

★ 40. 治小儿重舌，舌强不能收唾：【鹿角散】鹿角末一两。用法：上为散，每用少许，敷舌上，一日三次。（彭怀仁 主编·《中医方剂大辞典》9 册 593 引《圣济总录》）

★ 41. 治妇人赤白带下，不论年月深久不瘥：鹿角烧灰存性为末，好酒调下，空心服二匙。（宋立人 总编·《中华本草》9 册 655 引《寿世保元》）

★ 42. 治妇人白浊，滑数虚冷者：鹿角屑，炒黄，为末，酒服二钱。（江苏新医学院 编·《中药大辞典》下册 2231 引《妇人良方》）

★ 43. 治妇人漏下不断：鹿角烧灰，细研，食前温酒调下二钱。（宋立人 总编·《中华本草》9 册 655 引《妇人良方》）

★ 44. 治妊娠胎漏，下血不止：鹿角屑、当归各 15 克。用法：水 3 盏，煎减半顿服，每日 2 服。（毛绍芳 孙玉信 主编·《效验良方丛书·妇科验方》149）

★ 45. 治堕胎小产：鹿角屑 30 克，香豉 60 克。用法：以水先煮豉一二沸，去滓，纳鹿角屑，搅令调，频服，须臾血下。（吴素玲 李俭 主编·《实用偏方大全》460 引《千金翼》）

★ 46. 治产后虚火载血，以致血晕：【鹿角散】鹿角（烧灰，出火毒）。用法：上为极细末。用好酒、童便调灌下。（彭怀仁 主编·《中医方剂大辞典》9 册 594 引《济阴纲目》）

★ 47. 治产后缺乳：鹿角粉 9 克。与陈酒调服。（胡郁坤 陈志鹏 主编·《中医单方全书》277）

★ 48. 治胎衣不下：①鹿角末三指撮。酒服之。（《外台》）②鹿角屑三分。为末，煮葱白汤调下。（《妇人良方》）③鹿角屑三分。为末，姜汤调下。（宋立人 总编·《中华本草》9 册 655 引《产乳集验方》）

★ 49. 治闭经：鹿角屑 30 克。研末，淡豆豉汤送服，每次 3 克，每日 3 次。（胡郁坤 陈志鹏 主编·《中医单方全书》246）

★ 50. 治妇人小便滑数：上用鹿角屑炒令黄。捣为细散。每服食前温酒调下二钱。（电子版·《中华医典·普济方》卷三百二十一）

★ **51. 治乳痈**：鹿角尖三寸,炭火内略煅微焦,碾末。每服三钱,酒调下。乳痛未成者,再服必消。(清·田间来是庵 辑·《灵验良方汇编》97)

★ **52. 治乳痛**：鹿角屑一两为细末,以猪胆汁调卜一钱,不过再服。以酸浆水服之亦得。(宋立人 总编·《中华本草》9 册 655 引《妇人良方》)

★ **53. 治妇人乳痛成疮,久不愈,脓汁出,疼痛欲死,不可忍：【鹿角散】**鹿角二两,甘草半两。用法：上为细散。用鸡子白和,于铜器中暖令温,敷患处。五七易即愈。(彭怀仁 主编·《中医方剂大辞典》9 册 593 引《圣惠》)

★ **54. 治妇人乳生疮,头汁出,疼痛欲死,不可忍：【鹿角散】**鹿角三分,甘草一分。用法。上药治下筛。和以鸡子黄,于铜器中,置于温处,炙上敷之,一日二次。(彭怀仁 主编·《中医方剂大辞典》9 册 592 引《千金》)

★ **55. 治乳头裂、乳头疮、乳头烂 2 方**

①生鹿角末三分,甘草粉二分,鸡子黄 1 个。共搅匀,蒸温敷患处,一日换一次,连敷五次。(中医研究院革命委员会 编·《常见病验方研究参考资料》267)

②生鹿角适量。用法：研细末撒之。亦可用香油或酒、醋调敷。(中医研究院革命委员会 编·《常见病验方研究参考资料》267)

★ **56. 治乳痛新起,结肿疼痛,憎寒发热,但未成者**：鹿角尖 30 克。用法：用炭火煅稍红存性,碾末。每次 9 克,食后用热酒调服。(孙世发 主编·《中医小方大辞典》162 引《外科正宗》)

★ **57. 治急性乳腺炎初起**：鹿角粉 3～9 克。用法：开水冲服,每日 2～3 次。功能：行血消肿。治乳汁瘀积所致急性乳腺炎初起。(徐明 编著·《民间单方》170)

★ **58. 治急性乳腺炎**：将鹿角锉为细末,装入胶囊,每粒 0.5。每次 2～4 粒,日服 4～6 次。治 27 例,除 1 例用药 3 天无效改用他药外,余皆治愈。初起者疗效较好。(宋立人 总编·《中华本草》9 册 655)

★ **59. 治急性乳腺炎验案**：郭某,女,21 岁。1989 年 3 月 2 日初诊。患者产后 82 天,突感恶寒发热,头痛,全身不适,左乳房上方有 5 厘米×5 厘米的肿块,皮肤红热,压痛明显。舌尖红,苔薄白,脉浮数,二便正常。取鹿角 3 克(研粉),如下法服之,1 次即愈。治疗方法：鹿角 3 克(研粉),温开水送服,服后盖被褥取微汗即可,如口服 1 次不愈者,第 2 天再服 1 次,一般连服 2 次即可痊愈。(黄国健等 主编·《中医单方应用大全》286)

★ **60. 治奶发,诸痈疽发背**：烧鹿角,捣末,以苦酒和涂之。(宋立人 总编·《中华本草》9 册 655 引《肘后方》)

★ **61. 治乳疮溃烂,日久不收口**：鹿角煅存性,研极细末撒患处。(中医研究院革命委员会 编·《常见病验方研究参考资料》259)

★ **62. 治乳腺纤维瘤验案**：贯某某,男,42 岁。工人。1978 年 6 月来院就诊。其诉：半年前发现右乳正中肿硬胀痛,逐渐长大。经市第一人民医院外科诊断为乳腺纤维瘤。拟手术治疗,患者执拗不从,求治中医。查：扪右乳正中有一球状直径约 2 厘米肿块,边缘光滑,推之如珠,质硬而不坚,皮色正常,胀重干痛。舌质淡,有齿痕,苔白滑。此证属气滞血瘀,脾阳不振,酿痰成核。即投每付生鹿角 50 克,水煎黄酒为引送服,每天 3 次。续服月余,肿块消失平复,余症俱无。追访,迄今 5 年余,尚未复发。(黄国健等 主编·《中医单方应用大全》286)

鹿角霜(41 方)

【药性】味咸、涩,性温。归肾、肝经。

【功能与主治】补肾助阳,收敛止血。主治肾阳不足,脾胃虚寒,食少便溏,阳痿遗精,尿频遗尿,崩漏,带下,创伤出血,疮疡久不愈合。

【用法用量】内服：煎汤,5～10 克；或入丸、散。外用：适量,研末撒。

【使用注意】阴虚火旺者禁服。

★ **1. 治内耳眩晕病**：鹿角霜 30 克,山甲珠 15 克。水煎服,每日 2 次。(金福男 编著·《古今奇方》179)

★ **2. 治肾虚遗精阳痿**：鹿角霜适量。用法：研末。取鲜鸡蛋 1 个,顶端戳一小孔,纳入鹿角霜细末 1.5 克,用筷子搅和,封口,蒸熟,去壳吃蛋,每日 1 次。功能:摄精兴阳。治肾虚遗精阳痿。(徐明 编著·《民间单方》142)

★ 3. 治茎痿:鹿角霜、茯苓,等分为末,酒糊丸梧子大。每服三十丸,盐汤下。(宋立人 总编·《中华本草》9 册 658 引《四科简效方》)

★ 4. 治盗汗遗精:鹿角霜二两,生龙骨(炒)、牡蛎(煅)各一两。为末,酒糊丸梧子大。每盐汤下四十丸。(江苏新医学院 编·《中药大辞典》下册 2242 引《普济方》)

★ 5. 治阴盛阳虚,耳作蝉声并一切冷气:用鹿角霜 1 斤,白茯苓去皮四两,为末,就用鹿角胶和丸如梧桐子大。每服三五十丸,空心温酒下,甚有补益。(明·胡濙 撰·《卫生易简方》86)

★ 6. 治腰痛,夜多小便,膀胱宿冷:鹿角霜。用法:取鹿角嫩实处五斤,先用水煮三五十沸,后刷洗令净,即以大麻仁研取浓汁,煮角约一复时便软,后又须刷洗锅器令净,更用真牛乳五升炼,专看如玉色即住,细研如面。每服二钱,空腹时以温酒调下,晚食前再服。(彭怀仁 主编·《中医方剂大辞典》9 册 619 引《圣惠》)

★ 7. 治遗尿症 3 方

①鹿角霜 60 克,五味子 30 克,共研细末,装瓶备用。每晚用黄酒冲服 6 克,10 天为 1 个疗程。刘运用上方治疗老年性遗尿 37 例,服药 1 个疗程治愈 8 例,2 个疗程治愈 11 例,3 个疗程以上明显减轻者 13 例,无效 5 例,也适用于治疗小儿遗尿。(王辉武 主编·《中药临床新用》575)

②鹿角霜,研末,温酒下三钱。(陆锦燧 辑·《孽溪秘传简验方》98)

③鹿角霜 250 克。用法:研细末,10 岁以下儿童每晚 3 克,白开水冲服(亦可加白糖少许调味);10 岁以上者每晚 6 克,白开水或淡盐水冲服。15 天为 1 个疗程。本方治肾气不足之遗尿症。(徐明 编著·《民间单方》230)

★ 8. 治遗尿验案:杜某某,女,14 岁。1973 年夏就诊。不足五产,素体瘦弱,易感时病,食量不大,腰酸腿软,月经来潮,尿床多年。舌质沉,脉细弱。诊为肾气不足,"膀胱虚冷,不能约于水"以致遗尿。投鹿角霜 250 克,研细末,每夜淡盐开水服下 6 克。服半月,休息 1 周,续服半月,后随诊,服药旬日遗尿即止。(王辉武 主编·

《中药临床新用》165)

★ 9. 治小便频数:鹿角霜、白茯苓各等分。为末,酒糊丸梧子大。每服三十丸盐汤下。(江苏新医学院 编·《中药大辞典》下册 2242 引《梁氏总要方》)

★ 10. 治小便频数,遗精,白浊,盗汗:【三白丸】鹿角霜二两,龙骨(煅,别研)、牡蛎粉各一两。用法:上为细末,滴水为丸,如梧桐子大,以滑石为衣。每服十丸,加到十五丸,盐汤吞下,空心服。(彭怀仁 主编·《中医方剂大辞典》1 册 535 引《魏氏家藏方》)

★ 11. 治五种腰痛,夜多小便;膀胱宿冷:【鹿角霜方】鹿角霜,研细如面,每日空腹时以温酒调下二钱,晚食前再服。(江苏新医学院 编·《中药大辞典》下册 2242 引《圣惠方》)

★ 12. 治膏淋:【鹿角霜丸】鹿角霜、白茯苓、秋石各等分。为末,糊丸梧子大;每服五十丸,米汤下。(江苏新医学院 编·《中药大辞典》下册 2242 引《三因方》)

★ 13. 治虚寒白浊:鹿角霜。炒,为末。每服二钱,酒调下。(陆锦燧 辑·《孽溪秘传简验方》101)

★ 14. ① 治白浊;② 治下焦真气虚弱,小便频多,日夜无度:雪白茯苓(去皮)、鹿角霜各等份。用法:上药研为细末,酒煮面糊为丸,如梧桐子大。每次 30~50 丸,空腹盐汤送下。功效:秘精,清小便。主治:①《魏氏家藏方》:白浊。②《准绳·类方》:下焦真气虚弱,小便频多,日夜无度。(孙世发主 编·《中医小方大辞典》284 引《魏氏家藏方》)

★ 15. 治五更泄:五更泄中医多辨证为脾肾阳虚,医者习以四神丸治之,但有此患者奏效缓慢。笔者取鹿角霜粉冲服四神丸,可明显提高疗效,缩短疗程。现举病例如下。

赵某,男,64 岁,退休工人。2001 年 11 月 23 日初诊。自诉大便每日 3~4 次,便溏,尤其每日早晨起床急需排便 1 次。在某医院行纤维结肠镜检查示:慢性溃疡性结肠炎。伴体倦乏力,腰膝酸软,畏寒怕冷,脘腹胀满,食纳不香,有前列腺肥大病史 4 年,夜尿频多,查舌质淡苔白,脉沉细无力。曾连续服用四神丸 3 个月效不显著,时轻时重,亦服过养脏汤、附子理中丸等,并用庆大霉素保留灌肠治疗,可减轻症状,但停药则加重。

余思虑良久,脾肾阳虚泄泻诊断正确,鹿茸可峻补肾阳,但患者纳差,有虚不受补之嫌,且价格昂贵,患者难以接受。考鹿角霜性甘温、入肝肾,具补虚助阳之功,善治肾阳不足,腰膝酸痛,脾胃虚寒,食少便溏。《本草汇言》曰:鹿角霜具"收涩止痢"之功。《本草便读》云:"若阳虚而不受滋腻者,则用(鹿角)霜可也"。故嘱患者将鹿角霜研细末,每日 10 克,分 3 次服,同时早、晚各服用四神丸 6 克,半月后,大便有所改善,食欲好转,腹胀满减轻,继服半个月后,大便每日 1～2 次,以软便为主,偶有溏便,但仍感便急,得泄方快,怕冷减轻。又服半个月后,大便基本正常,小便次数减少且较前通畅,余症消失。嘱其单服鹿角霜粉以巩固疗效,2 个月后大便恢复正常。随访半年未复发。

脾肾阳虚之五更泄多见于老年人,其本为老年体弱肾阳虚衰,脾阳不振,鹿角霜性温,补脾肾之阳且温胃散寒。现代研究,其有增强免疫功能、抗溃疡、抗衰老作用。曾以此方法治疗多例五更泄,均获得较好疗效。[《中医杂志》编辑部整理·《中医杂志》"专题笔谈"文萃(19954—2004,第一辑)126]

★ 16. **治痔痛**:鹿角霜为末,蜜丸。荔枝草煎汤送下,每日空心服三钱。(宋立人 总编·《中华本草》9 册 658 引《王氏医存》)

★ 17. **治跌打损伤,筋骨疼痛**:鹿角霜适量。用法:焙干研粉,每次 3～6 克,每日 2 次,热黄酒送服。(徐明 编著·《民间单方》241)

★ 18. **治疔痛**:鹿角霜适量。研末,植物油调敷患处。(胡郁坤 陈志鹏 主编·《中医单方全书》179)

★ 19. **治横痃初起未溃**:鹿角霜 10 克,鸡蛋 1 枚。用法:鹿角霜研细末,调鸡蛋煎熟,配酒服即散。(吴静 主编·《祛百病醋蛋秘方》198)

★ 20. **治慢性淋巴结炎**:20 年前,笔者见同诊室的宫老先生诊治一患者,症见颌下部位肿大,皮色正常,触之有硬结,不热,微痛,经久不愈。诊为阴疽(慢性颌下淋巴结炎)。处方:鹿角霜90 克,研极细末,用麻油调涂患处,日涂 2 次,不日即愈。乃请教其医理,宫先生曰:鹿角霜性味咸温,咸能软坚散结,温能通络消肿,故治阴疽有效。后来笔者在临床上试用此法治疗慢性淋巴结炎 10 余例,均收到良效。如治马某,女,

12 岁。1990 年 3 月 10 日初诊。诉右腮下触及肿块半年,不红,不热,触之稍痛,曾用消炎药物治疗,疗效不佳。遂请中医诊治。观其右颌下部位肿大,皮色不变,触及 1 厘米 × 1 厘米大硬结,触之微痛,不热,舌淡苔白,脉细。初诊:慢性淋巴结炎。处方:鹿角霜 100 克,研极细末备用。每次取 10 克,用麻油调涂患处,敷料包扎,每日换药 1 次。7 日后复诊,患处肿消大半,继用上方治疗 3 天,病愈。[《中医杂志》编辑部 整理·《中医杂志》"专题笔谈"文萃(1995—2004,第一辑)336]

★ 21. **治骨结核**:鹿角霜 30 克,蜈蚣 2 条,猪皮 50 克,水煎服,每日 1～2 次。(金福男 编著·《古今奇方》100)

★ 22. **治烧烫伤**:鹿角霜适量。水浓煎,冷搽患处。适用于汤火灼伤。(胡郁坤 陈志鹏 主编·《中医单方全书》206)

★ 23. **治产后腹痛属虚寒者**:鹿角霜 30 克。用法:研末,酒、水各半煎服。(徐明 编著·《民间单方》217)

★ 24. **治产后恶露不尽,小腹疼痛**:鹿角霜末一两。用法:研末,酒、水各半煎服。(中医研究院革命委员会 编·《常见病验方研究参考资料》362)

★ 25. **治白带**:白鸡冠花 2 两,鹿角霜 1 两。共研末,每次用酒送服 2 钱,1 日 2 次。(中医研究院革命委员会 编·《常见病验方研究参考资料》345)

★ 26. **治白带异常**:鹿角霜 50 克,酒适量。研细末,每次服 10～15 克,水、酒各半冲服。忌食生冷。(金福男 编著·《古今奇方》199)

★ 27. **治行经前乳房胀痛**:陈皮五钱,鹿角霜三钱。用法:水、黄酒各半煎服。(中医研究院革命委员会 编·《常见病验方研究参考资料》325)

★ 28. **治乳腺炎乳疮溃烂,日久不愈**:鹿角霜。用法:煅存性,研极细末撒患处。(中医研究院革命委员会 编·《常见病验方研究参考资料》259)

★ 29. **治乳痈初起 3 方**

①鹿角霜一两。用法:研细,黄酒送服,每服三钱。(中医研究院革命委员会 编·《常见病验方研究参考资料》358)

②鹿角霜磨水，或用醋调外敷患处。（中医研究院革命委员会 编·《常见病验方研究参考资料》358）

③蒲公英一两，鹿角霜五钱，糖栝楼一个（二三两连皮打碎）。用法：水、酒各一杯煎服，盖被出汗。（中医研究院革命委员会编·《常见病验方研究参考资料》262）

★ 30. **治乳腺炎 3 方**

①鹿角霜、丝瓜络各 3 钱（焙存性）。用法：共研细末，用酒冲服。（中医研究院革命委员会 编·《常见病验方研究参考资料》261）

②蒲公英 60 克，鹿角霜 9 克，黄酒 15 克。每日 1 剂，2 次煎服（黄酒在药快煎成时兑入）。（费兰波 徐亮 主编·《外科病奇难顽症特效疗法》71）

③鹿角霜 50 克，蒲公英 40 克，蜂房 15 克，蛇蜕 10 克。水煎服，每日 1 剂，连服 5 日。（费兰波 徐亮 主编·《外科病奇难顽症特效疗法》71）

★ 31. **治乳头皲裂性湿疹**：鹿角霜 9 克，甘草 10 克。共研粉过 80 目筛，鸡蛋黄 1 个放入勺中炼焦成油，将上药入油调成糊状即可。用 1/1000 新洁尔灭溶液洗净乳头涂药，每日涂 3～4 次，每次涂药后 2～3 小时不予哺乳。据报道，用上方治疗乳头皲裂性湿疹 14 例，经 2～3 天治疗，全部治愈。（王辉武主编·《中药临床新用》576）

★ 32. **治妇人乳头生疮裂缝**：鹿角霜一块（不拘多少）。用法：用醋研浓汁，敷于患处。（沈洪瑞主编·《重订十万金方》414）

★ 33. **治佝偻病**：鹿角霜 10 克，菟丝子 6 克，水煎服，每日 1～2 次。（全福男 编著·《古今奇方》143）

★ 34. **治小儿啰**：鹿角霜、大豆各等分。上为末相和，乳调涂奶上，饮儿。（宋立人 总编·《中华本草》9 册 658 引《普济方》）

★ 35. **治小儿脓包疖，久不愈者**：鹿角霜、植物油各适量。用法：鹿角霜研末后用植物油调匀。敷患处。功能：解毒散结、活血止痛。（阳春林 葛晓舒·《湖南省中医单方验方精选·外科》上册 2）

鹿角胶（26 方）

【药性】味甘、咸，性温。归肝、肾经。

【功能与主治】补益精血，安胎止血。主治肾虚，精血不足，虚劳羸瘦，头晕耳鸣，腰膝酸软，阳痿滑精，宫寒不孕，胎动不安，崩漏带下，吐血，衄血，咯血，尿血，阴疽疮疡。

【用法与用量】内服：开水或黄酒烊化，每次 3 克，每日 9 克；或入丸、散、膏剂。

【使用注意】阴虚阳亢及火热内蕴之出血、咳嗽、疮疡、痼病者禁服。

★ 1. **治中风**：鹿角胶、枸杞子各 20 克，大米 60 克。用法：先煮大米和枸杞子为粥后，加入鹿角胶，使其溶化，再煮沸即可。以上为 1 次量，每日 1 次，以粥代食，可加糖调味，半月为 1 个疗程。（李川 主编·《民间祖传秘方》121）

★ 2. **治头痛验案**：周某某，女，35 岁。患头痛不寐半月余，其症右侧卧则左侧头痛，左侧卧则右侧头痛，仰卧则前额痛，冷汗出，腰酸痛，白带甚多，如涕如唾，月经量极少，面白无华，唇淡不荣，脉沉弱无力，两尺尤甚。此为肾精大亏，冲任虚损之候。经云："任脉为病，男子内结七疝，女子带下瘕聚。""冲为血海，任主胞胎。"冲任亏虚则经量少而白带多，肾主骨，生髓，通于脑，肾精不足则髓海空虚，是故偏左而右侧痛，偏右而左侧痛，法当直补其肾，嘱其每日炖服鹿角胶 5 钱，勿须再用他药，经治 10 日，头痛即愈，余症亦有好转。（杨鹏举 主编·《中医单药奇效真传》18）

★ 3. **治咳嗽不瘥者**：黄明胶（鹿角胶）（令半焦，为末）每服一钱匕，人参（末）二钱匕。用薄豉汤一盏八分，葱白少许，入铫子煎一两沸后，倾入盏，遇咳嗽时呷三五口。（宋立人 总编·《中华本草》9 册 656）

★ 4. **治咳嗽验案**：子腾向有嗽疾，端午后吐血一二天，服山羊血及山漆而血止，然病日深，胸胁痛，不可转侧，嗽益甚，夜卧精神恍惚。此非参、芪不能回阳。余先用八味地黄汤二三剂，已有起色,又感冒风寒,用发散药一二剂,汗出甚多,虚弱已极,亟用六君子汤加附子一剂,已愈其半矣。然每为寒邪所伤,辄病。余问之。曰背寒,少冷即从背寒至四肢矣!余悟曰:"此督脉为病也,须用鹿角胶、鹿茸即愈。"从紫廷处觅得两许,始服一剂而精神迥异。此事难知,余滋惧焉。(黄国健等 主编·《中医单方应用大全》287 引《历代笔记医事别录》237)

★ 5. 治惊悸验案:一儒者苦学,久困场屋,得痰吐衄盈盆,尪羸骨立,夜卧交睫,即梦斗败争负恐怖之状,不可形容,如是十载,每劳则发,用正心安神不效,一日读藏气法时论。乃知人魂藏于肝,肝又藏血。作文既苦,衄血又伤,则魂失养,故交睫如此。知非峻补不奏功,乃以酒熔鹿角胶空腹饮之。五天而睡卧安,半月而肌肉生,一月而神气复。始能出户。(黄国健等 主编·《中医单方应用大全》287 引《续名医类案》)

★ 6. 治吐血:鹿角胶(炙令燥)、黄柏(去粗皮)各一两。用法:上为末,入杏仁四十九枚,汤浸,樱桃大。每服一丸,含化咽津。(彭怀仁 主编·《中医方剂大辞典》9 册 614 引《圣济总录》卷六十八)

★ 7. 治吐血不止:鹿角胶一两(炙黄为末),生地黄汁一升二合。上件药,于铜器中盛,蒸之令胶消,分温二服。(宋立人 总编·《中华本草》9 册 656 引《圣惠方》)

★ 8. 补虚劳,益髓长肌,悦颜色,令人肥健:用鹿角胶炙,捣为末,酒调方寸匕,日三服。(明·胡濙 撰·《卫生易简方》83)

★ 9. 治元阳虚:鹿角胶。入粥服。(陆锦燧 辑·《鲟溪秘传简验方》146)

★ 10. 治阳痿:鹿角胶 15 ~ 20 克,粳米 100 克,生姜 3 片。用法:先煮粳米,做粥,待沸后,放入鹿角胶、生姜共煮为稀粥。每日 1 ~ 2 次,3 ~ 5 日为 1 个疗程。(李川 主编·《民间祖传秘方》168)

★ 11. 治虚劳梦泄:【鹿角胶散】鹿角胶一两(研碎,炒令黄燥),覆盆子一两,车前子一两。上件药,捣细罗为散。每于食前,以温酒调下二钱。(宋立人 总编·《中华本草》9 册 656 引《圣惠方》)

★ 12. 治肾虚遗精:鹿角胶 15 ~ 30 克。用法:加水烊化后,加黄酒适量冲服,1 日 2 次。

(徐明 编著·《民间单方》142)

★ 13. 治肾经虚损,真元不足:【固真丸】鹿角胶二两,鹿角霜一斤,茯苓五两。上为末,将胶水为丸,梧子大。空心米汤或酒服下一百丸。(宋立人 总编·《中华本草》9 册 656 引《赤水玄珠》)

★ 14. 治肾虚腰膝痿弱,筋骨不健,早衰:鹿角胶 12 克,龟板胶 12 克,人参 10 克,枸杞 15 克。炼蜜为丸。每服 6 克,淡盐汤下。(宋立人 总编·《中华本草》9 册 656)

★ 15. 治房室劳伤,小便尿血:鹿角胶五钱,没药(另研)、油头发灰各三钱。用法:上为末,用茅根汤打糊为丸,如梧桐子大。每服五十丸,盐汤送下。(彭怀仁 主编·《中医方剂大辞典》9 册 614 引《赤水玄珠》)

★ 16. 治肾虚尿血:鹿角胶 5 ~ 10 克烊化,旱莲草 15 克。水煎送服。(宋立人 总编·《中华本草》9 册 656)

★ 17. 治虚劳尿血:用鹿角胶三两炙,捣为末,酒二升和温服。(明·胡濙 撰·《卫生易简方》83)

★ 18. 治小便出血:鹿角胶(炒)60 克。用法:上药研为末,作 2 服。长流水调下。(孙世发 主编·《中医小方大辞典》162 引《赤水玄珠》)

★ 19. 治下血日久,面黄食少:鹿角胶五钱。用法:温酒调服。(彭怀仁 主编·《中医方剂大辞典》9 册 612 引《嵩崖尊生》)

★ 20. 治少腹积聚:忆在籍时,有人问下焦虚寒治法,俾日服鹿角胶三钱,取其寒而且补也。后月余晤面,言服药甚效,而兼获意外之效,少腹素有积聚甚硬,前竟忘言,因连服鹿角胶已尽消。盖鹿角胶具温补之性,而又善通血脉,林屋山人阳和汤用之以消硬疽,是以有效也。(黄国健等 主编·《中医单方应用大全》287 引《医学衷中参西录》)

★ 21. 治汤火疮:用水煎(鹿角)胶,令稀稠得所,待冷涂疮。(宋立人 总编·《中华本草》9 册 657 引《斗门方》)

★ 22. 治鼻衄:【贴鼻方】用鹿角胶,不计多少,以沸汤浸软,贴鼻坳上。更白醛面调,令稀稠得所,若左窍出血则涂右边,右窍出血则涂左边。(宋立人 总编·《中华本草》9 册 656 引《普济方》)

★ 23. 治牙龈出血:鹿角胶 30 克,栀子 15 克。水煎服,每日 1~2 次。(金福男 编著·《古今奇方》170)

★ 24. 治舌上突出血如簪孔者:干地黄 90 克,鹿角胶(捣碎,炒令黄燥)30 克。用法:上药研为细散。每次 6 克,食后以糯米粥饮调下。(孙世发 主编·《中医小方大辞典》342 引《圣惠》)

★ 25. 治妊娠胎动,漏血不止:【鹿角胶汤】鹿角胶(炙燥)一两,人参、白茯苓(去黑皮)各半两。上三味,粗捣筛。每服三钱匕,水一盏,煎至七分,去滓温服。(宋立人 总编·《中华本草》9 册 656 引《圣济总录》)

★ 26. 治小儿面上疮、豆子癍:【鹿角胶】黄明胶慢火炙为末,温酒调一钱匕。(宋立人 总编·《中华本草》9 册 657 引《谭氏小儿方》)

麻黄(26 方)

【药性】味辛、微苦,性温。归肺、膀胱经。

【功能与主治】发汗解表,宣肺平喘,利水消肿。主治风寒表实证,恶寒发热,无汗,头痛身疼;邪壅于肺,肺气不宣,咳嗽气喘;风水肿,小便不利;风湿痹痛,肌肤不仁以及风疹瘙痒、阴疽痰核。

【用法用量】内服:煎汤,1.5~10 克;或入丸、散。外用:适量,研末喡鼻或研末敷。生用发汗力强,发汗、利水用之;炙用发汗力弱,蜜炙兼能润肺,止咳平喘多用。

【使用注意】体虚自汗、盗汗及虚喘者禁服。

★ 1. 治夏月感冒:麻黄(去根节)250 克,连皮绿豆 300 克。用法:上药研为细末。强壮者服 4.5 克,次者服 3 克,10 岁以下服 1.5 克,用水调服。(吴素玲 李俭 主编·《实用偏方大全》2 引《内经拾遗方论》)

★ 2. 治伤寒表实验案:刘某某,男,50 岁。隆冬季节,因工作需要出差外行,途中不慎感受风寒之邪,当晚即发高热,体温达 39.8℃,恶寒甚重,虽覆两床棉被,仍洒淅恶寒,发抖,周身关节无一不痛,无汗,皮肤滚烫而咳嗽不止。视其舌苔薄白,切其脉浮紧有力,此乃太阳伤寒表实之证。治宜辛温发汗,解表散寒。用麻黄汤:麻黄 9 克,桂枝 6 克,杏仁 12 克,炙甘草 3 克,1 剂。服药后,温覆衣被,须臾,通身汗出而解。(《刘渡舟临证验案精选》1996:1)

按语:麻黄汤为发汗之峻剂,用之不当,易生它变,不少临床医生畏惧麻、桂,不敢投用。一见发热,便认为是温热之证,滥用辛凉之品,反令表寒闭郁,久久不解,或致久咳不已,或致低热不退,或致咽喉不利等,不一而足。盖表实证之发热,乃由卫阳闭郁,正邪交争所致,故发热必伴有恶寒。这与温热病的发热不恶寒,并伴有口渴伤津之候,有其本质的区别。风寒郁闭卫阳,故直须辛温发汗,寒随汗出,卫气一通,则发热自退,即《内经》所谓"体若燔炭,汗出而散"也。(陈明 张印生 主编·《伤寒名医验案精选》37)

★ 3. 治风寒感冒,症见发热恶寒、头项强痛:麻黄 20 克,桂枝 20 克,杏仁 20 克,甘草 6 克。用法:将上药放锅内加水煮沸,然后倒入盆内,熏洗头面,得汗而解。功效:发汗解表,祛风散寒。医师嘱咐:熏洗时注意不要烫伤;出汗后注意避风,防止重感。(刘道清 主编·《中国民间神效秘方》11)

★ 4. 治肺炎:麻黄二钱,杏仁三钱,石膏(打,先煎)八钱,甘草二钱。用法:水煎服,一日一至二剂。(中医研究院革命委员会 编·《常见病验方研究参考资料》106)

★ 5. 治风邪感冒,鼻塞声重,语言不出;或伤风伤冷,头痛目眩,四肢拘倦,咳嗽痰多,胸闷气短:【三拗汤】麻黄(不去节)、杏仁(不去皮、尖)、甘草(生用)各等分。为粗末,每服五钱,水一盏半,姜五片;同煎至一盏,去滓。通口服,以衣被盖覆睡,取微汗为度。(宋立人 总编·《中华本草》2 册 355 引《局方》)

★ 6. 治人汗劳不止:【效验方】麻黄根二分,石膏一分。用法:上为末,炼蜜为丸。大人服如小豆三丸,每日三次,小儿以意增损。(彭怀仁 主编·《中医方剂大辞典》9 册 635 引《医心方》)

★ 7. 治哮喘:麻黄三钱,蝉蜕三钱,好茶叶三钱,大枣三个,绿豆三十粒。用法:煎服。(沈

洪瑞 主编·《重订十万金方》23)

★ 8. 治哮喘不停:【哮喘验方】麻黄二钱,百合二钱,午时茶二钱,甘草一钱。用法:水煎服。服之立效(沈洪瑞 主编·《重订十万金方》25)

★ 9. 治寒哮:麻黄15克,白果15克。用法:捣,塞鼻。(吴素玲 李俭 主编·《实用偏方大全》21引《外治寿世方初编》)

★ 10. 治胸高气喘,痰涎壅盛:麻黄、白糖各1两,酒适量。用法:麻黄研末,与白糖拌匀用酒炒热,调成饼。乘热敷在胸口,半点钟久。功能:利水消肿,宣肺平喘。方解:麻黄发汗散寒,宣肺平喘;白糖和中缓急;酒通利血脉。诸药合用,共奏利水消肿,宣肺平喘之效。注意事项:其气即平。(易法银 喻斌主编·《湖南省中医单方验方精选·内科》上册288)

★ 11. 治哮喘,气短,少痰或怕冷,属肺虚型:麻黄5克,猪肺100克。用法:将麻黄洗净,水煎,取药液与猪肺合煮。每日1剂,分1～2次服。功能:宣肺散寒,止咳平喘。注意事项:出汗者不宜服。连服2～3剂。麻黄最大剂量可用到10克。猪肺最大剂量可用到150克。(易法银 喻斌 主编·《湖南省中医单方验方精选·内科》上册250)

★ 12. 治咳喘验案2例

①王某某,女,6岁,患支气管哮喘2年。此次发病5天,呼吸困难,双肺闻及哮鸣音,经用氨茶碱等止喘药治疗未获效。告之,炙麻黄1两,水煎2次,药汁混合后,加入白糖1两,待冷后频服,每日1剂,分6～8次服完,1剂痊愈,经观察半年,未见复发。(杨鹏举 主编·《中医单药奇效真传》43)

②张某某,男,18岁。患喘证颇剧,已有五六日之久,询其病因为与同学游北海公园失足落水,经救上岸则一身衣服尽湿,乃晒衣挂于树上,时值深秋,金风送冷,因而感寒。请医诊治,曾用发汗之药,外感虽解,而变为喘息,撷肚耸肩,病情为剧。其父请中医高手服生石膏、杏仁、鲜枇杷叶、甜葶苈子等清肺利气平喘之药不效。经人介绍,延余诊治。切其脉滑数,舌苔薄黄。余曰:肺热作喘,用生石膏清热凉肺,本为正治之法,然不用麻黄之治喘以解肺系之急,则石膏弗所能止。乃于原方加麻黄4克,服1剂喘减,又服1

剂而愈。(《刘渡舟临证验案精选》1996:21)

按语:肺喘一证,从外邪论有寒、热之分;从内因言则有虚、实之不同。本案为肺热作喘,以表证已解,舌苔薄黄,脉象滑数而为验也。本当用麻杏甘膏汤清热宣肺以止喘,可惜前医不识本方运用之真谛,一见热象,便弃去麻黄,只用石膏清肺热,不用麻黄宣肺气,肺系之急不得解,则气喘终不能愈。故刘老于原方中补入麻黄一味,全其仲景之意,故仅服2剂即安。足见仲景方配伍之奥妙也。刘渡舟教授认为,麻黄为治喘之良药,寒热咸宜。与干姜、细辛、五味子相配则治寒喘;与石膏、桑皮配伍则治热喘;与杏仁、苡米相配则治湿喘。除心、肾之虚喘必须禁用外,余则无往而不利。(陈明 张印生 主编·《伤寒名医验案精选》86)

★ 13. 治咳嗽:水梨一只,麻黄五分。用法:水梨挖去心,将麻黄填入,在饭锅内炖熟,去麻黄吃梨及饮汁。(中医研究院革命委员会编·《常见病验方研究参考资料》94)

★ 14. 治咳嗽无问新久:麻黄(不去节)二两,甘草(炒)一两,御米壳四两(去顶,炒黄)。用法:上为末。每服三钱,水一盏,乌梅一个,煎至七分,去滓,临卧温服。(彭怀仁 主编·《中医方剂大辞典》4册727引《卫生宝鉴》)

★ 15. 治过敏性支气管哮喘,喘鸣性支气管炎:麻黄粉、白果粉各半。用法:上药先碾成细末过筛,贮于磁罐内备用。哮喘发作时,成人一次服麻果散1.5克,开水送下(儿童减量),3～5分钟即可见效,哮喘发作必要时可隔2～3小时加服1次,加速控制。日服3次,连用3～5天。(刘有缘 编著·《一两味中药祛顽疾》11)

★ 16. 治男子房事后或饮冰水或下河淋浴,得病突然小腹疼痛欲死或起粟粒大小疙瘩:麻黄15克,绿豆15克。用法:二味共合一处温酒冲服。(李德新等 编著·《祖传秘方大全》91)

★ 17. 治功能性不射精症:麻黄3克。研末敷脐,用麝香壮骨膏贴于外,每晚睡前用,连用7天。据报道,用上方治疗功能性不射精症患者62例,均获愈。(王辉武 主编·《中药临床新用》575)

★ 18. 治水饮内停,上凌于心,心下悸动:【半夏麻黄丸】半夏、麻黄各等分。末之,炼蜜和丸小豆大。饮服三丸,日三服。(宋立人 总编·

《中华本草》2 册 355 引《金匮要略》）

★ 19. **治人嗜眠喜睡方**：麻黄、术各五分,甘草三分。捣末,服一方寸匕,日三。（宋立人 总编·《中华本草》2 册 355 引《肘后方》）

★ 20. **治麻疹不出,或出而忽回,喉闭气喘**：麻黄五分（去节）,鲜大芦根一尺许。用法：水煎服。（中医研究院革命委员会 编·《常见病验方研究参考资料》21）

★ 21. **治产后癃闭**：麻黄、桂枝按 1:1 研末过 100 目筛,每次 5 克,酒调分摊在两块纱布上,分别敷脐部和关元穴,每日 1 次。陶履冰等用上方治疗产后癃闭 300 例,结果治愈 260 例。（王辉武主编·《中药临床新用》573）

★ 22. **治小儿冬月伤寒,连声呷呀,咳嗽不绝者**：【麻黄散】麻黄（去节）半两,人参三钱,杏仁三钱（去皮尖,微炒）。用法：上为细末。每服一钱,水一盏,生姜同煎,去滓,食后温服。（彭怀仁 主编·《中医方剂大辞典》9 册 664 引《医方类聚》）

★ 23. **治小儿百日咳**：麻黄 3 克,面粉 15克,甜酒适量。用法：先将麻黄研末,然后与面粉混合,掺和均匀,用甜酒调和,做成药饼,敷于肺俞穴（双侧）,每日换药 2 次。肺俞穴在第 3 胸椎棘突下,旁开 1.5 寸处。功效：止咳解痉。医师嘱咐：在用此法治疗的同时,还可配合药物治疗,疗效更好。（刘道清 主编·《中国民间神效秘方》931）

★ 24. **治小儿遗尿验案**：张某某,男,8 岁,1976 年 7 月 22 日初诊。家属代诉：患儿夜间遗尿已 4 年余。近 4 年多以来,每夜必遗尿 1～2次,经常咳嗽,口渴,大便正常,小便微黄。诊查：舌苔黄而微白,脉数,右脉偏大。根据咳喘、口渴、舌苔黄白、右脉偏大而数,乃肺热郁结之遗尿。由于肺热郁结,肺气宣降失常,使肺气无权,因而影响肾水不摄,膀胱的开合失司所致。宜治以宣肺清热之法。拟麻杏石甘汤：麻黄 6 克,杏仁 9 克,生石膏 18 克,甘草 3 克。水煎服,2 剂。

7 月 25 日二诊：服上方后,昨晚未遗尿,胃纳减少,余症同前。原方加山药 6 克,谷芽 6 克。2 剂。7 月 28 日三诊：近 3 夜已未遗尿,咳嗽与口渴减轻,食量增加,二便正常,舌苔薄白,脉略数,右脉已无大象。原方再进 2 剂以清肺之余热。以后随访,得知患儿自服前方后,遗尿症已

痊愈,未见复发。

按语：本案遗尿缘于肺热,其辨证眼目是遗尿伴有咳喘、口渴、苔黄、脉数。《素问·经脉别论》云：“肺通调水道,下输膀胱。”肺治节着水液的运行,若肺热壅盛,宣降失常,则水液运行紊乱,加之小儿肾气不充,固摄不足,更使膀胱开合失司,则致遗尿频频,治当清泄肺热为法,疏麻杏甘膏汤,俟肺热清,则气宣降,水道固,而遗尿自愈。此案辨证准确,用药不疑,故虽不用塞泉之法而泉自缩也。（陈明 张印生 主编·《伤寒名医验案精选》86）

★ 25. **治小儿腹泻**：麻黄 2～4 克,前胡 4～8克。水煎,兑白糖频服。（胡郁坤 陈志鹏 主编·《中医单方全书》306）

雄黄（152 方）

【**药性**】味辛、苦,性温,有毒。归肝、胃经。

【**功能与主治**】解毒,杀虫,燥湿,祛痰。主治痈疽疔疮,走马牙疳,喉风喉痹,疥癣,缠腰火丹,湿毒疮,痔疮,蛇虫咬伤,虫积,惊痫,疟疾,哮喘。

【**用法用量**】外用：适量,研末撒或调敷；或烧烟熏。内服：研末,每次 0.15～0.3克；或入丸、散。不入汤剂,内服禁用火煅。

【**使用注意**】本品辛热有毒,内服宜慎,中病即止,不可多服久服。外用亦不可大面积涂搽或长期持续使用,以免皮肤吸收积蓄中毒。孕妇及阴亏血虚者禁服,其中毒症状主要为上吐下泻。

★ 1. **治偏头疼**：【至灵散】雄黄、细辛各等分,研令细。每用 0.1 克以下,左边疼吹入右鼻,右边疼吹入左鼻。（滕佳林 米杰 编著·《外治中药的研究与应用》99 引《博济方》）

★ 2. **治偏正头痛,夹脑风**：【必胜散】雄黄、川芎各等份。用法：上药各研为细末。含水漱之。立效。（孙世发 主编·《中医小方大辞典》334 引《医方类聚》）

★ 3. **治白血病**：雄黄、青黛按 1:9 的重量比

例,研细混匀,装胶囊或压片。每日 10 克,分 3 次口服,配合辨证施治汤药。据报道,用上方治疗慢性粒细胞性白血病,共 25 例,完全缓解 18 例,部分缓解 7 例,治疗后白细胞数平均 39.4 日降至 $10 \times 10^9/L$ 以下,脾脏平均 79.9 日缩至正常水平。陆道培院士单用雄黄治疗急性早幼粒细胞白血病 38 例,其中 6 例为对多种化疗药的复发病例,治疗期间未使用其他抗肿瘤药物,总疗程两年半,结果除 3 例病人因副作用退出治疗外,8 例处于部分缓解和复发的病例经 1~3 个疗程达完全缓解,27 例已缓解病例均持续完全缓解,治疗前 FISH 和 RT－PCR 检查阳性的病例也全部转阴,35 例病例的实际 2~3 年生存期为 100%。(王辉武 主编·《中药临床新用》603)

★ **4. 治肺结核**:雄黄、硫黄各 120 克。用牛胆汁制丸,日服 3 次,每次 0.3 克。据报道,用上方治疗重症肺结核 9 例,用药 6~8 个月,6 例痊愈,2 例空洞未愈,1 例因病情太重,服药 15 天死亡。(王辉武 主编·《中药临床新用》601)

★ **5. 治疟疾**:巴豆、雄黄各等份。将巴豆制成巴豆霜,研末,雄黄亦研末,均匀拌和。取绿豆大小的药粉放在 1.5 平方厘米的胶布中心,于疟发前 5~6 小时贴于耳郭外上方乳突部位,7~8 小时后撕下。(杨仓良 主编·《毒药本草》1008)

★ **6. 治呃逆验案**:任邱县曹河村王某某,男,42 岁。呃逆数日,饮食少进,用雄黄 2 钱,烧酒 2 两,取烧酒与雄黄装入砂壶内置火上炖热,用鼻子吸壶中热气,用本方 1 剂,呃逆立止,不再复发。(杨鹏举 主编·《中医单药奇效真传》61)

★ **7. 治腮腺炎,耳下肿痛**:樟脑、雄黄各适量。用法:研末,药末置于万应膏药上。贴患处。功能:活血解毒,止痛疗疮。(阳春林 葛晓舒·《湖南省中医单方验方精选·外科》上册232)

★ **8. 治流行性腮腺炎**:雄黄 3 克,蓖麻仁 30 克。用法:共捣烂成泥状。敷贴患处,每日换药 2~3 次。功能:清热解毒,消肿拔毒。(阳春林 葛晓舒·《湖南省中医单方验方精选·外科》上册234)

★ **9. 治肛门周围瘙痒**:花槟榔 30 克,雄黄粉 10 克。用法:花槟榔加水 200 毫升煎至 30 毫升。每晚保留灌肠,再加雄黄粉调成糊状外敷肛围。(滕佳林 米杰 编著·《外治中药的研究与应用》98)

★ **10. 治狐惑蚀于肛者**:【雄黄熏方】雄黄。用法:上为末,筒瓦二二枚合之烧,向肛门熏之。(彭怀仁 主编·《中医方剂大辞典》10 册 264 引《金匮要略》)

★ **11. 治虚劳阴肿,大如升,核痛,人所不能疗者**:【雄黄淋蘸方】雄黄一两(油研绵裹),甘草一尺。用法:上以水三升,煮取二升,去滓。看冷热,于密室中洗之。后以暖棉衣裹之,日一度用之。(彭怀仁 主编·《中医方剂大辞典》10 册 268 引《圣惠》)

★ **12. 治阴肿,肾囊肿痛**:白矾、雄黄各 1 钱,香油适量。用法:共研细末,香油调。外搽患处,每日多次。功能:清热泻火,解毒消肿。注意事项:白矾有小毒,外用适量。雄黄有毒,外用适量。香油即菜籽油。(阳春林 葛晓舒·《湖南省中医单方验方精选·外科》下册 1117)

★ **13. 治杨梅疮**:雄黄一钱半,杏仁三十粒(去皮),轻粉一钱。为末,洗净,以雄猪胆汁调上。(宋立人 总编·《中华本草》1 册 390 引《积德堂经验方》)

★ **14. 治淋巴管炎**:【淋巴管炎膏】雄黄 15 克,大黄 15 克,冰片 3 克。用法:将上共研细末,凡士林调膏。敷贴红线发源处,1 日换药 2 次。作用:清热解毒,祛瘀消肿。疗效:用药后 3 小时左右,患者疼痛,寒热大减,24 时局部淋巴管及其周围组织炎症逐渐消失。连续用药 3 天痊愈。近 1 年来用此法治疗 18 例,全部有效。按语:此病由热毒壅塞脉络所致,方中雄黄长于解毒;冰片能够消肿止痛;川军则能泻火祛瘀。(张树生 高普等 编·《中药敷贴疗法》649)

★ **15. 治黄水疮**:防风 15 克,雄黄 15 克。上 2 药加水 2000 毫升,煎数沸去渣,取汁洗患处,日洗 2 次。(杨仓良 主编·《毒药本草》1009)

★ **16. 治脓疱疮验案**:患儿,男,9 岁。双膝以下及双足背散在脓疱疮 10 余个。已部分结痂。其妹 7 岁。双足背已发生脓疱疮 7 个,外敷消炎油膏等治疗半月多不愈。用本法治疗 7 日,全部结痂治愈。治疗方法:先用 75% 的酒精消毒病损及周围皮肤,已成脓疱者剪破疱壁除去脓液;已结痂者,去痂后用生理盐水清洁糜烂面。根据病损多少,取适量 75% 的酒精或饮用白酒加入雄黄末适量,调成稀糊状,用棉签涂敷于患处,覆盖消毒纱布(亦可不盖纱布),每天1次,直至痊愈。(注:因雄黄遇热可分解为剧毒的三氧化二砷,故应存放阴凉处备用。)(黄国健等 主编·《中医单方应用大全》469)

★ **17. 治手指肿痛:**鸡蛋1个,雄黄适量。用法:雄黄研末,将鸡蛋敲破1孔,加入雄黄末。将患指插入蛋孔内。功能:清热解毒,消肿止痛。(阳春林 葛晓舒·《湖南省中医单方验方精选·外科》上册283)

★ **18. 治代指,生指甲边,焮热肿痛:【代指膏】**雄黄、朴硝各等份。用法:用猪胆汁,少加香油调匀。涂患处。(彭怀仁 主编·《中医方剂大辞典》3册497引《外科大成》)

★ **19. 治疗疮恶肿:【黄酥丸】**雄黄、蟾酥各1.5克,为末。葱、蜜捣丸小米大,以针刺破疮顶,插入,甚妙。(滕佳林 米杰 编著·《外治中药的研究与应用》97引《积德堂方》)

★ **20. 治疗疮 4 方**

①鸡一只,雄黄、巴豆。用法:上捣烂,放膏药上,贴而扎之。立刻能消。(彭怀仁 主编·《中医方剂大辞典》8册624引《良方集腋》)

②雄黄一钱(研末),乌梅肉三个(打烂),蜒蚰二条。用法:上药共捣烂,涂疗上。根即拔出。(彭怀仁 主编·《中医方剂大辞典》8册624引《良方集腋》)

③信一钱,雄黄一钱五分,硼砂(炒)一钱五分。用法:上为末。拨开疮口敷之,不过数次愈。(彭怀仁 主编·《中医方剂大辞典》10册319引《明医指掌》)

④雄黄1钱,紫草3钱。用法:共为细末水调。敷患处。功能:解毒清热,凉血消肿。注意事项:雄黄有毒。(阳春林 葛晓舒·《湖南省中医单方验方精选·外科》上册45)

★ **21. 治疗疮痛肿,红肿痛痒,胎毒:【明雄膏】**枯矾100克,雄黄100克,凡士林200克。将枯矾、雄黄打细粉过100目筛;凡士林熔化后掺入细粉,搅匀即得。功能:消炎解毒。外用,涂敷患处,每日换药1次。(宋立人 总编·《中华本草》1册390)

★ **22. 治疗疮神效方:**雄黄四钱,生川大黄三钱,巴豆三钱(去油)。三味捣为末,取飞罗面、陈醋打糊为丸,如凤仙子大。疗重者用二十

三丸,轻者用二十一丸;再轻者用十九丸。放在舌上,热水送下,呕泻而愈。忌发物。(清·吴世昌 王远 辑·《奇方类编》61)

★ **23. 治蛇头疗:**雄黄、冰片、鸡蛋各适量。将药为末,放入蛋内。鸡蛋套患指上。功能:清热解毒,消肿疗疮。注意事项:雄黄有毒。(阳春林 葛晓舒·《湖南省中医单方验方精选·外科》上册108)

★ **24. 治痘疗 2 方**

①【拔毒膏】雄黄、轻粉各适量。用法:上药研为末,用胭脂水调敷。(孙世发 主编·《中医小方大辞典》437引《种痘新书》)

②雄黄、朱砂、白芷各等分。用法:上为细末。油胭脂调,用银针挑破搓之。(彭怀仁 主编·《中医方剂大辞典》6册191引《痘医大全》)

★ **25. 治天蛇毒:【雄蛎散】**牡蛎(煅)四钱,明雄二钱。用法:上研细。蜜水调浓,重炖温,涂患上,一日用五六次。功能:止痛。(彭怀仁 主编·《中医方剂大辞典》10册260引《痘医大全》)

★ **26. 治蛇眼疗、蛇背疗、蛇节疗、蛇腹疗、泥鳅痈:【雄黄散】**此五证,各虽殊而治一也。蛇眼疗生于指甲两旁,形如豆粒,色紫,半合半露,硬似铁钉。蛇背疗生于指甲根后,高肿色紫。蛇节疗(一名蛙节疗)生于中节,绕指俱肿,其色或黄或紫。蛇腹疗生指中节前面,肿如鱼肚,色赤疼痛。泥鳅痈一指通肿色紫,形如泥鳅,焮热痛连肘背。五证俱敷雄黄散,内服仙方活命饮,溃贴洞天膏即愈。明雄黄一钱,轻粉五分,蟾酥二分,冰片一分。上共研细末,新汲水调浓,重汤炖温,敷于患指,用薄纸裹之,日三次。(胡晓峰 主编·《中医外科伤科名著集成》957引《外科证治全书》)

★ **27. 治红丝疗:**雄黄3克,白菊花叶适量,蜒蚰2条。共捣烂。从头敷至丝尽处为止,用绢条裹紧。(滕佳林 米杰 编著·《外治中药的研究与应用》97引《本草纲目拾遗》)

★ **28. 治疗:**蓖麻子1两,雄黄1两5钱。用法:蓖麻子取壳,共捣烂。外敷患处。功能:清热养阴,凉血解毒。(阳春林 葛晓舒·《湖南省中医单方验方精选·外科》上册10)

★ **29. 治疗肿:【金丝膏】**雄黄、枯矾、白矾各等量。研成细粉,加芝麻油、凡士林调成软膏

状,呈金黄色。将金丝膏直接涂于患处,每日1次,至痊愈。共治438例,痊愈377例,显效45例,好转16例。总有效率为100%。(滕佳林 米杰 编著·《外治中药的研究与应用》101)

★30.治热疖:热水豆腐、雄黄各适量。用法:取热水豆腐和雄黄调匀。敷患处。功能:清热解毒,软坚散结。(阳春林 葛晓舒·《湖南省中医单方验方精选·外科》上册3)

★31.治热脓疖:明雄黄5钱,桐油适量。用法:将明雄黄研细末,和桐油调匀。搽患处。功能:清热解毒,软坚散结。注意事项:也可治疗米疖新起。(阳春林 葛晓舒·《湖南省中医单方验方精选·外科》上册3)

★32.治疖脓肿:明雄、大蒜汁各适量。用法:明雄水飞,用适量蒜汁调和入竹筒内,待干取出。水磨搽患处。注意事项:初起可消,若已化脓,涂之不至扩大。(阳春林 葛晓舒·《湖南省中医单方验方精选·外科》上册7)

★33.治头上软疖:枳壳1枚,面糊、雄黄各适量。用法:枳壳切成2节,磨平煮软,以面糊调雄黄。枳壳罩疖上,以面糊涂枳壳周围。功能:行气化痰,解毒消肿。注意事项:涂后1夜痊愈。(阳春林 葛晓舒·《湖南省中医单方验方精选·外科》上册19)

★34.治热疖、痱、痤、疖、疹、风湿痒疮:【二味消毒散】明雄黄二钱,白矾一两。上为末,茶清调化,鹅翎蘸扫。患之痒痛即止,痱粟自消。(宋立人 总编·《中华本草》1册390引《外科大成》)

★35.治痈疖未破、红肿热疼:雄黄一钱,白矾一钱,蟾酥三分。用法:研面醋调。擦患处。(沈洪瑞 主编·《重订十万金方》364)

★36.治痈疽初溃:【排脓散】黄升丹、腰黄(即雄黄)各等分。用法:研细收贮(外用)。(彭怀仁 主编·《中医方剂大辞典》9册375引《家庭治病新书》)

★37.治痈疽坏乱,及诸疮发毒:【生肉神异膏】雄黄15克,滑石倍用。用法:上药研为末。洗后掺疮上,外用绵纸覆盖相护,凡洗后破烂者,用此贴之。(孙世发 主编·《中医小方大辞典》525引《得效方》)

★38.治皮肤红肿痛痒,湿疹,黄水疮,秃疮:【拔毒散】雄黄50克,白矾50克。以上2味,

雄黄水飞成极细粉,白矾粉碎成细粉,2药粉混匀,过筛,即得。本品为棕黄色的粉末,味淡。功能:消肿解毒,收敛止痒。外用,用茶水调和,敷患处,干再以茶水湿润。(宋立人 总编·《中华本草》1册390)

★39.治痈毒、疔疮:煅牡蛎四钱,雄黄二钱。用法:上为细末,蜜调膏。火上烘热,频频涂贴。(彭怀仁 主编·《中医方剂大辞典》9册465引《梅氏验方新编》)

★40.治一切痈疽,死肉不去,新肉不生:生白矾六钱,枯白矾三钱,雄黄二钱。用法:上为细末,贮瓶内勿令染尘。掺之。自能周围裂缝,腐脱肌生;略有微痛,片时即安。(彭怀仁 主编·《中医方剂大辞典》6册532引《疡科遗编》)

★41.治对口疼痛,诸药不效者:【雄黄散】雄黄一钱,吴茱萸一两。用法:上为末,香油熬熟调搽。(彭怀仁 主编·《中医方剂大辞典》10册256引《仙拈集》)

★42.治诸疮有恶肉,不能去者:(雄黄散)雄黄一钱(研),巴豆一个(去皮研)。用法:二味同研如泥,入乳香、没药少许,再研细,少上,恶肉自去。(彭怀仁 主编·《中医方剂大辞典》10册252引《保命集》)

★43.治恶疮:雄黄一钱半,杏仁三十粒去皮,轻粉一钱。为末,洗净,以雄猪胆脂调上。二、三日即愈。百发百中,天下第一方。出武定侯府内。(陕西省中医药研究院 编·《本草纲目附方分类选编》378)

★44.治后颈窝生疮:硫黄5分,雄黄6分,灯油适量。用法:共研细末灯油调。外涂患处。功能:清热解毒,消肿疗疮。(阳春林 葛晓舒·《湖南省中医单方验方精选·外科》上册434)

★45.治寻常狼疮:枯矾6克,雄黄10克,凡士林84克。用法:共研极细末,调膏,外敷。(张俊庭 编·《皮肤病必效单方2000首》136)

★46.治颈淋巴结核、淋巴结炎:雄黄、白矾、枯矾各等分,共研细末,凡士林调膏,置于纱布上贴患处,每日换药1次,据报道,用上方治疗颈淋巴结核9例,淋巴结炎42例,均治愈。(王辉武 主编·《中药临床新用》601)

★47.治瘰疬溃烂,延至肩胸胁下,不堪之极,四五年不能愈者:【雄樟散】雄黄、樟脑各等分。用法:上研末,麻油调,频扫患处。(彭怀仁

主编·《中医方剂大辞典》10 册 262 引《外科证治全书》）

★ **48. 治溃疡性黑色素瘤**：雄黄、矾石、茯苓各等分，研末外敷。每日 1～2 次，并配合银花、连翘各 50 克，水煎代茶服，每日 1 剂。共治 10 剂，可控制溃疡面扩大，明显减少血性渗出。（滕佳林 米杰 编著·《外治中药的研究与应用》101）

★ **49. 治臁疮日久**：雄黄二钱，陈艾五钱。青布卷作大捻，烧烟熏之。（宋立人 总编·《中华本草》1 册 389 引《纲目》）

★ **50. 治甲疽肿烂，生脚指甲边，赤肉努出；嵌甲入肉，时常出血，痛不可忍**：【黄蛇散】雄黄五分，蛇蜕（烧存性）一分。用法：上为细末。温泔水洗疮，以利刀去甲角，拭干，敷药，绢帛裹半日许，药湿即换，敷数次即愈。（彭怀仁 主编·《中医方剂大辞典》9 册 267）

★ **51. ①治一切虫兽所伤。②疮疖疔毒、疥癣及虫蛇咬伤等**：【雄矾散】雄黄、矾。用法：上为细末。涂之。主治：①《普济方》：一切虫兽所伤。②《慈禧光绪医方选议》：疮疖疔毒、疥癣及虫蛇咬伤等。方论选录：《慈禧光绪医方选议》：方中雄黄解毒杀虫止痒；白矾外用解毒杀虫，燥湿止痒。二味合用能治湿疹疥癣。备考：今人有以此方治疗湿疹及带状疱疹百余例者。结果疗效甚好。（彭怀仁 主编·《中医方剂大辞典》10 册 231 引《普济方》）

★ **52. 治神经性皮炎 2 方**

①雄黄 3 克，巴豆（去外壳）30 克。捣碎拌和即成。用纱布包裹后，擦患部。每日 3～4 次，每次 1～2 分钟，直到痒感消退为止。（杨仓良 主编·《毒药本草》1008）

②【雄黄斑蝥酊】斑蝥 6 克，雄黄 2 克，鲜山楂 31 克，95% 的酒精 260 毫升。用法：上药浸于酒精内 1 周后，过滤，外用。（彭怀仁 主编·《中医方剂大辞典》10 册 268）

★ **53. 治牛皮癣**：【三黄膏】雄黄、硫黄、大黄各 15 克。用法：上药共研细末，用清油（麻油）或凡士林调和成软膏状，涂擦患处，日涂 3 次。功效：清热解毒，燥湿止痒。（程爵棠 程功文 编著·《单方验方治百病》390）

★ **54. 治头癣 2 方**

①雄黄 50 克（研），猪胆 5 个。调匀涂患处，每日 4～5 次。（肖国士 潘开明 主编·《中医秘方大全》511）

②（雄黄膏）雄黄 10 克，硫黄 10 克，氧化锌 10 克，凡士林加至 100 克。用法：调膏外用。（彭怀仁 主编·《中医方剂大辞典》10 册 260）

★ **55. 治顽癣、牛皮癣、脚癣**：雄黄、轻粉各等分。用法：研末，调清油或生猪油涂擦。（中医研究院革命委员会 编·《常见病验方研究参考资料》414）

★ **56. 治头部奇痒或起坨**：雄黄 1 两。用法：雄黄研，开水冲。外洗患处。功能：燥湿祛风，杀虫解毒。（阳春林 葛晓舒·《湖南省中医单方验方精选·外科》上册 474）

★ **57. 治白秃头疮**：雄黄、猪胆汁。和敷之。（江苏新医学院 编·《中药大辞典》下册 2338 引《圣济总录》）

★ **58. 治秃疮、癞头疮**：雄黄、硫黄各 5 钱，菜油适量。用法：用布包裹雄黄、硫黄浸菜油内 1 宿，火烧取油，滴碗内，放冷水中去火气。每日多次，用消毒鸭毛蘸，涂擦患处。功能：解毒化痰，杀虫疗疮。（阳春林 葛晓舒·《湖南省中医单方验方精选·外科》上册 471）

★ **59. 治花斑癣**：【三黄酊】硫黄 100 克，雄黄 200 克，密陀僧 200 克，75% 的乙醇 1000 毫升。制法：将上药前 3 味共研为极细末，过 6 号筛，加入乙醇混匀。用法：取本品涂擦患处，每日 3 次，1 周为 1 个疗程。疗效：共治疗 96 例，经治 3 个疗程后，治愈 91 例，显效 5 例，总显效率为 100%。（梁永才 梁杰圣 主编·《中国外治妙方》667）

★ **60. 治白癜风 4 方**

①硫黄、雄黄各等量。用法：将上药共研为细末，用黄瓜切片蘸药末涂擦患处，1 日数次。（王洪涛 张曰明 主编·《皮肤病单验方大全》543）

②白芷 25g，雄黄 3g。用法：将上药共研为细粉，用鲜白茄蒂蘸药粉搽擦患处。（王洪涛 张曰明 主编·《皮肤病单验方大全》547）

③轻粉 15g，大黄 10g，雄黄 10g。用法：将上药共研为细末，用食醋调涂患处。功效：清热燥湿。（王洪涛 张曰明 主编·《皮肤病单验方大全》545）

④水银 6 克，雄黄 9 克，麻油 30 克。用法：

共搅匀。每日 1 次,外擦患处。功能:杀虫解毒,滋润生肌。方解:水银杀虫攻毒;雄黄解毒杀虫止痒;麻油滋润生肌。诸药合用,共奏杀虫解毒,滋润生肌之功。注意事项:水银、雄黄有毒。(阳春林 葛晓舒·《湖南省中医单方验方精选·外科》上册 790)

★ 61. 治紫癜风、白癜风:【四神散】雄黄、雌黄、硫黄、白矾各等分。上为末,先以汤浴汗出,肥皂擦癜处洗净,次用生姜切断尽碎,蘸药擦患处,过三日又洗又擦,五次愈。(宋立人 总编·《中华本草》1 册 390 引《简明医毂》)

★ 62. 治汗斑:密陀僧 18 克,雄黄 9 克,硫黄 9 克。用法:先以姜擦斑,次用药末擦之。次日即愈,永不发。(张俊庭 编·《皮肤病必效单方 2000 首》62)

★ 63. 治疥疮 3 方

①雄黄、花椒各适量。用法:研细调菜油搽。(中医研究院革命委员会 编·《常见病验方研究参考资料》427)

②雄黄、吴萸各三钱。用法:共研细末,用香油调搽。(中医研究院革命委员会编·《常见病验方研究参考资料》427)

③取熟鸡蛋黄 15 个,雄黄 7.5 克,血竭 7.5 克。把压碎的蛋黄放铜勺内,文火加热,待蛋黄成糊状时,将研细的雄黄、血竭放入勺中,用竹筷搅动至油出,药渣呈黑黄色时即成。去渣留油,贮瓶备用。热水肥皂浴后,用双黄油反复涂擦患处,隔晚 1 次。用药后要更换衣服被褥,换下的衣物要煮沸消毒。用药期间要禁食辛辣油腻之物。经治 30 例,均于用药 1～5 天后痊愈。(滕佳林 米杰 编著·《外治中药的研究与应用》101)

★ 64. 治脓窠疮疥:雄黄一钱,胡椒八分,硫黄一钱。用法:上为细末。香油调过一夜,取油调擦。(彭怀仁 主编·《中医方剂大辞典》1 册 531 引《外科方外奇方》)

★ 65. 治遍身疥癣:雄黄、生矾、川椒、硫黄各等分。用法:上为末。鸡蛋黄炒油调搽。(彭怀仁 主编·《中医方剂大辞典》3 册 407 引《仙拈集》)

★ 66. 治风湿诸肿痛痒,疮疥:【二消散】雄黄 6 克,白矾 60 克。用法:上药研为末。面糊调膏摊贴。数月必愈。或茶调,鹅翎蘸扫患处。

(孙世发 主编·《中医小方大辞典》218 引《青囊秘传》)

★ 67. 治金疮血内漏,或出血发渴:【雄黄散】雄黄末如大豆。用法:纳疮中,敷之亦得。(彭怀仁 主编·《中医方剂大辞典》10 册 245 引《普济方》)

★ 68. 治疬疡风:【雄蛇散】雄黄一钱,蛇蜕一条(煅存性)。用法:上共为末。麻油调敷。(彭怀仁 主编·《中医方剂大辞典》10 册 260 引《外科证治全书》)

★ 69. 治疬疡风,面额颈项忽生斑驳,其状如癣:(雄黄散)雄黄、硫黄、白矾(并研如粉)各一分。用法:和研令匀。以炼成猪脂调和,涂疮上。(彭怀仁 主编·《中医方剂大辞典》10 册 249 引《圣济总录》)

★ 70. 治形如水泡,皮薄而泽,或生头面,或生遍身:雄黄、枯矾各 3 钱。用法:共研末。外涂患处。功能:清热燥湿,解毒疗疮。注意事项:先挑破,去净水,然后搽药。(阳春林 葛晓舒·《湖南省中医单方验方精选·外科》上册 509)

★ 71. 治湿疹 2 方

①我的女儿满百天后就长了湿疹,脸上、身上几乎没有一寸平方的皮肤是好的。皮肤烂了,肌肉的红色暴露出来,流出来的是黄色的水。就这样,我曾经四处求医,用过市面上出售的各种皮肤膏药,又用过消炎片(ST)碾成细粉撒在患处,又曾经遵照医嘱注射过 10 次青霉素,均不见效,反而小孩子越来越厉害。这样足足有一年多,当时我和我爱人都以为孩子没有希望了,十分悲哀。后来在路上碰到了一位老太太,蒙她介绍用雄黄粉治疗湿疹的方法。我按照单方去调配使用,每天涂抹 10 多次,1 星期后湿疹便干了,再过 1 星期,便见烂肉上长出皮肤来了。现在小女儿的湿疹全部好了,脸上没有留下疤痕。现将雄黄治疗湿疹的方法介绍如下。药物:雄黄粉、香油约 9 克,火纸 1 张。治疗方法:用火纸把雄黄包好,灌以香油,使渗透后,用火燃着火纸,即滴下雄黄油来。用温热的雄黄油涂抹患处,每天 10 次左右。连续 2 周,便见功效。(黄国健等 主编·《中医单方应用大全》468)

②庞某,男,3 岁。头、面、颈、胸、上肢等处,患湿疹数月,经中西药多方治疗无效,用此方治疗,2 次即愈。治疗方法:雄黄 3 克(研末),鸡蛋

1 个,将一端打一小孔,纳入雄黄,用纸将孔封好,外用泥糊包裹,文火烧成炭,去泥研细末,用香油调敷患处。(黄国健等 主编·《中医单方应用大全》468)

★ 72. 治带状疱疹 9 方

①雄黄粉适量(按患处大小定),醋调成糊状,敷患处,每日 1 次。陈诗堂等用上方治疗带状疱疹 82 例,4 天治愈 75 例,5 天治愈 7 例。一般用药第 2 天疼痛消失,水泡不再增加,第 3 天水泡开始干瘪,第 4 天结痂,愈后无疤痕出现。(王辉武 主编·《中药临床新用》600)

②雄黄 50 克,加入 75% 的酒精混合,涂搽小水泡及(或)束状初发小红疹处,不拘次数,以局部创面湿润为度,夏季出汗多者可酌加涂搽次数。配合内服泰胃美。黄逸玲用上方治疗带状疱疹 26 例,结果治愈 24 例(占 92%),好转 2 例。大多用药 6 小时~1 天疼痛基本消失,2~3 天疼痛及不适感均消失,平均治愈时间为 5 天。(王辉武 主编·《中药临床新用》600)

③【雄黄油方】棉油 100 克,沸雄黄 5~8 克。现调现用,涂于疱疹处,第 1 天 5~10 次,次日涂搽次数可减少。一般用药 4~7 天。杨丁林以上方治疗带状疱疹 216 例,均痊愈,治愈时间平均为 5.9 天。(王辉武 主编·《中药临床新用》601)

④雄黄、白矾等分研末,茶水调敷患处。宋喜英以上方治疗带状疱疹 47 例,均获临床痊愈。(王辉武 主编·《中药临床新用》601)

⑤小飞雄黄、青黛各 10 克,冰片 8 克。用法:分别研细末,过 100 目筛,混合后浸入 75% 的乙醇 175 毫升中,每日涂患处 3 次。功效:清热,消疹,止痛。疗效:治疗 50 例,1~5 日疼痛消失,疱疹涸缩,4~8 日皮损均消失告愈。(王洪涛 张日明 主编·《皮肤病单验方大全》55)

⑥雄黄 20 克,白矾 20 克,蜈蚣 4 条。用法:将蜈蚣焙干,3 味药共研细末,混合均匀,瓶装密封备用。用香油调成稀粥状,涂于患处,日 2 次。(张俊庭 编·《皮肤病必效单方 2000 首》74)

⑦雄黄 10 克,白矾 10 克,蜈蚣 1 条。研细以香油或其他植物油浓调外搽,每天 5~10 次。杨树成以上方治疗带状疱疹 57 例,全部治愈,且最长疗程小于 7 天。(王辉武 主编·《中药临床新用》601)

⑧雄黄、枯矾、青黛各 10 克,冰片 2 克。用法:共研细末,用普鲁卡因注射液 10 支(2 毫升/支),加 75% 的酒精 100 毫升混匀,加上药调拌成糊状,外涂疱疹处,1 日 2 次。功效:清热止痛。疗效:治疗 41 例,全部治愈。[王洪涛 张日明 主编·《皮肤病单验方大全》54 引《甘肃中医学院学报》1994;11(4):25]

⑨雄黄、五倍子、枯矾、黄连各等分。研成粉,香油调成稀糊状备用。直接将药涂于患处,纱布覆盖,贴固,每日 3~4 次,皮损为糜烂面时,也可将药粉直接撒于患处。吴明亮用上方治疗带状疱疹 30 例,均治愈。最快的只需 10 小时,最慢的 5 天,平均疗程为 2.5 天。(王辉武 主编·《中药临床新用》601)

★ 73. 治带状疱疹、单纯疱疹:【雄黄酊】雄黄粉 50 克,冰片 0.5 克,酒精 100 毫升。用法:混合外用。(彭怀仁 主编·《中医方剂大辞典》10 册 245)

★ 74. 治面部带状疱疹:雄黄 5 克,冰片 0.5 克,白酒 100 毫升。用法:将上药振荡后外搽。(张俊庭 编·《皮肤病必效单方 2000 首》68)

★ 75. 治流行性腮腺炎 3 方

①雄黄 45 克,白矾 50 克,冰片 3~5 克。共研细末,装入有色瓶中密闭备用。每次取 3~5 克置小杯中酌加 75% 的酒精调成糊状,涂于局部。日涂 2~3 次。治疗 16 例(腮腺高度肿胀,体温在 38℃左右),1~2 天后即明显消肿,体温恢复正常,第 3 天症状完全消失。(江苏新医学院 编·《中药大辞典》下册 2339)

②取紫花地丁全草(或干品浸透)100~250 克洗净,加雄黄约 0.5 克,共捣烂,外敷患处。每敷 1~2 小时,每日 1~2 次。治疗期间忌食酸、甜及干燥食物。其中 17 例因体温超过 39.5℃而加用复方柴胡注射液 2 毫升,每日 3 次肌注。共治 86 例,全部治愈。其中用药 2 天而愈者 33 例,3 天而愈者 41 例,其余均在 5 天内治愈。(滕佳林 米杰 编著·《外治中药的研究与应用》100)

③青黛、雄黄、白矾各等份。研为细末,用鸡蛋调敷患处,每日换药 1 次,连敷 2 次。(杨仓良 主编·《毒药本草》1008)

★ 76. 治寻常疣:鲜茄子、雄黄各适量。用法:鲜茄子切片,雄黄研末备用。用时将刚切好

的茄片,蘸雄黄末外擦 2～3 分钟,每天 1 次至全部脱落(但用前应先将患部用温水浸泡洗净,用消毒刀将寻常疣蓬松面修平,以不出血为度)。

典型病例:张某某,女,10 岁,学生。左手背及下肢长瘊子 30 多个。小如粟米,大如黄豆,表面蓬松,形似花蕊,有触痛感。曾用鸦胆子仁外敷,因疼痛而停用。经用上药 2 次,半月后瘊子全部脱落而愈。至今未复发。按语:本病好发于手背、指背、头皮等处。初起小如粟米,渐大如黄豆,高出皮面,色灰白或污黄,蓬松或枯槁,状如花蕊,数目多少不一。挤压时多有疼痛,碰撞或摩擦时易出血,即寻常疣,又名瘊子。(张树生高普等 编·《中药敷贴疗法》502)

★ **77. 治传染性软疣**:雄黄 2 份,五倍子 5 份,枯矾、乌梅、大黄各 1 份。共研末,香醋调成软膏,外敷疣体。据报道,用上方治疗传染性软疣 93 例,均获痊愈。(王辉武 主编·《中药临床新用》601)

★ **78. 治蛲虫病**:雄黄 3 克,苦参 3 克,樟脑少许。共研细末,用布包成小团,浸蘸香油或食醋,于晚间睡前塞入肛门。每晚 1 次。(杨仓良 主编·《毒药本草》1008)

★ **79. 外治蛲虫病验案 2 例**

①培某,男,2 岁。每晚因肛门部奇痒而睡眠不宁,并于肛门周围发现乳白色小虫,诊断为蛲虫病。经涂药 1 次,能安静入睡,连续涂 3 天,症状消失,肛门周围未再见有乳白色小虫,临床治愈。治疗方法:雄黄 15 克,研为细末,与医用凡士林 100 克混合均匀。每晚临睡前涂适量于肛门内及周围,次日晨用干净布拭去,连用 3～7 日。(黄国健等 主编·《中医单方应用大全》469)

②李某,男,5 岁。其母代述:该患儿约半年前常说肛门处发痒,尤其晚间痒的难忍,有时影响入睡,后看到肛门部有白色似线头粗细,约有半寸左右长短小虫多条,从此后经常夜间爬出,也服过驱虫药物,但疗效不显。嘱其取雄黄 5～10 克,研成细粉末,可分为 7～10 包,每包用香油调成糊状,每晚把调好的雄黄涂在肛门皲裂周围处,每晚间涂 1 次,连用 7 日,痊愈。(杨鹏举 主编·《中医单药奇效真传》111)

★ **80. 治丹毒**:雄黄 2 钱,白矾 3 钱。用法:共研末,冷茶调。敷患处。功能:清热凉血,消肿

止痛。注意事项:雄黄有毒,外用适量。(阳春林葛晓舒·《湖南省中医单方验方精选·外科》上册 254)

★ **81. 治输液后静脉炎方:【青黛雄黄散】** 雄黄 50 克,白矾 30 克,冰片 1 克。研末,以 60 度白酒调成糊,外涂患处。陈欣等用上方治疗输液后静脉炎 57 例,总有效率为 97.5%。(王辉武 主编·《中药临床新用》602)

★ **82. 治蛇咬伤**:雄黄一两,生五灵脂一两。共研细末,分成十包,每两小时服一包,每日四至八次,开水送下。另取雄黄二两,研细末,用香油一两调匀,涂于患处,每日更换 2～3 次。(江苏新医学院 编·《中药大辞典》下册 2339)

★ **83. 治毒蛇咬伤 3 方**

①**【雄黄散】** 雄黄、半夏(生)、干姜(生)各 10 克。用法:上为细末,外掺蛇咬伤处,1 日 3 次。(吴素玲 李俭主编·《实用偏方大全》340 引(朝鲜)金礼蒙,《医方类聚》)

②先用食醋消毒被咬伤处,局麻下将表皮剪除并吸出血水,用酒冲服灵雄合剂(灵脂二份,雄黄一份)适量,并外敷被咬伤处少许,日三次,在最低处切口引流,勿令结痂。治疗毒蛇咬伤 10 例,均治愈。(杨仓良 主编·《毒药本草》1007)

③**【白芷散】** 雄黄、香白芷各适量。用法:上药研为末。掺之。先用妇人扎髻扎紧定疮处。如无头绳,香油绳亦可用。用新汲水调末服之,或热酒送下皆良。(孙世发 主编·《中医小方大辞典》321 引《普济方》)

★ **84. 治毒蛇所伤,昏闷欲死者:【雄灵散】** 雄黄半两(明好者。研),五灵脂一两(真者。酒洗,去砂石,干用)。用法:上为细末。每服二钱,酒调灌之,即以药末调涂疮口上。(彭怀仁 主编·《中医方剂大辞典》10 册 230 引《瑞竹堂方》)

★ **85. 治蛇缠伤**:将雄黄为末。用法:醋调涂,仍用酒服。主治:凡为蛇伤及蜂虿,或蜈蚣、毒虫、癫犬所伤,皆可用。(滕佳林 米杰 编著·《外治中药的研究与应用》98 引《世医得效方》)

★ **86. 治始觉中毒及蛇虫咬,痛疽才作**:将雄黄、上好青黛各等份。用法:上药研为细末。每次 6 克,新汲水调下。功效:令毒气不聚。(孙世发 主编·《中医小方大辞典》428 引《三因》)

★ **87. 治毒箭所伤、毒蛇咬伤:【雄黄敷疮方】** 雄黄。用法:上为细末。敷疮上,日四五度。

汁出便愈。（彭怀仁 主编·《中医方剂大辞典》10 册 270 引《圣济总录》）

★ 88. 治疯狗咬伤：用雄黄、瓦松各适量，研贴。（滕佳林 米杰 编著·《外治中药的研究与应用》98 引《生生编》）

★ 89. 治蜂螫伤及蝎螫伤：雄黄 3 克，白酒 30 毫升。用法：先将雄黄研成细面，然后用白酒同置玻璃瓶中，摇荡使之混合均匀，用棉签蘸药液少许涂搽患处。功效：解蜂毒、蝎毒。医师嘱咐：人被蜂、蝎螫伤后，应尽快将上药涂敷患处，越快越好。（刘道清 主编·《中国民间神效秘方》659）

★ 90. 治麦粒肿：河北省医科院医学情报研究所办公室主任张茂生同志，原系军医转业至此。1981 年 9 月，余借调该所任职，由于饮水不便，经常夜班，左眼患针眼（麦粒肿）。痛痒不适，且来势凶猛，其苦不堪。张云 1 夜即愈，不可忧虑。晚饭后，张从家中带来 1 小瓶黄红色药水，并 1 支秃笔。亲自为我涂在左眼皮外面，痛痒立止，过 1 夜，肿势大减，继之痊愈。余询何物，张云将雄黄研粉，溶于 75% 的酒精内即可，以备应用。其效甚速。张云：其侄子患麦粒肿，后天结婚，非常着急。若此症不愈，有失雅观。张予涂之，次日即消。随录之。（黄国健等 主编·《中医单方应用大全》468）

★ 91. 治眼赤痛：雄黄五钱，细辛一分，龙脑半分。研令匀，每至夜卧时点之。（杨仓良 主编·《毒药本草》1008 引宋·许叔微《普济本事方》）

★ 92. 治暴发赤眼，肿痛：【通天散】芒硝 15 克，雄黄 9 克。用法：研细末，贮瓶备用。每取本散少许，随左右吹入鼻中，每日吹 2 次。（滕佳林 米杰 编著·《外治中药的研究与应用》97 引《万病回春》）

★ 93. 治耳聋：雄黄一分，硫黄一分。用法：上为末，以绵裹纳耳中。以愈为度。（彭怀仁 主编·《中医方剂大辞典》10 册 1041 引《圣惠》）

★ 94. 治耳疔：【耳疔散】雄黄、老生姜各 5 克。用法：将老生姜挖一洞，然后装进雄黄粉末，再用挖出的生姜封紧洞口，放在陈瓦上，用炭火慢慢焙干，约 8 小时成金黄色，研粉，过 80 目筛子，将粉装瓶备用。用 75% 的酒精清洁外耳道，3% 的过氧化氢水清除干痂，用棉签涂药入外耳

道，每日 1 次。（孙世发 主编·《中医小方大辞典》348）

★ 95. 治耳痛不止：【比金散】雄黄不拘多少。用法：上药研为细末。随左右痛处，以宛耳子送入耳中。功效：祛风。（孙世发 主编·《中医小方大辞典》22 引《圣济总录》）

★ 96. 治鼻息肉：雄黄（细研如粉）150 克。用法：每次 6 克，温开水调下，每日 2 次。不出半个月息肉自出。（孙世发 主编·《中医小方大辞典》170 引《圣济总录》）

★ 97. 治口舌生疮：【二神散】干姜 30 克，雄黄 9 克。用法：上药研为极细末，瓷瓶装盛。吹痛处。（孙世发 主编·《中医小方大辞典》217 引《喉科枕秘》）

★ 98. 治鹅口疮：【四宝丹】雄黄三钱，硼砂二钱，甘草一钱，冰片三分五厘。用法：上为末。蜜水调涂，或干掺。（彭怀仁 主编·《中医方剂大辞典》3 册 418 引《疡医大全》）

★ 99. 治鹅口疮溃烂，白斑成片，哺乳时哭：【鹅口疮圣药】雄黄 6 克，硼砂 6 克，川黄连 3 克，梅花冰片 2 克，生甘草 3 克用法：共研细末。蜜水调涂或干搽。（许逸民 李庆峰 编著·《中国百年百名中医临床家丛书·许玉山》241）

★ 100. 治牙疼 3 方

①【雄姜散】雄黄三钱，干姜一两。用法：上为末，擦之。（彭怀仁 主编·《中医方剂大辞典》10 册 231 引《仙拈集》）

②【失笑散】雄黄、干姜各等份。用法：上药研为末。口嗽水，嗜少许入鼻中。（孙世发 主编·《中医小方大辞典》315 引《医方类聚》）

③雄黄、没药各一钱，乳香半钱。用法：上为末。每用少许，如左侧疼，嗜入左鼻，又吹入右耳；如右侧疼，嗜右鼻，吹入右耳。（彭怀仁 主编·《中医方剂大辞典》10 册 873 引《得效》）

★ 101. 治牙疼不止：雄黄不拘多少。用法：上为细末。随左右疼处，以剜耳子送入耳中。功能：去风肿。（彭怀仁 主编·《中医方剂大辞典》2 册 3 引《圣济总录》）

★ 102. 治急性牙周炎：取大枣 10 枚去核，置入雄黄共 10 克，在瓦片上文火煅烧，出烟存性，与冰片、硼砂、青黛各 3 克共研细末，用药棉蘸药末少许塞患处，待口角流涎，吐出药末。治疗急性牙周炎 75 例，效果满意。（杨仓良 主

编·《毒药本草》1008)

★ **103. 治牙疳2方**

①【雄黄散】雄黄二钱，黄柏二钱，蛇床子一钱。用法：上为细末，先以艾叶煎汤洗净患处，然后用此药末敷上。(彭怀仁 主编·《中医方剂大辞典》10册256引《种痘新书》)

②雄黄一钱，铜绿二钱。为末。搽。(近代·陆锦燧 辑·《鲟溪秘传简验方》201)

★ **104. 治走马牙疳3方**

①【三妙丹】雄黄、巴豆霜各适量。用法：研细为丸，如绿豆大。贴两眉中间1宿，将膏药盖之。(孙世发 主编·《中医小方大辞典》227引《幼幼指掌》)

②雄黄五钱，乌梅肉(煅存性)一钱，梅片五分。用法：共研末，用时加米饭调成糊状，敷齿龈部，每隔一小时许换一次。(中医研究院革命委员会 编·《常见病验方研究参考资料》452)

③雄黄五钱，绿矾(火煅)二两，冰片二钱。用法：共研细末，先用米泔水漱口，再以药末涂搽患处。(中医研究院革命委员会 编·《常见病验方研究参考资料》452)

★ **105. 治走马牙疳，黑腐不去，近腮穿肿，危险不堪：**北枣三个，白砒二分，雄黄五分，胆矾三分。用法：将枣去核，三味研，入枣内，湿纸包，炭火煨脆，冷定研细，加梅片二分为末。吹患处。(彭怀仁 主编·《中医方剂大辞典》1册565引《外科传薪集》)

★ **106. 治痘疮后牙疳口臭，或走马疳龈颊蚀烂，或肢体成痘疮凹陷不愈：**【雄黄解毒散】雄黄一两，铜绿二钱五分。用法：上为末。用米泔水洗净，干掺患处。(彭怀仁 主编·《中医方剂大辞典》10册270引《明医杂著》)

★ **107. 治喉痹：**雄黄1.5克，巴豆5粒。用法：共研细末，贮瓶备用。每遇喉科急症，不可针药治之，用酒瓶装药，坐瓶嘴下装炷焚之。烟起即将瓶口对准患鼻熏之，同时用纸封瓶口，以免泄烟。(滕佳林 米杰 编著·《外治中药的研究与应用》98引《类编朱氏集验医方》)

★ **108. 治缠喉诸风，及满口牙齿血烂者：**【雄黄散】蜈蚣一个(去足并去头，为末)，雄黄一钱(研)。用法：上为细末。每用一字或半钱，冷水调，鸡翅扫在喉中。(彭怀仁 主编·《中医方剂大辞典》10册251引《鸡峰》)

★ **109. 治喉闭，并吹乳、痈肿、恶疮：**生白矾、生雄黄各等分。用法：上为极细末。喉闭吹入，吐出毒水，日三次；疮毒醋调，或凉水调服。(彭怀仁 主编·《中医方剂大辞典》1册59引《疡医大全》)

★ **110. 治乳痈2方**

①明雄黄、白矾各等份。用米醋调敷。(杨仓良 主编·《毒药本草》1009引《疡医大全》)

②明雄黄一钱，生白矾一钱，好茶叶一钱。用法：研细末，分三包。每日早、晚各服一包，黄酒送下。(沈洪瑞 主编·《重订十万金方》404)

★ **111. 用于难产：**蓖麻子100粒，雄黄3克。共研末。涂足心即产。(滕佳林 米杰 编著·《外治中药的研究与应用》100引《产鉴》)

★ **112. 治女阴溃疡：**【雄黄油】雄黄(研末)6克、甘油20毫升。用法：混合均匀，外涂。(彭怀仁 主编·《中医方剂大辞典》10册245)

★ **113. 治新婚之夜女方正值月经期(俗称撞红)：**明雄黄(水飞净)9克，好酒冲服1次，即愈。(杨建宇等 主编·《灵验单方秘典》206引《妇人秘科》)

★ **114. 治小儿痘疔：**雄黄一钱，紫草三钱。用法：上为末。先以银簪挑破，胭脂汁调搽。(彭怀仁 主编·《中医方剂大辞典》10册538引《本草纲目》)

★ **115. 治婴儿湿疹2方**

①雄黄三钱，枯矾二钱。用法：共为细末，流黄水者用上药撒之；不流水者用凉开水调抹，但不要过浓。(中医研究院革命委员会 编·《常见病验方研究参考资料》418)

②雄黄一钱，白芷二钱。用法：共研末，茶油调，以纱布包裹，火烘出油，抹患处。(中医研究院革命委员会 编·《常见病验方研究参考资料》418)

★ **116. 治小儿遗尿：**雄黄、硫黄研末服，5岁左右服1.5克，10岁左右每次服2.5克，15岁左右每次服5克，黄酒或温开水冲服，10天为1个疗程。据报道，用上方治疗小儿遗尿21例，均获痊愈。(王辉武 主编·《中药临床新用》601)

★ **117. 治小儿夜啼：**用雄黄3克，研细末，用水调。搽心窝、手足心。(滕佳林 米杰 编著·《外治中药的研究与应用》99)

★ **118. 治小儿高热昏迷：**雄黄30克，鸡蛋2

枚。用法：雄黄研末，加鸡蛋清调成膏状。贴敷脐中，上盖纱布，再用胶布固定。（滕佳林 米杰 编著·《外治中药的研究与应用》99）

★ 119. 治小儿一切丹毒：【牛黄消毒膏】雄黄一钱，蜗牛五十个，大黄末一两。上共研为一处，用铁锈水调搽患处。（宋立人 总编·《中华本草》1 册 389 引《鲁府禁方》）

★ 120. 治小儿飞虫入耳：【雄黄油】雄黄 3克。用法：上药研细，以香油调搽耳中。（孙世发 主编·《中医小方大辞典》170 引《圣济总录》）

硫黄（73 方）

【药性】味酸，性热，有毒。归肾、脾、大肠经。

【功能与主治】补火壮阳，温脾通便，杀虫止痒。主治阳痿，遗精，尿频，带下，寒喘，心腹冷痛，久泻久痢，便秘，疥疮，顽癣，秃疮，天疱疮，湿毒疮，阴蚀，阴疽，恶疮。

【用法用量】内服：入丸、散，1.5～3 克。外用：适量，研末撒；或油调敷；或烧烟熏。

【使用注意】本品有毒，内服宜用制品，不宜多服、久服。阴虚火旺患者及孕妇禁用。

★ 1. 用于冷极厥逆：用硫黄、白芥子各适量，研细末。填脐。（滕佳林 米杰 编著·《外治中药的研究与应用》93 引《理瀹骈文》）

★ 2. 用于因寒缩阴：用硫黄、白胡椒、吴茱萸各适量，共研细末，加大蒜汁调。敷脐。（滕佳林 米杰 编著·《外治中药的研究与应用》94）

★ 3. 治膨胀：【硫黄兜】硫黄（水煮七次，去臭气，白色用）、巴豆霜各一两（去油净），轻粉一两。用法：上为细末，用棉布二幅，量腹大小，做夹肚兜一个，先以棉衬之，筛药于上令匀，再绷绵盖覆，用针密行之。系腹上。功能：行气泄水。（彭怀仁 主编·《中医方剂大辞典》10 册 217 引《医级》）

★ 4. 治腮腺炎：硫黄一两，荞麦面一两半。用法：共为细末，用白酒调和敷患处，药干后再调。（中医研究院革命委员会 编·《常见病验方研究参考资料》42）

★ 5. 治咳逆打呃：用硫黄适量，烧烟。嗅之立愈。（滕佳林 米杰 编著·《外治中药的研究与应用》93 引《医方摘要》）

★ 6. 治呕吐，服药不效者：硫黄、乳香各等分。用法：上为末。酒煎，急令患人嗅气。（《方源》彭怀仁 主编·《中医方剂大辞典》10 册 1195 引《仙拈集》）

★ 7. 治遗尿：生硫黄末45 克，鲜葱白 7 个。用法：将葱白捣烂，和入硫黄末，睡前敷于脐部，次晨取下。功能：止遗尿。（彭怀仁 主编·《中医方剂大辞典》10 册 224）

★ 8. 治阴疮黑陷而不痛者：硫黄五钱，雄黄五钱，艾茸一斤。用法：上以硫、雄二味为末，同艾入水煎半日，水将干，取艾出，捣烂，温敷患处，再煎再易，十余次为度。（彭怀仁 主编·《中医方剂大辞典》3 册 14 引《金鉴》）

★ 9. 治恶疮极痒：【金银散】硫黄 60 克，银朱 15 克。用法：硫黄入铜器熔化，加银朱搅和，离火倒油纸上，冷取研细，醋调敷；如破溃、烂孔痒极者，白蜜调敷。（孙世发 主编·《中医小方大辞典》450 引《外科全生集》）

★ 10. 治痛疽：硫黄 30 克，黄连 30 克。共研细末，香油调，涂患处，每日 1～2 次。（金福男 编著·《古今奇方》90）

★ 11. 治痛疽发背肿毒：透明硫黄（为末）、荞麦面各二两。用法：上用井花水调和做饼，焙干收下。要得硫黄性和，用时再末之。加乳香少许，井水调，厚敷疮上。如干，以鸡羽蘸新水润之。如此至疮愈方歇。（彭怀仁 主编·《中医方剂大辞典》7 册 695 引《直指》）

★ 12. 治脑疽：密陀僧 3 钱，硫磺 2 钱，茶油适量。用法：密陀僧焙研细末，将硫磺熔解，调和成硬膏。用茶油磨搽患处。功能：清热解毒，消肿敛疮。注意事项：密陀僧有小毒，硫磺有毒。外用均适量。（阳春林 葛晓舒·《湖南省中医单方验方精选·外科》上册 200）

★ 13. 治发际疮：大黄粉、硫黄粉各 75 克。用法：上药入饱和石灰水加至 1 000 毫升，外搽。（张俊庭 编·《皮肤病必效单方 2000 首》18）

★ 14. 手指脓肿：生大黄大、硫黄粉各 10克，鸡蛋 1 个。用法：鸡蛋开一个指头大之孔，将药粉放入蛋内搅匀。每日 1 次，外敷。功能：

清热泻火,凉血解毒。注意事项:令患者将患指插入药蛋内,外用纱布包扎,膏布固定。连续1周。(阳春林 葛晓舒·《湖南省中医单方验方精选·外科》上册695)

★ 15. **治黄水疮:**【硫灰煎】生石灰160克,硫黄250克。用法:上约共研细末、过筛,加水1 250毫升,文火煎2小时(加水不足时可再加水),最后煎至1 000毫升,静置,取上清液,贮瓶备用,勿泄气。用时,以棉球蘸药液涂敷患处。每日涂3~5次。功效:消炎,解毒,敛疮。主治:黄水疮。附记:屡用效佳,一般用药2~4天内脱痂而愈。(程爵棠 程功文 编著·《单方验方治百病》396)

★ 16. **治脓疱疮:**硫黄15克,花椒15克,鸡蛋1个。用法:将鸡蛋打一小孔去黄留清将硫黄、花椒装鸡蛋里,放火里烧糊研细末,疮面有渗出液者用干末;无渗出者用麻油调搽,每日2次。(张俊庭 编·《皮肤病必效单方2000首》8)

★ 17. **治全身湿烂流水:**吴茱萸、硫黄各等份。用法:研为细末、干面上患部。注意事项:上药时可去掉疮痂与烂肉。(李德新等 编著·《祖传秘方大全》303)

★ 18. **治一切无名肿毒恶疮:**用舶上硫黄、轻粉、白矾各等分,上为细末,酥油调。临卧涂,3次用。(滕佳林 米杰 编著·《外治中药的研究与应用》93引《普济方》)

★ 19. **治一切恶疮,瘙痒难忍:**硫黄30克制法:入铜器内,在灯火上熔化,切忌放灶火及火炉,候冷研细末(以无声为度,如研不细敷之则痛)。用法:用好陈醋调敷,其痒立止。如溃烂孔内痒极者,用白蜜调敷。(许逸民 李庆峰 编著·《中国百年百名中医临床家丛书·许玉山》247)

★ 20. **治面紫风刺瘾疹:**硫黄、枯矾各等分。用法:上为散。用蜜调涂面部。(彭怀仁 主编·《中医方剂大辞典》10册213引《仙拈集》)

★ 21. **蝼蛄疮。头上一疮数孔,经久不愈者:**密陀僧、硫黄、麻油各适量。用法:将密陀僧研细末,硫黄溶化调和,结成硬块。研末用油调。每日1次,外搽患处。功能:燥湿敛疮,解毒生肌。(阳春林 葛晓舒·《湖南省中医单方验方精选·外科》上册493)

★ 22. **治秃疮:**硫磺、鸡蛋黄各适量。用法:将蛋黄放锅内慢火熬黑出油去渣,用油调硫磺末。外擦患处,每天1次。功能:收湿敛疮,祛风止痒。注意事项:搽患处但必先剃去头发,然后搽药,1星期可愈。(阳春林 葛晓舒·《湖南省中医单方验方精选·外科》上册461)

★ 23. **治斑秃:**雄黄30克,硫黄60克。用法:上药共为细末,和匀,调猪油外敷患处,用力揉擦,使药透入,每日换药1次。(张俊庭 编·《皮肤病必效单方2000首》218)

★ 24. **治头癣(赤秃):**硫黄60克,雄黄30克,猪油适量。用法:将二黄共研细末,调猪油成膏,每日涂患处一次。(张俊庭 编·《皮肤病必效单方2000首》26)

★ 25. **①治头癣;②治疥疮,玫瑰糠疹:**硫黄20克,猪脂(或凡士林)80~100克。用法:将硫磺研细,与猪油或凡士林调匀成膏。搽擦患处。功能:杀虫止痒。主治:①《中医皮肤病学简编》:头癣;②《中医外伤科学》:疥疮,玫瑰糠疹。(彭怀仁 主编·《中医方剂大辞典》10册223)

★ 26. **治花斑癣:**茄子一个(约80克),硫黄15克。先将茄子挖一个小孔,将硫磺灌入孔内后封口,用草木灰火烤,将茄子烤软,硫黄渗透到茄肉内,再将茄子在患处轻轻地摩擦3~5分钟,一般3~5次可治愈。但需要注意的是:黑色汗斑用紫色茄子,白色汗斑用白色茄子。(金福男 编著·《古今奇方》221)

★ 27. **治诸癣:**【二仙散】轻粉、硫黄各等份。用法:上药研为末。蜂蜜调搽。(孙世发 主编·《中医小方大辞典》204引《仙拈集》)

★ 28. **治顽癣:**枯矾、硫黄各一两八钱,雄黄、胆矾、轻粉各一钱,川椒三钱。用法:用生猪板油去皮入药,擦破。数次愈。(彭怀仁 主编·《中医方剂大辞典》2册1040引《仙拈集》)

★ 29. **治蛇皮风癣:**硫黄、樟脑、陀僧。用法:上为细末。麻油调和,布包擦之。每日吃生长生果一百,二十日痊愈。(彭怀仁 主编·《中医方剂大辞典》7册1161引《饲鹤亭集方》)

★ 30. **治神经性皮炎:**硫黄30克。用法:用好醋60克煮硫黄,以醋干为度,研末,用菜油调搽。(张俊庭 编·《皮肤病必效单方2000首》143)

★ 31. **治银屑病:**【硫椒蛋油】生硫黄9克,花椒9克,鸡蛋1个。用法:将鸡蛋一头打开,去蛋清,留蛋黄,将药装入鸡蛋内,混合搅拌,放瓦上慢火焙干,连壳研成细粉,以细罗罗去渣滓,用香油拌和,成竭色糊状软膏。外用。(彭怀仁 主编·《中医方剂大辞典》10 册 224)

★ 32. **治银屑病(牛皮癣)**:硫黄、地肤子、苍耳子各 30 克,露蜂房 10 克。煎水外洗患部,每日 2～3 次。(金福男 编著·《古今奇方》220)

★ 33. **治癣疥**:藜芦 10 克,硫黄 20 克,凡士林加至 100 克。用法:外用。(彭怀仁 主编·《中医方剂大辞典》10 册 1519)

★ 34. **治白驳风**:石硫黄、矾石各 9 克。用法:上药研为末,用好醋调和如膏,涂之。(孙世发 主编·《中医小方大辞典》436 引《圣济总录》)

★ 35. **治白癜风 6 方**
①硫黄(生、研)、黄丹(研)各 15 克。用法:上药用生绢袋盛,紧缚定。蘸生姜自然汁于白癜上搽之,日夜十次。(孙世发 主编·《中医小方大辞典》227 引《准绳·疡医》)

②硫黄、矾石各等份。用法:上药研为末,蜡和,敷之。(孙世发 主编·《中医小方大辞典》293 引《千金》)

③【石硫黄膏】硫黄、墨各 45 克。用法:上药研为细末。先以布揩患处令赤,再调上药成膏涂之。若作疮,预后再涂。主治:白癜风,皮肤斑白,毛发亦变。(孙世发 主编·《中医小方大辞典》302 引《圣济总录》)

④硫黄和密陀僧各适量。共研细末,搓擦患部。日 2 次。(金福男 编著·《古今奇方》233)

⑤未成熟核桃青皮 1 个,和其半量的硫黄混合,捣烂,外涂,日 2 次。(金福男编著·《古今奇方》233 引《圣济总录》)

⑥用生硫黄末,以生姜蘸擦,随手去。(滕佳林 米杰 编著·《外治中药的研究与应用》92 引《百一选方》)

★ 36. **治紫癜风 2 方**
①【独黄散】硫黄(研细)适量。用法:上药以茄蒂蘸药少许,擦良久,以温汤洗去。(孙世发 主编·《中医小方大辞典》129 引《杨氏家藏方》)

②硫黄 30 克,海螵蛸 3 个。用法:硫黄用醋煮 1 日,同海螵蛸研为细末。沐浴后以生姜蘸药,热擦患处。(吴素玲 李俭 主编·《实用偏方大全》781 引《仙传外科秘方》)

★ 37. **治紫白癜风**:用生硫黄末,以生姜蘸擦之,随手去。(宋立人 总编·《中华本草》1 册 424 引《百一选方》)

★ 38. **治卒得疥疮**:麻油摩硫黄涂之。(宋立人 总编·《中华本草》1 册 424 引《肘后方》)

★ 39. **治疥 6 方**
①花椒、枯矾、硫黄各等分。用法:上为末。香油调搽,若棉油、柏油更好,蘸末火烤,频搽即愈;或倾成锭,用油磨搽更便。(彭怀仁 主编·《中医方剂大辞典》7 册 843 引《仙拈集》)

②硫黄、川椒、石膏、白矾各等分。用法:上为细末。以生油调搽。(彭怀仁 主编·《中医方剂大辞典》10 册 221 引《卫生宝鉴》)

③硫黄、水银各一钱,油核桃肉一两,生猪板油一两。用法:上药共捣如泥。闻嗅及擦患处。(彭怀仁 主编·《中医方剂大辞典》7 册 843 引《外科方外奇方》)

④硫黄、雄黄、白芷、轻粉各 3 克。用法:共研细末,过细罗,分成 2 包。用时先洗澡,洗后用 120 克香油兑 6 克药面调匀,放手心内在患处回搓之,将皮肉微微搓出血来,连洗 2 次搓 2 次。(李德新等 编著·《祖传秘方大全》308)

⑤硫黄、川椒各五钱。用法:上为末,加生姜、葱头各五钱,和生猪板油捣融,用布包好。烘热,时时擦之,其效甚速。(彭怀仁 主编·《中医方剂大辞典》9 册 204 引《验方新编》)

⑥硫黄 10 克,雄黄 10 克,樟脑 3 克,麻油适量。前药研成细末,用麻油调匀,擦患处。此方适于湿热而致疥疮者。(金福男 编著·《古今奇方》237)

★ 40. **治疥疮经久不愈**:【立效散】朴硝(细研如粉)60 克,硫黄(别研极细)7.5 克。用法:上药和匀,清油调。临卧敷疮上,1 夜 3 次。(孙世发主编·《中医小方大辞典》331 引《医方类聚》)

★ 41. **治一切疥风瘙。搔之痒。成疮**:用硫黄一两。细研。以生麻油调令匀。涂之。(电子版·《中华医典·普济方》卷二百八十)

★ 42. **治脓窠疮**:硫黄一钱,雄黄一钱,胡椒八分。共研细,香油调搽。(清·吴世昌 王远辑·《奇方类编》66)

★ 43. **治风湿浸淫血脉,致生疮疥,瘙痒不绝**:【硫黄膏】硫黄三钱,樟脑一钱,大枫子油一

两。用法：上为末，调和成膏。外涂之。（彭怀仁主编·《中医方剂大辞典》10 册 223）

★ 44. 治汗斑 3 方

①硫黄 150 克，好醋一斤。用法：将硫黄浸泡于醋中，放置一周后即可使用。每日 3 次外搽，7～10 天可愈。（张俊庭编·《皮肤病必效单方 2000 首》63）

②【汗斑散】密陀僧 15 克，硫黄 30 克。用法：上药研为末。醋调姜擦。（孙世发主编·《中医小方大辞典》367 引《仙拈集》）

③硫黄、蛇床子、密陀僧各研、生姜汁调，将茄蒂蘸药擦之。（清·王梦兰纂集·《秘方集验》52）

★ 45. 治赤白汗斑：白附、硫黄各等分。用法：上为末。姜汁调稀，茄蒂蘸擦。（彭怀仁主编·《中医方剂大辞典》5 册 251 引《仙拈集》）

★ 46. 治痤疮：生大黄、硫黄各 30 克。共研细末，用温开水调。敷患处，每日 2 次。（郭爱廷·《实用单方验方大全》703）

★ 47. 治疣目及痣：硫黄一两（细研）。以醋调涂疣目上，六七度即瘥。（宋立人总编·《中华本草》1 册 424 引《圣惠方》）

★ 48. 治面紫风刺瘾疹：【硫矾散】硫黄、枯矾各等分。用法：上为散。用蜜调涂面部。（彭怀仁主编·《中医方剂大辞典》10 册 213 引《仙拈集》）

★ 49. 治风湿流注腿脚，致生血风顽疮，紫黑瘙痒者：硫黄八两，雄黄四两。用法：上为细末。柏油调搽，纸盖之，三日一换。（彭怀仁主编·《中医方剂大辞典》10 册 998 引《外科正宗》）

★ 50. 治痛风历节，四肢疼痛：【硫黄敷痛膏】硫磺。用法：用醋磨硫磺，外敷患处；或用葱白捣烂炒热熨之。（彭怀仁主编·《中医方剂大辞典》10 册 225 引《医学实在易》）

★ 51. 治鼻前庭炎：硫黄 80 克，雄黄 20 克，樟丹 10 克。共研细末，加凡士林 200 克，调匀成膏。外涂疮面，治疗 45 例，全部有效。（滕佳林米杰编著·《外治中药的研究与应用》95）

★ 52. 治酒渣鼻及妇人鼻上生黑粉刺：生硫黄一钱，轻粉一钱，杏仁二七个（去皮）。用法：上为末。生饼药调，临卧时涂，早则洗去。（彭怀仁主编·《中医方剂大辞典》10 册 221 引《得效》）

★ 53. 用于风刺赤鼻：大风子仁、硫黄、轻粉、木鳖子仁各适量。为末。夜夜水调涂之。（滕佳林米杰编著·《外治中药的研究与应用》93 引《本草纲目》）

★ 54. 治鼻病，流臭水气，脑冷漏下：【二黄散】硫黄、黄丹（炒）、白芷各等分。用法：上为末，少许吹鼻中。3～5 次即愈。（彭怀仁主编·《中医方剂大辞典》1 册 102 引《普济方》）

★ 55. ①治妇人阴脱；②治产后阳气虚寒，玉门不闭：【硫黄散】硫黄、乌贼鱼骨各半两，五味子三铢。用法：上为末。以粉其上，一日三次。主治：①《千金》：妇人阴脱②《景岳全书》：产后阳气虚寒，玉门不闭。（彭怀仁主编·《中医方剂大辞典》10 册 217 引《千金》）

★ 56. 治阴户生疮：硫黄、白矾、杏仁、麻油。以硫黄、白矾同泡汤洗之。3～5 次后，再用杏仁烧灰，麻油调搽。（滕佳林米杰编著·《外治中药的研究与应用》93）

★ 57. 治小儿脓疱疮（天疱疮）：硫黄、雄黄各 6 克，胡椒 5 粒，共研细末，香油调敷。（金福男编著·《古今奇方》132）

★ 58. 治癣癞。小儿头上鸡屎疮：硫黄末、茶油各 2 两，熟鸡蛋黄 3 个。用法：用蛋黄煎油和茶油调药末。搽患处。功能：解毒杀虫，敛疮止痒。注意事项：搽药前洗净疮疤，剃去头发。硫磺末最多用至 3 两。（阳春林葛晓舒·《湖南省中医单方验方精选·外科》上册 454）

★ 59. 治小儿聤耳：（硫黄散）硫黄（研如粉）。用法：上药频频掺在耳中。（彭怀仁主编·《中医方剂大辞典》10 册 221 引《鸡峰》）

★ 60. 治小儿初生 6 或 7 后，阴囊收缩入腹，啼哭不止者：硫黄面吴茱萸各 5 钱。用法：上为细末，研大蒜。调涂脐下。功能：暖中散寒，理气止痛。（阳春林葛晓舒·《湖南省中医单方验方精选·外科》下册 1113）

斑蝥（102 方）

【药性】味辛,性温,大毒。归肝、胃、肾经。

【功能与主治】攻毒蚀疮,逐瘀散结。主治痈疽,瘰疬,顽癣,经闭,癥瘕,癌肿。

【用法用量】内服:炒炙研末,每次量0.03～0.06克;或入丸剂。外用:适量,研末敷贴发泡,酒、醋浸或制成膏涂。

【使用注意】凡体质虚弱者,心、肾功能不全者,消化道溃疡者,以及孕妇均禁服。

★ 1. 治疟疾 3 方

①斑蝥一只,小膏药一张。用法:将斑蝥去头、足、翅,研为细末,放在膏药中央,贴第三椎骨上。备注:斑蝥用量一般为一个,个别用两个。敷贴时间多在发作前一至三小时,等形成小水泡后即去掉敷药。(中医研究院革命委员会编·《常见病验方研究参考资料》73)

②大枣二个(去皮核),斑蝥二个(焙干)。用法:上为末,以熟猪油调,捏成饼,指头大。贴在印堂。一宿即愈。(彭怀仁 主编·《中医方剂大辞典》1 册 720 引《仙拈集》)

③斑蝥一个去翅,胡椒一粒。用法:共为细末。用膏药贴于大椎骨节下,三四小时后揭去,出一小泡,由针刺破即可。(沈洪瑞 主编·《重订十万金方》135)

★ 2. 治间日疟验案:我儿时曾患间日疟疾(间日一发),在疟疾发前两小时,用红枣去核,裹一小斑蝥于内,塞在我左鼻中就痊愈了。后用此法,治愈多人。(杨鹏举 主编·《中医单药奇效真传》210)

★ 3. 治痢疾:斑蝥一个,雄黄二分。用法:共研细末,取膏药一张,加温撕开,撒布药末在中部,贴于脐上,五六小时后起泡,挑破水泡,去黄水,外涂红汞。(中医研究院革命委员会 编·《常见病验方研究参考资料》58)

★ 4. 治剧烈头痛:斑蝥(去头、足)3～5个。研末布包,贴痛处。起泡后,用针刺破使水流出。(江苏新医学院 编·《中药大辞典》下册 2281)

★ 5. 治偏正头风:斑蝥一个,去头、翅、足,隔纸研细为末,筛去衣壳。将少许贴在膏药上,头左痛,贴右太阳穴;头右痛,贴左太阳穴,足半日取下。(宋立人 总编·《中华本草》9 册 201 引《良方集腋》)

★ 6. 治奔豚气:【枣子酒】斑蝥(去头足翅)1 个,大枣 1 枚。用法:好肥枣掰开,去核,安斑蝥在内,用湿纸包,文武火中煨熟,去斑蝥不用。将枣子细嚼,空腹热酒下。(孙世发 主编·《中医小方大辞典》432 引《朱氏集验方》)

★ 7. 治中风:斑蝥 2 个。用法:斑蝥捣烂。敷涌泉穴,外以膏药盖之。功能:化瘀祛风,活血通络。注意事项:如起疱,立将疱刺破出水。(易法银 喻斌主编·《湖南省中医单方验方精选·内科》上册 698)

★ 8. 治戒毒:斑蝥 1 只。用法:将斑蝥放置在大口玻璃瓶中,倒入酒精浸泡 3～7 天。将斑蝥贴在大腿内侧 3～4 天。功能:益气养阴,化湿解毒。注意事项:皮肤出现水疱,抽取水疱中液体(易法银 喻斌 主编·《湖南省中医单方验方精选·内科》下册 2416)

★ 9. 治颜面神经麻痹 2 方

①斑蝥一个。研细,水调贴颊部,向左歪斜贴右侧,向右歪斜贴左侧。起泡即取去。(江苏新医学院 编·《中药大辞典》下册 2281)

②斑蝥粉 0.2 克,置于药油摊得较薄的膏药中心处,然后贴在病侧的太阳穴上(嘴歪向左侧,贴在右侧;歪向右侧,则贴在左侧)。1 昼夜后局部发泡,刺破后揩干渗液,隔 2～3 日再贴。(孟凡红 主编·《单味中药临床应用新进展》42)

★ 10. 治面神经炎、面神经麻痹:南方大斑蝥 1.5 克,巴豆 1.5 克。共研细粉,适量蜂蜜调成糊状,涂于布上,敷贴于病侧下关、颊车两穴连线中点略前方,胶布固定。约 2～3 小时后感贴处灼热感,似要起泡时即揭下,隔 7 天后症状无明显改善则复做一次。高希斋用上方治疗面神经炎 80 例,治愈 78 例,随访 0.5～7 年,无复发。(王辉武 主编·《中药临床新用》584)

★ 11. 治疗肿 2 方

①斑蝥一枚,捻破,然后以针画疮上,作米字,以封上。(江苏新医学院 编·《中药大辞典》下册 2281 引《备急方》)

②【斑蝥薄敷方】用斑蝥 1 枚,蒜皮 1 片。先

以针破疮头,纳斑蝥于疮口内,以蒜皮盖定,每日1次,根出瘥。(滕佳林 米杰 编著·《外治中药的研究与应用》559引《圣济总录》)

★ 12. **治甲沟炎**:取斑蝥末少许(如米粒大一小撮),均匀撒于患处薄层,然后用黑膏药烘软贴上,8～20小时后患处有微黄色液体渗出,即可揭去膏药,清除药泥,外涂2%的龙胆溶液。胡明灿等用上方治疗甲沟炎105例,1次用药3～4天后全部治愈。(杨仓良 主编·《毒药本草》996)

★ 13. **治久痈**:用斑蝥5枚(烧灰细研),巴豆5枚(烧灰令研细)。上为散。敷疮上。以绵贴之。日一。(电子版·《中华医典·普济方》卷二百八十七)

★ 14. **治痈疽肿痛**:斑蝥。用法:为末,以少许放膏药上,贴患处,不久发痒起泡,将泡刺穿,流出毒水。(中医研究院革命委员会 编·《常见病验方研究参考资料》253)

★ 15. **治痈疽,拔脓,痈疽不破,或破而肿硬无脓**:【涌泉膏】斑蝥为末,以蒜捣膏,和水一许贴之,少顷脓出,即去药。(江苏新医学院 编·《中药大辞典》下册2281引《仁斋直指方》)

★ 16. **治痈疽肿,未有头,疼痛不可忍**:硇砂(研)、斑蝥(去翅足,米炒)、乌头尖各等分。用法:上为末,醋糊为丸,如小豆大。捻令扁,贴在疮上,却用膏药花子盖。以透为度;如恶物出尽,次用后方生肌散合疮口。(彭怀仁 主编·《中医方剂大辞典》8册488引《圣济总录》)

★ 17. **治水疱验案**:丙寅春月,余有晋阳之行,下榻于山西出版总社招待所,同室侯水宝云:他从1953年始,两手合谷部位对称性水疱,发病原因不明,初起局部奇痒,流清水,冬轻夏重,至1960年夏季加重,局部皮肤溃烂奇痒,流清水,边缘清楚,大如鸡卵。无脓血。经多方求治无效。曾在长治市烤电数月,不仅无效,反而加重。1968年在陵川县医院就医时,病情更剧,痛苦之状,惨然难叙。说来凑巧,在该院候诊室里,遇一老者,询问其故,侯仍述之。老者见其双手拎绷带,且不时搔痒,清水外渗,怜其痛苦,随献此方。斑蝥3～5个,鸡蛋清1个,香油适量。用法:斑蝥研末(不加炒制),加入鸡蛋清、香油调匀,涂于疮面。侯君遵嘱如法配制,涂于疮面,涂后剧痛难忍,亦不忍复涂,然仅此1次,历时15年的

水疱旋即告愈。侯君津盛赞祖国医学之高妙,随伸出两手,供于室内诸人面前,笔者亲视,皮肤正常,局部无瘢痕,遂亦赞叹不已。(杨鹏举 主编·《中医单药奇效真传》255)

★ 18. **治瘰疬2方**

①一道人治瘰疬,用鸡子7个,每个入斑蝥1枚,饭上蒸熟,每日空心食1枚,求者甚多。(黄国健等 主编·《中医单方应用大全》43引《历代无名医家验案》:204)

②地胆、斑蝥、硫黄、雄黄各等分。用法:上为细末。揩破患处,醋调搽。(彭怀仁 主编·《中医方剂大辞典》1册26引《普济方》)

★ 19. **治瘰疬,结核**:斑蝥一枚,黑豆七枚(生芽者)。同研为丸,如绿豆大。每服五丸,茶清下。小儿一丸。(宋立人 总编·《中华本草》9册201引《圣济总录》)

★ 20. **治血疝便毒,不拘已成未成,随即消散**:斑蝥三个(去翅、足、炒),滑石三钱(同研)。分作三服,空心白汤下,日一服,毒从小便出,如痛,以车前、木通、泽泻、猪苓煎饮。(江苏新医学院 编·《中药大辞典》下册2281)

★ 21. **治头疮,见头部大块红痒,经久不愈**:斑蝥6只,广皮3钱,白酒适量。用法:药研细末,白酒调匀。搽患处。功能:攻毒蚀疮,逐瘀散结。方解:斑蝥攻毒蚀疮,逐瘀散结;广皮理气活血;白酒行血脉。三药共奏攻毒蚀疮,逐瘀散结之功。注意事项:不能入口。广皮即是广陈皮。(阳春林 葛晓舒·《湖南省中医单方验方精选·外科》上册480)

★ 22. **治脱发2方**

①斑蝥7只,骨碎补、破故纸各12克,鲜侧柏叶30克。将上药浸于75%的酒精250～500毫升内,1周后,每日搽脱发区2～3次。(金福男 编著·《古今奇方》253)

②布俄里(斑蝥)1只,食醋20毫升(彝族方)。用法:将斑蝥置食醋中浸泡7日,以生姜片蘸醋涂擦脱发处。每日1次。说明:斑蝥具有强烈的生理活性,作用甚烈。彝族民间普遍使用斑蝥治疗各种疾病,多有疗效。本方专治头癣脱发症,疗效较好。斑蝥剧毒,应慎用。(张力群等 主编·《中国民族民间秘方大全》446引《彝医动物药》)

★ 23. 治斑秃 4 方

①斑蝥 2 个(去头、足、翅),加醋 500 毫升浸 1 昼夜,涂搽患处。(杨仓良 主编·《毒药本草》998)

②斑蝥 6 个,丁香 15 克,石炭酸 3 毫升,75% 的酒精 100 毫升。前 2 味药研细装瓶,放入石炭酸、酒精即成,6 天后可用。用时以棉签蘸擦患处,连续用药 1 周后。患处起泡结痂后用生姜汁外搽患处,局部有灼热感即可。一般擦 3 次。张和平用上方治疗斑秃 62 例,治愈 56 例,显效 4 例,无效 2 例。一般 20 天开始有绒毛生出,后渐生黑发。(王辉武 主编·《中药临床新用》585)

③斑蝥 10 克,百部酒 100 毫升。用法:浸泡后外搽患部。(张俊庭 编·《皮肤病必效单方 2000 首》215)

④俗称"鬼剃头":当归 10 克,百部 10 克,斑蝥 5 克。用法:白酒或酒精 60 毫升将药物浸泡 3 天即可;取汁,外用。用脱脂棉早、晚涂擦患处各 1 次。1 个月后脱发可复生。说明:斑秃俗称"鬼剃头",为临床常见的一种皮肤病。用此方曾治疗 45 例,有效率达 90%。(张力群等 主编·《中国民族民间秘方大全》443)

★ 24. 治花斑癣:斑蝥适量,凡士林少许。用法:将斑蝥研细末,用凡士林调匀。外敷患处,每天 3 次。功效:解毒杀虫止痒。适用于花斑癣。疗程:连续外用 7 天为 1 个疗程,外用 2～4 个疗程,疗程之间间隔 2～3 天。注意事项:斑蝥有毒,且具有腐蚀性,外用时涂搽面积仅限患处,切勿损伤正常皮肤。本方只可外用,不可口服。(杨继军 赵建新 主编·《皮肤病实用偏方》74)

★ 25. 治花斑癣(汗斑):斑蝥 3 个,硫黄、密陀僧、海螵蛸各 9 克。用法:共研细末,用米醋少许调成糊状,或用凡士林调成膏状,涂搽患处,每日 1～2 次。疗效:家传验方,颇有良效,多者 1 个月以内即愈。(李德新等 编著·《祖传秘方大全》305 引辽宁杨子正献方)

★ 26. 治头癣:生半夏 15 克,斑蝥 5 克。用 200 毫升白酒浸泡 1 周后用棉签蘸药水,日涂 2～3 次,注意不得涂到好皮肤上。验证病案:2009 年 5 月的一天,我所在坐诊的药房之房东,饮食服务公司经理赵某,看到一老年妇女拿了一盒西湖龙井茶叶对我表示感谢,因为我用药治好了她的头癣时,问我,你还能治这病?说完把帽子一摘,叫我看他满头的瘌痢子,说是遗传的,一直治不好,药店里卖的各种治癣药水膏都用遍了,包括激素类药膏,也只是时好时坏,不能除根,曾到各大医院皮肤科治疗过,还是这样,甚是苦恼。一年四季剃个光头戴个帽子,冬天还好说是装饰,夏天捂个帽子能把人热死,其父亲亦患此症至死未愈,甚为遗憾。说你能帮我治好,我一定请你吃饭,好好感谢你。我说好办,并开玩笑说,君子一言,驷马难追,你一定要请我喝酒呵!随即开出上方,令其用上方将百老泉 70 度白酒浸泡 1 周后外用。半月后,赵经理不失其约专程来请我喝酒,第一次脱了帽,整个头光净无疵,神采奕奕,只有个别几个地方留疤无毛,系毛囊根被破坏所致。此方不仅可以治头癣而且亦可以治局限性牛皮癣,医者不可小视。特别要注意药水安全存放,因斑蝥有剧毒,以防误服入口。(特效专方)

★ 27. 治钱儿癣:斑蝥十个,江米三钱,法半夏三钱。用法:共为面。醋调搽患处。副作用为烧疼起泡。(沈洪瑞 主编·《重订十万金方》761)

★ 28. 治一切癣 2 方

①大黄如枣大一块,斑蝥(全者)七个。用法:上为细散。以酽醋调如糊,先揩破癣疮,然后涂药,候干洗之。(彭怀仁 主编·《中医方剂大辞典》1 册 769 引《圣济总录》)

②陈皮二钱,斑蝥三十个,烧酒半斤。用法:上入瓶内,浸二七日。取汁搽癣上,频涂勿令干。以患处觉痛为则,随起白泡,破流清水,水净结薄皮,三二日脱愈。甚者三二次,除根不发。按语:斑蝥有大毒,杀虫止痒,宣散结毒,为治癣良药;陈皮味辛,理气散滞;二药相伍,杀虫止痒之力尤甚,以烧酒浸之更助药力。用治一切癣证,患处皮肤当热痛起疱为佳。(田代华 主编·《实用中医三味药方》662 引《外科大成》)

★ 29. 治癣:生半夏、斑蝥各五分。用法:研面。香油调匀涂患处。(沈洪瑞 主编·《重订十万金方》762)

★ 30. 治皮癣:半夏、斑蝥各等分。用法:共研细末,用蛋黄油调涂患处。(沈洪瑞 主编·《重订十万金方》761)

★ **31. 治干癣2方**

①斑蝥七枚(去翅足),草乌头、狼毒各三钱半。上生用为末,津唾调敷。用竹篦子扎破涂药,候出黄水.三两日瘥(电子版·《中华医典·普济方》卷二百八十)

②川芎3钱,草乌4钱,狼毒1两,斑蝥12个。共研细末,用醋调和,外涂患处,连用数次。(骨)按语:本方有毒,用时注意,只宜外用,脸部不宜。斑蝥有剧毒,谨慎从之。按:笔者用本方治疗一例老夫人,全身干癣患者,敷药数次后,即获痊愈。(中医研究院革命委员会 编·《常见病验方研究参考资料》412)

★ **32. 治体癣**:砒霜0.5克,枯矾5克,斑蝥3克,白醋50毫升。用法:上将前3味药入醋泡7天,备用。用时震摇,以棉花沾药液涂患处,3天1次,连续3次。复发时再用。(彭怀仁 主编·《中医方剂大辞典》10册40)

★ **33. 治癣、秃疮**:生半夏二两,雄黄二两,斑蝥一两。用法:共研细末。香油调涂。(沈洪瑞 主编·《重订十万金方》761)

★ **34. 治干癣积年生痂,搔之黄水出,每逢阴雨即痒**:斑蝥半两。微炒为末,蜜调敷之。(江苏新医学院 编·《中药大辞典》下册2281引《外台秘要》)

★ **35. 治一切顽癣**:大斑蝥7个(小者10个,去头足),巴豆5个(去油),川槿皮9克(为末)。上药3味共研细末,用醋调搽,稍时作痛起泡,泡落即愈。(彭怀仁 主编·《中华名医方剂大全》72引《鲁府禁方》)

★ **36. 治顽癣3方**

①荆皮六钱,斑蝥二十个。用法:用酒精六两浸七日后,搽患处。但局部溃腐者禁用。(中医研究院革命委员会 编·《常见病验方研究参考资料》412)

②信石1两,枯矾、斑蝥各5钱,白醋1斤。将前3味药装瓶内,用醋泡7天,以棉花蘸药液搽患处,3日1次(用时摇动瓶子)。(《全国中草药汇编》编写组 编·《全国中草药汇编》下册627)

③生半夏50克,斑蝥5克。用法:上2药共研细末,香油调匀外用,少许涂搽患处,每日1次。有毒,不能入口。(唐大暄 张俐敏 主编·《传世金方·祖传秘方》381)

★ **37. 治癣积年不瘥者**:上用斑蝥一个(去头足翅)以针扎灯焰上烧,米醋内淬,如此三两次,就烧成存性,黑灰研为细末,红枣一枚,汤泡剥去皮核,与斑蝥一处同研烂,先以手抓或生布擦动癣,然后搽药,不可浸好肉,恐有毒。(电子版·《中华医典·奇效良方》卷五十四)

★ **38. 治湿癣、疥痨、风疮久不愈:【如神膏】**斑蝥30个,巴豆30粒。用法:上药入芝麻油或菜油半盏许,和盏坐慢火上,入甘草3厘米,同熬黑色,滤去3味药,入黄蜡1块,轻粉15克,凝冷成膏。涂疮上。(孙世发 主编·《中医小方大辞典》373引《鸡峰》)

★ **39. 治牛皮癣5方**

①【斑蝥酒】斑蝥30个,青皮6克,白酒250克。制法:将药及酒装入瓶内浸2~7天。用法:以棉签蘸取药液,反复擦癣,直至患部感到发热及痛痒并起白疱时,然后刺破白疱,用清水洗去脱皮。如不易脱去,可再搽药液2~3次,皮脱乃愈。典型病例:余某,男,47岁。尾椎部患"牛皮癣"已10余年,大小约4.5厘米×4.5厘米,发痒难忍,终日搔抓。曾多处医院医治无效,经用上法治疗3次痊愈。随访6年未复发。按语:牛皮癣见《世医得效方》。由风湿热毒蕴郁肌肤所致,或因营血不足,血虚风燥肌肤失养而成。与情志失调有一定的关系。(张树生 高普 等编·《中药敷贴疗法》420)

②蜈蚣3条,斑蝥2条。用法:将干燥蜈蚣与斑蝥一起泡酒,涂擦患处,每日3次,只限外用,严禁内服。备注:蜈蚣入药,彝、汉医书均有论述,其功效十分广泛。彝医的多数用法与汉医基本一致,唯配方不同。本方为彝族民间验方,对牛皮癣有特效。现代研究证实,蜈蚣对真菌和肿瘤均有一定的抑制作用。按语:斑蝥有剧毒,谨慎从之。(张力群等 主编·《中国民族民间秘方大全》722)

③斑蝥一个,甘遂一钱。共研细末,以醋调和,日擦数次。(江苏新医学院 编·《中药大辞典》下册2281引《吉林中草药》)

④南星、半夏、斑蝥各1个。用法:研细醋调敷患处。(中医研究院革命委员会 编·《常见病验方研究参考资料》413)

⑤紫荆皮、生半夏各三钱,斑蝥一钱。用法:共为粗末,烧酒浸透,用新棉蘸搽患处。(中医研究院革命委员会 编·《常见病验方研究参考资

料》413）

★ 40. 治神经性皮炎 6 方

①【斑蝥碘酊】用斑蝥 3 克。放入 3% 的碘酊 100 毫升中，浸泡 4～10 天即成。先将患部消毒，外涂药液，每日 3～4 次，直至痊愈。共治 10 例，病程最长者 12 年，最短 3 年，全部治愈。治疗时间最短 17 天，最长 48 天。（滕佳林 米杰 编著·《外治中药的研究与应用》562）

②斑蝥 15 克。浸入 75% 的酒精 100 毫升中，1 周后取浸液涂患处。涂药后数小时，局部即发生水泡，用针刺破，敷料包扎，3～4 天后即结痂脱落而愈。如病灶部仍有苔藓样变，可再次涂药，直至病变组织脱尽为止。一般涂药 1～3 次。（江苏新医学院 编·《中药大辞典》下册 2282）

③【斑砒散】斑蝥粉 2 份，砒霜 1 份。加白醋调成糊状，涂患处，约半小时，刺破所起之泡，吸干液体，涂消炎药膏。唐德湘用斑砒散治疗本病 37 例，除 1 例中断治疗外，余均经治 1～2 次，约 7 天左右而愈。（王辉武 主编·《中药临床新用》582）

④【灰硷膏】斑蝥 5 个，山楂肉 3 克，生石灰 90 克，碱面 30 克，凡士林 7.5 克。用法：将药研成细末，用冷开水搅拌成糊状，再加入凡士林即成。将配制的药膏敷贴患处，5 分钟左右即感疼痛，10 分钟后疼痛稍增或加剧，如患处有渗出液即用冷开水洗掉药膏，用消毒纱布包扎。一般 20 天上药 1 次。作用：解毒燥湿，消瘀止痛。（张树生 高普 等编·《中药敷贴疗法》444）

⑤土槿皮 6 克，樟脑 6 克，斑蝥 1.5 克，酒精 60 毫升。用法：先将土槿皮、斑蝥研成粉，加入酒精浸 3 天。过滤后，滤液加樟脑备用。每日外搽 1 次，用消毒纱布包，以起水疱结痂自愈。（彭怀仁 主编·《中医方剂大辞典》10 册 1270）

⑥生南星 12 克，生半夏 12 克，斑蝥 3 克。用法：上药浸于 75% 的酒精 100 毫升中，7 天后取少许外涂。（张俊庭 编·《皮肤病必效单方 2000 首》143）

★ 41. 治神经性皮炎（顽癣），皮肤瘙痒症（瘾疹）：全虫十六个，斑蝥十二个，皮硝四钱，乌梅肉一两，米醋一斤。用法：上药入醋内浸泡七昼夜，过滤备用。涂于患处。功能：杀虫止痒。（彭怀仁 主编·《中医方剂大辞典》10 册 45）

★ 42. 治局限性神经性皮炎 2 方

①生半夏 50 克，白狼毒 50 克，斑蝥（去翅去足）20 克，食醋适量。用法：上药分别去除杂质，研为细末，瓶装备用。每取药粉适量，用醋调和成糊状，搽涂患处，每日 3 次。功效：解毒，祛风，止痒。禁忌：此药有毒，仅供外用，严禁内服。近口、鼻、眼处慎用。（刘道清 主编·《中国民间神效秘方》619）

②全蝎 7 只，斑蝥 20 只，大黄 15 克，白酒（60 度）300 毫升。用法：前 3 味药共研粗末，放入白酒中，密封浸泡 7 日，滤出药酒，搽涂患处，每日 3 次。功效：解毒杀虫，祛风止痒。禁忌：此药有毒，仅供外用，严禁内服。近口、鼻、眼处慎用。（刘道清 主编·《中国民间神效秘方》621）

★ 43. 治鹅掌风：斑蝥（去头、足、翅）2 个，花椒 10 个，土槿皮 15 克。加醋 1 市斤浸泡 1 夜，次日煮沸后倒入瓷锅内。待温浸泡患手，多在 1 周左右痊愈。（杨仓良 主编·《毒药本草》998）

★ 44. 治浅表性霉菌病：斑蝥（去头足）20 克，生半夏 30 克，白芷 30 克。用法：将上药加入 75% 的酒精 2000 毫升调匀，浸泡 1 周，滤出澄清液体装瓶备用。用棉棒蘸药液涂患处，至涂擦到皮损处起水泡为止，水泡可穿破，注意局部清洁，预防感染。作用：祛风除湿，杀虫止痒。（张树生 高普等 编·《中药敷贴疗法》447）

★ 45. 治皮肤瘙痒病验案：张某某，女，48 岁。1976 年起连续 5 年夏季发病。发于两小腿胫前，约 10 厘米×8 厘米，极痒；抓后反而加剧，渗黄液，结血痂，色素沉着。每次发作持续 2～3 个月，曾用多种方法治疗无效。此次正值盛夏，皮炎发作严重，接受斑蝥酊发泡治疗。取药用斑蝥全虫 10 克加 95% 的乙醇 100 毫升，密封浸泡 2 周，取其上清液即为斑蝥酊。治疗时，取直径 1.5～1.8 厘米的滤纸片 2 张，蘸过斑蝥酊后，贴于一侧前臂内侧皮肤上，外覆盖一片稍大于滤纸的塑料片或有机玻璃。加压固定 3 小时后，皮肤有灼热感，除去覆盖物，可见皮肤发红、起皱，用纱布轻轻包好以防破裂。36～48 小时后，形成一完整的皮疱。用消毒针筒沿水疱边缘抽出全部疱液。抽毕，涂少许龙胆紫于针眼处，用消毒纱布包好，防止感染。48 小时后，表皮逐渐结痂脱落。发泡后第 2 天即止痒，3 天后全部消退，

痊愈。（杨鹏举 主编·《中医单药奇效真传》331）

★ **46. 治疣痣黑子**：斑蝥三个，人言少许。以糯米五钱，炒黄去米，入蒜一个，捣烂点之。（江苏新医学院 编·《中药大辞典》下册2281引《纲目》）

★ **47. 治扁平疣**：将患处消毒后，用梅花针叩打疣的顶端，使其微出血，再涂半斑膏。生半夏、斑蝥各等分，研极细末，用10%的稀盐酸调成糊状备用。1周后可使疣脱落。治疗28例，涂药1次后25例痊愈。（杨仓良 主编·《毒药本草》997）

★ **48. 治寻常疣**：先用75%的乙醇或肥皂水将疣清洗后，再刮疣体表面的角质层，刮至见血为度。将活斑蝥去其头，用其流出的水珠样黄色分泌物，外涂于疣顶部皮肤（1个斑蝥可涂1～2个疣），勿用敷料覆盖，12～24小时后，可见涂药的疣变成如烫伤后的小泡，48～72小时后水泡自行消失，不留疤痕。疣数目较多则选择较大及发病时间长者先治，其余可自行消退。项朝吉用上方治本病100例，全部治愈，其中5例双手、双足共100余颗，治疗后完全消失。（滕佳林 米杰 编著·《外治中药的研究与应用》562）

★ **49. 治传染性疣**：先用手术刀将疣顶角化层削去，以碘酒消毒后敷斑蝥膏（斑蝥12.5克，雄黄2克，研细，蜂蜜半匙混拌），以胶布固定，10～15小时后患部即起水泡，将疣浮离皮肤。共治10例皆愈。（杨仓良 主编·《毒药本草》997）

★ **50. 治尖锐湿疣2方**

①斑蝥干品5克，浸入75%的酒精100毫升中，1周后备用。用时暴露病灶，分泌物多者用棉签拭去，用小头棉签蘸药少许（不滴为准），直接点涂在疣面上，注意避开正常皮肤或黏膜，5分钟后再重复点涂1次，数量多者可分次治疗，每次3～5个，1～2日1次，涂药后待其自然干燥，无须冲洗。王润用上方治疗尖锐湿疣5例，病变小者治疗3～5次后疣组织消失，极小者1次即消，基底黏膜正常，不留疤痕，疣体稍大者上药7～10次，涂药时稍加压力，以利药液渗透，加压者疣消失基底部可出现表浅小溃疡，局部涂2%的龙胆紫后自愈，5例患者均治愈，3个月后随访3例无复发。（王辉武 主编·《中药临床新

用》585）

②斑蝥素乳膏，每日1次，外涂患处。（孟凡红 主编·《单味中药临床应用新进展》43）

★ **51. 治去痣**：【神手膏】石灰一两，斑蝥七个。用法：上蘸苦竹、麻油少许，却和匀，石灰揭调，然后入酽醋少许搅和。用时先用刀剔破痣，再取药适量入于内涂之。（彭怀仁 主编·《中医方剂大辞典》7册1084引《普济方》）

★ **52. 治骨结核2方**

①鸡蛋顶上挖一小洞，加入斑蝥7只，隔水蒸熟，去斑蝥吃蛋，每日1只。孕妇及肾脏疾患者忌服。（孟凡红 主编·《单味中药临床应用新进展》43）

②斑蝥3克，青蒜3克，樟脑12克，花椒12克。用白酒360毫升和醋120毫升混匀，将上药放入浸泡7天即可。用时以棉签蘸药汁涂擦患处。每日1次。（滕佳林 米杰 编著·《外治中药的研究与应用》559）

★ **53. 治关节炎、鹤膝风**：斑蝥去头足，研细末，以少许置膏药中心，贴于疼痛关节处，24小时除去。（杨仓良 主编·《毒药本草》997）

★ **54. 治腰腿痛**：斑蝥。瓦片烘干，研成粉末。在患者疼痛部位选择最痛点，敷少量药粉（如火柴头大小），贴胶布固定，贴后局部稍有烧灼感，5～6小时后起泡如蚕豆大，24小时后去药，挑破出水，涂以龙胆紫，若1次不愈，可在原点附近另选痛点，再次敷药。（《全国中草药汇编》编写组 编·《全国中草药汇编》上册822）

★ **55. 治龠穴痛**：【提疱药】斑蝥1只。用法：上药研末。掺于膏药上贴之。约2小时后起泡，用针挑破去水。（孙世发 主编·《中医小方大辞典》170）

★ **56. 治白癫（类似结核型麻风）**：症见初起皮色逐渐变白，四肢顽麻，肢节发热，手足无力，患部肌肉如针刺样疼痛，声音嘶哑，两眼视物不清，类似结核型麻风。斑蝥二七枚（糯米炒黄），大蝮蛇一条（干者，头尾全，炙黄）。用酒七升，入瓷瓶中，糠火煨酒及一升，去渣。薄涂于癫上。（宋立人 总编·《中华本草》9册201引《圣惠方》）

★ **57. 治软组织炎症**：将斑蝥鸡矢膏敷于带孔胶布贴敷的穴位上，用胶布固定。12～24小时后剪去灸起的水疱，1～3天吸收愈合。若无

效,隔周再敷。治疗网球肘 26 例,痊愈 23 例,好转 3 例;腱鞘炎 11 例,痊愈 9 例,好转 1 例,无效 1 例;肩周炎 6 例,好转 4 例,无效 2 例。此疗法用药少,见效快,副作用小,适应证广,使用方便,操作简单,皮肤上不遗留永久性瘢痕。(滕佳林 米杰 编著·《外治中药的研究与应用》561)

★ 58. **治疯狗咬伤**:斑蝥七个(去头足),杏仁四十九粒,大黄五钱,白芷三分,甘草三分。用法:上为末。先用葱白汤洗净疮口,再用蜜和药敷之。(彭怀仁 主编·《中医方剂大辞典》10 册 45 引《慈幼新书》卷十一)

★ 59. **治耳卒聋**:斑蝥二枚(去翅、足,炒黄),巴豆一枚(去心、皮,生用)。同研令匀,绵裹塞耳中。(江苏新医学院 编·《中药大辞典》下册 2281 引《圣惠方》)

★ 60. **治耳聋**:巴豆 1 枚(去皮),斑蝥 1 个,冰片 6 克,麝香 1 克。用法:以葱少许和巴豆、斑蝥捣烂,加冰片、麝香,搅拌均匀。团如一个小指头大小,用丝绸包裹塞入耳内。若两耳都聋即作两包各塞入耳内,至 3 日 3 夜后方可取出。(唐大烜 张俐敏 主编·《传世金方·祖传秘方》307)

★ 61. **治急性鼻炎 2 方**
①用少许斑蝥粉贴印堂穴,外用胶布固定,晚贴早揭。(杨仓良 主编·《毒药本草》997)
②斑蝥粉少许,置于两眉中间(阙庭穴),外用胶布固定,晚贴早揭,揭处起小水泡。(孟凡红 主编·《单味中药临床应用新进展》43)

★ 62. **治鼻渊验案**:邹某,男,40 岁,干部。患鼻炎 3 年多,平日鼻塞,浊涕多,头痛,经用中西药治疗效果不显著,故取斑蝥 1.5 克研为细末备用,把胶布剪成铜钱大,中间挖绿豆大的小孔,将此胶布贴于印堂穴,患者仰卧于床上,然后取半粒绿豆大的斑蝥粉于胶布孔中,后用小胶布覆盖其上,保留 1 昼夜,揭去胶布,局部可见 1 小水泡,用消毒针刺破后,用消毒棉球拭干渗液,再涂龙胆紫。3 次即愈,随访 2 年未见复发。(杨鹏举 主编·《中医单药奇效真传》421)

★ 63. **治过敏性鼻炎验案 2 例**
①甄某某,女,16 岁。1992 年 8 月 2 日初诊。患过敏性鼻炎 6 年余,时发时止,反复无常。发作时鼻塞流清涕、鼻痒,喷嚏,前额痛。常以西药对症治疗,未能根除。舌质淡红,舌苔薄白,脉

细弱。用斑蝥粉醋调成膏,取如绿豆大小 2 粒,用风湿膏贴敷于双侧肺俞穴,2 小时后去掉,发起之水泡无须挑破,使其自行吸收。1 周后重复 1 次,连续 3 次告愈。(杨鹏举 主编·《中医单药奇效真传》423)

②陈某某,女,47 岁,干部。患过敏性鼻炎 20 余年,每年多于冬季频繁发作,且伴发支气管哮喘。经抗过敏药物、激素、封闭、脱敏等法治疗,效果不明显;1979 年 12 月 5 日,患者因阵发性鼻痒,接连不断地喷嚏、大量清水样鼻涕外溢、鼻阻塞并伴发头胀、头痛、耳鸣、畏光、流泪,深感痛苦而来本科门诊治疗。给予斑蝥灸治,取内关穴。贴 1 次后即觉鼻内舒适,症状缓解。连贴 5 次,一冬未发。支气管哮喘也有减轻。(黄国健 等 主编·《中医单方应用大全》43)

★ 64. **治伤风鼻塞验案**:巫某某,女,30 岁。开始伤风感冒,鼻流清涕,鼻旁肿胀,频频喷嚏,嗅觉不敏,用滴鼻净 2 日无效。取斑蝥 1 只,研细粉,取少许,置于两眉中间(阙庭穴),外用胶布贴紧固定,翌日揭去,眉心中有一小水泡,泡破拭去水液,涂紫药水,第 2 天鼻部症状完全消失。(杨鹏举 主编·《中医单药奇效真传》430)

★ 65. **立止牙疼**:斑蝥一个,膏药一张。用法:将斑蝥研成细面,放于膏药内。将膏药微热。贴于痛牙之外部。(沈洪瑞 主编·《重订十万金方》700)

★ 66. **治牙痛(智牙冠周炎)**:斑蝥一只去头、翅、足,研细末,置于伤湿止痛膏中间,贴于牙痛侧颊车穴,24 小时揭去,可见一水泡,出尽黄水即可。(孟凡红 主编·《单味中药临床应用新进展》43)

★ 67. **治梅核气:【斑蝥膏】**斑蝥 3 克,全虫、蜈蚣各 1 克,冰片 0.5 克。共研细末,加凡士林调成糊状。取火柴头大小置胶布上,贴天突和曲池穴上,3 天后取下,未效者,水泡结痂后再贴敷。据报道,用本方治疗梅核气 100 例,有效率为 92%。(王辉武 主编·《中药临床新用》584)

★ 68. **治急性扁桃体炎、急性咽喉炎**:斑蝥适量,研末,取少许放在膏药中心,扁桃体炎贴患侧颈外压痛处,咽、喉炎贴双侧人迎穴,贴在皮肤上起泡(约 3~4 小时)即可揭去,消毒后放出泡内液体,勿使感染。(杨仓良 主编·《毒药本草》998)

★ 69. **治乳痈**:用斑蝥 3 克,生半夏 10 克,细辛 30 克。上药共研和匀,装瓶备用。用时将药棉摊如 5 分硬币大小,牛皮纸厚薄,均匀无洞。取 1 克左右药粉裹于其中,如枣核状,塞入鼻孔。每次 1 枚,病在右,塞左鼻孔,病在左,塞右鼻孔,病在双侧,左右交替塞。至鼻腔灼热感时取出,间隔 10 分钟左右继续使用。(滕佳林 米杰 编著·《外治中药的研究与应用》559)

★ 70. **治小儿面神经炎**:斑蝥 1 只,去头翅,研细粉,葱白少许切碎,与斑蝥粉成绿豆大小丸,置胶布上贴于患侧颊车穴,8～10 小时后去之,该处起一小泡,用无菌纱布覆盖,必要时加敷患侧下关穴。李文富等用上方治疗小儿面神经炎 20 例,治愈 18 例,好转 1 例,无效 1 例。(王辉武 主编·《中药临床新用》584)

★ 71. **治小儿瘰疬结核,久不愈**:斑蝥二枚(去翅足及头,炒),巴豆二十枚(去皮心,浆水煮),松脂三分。用法:上先研前二味为粉,次入松脂熔化,搅令匀,做饼。热贴在瘰疬上,药力尽别换。以愈为度。(彭怀仁 主编·《中医方剂大辞典》7 册 745 引《圣济总录》)

★ 72. **治小儿秃疮,结疤如鸡屎状者**:雄黄、白芷各 3 钱,斑蝥 3 只,生猪板油适量。用法:共研细末,以松木劈破,夹生猪板油烧溶,取油调上药末。每日多次,外搽患处。功能:解毒杀虫,消肿散结。方解:雄黄解毒杀虫;白芷祛风除湿,消肿排脓;斑蝥攻毒散结;猪板油解毒。诸药合用,共奏解毒杀虫,消肿散结之功。(阳春林 葛晓舒·《湖南省中医单方验方精选·外科》上册 464)

★ 73. **治食道癌、胃癌**:斑蝥 1 只,鸡蛋 1 枚。用法:将鸡蛋打一小孔,把斑蝥装入蛋内封口,蒸熟后去斑蝥食蛋,并用斑蝥粉贴足三里引赤发泡。(杨仓良 主编·《毒药本草》997)

★ 74. **治晚期食道癌**:斑蝥一只(去头足、翅、绒毛),鸡蛋一枚。将蛋敲一小孔,放进斑蝥,于锅中蒸约半小时,取出分作 3 块吞服。(宋立人 总编·《中华本草》9 册 201)

★ 75. **治乳癌初起,坚硬如鸡子大**:新鲜鸡蛋一只。用法:内纳斑蝥三只,外用纸封好。放于饭锅上蒸熟,去斑蝥吃蛋。备注:斑蝥有剧毒,试用要注意。(中医研究院革命委员会 编·《常见病验方研究参考资料》268)

蛤蚧(23 方)

【药性】味咸,性平。归肺、肾经。

【功能与主治】益肾补肺,定喘止嗽。主治肺肾两虚气喘咳嗽,虚劳咳嗽,咯血;肾虚阳痿,遗精,小便频数,消渴。

【用法用量】内服:煎汤,3～6 克;研末,1～1.5 克;或入丸、散。

【使用注意】外感风寒喘嗽及阴虚火旺者禁服。

★ 1. **治肺结核咳嗽**:蛤蚧 1 对,沙参二两,知母、贝母、杏仁各 1 两。共研细粉,炼蜜为丸 3 钱重,每服 1 丸,每日 2 次。(《全国中草药汇编》编写组 编·《全国中草药汇编》上册 853)

★ 2. **治肺痨咳嗽**:【蛤蚧散】蛤蚧一对(用醋少许涂,炙令赤色),白羊肺一两(分为三分),麦门冬半两(去心,焙),款冬花一分,胡黄连一分。上药除羊肺外,捣细罗为散,先将羊肺一分,于盆内细研如膏,以无灰酒一中盏,暖令鱼眼沸,下羊肺,后药入末三钱,搅令匀,令患者卧,去枕,用衣箄腰,仰面徐徐而咽,勿太急。(江苏新医学院 编·《中药大辞典》下册 2377 引《圣惠方》)

★ 3. **治久咳嗽日久不愈**:蛤蚧、人参各等份,研为散剂。每次 9～12 克,每日 2～3 次。主治:咳嗽日久不愈,咳而喘,病情较重。(杨建宇等 主编·《灵验单方秘典》38)

★ 4. **治哮喘 2 方**

①蛤蚧 1 只,焙干研末(分 2 次冲服),党参 15 克,五味子 5 克,南沉香 7.5 克(研末后下)。水煎送服蛤蚧粉。(胡晓锋 编著·《虫蛇药用巧治百病》144)

②蛤蚧粉 25 克。与糯米 200 克共煮粥,每日 1 剂。(胡郁坤 陈志鹏 主编·《中医单方全书》16)

★ 5. **用于哮喘、神经衰弱**:【蛤蚧粉】蛤蚧一对,去头足。用法:研粉,每次服 5 克,日 2 次。功能:益气,定喘,补肾健脑。(张金鼎 邹治文 编·《虫类中药与效方》13)

★ 6. 用于体虚哮喘:【蛤蚧酒】蛤蚧1对,米酒1000克。将蛤蚧去头足,粗碎,装入大口瓶内,倒入米酒,密封浸泡7天,过滤后即成。用法:口服,每日2~3次,每次15~20毫升。功能:补肺益肾,定喘,宁嗽,益精血,壮身体。(张金鼎 邹治文 编·《虫类中药与效方》13)

★ 7. 用于体弱反复感冒咳嗽:取生蛤蚧1只,竹片开肚除去内脏,剥皮去头足,取其肉和尾与瘦猪肉适量,剁烂、调味后蒸熟食用。若生蛤蚧不易找到,也可用干品。凡用去头足,洗净炙令黄色,熟捣为末(《本草纲目》),每次用2克,按上面方法服用。注意:外感热证勿服。(邓铁涛 主审·《邓铁涛审定中医简便廉验治法》63)

★ 8. 治急、慢性气管炎:蛤蚧1对,海螵蛸半斤。磨细粉,加白糖1斤,混匀,分24份。每次服1份,早、晚各1次,大约服1个月见效。(《全国中草药汇编》编写组 编·《全国中草药汇编》上册853)

★ 9. 治慢性支气管炎:蛤蚧1只。洗净,焙干研粉,开水冲服,每次0.5~1克,每日2次。(胡郁坤 陈志鹏主编·《中医单方全书》5)

★ 10. 治肺气咳嗽面肿,四肢浮:【独圣饼】蛤蚧一对(雌雄头尾全者,净洗,酒和蜜涂炙熟),人参(紫团参)一株。上二味,捣筛为末,熔蜡120克,去滓,和药末,做六饼子。每服空心,用糯米做粥一盏,投药一饼入粥中,趁热细细呷之。(宋立人 总编·《中华本草》9册400引《圣济总录》)

★ 11. 治无痰热证的咳喘:【普济人参蛤蚧散】人参、蛤蚧各等分。捣罗成细粉。用法:每次服3克,日服3次。(张金鼎 邹治文 编·《虫类中药与效方》12引《普济方》)

★ 12. 用于身体虚弱,肺肾双亏,阳虚哮喘:【蛤参酒】蛤蚧1对(去头足),人参30克,甘蔗汁100克,白酒1500克。用法:将蛤、参切碎,装入纱布袋扎口,将甘蔗汁、白酒倒入瓷坛,放进药袋,加盖密封,2周后即成。药酒用完,将药渣晾干或烘干,捣罗为散。口服。药酒每次10~20毫升,日2次;散剂,每次9克,日2次。功能:补肺肾,益精血,壮元气,定喘壮阳,强壮身体。(张金鼎 邹治文 编·《虫类中药与效方》14引《圣济总录》)

★ 13. 用于男子肾亏,命门火衰所致阳痿:

【蛤蚧鹿鞭散】蛤蚧(去头足)1对,鹿鞭1具。用法:两药用黄酒泡后,晒干,焙、研粉。口服,每次服3克,每日上、下午空腹用温开水或淡盐水各送服1次。功能:温肾壮阳。(张金鼎 邹治文 编·《虫类中药与效方》15)

★ 14. 治阳痿2方

①蛤蚧、马钱子、蜈蚣各等量。研细末装入胶囊内。每次1.5克,每日2次,20日为1个疗程。如不愈,间隔1周再服第2个疗程。(杨建宇等 主编·《灵验单方秘典》157)

②蛤蚧1对,葱籽、韭菜子各60克。共焙干研细末,分成10~12包,饭前2小时以黄酒送服,每次1~2包。(胡郁坤 陈志鹏 主编·《中医单方全书》356)

★ 15. 治遗精:蛤蚧1对,肉桂3克。共研细末,每次2~3克,每日1次。(杨建宇等 主编·《灵验单方秘典》149)

★ 16. 治功能性不射精:蛤蚧6对。用法:取上药,研成细末,备用。每次5克,每天3次,口服。功能:温肾助阳。附注:据蔡抗四报道,本方对不射精症疗效明显,同时对无精子、死精子等症亦有明显效果。(薛建国 李缨 主编·《实用单方大全》585)

★ 17. 治肾虚腰痛:蛤蚧1对,补骨脂25克。将蛤蚧酒炒后烘干,与补骨脂共研细末,每次1~2克,温酒送服。(胡晓锋 编著·《虫蛇药用巧治百病》144)

★ 18. 治虚劳:蛤蚧2条,去皮、头、内脏,和鸡肉炖熟吃。或用好酒1000毫升,浸泡蛤蚧1对(蒸熟),每次饮服50毫升,连服1个月。(胡晓锋 编著·《虫蛇药用巧治百病》144)

★ 19. 治咯血:蛤蚧1对,白及60克。研末,每次10克,开水送下,每日服1次。(胡晓锋 编著·《虫蛇药用巧治百病》144)

★ 20. 治阴囊湿疹,奇痒难忍:鲜蛤蚧1条,炖瘦猪肉服,每天1次,连服2天。或用黄芪10克,当归3克,荆芥10克,煎汤送服蛤蚧粉3克(米酒制)。(王辉武 主编·《中药临床新用》618)

★ 21. 用于肺癌:【蛤蚧参蜜方】蛤蚧(去头足)1对,人参50克,蜂蜜适量。用法:将蛤、参分别捣、研、罗粉,混合。口服,每次5克,用25克蜜,开水溶化后冲服,日2次。功能:益肺、补

207

蛤
蚧

肾、抗癌。使用注意:做食疗辅助。(张金鼎 邹治文编·《虫类中药与效方》15)

紫草(81方)

【药性】味苦,性寒。归心、肝经。

【功能与主治】凉血活血,解毒透疹。主治斑疹,麻疹,吐血,衄血,尿血,紫癜,黄疸,痈疽,烫伤。

【用法用量】内服:煎汤,3~9克;或入散剂,外用:适量,熬油或制油涂。

【使用注意】胃肠虚弱,大便溏泻者禁服。

★ 1. **治病毒性肝炎**:紫草制成0.1%的紫草素注射液。肌内注射,每次2毫升,每日或隔日注射1次,10~30次为1个疗程。据报道,用上方治疗急性黄疸型肝炎13例,全部治愈;急性无黄疸型肝炎157例,有效率为92%;慢性肝炎113例,有效率为86%。(王辉武 主编·《中药临床新用》606)

★ 2. **治五疸热黄**:紫草三钱,茵陈草一两。水煎服。(江苏新医学院 编·《中药大辞典》下册2345引《本草切要》)

★ 3. **治肺脓肿**:紫草10克。加红糖适量水煎,饮服。按:本病中医学属于"肺痈"范畴。(胡郁坤 陈志鹏 主编·《中医单方全书》9)

★ 4. **治再生障碍性贫血**:紫草10克,大枣3个。水煎,去渣,留汁入粟米50克煮粥。分2次温服。本方可清热凉血止血,适用于再生障碍性贫血血热妄行证。(胡郁坤 陈志鹏 主编·《中医单方全书》82)

★ 5. **治消化道灼伤**:【紫草油】紫草30克,黄柏15克。加香油500毫升熬后加入冰片3克,口服,成人视灼伤程度不同每次予10~20毫升,每日3~4次,儿童酌减,余对症治疗。刘海军等用上法治疗消化道灼伤12例,痊愈9例(轻3例,中4例,重2例),有效1例(重度),无效2例(均为重度,1例死亡)。(王辉武 主编·《中药临床新用》609)

★ 6. **治小便卒淋**:紫草一两。为散,每食前用井华水服二钱。(江苏新医学院 编·《中药大辞典》下册2345引《千金翼方》)

★ 7. **治淋病**:紫草20~30克。水煎,每日3次,空腹服用,张润民报道用此方治疗淋病、尿道狭窄共62例,痊愈50例,好转12例;疗程最短7天,最长25天。(王辉武 主编·《中药临床新用》609)

★ 8. **治血淋**:紫草、连翘、车前子各等分。水煎服。(江苏新医学院 编·《中药大辞典》下册2345引《证治准绳》)

★ 9. **治血精、前列腺炎**:紫草(干品)200克,研成细末。每次6克,每日2次,开水吞服。如另取生大黄50克,煎汤,坐浴30分钟,疗效更佳。说明:男性血精大多为房劳过度,热毒炽盛,血热妄行,灼伤精室血络而成。据中药文献记载,紫草能清热解毒,还有类似维生素K的止血作用。近来,笔者用紫草治疗血精、前列腺炎共30例,效果显著。(李家强 编著·《民间医疗特效妙方》25)

★ 10. **治睾丸鞘膜积液**:紫苏叶50克。用法:上药加水350毫升,煮沸15分钟,过滤后,放在一小容器内趁热熏。待冷却至皮温,将睾丸放入药内浸泡10~20钟,每日1次。疗效:一般用药3~10天可愈。(刘有缘 编著·《一两味中药祛顽疾》414)

★ 11. **治疖腮**:紫草30克,加水200毫升,浸1小时后,用文火煎煮,约成100毫升,分3次饮服。或清解片吞服。(顾伯华 主编·《实用中医外科学》391)

★ 12. **治流行性腮腺炎**:紫草30克研末,用米醋适量,调成糊状敷于患处,1日4次;配合辨证内服药。治疗60例流行性腮腺炎,全部治愈。(王辉武 主编·《中药临床新用》611)

★ 13. **治痔疮2方**

①用紫草软膏治疗痔疮1200例,据称全部治愈,无1例复发。(王辉武 主编·《中药临床新用》611)

②【脱痔膏】紫草(布包)120克,猪油400克,麻油60克,白蜡120克,黄蜡120克,轻粉(研)6克,冰片10克。用法:将上药入砂锅内烧开,文火熬45分钟,再入轻粉、冰片搅匀后离火,去紫草。以温开水洗净肛周,侧卧位,暴露痔核。先以痔核散加温开水调成糊状涂痔核上,用消毒

纱布覆盖,每日换药 2 次,7~8 日后,痔核呈黑色后改敷本品,每日 1 次,5~7 日痔核脱落。心脏病、孕妇忌用。适用病证:痔疮。按:共治疗 117 例,治愈 114 例,另 3 例半年后痔核出现,仍以本品治疗获效。(电子版·《中华验方大全》痔疮篇)

★ **14. 治指尖严重损伤,合并指骨损伤,皮肉全无:**谢某,男,22 岁。左手第 2、3、4 指指尖严重损伤,剧痛难忍,尤其第 3、4 指合并指骨损伤,皮肉全无。经伤处敷紫草油(紫草 50 克,豆油 500 毫升。先将紫草入油内浸 24 小时,大勺内慢火熬微枯,细绢滤清,入瓶中备用),结合肌注抗生素,每日换药 1 次,15 天为 1 个疗程。(杨鹏举 主编·《中医单药奇效真传》311)

★ **15. 治溃疡:**王某某,住院号 635390。右足背患营养性溃疡 1 年,溃面如小枣大,染及肌腱,脓液很多,周围炎症浸润如鸽蛋大。用紫草油(将紫草 1~2 两浸于适量乙醚中,待乙醚完全挥发后取出,再放于花生油中浸泡 6~7 天,用纱布滤出浸液即成。如无乙醚,亦可把紫草直接浸泡于花生油中 6~7 天,用纱布滤出浸液即可)外敷,5 日即愈。(杨鹏举 主编·《中医单药奇效真传》311)

★ **16. 治慢性溃疡:【紫草膏】**用紫草 30 克,当归 30 克,穿山甲 9 克,川椒 3 克,香油 300 毫升。用香油浸紫草、当归、川椒 1 天,加热至油沸加山甲片,炸至药枯,滤去渣。加黄蜡 60 克放冷成膏。局部涂抹。(滕佳林 米杰 编著·《外治中药的研究与应用》478 引《疮疡外用本草》)

★ **17. 治皮肤溃疡:**紫草 50 克,芝麻油 500 克。用法:把精选的紫草入芝麻油内浸泡 3 天,以文火(必要时以武火煎开)煎至药物微枯为度,药用 4 层纱布过滤去渣,装瓶备用。用时将紫草油涂敷在病灶上及周围,1 日 3~5 次,保持药物湿润,可用无菌纱布包盖。主治:慢性溃疡,尿布性皮炎,神经性皮炎,化脓性中耳炎,外伤及烧伤,褥疮等病。疗效:曾用紫草油治愈上述多种病症 300 余例次,均获良效。一般 1~2 天即可取效,最长者不超过 1 周。(刘有缘 编著·《一两味中药祛顽疾》338)

★ **18. 治糜烂及溃疡性皮肤病:**紫草油制法:紫草、植物油(6:100),蜂蜡适量。植物油沸腾后加用水湿润的紫草,微火炸干,油出现紫红色时捞出残渣,加蜂蜡熔化后过滤,冷却。或用浸渍法:紫草置植物油(占总量的 1/3)浸渍 1 周,捞出,过滤,滤液备用。剩余植物油加热加蜂蜡熔化,过滤,升温后与滤液合并搅匀。每 10 克植物油加蜂蜡 0.4 克。先用 0.2% 的呋喃西啉液冲洗消除污物,敷盖浸泡的紫草纱布,或直接涂抹紫草油后纱布包扎,渗出不多者每日换药 1 次,渗出较多者换药前 TDM 神灯烤 30 分钟,并将创面暴露。(孟凡红 主编·《单味中药临床应用新进展》644)

★ **19. 治下肢溃疡:**紫草、猪蹄甲粉(洗净,焙至焦黄研末)、松香各 30 克,植物油 250 毫升。用法用量:将紫草置植物油中煎沸 5 分钟后,去掉紫草,离火后,再加入松香,待松香熔化,加入猪蹄甲粉,搅拌均匀,贮瓶备用。用时,按常规清洁创面,再将上药膏摊涂于消毒纱布上敷于创面,包扎,2~5 天换药 1 次。病例验证:用上药治疗下肢溃疡及其他皮肤溃疡患者 30 例,均获治愈。(《名医验方》138)

★ **20. 治臁疮 2 方**

①**【紫草乳没膏】**生没药、紫草、蓖麻仁、生乳香、白芷各 20 克,红花 15 克,血竭 12 克,黄丹 130 克,香油 250 毫升。制用法:先将香油放入铁锅内,用文火烧开,把蓖麻仁、紫草、白芷、红花投入油内炸枯,过滤去渣。将油重放锅内;再把乳香、没药、血竭入锅。待其熔化尽,最后将黄丹徐徐撒进油内,并取尺许长的新槐枝旋转搅拌,熬至滴水成珠不散,指捻软硬适宜为度;最后将油膏倾入冷水盆内浸泡 1 昼夜以去火毒,即可取出备用。操作时先将患处用桃枝、艾叶洗净污秽,熬水,再按疮面大小,将膏药熔化摊于白平布上,贴于疮面,每周换药 1 次。另外需注意,治疗期间忌食发物及久站,并适当休息以利于治疗。疗效:43 例患者临床显示,一般敷药几个小时后,便有黄色毒水外流,黄水多于数日内流尽,可知湿毒已除,即能获愈。(良石 主编·《名医珍藏·外治秘方》83)

②**【蛋黄紫油】**鸡蛋 10 枚,麻油 250 克,紫草 50 克,炉甘石 30 克,冰片 15 克,血竭 20 克,轻粉 20 克。用法:将所有鸡蛋煮熟,壳取蛋黄,共置铜锅内加水淹没蛋黄为度,以文火加热,待水分蒸发后再用大火,即熬出蛋黄油,再加入麻油、紫草加热至沸,冷却后放置 1 昼夜,用纱布过滤,再加

入研细的炉甘石、冰片、血竭、轻粉,调匀装瓶,高压灭菌备用;常规消毒清洗疮面后,以蛋黄紫油直接涂在经清疮处理的疮面上,以暴露疗法为佳,药干再涂,每日数次。治疗期间,嘱患者抬高患肢,一般不需用抗生素。疗效:经临床治疗40余例,患者全部治愈,溃疡愈合。换药最少18次,最多76次,平均37次;疗程最长3个月,最短3周。(良石 主编·《名医珍藏·外治秘方》99)

★ 21. 治头上生鸡屎疮:紫草5钱,真香油2两。用法:取紫草真香油。每日多次,外涂患处。功能:清热解毒,除湿止痒。(阳春林 葛晓舒·《湖南省中医单方验方精选·外科》上册450)

★ 22. 用治痈疽便闭:紫草、栝楼各等分,新水煎服。(江苏新医学院 编·《中药大辞典》下册2345引《仁斋直指方》)

★ 23. 用于疮疡溃烂,脓腐未尽,疼痛不止,新肌难生,以及水火烫伤等症:【生肌玉红膏】紫草、白芷、当归、甘草各30克,血竭、轻粉各12克,白蜡120克,麻油500毫升。上药以法制成膏药。可直接涂患处,或涂纱布上贴患处。(滕佳林 米杰编著·《外治中药的研究与应用》478引《外科正宗》)

★ 24. 治系统性红斑狼疮:紫草30~60克。水煎服,2次分服,每日1剂,1个月为1个疗程。按:本病中医学属于"蝶疮流注""红蝴蝶疮""蝴蝶斑""马樱丹""茱萸丹"等范畴。(胡郁坤 陈志鹏 主编·《中医单方全书》110)

★ 25. 治腹部伤口感染:紫草60克,紫外线照射30分钟,投入已加热的至60~80℃的食油200毫升中,浸泡24小时。洗净伤口敷以庆大霉素,置紫草油纱条。日换1次,3日后减为隔日换1次。(孟凡红 主编·《单味中药临床应用新进展》643)

★ 26. 治静脉炎:将紫草提取物制片,每次服2片(每片相当于生药0.8克),每日3次。据报道,用上方治疗静脉炎25例,其有效率为100%。(王辉武 主编·《中药临床新用》610)

★ 27. 治黄水疮:紫草30克,冰片3克。用法:上药放入碗中或大口瓶中,加入菜油100克浸泡半日即成。用时先用淡盐水将疮面洗净,再将此浸泡的紫草冰片油搽患处,每日3次。疗效:本方临床应用20余年,运用此方治疗黄水疮均收到满意疗效。(刘有缘 编著·《一两味中药祛顽疾》281)

★ 28. 治湿疹:蒋某某,男,41岁,工人。四肢透布痒疹,继现水泡,抓之则破流津水,迭治未瘥。苔薄黄,舌质红,脉动微数,此湿热蕴于营分,外泄肌肤,而成湿疹之候,治宜祛风胜湿,凉血活血。用紫草茸100克,研极细末,外搽湿疹部,1日3次。搽药末后,肤痒即缓,破处结痂,4日而愈。(杨鹏举 主编·《中医单药奇效真传》354)

★ 29. 治荨麻疹验案2例

①叶某某,女,13岁。躯干出现椭圆形红斑已半个月,伴有痒感,经用多种抗过敏药物、维生素治疗无效。后用紫草5钱煎服,每日1剂,3天后皮疹明显消退,止痒,共服8剂治愈。(杨鹏举 主编·《中医单药奇效真传》334)

②黄某某,女,24岁。躯干部出现淡红卵圆形斑已半个月,有痒感,经服西药无效。后服用紫草,每天5钱煎服,服药6天,皮疹大部消退、止痒,服药7天治愈。(杨鹏举 主编·《中医单药奇效真传》335)

★ 30. 治发斑疹:【紫草散】钩藤钩子、紫草茸各等分。上为细末,每服一字或五分、一钱,温酒调下,无时。(江苏新医学院 编·《中药大辞典》下册2345引《小儿药证直诀》)

★ 31. 治神经性皮炎:紫草末加麻油,按1:2的比例浸泡15天,涂于患处,每日3~6次。对颈部后、外阴、双臀部病变疗效好。(王辉武 主编·《中药临床新用》611)

★ 32. 治秃疮:紫草3钱,片糖3片。用法:紫草研成末,将片糖蒸融和药末。涂患处。功能:收湿敛疮,祛风止痒。注意事项:先将头发剃光,再涂药,到愈为止。(阳春林 葛晓舒·《湖南省中医单方验方精选·外科》上册461)

★ 33. 治斑秃与脱发:紫草9克。先将麻油烧热,放入紫草炸焦,冷后取油搽于患处。按:斑秃俗称鬼剃头。(胡郁坤 陈志鹏 主编·《中医单方全书》345)

★ 34. 治剥脱性皮炎:【紫草油膏】紫草根20克,当归20克,胡麻油200毫升。用法:上药用文火煎枯,去滓,再加黄蜡30~40克成膏。外用。按语:紫草凉血解毒,当归养血活血,胡麻润肤止痒。3药相合,凉润肌肤,养血止痒,对剥脱性皮炎有良效。(田代华 主编·《实用中医三味

★ 35. 用于痘疔：【二圣散】紫草9克，雄黄6克，研为末。以针挑破，然后和油胭脂调点之。（滕佳林 米杰 编著·《外治中药的研究与应用》678 引《证治准绳》）

★ 36. 治痘疮：【紫草陈皮饮】紫草6克，陈皮3克。用法：上药研为粗末。新汲水煎服。（孙世发主编·《中医小方大辞典》647 引《幼科类萃》）

★ 37. 治（痘）疮出不快，大便泄利：【紫草木香汤】紫草、木香、茯苓、白术各等分，甘草（炒）少许。入糯米煎。（宋立人 总编·《中华本草》6 册 529 引《直指方》）

★ 38. 治豌豆疮，面皯，恶疮，瘑癣：紫草煎油涂之。（江苏新医学院 编·《中药大辞典》下册 2345 引《医学入门》）

★ 39. 治玫瑰糠疹：紫草15克，甘草15克。水煎，每日1剂，早、晚分服，服药期间忌用热水肥皂浴，可用温水淋浴。共治154例，结果痊愈124例（80.5%），显效26例，无效4例，总有效率为97.3%。（宋立人 总编·《中华本草》6 册530）

★ 40. 治张力性疱疹：紫草80克，当归40克，冰片5克，菜油1000克。先将菜油烧开，待其冷至70～80℃时将紫草、当归用纱布包好后悬吊在油内，当油冷至40～50℃时再下冰片，并充分搅匀，浸泡3天后便可使用。使用时先将局部做常规消毒，然后用消毒的三棱针或剪刀从疱疹下方将其挑破，把疱内渗出液放净，用紫草油涂搽患处，或用纱布浸紫草油外敷局部，用消毒敷料包扎，小夹板固定，但必须注意束带的松紧度，每隔1～2天换药1次，直至痊愈。经治疗后，38例患者全部治愈，治疗时间最短3天，最长7天，平均4天左右。（宋立人 总编·《中华本草》6 册530）

★ 41. 治带状疱疹3 方

①取紫草与麻油之比为3∶25，放入锅中加热至138℃，50分钟后将油滤出备用。无论疱疹溃破与否，均可涂用，每日3～5次。张浩等用上方治疗带状疱疹26例，1个疗程后，痊愈20例（76.9%），好转6例（23.1%），总有效率为100%。（王辉武 主编·《中药临床新用》610）

②用紫草100克，加水1000毫升，文火煎取500毫升，滤净药液，加入芒硝20克，儿茶粉15克，青黛10克，大黄10克，调为糊状。均匀地涂于患处，脱落后再涂，每日4～5次。孔祥梅等报道用上方治疗带状疱疹出疹期88例，3天疱疹均全部干燥结痂。（王辉武 主编·《中药临床新用》610）

③紫草100克，放锅中用文火炒焦，研细末过60目筛。治疗时将紫草粉敷在出水疱疹上，如疱疹不破，可用消毒针头刺破，敷上紫草粉；若疱疹干燥，可在患处涂香油后再敷紫草粉，早、晚各敷1次。共治38例，结果敷3天治愈者12例，敷5天治愈者16例，敷7天治愈者6例，敷10天治愈者3例，效果不显者1例。总有效率为97.4%，愈后没有出现感染及并发症。（滕佳林 米杰 编著·《外治中药的研究与应用》481）

★ 42. 治蛇串疮：紫草油（紫草30克，浸于茶油500克中2日，武火煮沸10分钟，冷却12小时，武火煮沸5分钟改文火煮30分钟，冷却过滤，高压消毒）。蛇串疮起疱未溃者，刺破疱皮放出积液，保留疱皮，周围皮肤用丁卡盐水（丁卡0.2克＋生理盐水100毫升）清洗后，外涂紫草油。水疱破溃且有疮面及腐坏者，局部清除腐坏物至疮面鲜红，双氧水、丁卡盐水清洗疮面及周围皮肤，再涂紫草油。均应保持疮面湿润，防止干燥，每日视情况涂数次。皮肤消毒不用碘酊、酒精。（孟凡红 主编·《单味中药临床应用新进展》644）

★ 43. 治赤游丹毒，红晕如云头：用小锋刀，或瓷碗锋，划去毒血。紫草五钱，鼠粘子一两。研细。水煎服。（宋立人 总编·《中华本草》6 册529 引《本草汇言》）

★ 44. 治尿布皮炎：紫草10克，植物油100克。用法：将紫草加入植物油内浸泡7天。搽药前，先用温开水给婴儿清洗病变部位，然后用消毒棉球蘸紫草油涂于患处。每日早晚各1次，一般涂药2～3天可愈。疗效：治婴儿尿布皮炎95例，均愈，且无任何副作用。（刘有缘 编著·《一两味中药祛顽疾》495）

★ 45. 治尿布皮炎，湿疹：【紫柏油】紫草、黄柏等量，生菜油适量。将紫草、黄柏切碎，浸入加热后的菜油中，密封3天后备用。用时以棉签蘸油涂患处，每日2次。（滕佳林 米杰 编著·《外治中药的研究与应用》479 引《子母秘录》）

★ 46. 治血小板减少性紫癜2方

①紫草30～60克。用法:取上药,水煎服,每天1剂。功能:清热凉血,散瘀止血。主治:血小板减少性紫癜。附注:据记载,曾用本方治疗1例经中西医综合治疗效果不明显的肺结核合并血小板减少性紫癜者,效果明显。具体方法是第1天用30克,服后鼻衄即减;第2天加至60克,服后鼻衄停止。连服5剂,血小板计数明显增高,全身紫癜消退,病情转危为安。(薛建国 李缨 主编·《实用单方大全》80)

②紫草二钱,海螵蛸五钱,茜草二钱。水煎服。(江苏新医学院 编·《中药大辞典》下册2345)

★ 47. 治血管性紫癜:紫草根24～30克,水煎服,每周服6剂,连服2周～2个月。紫草根提取物片,每日量相当于生药4.5～6克,分3次口服。据报道,用上方治疗血管性紫癜28例,其中煎剂治疗18例,痊愈11例,显效4例,有效2例,无效1例;片剂治疗10例,与煎剂疗效无明显差异。(王辉武 主编·《中药临床新用》607)

★ 48. 治烫伤2方

①紫草粉10克,凡士林11克。用法:共调匀如膏状,敷涂患处。(顾伯华 主编·《实用中医外科学》300)

②紫草一两,生地二两。用法:用香油四两炸透去渣,加黄蜡二两熔化,搽烫伤处。(顾伯华 主编·《实用中医外科学》300)

★ 49. 治火烫伤,发泡腐烂:【紫草润肌膏】紫草一钱,当归五钱,麻油四两。上三味,同熬药枯,滤清取渣,将油再熬,加黄蜡五钱,熔化,倾入碗内,候冷,涂之。(江苏新医学院 编·《中药大辞典》下册2345引《幼科金针》)

★ 50. 治冻疮:紫草适量。研末,敷患处。(胡郁坤 陈志鹏 主编·《中医单方全书》164)

★ 51. 治恶虫咬:油浸紫草涂之。(江苏新医学院 编·《中药大辞典》下册2345引《医学入门》)

★ 52. 治褥疮:紫草油合云南白药治疗早、中期褥疮15例,治愈率为100%。(王辉武 主编·《中药临床新用》611)

★ 53. 预防褥疮:紫草9克,红花15克,当归12克,赤芍16克,60%的乙醇500毫升。上药泡入乙醇内4～5天。用消毒棉签蘸药液涂搽。(滕佳林 米杰 编著·《外治中药的研究与应用》478)

★ 54. 治软组织损伤:以花生油适量调紫草粉外敷患处,药厚约0.6厘米,范围超过创伤面4厘米,外盖纱布并包扎,每天换药1次。卢业轩报道用上方治疗软组织损伤37例,3天内治愈29例,好转8例。(王辉武 主编·《中药临床新用》610)

★ 55. 治蟾酥入眼:紫草素制成滴眼剂治疗蟾酥入眼有效。(王辉武 主编·《中药临床新用》611)

★ 56. 治中耳炎:王凤仙报道用配制的单味紫草油滴耳,滴耳前用3%的双氧水把耳内脓液及分泌物洗净,然后滴入药液3～4滴,每日4～5次,3～7天痊愈,治疗136例,每获佳效。(王辉武 主编·《中药临床新用》610)

★ 57. 治耳内流脓验案:豆某某,男,35岁。1974年5月18日就诊。患者2个月前耳内流脓,色黄,味臭,经抗菌治疗,虽见效但不佳,反复发作加重。遂嘱自配下方,洗净患处,并滴入过氧化氢溶液后,再用棉花将液体沾干,而后滴入下药数滴,每天2～3次。3天后流脓明显减少,7天后痊愈。治疗方法:紫草3克,芝麻油40克。紫草入芝麻油内置火上煎炸,待油变紫后滤取油液,装玻璃瓶备用。(杨鹏举 主编·《中医单药奇效真传》414)

★ 58. 治鼻渊:紫草20克,莱菔子12克,杏仁12克。以此为基本方,随证加减。王长珍报道用此方治疗鼻渊152例,有效率为82%,一般服药3～15剂。另报道,《本经》载紫草"利九窍"。故以紫草20克,莱菔子15克,苍耳子10克,甘草6克。治疗急慢性鼻渊73例;有效率为86%。(王辉武 主编·《中药临床新用》610)

★ 59. 用于拔牙止血:紫草、白及和磺胺粉,用量按3:2:1混匀,用水调成较硬的面团样,切成1厘米大小的锥形块,外面再蘸一层紫草粉,煮沸消毒,凉后加入少许香精矫味。拔牙后用多贝尔氏液漱口,取一块紫草栓放在拔牙创口上,用棉球轻按。耿瑞增将紫草止血栓用于临床,共观察440例,88%可在3分钟内止血。(王辉武 主编·《中药临床新用》608)

★ 60. 治口腔黏膜病:用生药紫草根的提取物,制成软膏(TSO),用消毒小棉球取黄豆大(约

0.5 克)药膏,涂于患部,每餐后及睡前涂药。中村恭政等用上方治疗口腔黏膜病 30 例,有效率为 89.7%,多数病例的发红、肿胀等炎症现象可迅速消退。(王辉武 主编·《中药临床新用》608)

★ 61. **治慢性唇炎**:将干紫草 20 克捣细,加菜油 100 克,浸泡 6~12 小时,外涂患处。治疗 238 例,全部治愈。(王辉武 主编·《中药临床新用》611)

★ 62. **治剥脱性唇炎**:【紫草软膏】紫草根(切碎)100 克。用法:浸于 450 毫升菜油或香油中,经 24 小时,待油液呈紫色,过滤去渣,滤液加凡士林 100 克,加热至沸点,溶化搅匀,冷却即可外用。(孙世发 主编·《中医小方大辞典》647)

★ 63. **治外阴、阴道、子宫颈炎症**:山东医学院妇产科用紫草油治外阴、阴道、子宫颈的炎症及腹部伤口顽固的瘘管,效果良好。治疗老年性阴道炎、幼女外阴炎、鹅口疮、糖尿病性外阴炎、急性外阴炎、外阴溃疡等疾病,有效率达 91.8%。紫草的上述用法,国外亦有报道。(王辉武 主编·《中药临床新用》608)

★ 64. **治阴道炎 2 方**

①单味紫草 100 克,加水 3000 毫升,大火煎 40 分钟,滤去药渣,每次坐浴 30 分钟,每日 2 次,1 日 1 剂。吴萍等报道用上方治疗 61 例,治愈 58 例,一般 5~7 天即愈,很少复发。(王辉武 主编·《中药临床新用》609)

②蘸紫草油(紫草 100 克浸 200 毫升麻油)涂于外阴、阴道处,每晚 1 次。(孟凡红 主编·《单味中药临床应用新进展》643)

★ 65. **治宫颈糜烂**:紫草 200 克,筛去杂质,入 750 克香油炸枯,过滤,即成紫草油。用窥阴器暴露宫颈,干棉球轻擦宫颈口分泌物,用紫草油棉球涂擦宫颈及阴道上端,隔日 1 次,10 次为 1 个疗程,治疗期间,禁止性生活,行经期停药。共治 100 例,经 1~2 个疗程后,痊愈 84 例,显效 8 例,好转 4 例,无效 4 例,总有效率为 96%。其中Ⅰ、Ⅱ、Ⅲ度有效率分别是 100%、93%、75%。(宋立人 总编·《中华本草》6 册 530)

★ 66. **治小儿白秃**:紫草煎汁涂之。(江苏新医学院 编·《中药大辞典》下册 2345 引《圣惠方》)

★ 67. **治新生儿感染性剥脱性皮炎**:外涂复方紫草油,每日 3 次。(孟凡红 主编·《单味中药临床应用新进展》643)

★ 68. **治婴儿童子患疹痘疾**:用紫草二两。细锉,以百沸汤一大盏泡,便以物合定,勿令气漏,放如人体温。量儿大小,服半合至一合。服此,疮虽出,亦当轻减。(宋立人 总编·《中华本草》6 册 529 引《经验后方》)

★ 69. **预防麻疹 2 方**

①紫草三钱,甘草一钱。水煎,日服二次。(江苏新医学院 编·《中药大辞典》下册 2345)

②紫草一两,南瓜藤二两,地丁三钱。用法:水煎服,一日三次。服后如腹泻可加广木香至一钱,同煎服。(顾伯华 主编·《实用中医外科学》18)

★ 70. **治麻疹**:紫草 9~15 克。水煎服。适用于麻疹后斑痕不退。(胡郁坤 陈志鹏 主编·《中医单方全书》139)

★ 71. **治麻疹发后突然隐没,热毒攻心**:紫草三钱,川红花一钱半,芫荽二钱。用法:水煎服。(顾伯华 主编·《实用中医外科学》22)

★ 72. **治婴儿玫瑰疹**:紫草 7.5~15 克。水煎服;或与板蓝根 15 克水煎服,每日 2 次,每日 1 剂,10 日为 1 个疗程。(胡郁坤 陈志鹏 主编·《中医单方全书》299)

紫花地丁(69 方)

【药性】味苦、辛,性寒。归心、肝经。

【功能与主治】清热解毒,凉血消肿。主治疔疮痈疽,丹毒,痄腮,乳痈,肠痈,瘰疬,湿热泻痢,黄疸,目赤肿痛,毒蛇咬伤。

【用法用量】内服:煎汤,10~30 克,鲜品 30~60 克。外用:适量,捣敷。

【使用注意】阴疽漫肿无头及脾胃虚寒者慎服。

★ 1. **预防传染性肝炎**:紫花地丁、柳根各五两。用法:各加水 300 毫升,分别煎取药液 150 毫升,再将 2 种药液混合。每服 30 毫升,饭前服,1 日 3 次,连服 3 日。(中医研究院革命委员

会 编·《常见病验方研究参考资料》46)

★ **2. 治传染性肝炎**:紫花地丁叶适量。用法:焙干研末,每饭后黄酒送服二钱。(中医研究院革命委员会 编·《常见病验方研究参考资料》46)

★ **3. 治黄疸**:鲜紫花地丁一握。捣汁一酒杯,加酒温服,亦可用干品研末9克,温酒送服。(中医研究院革命委员会 编·《常见病验方研究参考资料》156)

★ **4. 治黄疸内热**:地丁末。酒服3钱。(江苏新医学院 编·《中药大辞典》上册801)

★ **5. 治肺炎**:紫花地丁适量。焙干研末,每次15~30克,水煎服,每日3~4次。适用于大叶性肺炎。(胡郁坤 陈志鹏 主编·《中医单方全书》7)

★ **6. 预防流行性出血热**:蒲公英、紫花地丁、车前草各5钱。用法:水煎。每日1剂,分2次服。功能:清热解毒,凉血止血。方解:蒲公英清热解毒,消肿散结;紫花地丁清热解毒,凉血消肿;车前草清热利湿。诸药合用,共奏清热解毒,凉血止血之功。注意事项:每周服一剂。(易法银 喻斌主编·《湖南省中医单方验方精选·内科》下册2271)

★ **7. 治阿米巴痢疾**:地丁草半两。用法:将上药洗净切细,水一碗煎半碗服,一日一次。(中医研究院革命委员会 编·《常见病验方研究参考资料》59)

★ **8. 治泌尿道感染,痈肿疮疡**:紫花地丁30克,蒲公英30克。用法:上药加水煮沸20分钟,滤取药液,代茶服之,每日1剂。功效:清热解毒,利尿通淋。医师嘱咐:此方副作用小,疗效好,药味不苦,对急性和慢性泌尿道感染皆宜。(刘道清 主编·《中国民间神效秘方》379)

★ **9. 治盗汗**:紫花地丁草。用法:鲜者捣烂敷于脐上。干者研末,水调糊膏贴脐上。(洪国靖 主编·《中国当代中医名人志》867)

★ **10. 治疔腮**:常规处理患部,取鲜紫花地丁100克,捣成泥状,加入食醋少许,调匀,涂布在纱布上,并贴于患处,加以固定。一般每日换药1次,重者2次。治疗21例患者,用药后局部即觉清凉,热痛显著减轻,1天后热退、肿痛减轻者11例。所有患者均在3天内痊愈。(滕佳林 米杰 编著·《外治中药的研究与应用》487)

★ **11. 治腮腺炎2方**

①鲜紫花地丁9克,白矾6克。共捣烂外敷患处,每日换1次。(宋立人 总编·《中华本草》5册467)

②鲜地丁草二两,蜂蜜一两(无蜜用盐少许)。用法:地丁草捣烂,蜜调敷患处,一日换二次。(中医研究院革命委员会 编·《常见病验方研究参考资料》40)

★ **12. 治阑尾炎**:紫花地丁1两。用法:加黄酒1碗,煎至半碗服。(中医研究院革命委员会 编·《常见病验方研究参考资料》271)

★ **13. 治痔疮术后感染**:【瓦枯煎】瓦松100克,枯矾100克,黄柏50克,地丁30克,苦参20克。上药加水3000毫升,煮沸约30分钟。趁热先熏后洗患处,然后去渣坐浴。坐浴时温度要适中,以免烫伤局部皮肤。每日熏洗2次,1剂药用2天。一般熏洗2次就有明显效果,3~5剂痊愈。共治35例,经本法治疗全部治愈,无任何不良反应。(滕佳林 米杰 编著·《外治中药的研究与应用》487)

★ **14. 治实热肠痈下血**:鲜紫花地丁8钱~1两(干品5~8钱),和水煎成半碗,饭前服,日服2次。(江苏新医学院 编·《中药大辞典》上册801)

★ **15. 治肠痈,生于小肚角,微肿而小腹隐痛不止,皮色不变者**:【藤花酒】红藤一两许,紫花地丁一两许。用法:红藤用好酒二碗煎一碗,饮醉卧,午后用紫花地丁一两许,亦以好酒煎服后,痛必渐止,再服。(彭怀仁 主编·《中医方剂大辞典》10册1519引《仙拈集》)

★ **16. 治前列腺炎**:紫花地丁、紫参、车前草各5钱,海金沙1两。煎汤,每日1剂,分2次服,连服数日。(江苏新医学院 编·《中药大辞典》上册801)

★ **17. 治遗精;属湿热下注型**:干紫花地丁30克。用法:水煎2次,混合。每日1剂,分2次服。功能:清热解毒,化湿止遗。注意事项:鲜品用60克。(阳春林 葛晓舒·《湖南省中医单方验方精选·外科》下册1228)

★ **18. 治疔疮初起,周身酸楚,恶寒发烧,红丝疔游走**:紫花地丁30克,金银花90克,川大黄10克,川黄连6克,生甘草10克。用法:清水煎,分2次服。附注:疗疮与疖疮不同。疗疮发病迅速,变化多端。上方可日服 2 剂。如大便秘结加元明粉 9 克(分 2 次冲服)。(许逸民 李庆峰 编著·《中国百年百名中医临床家丛书·许玉山》246)

★ **19. 治疔疮 5 方**

①鲜紫花地丁。捣烂敷患处,并用本药 1 两水煎服。(中医研究院革命委员会 编·《常见病验方研究参考资料》250)

②紫花地丁、夏枯草各一两,连翘三钱。用法:水煎服。一剂即消。(彭怀仁 主编·《中医方剂大辞典》10 册 83 引《青囊秘诀》)

③紫花地丁一两,甘菊花一两。用法:水煎服。一剂红线除,二剂疔疮散,三剂痊愈,不必四剂,毒尽而肉生也。功能:消毒泻火。加减:若已溃烂,加当归二两。方论选录:《医林纂要》:此方主血分而兼气分。紫花地丁解毒泻火,以丁治疗,菊花泻火而兼辛散之义。(彭怀仁 主编·《中医方剂大辞典》6 册 192 引《辨证录》)

④【三花汤】菊花、金银花、紫花地丁各等份。用法:水煎服。(孙世发 主编·《中医小方大辞典》736 引《医学集成》)

⑤紫花地丁一两,野菊花 5 钱,白芷 3 钱。用法:水煎。每日 1 剂,分 2 次服。功能:清热解毒,消肿疗疮。注意事项:此方还可捣烂外敷患处。(阳春林 葛晓舒·《湖南省中医单方验方精选·外科》上册 71)

★ **20. 治疗疮肿毒**:紫花地丁草,捣汁服。(江苏新医学院 编·《中药大辞典》上册 801)

★ **21. 治疗毒溃后:【当归汤】**当归 60 克,菊花 30 克,紫花地丁 30 克。用法:水煎服。宜忌:白色阴疽忌用。(孙世发 主编·《中医小方大辞典》889 引《集成良方三百种》)

★ **22. 治疗毒、对口、发背,一切红肿**:鲜紫花地丁。用法:用花、根、叶捣汁服。毒重者愈多服愈妙,盖被出汗,其毒自解,并用滓敷患处。或加蒲公英、甘草末三钱调服更效。宜忌:疮色白、平坦者忌用。(彭怀仁 主编·《中医方剂大辞典》4 册 2 引《治疗汇要》)

★ **23. 治十种疔疮毒气。结硬如石。痛不可忍**:用紫花地丁草擂水洗,捩有效。(电子版·《中华医典·普济方》卷二百七十四)

★ **24. 治脾胃火毒所致之唇疔**:地丁一两,麦冬一两,玄参一两,夏枯草一两,甘草三钱。用

法:水煎服。二剂效。功能:泻火毒。(彭怀仁 主编·《中医方剂大辞典》5 册 403 引《青囊秘传》)

★ **25. 治指头感染**:地丁、野菊花各 30 克。水煎服。体质虚寒者忌服。(北京 沈阳 兰州 新疆部队 编·《北方常用中药手册》234)

★ **26. 治化脓性感染 2 方**

①紫花地丁、蒲公英、半边莲各 5 钱。水煎服;药渣外敷。(《全国中草药汇编》编写组 编·《全国中草药汇编》上册 838)

②鲜紫花地丁、鲜芙蓉花各等量,加食盐少许,共捣烂敷患处;同时用鲜紫花地丁 60～90 克,水煎服。(《全国中草药汇编》编写组 编·《全国中草药汇编》上册 838)

★ **27. 治疖,症状较轻者**:紫花地丁 100 克(鲜品加倍)。用法:上药加水煮沸 40 分钟,滤取药液约 500 毫升。分早、晚 2 次温服,每日 1 剂。功效:清热解毒,消肿疗疮。医师嘱咐:疖未成脓时,切忌挤压。饮食以清淡为主,忌食辛辣刺激性食物,戒烟酒,保持大便通畅。(刘道清 主编·《中国民间神效秘方》546)

★ **28. 治疮疡脓肿**:鲜紫花地丁、鲜野菊花。用法:上药捣烂外敷。备注:用鲜药疗效好。(吴静 陈宇飞 主编·《传世金方·民间秘方》163)

★ **29. 治一切恶疮**:紫花地丁根,日干,以罐盛,烧烟,对疮熏之,出黄水,取尽愈。(江苏新医学院 编·《中药大辞典》上册 801)

★ **30. 治痈疽**:紫花地丁(连根)、苍耳叶各等份。捣烂,酒 1 杯,搅汁服。(杨建宇等 主编·《灵验单方秘典》183)

★ **31. 治痈疽初起**:症见红肿热痛者。鲜紫花地丁、鲜蒲公英各 50 克。用法:上药洗净、捣烂,外敷患处。每日 1 次,3～4 次可愈。(唐大晅 张俐敏 主编·《传世金方·祖传秘方》151)

★ **32. 治痈疽发背,无名诸肿**:紫花地丁草,三伏时收,以白面和成,盐醋浸一夜,贴患处。(江苏新医学院 编·《中药大辞典》上册 801 引《孙天仁集效方》)

★ **33. 治各种痈肿、漫肿不收**:干蛇一条,紫花地丁适量,鲜小榆树根白皮适量。用法:把干蛇用凉水泡软,与后二味药捣烂如泥,敷于患处四围。经治一例疗效满意。(友人传)

★ **34. 治淋巴结核,一切化脓性感染 2 方**

①鲜紫花地丁、鲜野菊花各 2 两。共捣汁,分 2 次服。药渣外敷。体质虚寒者忌服。(江苏新医学院 编·《中药大辞典》上册 801)

②紫花地丁、蒲公英、半枝莲各 5 钱。煎服。药渣外敷。(江苏新医学院 编·《中药大辞典》上册 801)

★ **35. 治鼠瘰初起:**紫花地丁四两,火酒一斤。浸七日,饮之自愈。(清·顾世澄 撰·《疡医大全》689)

★ **36. 治急性淋巴管炎和淋巴结炎:**紫花地丁 30 克。水煎服,每日 1 剂。适用于淋巴结炎、疔疮痈肿。(胡郁坤 陈志鹏 主编·《中医单方全书》194)

★ **37. 治丹毒:**鲜紫花地丁 60 克,大黄 30 克,鲜侧柏叶 40 克。用法:将上药共捣泥。取本品涂敷患处,每日 1 ~ 2 次,至愈为度。疗效:共治疗 75 例,经治 3 ~ 7 日,均治愈。(梁永才 梁杰圣 主编·《中国外治妙方》274)

★ **38. 治各种无名肿毒:**紫花地丁一斤。晒干研末筛细,白面糊为膏。贴患处。(沈洪瑞 主编·《重订十万金方》381)

★ **39. 治蛇咬伤:**紫花地丁 60 克。与食盐 30 克共捣烂(留出伤口),敷患部周围。(胡郁坤 陈志鹏 主编·《中医单方全书》172)

★ **40. 治毒蛇咬伤 2 方**

①鲜紫花地丁捣汁一酒杯,内服;药渣加雄黄少许,调敷患处。(江苏新医学院 编·《中药大辞典》上册 802)

②鲜紫花地丁、鲜瓜子金、鲜半边莲各适量。共捣如泥。敷患处。(滕佳林 米杰 编著·《外治中药的研究与应用》485)

★ **41. 治接触性皮炎:**紫花地丁、麻黄、甘草各 20 克。将上药水煎。擦洗患处,每日数次。(滕佳林 米杰 编著·《外治中药的研究与应用》486)

★ **42. 治外伤出血:**紫花地丁、鲜酸浆草各适量。共捣烂。敷患处,用纱布扎。(滕佳林 米杰 编著·《外治中药的研究与应用》486)

★ **43. 治破伤风,半在表、半在里,头微汗,身无汗:【地榆防风散】**地榆、防风、紫花地丁、马齿苋各等份。用法:上药研为细末。每次 9 克,温米汤调下。(孙世发 主编·《中医小方大辞典》1372 引《保命集》)

★ **44. 治风湿性关节炎:**鲜紫花地丁。用法:捣烂敷患处。(中医研究院革命委员会 编·《常见病验方研究参考资料》219)

★ **45. 治急性结膜炎(症状较重者):**紫花地丁 1 ~ 2 两。取鲜草洗净,捣烂,用纱布拧汁,点眼,每次一二滴,一日二三次。其渣可与适量鸡蛋白调和,敷眼皮上。(中医研究院革命委员会 编·《常见病验方研究参考资料》458)

★ **46. 治慢性或急性结膜炎复发:**鲜紫花地丁草适量。用法:洗净,捣烂取汁,点眼,一日二次。或捣烂加鸡蛋清少许,敷眼皮上,一日二次。(中医研究院革命委员会 编·《常见病验方研究参考资料》460)

★ **47. 治眼结膜炎、咽炎:**鲜紫花地丁 1 ~ 2 两,水煎服。(《全国中草药汇编》编写组 编·《全国中草药汇编》上册 838)

★ **48. 治目赤肿痛:**紫花地丁、菊花、薄荷各 9 克,赤芍 6 克。水煎服。(宋立人 总编·《中华本草》5 册 467)

★ **49. 治麦粒肿:**紫花地丁 15 ~ 30 克。水煎服。外用鲜草适量,洗净,捣烂敷患处。(上海常用中草药编写组·《上海常用中草药》114)

★ **50. 治阳明壅热,牙齿动摇:**黄芩 50 克,紫花地丁 40 克,玄参 20 克。上药加水 2500 毫升,煎汁。待药稍凉后,含漱。(滕佳林 米杰 编著·《外治中药的研究与应用》485)

★ **51. 治急性扁桃腺炎已成脓和一切痈肿成脓未溃者:**皂刺 10 克,紫花地丁 30 克。用法:上药加水煎煮,煮沸 20 分钟,滤取药液;药渣加水再煎,再煮沸 20 分钟,滤取药液。合并 2 次药液。分 2 次 1 日内服完,连服 3 ~ 5 日可愈。功效:清热解毒,搜风消肿。禁忌:孕妇忌服。(刘道清 主编·《中国民间神效秘方》21)

★ **52. 治走马牙疳:**鲜紫花地丁草 2 两。用法:捣汁加冰片少许,用棉签蘸搽患处。(中医研究院革命委员会 编·《常见病验方研究参考资料》451)

★ **53. 治乳痈初起 3 方**

①紫花地丁 1 两。用法:去皮为末,分 3 次,黄酒冲服,1 日服完。(中医研究院革命委员会 编·《常见病验方研究参考资料》259)

②鲜紫花地丁草。用法:叶子塞鼻,左乳痛

塞右鼻,右乳痛塞左鼻。梗、茎与根,捣烂成饼,敷痛处。1昼夜可消散。(中医研究院革命委员会 编·《常见病验方研究参考资料》265)

③地丁、夏枯草各4两。用法:捣烂,酒泡服。(中医研究院革命委员会 编·《常见病验方研究参考资料》261)

★ 54. 治乳吹并一切毒:【地丁膏】紫花地丁、蒲公英各8两。用法:以长流水洗净,用水熬汁,去滓,又熬成膏,摊贴。(彭怀仁 主编·《中医方剂大辞典》4 册 3)

★ 55 治异常分娩:紫花地丁 30 克。煎水,兑片糖服。适用于胞衣不下、产妇腹痛。(胡郁坤 陈志鹏 主编·《中医单方全书》274)

★ 56. 治真菌性阴道炎:紫花地丁、马鞭草各 30 克。水煎灌洗外阴及阴道,每日 1~2 次。(滕佳林 米杰 编著·《外治中药的研究与应用》486)

★ 57. 治幼女外阴炎:【仙龙汤】紫花地丁 30 克,蒲公英 30 克,菊花 15 克,龙胆草 15 克,赤芍 30 克,仙灵脾 30 克。上药水煎外洗,伴阴道炎者坐浴。每日 2 次,7 天为 1 个疗程。共治 52 例,均在 1 个疗程内痊愈。(滕佳林 米杰 编著·《外治中药的研究与应用》487)

★ 58. 治小儿肝热鼻衄:鲜紫花地丁 2~3 两。加蜂蜜 1 两,水煎服,连服数日。(江苏新医学院 编·《中药大辞典》上册 802)

★ 59. 治小儿走马牙疳、溃烂腥臭:紫花地丁根不拘多少,用新瓦焙,为末,搽患处。(江苏新医学院 编·《中药大辞典》上册 802)

紫河车(86 方)

【药性】味甘、咸,性温。归肺、肝、肾经。

【功能与主治】益气养血,补肾益精。主治虚劳羸瘦,虚喘劳嗽,气虚无力,血虚面黄,阳痿遗精,不孕少乳。

【用法用量】内服:研末,每次 1.5~3 克,重症加倍;或入丸剂;新鲜胎盘,半个或 1 个,水煎服食,每星期 2~3 次。

【使用注意】凡有表邪及实证者禁服,脾虚湿困纳呆者慎服。

★ 1. 治肺心病:胎盘 1 具,红参 100 克。用法:先将胎盘洗净焙干,然后与红参一起,共研细末,瓶装备用。每次 6 克,每日 3 次,温开水冲服。功效主治:益气养血,补虚填精。主治肺心病,迁延日久,症见气短喘促、神疲乏力、纳差烦躁,属于精亏气虚者。医师嘱咐:痰热壅肺,痰黄胶黏者不宜服。(刘道清 主编·《中国民间神效秘方》儿 347)

★ 2. 治肺源性心脏病:本病中医学属于"咳嗽""喘证""痰饮""水肿""肺胀""心悸"等范畴。紫河车适量。焙干研末吞服,每次 3 克,每日 3 次。(胡郁坤 陈志鹏 主编·《中医单方全书》17)

★ 3. 治肾痹,腰痛遗精,小便时时变色,足挛不能伸,骨痿不能起,因房劳精竭者:天门冬、熟地黄、人参、河车一具。备考:方中前三味用量原缺。(彭怀仁 主编·《中医方剂大辞典》6 册 712 引《症因脉治》)

★ 4. 治脾肺精虚劳伤:【参苓河车丸】河车一具。用法:酒煮烂,收干,打白茯苓五六两为丸。加人参更妙。(彭怀仁 主编·《中医方剂大辞典》6 册 920 引《症因脉治》)

★ 5. 治慢性阻塞性肺病:本病中医学属于"肺胀""咳嗽""喘证""痰饮"等范畴。紫河车 1.5 克。开水送服,每日 2~3 次。适用于肾精亏虚证。(胡郁坤 陈志鹏 主编·《中医单方全书》12)

★ 6. 治浸润性肺结核:胎盘(紫河车)四份,百部二份,白及二份。用法:共研细末,水泛为丸(蜜丸更好),每服二钱,一日三次,开水送服。蜜丸可按分量酌加。以三个月为一个疗程。(中医研究院革命委员会 编·《常见病验方研究参考资料》114)

★ 7. 治浸润性肺结核验案:沈某某,女,38 岁。1958 年 8 月去宁波第一医院检查为浸润型肺结核和右肋膜炎,用雷米封、钙片等药未瘥,且有咽干、失音现象,经服用紫河车 1 具后,潮热渐减,睡眠渐佳,咽干、失音渐有转变,再服 1 具,寒热完全消失,精神日佳,胃口亦开,并能处理轻便家务。去年又服 1 具,体重增加,能步行,已痊愈,可无须服药。治疗方法:以新鲜紫河车用米泔水漂,长流水洗极净,酒蒸,瓦上焙干为末;或煮熟捣烂,炼蜜为丸,每天服3次。(黄国健等主编·《中医单方应用大全》527)

★ 8. 治肺结核3方

①胎盘一个(须选用健康产妇胎盘)。用法:洗净后,用瓦焙干,研细末,每服一钱至一钱半,一日二至三次黄酒下。(中医研究院革命委员会 编·《常见病验方研究参考资料》113)

②鲜胎盘一至二个,红枣(去核)一至二斤,冰糖一斤。用法:熬炼成膏,每服一汤匙,一日三次。(中医研究院革命委员会 编·《常见病验方研究参考资料》113)

③鲜紫河车适量,切碎喂老肥水鸭。3日后宰杀,用白炭或桑柴火淡盐煮食。适用于肺结核咳嗽发热、盗汗面赤、咯血、失眠。(胡郁坤 陈志鹏 主编·《中医单方全书》147)

★ 9. 治肺痈,咳吐脓血,体质瘦弱已极:紫河车1具,阿胶2两。用法:紫河车洗净,阿胶加入同蒸。每次适量,每日服2次。功能:补肺益气,化痰止咳。注意事项:2天服完。(易法银 喻斌主编·《湖南省中医单方验方精选·内科》上册296)

★ 10. 治再生障碍性贫血5方

①【鲜胎盘粉或丸】鲜胎盘加温干燥后研粉或制成丸,每次服三钱,每天3次。(西安医学院第一附属医院中医教研组编·《常见病中医治疗研究》289)

②鲜胎盘半个切碎,加适量生姜、瘦猪肉,先炒后煮,连汤服,每周2~3次。(西安医学院第一附属医院中医教研组 编·《常见病中医治疗研究》289)

③鲜胎盘。每次半个,切碎加适当干姜、瘦猪肉,先炒后煮,连汤肉服,每周2~3次。或用胎盘粉、丸,每次9克,每日3次,口服。据报道,用上方治疗本病19例,结果治愈9例,显效1例,好转4例,无效5例。(王辉武 主编·《中药临床新用》604)

④紫河车粉210克,阿胶90克,海螵蛸45克,肉桂45克,绿矾500克。用法:上药共研为细面,加入适量淀粉,和匀、压成片,备用。每次服2片~3片,日服2次,温开水送下。功效:补血生血。主治:再生障碍性贫血。附记:观察治疗100例患者,有效率为80%。(程爵棠 程功文编著·《单方验方治百病》189)

⑤紫河车粉2克,鹿茸粉1克,三七粉0.5克,鸡内金粉0.5克。用法:上药和匀备用。每次服4克,日服2次,用温开水送服。1个月为1个疗程。功效:大补气血、活血健胃。主治:再生障碍性贫血。附记:一般用药1~3个疗程即可见效或获愈。(程爵棠 程功文 编著·《单方验方治百病》189)

★ 11. 治气血亏引起的身体瘦弱,精神不振,面色无华,心悸气短,自汗盗汗,月经稀少,产后体弱:【紫河车粉】将紫河车研末过筛分装,每袋3克,即得。每次3克,每日2次,小儿酌减。(宋立人 总编·《中华本草》9册539)

★ 12. 治虚劳,骨蒸,传尸及癫痫健忘,并治恍惚惊怖,神不守舍,多言不定:紫河车一具(酒洗净),青蒿一斗五升(入童便熬),童便三斗。用法:上熬,童便减至二斗,去青蒿,再熬至一斗,再入紫河车煮烂,莲粉为丸,如梧桐子大。每服五十丸。(彭怀仁 主编·《中医方剂大辞典》6册712 引《不居集》)

★ 13. 治劳瘵虚损、骨蒸等症:【河车丸】紫河车一具(洗净捣烂),白茯苓半两,人参一两,干山药二两。上为糊,面糊和入河车,加三味,丸如梧桐子大。每服三五十丸,空心米饮下。嗽甚,五味子汤下。(江苏新医学院 编·《中药大辞典》下册2363 引《妇人良方》)

★ 14. 治内伤腰痛,真阳不足:【青娥丸】补骨脂(炒,研)、杜仲(姜水炒)各120克,紫河车1具。用法:上药前2味研末,与煮熟紫河车打为丸,服之。(孙世发 主编·《中医小方大辞典》958 引《症因脉治》)

★ 15. 治先天不足,气血两虚:人胞一具。用法:煎烂,入白茯苓、山药,打为丸。(彭怀仁 主编·《中医方剂大辞典》6册710 引《症因脉治》)

★ 16. 培正固本:以鲜胎盘1个漂洗,与怀山药300克同煮烂,加适量茯苓粉糊丸,每服3~4克。(洪国靖 主编·《中国当代中医名人志》705)

★ 17. 治五劳七伤,吐血虚瘦:初生胞衣,长流水中洗去恶血,待清汁出乃止,以酒煮烂,捣如泥,入白茯苓末,和丸如梧桐子大。每米饮下百

丸,忌铁器。(江苏新医学院 编·《中药大辞典》下册 2363 引《朱氏集验方》)

★ **18. 治白细胞减少症**:胎盘粉一钱,分二次口服。至少三个月。或复方胎盘片每次三至四片,每日三次。(《全国中草药汇编》编写组编·《全国中草药汇编》上册 810)

★ **19. 治急性粒细胞性白血病**:患者,女,60岁。于1978年10月19日因齿龈出血不止,并头昏发冷发热于1978年10月20日入院。体格检查:体温38℃,脉搏96次/分,胸骨体压痛(++),全身皮肤有散在出血点,其他未见异常。实验室检查:血红蛋白85克/L,白细胞$14.6×10^9$/L。分类:原始0.08,早幼0.40,中幼0.01,晚幼0.01,杆状0.03,分叶0.15,淋巴0.21,单核0.02。骨髓象:早幼粒比值为82.8%,形态大小不等,胞浆有失衡,有的双核分裂,胞浆有的泡变性,出现伪足,浆内颗粒弥漫附于核上。诊断:急性粒细胞性白血病。入院后以白花蛇舌草、半枝莲及强地松治疗,同时并用鲜胎盘加盐与调料煮熟切成片食用,约3~4天食用1个,住院期间共食鲜胎盘12个,经治疗10天后症状消失,11月15日血象示血红蛋白140克/L,原始与幼稚细胞消失。1978年12月14日以良好状态出院。(黄国健等 主编·《中医单方应用大全》528)

★ **20. 治白细胞减少与粒细胞缺乏症**:本病中医学属于"虚劳""虚证"等范畴。鲜紫河车半个。将胎盘的筋膜血管挑开,去瘀血后与瘦猪肉250克(洗净、切块)、生姜10片(切丝)、粳米100克共煮粥至熟后加葱、盐调服,每周2~3次,连服10~20次。(胡郁坤 陈志鹏 主编·《中医单方全书》83)

★ **21. 治贫血**:本病中医学属于"虚劳""血证""血虚""阴虚"等范畴。干紫河车适量。研末服,每次3~6克,每日2次。适用于各种贫血。(胡郁坤 陈志鹏 主编·《中医单方全书》79)

★ **22. 治体质虚弱,气喘,盗汗、遗精、阳痿,妇女气血不足**:胎盘片,每服5片,日2次。(《全国中草药汇编》编写组 编·《全国中草药汇编》上册840)

★ **23. 治糖尿病**:紫河车1具。用法:洗净,砂锅焙黄,研细面。每日2次,每次15克。3具紫河车为1个疗程。黄酒送服。说明:此方阴阳双补,既可治疗消渴,又能配合其他药物巩固疗效。忌食蒜。(张力群等 主编·《中国民族民间秘方大全》360)

★ **24. 治干血劳**:胎盘(不洗)一个,藏红花适量。用法:将胎盘在新瓦上焙干,和红花研面,每日用黄酒、红糖徐徐服下。[陕西省中医研究所革命委员会 编·《陕西中医验方选编》(修订版)286]

★ **25. 治肺肾虚咳嗽**:胎盘一个。用法:漂洗干净,炖服。(中医研究院革命委员会 编·《常见病验方研究参考资料》96)

★ **26. 治咳嗽,属久咳气急,体质羸瘦,耳鸣,惊悸**:紫河车1具。用法:漂净血水,微火焙干,研末。分2次服,每次5钱。功能:温补肺肾,化痰止咳。(易法银 喻斌 主编·《湖南省中医单方验方精选·内科》上册108)

★ **27. 治咳嗽,发热,盗汗面赤,咯血**:鲜紫河车1具,老鸭1只。用法:河车切碎喂鸭,3日后将鸭宰杀,用木炭或桑柴火煮,加盐。每日1剂,分2次服。功能:补肾填精,益气养血。(易法银 喻斌 主编·《湖南省中医单方验方精选·内科》上册109)

★ **28. 治虚喘2方**

①胎盘一个。用法:洗净,煮熟,连汤分数次服。或将胎盘焙干研末,每服三钱,温开水送下。(中医研究院革命委员会 编·《常见病验方研究参考资料》104)

②胎盘一个,青松针四两。用法:冬令取强壮产妇胎盘一个,除去血筋,洗净,浸一昼夜,与青松针同入罐中煨煮,然后加冰糖四两、黄酒二两,文火煨化,去松针,分数次食。(中医研究院革命委员会 编·《常见病验方研究参考资料》104)

★ **29. 治顽固性失眠**:紫河车30克,大枣5枚(去核)。水煎。口服,每2天1次,连用1个月。功能:补肾,宁心,安神。据祁升平报道,应用本方治疗本病有效。(薛建国 李缨 主编·《实用单方大全》591)

★ **30. 治支气管哮喘3方**

①紫河车适量(干品)。研成细末,备用。每次2~4克,每天3次,饭后服。功能:补益肺肾,纳气平喘。据顾剑萍报道,应用本方治疗19例,17例症状消失,2例症状减轻。(薛建国 李

缨 主编·《实用单方大全》590)

②取健康产妇之胎盘,洗净后低温干燥,研成细末或制成丸剂备用。每日 6～12 克,分 3 次饭后服。试治 2 例,均获近期治愈。(江苏新医学院 编·《中药大辞典》下册 2363)

③河车粉 1.5 克。开水送服,每日 2～3 次。或以鲜紫河车 1 个,洗净后置砂锅内煮熟,取出用手撕成细丝,再放入原汤,加入龙眼肉、大枣各 500 克,冰糖 250 克,熬成冻样,冷后入瓷器收藏,每次 1 匙,每日 3 次,宜常吃。适用于气喘。(胡郁坤 陈志鹏 主编·《中医单方全书》15)

★ 31. 治支气管哮喘验案:患者,男,42 岁。于 1958 年 10 月 20 日因哮喘 10 余年发作 2 天而入院。患者于 16 岁时曾因吃咸海蜇后发生咳嗽、吐痰与哮喘,发作多在天气变化与情绪激动及冬季易发,每于发作时弯腰,不能平卧,吐大量白色泡沫样痰,曾在其他医院多次住院治疗无效,于 2 天前因哮喘再发入院。入院后给予氨茶碱内服,并肌肉注射胎盘血每天 5 毫升,2 天后症状好转,两肺啰音全部消失,10 月 25 日痰中找不到嗜酸性细胞,患者出院后于门诊继续完成了 2 个疗程的胎盘血治疗,2 个月后随访,已能从事工作,未曾复发。治疗方法:取健康产妇的脐带血,置无菌加防凝剂之小瓶内,后置于冰箱保存备用。每次由肌肉注射 5～10 毫升,每天或隔天 1 次,10 次为 1 个疗程。(黄国健等 主编·《中医单方应用大全》526)

★ 32. 治支气管炎:鲜紫河车煮食,每周 1 个。或焙干研末,每日 20 克,分 2 次服,1 个月为 1 个疗程。潘家旺用上方防治慢性支气管炎 50 例,平均经 3 个疗程治疗,年均发病次数减少为 1.5 次,急性发作日平均缩短为 86 天,且在急性发作时症状较治疗前减轻、易控制,其中以女性及喘息型效果更佳。(王辉武 主编·《中药临床新用》604)

★ 33. 治慢性支气管炎:胎盘 1 个,百合 I000 克,白蜂蜜 500 克,蛤蚧 2 对。用法:先将胎盘洗净焙干研粉,蛤蚧焙干研粉。然后用 1 两清油炒百合至微黄,再倒入白蜜,烧热拌匀出锅,置瓷器皿中,服时用小匙挖 2 匙,再加入胎盘蛤蚧粉冲服(约 9 克),每日 2 次。说明:以冬季服药效果最佳。慢性支气管炎合并感染者,待感染控制后服用。(张力群等 主编·《中国民族民间秘

方大全》51)

★ 34. 治老人久病喘息:(咳嗽,吐少量清稀痰,动则喘甚,张口抬肩,心悸少寐,虚羸消瘦,舌淡,两寸尺脉弱。)胎盘一个(取新鲜者,清水漂净污血,切块),杏仁五钱(去皮尖),百合一两(渍一宿,当白沫出,去其水),胡桃仁(净者)一两。上四味,加水四碗,熟炖至两碗,入盐、酱等调味品,分二次食之,早、晚各服一次。(宋立人 总编·《中华本草》9 册 538 引《养老奉亲书》)

★ 35. 治支气管扩张:紫河车 1 个。洗净焙干,另取黑豆适量,炒到半熟,共研末,每次 50 克,以开水冲服。按:本病中医学属于"咯血""肺络胀""咳嗽"等范畴。(胡郁坤 陈志鹏 主编·《中医单方全书》11)

★ 36. 治咳血,痰带血丝:黑豆 0.5 升,胎盘 1 个用法:黑豆炒半生半熟,胎盘焙枯,共研末,开水冲。每次 1 两,分 2 次服。功能:补元健脾,润肺止血。(易法银 喻斌 主编·《湖南省中医单方验方精选·内科》下册 1755)

★ 37. 治上消化道出血:本病中医学属于"血证""呕血""吐血""便血(远血)"等范畴。紫河车 1 个。撕碎后放入瓦罐,加数滴酒及少许盐和水烹煮服食。(胡郁坤 陈志鹏 主编·《中医单方全书》55)

★ 38. 治神经衰弱 2 方

①鲜胎盘 1 个。用法:漂净后火煨,晒干研细。每次服 0.5～1 分(1.5～3 克),每日 3 次。功能:补肾填精,镇静安神。(易法银 喻斌 主编·《湖南省中医单方验方精选·内科》中册 956)

②人胎盘 50 克,龙骨 50 克,枸杞 15 克。用法:炖 1 剂服 2 天,不拘次数。备注:本方有镇静安神、宁心除烦等作用,患者服药 3～5 剂后,病情明显好转。(吴静 陈宇飞 主编·《民间祖传秘方大全》367)

★ 39. 治神经分裂症:人胎盘 50 克,冰片 1 克,麝香少许(彝族方)。用法:水煎,每剂服 2 天,日服 3 次。说明:本方对久癫失志,不思饮食,体虚气弱者有较好疗效。本病需长时间服药。(张力群等 主编·《中国民族民间秘方大全》433)

★ 40. 治羊痫风 2 方

①紫河车为末,每服五分,冷水调下。(薛文忠 刘改凤 编著·《一味中药巧治病》20 引《万病

验方》）

②初生儿脐带一节,焙干研细末,多服无碍。(薛文忠 刘改凤 编著·《一味中药巧治病》21)

★ **41. 治癫痫而身体虚弱者:**胎盘1个,辰砂9克(水飞细)。用法:胎盘焙干,与辰砂共研和,每服5钱。(中医研究院革命委员会 编·《常见病验方研究参考资料》211)

★ **42. 治小儿痫证:**【紫河车丸】紫河车(肥厚者)1个。用法:洗净,重汤蒸烂,研化,入人参、当归末为丸,如芡实大。每次5～6丸,乳汁化下。(孙世发 主编·《中医小方大辞典》1170引《准绳·幼科》)

★ **43. 治小儿癫痫验案:**毛某,女,11岁。其母代诉,患儿1986年8月中旬,起病发作时,突然大叫一声猝倒于地,神志丧失,双目固定看着一处,口半张,头向后仰,四肢僵硬,呼吸停顿,数秒钟后全身肌肉一阵阵抽动,不停地眨眼、咬牙,面色青紫,口吐白沫,小便失禁,经1小时后意识才完全恢复,经秦皇岛海军408医院确诊为小儿癫痫,给予抗癫痫药苯妥英钠、苯巴比妥,连服1个月,服药期间发作3次,疗效不甚理想,尔后改服紫河车散告愈。治疗方法:取健康人胎盘用冷水泡洗2小时,用手搓洗干净,焙干,研末,过100目筛,装入空心胶囊备用。每次3粒,日服2次,空腹服,服药期间避免精神刺激,忌食生冷辛辣之物,感冒发热停用。此例连服4具即愈,随访3年后未见复发。(杨鹏举 主编·《中医单药奇效真传》193)

★ **44. 治小儿惊痫:**肥厚紫河车研烂,入人乳调如泥,日服二三次。(宋立人 总编·《中华本草》9册539引《保婴撮要》)

★ **45. 治惊搐后摇头症:**忆少时闻友人孙彭山云:尝见姻家一小儿患惊,延专科治之,诸症悉退,而摇头不止。后一老医至,于常服药中加入紫河车,即时愈。(黄国健等 主编·《中医单方应用大全》528引《历代无名医家验案》173)

★ **46. 治久痫失志,气虚血弱者:**紫河车洗净,煮烂食之。(江苏新医学院 编·《中药大辞典》下册2363引《刘氏经验方》)

★ **47. 治久患心疯癫,气血两虚之证:**【河车丸】紫河车(焙极干)不拘几个。用法:上药研为末,炼蜜为丸,梧桐子大,每70丸,空心以酒送下。(孙世发 主编·《中医小方大辞典》108引《古今医鉴》)

★ **48. 治失心癫狂:**紫河车(洗净,煮烂)、牛肚(切碎)各等份。用法:上药和一处,同煮熟,随便食之。(孙世发 主编·《中医小方大辞典》267引《医学入门》)

★ **49. 治胃溃疡验案:**陈某某,女,25岁,职员。于1955年3月1日初诊。主诉上腹部疼痛5年,每隔1～2个月复发1次,经原川西医院透视,诊断为"胃溃疡"。实验室检查:血红蛋白86克/L,红细胞4.38×10^{12}/L。给服胎盘粉,每次1克,每天3次,服用1个月后,食欲增加,血红蛋白99克/L,红细胞4.84×10^{12}/L。上腹部疼痛已近1年未复发。(黄国健等 主编·《中医单方应用大全》527)

★ **50. 治慢性溃疡验案3例**

①王某某,男,26岁。右足部因火焰烧伤Ⅲ度,在外院曾用烫伤药及抗生素治疗近1个月,创面感染,来我院时仍有12厘米×6厘米溃疡面,呈灰白色,有少许分泌物。用下述方法换药,1周后创面即出现健康的新生肉芽组织,新生上皮沿肉芽表面迅速向创面中心生长,20天后创面愈合。治疗方法:在病因治疗的同时,溃疡处依次用双氧水、生理盐水、新洁尔灭清洁创面,拭净分泌物,依创面大小取胎盘组织液适量浸透纱布块填塞或覆盖创面,外盖1层凡士林纱条及敷料固定,一般2～3天换药1次。(黄国健等 主编·《中医单方应用大全》529)

②罗某某,男,12岁,因静脉点滴所致右手背及右内踝局部组织坏死溃疡。经全身治疗和局部一般换药,月余不愈,创面继续加深达2～3厘米。经改用胎盘,间隔换药,用过2～3次,局部即有新生肉芽生长,以后渐次好转,共用10次,肉芽长平,创面愈合。(黄国健等 主编·《中医单方应用大全》529)

③冯某某,女,78岁。1983年6月4日初诊。患者自述左内踝处溃烂已3年,初为抓伤引起。西医诊为慢性溃疡,反复使用抗生素,不仅无效,反而溃疡渐大。查左足内踝溃疡5～6厘米,深近至骨,疮口淡红,凹陷,表面布满一层脓膜状腐败分泌物,患者面白唇淡,声低体瘦,舌质淡红、苔少,脉弦细。脉证合参乃属气血不足。拟紫河车液外敷法治疗,方法是用温开水清洁疮口,再以消毒药棉约7厘米×7厘米,厚度为

0.5 厘米,将胎盘组织液 10 毫升,均匀注入药棉中外敷,外用消毒塑料纸包扎,保留 2 日。随着病情好转,胎盘组织液逐渐减至 4 毫升、2 毫升。2 周后复查伤口愈合。(杨鹏举 主编·《中医单药奇效真传》310)

★ 51. **治疮疡久不收口**:新鲜胎盘(不用水洗)焙干,研细末过 150 目筛,备用。胎盘粉 30 克,蛋黄油 100 毫升,三仙丹 5 克,混合。3 厘米 ×2 厘米纱条入药浸泡,高压灭菌备用。外用于疮口,深部疮疡或瘘管需将纱条送至疮口基底部。2 天换药 1 次。李留纪等用上方治疗疮疡久不收口 87 例,均治愈,最短换药 6 次,最长换药 30 次。(王辉武 主编·《中药临床新用》606)

★ 52. **治不射精**:鲜胎盘半个,生姜 5 片,食盐少许,水煎。口服,每周 2 次。功能:补肾助阳。据祁升平报道,应用上方治疗本病有明显的疗效。(薛建国 李缨 主编·《实用单方大全》591)

★ 53. **治骨结核**:张某某,女,28 岁,职员。于 1955 年 2 月 3 日初诊。主诉右侧大腿疼痛 3 年。3 年前右大腿外侧患小脓疱,手术后刀口半年未愈,经市人民二院透视照片,诊断为"骨结核",遂长期给以雷米封\PAS 及链霉素等治疗,约 2 年后再透视照片,结果仍未好转。9 个月前,自觉腿部胀痛,食欲精神不振。实验室检查:红细胞 3.94×10^{12}/L,血红蛋白 67 克 L。给服胎盘粉 0.5 克,每天 3 次,连服 3 月后,食欲及精神很好,腿部胀痛消失。服半年后,再透视照片,骨结核已有好转。实验室检查:红细胞 4.37×10^{12}/L,血红蛋白 83 克/L。(黄国健等 主编·《中医单方应用大全》528)

★ 54. **治肌肉萎缩症**:紫河车适量。用法:研为细末,每次 10 克,每日 2 次,温水送服。备注:适用于肌肉萎缩症属于肾精亏虚型,以下肢肌肉萎缩、软弱无力为主,及腰膝酸软无力、耳鸣、舌质淡、脉沉而无力者。(李川 主编·《民间祖传秘方》130)

★ 55. **治痘疮气虚倒陷者**:干胎衣一具(切片),白黏米一合(同炒黄色)。用法:上为末。每服一钱,用保元汤送下,酒浆亦可。功能:益阴助浆。(彭怀仁 主编·《中医方剂大辞典》6 册 710 引《痘疹传心录》)

★ 56. **治痘证气血俱虚,灰白色,不灌脓回浆者**:紫河车一具(焙,为末),龟板(酥炙)五钱

(一方有鹿茸五钱)。用法:上为末。每服五七分或一钱,气虚者,保元汤送下;血虚,芎、归、紫草煎汤送下。(彭怀仁 主编·《中医方剂大辞典》7 册 652 引《赤水玄珠》)

★ 57. **治斑秃**:紫河车 3 具,烘干研粉,每日早、晚空腹各服 12 克,效佳。(王辉武 主编·《中药临床新用》605)

★ 58. **治角膜炎**:紫河车适量。烧灰研细末,调水点眼。适用于目赤生翳。(胡郁坤 陈志鹏 主编·《中医单方全书》399)

★ 59. **治妊娠腹痛**:胎盘 1 具。用法:用第 1 胎男性新生儿胎盘,洗净,瓦上焙干研末,黄酒冲服。(毛绍芳 孙玉信 主编·《效验良方丛书·妇科验方》139)

★ 60. **治不孕症**:紫河车 2 具。将紫河车洗净至清汁流出为止,以酒煮烂,捣如泥,炼蜜为丸,如梧桐子大,用米酒送服,每日 10 克,每日 2 次。适用于不孕症、子宫发育不全或肾虚者。(胡郁坤 陈志鹏 主编·《中医单方全书》294)

★ 61. **治乳汁不足**:紫河车一个,去膜洗净,慢火炒焦,研末,每日晚饭后服五分至一钱。(江苏新医学院 编·《中药大辞典》下册 2363)

★ 62. **治母乳缺乏症 2 方**

①紫河车粉,每次 0.5 ~ 1 克,每日 3 次,口服。给药时间一般从产后第 3 天开始。用上方治疗本症 57 例,服药 1 ~ 7 天全部治愈。(王辉武 主编·《中药临床新用》604)

②紫河车 1 块。煮猪肉食。适用于催乳。(胡郁坤 陈志鹏 主编·《中医单方全书》278)

★ 63. **治恶露不净**:胎盘 1 个,鳖肉 120 克。用法:上 2 物洗净,切块,先用旺火油炒片刻,加水装入钵内,用旺火蒸 30 分钟。食之。功效:补气血,破瘀滞。用治产后恶露排出不畅、不净。验证:据《家庭医生》杂志介绍,读者来函反映效果理想。(良石 主编·《名医珍藏·秘方大全》208)

★ 64. **治闭经**:胎盘 1 个。用法:清水洗净,瓦上焙干研末,每日服 2 次,每次 10 克,黄酒调服。说明 本方治疗血虚闭经,阴虚阳亢者或素体偏热者不宜用。(张力群等 主编·《中国民族民间秘方大全》802)

★ 65. **治功能失调性子宫出血**:紫河车 1 个。洗净,焙干研末,每日早、晚各服 5 克。适用

于功血肾虚者。(胡郁坤 陈志鹏 主编·《中医单方全书》235)

★ 66. 治产后出血：新生儿脐带血 5～7 滴。甜酒泡服。适用于产后血晕。(胡郁坤 陈志鹏 主编·《中医单方全书》283)

★ 67. 治五迟五软：紫河车 10 克。温开水冲服，每日 2 次。(胡郁坤 陈志鹏 主编·《中医单方全书》323)

★ 68. 治小儿哮喘：我女儿今年 14 岁，5 年前曾患哮喘病，经常服用止咳平喘药和抗生素，但效果不佳，时常复发，有时 1 个月发作数次。后改服胎盘糖衣片（每片 0.25 克），每次服 2 片，每天 3 次。连服 1 个月，哮喘明显好转。停服一段时间，继服同样剂量的胎盘糖衣片共 200 片，哮喘治愈了。5 年来再未复发。(黄国健等 主编·《中医单方应用大全》528)

★ 69. 治小儿遗尿：紫河车一个。瓦上慢火焙干研末，面糊为丸，每服一钱，开水送下，早、晚各一次。(中医研究院革命委员会 编·《常见病验方研究参考资料》387)

★ 70. 预防麻疹 3 方

①脐带一条。用法：初生儿经断脐后将接近胎盘一端消毒剪下三至五寸，用新瓦焙干研细末待用。每日二三次乳汁调服，一周服完。(中医研究院革命委员会 编·《常见病验方研究参考资料》15)

②紫河车五分。用法：一日二次，连服三至七日。(中医研究院革命委员会 编·《常见病验方研究参考资料》15)

③胎盘二钱，丝瓜皮一钱，金银花二钱。用法：胎盘消毒焙干，将上药烤干研末混匀，每服一钱，一日二次，连服三日，用绿豆汤送服。(中医研究院革命委员会 编·《常见病验方研究参考资料》18)

鹅不食草（69 方）

【药性】味辛，性温。归肺、肝经。

【功能与主治】祛风通窍，解毒消肿。主治感冒，头痛，鼻渊，鼻息肉，咳嗽，哮喘，喉痹，耳聋，目赤翳膜，疟疾痢疾，风湿痹痛，跌打损伤，肿毒，疥癣。

【用法用量】内服：煎汤，5～9 克；或捣汁。外用：适量，捣敷；或捣烂塞鼻；或研末嗜鼻。

【使用注意】气虚胃弱者禁用。

★ 1. 治黄疸型肝炎：鹅不食草 9 克，茵陈 24 克。用法：水煎服。(宋立人 总编·《中华本草》7 册 772)

★ 2. 治黄疸型传染性肝炎：鹅不食草。用法：在三四月间采取，搓成酒杯大一团，约一两五钱，用真成酒一斤蒸透去渣。每天服三四两，服至尿清黄退。不会喝酒的，可用此药三至四钱，每日一剂，水煎服。(中医研究院革命委员会 编·《常见病验方究参考资料》48)

★ 3. 治疟疾 2 方①鹅不食草 6 克。用法：水煎去渣加醪糟，于发作前 1～2 小时服。(宋立人 总编·《中华本草》7 册 772)

②鹅不食草一至三两。用法：酒、水各半煎服，于疟疾发前三四小时或临发时顿服。亦可用此草揉碎成小团于疟发前两小时塞入一侧鼻孔中。(中医研究院革命委员会 编·《常见病验方究参考资料》69)

★ 4. 治脑卒中：鹅不食草适量。烘干，研细末，每用少许以吹管吹入鼻腔至流出黄涕。适用于中风昏迷。(胡郁坤 陈志鹏 主编·《中医单方全书》122)

★ 5. 治中暑：用鹅不食草或鲜韭菜，或生姜。用法：捣烂取汁，滴入鼻中。每侧鼻孔滴入 5～7 滴，15～17 分钟 1 次，至患者苏醒为止。(滕佳林 米杰 编著·《外治中药的研究与应用》489 引《中医内科急症证治》)

★ 6. 治流行性感冒：鹅不食草（即石胡荽）1～2 两。用法：煎汤内服，1 天 2 次。注：据药理报道，本品对流感杆菌有抑制作用。因含挥发油，故煎的时间不宜太长。(王琦 主编·《王琦临床医学丛书》下册 1333)

★ 7. 治风寒感冒，过敏性鼻炎，慢性鼻炎，急性胃肠炎，风湿性关节炎等：鹅不食草 120 克，白酒 500 毫升。用法：将鹅不食草去除杂质，用凉开水快速淘净，滤去水液，切碎，置于瓷瓶内，用白酒浸泡，密封瓶口，每日摇晃 1 次，7 日后即可使用。每次口服 20 毫升,每日 3 次。功效:祛风,散寒,通窍。医师嘱咐:服药期间忌食生冷、油腻食物,注意不要受凉,不要过劳。(刘道清主编·《中国民间神效秘方》9)

★ 8. **治伤风头痛、鼻塞**:鹅不食草(鲜或干均可)。用法:搓揉,嗅其气,即打喷嚏,每日 2 次。(宋立人 总编·《中华本草》7 册 771)

★ 9. **治偏正头痛**:鹅不食草 3 钱,薄荷 2 钱。加酒少许。用法:水煎服。(中医研究院革命委员会编·《常见病验方究参考资料》205)

★ 10. **治偏头痛 2 方**

①鹅不食草 6 克。用法:用好酒浸 7 夜,晒 7 天(即每天入夜浸酒,白天取出晒干)。将草搓软,左痛塞右鼻,右痛塞左鼻。(中医研究院革命委员会 编·《常见病验方究参考资料》203)

②鹅不食草、冰片各少许。用法:共为细末。每日常闻。(沈洪瑞 主编·《重订十万金方》4)

★ 11. **治风寒头痛**:鹅不食草不拘量。用法:晒干研末,随时嗅鼻。(中医研究院革命委员会编·《常见病验方究参考资料》203)

★ 12. **治支气管哮喘**:鹅不食草、栝楼、莱菔子各 9 克。用法:煎服。(宋立人 总编·《中华本草》7 册 771)

★ 13. **治百日咳**:新鲜鹅不食草 2500 克。用法:取上药,加水煎取 500 毫升。再加入等量糖浆。按患者年龄,成人每天 20 ~ 40 毫升,分 4 次服;1 ~ 5 岁儿童每天 5 ~ 10 毫升,5 岁以上每天 15 毫升,分 3 ~ 4 次服。应用本方治疗 300 例,治愈率达 90%。药后 24 小时内咳嗽症状减轻。(薛建国 李缨 主编·《实用单方大全》18)

★ 14. **治痧症腹痛**:鹅不食草花序。用法:捣碎,以鼻闻之,使打嚏。(江苏新医学院 编·《中药大辞典》下册 2401)

★ 15. **治细菌性痢疾**:鹅不食草(干的)200克,白糖 50 克。用法:为末冲开水服。备注:本方用量过大,可酌情减量,鹅不食草一般用量为 6 ~ 9 克。(吴静 陈宇飞 主编·《传世金方·民间秘方》317)

★ 16. **治面神经麻痹**:鹅不食草鲜、干品各适量。用法:取上药干品 9 克,研为细末,加凡士林调成软膏,均匀摊于纱布上,再用鲜草 15 克,捣烂如泥,铺在软膏上。患者左侧面部歪斜贴右侧,右侧面部歪斜贴左侧,每 2 天换药 1 次,一般

2 ~ 3 次即可痊愈。治疗 40 例,痊愈 39 例,好转 1 例。(薛建国 李缨 主编·《实用单方大全》17)

★ 17. **治小便不通**:鹅不食草(鲜品全草)适量,冰片少许。用法:将鹅不食草洗净,捣烂如泥,放入研细的冰片,拌匀,敷在肚脐中。每日换药 1 次,连敷数日,以愈为度。主治小便不通。(杨建宇等 主编·《灵验单方秘典》124)

★ 18. **治膀胱结石**:鲜鹅不食草 200 克。用法:洗净,捣取汁,加白糖、白酒少许。1 次服完,每天 1 剂,连服 5 ~ 10 剂。据陈洁报道,应用本方治疗 7 例,治愈 4 例,好转 2 例,无效 1 例。(薛建国 李缨 主编·《实用单方大全》17)

★ 19. **治痔疮**:鹅不食草 60 克,无花果叶 15 ~ 18 克。用法:煎水,先熏过再洗。(宋立人总编·《中华本草》7 册 772)

★ 20. **治痔疮肿痛**:鹅不食草捣贴之。(江苏新医学院 编·《中药大辞典》下册 2401 引《濒湖集简方》)

★ 21. **治蛔虫病**:鹅不食草三钱。用法:水煎加糖调服。(中医研究院革命委员会 编·《常见病验方究参考资料》74)

★ 22. **治一切骨结核初起**:鹅不食草四两。用法:生用捣汁,用米酒或米醋、白糖各一两,分二次开水送服。患儿减半。外用一般用药四两至一斤。用酒或醋炒热,敷患处。用绷带扎好,一小时除药,敷后如皮上出红疹切勿抓破,可用炉甘石水搽上,等疹消退,一二日后再敷。(中医研究院革命委员会 编·《常见病验方究参考资料》288)

★ 23. **治疔疮**:鹅不食草,烧酒各适量。用法:将鹅不食草捣碎,用烧酒泡。每日 3 次,喝酒 1 杯。功能:解毒消肿,活血止痛。注意事项:鹅不食草渣敷疮上。(阳春林 葛晓舒·《湖南省中医单方验方精选·外科》上册 53)

★ 24. **治一切肿毒**:鹅不食草一把,穿山甲(烧存性)7 分,当归尾三钱。用法:捣烂入酒一碗,绞烂服,以渣敷之。(宋立人 总编·《中华本草》7 册 772 引《濒湖集简方》)

★ 25. **治蛇伤**:鲜鹅不食草。用法:捣烂,外敷伤部。(江苏新医学院 编·《中药大辞典》下册 2401 引《泉州本草》)

★ 26. **治毒蛇咬伤**:鲜鹅不食草(全草)捣

烂。用法:外敷伤口周围;另用鲜全草30克,捣烂绞汁,开水冲服。(宋立人 总编·《中华本草》7 册 772)

★ 27. **治癣:**鲜鹅不食草适量。揉擦患处,每日 2 次,连用至愈。适用于花斑癣。(胡郁坤 陈志鹏 主编·《中医单方全书》328)

★ 28. **治牛皮癣:**鹅不食草捣涂。(江苏新医学院 编·《中药大辞典》下册 2401)

★ 29. **治各种体癣、股癣,奇痒丘疹者:**鹅不食草50克,食盐5克。用法:洗净与食盐共捣烂。外擦患处,每日 2 ~ 3 次。功能:清热除湿,祛腐止痛。(阳春林 葛晓舒·《湖南省中医单方验方精选·外科》上册 572)

★ 30. **治黑迹:**鲜鹅不食草适量。用法:直接取用。每日 1 次,外擦患处。功能:清热解毒,润肤养颜。注意事项:或煎水内服。(阳春林 葛晓舒·《湖南省中医单方验方精选·外科》上册 815)

★ 31. **治鸡眼:**鲜鹅不食草(全草)适量。用法:先用小刀割平患处,再将全草连枝叶捣烂敷患处。据报道,应用本方治疗 6 例,均获痊愈。一般三至五天即可。(薛建国 李缨 主编·《实用单方大全》18)

★ 32. **治突然气闭昏厥,牙关紧闭,不省人事:【通关散】**猪牙皂 500 克,鹅不食草、细辛各250 克。用法:上药研为极细末。每用少许,吹鼻取嚏。功效:通关开窍。宜忌:孕妇慎用。(孙世发 主编·《中医小方大辞典》1107 引《中国药典》)

★ 33. **治结毒入于巅顶,以致头疼胀痛如破者:**鹅不食草 30 克,川芎 30 克,青黛 3 克。用法:共研为细末。患者口噙凉水,以芦筒吹药入鼻内,取嚏为效。(吴素玲 李俭 主编·《实用偏方大全》188 引《外科正宗》)

★ 34. **治跌打损伤 2 方**

①鹅不食草四钱(干的二钱)。用法:捣烂敷伤处,一日一次。(中医研究院革命委员会 编·《常见病验方究参考资料》435)

②鹅不食草(全草)9 ~ 15 克,加黄酒、红糖适量。用法:水煎服;同时用鲜全草捣烂敷患处。(宋立人 总编·《中华本草》7 册 772)

★ 35. **治跌打青肿:**将鲜鹅不食全草适量。用法:洗净切碎,加少许酒捣烂如泥,敷于患处,

每日 1 次。主治跌打青肿。(杨建宇等 主编·《灵验单方秘典》198)

★ 36. **治急性软组织挫伤、扭伤:**新鲜鹅不食全草 200 克。用法:取上药,用水洗净后晾干,可根据损伤部位大小、范围而酌情调整用量,然后用铁锅放置于煤炉上烧热,待热后把鹅不食草放入锅中,来回翻转几次,再放入 60 度米酒 100毫升,待热后把药倒入事先准备好的双层纱布上包好,趁热放患处来回擦按 3 ~ 5 分钟,然后再把药敷于患处,每天 1 次,一般连续用 3 ~ 5 次后,效果显著。功能:活血止痛。主治:急性软组织挫伤、扭伤。附注:据吴传辉报道,应用本方治疗50 例,痊愈 30 例(10 天内患处肿胀消失,疼痛即止,行走自如),显效 13 例(10 天局部肿胀完全或基本消失),好转 4 例(10 天内局部肿胀消退达治疗前的 2/3 以上),无效 3 例。5 例合并撕裂性骨折,3 例合并皮肤轻度和中度挫伤,创面按常规消毒后敷药后获正常愈合。(薛建国 李缨 主编·《实用单方大全》18)

★ 37. **治长年目障:**鹅不食草、川芎、青黛各等份。用法:共研为末,嗜鼻取嚏。(杨建宇等主编·《灵验单方秘典》266)

★ 38. **治翼状胬肉:**鲜鹅不食草适量,冰片少许。用法:将草捣汁,煎沸,澄清,加冰片调匀,点胬肉所在之眼角内,一日一二次。(中医研究院革命委员会 编·《常见病验方究参考资料》461)

★ 39. **治目中生翳:**用鹅不食草适量。用法:贴目。(滕佳林 米杰 编著·《外治中药的研究与应用》488 引《回生集》)

★ 40. **治目病肿胀红赤,昏暗羞明,隐涩疼痛,风痒、鼻塞,头痛,脑酸,外翳攀睛,眵泪稠黏:**鹅不食草二钱,青黛一钱,川芎一钱。用法:为细末,先噙水满口,每用少许嗜入鼻内,以泪出为度。不拘时候。(宋立人 总编·《中华本草》7 册 772 引《原机启微》)

★ 41. **治目赤后暴生翳:**鹅不食草适量。用法:塞鼻中。(孙世发 主编·《中医小方大辞典》180 引《得效》)

★ 42. **治泡性角膜结膜炎:**鲜鹅不食草。用法:捣烂,搓成小丸,临睡塞在鼻孔内,至翌晨取出。左患塞右,右患塞左。(中医研究院革命委员会 编·《常见病验方究参考资料》461)

★ **43. 治未熟期老年性白内障:【鹅冰散】** 鹅不食草 5 份,冰片 1 份。用法:将上药共研细末,装瓶备用,使用时经鼻给药,以干净棉棒蘸少许塞入鼻中,轻轻转动棉棒,药末即自动留于鼻内,然后取出棉棒即可。每日 3 ~ 5 次,30 天为 1 个疗程,3 个疗程即可进行疗程评价。功效:通鼻利窍。(郭志杰 吴琼等 主编·《传世金方·一味妙方》261)

★ **44. 治耳内胀闷:**将鹅不食草、辛夷各等分。用法:煎水制成滴液。每次滴入 5 ~ 8 滴。(滕佳林 米杰 编著·《外治中药的研究与应用》488 引《中医耳鼻喉科学》)

★ **45. 治鼻窦炎:**鹅不食草 3 克。用法:将上药研为细末,纱布包成圆柱形,白酒浸透。塞入患侧鼻孔,2 小时后取出,每日 1 次,以愈为度。(吴静 陈宇飞 主编·《传世金方·民间秘方》347)

★ **46. 治鼻炎 2 方**

①【鹅苍油】苍耳子(文火焙成深棕色,去壳)5 克,鹅不食草 5 克。制法:将上药制成散剂,加香油 10 毫升浸泡 1 周,取上清液。用法:取本品滴鼻,每侧鼻孔 1 ~ 2 滴,每日 4 ~ 5 次,10日为 1 个疗程。疗效:共治疗 54 例,经治 7 ~ 10日,临床治愈 52 例,显效 2 例。1 年后随访 32例,偶有喷嚏、流涕 20 例,用本品仍能治愈。轻微头痛 2 例。(梁永才 梁杰圣 主编·《中国外治妙方》520)

②鹅不食草 5 克,冰片少许。用法:采鹅不食草洗净(鲜品),加少许冰片适当搓揉成团,塞鼻,左侧患病塞左,右侧患病塞右,每日 1 次,连用 7 天。(张力群等 主编·《中国民族民间秘方大全》1004)

★ **47. 治鼻炎、鼻窦炎、鼻息肉、鼻出血:**鹅不食草、辛夷花各 3 克。用法:研末吹入鼻孔,每日 2 次;或加凡士林 20 克,做成膏状涂鼻。(宋立人 总编·《中华本草》7 册 771)

★ **48. 治鼻炎、鼻窦炎:**辛夷花 4 份,鹅不食草 1 份。用法:用水浸泡 4 ~ 8 小时后蒸馏。取芳香水,滴鼻。(滕佳林 米杰编著·《外治中药的研究与应用》489 引广西《中草药处方选编》)

★ **49. 治急性鼻炎:【辛苍滴鼻剂】**苍耳子(去皮壳)40 粒,鹅不食草 40 克,辛夷花 40 克。制法:将上药制成散剂,加等量香油,浸泡 7 日,取上清液。用法:取本品滴鼻,每次 1 ~ 3 滴,每日 3 ~ 4 次,4 日为 1 个疗程。疗效:共治疗 30例,经治 1 个疗程,治愈 9 例,好转 18 例,无效 3例,总有效率为 90%。(梁永才 梁杰圣 主编·《中国外治妙方》520)

★ **50. 治急性鼻炎、慢性单纯性鼻炎、肥厚性鼻炎、变态反应性鼻炎:**鹅不食草适量。用法:取上药,研为细末。让患者自行吸入少许,每天 2 ~ 3 次;或用消毒棉花包裹塞鼻,20 ~ 30 分钟取出,每天 1 次。功能:祛风寒,通鼻窍。主治:急性鼻炎、慢性单纯性鼻炎、肥厚性鼻炎、变态反应性鼻炎。附注:据报道,应用本方治疗急性鼻炎 12 例,慢性单纯性鼻炎 23 例,肥厚性鼻炎 16 例,变态反应性鼻炎 11 例,在 62 例中,用药 2 ~ 9 天后有 35 例症状消失,25 例症状减轻,2 例效果较差。(薛建国 李缨 主编·《实用单方大全》19)

★ **51. 治过敏性鼻炎 2 方**

①鹅不食草适量。用法:取上药,制成鹅不食草点鼻液,用药加水煎煮成 1% 的溶液,每天 3 次点鼻。(薛建国 李缨 主编·《实用单方大全》19)

②秋冬是过敏性鼻炎的高发季节。现为大家介绍单味中药——鹅不食草内服、外用结合治疗,有良效。用法:用新鲜的鹅不食草 10 克,清水一碗半,煎成大半碗,取少许滴鼻,两边各 2 ~ 3 滴,剩下的内服。每日 1 次,连用 3 ~ 5 天,就有不错的效果。功效:鹅不食草味辛、性温,有通窍散寒、祛风利湿、散瘀消肿、止咳的功能。《本草纲目》记载:"鹅不食草,上达头脑,而治顶痛目病,通鼻气而落瘜肉。"适宜人群:患有过敏性鼻炎或慢性鼻炎者,有鼻塞、喷嚏、流涕等不适的人也可以试用。(王娟 整理·《中国中医药报》2009 年 11 月 25 日)

★ **52. 治过敏性鼻炎、慢性鼻炎:**鹅不食草。用法:取鲜者捣烂,塞入鼻中,或挤汁滴入鼻中。(中医研究院革命委员会 编·《常见病验方究参考资料》477)

★ **53. 治慢性过敏性鼻炎:**鹅不食草 10 克,凡士林 90 克。用法:将上药研为极细末,加凡士林调成软膏。取本品涂布于棉片上,填入双侧鼻腔,每次 30 分钟,每日 1 次,15 次为 1 个疗程。疗效:共治疗 105 例,治愈 45 例,有效 38 例,好转 22 例,总有效率为 100%。(梁永才 梁杰圣主编·《中国外治妙方》235)

★ 54. **治鼻渊**：鹅儿不食草（一名地胡椒。采取阴干，晒燥，研末收贮）鼻窍中时流黄色浊涕，用鲜鹅不食草塞鼻；治鼻渊久不愈，鼻中淋沥腥秽血水，头眩虚晕而痛者，用鲜鹅不食草塞鼻数次，内服补中益气汤。（彭怀仁 主编·《中医方剂大辞典》7 册 221 引《集验良方》）

★ 55. **治脑漏**：鲜鹅不食草捣烂，塞鼻孔内。（江苏新医学院 编·《中药大辞典》下册 2401）

★ 56. **治鼻息肉**：鲜鹅不食草。用法：取鲜鹅不食草适量捣烂取汁；滴于鼻息肉上，每日数次，连续治疗 1 ~ 2 周。直至息肉变小乃至消退。（刘有缘 编著·《一两味中药祛顽疾》585）

★ 57. **治鼻孔生疔**：【石胡荽方】石胡荽（又名鹅不食草）用法：将鹅不食草洗净阴干。用法：捣烂塞鼻孔中，热则换之。每日 3 ~ 5 次。作用：清热解毒，治疗消痈。疗效：连用 3 ~ 5 天，疗疮自愈。按语：生疔系肺经火毒蕴结所致。因肺开窍于鼻，肺经火毒上迫，致生疔毒。石胡荽属菊科植物，生于路旁，园隅湿地。辛寒无毒，能散结消肿，清热解毒。《本草纲目》谓治：鼻塞不通，又散疮肿。（张树生 高普等 编·《中药敷贴疗法》307）

★ 58. **治鹅口疮**：鹅不食草 3 克，冰片 1.5 克。用法：共研细面，每用少许撒患处。（宋立人 总编·《中华本草》7 册 772）

★ 59. **治单双喉蛾**：鹅不食草一两，糯米一两。用法：将鹅不食草捣烂，取汁浸糯米磨浆，给患者徐徐含咽。（江苏新医学院 编·《中药大辞典》下册 2401）

★ 60. **治扁桃体炎**：鹅不食草适量。捣汁，加米醋少许调搽患处。（胡郁坤 陈志鹏 主编·《中医单方全书》430）

★ 61. **治小儿急慢惊风**：鲜鹅不食草（全草）适量。用法：捣烂，榨取汁，调花生油灌服，药渣外擦额头及太阳穴。（宋立人 总编·《中华本草》7 册 772）

★ 62. **治小儿发热**：鹅不食草适量。捣烂，开水冲，去渣服。适用于小儿高热。（胡郁坤 陈志鹏主编·《中医单方全书》311）

★ 63. **治小儿疳积**：鹅不食草 3 克。用法：研末，每用一钱炖猪肉食。（中医研究院革命委员会 编·《常见病验方究参考资料》382）

★ 64. **治疳积腹泻**：鲜鹅不食草三钱。水煎服。（江苏新医学院 编·《中药大辞典》下册 2401）

槐花（59 方）

【药性】味苦，性微寒。归肝、大肠经。

【功能与主治】凉血止血，清肝明目。主治肠风便血，痔肠下血，血痢，尿血，血淋，崩漏，吐血、衄血，肝热头痛，目赤肿痛，痈肿疮疡。

【用法用量】内服：煎汤，5 ~ 10 克；或入丸、散。外用：适量，煎水熏洗；或研末撒。止血宜炒用，清热降火宜生用。

【使用注意】脾胃虚寒及阴虚发热而无实火者慎服。

★ 1. **预防中风**：槐花二钱。用法：开水泡，饮服，每周一次。（中医研究院革命委员会 编·《常见病验方研究参考资料》208）

★ 2. **高血压，头晕目胀，脉弦而硬**：槐花 2 两。用法：水煎。每日 1 剂，代茶饮。功能：清热平肝，滋阴潜阳。（易法银 喻斌 主编·《湖南省中医单方验方精选·内科》中册 920）

★ 3. **治咯血**：【万金散】槐花不拘多少。用法：上为末，每服二钱，食后热酒调服。（彭怀仁 主编·《中医方剂大辞典》1 册 967 引《得效》）

★ 4. **治咯血唾血**：槐花、糯米各适量。用法：槐花炒后研末，糯米煮汤。每服 3 钱，每日 3 次。功能：清热健脾，化痰止血。（易法银 喻斌 主编·《湖南省中医单方验方精选·内科》中册 1755）

★ 5. **治热吐**：皂角（去皮，烧烟绝）、白矾（熬沸定）、槐花（炒黄黑色）、甘草（炙）各等分。上为末，每服二钱，白汤调下。（宋立人 总编·《中华本草》4 册 645 引《苏沈良方》）

★ 6. **治吐血**：槐花一两半。用法：炒黑或烧存性，研末，每服二至三钱，开水冲服。（中医研究院革命委员会 编·《常见病验方研究参考资料》116）

★ 7. **治吐血不止**：【槐香散】槐花不拘多少。火烧存性，研细，入麝香少许。每服三钱匕，

温糯米饮调下。（宋立人 总编·《中华本草》4册645引《圣济总录》）

★ 8. 治失音、咯血：【独行散】槐花（炒香熟）。用法：二更后床上仰卧，随意服。（彭怀仁 主编·《中医方剂大辞典》7册770引《得效》）

★ 9. 治吐血、咯血、便血等出血证，因血热所致者：槐花90克。用法：将槐花炒黑存性，研成细末，装瓶密封备用。每次6～9克，每日3次，温开水冲服。功效：凉血止血。禁忌：忌食辛辣食物。（刘道清 主编·《中国民间神效秘方》128）

★ 10. 治尿血：槐花适量。用法：研成细末，开水冲。每次适量，每日服3次。功能：清热养阴，凉血止血。（易法银 喻斌主编·《湖南省中医单方验方精选·内科》下册1835）

★ 11. 治中风失音：【独行散】槐花一味炒香熟，三更后床上仰卧，随意服。（宋立人 总编·《中华本草》4册645引《世医得效方》）

★ 12. 治微细血管脆弱之出血：茜草根3钱，槐花5钱。用法：水煎。每日1剂，分3次服。功能：清热养阴，凉血止血。（易法银 喻斌主编·《湖南省中医单方验方精选·内科》下册1848）

★ 13. 治疮疡：【槐花银花酒】槐花三合，金银花五钱。酒二碗煎服之，取汗。（宋立人 总编·《中华本草》4册645引《医学启蒙》）

★ 14. 治疗疮肿毒，一切痈疽发背，不问已成未成，但焮痛者：槐花（微炒）、核桃仁各二两，无灰酒一盏。煎千余沸，热服。（宋立人 总编·《中华本草》4册645引《纲目》）

★ 15. 治痈疽，发背，一切疮毒，红色高肿属阳者：槐花（净米）一升（炒焦，为末）。用法：分作二服。将一服每日好酒服四五钱；一服老酒煎，调敷患处。（彭怀仁 主编·《中医方剂大辞典》1册41引《古方汇精》）

★ 16. 治发背及一切疮毒，不问已成未成，但焮痛者；及湿热疮疥，肠风痔漏：槐花四五两。用法：上微炒黄，趁热入酒二盏，煎十余沸，去滓，热服。未成者二三服，已成者一二服。临证举例：①肿毒。一人髀骱患毒痛甚，服消毒药不减。饮槐花酒一服，势遂大退，再服托里消毒药而愈。②发背：一人发背十余日，势危脉大，先饮槐花酒二服杀其势退，再服败毒散二剂，托里药数剂，渐溃，又用桑柴烧灸患处，每日灸良久，仍以膏药贴之，灸至数次，脓溃腐脱，以托里药白术、陈皮，月余而愈。③肩疽：一人肩疽，脉数，用槐花酒一服，势顿退，更予金银花、黄耆、甘草十余服而平。（彭怀仁 主编·《中医方剂大辞典》10册791引《外科发挥》）

★ 17. 治颈淋巴结核：槐花2份，糯米1分，炒黄研末，每天早上空腹服10克。服药期间禁止食糖。据报道以上方治疗颈淋巴结核30多例，均获痊愈。（宋立人 总编·《中华本草》4册646）

★ 18. 治鹅掌风：槐枝花熬煎汤，以手熏之，及热后将瓦松擦之，过一会以水洗之，又熏又擦，每日三五次，不过三二日痊愈，神效。（宋立人 总编·《中华本草》4册646引《洞天奥旨》）

★ 19. 治小便尿血：槐花（炒）、郁金（煨）各一两。为末，每服二钱，淡豉汤下。（宋立人 总编·《中华本草》4册645引《篋中秘宝方》）

★ 20. 治血淋：槐花烧过，去火毒，杵为末。每服一钱，水酒送下。（宋立人 总编·《中华本草》4册645引《滇南本草》）

★ 21. 治痔疮：槐花50克，瘦猪肉100克。用法：加水共煎汤，日服1次。功效：凉血止血。（良石 主编·《名医珍藏·秘方大全》172）

★ 22. 治外痔：槐花水煎，频繁外洗，另取药液口服。（杨建宇等 主编·《灵验单方秘典》189引《本草纲目》）

★ 23. 治痔漏：荆芥、槐花各等分。用法：上为末。为丸服。水煎一大碗服亦可。（彭怀仁 主编·《中医方剂大辞典》10册798引《儒门事亲》）

★ 24. 治内痔出血：槐花四钱，侧柏叶三钱。用法：水煎服，每日一剂。（中医研究院革命委员会编·《常见病验方研究参考资料》282）

★ 25. 治诸痔出血：槐花二两，地榆、苍术各一两五钱，甘草一两。俱微炒，研为细末，每早、晚各食前服二钱。气痔（因劳损中气而出血者）人参汤调服；酒痔（因酒积毒过多而出血者）陈皮、干葛汤调服；虫痔（因痒而内有虫动出血者）乌梅汤调服；脉痔（因劳动有伤，痔窍血出远射如线者）阿胶汤调服。（宋立人 总编·《中华本草》4册645引《本草汇言》）

★ 26. 治脱肛：槐花、槐角等分炒香黄，为细

末,用羊血蘸药,炙熟食之,以酒送下。或云以猪膘去皮,蘸药炙服。(宋立人 总编·《中华本草》4册645引《百一选方》)

★ 27. 治伤大肠,粪后去红急涩,面赤气滞:槐花四两,黄芩四两。用法:上共为细末。每服三钱,清晨空心灯芯汤送下。(彭怀仁 主编·《中医方剂大辞典》10册793引《接骨入骱》)

★ 28. 治漏下血不止:槐花15克。用法:将槐花焙焦研细末,用酒送服。(刘少林 刘光瑞 编著·《中国民间小单方》192)

★ 29. 治酒毒下血:槐花(半生半炒)一两,山栀子五钱。为末,新汲水服二钱。(陆锦燧 辑·《鲟溪秘传简验方》115)

★ 30. 治肠胃不调,下血不止:槐花一两,黄连、枳壳各三分。用法:上以槐花炒二味药,去花不用,只将二味用水一盏半,煎七分,空心服。(彭怀仁 主编·《中医方剂大辞典》10册793引《医统》)

★ 31. 治大肠下血 3 方
①槐花、荆芥穗各等分,研末,酒服 1 钱。(江苏新医学院 编·《中药大辞典》下册2435引《经验方》)
②用荆芥二两,槐花一两。同炒紫为末。每服三钱,清茶送下。(陕西省中医药研究院 编·《本草纲目附方分类选编》51)
③用槐花六钱,柏叶三钱,煎汤日服。(陕西省中医药研究院 编·《本草纲目附方分类选编》51)

★ 32. 治肠风下血 3 方
①新柏叶(蒸熟,焙干)、槐花(瓦上炒)、鸡冠花(瓦上焙)各等分。用法:上酒煮面糊为丸,如梧桐子大。每服三十丸,米饮送下,不拘时候。(彭怀仁 主编·《中医方剂大辞典》7册1111引《魏氏家藏方》)
②川军二钱,槐花一两,甘草一钱。用法:水煎服。(沈洪瑞 主编·《重订十万金方》301)
③槐花二两(一半炒,一半晒,为末),柿饼七个(去蒂),乌梅十四个。共打为丸,桐子大,每日空心滚汤送下,即愈。(陆士鄂 编·《叶天士手集秘方》77)

★ 33. 治肠风下血,红白痢疾:槐花(炒焦)、元胡(炒)、地榆(焙)、乌梅肉各一两。用法:上为末,面糊为丸,如绿豆大。每服二十丸,

黄酒送下;红痢,蜜汤送下;白痢,砂糖汤送下。(彭怀仁 主编·《中医方剂大辞典》10册790引《仙拈集》)

★ 34. 治肠风、脏毒、便血、痔漏:黄连四两(酒炒),槐花四两(炒)。用法:上为末,入猪大肠头,长一尺,内扎住,用韭菜二斤,水同煮烂,去菜用肠药,捣烂,丸如梧桐子大,如湿,加神曲丸。每服八十丸,空心米汤送下。(彭怀仁 主编·《中医方剂大辞典》10册800引《古今医鉴》)

★ 35. 治腹泻:槐花10克。水煎服。适用于湿热泄泻。(胡郁坤 陈志鹏 主编·《中医单方全书》49)

★ 36. 治痢疾 2 方
①槐花一两。用法:研末,米汤调服,每服二钱,一日三次。(中医研究院革命委员会 编·《常见病验方研究参考资料》54)
②槐花一两,水芹菜一握。用法:水煎冷服。(中医研究院革命委员会 编·《常见病验方研究参考资料》57)

★ 37. 治血痢久不止,腹中不痛,不里急后重:青皮、槐花、荆芥穗各等分。用法:上为末。水煎,空心热服。(彭怀仁 主编·《中医方剂大辞典》10册792引《洁古家珍》)

★ 38. 治赤白痢疾:槐花(微炒)三钱,白芍药(炒)二钱,枳壳(麸炒)一钱,甘草五分。水煎服。(宋立人 总编·《中华本草》4册645引《本草汇言》)

★ 39. 治老年人尿闭病:槐花四两,白矾四两为末。用法:先将槐花入锅内煮数沸,以后连水倒入罐内,再放入白矾末溶化,趁热令患者以肚脐正对罐口熏之,数次尿出即愈。(沈洪瑞 主编·《重订十万金方》253)

★ 40. 治血小板减少性紫斑:槐花四钱,侧柏叶三钱,大枣二两。用法:水煎服。(中医研究院革命委员会 编·《常见病验方研究参考资料》177)

★ 41. 治烧烫伤:槐花(用量按创面而定)。用法:研细末,调菜油敷。(中医研究院革命委员会 编·《常见病验方研究参考资料》295)

★ 42. 治外伤出血:槐花。用法:焙研细末敷。(中医研究院革命委员会 编·《常见病验方研究参考资料》305)

★ 43. 治急性腰扭伤:干槐花50克,赤小豆

50 克,食醋 300 毫升。用法:前 2 味药共研细末,用食醋调和成糊状,纱布蘸之搽涂患处,每日 3 次。功效:清热解毒,消肿止痛。医师嘱咐:此为外治法,无特殊禁忌证。个别病人如出现皮肤药物过敏,应停用此药,改用他法治疗。(刘道清 主编·《中国民间神效秘方》733)

★ 44. 治鼽血 2 方

①乌贼骨、槐花等份。研末入鼻,一方,槐花半生半炒,末入鼻。(宋立人 总编·《中华本草》4 册 645 引《直指方》)

②槐花一两(炒),蒲黄半两,川面姜一分。用法:上为细末。每服半钱,新水调下。(彭怀仁 主编·《中医方剂大辞典》10 册 791 引《幼幼新书》)

★ 45. 治舌上出血不止(名曰舌鼽):槐花晒干研细末,敷舌上,或火炒,出火毒,研细末敷。(宋立人 总编·《中华本草》4 册 645 引《奇效良方》)

★ 46. 治牙宣出血或痛:【荆芥散】槐花、荆芥穗各等分。为末,擦牙,仍煎点服。(宋立人 总编·《中华本草》4 册 645 引《直指方》)

★ 47. 治乳痈:槐花 5~6 朵,酒煎服。即以花瓣摘散,贴患处。(杨建宇等 主编·《灵验单方秘典》211 引《千金方》)

★ 48. 治乳硬如石:槐花三钱(炒),远志三钱。共为末。每日陈酒调服。半月取效。外用远志、葱蜜饼敷之。(彭怀仁 主编·《中医方剂大辞典》2 册 140 引《古方汇精》)

★ 49. 治白带不止:炒槐花、煅牡蛎各等分。共研细末,用酒送服三钱。(宋立人 总编·《中华本草》4 册 645 引《摘玄方》)

★ 50. 治阴道生疮:槐花。用法:研末油调敷。(中医研究院革命委员会 编·《常见病验方研究参考资料》368)

★ 51. 治血崩:陈槐花一两,百草霜半两。为末,每服三四钱,温酒调下;若昏愦不省人事,则烧红秤锤淬酒下。(宋立人 总编·《中华本草》4 册 645 引《良朋汇集》)

★ 52. 治血崩及肠风下血:槐花、地榆各等分(俱炒焦)。用法:上用酒煎,饮之。(彭怀仁 主编·《中医方剂大辞典》10 册 800 引《景岳全书》)

★ 53. 治乳岩,硬如石者:槐花炒黄,研细

末,黄酒冲服 3 钱,即消。(宋立人 总编·《中华本草》4 册 646 引《串雅内编》)

槐角(附:槐米共 51 方)

【药性】味苦,性寒。归肝、大肠经。

【功能与主治】凉血止血,清肝明目。主治痔疮出血,肠风下血,血痢,崩漏,血淋,血热吐鼽,肝热目赤,头晕目眩。

【用法用量】内服:煎汤,5~15 克;或入丸、散;或嫩角捣汁。外用:适量,水煎洗;研末渗或油调敷。

【使用注意】脾胃虚寒、食少便溏者及孕妇慎服。

★ 1. 治高血压病 2 方

①槐角、黄芩各 9 克。煎服。(宋立人 总编·《中华本草》4 册 648)

②槐角 30 克,桑叶 30 克。水煎服,每日 2 次。(金福男 编著·《古今奇方》69)

★ 2. 治原发性高血压:槐角适量。拣净晒干炒,每日开水浸泡,代茶饮服,可常年服。适用于高血压肝阳上亢者。(胡郁坤 陈志鹏 主编·《中医单方全书》33)

★ 3. 治眩晕:槐角、川芎各一两。用法:研末,每服二钱,茶水送下。(中医研究院革命委员会编·《常见病验方研究参考资料》206)

★ 4. 治黄疸:槐子一两,黄栀子五钱,猪胆一个。用法:前二味水煎浓汁,分两次冲胆汁服。(中医研究院革命委员会 编·《常见病验方研究参考资料》161)

★ 5. 治风头痛:槐实(炒)八两,荆芥穗四两,甘草(炙)一两,防风(去叉)三两。用法:上为散。每服一钱匕,食后茶、酒任调下。功能:清头目,化风痰。(彭怀仁 主编·《中医方剂大辞典》10 册 798 引《圣济总录》)

★ 6. 治胸痛:槐角 20 克,猪皮 30 克。水煎服,每日 1~2 次。(金福男 编著·《古今奇方》48)

★ 7. 治白发:【一醉散】槐角四钱,旱莲草四分,生地黄半两。上为细末,无灰酒一瓶,将药

投入酒内,密封之,浸二十日。取酒饮一醉后,觉来须发尽黑。(宋立人 总编·《中华本草》4 册 648 引《普济方》)

★ **8. 治少年白发:**黑牛苦胆一个,槐角要一串四个豆的。槐角装于胆内以满为度,挂阴凉处候干。用法:每个胆的豆分五次,茶水煎服,隔一天服一次。(沈洪瑞 主编·《重订十万金方》299)

★ **9. 治吐血、咯血、呕血、唾血,或鼻衄、齿衄、舌衄、耳衄:**槐角子八两,麦门冬(去心)五两。用净水五十大碗,煎汁十五碗,慢火熬膏。每早、午、晚各服三大匙,白汤下。(宋立人 总编·《中华本草》4 册 648 引《本草汇言》)

★ **10. 治小便尿血:**槐角子三钱,车前、茯苓、木通各二钱,甘草七分。水煎服。(宋立人 总编·《中华本草》4 册 648 引《杨氏简易方》)

★ **11. 治热淋(急性泌尿系感染):**槐米、萹蓄各60 克。水煎2 遍混合,每日3 次分服。(洪国靖主编·《中国当代中医名人志》72)

★ **12. 治久下血;尿血:**槐(用中黑子)一升,槐花二升。用法:上同炒焦,为末。每服二钱,用水调下,空心、食前各一服。病已止。(彭怀仁主编·《中医方剂大辞典》10 册 787 引《中藏经》)

★ **13. 治尿路结石:**槐米70 克(碾碎),白矾1 克(研末),阿司匹林粉1.5 克。取沸水1500毫升浸泡槐米10 分钟后,过滤,将白矾、阿司匹林加入滤液中混匀,再加入适量白糖调味,待药稍温后内服。谢宗立以上方治疗尿路结石102例,有效率为97%。一般服药2 小时后症状缓解,3 ~ 5 剂可排出结石。(王辉武 主编·《中药临床新用》620)

★ **14. 治痢疾:**槐实一把,红糖二两。用法:水煎服。(中医研究院革命委员会 编·《常见病验方研究参考资料》54)

★ **15. 治休息痢:【槐术散】**白术(米泔水浸1 宿,陈壁土炒焦)30 克,槐角米(炒)120 克。用法:上药研为细末。白痢,淡姜汤调服;赤痢,红糖汤调服。功效:健脾和血。(孙世发 主编·《中医小方大辞典》661 引《幼科金针》)

★ **16. 治赤痢毒血:**槐角子四两(酒洗,炒),白芍药二两(醋炒),木香五钱(焙)。用法:共为末。每早服三钱,白汤调服。(宋立人 总编·

编·《中华本草》4 册 648 引《本草汇言》)

★ **17. 治痔疮 3 方**
①槐角子四两。用法:焙干研末,每服三钱,空腹米饮送下,一日三次。(中医研究院革命委员会 编·《常见病验方研究参考资料》281)

②将槐角炒黄研极细末,白蜜文火熬开,加入槐角末,搅匀。每次取蜜膏20 克加开水200毫升内服,每日2 次。王庆华以上方治疗痔疮96例,有效率为100%。(王辉武 主编·《中药临床新用》620)

③槐米120 克,猪大肠头1 具。用法:先将大汤头洗净,用沸水烫2 遍,目的在于去油及脏气。然后与槐米同放锅内,加水用文火煮沸,至肉熟为度。停火,浸泡12 小时,去除槐米,空腹将大肠头吃下,再将汤加热后服下。10 日1 次,连服3 ~ 5 次。功效:清利湿热。医师嘱咐:不能吃猪肉者可用狗及羊之大肠头替代。(刘道清主编·《中国民间神效秘方》576)

★ **18. 治痔疮肿痛:**槐角、地榆各4 钱,黄芩3 钱。水煎服。或槐角、苦参各5 钱,白矾2 钱,水煎熏洗。(《全国中草药汇编》编写组 编·《全国中草药汇编》上册864)

★ **19. 治痔疮出血:**槐角适量。在秋后槐角成熟时收下,切成小段并晒干,贮于阴凉通风处。冬天下雪后,将槐角放入瓦缸内,加入适量雪块,将口封密。明年入夏捞出晒干,再浸入原液中,反复晒浸直至原液浸干为止。晒干置锅内,加细沙炒至老黄色酥脆,去沙,将槐角收置通风处备用。每天6 ~ 10 克,沸水冲泡,代茶频饮。功能:清热泻火,凉血止血。主治:痔疮出血(内痔、外痔、混合痔大便秘结时反复出血及肛裂所致出血)。据李登美报道,应用本方治疗500 例,效果颇佳。一般3 天左右出血即止,大便渐转濡软。(薛建国 李缨 编·《实用单方大全》316)

★ **20. 治痔核出血:**槐花米、黑木耳各三钱,乌梅肉6 个。用法:共研细末,分为三次开水送服。(中医研究院革命委员会 编·《常见病验方研究参考资料》282)

★ **21. 治痔疾。鼠乳生肛边,烦热疼痛:**槐子一两(微炒),黄芩一两。用法:上为末,以水浸蒸饼为丸,如梧桐子大。每服二十丸,食前煎桑耳汤送下。(彭怀仁 主编·《中医方剂大辞典》10 册 786 引《圣惠》)

★ 22. **治内外痔疮,大便秘结,反复出血**:将干槐角掰成小段,加上适量红糖水拌匀焖透,置铁锅中加细沙炒至老黄酥脆,去炒后将槐角置通风处备用。每次 4~6 克,每日 1~2 次,用开水浸泡,代茶频饮。(宋立人 总编·《中华本草》4 册 648)

★ 23. **治肠风痔**:凤眼草(炒)、槐角子各半两。用法:上一处捣为丸,如花球大。以薄绵裹,于热炕上端坐。一昼夜效。(彭怀仁 主编·《中医方剂大辞典》2 册 1034 引《医方类聚》)

★ 24. **治不问远年近日痔漏;久服黑发固齿**:槐子(十月上巳日,拣肥实者)。用法:用瓦盆如法固济,埋背阴墙下,约二三尺深,预先取黑牛胆五六个,腊月八日,取前槐子装在胆内,高悬阴干,至次年清明日取出,瓷器收贮。每空心白汤送下,一日服一粒,二日服二粒,渐加至十五粒止,以后一日减一粒,周而复始。(彭怀仁 主编·《中医方剂大辞典》10 册 799 引《医学入门》)

★ 25. **治脱肛 2 方**

①刺猬皮三四个(酒浸,焙),经霜槐角子一斤,当归三两。用法:上为末,炼蜜为丸,如梧桐子大。每服一二百丸,温酒送下。(彭怀仁 主编·《中医方剂大辞典》10 册 526 引《疡医大全》)

②槐角、槐子各等分。用法:上为末,生羊血调成块,晒干,或微焙干,毋令血热。每服二钱,空心黄酒送下。(彭怀仁 主编·《中医方剂大辞典》1 册 104 引《古今医鉴》)

★ 26. **治大便下血不止**:槐角二斤,黑糖一斤。用法:用水三碗,先将槐角入内,煎至三分之二,再将黑糖入内,调和即可。每次服药半碗,可频频服下。(沈洪瑞 主编·《重订十万全方》299)

★ 27. **治阴疝肿缩**:槐子(炒)一两。用法:上为末,炼蜜为丸,如梧桐子大。每服二十丸,空心温酒送下。(彭怀仁 主编·《中医方剂大辞典》10 册 786《圣济总录》)

★ 28. **治疝气偏坠,肿痛不可忍**:槐子一钱,炒褐色为末,入盐三分,空心黄酒送下。(宋立人 总编·《中华本草》4 册 648 引《万病回春》)

★ 29. **治黄水疮**:槐米 20 克,猪胆一个。将槐米纳入猪胆内,置阴凉通风处晾干,研细备用。

用时以香油调末涂患处,每日 2 次。李书信等以上方治疗黄水疮 24 例,总有效率为 100% 。(王辉武 主编·《中药临床新用》620)

★ 30. **治发背,人中热毒,眼花头晕,口干舌苦,心惊背热,四肢麻木,觉有红晕在背后**:取槐子一大抄净,铁勺内炒褐色,用好酒一碗煎滚,去渣热服,酒尽大汗而愈,如未退,再以前煎服,纵成脓者亦无不愈。(宋立人 总编·《中华本草》4 册 648 引《医便》)

★ 31. **治暑疖**:槐花米 30~60 克,加水 1500 毫升煎汁,棉球蘸洗局部,药汁可反复加热,1 日 2~3 次,用时将药渣捣烂如泥敷患处。据报道,以上方治疗暑疖,一般用药 1~2 日局部肿消而愈。(王辉武 主编·《中药临床新用》621)

★ 32. **治颈淋巴结结核**:槐米 200 克。与糯米 100 克共炒黄研末,每日清晨开水送服 6 克,连续服用,服药期间忌糖。(胡郁坤 陈志鹏 主编·《中医单方全书》211)

★ 33. **治烧烫伤 2 方**

①槐子炒灰研末,香油调上即好。(宋立人 总编·《中华本草》4 册 648 引《万病回春》)

②槐子三钱,冰片三分。用法:共研细末,香油调抹。(中医研究院革命委员会编·《常见病验方研究参考资料》295)

★ 34. **治蛲虫病**:槐实、葱白。用法:水煎连洗三次。(中医研究院革命委员会编·《常见病验方研究参考资料》78)

★ 35. **治破伤风**:槐子一两。用法:炒黄,加黄酒适量煎,热服取汗。(中医研究院革命委员会编·《常见病验方研究参考资料》291)

★ 36. **治目热昏暗**:【明目槐丸子】槐子、黄连(去须)各二两。捣罗为末,炼蜜丸如梧桐子大。每于食后以温浆水下二十丸,夜临卧再服。(宋立人 总编·《中华本草》4 册 645 引《圣惠方》)

★ 37. **治声哑、失音**:新槐花子少许。用法:放新瓦上,微火炒熟,嚼咽数粒,令喉中常有此味。(中医研究院革命委员会 编·《常见病验方研究参考资料》476)

★ 38. **治急性乳腺炎**:槐米 30 克,蚤休、生甘草各 15 克。烘干研末,分早、晚 2 次,以水、酒送服;配合局部热敷。治疗 32 例,均痊愈。治愈时间最短 2 天,最长 7 天。一般服药 2 天肿痛消

失,体温正常,4天而愈。(宋立人 总编·《中华本草》4册646)

★ **39. 治乳房硬块**:槐角30克,半夏20克。共研末,蜂蜜调,涂患处,每日1次。(金福男 编著·《古今奇方》110)

★ **40. 治崩漏**:槐子一两半。用法:炒存性,研末空腹服,每服三钱,一日二次,温开水送下,亦可用酒送服。备注:脾胃虚寒无湿热者忌用。(中医研究院革命委员会 编·《常见病验方研究参考资料》341)

★ **41. 治崩中不止**:炒槐米三两,黄芩二两。用法:上炒,研为末。每服五钱,霹雳酒调服。(彭怀仁 主编·《中医方剂大辞典》10册793引《女科切要》)

★ **42. 治崩中下血,不问年月远近**:槐米(即槐耳)烧末,每次1匙,温酒服下。(杨建宇等 主编·《灵验单方秘典》208引《必效方》)

★ **43. 治妇人崩淋下血**:槐角子八两(酒洗,炒),丹参四两(醋拌,炒),香附二两(童便浸,炒)。共为末,饴糖为丸梧子大。每早服五钱,米汤下。(宋立人 总编·《中华本草》4册648引《陈氏产宝》)

★ **44. 治血淋并妇人崩漏不止**:【**槐子散**】槐角(炒黄)、管仲(炒黄)各等分。共为末。每服五钱,用酽醋一盅煎,滚三五沸,去渣温服。(彭怀仁 主编·《中医方剂大辞典》10册787引《良朋汇集》)

★ **45. 治妊娠月数未至,而似欲产,腹痛者**:槐子一两,蒲黄一分。用法:上为末,炼蜜为丸,如梧桐子大,每服二十丸,以温酒送下,不拘时候。以痛止为度。(彭怀仁 主编·《中医方剂大辞典》10册786引《圣惠》)

★ **46. 治小儿疝气**:槐米3克。炒黑,与食盐0.9克。研末,调服。(胡郁坤 陈志鹏 主编·《中医单方全书》297)

蒲公英(175方)

【**药性**】味苦、甘,性寒。归肝、胃经。

【**功能与主治**】清热解毒,消痈散结。主治乳痈,肺痈,肠痈,疔腮,瘰疬,疔毒疮肿,目赤肿痛,感冒发热,咳嗽,咽喉肿痛,胃炎,肠炎,痢疾,肝炎,胆囊炎,尿路感染,蛇虫咬伤。

【**用法用量**】内服:煎汤,10～30克,大剂量60克;或捣汁;或入散剂。外用:适量,捣敷。

【**使用注意**】非实热之证及阴疽者慎服。

★ **1. 治肝炎2方**

①蒲公英40～60克(鲜品60～90克),粳米100克。先将蒲公英洗净切碎,加水煎汁,去渣取汁液,粳米洗净加清水煮粥,粥开后加汁液,熟后即可食用,每日1剂。(杨建宇等 主编·《灵验单方秘典》96)

②蒲公英、大青叶各20克,甘草10克,大枣5枚。水煎服。或上药研粗末,取16克泡茶饮。(杨建宇等 主编·《灵验单方秘典》97)

★ **2. 治乙型肝炎**:我于1985年12月离休。离休前,身体状况欠佳,曾4次住院治病。离休后,我十分重视健身。为了摸索健身新途径,从1993年起,吃起了蒲公英。蒲公英,是多年生草本植物,含白色乳汁,叶片倒披针形,羽状分裂,花冠黄色,花丝分离,白色,外表绿褐色或暗灰绿色,根茎入药,有解毒、消炎、解热的作用。一般春、夏开花前或开花时连根挖出。近两三年来,每年春暖花开的时候,我都要去郊外挖蒲公英。既是春游,又是采药。回家后将蒲公英洗净控干,切碎装罐,少加点盐,多添点醋。一罐菜能吃三五天。吃完了,又接着出去采。如此不断地采,不间断地吃,一直吃到霜降。我之所以连续3年来不断吃蒲公英,仅仅是为了清热泻火。但服用的实际结果表明,它不仅能清热泻火,更重要的是能够解毒。1982年,我左眼上眼皮上出了个形似玉米粒大的黑瘤,经常疼痛。为此,我多次去大医院求诊,但都收效甚微。无奈,我只好顺其自然,任其发展。1993年吃蒲公英半年后,眼上的黑瘤竟奇迹般不见了。我让老伴看,老伴左摸右按,笑着说:"奇怪,真奇怪,黑瘤就是不见了。"更令人高兴的是,我的乙肝病基本痊愈了。1992年11月22日进行五项指标化验时,HOB呈阳性,说明病毒正在发展。经过1年多吃蒲公英,到1994年3月9日五项指标化验时,HOB变为阴性。由此可见,蒲公英对乙肝也有治疗作用。自从尝到吃蒲公英的甜头后,我对蒲公英更重视了,不但吃叶,而且也吃根;不但当菜吃,而且还熬水喝。(史书达 编著·《中国民间秘验偏方大成》上册 60)

★ 3. 治急性黄疸型肝炎:鲜蒲公英 100 克(干品 40 克)。水煎,每日口服 3 次,每次 15 毫升,30 天为 1 个疗程。经 77 例观察,临床治愈 69 例,占 89.6%,无效 8 例。平均治愈天数为 30.5 天,其中转氨酶恢复正常平均时间为 28.2 天,黄疸消退时间平均为 26.1 天。(宋立人 总编·《中华本草》7 册 991)

★ 4. 预防传染性肝炎:蒲公英 4 两,甘草 2 两。用法:加水 1000 毫升,煎取药液 400 毫升,加适量水再煎,连同压榨液合并浓缩,收成稠膏 2 两。每服 2.5 钱,白开水冲服,每日早、晚各 1 次。(中医研究院革命委员会 编·《常见病验方研究参考资料》46)。

★ 5. 治黄疸 2 方
①鲜蒲公英、鲜车前草各 2 两。用法:将上药洗净,待水干捣烂,用布绞取汁,另用温开水冲服白矾末 2 分,约半小时到 1 小时,再服此药汁,每日 1 剂。(中医研究院革命委员会编·《常见病验方研究参考资料》159)
②蒲公英、芦根、野艾蒿各二钱,大黄一钱。用法:水煎。(彭怀仁 主编·《中医方剂大辞典》10 册 849 引《经验良方》)

★ 6. 治黑疸验案:鲜蒲公英 90～120 克。水煎服。治 1 例中年妇女,病由黄疸变成黑疸,面目青褐色,胸满腹胀,大便顽固秘结,因长期负担医药费用,家中已典卖一空,寡妇孤儿,情殊堪怜,故给予免费诊治,并送了几剂药,稍稍好转。乃教给她十多岁的儿子,自挖蒲公英,每天大量(90～120 克或更多)煎服,喝了 1 个多月,不花分文,竟把这迁延了 1 年零七个月的慢性肝胆病治愈了。这对我触动很大。蒲公英过去我也常用,而这次鲜草大量单独用,未料竟有如此的威力。可见生草药单方对症使用,其力专,其效确。(卢祥之 编著·《名中医治病绝招》45)

★ 7. 治胆囊炎 2 方
①蒲公英 1 两,水煎服。(江苏新医学院编·《中药大辞典》下册 2461)
②蒲公英 100 克(鲜品加倍)。用法:上药水煎 2 次,每次煮沸 15 分钟,合并 2 次药液。分早、晚 2 次温服,每日 1 剂。功能:清热利胆,解毒消炎。医师嘱咐:蒲公英是民间治疗痈肿疮疡常用的清热解毒药。近年来药理试验证明,它有良好的抗感染作用。国外研究报道,它有清热利胆作用,对慢性胆囊痉挛、胆结石及胆囊炎有较好的疗效。(刘道清 主编·《中国民间神效秘方》269)

★ 8. 治胆囊炎验案:刘某,男,45 岁,右肋下胀痛,时寒热,经某医院诊为胆囊炎,因家居农村,时值盛夏,嘱以单味鲜品蒲公英 0.5 斤余,每日煎服 1 次,连服 10 余日痛止,5 年来病未再发。(杨鹏举 主编·《中医单药奇效真传》140)

★ 9. 治肺痈:蒲公英 8 两,金银花 5 两,白术 4 两。用法:将上药用水淹药煎出味,然后去渣浓煎,1 日 3 次,每服 3 茶匙,饭后开水送下。(中医研究院革命委员会 编·《常见病验方研究参考资料》107)

★ 10. 治肺脓疡:蒲公英、冬瓜子各 15 克,鱼腥草、鲜芦根各 30 克,桃仁 9 克。水煎服。(宋立人 总编·《中华本草》7 册 990)

★ 11. 治肺癌性胸痛:新鲜蒲公英适量。用法:取上药,用清水洗净捣烂榨汁。直接敷于痛处皮肤,外盖二层纱布,中间夹一层凡士林纱布,以减缓药汁蒸发。据裴钦豪报道,应用本方治疗 20 例,一般敷药 30 分钟左右疼痛减轻,止痛时间可达 8 小时左右。(薛建国 李缨 主编·《实用单方大全》88)

★ 12. 治肺炎:蒲公英。用法:将蒲公英捣碎做成丸药如花生大。一日三次,每次二个。口含溶化,慢慢吞下,以饭后服用为宜。亦可用此药丸六粒,加鸡蛋清适量捣匀后敷于胸部。(中医研究院革命委员会 编·《常见病验方研究参考资料》105)

★ 13. 治水肿验案:方某,男,8 岁,患慢性肾炎已 2 年余,肿不甚,溲通,长期服用强地松,日 5 毫升,尿蛋白(＋＋)持续不降,一派阴虚之证,资尽未效,遂嘱以单味蒲公英日 100 克,水煎分 2 次服,同时递减激素,半年而愈。(杨鹏举 主编·《中医单药奇效真传》176)

★ 14. 治感冒风热,咽喉肿痛:蒲公英、板蓝根各五钱至一两,羌活三至五钱。用法:水煎服。(彭怀仁 主编·《中医方剂大辞典》5 册 767 引《辨证施治》)

★ **15. 治中暑发热**：蒲公英 30 克（鲜品加倍），马齿苋（鲜品）100 克，白糖 15 克。用法：前 2 味药加水煮沸 20 分钟，滤取药液，加入白糖，搅匀待凉，1 次服完，每日 2 次。功效：清热解暑，清利湿热。医师嘱咐：糖尿病患者可不加白糖。（刘道清主编·《中国民间神效秘方》321）

★ **16. 治甲亢术后突眼加重症**：蒲公英 60 克。加水煎煮取汁 2 碗。温服 1 碗，余下 1 碗趁热熏洗。据余静思报道，治疗 3 例，均获良效。一般用药 1 个半月即可。（薛建国 李缨 主编·《实用单方大全》88）

★ **17. 治噎膈**：拣蒲公英高尺许者，掘下数尺，择根大如拳者，捣汁和酒服。（宋立人 总编·《中华本草》7 册 990）

★ **18. 治慢性胃炎、反流性食管炎**：蒲公英 30 克，白及 20 克。用法：上药加水 500 毫升，煎至 100 毫升，每日 2 次。呕吐明显加海螵蛸，打呃甚者加韭菜子 15 克。疗效：共治疗 125 例，其中慢性胃炎 16 例；胆汁返流性食管炎 27 例；贲门癌 2 例，均获完全缓解。部分缓解 71 例，慢性胃炎 33 例；胆汁反流性食管炎 21 例；食管、胃、贲门癌 17 例。未缓解 9 例。总有效率达 92%。（刘有缘 编著·《一两味中药祛顽疾》52）

★ **19. 治胃痛 3 方**

①蒲公英 100 克，猪肚 1 具。放锅内加水煮熟，加少许食盐，吃猪肚喝汤。（杨建宇等 主编·《灵验单方秘典》79）

②蒲公英 30 克，赤芍 12 克，生甘草 5 克。水煎分服，每日 1 剂。日 3 次，饭后服。（王辉武 主编·《中药临床新用》625）

③蒲公英 1 两，橘皮 7 钱，砂仁 2 钱。用法：共研末，饭后开水冲服 1 钱。（中医研究院革命委员会 编·《常见病验方研究参考资料》130）

★ **20. 治慢性胃炎**：用蒲公英 15 克，酒酿 1 食匙，水煎 2 次混合，早、中、晚饭后服。（江苏新医学院 编·《中药大辞典》上册 2461）

★ **21. 治糜烂性胃炎**：蒲公英碾成细末，用温开水冲服，每次 10 克，日 3 次，连服 1 个月为 1 个疗程。经治疗本病，有效率为 95%。（张俊庭 主编·《中国中医药最新研创大全》465）

★ **22. 治慢性胃炎、胃溃疡**：蒲公英干根、地榆根各等分，研末，每服 2 钱，1 日 3 次，生姜汤送服。（江苏新医学院 编·《中药大辞典》上册 2461）

★ **23. 治胃溃疡、浅表性胃炎**：蒲公英 40 克，加水 300 毫升，煎取 150 毫升，加白及 30 克，调成糊状，分 2 次，早、晚空腹服，连服 6 周。崔闽鲁等用上方治疗胃溃疡、浅表性胃炎 45 例，结果：内镜复查治愈 35 例，病理复查治愈 31 例。（王辉武 主编·《中药临床新用》625）

★ **24. 治胃弱、消化不良、慢性胃炎、胃胀痛**：蒲公英 1 两（研细末），陈皮 6 钱（研细末），砂仁 6 钱（研细末）。混合共研，每服 2~3 分，1 日数次，食后开水送服。（江苏新医学院 编·《中药大辞典》上册 2461）

★ **25. 治胃、十二指肠溃疡病 2 方**

①用蒲公英根制成散剂，每日 3 次，每次 5 分，饭后服。（江苏新医学院 编·《中药大辞典》上册 2461）

②蒲公英根 1000 克。用法：上药洗净，晒干，研面，瓶装备用。每次 15 克，每日 3 次，温开水冲服或米汤送服。功效：补脾和胃，止痛疗疡。医师嘱咐：吃饭定时定量，戒除烟酒，不吃辛辣刺激食物，生活规律，精神愉快。孕妇慎服。（刘道清 主编·《中国民间神效秘方》202）

★ **26. 治消化性溃疡**：蒲公英 600 克。用法：取上药，研细末，每天 20 克，用开水浸泡 30 分钟后代茶饮用，1 个月为 1 个疗程，连服 1~2 个疗程。功能：清热解毒，消炎愈疡。据马凤友报道，应用本方治疗 91 例，治愈 51 例，好转 35 例，无效 5 例。（薛建国 李缨 主编·《实用单方大全》87）

★ **27. 治结肠炎**：蒲公英、灶心土各 30 克，甘草 6 克。水煎服，每日 2 次。（金福男 编著·《古今奇方》28）

★ **28. 治疖腮**：鲜蒲公英捣烂如泥，敷肿处。（顾伯华 主编·《实用中医外科学》392）

★ **29. 治腮腺炎**：鲜蒲公英。用法：连根带叶洗净，捣膏配鸡子清调匀摊布上贴患处。（中医研究院革命委员会 编·《常见病验方研究参考资料》40）

★ **30. 治流行性腮腺炎**：鲜蒲公英 30~60 克，白糖 30 克。用法：将鲜蒲公英洗净和白糖同放在药缸内，加水 300~400 毫升，文火煎开后再维持 15 分钟左右。然后用纱布滤过取汁，分早、晚 2 次服。疗效：共治 84 例，均治愈，平均服药

3 天左右。（刘有缘 编著·《一两味中药祛顽疾》513）

★ **31. 治阑尾炎**：蒲公英 30 克,紫花地丁 15 克。水煎服,日 3 次。（金福男 编著·《古今奇方》113）

★ **32. 治膀胱及尿道炎**：蒲公英絮不拘量。用法:水煎,过滤后服。（中医研究院革命委员会编·《常见病验方研究参考资料》250）

★ **33. 治痔疮**：鲜蒲公英 100～200 克(干品 50～100 克)。用清水洗净,水煎服,每天 1 剂。有便血者,将蒲公英干品炒至微黄用。一般使用 2～4 剂即可止血、消肿止痛。对内痔嵌顿、血栓外痔及炎性外痔,则配合水煎熏洗,疗效更佳。据邹桃生报道,应用本方治疗 40 余例,均有良效。（薛建国 李缨 主编·《实用单方大全》89）

★ **34. 治痔疮验案**：李某,男,34 岁。反复便血伴痔核脱出近 8 年。此次因过食辛辣,致便时滴血,痔核脱出不能回纳,肛门肿痛而来诊。检查见:肛门环形痔核脱出,手托不能回纳,表面分泌物较多,且见 2 处出血点。诊断为痔嵌顿并感染。方用蒲公英 100 克,水煎服,日 1 剂;另取蒲公英 500 克,水煎熏洗。1 天后血止,渗出物减少,手托可回纳。3 天后症状消失,一般情况良好。随访至今已半年,未再复发。（杨鹏举 主编·《中医单药奇效真传》杨鹏举主编《中医单药奇效真传》284）

★ **35. 治痔疮痛痒难忍**：蒲公英 1 两,露蜂房(树上)2 个。用法:用锅熬,先熏后洗数次即愈。（沈洪瑞 主编·《重订十万金方》462）

★ **36. 治多年恶疮**：蒲公英捣烂,贴。（江苏新医学院 编·《中药大辞典》下册 2461）

★ **37. 治皮肤炎症,未溃疮疖等症**：【复方蒲丁软膏】蒲公英 2000 克,紫花地丁 1000 克,生大黄 500 克,冰片 4 克,苯甲酸 4 克,凡士林适量。前 3 味水煎 2 次,每次 30 分钟,合并煎液,静置澄清,滤去上清液浓缩至稠膏状,加苯甲酸。另取凡士林熔化,与上述稠膏混合制成 1000 克,搅匀,稍冷,加冰片细粉调匀即得。外涂患处。功能:清热解毒。（宋立人 总编·《中华本草》7 册 991）

★ **38. 治脓疱疮**：蒲公英 30 克,地丁 30 克,苦参 15 克,黄芩 15 克。加水适量煎煮,去渣洗涤患处。如周身皆有,可将上方药量加倍,煎

水洗涤。洗后勿用清水或肥皂水再洗。（滕佳林 米杰 编著·《外治中药的研究与应用》343）

★ **39. 用于疖 2 方**

①蒲公英、白酒各适量。用法:研为细末,备用,每次取适量,白酒调成糊状。敷于患处。功能:清热解毒,消肿止痛。注意事项:对已溃破的创面,敷于四周,中间留一小洞,以利引流。包扎,每日 1 换。75% 酒精也可换成白酒。（阳春林 葛晓舒·《湖南省中医单方验方精选·外科》上册 12）

②鲜蒲公英 50 克,鸡蛋 1 枚。用法:先将鲜蒲公英捣烂为泥,取蛋清搅拌均匀,均摊在布上,面积大于疖疮周围 1 厘米。敷疖疮之上。每日更换 2 次。备注:蒲公英性苦寒,具有清热解毒之功并取材方便,加之蛋清性凉,共取解毒消肿之效。一般 2～3 次即愈。（吴静 陈宇飞 主编·《传世金方·民间秘方》160）

★ **40. 治疮疖验案 4 方**

①曾治一男子前臂肿核如鸡子大,无红肿,按之痛,嘱以蒲公英熬膏敷贴,10 余日而消。（杨鹏举 主编·《中医单药奇效真传》252）

②梁某,男,3 岁,左侧颌下肿大如鸡蛋,局部红肿压痛,经中药及西药抗感染治疗痈肿不散,即用蒲公英 30 克(鲜草 60 克)研细末,加热醋调成糊状,摊于敷料上外敷,第 2 日肿块消失。（杨鹏举 主编·《中医单药奇效真传》253）

③张某,男,21 岁,战士。颈项、肩、臀部三处患疖肿,直径约 2 厘米大小,局部红肿热痛,中间有针尖大白色脓头未溃。遂用干蒲公英研细末,用 75% 的酒精调糊状,制成公英散外敷局部,1 日痛止,3 日肿消而愈。（杨鹏举 主编·《中医单药奇效真传》253）

④王某,男,22 岁,战士。背患疖肿,3 天破溃成脓,引流不畅,痛甚,患者拒绝切开引流,即用蒲公英研细末,用 75% 的酒精调糊状,制成公英散外敷四周,每日换药 1 次,1 日痛止,4 天消肿,排尽脓血痊愈。（杨鹏举 主编·《中医单药奇效真传》253）

★ **41. 治多发性疖肿**：蒲公英研末。用 75% 的酒精调糊状。敷局部,然后包扎,每日换药 1 次。对已溃破的创面敷四周,中间留一小洞,以利引流。治疗 45 例,局部红肿未成脓者 30 例,破溃化脓者 15 例,均在 2～4 天肿消痛止,脓

血排出而愈。（张树生 高普等 编·《中药敷贴疗法》605）

★ **42. 治复发性疖肿**：蒲公英、金银花各100克。用法：加水煎2次，合在一起量约300～400毫升，视个人酒量加适量白酒，一次喝完。疗效：共治21例，1剂治愈18例，2剂治愈3例，随访1～5年，无复发者。验案：高某，男，46岁。反复发生皮肤疖肿（臀部）已3年，西药抗炎无效。此次在皮肤未破溃时以上药1剂而愈。随访5年未复发。（刘有缘 编著·《一两味中药祛顽疾》185）

★ **43. 治疖，症状较轻者**：蒲公英100克（鲜品加倍）。用法：上药加水煮沸20分钟，滤取药液约500毫升。分早、晚2次温服，每日1剂。功效：清热解毒，消肿止痛。医师嘱咐：疖未成脓时，切忌挤压。饮食以清淡为主，忌食辛辣刺激性食物，戒除烟酒，保持大便通畅。讲究卫生，勤洗澡，勤换衣服，保持皮肤清洁。（刘道清 主编·《中国民间神效秘方》546）

★ **44. 治疔毒**：蒲公英2两，酒适量。用法：水煎，加酒兑入。每日1剂，分2次服。功能：清热解毒，消痈散结。注意事项：蒲公英用鲜者，渣捣敷患处。（阳春林 葛晓舒·《湖南省中医单方验方精选·外科》上册57）

★ **45. 治疔毒初起、发冷发热**：蒲公英1两，地丁5钱，银花5钱，连翘4钱。用法：水煎服，服后取汗。（沈洪瑞 主编·《重订十万金方》362）

★ **46. 治疮疡疔毒**：蒲公英捣烂敷之，另取蒲公英捣烂绞汁，和酒煎服，取汗。（江苏新医学院 编·《中药大辞典》下册2461引《纲目》）

★ **47. 治疔疮**：鲜蒲公英。用法：捣烂，敷于患处。（吴静 陈宇飞 主编·《传世金方·民间秘方》162）

★ **48. 治各种疔疮**：蒲公英18～60克，紫花地丁12克，野菊花12克。水煎服。禁忌：脾胃虚寒、便溏者不宜服。（南京中医药大学 编·《方药传真》69）

★ **49. 治蛇头疔**：干蒲公英适量，甘油、75%的酒精（比例1:3）适量。用法：干蒲公英研为细末与甘油、75%的酒精调成糊状，装瓶密封备用。使用时将药糊摊于纱布上，敷于患处固定。每日换药1次。功效：清热解毒，消肿散结。验证：据

《河北中医》1984年第4期载，赵某某，女，20岁，右侧食指化脓性指头炎（俗称蛇头疔），局部青紫发热剧痛，给予蒲公英糊剂外敷，当日肿痛减轻，2日后肿消痛止，4日后创面干燥而愈。备注：对已溃破的创面，将糊剂敷于四周，留下中间，以利脓液引流。（良石 主编·《名医珍藏·秘方大全》131）

★ **50. 治天蛇头（手中指头结毒，焮赤肿痛）**：干蒲公英与苍耳草二味等分为末，以好醋浓煎浸洗。（宋立人 总编·《中华本草》7册990引《证治准绳》）

★ **51. 治天蛇头，乳痈**：蒲公英、忍冬藤。用法：蒲公英细研，以忍冬藤浓煎汤，入少酒佐之。随手便欲睡，睡觉已失之矣。（彭怀仁 主编·《中医方剂大辞典》10册851引《医学纲目》）

★ **52. 治痘疔**：蒲公英二两。用法：水煎熬膏，载瓷器内，放水中一日一夜，冷去水气。俟挑破痘疔，吸尽紫血，即以此膏涂之。（彭怀仁 主编·《中医方剂大辞典》6册200引《不知医必要》）

★ **53. 治甲沟炎**：鲜蒲公英全草适量。用法：取鲜蒲公英全草，用凉开水洗净晾干，捣烂成糊状。将患处用生理盐水洗净，如已化脓用消毒棉球擦洗干净，然后将捣烂蒲公英敷患处，外用消毒纱布包好，每日换药1次。疗效：治疗甲沟炎患者26例，取得较好疗效，一般3～5次痊愈。（刘有缘 编著·《一两味中药祛顽疾》193）

★ **54. 治痈疖**：蒲公英30克（鲜者60克）。用法：研成细末，加热醋调成糊状，摊布于下敷料上，贴于患处，1日换药1次。疗效：用本法治疗痈疖20余例，除1例外，全部治愈。验案：梁某，男，3岁。左侧颌下肿大如鸡蛋，局部红肿压痛，经抗炎及中药治疗痈肿不散。用蒲公英30克外敷，第二天肿块消失。（刘有缘 编著·《一两味中药祛顽疾》186）

★ **55. 治痈疖疮疡、急性乳腺炎**：蒲公英适量。用法：取上药研末，用甘油与75%的酒精按1:3的比例调成糊状，敷于患处，每天换药1次。据侯士雄报道，应用本方治疗痈疖疮疡、急性乳腺炎等290多例，均收到满意效果；或用鲜品捣烂外敷、捣汁水煎服，皆有良效。（薛建国 李樱 主编·《实用单方大全》88）

★ **56. 治诸毒瘰疬，痘疮疔疮**：蒲公英十数

斤。用法：上熬，用香油半斤收成膏。外贴。（彭怀仁 主编·《中医方剂大辞典》10 册 849）

★ 57. 治急性炎症非化脓期及淋巴腺结核：鲜蒲公英（洗净，捣泥状）125 克，雄黄 10 克，冰片 3 克。用法：上药混合均匀。外用。宜忌：药物保存时间，不要超过 24 小时。（彭怀仁 主编·《中医方剂大辞典》10 册 848）

★ 58. 治痈疽肿痛：蒲公英 2 两，金银花 1 两。用法：水煎服。（中医研究院革命委员会 编·《常见病验方研究参考资料》253）

★ 59. 治痈肿疮疡：蒲公英、栀子、白矾、鸭蛋清各适量。用法：将前三味药捣烂研细成粉后，打入鸭蛋清调成糊状，外敷患处。用量根据疮面大小、病势轻重而定。（唐大烜 张俐敏 主编·《传世金方·祖传秘方》150）

★ 60. 治痈肿初起，红肿无脓，疼痛者：鲜蒲公英、鲜葱头各 30 克，蜂房 15 克。用法：将葱头、蒲公英洗净，蜂房研末，与前药共捣如泥。外敷患处，每日换药 1 次。功能：清热解毒，消肿止痛。（阳春林 葛晓舒·《湖南省中医单方验方精选·外科》上册 132）

★ 61. 治痈疽发背，无论阴毒阳毒，未溃即消，已溃即敛。亦治肺痈、大小肠痈，无不神效：【立消汤】蒲公英一两，金银花四两，当归二两，玄参一两。水煎服。此方既善攻散诸毒，又不耗损真气。可多服久服，俱无碍也。即治肺痈、大小肠痈，无不神效。（宋立人 总编·《中华本草》7 册 990 引《洞天奥旨》）

★ 62. 治痈疽及无名肿毒：蒲公英、紫花地丁不拘多少，鲜者最好。水煎滤过，熬成膏。摊贴患处。（沈洪瑞 主编·《重订十万金方》365）

★ 63. 治脑后痈，又名砍头疮：金银花 1 两，蒲公英 5 钱，甘草 3 钱。水煎服。（沈洪瑞 主编·《重订十万金方》393）

★ 64. 治无名肿毒及烫火烧伤，身发高热：鲜蒲公英二两（干品一两），白糖一两。用法：水煎服，日服一剂；重者身高热，日服二剂，分四次服，四小时服一次。（沈洪瑞 主编·《重订十万金方》380）

★ 65. 治一切无名肿毒，疮疡初起或溃疡，均特效：鲜蒲公英，用水洗净，放在锅内加水，慢火熬药 20 分钟之后，去渣，用纱布滤净，再继续煎熬如膏状，冷后即可。涂敷于患处即愈。（沈

洪瑞 主编·《重订十万金方》381）

★ 66. 治无名肿毒及骨髓炎：用蒲公英、风花菜、牛耳大黄、墨地叶各适量，捣烂。敷患处。（滕佳林 米杰 编著·《外治中药的研究与应用》498）

★ 67. 治骨髓炎：蒲公英 60 克，全蝎 1 条，蜈蚣 1 条。研粗末，白酒 250 毫升浸泡 3～5 天。分数次服用。（宋立人 总编·《中华本草》7 册 990）

★ 68. 治附骨疽经久不愈，伤口常流脓水，间出死骨，肿痛者：鲜蒲公英 60 克，鸡蛋 1 个。用法：洗净，加清水 200 毫升煎煮至 100 毫升，去药渣后再加入去壳鸡蛋再煎 15 分左右，每剂煎 2 次。每日 1 剂，早、晚各服 1 次，食其蛋与药汁。功能：清热解毒，利尿消肿。注意事项：连服 60 天为 1 疗程。（阳春林 葛晓舒·《湖南省中医单方验方精选·外科》上册 194）

★ 69. 治臁疮：鲜蒲公英、白矾末。共捣敷患处。（中医研究院革命委员会 编·《常见病验方研究参考资料》403）

★ 70. 治下肢溃疡或多年经治不易收口的顽疮：鲜公英 500 克。用法：将鲜公英用水洗净，入小锅中，加水适量，以浸没蒲公英为度，如水太少，可酌加，煎至水剩一半时，取出公英，过滤，再收成膏，约 1 饭碗左右，即成。将膏涂布患处，每日 1 次，不用包扎，连涂 2～4 日。作用：清热解毒。按语：公英性味苦、甘，寒。长于清热解毒，敷诸疮肿毒，可收卓效。（张树生 高普等 编·《中药敷贴疗法》487）

★ 71. 用于疮毒、烂脚：用蒲公英、银花藤、白鹤藤各适量，煎水洗之。（滕佳林 米杰 编著·《外治中药的研究与应用》498）

★ 72. 治足癣：鲜蒲公英、鲜败酱草各 500 克。洗净切碎，放入盆内加水 1500 毫升，煎至沸后 10 分钟，待温浸泡患部。每剂如此反复 3 次即可。共治 10 余例，均获良效。（滕佳林 米杰 编著·《外治中药的研究与应用》501）

★ 73. 治丹毒：鲜蒲公英适量。用法：将新鲜蒲公英洗净、捣烂，敷于患处周围，再用塑料薄膜覆盖，用胶布固定。每隔 4～6 小时换 1 次。（唐大烜 张俐敏 主编·《传世金方·祖传秘方》152）

★ 74. 治瘊子：蒲公英自然汁，频点之，自

落。(清·吴世昌 王远 辑·《奇方类编》59)

★ 75. **治寻常疣验案**:郭某某,男,29 岁。左额上长有一粒如绿豆大小角质突起,界限清楚,扪之坚硬,表面粗糙,无痛痒,诊断为寻常疣,曾经服西药病毒灵及木贼、香附煎水外洗,疗效不显。改用此法,先用公英根部浆液外搽皮损 1 分钟,继用全叶揉成团状,在患处擦拭 3 分钟,每日 1 次,共外搽 6 次,停药 3 天后,皮损尖部出现硬壳,1 周后,硬壳脱落,皮损痊愈。(杨鹏举 主编·《中医单药奇效真传》373)

★ 76. **治荨麻疹**:蒲公英 15 克。水煎服,连服 2 次。(中医研究院革命委员会 编·《常见病验方研究参考资料》424)

★ 77. **治接触性皮炎**:鲜蒲公英 120 克,雄黄 6 克,冰片少许。用法:将蒲公英捣为泥状,雄黄及冰片研极细末,与蒲公英混合均匀即成。将其摊于不吸水的纸上,外敷患处。(张俊庭 编·《皮肤病必效单方 2000 首》126)

★ 78. **用于慢性前列腺炎**:用蒲公英 15 克,赤芍、丹参各 30 克,桂枝、黄柏各 9 克。上药浓煎 1000 毫升,冷却至适宜温度。每晚保留灌肠。(滕佳林 米杰 编著·《外治中药的研究与应用》500)

★ 79. **治烧伤**:鲜蒲公英(连根节)、白糖各适量。用法:蒲公英捣汁入白糖,涂患处,按烧伤面积大小斟酌用量。(中医研究院革命委员会 编·《常见病验方研究参考资料》301)

★ 80. **治烧烫伤 2 方**

①鲜蒲公英根洗净,捣碎取汁,待凝后涂患处。(宋立人 总编·《中华本草》7 册 990)

②鲜蒲公英汁 600 克,陈石灰 250 克(捣碎过筛),冷开水 250 克,茶油及黄柏粉各适量。用法:将鲜蒲公英用冷开水洗净切碎,加开水 250 克泡 3 小时,取出公英置石臼内捣烂,捣时缓缓加入浸液,用消毒纱布绞汁取鲜蒲公英液,陈石灰捣烂过筛 250 克,加冷开水 250 克,拌匀待静后,用纱布过滤和茶油调匀;先将黄柏粉与蒲公英液调和成半液体状,再与石灰水混合以备用。取棉纸蘸透,包裹患处,干时加上药液使保持一定的湿度,日数次。作用:消炎止痛,去腐生肌。按语:方中鲜蒲公英清热解毒;黄柏清热去腐;陈石灰灭菌,敛疮生肌。诸药合用治烫伤,去腐毒,生新肌,收疮口。(张树生 高普等 编·《中药敷贴疗法》449)

★ 81. **治小面积灼伤合并感染**:鲜蒲公英适量,用清水洗净后剪碎,捣烂后酌加少许 75% 酒精,搅拌成稀糊状。直接敷于创面,并用无菌纱布包扎,每天换药 2 次。据马万文报道,应用本方治疗 51 例,治愈 49 例,显效 2 例。一般 2 周左右创面愈合。(薛建国 李缨 主编·《实用单方大全》88)

★ 82. **治毒蛇咬伤**:鲜蒲公英 1 把。用法:捣烂贴患处。备注:又可用蒲公英适量,切片泡酒中,煮沸内服,再以药渣敷伤口周围。(吴静 陈宇飞 主编·《传世金方·民间秘方》221)

★ 83. **治毒虫螫伤**:蒲公英 60 克,金银花 30 克。捣烂成糊状,加适量冰片,用麻油调成糊状即可。先将患处用生理盐水和 3% 的过氧化氢液洗净,尔后将药涂于患处,包扎,每日 1 次。治疗 9 例,均在 3~5 天内痊愈。(滕佳林 米杰 编著·《外治中药的研究与应用》500)

★ 84. **治血泡**:鲜蒲公英全草 25~50 克、洗净捣烂敷患处,每日 2 次,连用 2 天即愈。经治疗 23 例,全部治愈。(李家强 编著·《民间医疗特效妙方》80)

★ 85. **治风湿性关节炎,关节酸痛**:蒲公英四两。用法:加水煮成药液,用毛巾浸透,热敷患处。(中医研究院革命委员会 编·《常见病验方研究参考资料》219)

★ 86. **治角膜溃疡**:春季可采鲜蒲公英吃,1 日 3 次,每次 50 克;或干蒲公英 50 克,水煎服,1 日服 3 次。(王凤岐 主编·《中华名医特技集成》213)

★ 87. **治角膜炎**:蒲公英 30 克,白蒺藜 10 克。水煎服。(杨建宇等 主编·《灵验单方秘典》265)

★ 88. **治麦粒肿 2 方**

①鲜蒲公英 100 克。用法:将蒲公英用水煎服或洗眼。(刘少林 刘光瑞 编著·《中国民间小单方》243)

②鲜蒲公英 60 克,野菊花 15 克。用法:水煎,头次煎液内服,2 次煎液熏洗患眼,每日数次。疗效:共治疗 67 例(62 只眼);除 4 例(5 只眼)未能追访到外,其余 53 例(53 只眼)全用本法治愈。(刘有缘 编著·《一两味中药祛顽疾》532)

★ **89. 治泪囊炎：**用鲜蒲公英 60 克（干者30 克）。用水 3 茶杯，煎取 2 茶杯，过滤。用消毒棉球蘸药汁洗眼，每日早、晚各 1 次。（滕佳林 米杰 编著·《外治中药的研究与应用》499）

★ **90. 治沙眼：**将蒲公英洗净捣汁，点眼内1 滴。（刘少林 刘光瑞 编著·《中国民间小单方》252）

★ **91. 治急性结膜炎 3 方**

①蒲公英、金银花。将 2 药分别水煎，制成 2种点眼水。每日点眼 3～4 次，每次 2～3 滴。（江苏新医学院 编·《中药大辞典》下册 2461）

②蒲公英 2 两（干者 1 两）。用法：头煎内服，2 煎洗眼，1 日 2 次。或以鲜者捣汁冲服，1日 2 次。（中医研究院革命委员会编·《常见病验方研究参考资料》459）

③蒲公英 30 克，菊花 9 克，薄荷 6 克，车前子 12 克（布包）。水煎服。（宋立人 总编·《中华本草》7 册 990）

★ **92. 治红眼病 3 方**

①蒲公英 50 克。加水煎煮，头煎洗眼，2 煎代茶饮用。（杨建宇等 主编·《灵验单方秘典》263）

②蒲公英、朴硝各 20 克。水煎后先熏后洗患眼，每日 1～2 次，连用 2～3 天。（李家强 编著·《民间医疗特效妙方》201）

③蒲公英、桑叶各 60 克。煎水代茶饮。药液冷却后也可用来洗眼睛。（李永明 张可堂·《中国中医药报》2011 年 3 月 16 日）

★ **93. 治目赤肿痛：**蒲公英 120 克。用法：水煎，头煎内服，2 煎外用洗眼。（沈洪瑞 主编·《重订十万金方》674）

★ **94. 治眼珠红肿，云翳不退：**蒲公英 6 钱、蒺藜各 3 钱。用法：水煎服。大便干燥加大黄 2钱，效果良好。（沈洪瑞 主编·《重订十万金方》683）

★ **95. 治化脓性中耳炎：**鲜蒲公英全草适量。用法：按年龄大小取上药（3～5 岁每天用 3棵，6～12 岁每天用 5 棵，10 岁以上每天用 7棵），用清水洗净后置阴凉通风处阴干，剪碎捣成糊状，用消毒纱布二层包裹，用力拧挤液汁于净容器内。治疗前将耳内脓血清洗干净，用滴管吸取药汁滴耳，每日早、中、晚各滴 1 次。据谷正本报道，应用本方治疗 5 例，均愈。（薛建国 李缨主编·《实用单方大全》90）

★ **96. 治急慢性中耳炎：**鲜蒲公英 2 两（捣汁），冰片少许。用法：调匀滴入耳内。（中医研究院革命委员会编·《常见病验方研究参考资料》484）

★ **97. 用于旋耳疮：**用蒲公英、菊花各 60克。将上药水煎微温后，湿敷局部。每日 2 次，适用于血虚风热型。（滕佳林 米杰 编著·《外治中药的研究与应用》499）

★ **98. 治急性扁桃体炎：**蒲公英 30～120 克（干品），病重者每日 180 克，水煎分 4 次服。治疗 88 例，痊愈 82 例，无效 6 例，治愈率为93.18%。（宋立人 总编·《中华本草》7 册 993）

★ **99. 治急性扁桃体炎、颈淋巴燉肿：**蒲公英 5 钱～1 两。用法：米泔水或清水煎服。（中医研究院革命委员会 编·《常见病验方研究参考资料》472）

★ **100. 治口腔炎：**蒲公英适量（焙炭存性），枯矾、冰片各少许。共研极细末，取少许吹入患处，每日数次。（宋立人 总编·《中华本草》7 册 990）

★ **101. 治口疮、舌炎：**生蒲公英 1 两。水煎服。（中医研究院革命委员会 编·《常见病验方研究参考资料》450）

★ **102. 治复发性口疮：**蒲公英（鲜品）150克。用法用量：将上药煎浓汁，漱口兼口服，每日1 次。功能：主治复发性口疮。病例验证：张某，女，45 岁。口腔糜烂多年，面和口唇各有赤小豆样大小溃疡点多个，舌边及上腭黏膜有糜烂点多个，口臭。曾外擦青梅散、冰硼散，内服维生素 B_2、维生素 C 均无效。嘱其采蒲公英鲜品，每次用 125 克煎浓汁，按上方服用。治疗 5 日即痊愈。1 年后随访，未见复发。（《名医验方》323）

★ **103. 治咽喉肿痛：**蒲公英 15 克。水煎服。（刘少林 刘光瑞 编著·《中国民间小单方》238）

★ **104. 治牙痛验案：**于某某，男，40 岁。数日来牙痛频发，左侧第 2 臼齿有虫蛀，用蒲公英根 7 株，白酒 2 两，菜根洗净置酒内浸泡 24 小时后取酒漱口，日漱 3～5 次，未尽剂而愈。（杨鹏举 主编·《中医单药奇效真传》443）

★ **105. 治固齿：**蒲公英连根洗捣一斤，青盐、食盐各二两腌，槐角子（炒）四两。晒干为

末,每日清晨擦牙,滚汤咽下。(宋立人 总编·《中华本草》7 册 990)

★ 106. **用于麦芒误入咽喉**:用生蒲公英适量,洗干净。放口中生嚼即没。(滕佳林 米杰 编著·《外治中药的研究与应用》499)

★ 107. **用于喉痹**:用蒲公英、金银花、菊花各适量,煎取药液。将药汁含漱,每日数十次。(滕佳林 米杰 编著·《外治中药的研究与应用》499)

★ 108. **治咽白喉**:蒲公英二两。用法:水煎漱口。(中医研究院革命委员会 编·《常见病验方研究参考资料》26)

★ 109. **治回奶**:蒲公英 60 克,山楂 60 克。每日 1 剂,水煎服,另将药渣趁热包好敷于乳房上。治疗本病效果良好。(王辉武 主编·《中药临床新用》626)

★ 110. **治产后乳汁蓄积、结作痛**:蒲公英捣烂,敷患处,一日三次。(江苏新医学院 编·《中药大辞典》下册 2461)

★ 111. **治乳胀不通**:蒲公英 15 克。用法:水煎 2 次,分 2 次服。一般 2 天见效。(李德新 等 编著·《祖传秘方大全》183)

★ 112. **治乳腺炎 2 方**
① 蒲公英、紫花地丁各 50 克。用法:水煎服,药渣再加入白矾 50 克捣匀敷患处,每日 1 剂,连用 3 ~ 5 日。(费兰波 徐亮 主编·《外科病奇难顽症特效疗法》70)
② 蒲公英 60 克,栝楼 15 克,丝瓜络 15 克。水煎服,每日 1 剂,分早、晚 2 次服用。(费兰波 徐亮 主编·《外科病奇难顽症特效疗法》70)

★ 113. **治急性乳腺炎 5 方**
① 蒲公英 60 克,香附 30 克。水煎,每日 1 剂,分 2 次服。(江苏新医学院 编·《中药大辞典》下册 2461)
② 蒲公英、忍冬藤各 60 克,雄黄 3 克。兑黄酒煎服,日 1 ~ 2 剂。(费兰波 徐亮 主编·《外科病奇难顽症特效疗法》70)
③ 蒲公英 60 克,银花 30 克,甘草 30 克,皂角刺 6 克。每日 1 剂,水煎,早、晚各服 1 次。(费兰波 徐亮 主编·《外科病奇难顽症特效疗法》70)
④ 蒲公英 500 克,绿豆 250 克。用法用量:春天采挖蒲公英根晒干研成细末,绿豆用文火炒

成微灰色,研成细末,混匀,装瓶密封备用。将 2 味细末适量用鸡蛋清调成膏状,敷于患处表面,厚约 1 厘米,覆盖无菌纱布 4 ~ 6 层,胶布固定,每日换药 3 次。功能主治:清热解毒。主治早期急性乳腺炎。病例验证:用此方治疗早期急性乳腺炎 33 例,其中治愈 32 例,无效 1 例,有效率为 97% 。(《名医验方》157)
⑤ 采取内服外敷并治的方法:新鲜蒲公英 160 克,洗净煎服。每日 4 次,连用 3 天;另取新鲜蒲公英 400 克,洗净后再加冷开水中浸泡 10 分钟,加 2 个鸡蛋清混合捣匀,摊于消毒纱布上,外敷病灶处。每日 4 次,连用 3 天。共治 20 例,治愈 17 例,好转 2 例,无效 1 例。(滕佳林 米杰 编著·《外治中药的研究与应用》500)

★ 114. **治乳痈 3 方**
① 蒲公英 30 克,黄酒 200 毫升。水煎服,药渣外敷患处。王永山等用上方治疗乳痈 40 例,结果治愈 31 例,好转 7 例,无效 2 例。(王辉武 主编·《中药临床新用》626)
② 蒲公英 30 克,熟牛蒡 15 克,青皮 15 克。水煎服,每日 1 剂。(顾伯华 主编·《实用中医外科学》131)
③ 蒲公英 50 克,王不留行 25 克。每日 1 剂,水煎分 2 次服,可获良效。(李家强 编著·《民间医疗特效妙方》188)

★ 115. **治乳痈初起 8 方**
① 蒲公英 2 ~ 4 两。用法:水煎服。外用蒲公英渣,趁热敷患处。1 日 3 服、3 敷。(中医研究院革命委员会 编·《常见病验方研究参考资料》261)
② 蒲公英 1 两,香附 6 钱。用法:香附研末,蒲公英煎汤,送香附末服下。每剂分 2 次服,早、晚各 1 次。(中医研究院革命委员会 编·《常见病验方研究参考资料》261)
③ 蒲公英 2 两,金银花 1 两。用法:水煎服,以渣敷乳上。备注:本方剂量和用法各地不同:金银花最少用 2 钱,最多用 3 两,;蒲公英最少用 3 钱,最多用 4 两。用法有用水煎加酒服,渣敷之。(中医研究院革命委员会 编·《常见病验方研究参考资料》260)
④ 蒲公英、紫花地丁各 3 钱。用法:水煎服,并将药渣外敷。(中医研究院革命委员会 编·《常见病验方研究参考资料》260)

⑤蒲公英一两,王不留行三钱,白芷二钱。用法:煎汁分饮,将渣敷患处。(中医研究院革命委员会 编·《常见病验方研究参考资料》262)

⑥蒲公英、丝瓜络各5钱。用法:水煎服。并以蒲公英1两,捣烂敷乳肿处。(中医研究院革命委员会 编·《常见病验方研究参考资料》260)

⑦蒲公英、栝楼各5钱,没药3钱。用法:水、酒各半煎服。(中医研究院革命委员会 编·《常见病验方研究参考资料》261)

⑧蒲公英2两,黄糖、阿胶各1两。用法:水煎服。如痈未成脓者,不过二服即消散。(中医研究院革命委员会 编·《常见病验方研究参考资料》261)

★ 116. **治乳痈、乳吹初起:**蒲公英、金银花各5钱,当归1两。水煎服。(彭怀仁 主编·《中医方剂大辞典》9册433引《洞天奥旨》)

★ 117. **治乳痈初起,症见红肿疼痛:**用生蒲公英捣烂,冲酒调服,渣敷乳上,略睡片刻,数次即愈,此为乳痈圣药,切勿轻忽。(杨建宇等 主编·《灵验单方秘典》211引《昝殷产宝》)

★ 118. **治乳痈初起,肿痛未成脓者:**蒲公英2两(连根蒂叶)。捣烂,用好酒半斤同煎数沸,用热酒服,存渣敷肿上,盖被睡一时许,再用葱白连须水煎至1茶杯服之,得微汗而散。(宋立人 总编·《中华本草》7册990引《外科正宗》)

★ 119. **治乳痈初起,未成脓者最宜:**公英一两,栝楼一两,蛇蜕五寸,漏芦三钱,银花六钱。用法:水煎服,脓已成者此方无效。(沈洪瑞 主编·《重订十万金方》403)

★ 120. **治乳痈初起,局部肿硬疼痛,乳汁不畅:**蒲公英50克,车前草50克。用法:均为鲜品,洗净水煎内服,日服3次。说明:本方有消肿止痛、散结通乳的功效。如再配合鲜蒲公英100克洗净捣泥,外敷乳房肿块上,则疗效更佳。(张力群等 主编·《中国民族民间秘方大全》860)

★ 121. **治乳痈验案2方**

①李某,女,23岁。1965年5月初产,半月后左侧乳房肿痛,畏寒发热,全身不适。2天后硬结增大,其痛难忍,呻吟不断。舌微红,脉数。以鲜公英根洗净,切碎,取15克,白酒9克冲服,1日1剂。1剂痛减,2剂而愈。(杨鹏举 主编·《中医单药奇效真传》340)

②罗某,女,26岁,1976年10月初产,10天后因婴儿吮乳而致双乳头损伤,继之两侧乳房肿胀疼痛,昼夜不安,舌苔薄黄,脉弦细,投以"公英白酒方",1剂肿痛大减,3剂痊愈。(杨鹏举 主编·《中医单药奇效真传》340)

★ 122. **治乳房红肿疼痛验案:**曾某,女,26岁,产后10余天,左侧乳房红肿疼痛,乳流不畅,伴有畏寒发热,经用青霉素及四环素等治疗效果不佳,改用蒲公英外敷,3日后诸症消除,随访未复发。(杨鹏举 主编·《中医单药奇效真传》253)

★ 123. **治妇人乳痈乳肿,初起红肿高大而坚硬,乍冷乍热,疼痛难忍,服之立效:**蒲公英四两(干鲜均可,鲜者用十二两)。配制:水煎。用法:一日三次服,将渣敷肿处。轻者一剂,重者三至四剂痊愈。(沈洪瑞 主编·《重订十万金方》404)

★ 124. **治乳痈、乳吹,不问已成未成:**蒲公英一握,捣烂,入酒半盅,取酒温服,滓贴患处,甚者不过三五服即愈。(彭怀仁 主编·《中医方剂大辞典》10册849引《景岳全书》)

★ 125. **治乳痈脓已成,乳房红而且紫、大渴烦躁者:**蒲公英、金银花各15克。用法:或单服,或与栝楼散合煎。单服加花粉15克。(彭怀仁 主编·《中医方剂大辞典》2册523)

★ 126. **治乳痈、急性乳腺炎初期未溃脓者:**蒲公英60~100克,连须葱白10枚,白酒60毫升。共置砂锅内,再加水1000毫升,煎至600毫升,分2次温服,药渣趁热布包熨患处。服药后须盖被取微汗为佳。每日1剂,一般用药1~2剂即获显效。(李家强 编著·《民间医疗特效妙方》187)

★ 127. **治乳吹并一切毒:【地丁膏】**蒲公英、紫花地丁各8两。用清水洗净,用水熬汁去渣,又熬成膏摊贴患处。(宋立人 总编·《中华本草》5册467)

★ 128. **治乳吹成块:**蒲公英、金银花(连茎叶)各4两。捣烂取汁。黄酒热服,盖暖出汗;仍将渣敷患处。(彭怀仁 主编·《中医方剂大辞典》6册524引《仙拈集》)

★ 129. **治乳疽验案:**高某之妻,43岁。产后忽患乳肿,胀大坚硬,作疼,已2个月余。鲜蒲公英捣汁,兑入等量黄酒,每服1茶杯,饭后服,日服3次,服3日肿胀稍消,又继续服用10余日,即告痊愈。按语:乳疽多由肝气郁结,胃热蕴蒸,气血凝滞而成。蒲公英清热解毒,消痈散结,能疏郁通乳,故为治乳疽之良药。(杨鹏举 主编·《中医单药奇效真传》338)

★ 130. **治乳癖:**蒲公英 30 克,金银花 60 克。酒水各 1 碗煎半,加酒 1 小杯,服。(杨建宇等 主编·《灵验单方秘典》211 引《图经本草》)

★ 131. **治妇女乳头破裂疼痛:**蒲公英 3 两。用法:煎浓汁成稀膏状,涂患处。(中医研究院革命委员会 编·《常见病验方研究参考资料》267)

★ 132. **治妇人阴户肿:**用蒲公英、艾叶、秃疮花、全葱各适量,煎水洗。(滕佳林 米杰 编著·《外治中药的研究与应用》498)

★ 133. **治阴痒(滴虫性阴道炎):**蒲公英、苍耳子各 1 两。用法:水煎频洗,1 日 3 ~ 4 次。(中医研究院革命委员会 编·《常见病验方研究参考资料》366)

★ 134. **治外阴瘙痒:**蒲公英、川椒、艾叶各 15 克。水煎取汁,置于一干净容器内进行局部洗浴,每日 2 次,1 剂药可供 2 次煎煮使用,连用 3 ~ 5 剂。(李家强 编著·《民间医疗特效妙方》192)

★ 135. **治宫颈糜烂:**牡丹皮 1000 克,蒲公英 500 克。用法:将上药加水没过药面煮沸 45 分钟,倾出煎液,再另加水没过药面复煎,煮沸 60 分钟,然后将 2 次煎液浓缩成 1500 毫升,分装小瓶备用。用时,先用窥阴器扩张阴道,干棉球拭净宫颈黏液后,将棉球在上述药液中浸湿,贴敷于宫颈糜烂面,每日 1 次,10 次为 1 个疗程。验证:用本方治疗子宫糜烂 360 例,经用药 1 ~ 2 疗程后,均获治愈。(良石 主编·《名医珍藏·秘方大全》201)

★ 136. **治小儿流行性腮腺炎 2 方**

①鲜蒲公英 30 ~ 60 克,白糖 30 克。水煎服。治疗 84 例,全部治愈。平均服药 3 天左右。(宋立人 总编·《中华本草》7 册 991)

②鲜蒲公英 20 克,捣烂加鸡蛋清 1 个,白糖少许,调成糊状,外敷患处,每日 1 次。经治疗 50 例均愈。平均治愈天数 8.07 天。(宋立人 总编·《中华本草》7 册 991)

★ 137. **治小儿龟头炎:**用蒲公英根、苦菜根各 30 克(如鲜根可用 60 克),置锅内加水 1 碗,煮沸后以干净白布蘸药液洗龟头发炎部位即可。

经治 40 余例,效果很好,一般洗 1 ~ 2 次即可愈。(宋立人总编·《中华本草》7 册 991)

★ 138. **治小儿肛痈:**蒲公英、马齿苋、芒硝、甘草各等分。上药水煎取液。取药液 30 ~ 40 毫升,保留灌肠,每日 1 ~ 2 次,每次保留 30 分钟。(滕佳林 米杰 编著·《外治中药的研究与应用》499)

★ 139. **治小儿热性便秘:**鲜蒲公英 60 ~ 90 克,用水洗净后,加水煎至 50 ~ 100 毫升,加白糖或蜂蜜,每日 1 剂顿服。据谭衡钧报道,应用本方治疗 30 例,经用 3 ~ 9 剂后全部治愈。(薛建国 李缨 主编·《实用单方大全》89)

★ 140. **治小儿便秘:**蒲公英 30 ~ 60 克。用法:将上药水煎 3 次后合并药液,浓缩至 50 ~ 80 毫升,每日 1 剂顿服。年龄小、服药困难者,可分 2 ~ 3 次服。药煎好后,可加适量白糖或蜂蜜调味,疗程视病情而定。验证:用本方治疗儿童便秘患者 88 例,均获治愈。其中,服药 2 剂治愈者 35 例,3 剂治愈者 21 例,5 剂治愈者 22 例,6 剂治愈者 10 例。治程中未见不良反应发生。(良石 主编·《名医珍藏·秘方大全》247)

★ 141. **治小儿便秘验案:**徐某某,女,5 岁。因结核性胸膜炎住院。其母诉患儿便秘 3 年,多方治疗不愈,经常 4 ~ 5 天大便 1 次,最长 1 周,大便时艰,腹部难受,肛门灼痛,有时大便表面带血,严重时便后滴血,便似羊粪状。住院期间除治疗结核性胸膜炎外,同时治疗便秘,后用肥皂条、开塞露塞入肛门,内服泻药,肥皂水灌肠等治疗,结核性胸膜炎治愈,但便秘在停药后又复发,后改用鲜蒲公英 90 克,水煎至 100 毫升,内加适量白糖顿服,服药 2 天后,比较顺利地解出球形大便数个,连服药 5 剂,每天正常大便 1 次,共服药 8 剂治愈,随访 5 年未复发。(杨鹏举 主编·《中医单药奇效真传》93)

★ 142. **治乳癌:**鲜蒲公英 30 克。本品捣烂外敷患处,每日 1 换,3 个星期为 1 个疗程。(费兰波 徐亮 主编·《外科病奇难顽症特效疗法》97)

★ 143. **治乳癌破溃腐烂:**蒲公英、全蝎各 1 两,蜈蚣 1 条,血余 5 钱,雄黄 7 钱。用法:醋泛为丸,桐子大,每服 2 钱,白酒送下。(中医研究院革命委员会 编·《常见病验方研究参考资料》270)

硼砂(73方)

【药性】味甘、咸,性凉。归肺、胃经。

【功能与主治】清热消痰,解毒防腐。内服,治痰热咳嗽及噎膈积聚、诸骨鲠喉;外用,治咽喉肿痛,口舌生疮,目赤翳障胬肉,阴部溃疡。

【用法用量】内服:入丸、散,1.5～3克。外用:适量,沸水溶化冲洗;或研末敷。防腐生用,收敛煅用。

【使用注意】体弱者慎服。

★ 1. 用于疟疾:硼砂一钱,红枣(去核)一个。用法:共捣烂,制丸绿豆大,发作前1小时开水送服,盖被而卧。(中医研究院革命委员会 编·《常见病验方研究参考资料》69)

★ 2. 用于肝脾肿大:硼砂、阿魏各等分,研为细末,酒调为稠膏。纱布包裹,敷神阙穴。(滕佳林 米杰 编著·《外治中药的研究与应用》108)

★ 3. 治慢性气管炎:硼砂、南星、白芥子各等量。共研细末,每日2次,每服1.8克。(宋立人 总编·《中华本草》1册277)

★ 4. 用于风热头痛:用硼砂30克,冰片、白芷各15克,薄荷9克。共研极细末,贮瓶备用。每取本散少许,左右鼻孔交替嚏之,每日3次。(滕佳林 米杰 编著·《外治中药的研究与应用》108)

★ 5. 治噎食:荞麦秸烧灰淋汁,入锅内,煎取白霜一钱,入蓬砂一钱,研末。每酒服半钱。(宋立人 总编·《中华本草》1册277引《海上名方》)

★ 6. 治呕吐:我父(退休老中医伍文昌),1984年4月行胃穿孔修补术,前后1年多,经常食后片刻即吐,经多方医治,使用各种中西医药皆罔效。1985年8月11日,用硼砂口服治疗,呕吐即止。取得了立竿见影的效果,至今从未复发过1次。另有2例呕吐痰涎病人,服后停止呕吐。治疗方法:取纯净硼砂9克,分成6包,每次服1包,每天3次,空腹温开水冲服,连服2天。

(黄国健等 主编·《中医单方应用大全》338)

★ 7. 治痢疾:硼砂。用法:研面,酒浸。一日三次,每次五分,白水送下。(中医研究院革命委员会 编·《常见病验方研究参考资料》54)

★ 8. 治人食毒物及患一切恶疮:【砂草油】硼砂四两,甘草四两。上二味,用真香油一斤,于瓷瓶内浸药。遇患,急令患人服油一小盏。立效。(宋立人 总编·《中华本草》1册277引《重订瑞竹堂方》)

★ 9. 治尿潴留验案:单某某,女,65岁。患肺心病、心衰于1979年3月14日入院。在住院期间曾一度出现昏迷,尿潴留5天,经用中西药如法治疗均不能自主排尿。后改用硼砂散0.6克,每天3次,服2日能自主排尿,又继服2日而愈,无不良反应。治疗方法:硼砂0.3克,装入1个胶囊内。每次口服0.6～1.2克,每天3次。(黄国健等主编·《中医单方应用大全》338)

★ 10. 治癫痫,风痰闭阻:硼砂30克,朱砂3克。用法:共研极细末。早、晚各服0.9～1.5克。功能:豁痰开窍,安神定志。注意事项:1个月为1疗程。连服3个疗程。(易法银 喻斌 主编·《湖南省中医单方验方精选·内科》中册963)

★ 11. 治癫痫,属痰热型:硼砂30克,琥珀12克,朱砂6克。用法:共为末。每日服3次,每次2克。功能:清热祛痰,定惊安神。方解:硼砂内服清肺化痰;琥珀祛痰镇静;朱砂定惊。诸药合用,共奏清热祛痰,定惊安神之功。注意事项:朱砂有毒。(易法银 喻斌 主编·《湖南省中医单方验方精选·内科》中册968)

★ 12. 治癫痫验案:毕某某,男,42岁。中学教师。于1954年(18岁)夏,夜间乘凉入睡后,突然狂叫一声,昏迷不醒,口吐白沫,四肢抽搐,约十分钟苏醒。醒后除周身疲倦外,四肢、语言皆正常。数月发作1次,严重时大小便失禁。经中西医诊断为癫痫。服中药(药名不详)、西药苯妥英钠皆无效。病情发展到每月1次,有时1星期可发作数次。不仅夜里入睡后发作,白天也发作,每次发作持续20～30分钟方醒。发作后脑后部疼痛数天,周身筋骨酸痛,四肢乏力,口中乏味,言语不能自主,记忆力减退。如此延续15年之久,屡治罔效。于1969年停服他药,改服月石(硼砂),每日3克,早、晚各服1.5克,开水送下。8个月未发作1次。后由于药缺,月余未服药,病又复发。经埋线(药线)、埋药(苯妥英钠)治疗仍无效。于1970年又开始服月石,一直服到1975年停药,从开始服药至今,从未发作1次。由于服月石时间过长,恐对肝脏有害,于1974年5月化验肝功能正常。至今除记忆力差外,其他无恙,仍任教学工作。治疗方法:每天3克,早、晚各服1.5克,开水送下。以此治疗癫痫。(黄国健等 主编·《中医单方应用大全》339)

★ 13. 祛腐消炎:【甘硼水】硼砂、炉甘石各250克。用法:加水10倍煎,滤净去渣,候冷,贮玻璃瓶内。用消毒药棉蘸洗伤口。功效:去腐消炎。(孙世发 主编·《中医小方大辞典》297)

★ 14. 治软疖,流脓久不收口,缠绵不愈:硼砂一块。用法:用硼砂一块,大小视疖之大小而定(不宜过多),塞疮孔中。有祛腐生新的效果。(中医研究院革命委员会 编·《常见病验方研究参考资料》400)

★ 15. 治疗毒,腐毒不透:血竭一钱,月石(硼砂)一两。用法:上为末。敷之。(彭怀仁主编·《中医方剂大辞典》5册252引《外科传薪集》)

★ 16. 治无名肿毒:【青龙散】月石15克,冰片6克,青黛1.5克。用法:上药研为末。外敷。(孙世发 主编·《中医小方大辞典》957引《青囊秘传》)

★ 17. 治麻疹后音哑失音:硼砂、孩儿茶各一钱。用法:共研细末,每服三分,冷开水调服。(中医研究院革命委员会 编·《常见病验方研究参考资料》23)

★ 18. 治癣:【碧玉散】铜绿、硼砂、白矾各等分。研匀,香油调搽。(宋立人 总编·《中华本草》1册277引《疡医大全》)

★ 19. 治股癣:冰硼散适量,食醋适量,共调糊。于每晚临睡前将患部洗净擦干,用干棉球或鸡尾毛之类蘸药搽涂患处,5天为1个疗程。共治30例,全部获效。生效时间最短3天,最迟7天。(滕佳林 米杰 编著·《外治中药的研究与应用》109)

★ 20. 治神经性皮炎:自然铜(煅、末)31克,硼砂末15克,凡士林156克。用法:调软膏。外用。(彭怀仁 主编·《中医方剂大辞典》4册613)

★ 21. 治神经性皮炎(干癣),角化过度类皮损:(搽绿药粉)硼砂90克,自然铜30克。用法:同搽黄药粉。功效:杀虫,止痒。宜忌:溃疡疮面勿用。(孙世发 主编·《中医小方大辞典》642)

★ 22. 治脚癣:密陀僧60克,硫黄30克,硼砂75克。用法:上药共研细末,加凡士林适量调匀。先将足用温开水洗净,然后涂敷上药,每日2次。作用:解毒,杀虫,止痒。(张树生 高普等编·《中药敷贴疗法》425)

★ 23. 治脂溢性皮炎验案:高某,男,50岁。1990年12月3日初诊。主诉:头皮多量脱屑,伴瘙痒9年余。检查:头皮散在大量白色糠秕状皮屑,头皮油腻。诊断:脂溢性皮炎。治疗给予硼砂10克,3日1次外洗,1次即有效,头白屑减少,瘙痒减轻,共外洗6次,头皮屑消失,已无瘙痒,临床治愈。(黄国健等 主编·《中医单方应用大全》339)

★ 24. 治汗斑3方

①硼砂15克,茶叶30克。用法:上2味药用布包好放入茶杯中,拿开水浸泡几分钟,待浓度稍微转黑,拿起布包涂擦患处,每日数次(要等干后再涂)。涂7~9天即愈。说明:该方经治35例,有效率为92%。(张力群等 主编·《中国民族民间秘方大全》724引江西省信丰县刘德来献方)

②取硼砂10克,老黄瓜1枚。黄瓜去瓤后撒上硼砂,待溶化出现露珠后,将黄瓜切成小块外擦患处,每日3次,7天为1个疗程,不愈者继续治疗1个疗程。共治15例,经治疗1个疗程痊愈者10例,2个疗程痊愈者4例,无效1例,总有效率为93.3%。(滕佳林 米杰 编著·《外治中药的研究与应用》109)

③硼砂150克,老姜2片。用法:研成末,水调匀。涂擦患处。功能:温中散寒,除湿收涩。(易法银 喻斌主编·《湖南省中医单方验方精选·内科》下册1950)

★ 25. 治紫白癜风:【消斑散】用密陀僧、樟脑、硫黄、煅硼砂、枯矾各15克,冰片3克,轻粉15克。配制时先将前6种药物研细后,再加入轻粉,充分调匀备用。治疗方法:先将皮损处用清水洗净、揩干,而后将生姜切成片,蘸药粉稍加力涂擦患处。每日 1～2 次,连用 2 星期以后,每隔 2 天外用药 1 次,连用 10 天即可。共治 88 例,结果治愈 81 例,占 92.1%;好转 6 例,占 6.8%;无效 1 例。总有效率达 98.9%。(滕佳林 米杰 编著·《外治中药的研究与应用》109)

★ 26. 治闪颈:硼砂研末,以灯芯蘸点眼内四角,泪出即松。续行三次,当愈。(宋立人 总编·《中华本草》1 册 278 引《华佗神医秘传》)

★ 27. 治腰扭伤 2 方

①硼砂少许。用法:将硼砂研极细粉末,取药少许,放在两眼角(内眦),或眼的上、下、左、右四角,腰痛即可缓解。(刘少林 刘光瑞 编著·《中国民间小单方》146)

②生硼砂、海螵蛸各等分。用法:研为细末,并清水调点眼眦角,临睡时点。如腰骨闪疼不愈,再用一二次。(中医研究院革命委员会 编·《常见病验方研究参考资料》439)

★ 28. 治急性腰扭伤:煅硼砂适量,研为细末或配成 3% 的月石眼药水。取少许药粉或数滴眼药水点入患者内外眼角处,适当活动约 20 分钟,每日 1～2 次,连续 2～3 天或至痊愈。共治 50 例,1 次治疗后,30 分钟内显效 46 例,好转 2 例,无效 2 例。总有效率为 96%。(滕佳林 米杰 编著·《外治中药的研究与应用》108)

★ 29. 适用于急性结膜炎:硼砂 30 克,冰片 1 克。用法:上药共研细末,用玻璃棒蘸药末点眼,每日 3 次。功效:芳香开窍,祛瘀明目,消肿止痛。适用于急性结膜炎。验证:李某,男,18 岁,因与他人共用毛巾后发病,目赤,红肿,流泪畏光,用本方 3 日后好转,1 周后痊愈。(良石 主编·《名医珍藏·秘方大全》273)

★ 30. 治眼珠忽然肿胀突出:【平崇散】黄连末 0.6 克,甘草末、冰片各 0.3 克,硼砂 1 克。用法:人乳调,点两眼角。(孙世发 主编·《中医小方大辞典》1298 引《医学心悟》)

★ 31. 治䶌肉瘀突:【南硼砂散】南硼砂(黄色)、脑子各少许。研细,上以灯草蘸点其上。(宋立人 总编·《中华本草》1 册 277 引《直指方》)

★ 32. 治眼内瘀肉,浮膜侵睛:【佛手膏】硼砂不拘多少。用法:用硼砂放在盆子内一日,纸封定,至午刻取出硼砂,以冷水浮洗过,研为粉,点入眼中。浮膜立退。凡点时,先将温水洗眼,然后点,又洗再点,不过三四次立验。(孙世发 主编·《中医小方大辞典》83 引《普济方》)

★ 33. 治急、慢性中耳炎:硼砂二钱,冰片二分。用法:研细末,吹入耳中,一日一次。(中医研究院革命委员会 编·《常见病验方研究参考资料》486)

★ 34. 治耳息肉、外耳道乳头瘤:硼砂、冰片各一分。用法:研末,点入耳内。(中医研究院革命委员会 编·《常见病验方研究参考资料》489)

★ 35. 治鼻衄验案:孙某某,女,47 岁。鼻衄已 5 天,每天发 2～3 次,经治不效。舌红,脉细数无力。以硼砂 3 克水冲服。半日后未再衄血而愈。治疗方法:硼砂 3 克,水冲服立效。(黄国健等 主编·《中医单方应用大全》339)

★ 36. 用于鼻内流脓:硼砂 3 克,薄荷 1.5 克,共研细末。嗜鼻。(滕佳林 米杰 编著·《外治中药的研究与应用》106)

★ 37. 用于鼻塞:硼砂 3 克,薄荷 10 克,檀香 2 克,冰片 1 克。先将薄荷、檀香研末,后入硼砂、冰片研匀,装入密闭瓶中贮存备用。每取 1 小匙放入烧瓶中,用酒精灯烤烧,趁热用烟熏鼻,每日 1 次。(滕佳林 米杰 编著·《外治中药的研究与应用》106)

★ 38. 治鼻息肉(又名鼻痔)2 方

①乌梅肉炭、硼砂各 3 钱,冰片 3 分。共研细末,撒患处,或用香油调搽。(《全国中草药汇编》编写组 编·《全国中草药汇编》上册 212)

②硼砂一钱,白矾五分,共研细末,搽入鼻息内。(中医研究院革命委员会 编·《常见病验方研究参考资料》480)

★ 39. 治口疮 2 方

①硼砂末。用法:研极细,用喷筒吹入口中。或同蜂蜜调涂;或用甘油调涂;或用冰片为散撒布;或冲开水作含漱剂。(中医研究院革命委员会 编·《常见病验方研究参考资料》448)

②硼砂、生石膏各等分。用法:共研极细末,愈细愈好,撒患处自化,不拘时候,撒后,勿立即吃奶。(中医研究院革命委员会 编·《常见病验方研究参考资料》449)

★ 40. 治口腔破溃:【冰硼散】硼砂 90 克,冰片、白僵蚕各 15 克。用法:上药研为末,每包 1.5 克,分 3 次搽用。敷搽患处,或泡水漱口。(孙世发 主编·《中医小方大辞典》902)

★ 41. 治口腔溃疡验案：王某某，女，28岁。1985年2月10日初诊。患者8年多来，经常口腔溃烂，有时发于上下唇内，有时发于颊膜、舌缘、咽部，常因情绪紧张或月经周期，或食物机械损伤而诱发，或发1处，或2～3处不等。此次发于饮食之后，历时已4天，右颊及下唇内各发溃疡1处，大如黄豆，覆盖黄色脓液，溃疡周围组织红肿，焮痛，只能进食流汁，伴右下颌淋巴结肿大，压痛。患者平素常心烦少寐，头晕、面色红，舌红，苔薄腻，脉细数。经用本法治疗，2天后患处焮痛消失，4天后溃疡愈合，坚持使用此法，口疮不复发生。治疗方法：每天以硼砂适量，溶于冷开水中，配制2%～3%的溶液，患者以此溶液于饭后漱口或刷牙，坚持长期使用，每天至少2次，最好不间断。（黄国健等 主编·《中医单方应用大全》339）

★ 42. 治口舌生疮：【青黛散】青黛（淘净）15克，硼砂1.5克，冰片少许。用法：上药研为末。干掺。

验案：阴道炎（福建中医药，1994，5：26）：以本方外用治疗真菌性阴道炎300例，结果用药后1～3天症状、体征消失者177例；7天前恢复正常者289例；14天以上症状、体征仍在者为无效，只有1例。（孙世发 主编·《中医小方大辞典》960引《疡科选粹》）

★ 43. 治舌肿胀：好硼砂为细末，用薄批生姜蘸药揩舌肿处，少时即退。（宋立人 总编·《中华本草》1册277引《普济方》）

★ 44. 治牙齿动摇：【西硼散】草乌头紧实者一枚（炮令七分熟），西硼砂一两。上件为细末，每用少许擦牙。（宋立人 总编·《中华本草》1册277引《杨氏家藏方》）

★ 45. 治咽喉肿痛：【破棺丹】蓬砂、白梅各等分。捣丸芡子大，每噙化一丸。（宋立人 总编·《中华本草》1册277引《纲目》）

★ 46. 治咽喉肿痛，语声不出者：大硼砂半铢。用法：上为细末。用笔管吹入喉中。（彭怀仁 主编·《中医方剂大辞典》3册904引《魏氏家藏方》）

★ 47. 治喉蛾：冰片二分，僵蚕五厘，硼砂二钱五分，牙硝七钱五分。用法：上为末。用苇管吹喉内患处。（彭怀仁 主编·《中医方剂大辞典》5册439引《奇方类编》）

★ 48. ①治喉症红肿者。②咽喉肿痛、胀痛者：【清阳散】月石60克，飞朱砂6克，冰片1.5克。用法：上药研为细末。吹口。主治：①《青囊秘传》：喉症红肿者。②《外科传薪集》：咽喉肿痛、胀痛者。（孙世发 主编·《中医小方大辞典》1147引《青囊秘传》）

★ 49. 治咽喉闭壅，一时不能言语，痰涎壅盛：【碧雪散】灯芯草灰6克，硼砂3克。用法：上药研为细末。每用少许，吹入喉中，有涎吐出。（孙世发 主编·《中医小方大辞典》680引《奇效良方》）

★ 50. 治喉闭不通者：【硼砂散】硼砂、枯矾、蛇皮、皂角刺（火烧）各半两。用法：上为细末。每用少许吹入喉中。血出是效。（彭怀仁 主编·《中医方剂大辞典》10册858引《鸡峰》）

★ 51. 治喉闭，双单蛾：【青冰散】胆矾、硼砂各6克。用法：上药研为末，取青鱼胆1个，将药末入胆内，阴干去皮，再研极细，加冰片0.6克，收固。每遇喉闭、双单蛾等症，以男左女右吹入鼻中。（孙世发 主编·《中医小方大辞典》425引《玉钥》）

★ 52. 治咽喉口齿新久肿痛及久嗽痰火咽哑作痛：【冰硼散】玄明粉、硼砂各五钱，朱砂六分，冰片五分。共研极细末，吹搽患上，甚者日搽五六次。（宋立人 总编·《中华本草》1册277引《外科正宗》）

★ 53. 治咽喉诸症，双单乳蛾：火硝一钱五分，白月石（硼砂）五分，冰片三厘。用法：上为细末，吹之。（彭怀仁 主编·《中医方剂大辞典》4册705引《外科方外奇方》）

★ 54. 治风热喉痹，缠喉风：【玉钥匙】焰硝一两半，硼砂半两，脑子一字，白僵蚕一分。上为末研匀，以竹管吹半钱许入喉中。（宋立人 总编·《中华本草》1册277引《三因方》）

★ 55. 治喉中溃烂：【子药】明朱砂2克，硼砂15克，冰片1.5克，延胡索粉（制）15克。用法：上药研为末。吹喉。功效：生新去腐。（孙世发 主编·《中医小方大辞典》1271引《咽喉秘集》）

★ 56. 治预防白喉：硼砂。用法：研细末，吹入口内，每日一次。（中医研究院革命委员会编·《常见病验方研究参考资料》25）

★ 57. 治孕妇咽喉破烂疼痛：【吕雪丹】冰

片 1.8 克,硼砂 30 克。用法:用萝卜 1 个,同煮熟,入冷水内 1 夜,水底沉结如冰者佳,取出,加青黛 3 克,研为极细末,收瓶内。用时吹患处。(孙世发 主编·《中医小方大辞典》358 引《温氏经验方》)

★ 58. **用于乳头皲裂:**用硼砂 9 克,白芷 15 克,蒲公英 9 克,苦参 9 克,生甘草 9 克。上药加水煎汤备用。取药液趁热用无菌纱布蘸药擦洗患部,每次 15~30 分钟。每日 2 次,每剂药用 1 天。(滕佳林 米杰 编著·《外治中药的研究与应用》107)

★ 59. **用于乳头红肿皲裂:**硼砂 0.6 克,蜂蜜 3 克。用法:将硼砂研末,再加蜂蜜调匀,放入净锅内蒸 15~20 分钟,待凉后入瓶备用。用净淡盐水洗净患处,涂敷硼蜜糊,每日 2~3 次,但喂奶前先洗净为宜。说明:本方主治乳头红肿皲裂。3~5 天痊愈。(张力群等 主编·《中国民族民间秘方大全》876 山东单县王忠明献方)

★ 60. **治乳头破裂溃烂:**硼砂八分,甘油四两。用法:硼砂研末,和甘油调匀,敷患处。(中医研究院革命委员会 编·《常见病验方研究参考资料》267)

★ 61. **用于老年性阴道炎:**用硼砂、黄柏、儿茶、白矾、雄黄等,共研细末,消毒贮瓶备用。用时先暴露阴道,用消毒干棉球拭净分泌物,用喷药器将药粉喷入阴道内,隔日 1 次。(滕佳林 米杰 编著·《外治中药的研究与应用》107)

★ 62. **治百日咳:**青皮梨 1 个(约 100~150 克),月石(即硼砂)2~4 克。用法:将梨横切成 3 片,月石研细末,均匀撒在梨切面上,置于口杯内蒸熟,为 1 日量,分 3 次服,每次服药梨 1 片。婴幼儿用药梨汁酌服亦效。疗效:此方是黄明斋老中医家传秘方"月梨合剂",治疗百日咳,疗效特好。(刘有缘 编著·《一两味中药祛顽疾》467)

★ 63. **治小儿初生悬痈:**朱砂、硼砂各 5 分,冰片少许。用法:上为细末。先以针用绵缠裹,唯留针锋如粟米,刺泡出黄赤血汁,用盐汤洗,后刷药,以蜜调药少许,鹅翎刷入口内。咽下无妨。一刺不消,次日再刺,不过数次,自消尽。(彭怀仁 主编·《中医方剂大辞典》1 册 10 引《医统》)

★ 64. **治小儿变蒸,生口疮:**硼砂、豆粉、朱砂各等分。用法:上为末。掺口中。(彭怀仁 主

编·《中医方剂大辞典》10 册 859 引《普济方》)

★ 65. **治小儿溃疡性口炎(鹅口疮)、坏死性口腔炎、口角糜烂等:**乌梅炭、枯矾、儿茶各 9 克,硼砂 1.5 克。制法:先将乌梅放置锅内,用烈火煅,使乌梅肉变成黑褐色即可(不要煅制过火),备用。再把枯矾研末,然后按剂量将乌梅炭等混合研成细末,最后加冰片 1.5 克。即成。装瓶备用。用法:口腔溃疡面清洗后,把药粉均匀撒布疮面上。作用:解毒,收湿,敛疮,生肌。疗效:此药对小儿溃疡性口腔炎(鹅口疮)、坏死性口炎、口角糜烂等均有效。曾治疗 60 多例,效果均佳。例如:宋某某,男,36 岁,干部。舌面生有小溃疡面多处,疼痛,不能进食,曾用核黄素、四环素无效。经用口炎散涂布 1 次,疼痛即止,连用 2 日痊愈。按语:乌梅炭外用,止血敛疮;枯矾解毒生肌;儿茶性味苦、涩凉。收湿敛疮,生肌止血;硼砂,性味甘、咸,凉,外用清热解毒。(张树生 高普等 编·《中药敷贴疗法》217)

★ 66. **治小儿瘰疬,结核肿硬:【硼砂丸】**硼砂一分,砒黄一分。用法:上为细末,以糯米饮为丸,如小麦粒大。用时先烙破,纳一丸。五日内其疬子当坏烂自出,后用生肌膏贴之。(彭怀仁 主编·《中医方剂大辞典》10 册 857 引《圣惠》)

★ 67. **治食管癌晚期食管阻塞:【开导散】**硼砂 60 克,礞石 45 克,火硝 30 克,硇砂、冰片、上沉香各 9 克。上药共研细末,用时取 1 克,含化咽下(不可用开水送服),每 30 分钟含咽 1 次,直到肿消、痰涎吐尽、饮水得下时,再为 3 小时服 1 次,再服 3 次即停止。注意不可多服、常服。(宋立人 总编·《中华本草》1 册 277)

★ 68. **治喉瘤:**硼砂三钱,冰片、胆矾各三分。用法:上为细末。用时以箸头蘸药点患处。功能:开结通喉,清热。(彭怀仁 主编·《中医方剂大辞典》8 册 702 引《金鉴》)

蜈蚣(354 方)

【药性】味辛,性温,有毒。归肝经。

【功能与主治】祛风止痉,通络止痛,攻毒散结。主治惊风,癫痫,痉挛抽搐,中风口

喝,破伤风,风湿顽痹,偏正头痛,毒蛇咬伤,疮疡,瘰疬。

【用法用量】内服:煎汤,2~5克;研末,0.5~1克;或入丸、散。外用:适量,研末撒、油浸或研末调敷。

【使用注意】本品有毒,用量不宜过大。血虚生风者及孕妇禁服。

★ **1. 治偏头痛3方**
①蜈蚣2条,白花蛇3条。共研细末,分6次服,每日2次,黄酒送服。(金福男编著·《古今奇方》3)

②蜈蚣头1个。捣碎,撒在伤湿止痛膏上,敷在头痛侧太阳穴上,1次痊愈。(杨建宇等主编·《灵验单方秘典》11)

③蜈蚣、全蝎、僵蚕各等分。共研细末,每次服2克,每日2次。(胡晓锋编著·《虫蛇药用巧治百病》152)

★ **2. 治偏头痛验案:**冯某某,女,30岁。头痛6年,遍服中西药无效。1个月来左侧头部剧痛,时如针刺刀割,入夜尤甚。因此食不甘味,夜不安枕,躁妄不宁。舌暗红边尖有瘀点,脉弦涩。拟通窍活血汤加蜈蚣1克,研细末冲服,3剂痛减,7剂痛止。(黄国健等主编·《中医单方应用大全》446)

★ **3. 治顽固性偏头痛验案:**李某某,女,38岁。患偏头痛4年,反复发作,每次月经前后则头痛越加剧烈。曾服用多种中西药物,只能缓解,始终未能根治。余嘱其用蜈蚣粉0.5克,装入胶囊中吞服,每日服2次,连服3周。顽固性偏头痛彻底治愈,随访2年无复发。(张俊庭主编·《中国中医药最新研创大全》2025)

★ **4. 治血管性神经性头痛:**蜈蚣3~5克,全蝎0.5~2克。用法:共研细末,混匀,每日分2次开水送服,一般服1~3日。疗效:共治102例,以治疗后头痛消失为痊愈。结果痊愈96例,无效6例。痊愈者用药1~2日36例,2~3日43例,4~5日17例。(刘有缘编著·《一两味中药祛顽疾》153)

★ **5. 治血管性头痛,尤以肝风型头痛适宜:**蜈蚣、全蝎、地龙各等份。用法:上药先研细末,贮瓶备用。每服3克,日服2次。功效:息风、通络、止痛。(程爵棠 程功文编著·《单方验方治

百病》12)

★ **6. 治头痛难忍,四肢抽搐,角弓反张,口吐白涎等:**蜈蚣2条(去头尾炙黄),葛根3钱,片砂3分。用法:共研细末,白酒四两为引,1次冲服,小儿减半。(沈洪瑞主编·《重订十万金方》480)

★ **7. 治病毒性肝炎:**蜈蚣1条。研末,取鸡蛋1个,一头打个洞,将蜈蚣末倒入蛋内,搅匀,封口,文火煮熟,每晚睡前服1个,连服3日(停3日)为1个小疗程,连服3个疗程为1个大疗程,同时可配服中药汤剂。说明:本病中医学属于"肝热病""肝著、肝着、肝胀""肝瘟""黄疸""胁痛"等范畴。(胡郁坤 陈志鹏主编·《中医单方全书》133)

★ **8. 治肝硬化:**蜈蚣1条,苡仁30克,银耳10克。水煎服,每日1~2次。(金福男编著·《古今奇方》24)

★ **9. 治胸膜炎:**蜈蚣三条,鸡蛋一个。将鸡蛋打一孔,蜈蚣末装入蛋内蒸熟吃,隔日一次。(金福男编著·《古今奇方》49)

★ **10. 治急性肾炎:**蜈蚣1条(去头足、焙干研末),纳入鸡蛋内(先挖一个洞)搅匀,外用湿纸及黄土包裹煨熟。剥取鸡蛋吃,每天吃1个,7天为1个疗程,如病不愈,再服1至数个疗程。其中用药2个疗程治愈18例,3个疗程治愈12例,4~6个疗程治愈5例,1例无效。本方对水肿消退和尿蛋白的控制有较好疗效。(薛建国 李缨主编·《实用单方大全》467)

★ **11. 治壮热抽搐验案:**①奉天小西边门外,烟卷公司司账陈秀山之幼子,年五岁,周身壮热,四肢拘挛,有抽掣之状,渴嗜饮水,大便干燥。知系外感之热,引动其肝经风火上冲脑部,致脑气筋妄行,失其主宰之常也。投以白虎汤,方中生石膏用一两,又加薄荷叶一钱,钩藤勾二钱,全蜈蚣二条,煎汤一盅,分两次温饮下,一剂而抽搐止,拘挛舒。遂去蜈蚣,又服一剂热亦退净。

②奉天北陵旁那姓幼子,生月余,周身壮热抽掣,两日之间不食乳,不啼哭,奄奄一息,待时而已。忽闻其邻家艾姓向有幼子抽风,经愚治愈,遂抱之来院求治。知与前证仿佛,为其系婴孩,拟用前方将白虎汤减半,为其抽搐甚剧,薄荷叶、钩藤勾、蜈蚣其数仍旧,又加全蝎三个,煎药一盅,不分次数,徐徐温灌之,历十二小时,药灌

已而抽搐愈,食乳知啼哭矣。翌日,又为疏散风清热镇肝之药,一剂痊愈。③隔两日其同族又有三岁幼童,其病状与陈娃子相似,即治以陈姓子所服药,一剂而愈。④奉天小西关长发源胡同吴姓男孩,生逾百日,周身壮热,时作抽搐,然不甚剧。投以白虎汤,生石膏用六钱,又加薄荷叶一钱,蜈蚣一条,煎汤分三次灌下,尽剂而愈。此四证皆在暮春上旬,相隔数日之间,亦一时外感之气化有以使之然也。(张锡纯著·《张锡纯医学全书之二·中药亲试记》159)

★ 12. **治呃逆,饮食不下**:蜈蚣1条,酒适量。用法:蜈蚣瓦上焙枯,研末,酒调。每次适量,每日服2次。功能:祛风散结,消食化积。(易法银 喻斌主编·《湖南省中医单方验方精选·内科》中册1205)

★ 13. **治胃痛**:蜈蚣5钱,赤芍3钱,木香2钱。用法:水煎。每日1剂,分2次服。功能:清热凉血,通络止痛。方解:赤芍清热凉血,散瘀止痛;木香行气止痛;蜈蚣通络止痛。诸药合用,共奏清热凉血,通络止痛之功。(易法银 喻斌 主编·《湖南省中医单方验方精选·内科》中册1069)

★ 14. **治气管炎**:蜈蚣10克,甘草15克。将蜈蚣研细末,用甘草煎水冲服,每日2次。(李永明·《中国中医药报》,2010年8月18日第5版)

★ 15. **治百日咳2方**

①炙蜈蚣、川贝母各等分,研为细末,1～2岁每次用1.5克,3～4岁每次用2克,每日3次,连服5～7日。(李永明·《中国中医药报》,2010年8月18日第5版)

②亦称"顿咳",以阵发性、痉挛性咳嗽为特征。取蜈蚣、甘草各等份,研为细末,每次1～2岁用1.5克;3～4岁用2克,每日3次,一般连服5～7日可以痊愈。因蜈蚣解痉定咳,甘草润肺止咳,二者相辅相成,奏效较速。病案举例:钱孩,4岁。患百日咳已20余日,其咳阵作,作则面红气窒,咳声连连不断,必呕吐痰涎始已。舌苔薄腻,脉滑数。予蜈蚣甘草散9包,3日分服。药后第2日即见咳势减缓,3日大定,续服2日而愈。(何绍奇等整理·《朱良春用药经验集》186)

★ 16. **治哮喘**:蜈蚣1条,白芥子6克,炙甘草10克,水煎服,每日2次。(金福男编著·《古今奇方》44)

★ 17. **治胃溃疡**:天麻、白术各6克,全蝎3克,蜈蚣1条。共研细末,再焙微黄。每服3克,日服2次。(费兰波 徐亮主编·《外科病奇难顽症特效疗法》122)

★ 18. **治鸡爪风(手指抽掣)**:蜈蚣一条,鸡蛋一个。配制:将蜈蚣装入鸡蛋内包好烧熟。用法:连皮带鸡子、蜈蚣一齐吃下,饮用白酒或黄酒,再喝红糖水,出汗即愈。(沈洪瑞 主编·《重订十万金方》593)

★ 19. **治肥胖症**:全蝎100克,蜈蚣30条,茯苓600克。用法:先将全蝎、蜈蚣研成细末,瓶装备用。然后将茯苓600克加水煎煮,煮沸1小时,滤取药液,冲服上述药末10克,每日1～2次。以上为10日量。功效:健脾利湿,解毒轻身。医师嘱咐:此为某中医教授所传秘方,疗效甚佳。孕妇忌服。(刘道清 主编·《中国民间神效秘方》489)

★ 20. **治一切腹胀大如箪箕者:【内消散】** 蜈蚣三五条(炙干、研细),鸡子2个。用法:先将鸡子打开少许,每次以蜈蚣末3克加入鸡子内,用棒调匀,用纸封糊。以沸汤煮食之,每日1次。连进3服,患即瘳矣。(彭怀仁 主编·《中医方剂大辞典》2册566引《活人心镜》)

★ 21. **治癥瘕**:炙蜈蚣一条,炙鳖甲二钱。用法:共研细末,开水送下。(中医研究院革命委员会编·《常见病验方研究参考资料》247)

★ 22. **治面部蜂窝组织炎**:用蜈蚣适量,温火将之炙为黄色,勿焦。用1杯水温火煎后取药水,分2次早晚口服。连用2～4剂,获得良好的效果。(楼锦英编·《中药临床妙用锦囊》502)

★ 23. **治中风后偏瘫**:蜈蚣1条,地龙30克,白芷9克。用法:上药共研细末,贮瓶备用。每次服6克,日服3次。10天为1个疗程,每疗程间隔2天。一般服1～3疗程即可。功效:搜风通络。附记:屡用效佳。服药期间未出现任何不良反应。(程爵棠 程功文 编著·《单方验方治百病》82)

★ 24. **治中风脑梗死**:蜈蚣、水蛭、地龙各等份。用法:上药共研细末,装袋,每袋15克。每次服5克,日服3次,空腹黄酒冲服。25天为1个疗程,每疗程间隔5天。功效:活血破瘀。按:

可配合其他汤药使用。（程爵棠 程功文 编著·《单方验方治百病》82）

★ 25. 治中风半身不遂：蜈蚣1条，全蝎、炙透骨草各3钱。用法：共研细末，每服2.5钱，开水送下，隔6小时服1次。（中医研究院革命委员会 编·《常见病验方研究参考资料》208）

★ 26. 治中风，面神经瘫痪：蜈蚣2克，防风12克。用法：将蜈蚣焙研细末备用，防风煎汤兑。每日1剂，分2次服。功能：活血化瘀，活血祛风。注意事项：孕妇忌服。连服5~7剂。蜈蚣最大剂量可用到5克。（易法银 喻斌 主编·《湖南省中医单方验方精选·内科》上册697）

★ 27. 治中风口眼歪斜：蜈蚣一条。焙干研末，猪胆汁调敷患处。（江苏新医学院 编·《中药大辞典》下册2474）

★ 28. 治口眼歪斜：防风、僵蚕各9克，煎汤冲服，蜈蚣末1.8克，分2次服。（杨仓良主编·《毒药本草》720）

★ 29. 治面瘫：蜈蚣2条研末，以防风30克煎汤送服，每晚饭后服1剂，治疗26例周围性面神经麻痹，痊愈16例，显效6例，好转3例，无效1例。总有效率为96.16%。（杨仓良主编·《毒药本草》718）

★ 30. 治面神经炎：【蜈蚣散】制蜈蚣2条（不去头足），朱砂1.5克。研末混匀，平均分为2包，为1日剂量，每日早、晚以防风10克浸泡送服，以愈为止。朱砂累积量在30克后应改为每日0.5克，孕妇忌服。谭东林用上方治疗面神经炎38例，15日完全治愈28例，30日内治愈者8例，无效2例。较其他疗法为优。（王辉武 主编·《中药临床新用》503）

★ 31. 治面神经麻痹4方

①蜈蚣（焙干为末）、甘草（研末）各等分，面糊为丸，每服三分，一日三次，温开水送服。（中医研究院革命委员会 编·《常见病验方研究参考资料》216）

②蜈蚣3条，生姜10克，水煎服，每日1~2次。（金福男 编著·《古今奇方》156）

③蜈蚣1条，防风10克，生姜3克。用法：先将蜈蚣研为细末，防风和生姜共水煎，用煎汤冲服蜈蚣面，1次内服。（贾海生等 编著·《小处方治大病《走入家庭的偏方》）

④蜈蚣10条，大皂角20克，朱砂2克，蜂蜜

适量。用法：将前3味药研成细面，过罗，用蜂蜜调成糊状，敷于患侧颜面（即向左歪敷右侧，向右歪敷左侧）约24小时后洗净，隔日再敷1次，10次为1个疗程。一般用3~5个疗程可愈。（贾海生等 编著·《小处方治大病·走入家庭的偏方》）

★ 32. 治肩周炎：蜈蚣10~12条，白芍200~300克，姜黄12~15克。用法：上药共研粗末，和匀备用。每次取药末12克加冷水100毫升，煮沸、温服，日服3次。1周为1个疗程。功效：柔肝养筋，搜风通络。（程爵棠 程功文 编著·《单方验方治百病》172）

★ 33. 治坐骨神经痛4方

①蜈蚣1条，鸡蛋1个。用法：将蜈蚣研成细末，鸡蛋打1个小孔，由小孔加入蜈蚣末，蒸熟或烧熟，每天服1个，连服10日。疗效：用于临床患者多例，一般服10日可愈。有食鱼虾过敏史者，不宜服用。（刘有缘 编著·《一两味中药祛顽疾》375）

②蜈蚣30克，血竭10克。用法：上药研细末，每次服1克，每日3次。饭后白酒送下，连服10~30天。备注：对鱼虾过敏者慎用。曾治疗20例，有效率为94.1%。（吴静 陈宇飞 主编·《传世金方·民间秘方》204）

③**【蝎蛇散】**蜈蚣10克，祁蛇（或乌梢蛇）10克，全蝎1克。焙干研细粉。上药等分成8包，首日上、下午各服1包，继之每日上午服1包，7日为1个疗程。据报道，应用本方治疗本病54例患者，年龄在21~65岁；病程3个月至4年。一般治疗2个疗程，经长期观察随访，均获得满意疗效。治疗期间停服其他药物。（胡熙明 主编·《中国中医秘方大全》中册914）

④蜈蚣、全蝎、乌梢蛇各10克，细辛、延胡索各15克。用法：上药共研为极细末，贮瓶备用。首日上、下午各服6克，以后每日上午服6克，用黄酒或温开水送服。每1料为1个疗程。连服2个或3个疗程。未愈者休息3天后，再行下1个疗程。功效：搜风通络，散寒止痛。附记：笔者家传秘方。曾观察治疗100例，全部获效。痊愈率达90%以上。一方无延胡索。（程爵棠 程功文 编著·《单方验方治百病》179）

★ 34. 治类风湿性关节炎2方

①蜈蚣2条，全蝎10克，白花蛇1条。用法：将上药共研细末，开水冲服，日服3次，每次2

克。说明:本方治疗类风湿性关节炎中、晚期,对减轻关节疼痛,改善关节功能有较好的疗效。方中蜈蚣须去头足,孕妇忌用。(张力群等 主编·《中国民族民间秘方大全》482)

②蜈蚣2条,山药30克,红花6克,水煎服,每日1~2次。(全福男编著·《古今奇方》94)

★ **35. 治惊痫**:蜈蚣、全蝎各等分。研细末,每次3~5分,日服2次。(江苏新医学院 编·《中药大辞典》下册2474)

★ **36. 治惊痫偏搐**:【双剑金】赤足蜈蚣1条,紫色大螳螂1个。用法:上药晒至干,以利刀当脊分切作两半,各逐左右,别研为细末,不得交错,各用帖子盛之,于帖子上号记左右。遇其患者,每用少许,鼻内任嚏之,左治左,右治右。俱嚏者任其左右住,任在左住,左右任皆住。(孙世发 主编·《中医小方大辞典》284 引《卫生总卫论》)

★ **37. 治癫痫、惊搐**:【复方止痉散】蜈蚣、全蝎、僵蚕、地龙各等份,研细末,每次2~4克,每日2次,有显著的熄风定痉之功,对癫痫经常发者,坚持服药,可以减少或控制其发作。对乙型脑炎或高热惊搐者,用之可以缓搐定惊。

病案举例:沈某某,女,29岁,工人。患癫痫已10余年,迭治未愈,近年来发作频繁,每1~2周即作1次,作则昏仆不省人事,口吐白沫,手足抽搐,甚则小溲失禁,历时5~10分钟渐苏。舌苔薄腻,脉细滑。此痫症也,多由惊恐伤及肝肾,脏气不平,而致风动火升,痰火上扰神明,癫痫以作。治宜熄风定惊,化痰降火,以复方止痉散缓图之。药后颇安。连服2个月,未再发作,改为每日1次以巩固之。(何绍奇等 整理·《朱良春用药经验集》185)

★ **38. 治癫痫3 方**

①【虫矾散】蜈蚣10条,白矾、全蝎各30克,胆星、郁金各15克,朱砂5克,人工牛黄3克。诸药各研粉、混合调匀,分为20包。用法:口服。每次1包,每日2次;小儿酌减。功能:祛风,止痉,豁痰。(张金鼎 邹治文编·《虫类中药与效方》148)

②取蜈蚣、全蝎各等分,共研细末,每次服1~3克(按年龄、病情增减用量),每日3次,开水送服。(李永明·《中国中医药报》,2010年8月18日第5版)

③全蝎、蜈蚣、乌梢蛇、僵蚕、土鳖虫各等份。用法:上药置土瓦上焙干,共研细末,或蜜制为丸如梧桐子大,贮瓶备用。每日早、晚各服1次,白开水送服。5岁以下每服5克,6~10岁每服10克,成人每服15克。15天为1个疗程。如未愈者,可连续服用2个或3个疗程。功效:息风止痉。主治:癫痫。附记:少数患者在初次服药后有干呕、眩晕、烦躁不安现象,但均可自行消失,不必停药。(程爵棠 程功文 编著·《单方验方治百病》249)

★ **39. 治食痫发搐及有惊积者**:青黛(炒)五钱,蜈蚣一对(全者,微炒),蝎二十一个(全者,微炒),巴豆二十一个(去皮心膜,出油尽用)。用法:上为末,用鸭梨汁煎,绿豆粉作糊为丸,如豌豆大。每服一丸,酒一匙,水一匙,乳食前用薄荷汁少许同化下。(彭怀仁 主编·《中医方剂大辞典》1 册711 引《卫生总微》卷五)

★ **40. 治脾功能亢进**:蜈蚣、全蝎各4.5克,麝香0.6克。分别研细后同白酒1000毫升放入猪脬内扎口,再用宽20厘米、长100厘米的白布束于腰间,使猪脬固定在脾肿大范围内。1剂为1个疗程,约5~7天药液基本渗完,再行第2疗程。鞠丽娟用此方治疗脾功能亢进50例,结果:痊愈46例,占92%;显效3例,无效1例。(王辉武 主编·《中药临床新用》279)

★ **41. 治淋病**:蜈蚣1条,研成细面,用黄酒送下,后用凤眼草、防风、麻黄各9克,水煎服。外用黄酒擦小腹,以出汗为度。如汗不出,再服1剂,无不奏效。主治淋病。(杨建宇等 主编·《灵验单方秘典》154)

★ **42. 治各种淋病,小便刺痛**:生鸡子一个,蜈蚣一条。用法:将鸡子打一孔,蜈蚣纳入孔内,用白面糊贴好,放锅内蒸熟去蜈蚣,再将鸡子吃下去,连服三个即好,白水送下。(沈洪瑞 主编·《重订十万金方》267)

★ **43. 治血淋,小便难**:蜈蚣一条,山甲三片,鸡子一个(去清)。用法:将二药焙黄为末,装在鸡子内封口蒸熟。服药时,患者下部用被围好,喝黄酒吃鸡子,并且吃点生葱,以下部汗出为度。(沈洪瑞 主编·《重订十万金方》264)

★ **44. 治遗精**:蜈蚣20条,甘草5克,共研细末,每次1~2克,每日1~2次。或蜈蚣2条研末,防风15克,水煎服。(杨建宇等 主编·

《灵验单方秘典》149)

★ 45. 治阳痿 2 方

①【亢痿灵】蜈蚣 18 克,当归 60 克,白芍 60 克,甘草 60 克。共研细末,分为 40 包,每次服半包至 1 包,早、晚各 1 次,用白酒或黄酒送服,15 天为 1 疗程。忌生冷、气恼。治疗 737 例,近期治愈 655 例,治愈率为 88.9%,好转 77 例,无效 5 例。(胡熙明 主编·《中国中医秘方大全》中册 546)

②蜈蚣(不去头,忌烘烤)18 克,当归、白芍、甘草各 6 克。共研细末,混合均匀,每次 3 克,早、晚各 1 次,空心服用,以白酒或黄酒送服。(李永明·《中国中医药报》,2010 年 8 月 18 日第 5 版)

★ 46. 治阳痿验案 2 方

①【香芷起痿散】祖父祝友韩收集的民间验方中有"香芷起痿散"一方,由白芷 120 克,当归 90 克,蜈蚣 30 条组成,共为细末,分 30 包,每次 1 包,每日 2 次,早、晚温开水送服。

笔者承家教而继岐黄事业,行医 30 余年,为验证此方效果,每遇阳痿患者辄用之,投以香芷起痿散,临床治疗 79 例,年龄 23 ～ 60 岁,病程最短 3 个月,最长 2 年 7 个月,服药最少 1 剂,最多 3 剂,有 81% 以上患者症状消失,性生活恢复正常。[中医杂志编辑部整理·《中医杂志》专题笔谈文萃(1995—2004,第一辑)515]

②章某,30 岁,工人。半年前结婚,婚后即发现阳痿不举,或举而不坚,以致不能房事,经多方治疗注射过丙酸睾酮,服用过海马三肾丸、全鹿丸、五子丸、赞育丹等均无明显效果。余诊:患者形体壮实,急躁易怒,舌质红,苔薄白而润,脉细,患者自述婚前有多年手淫史。即予蜈蚣散 20 克,每次 0.5 克,1 日 2 次,黄酒送服,连服 20 天。患者服药 10 天时,感阴茎勃起较有力,但不坚硬,服药 20 天后,阴茎勃起正常,性生活和谐,1 年后其妻生 1 子。(杨鹏举主编·《中医单药奇效真传》161 引《实用中医内科杂志》)

★ 47. 治腰肋痛,老人腰痛,卧床不起:制蜈蚣 1 条,温酒适量。用法:制蜈蚣去头、足,研末,温酒冲。每次适量,每日服 2 次。功能:祛风除湿,通络止痛。注意事项:蜈蚣性善走窜,凡气血凝聚之处皆能开之,腰痛由于气血凝瘀者服之有效,非专治腰痛之药也。(易法银 喻斌 主编·

《湖南省中医单方验方精选·内科》下册 2212)

★ 48. 治痘疮陷伏:人牙三个(煅存性),蜈蚣头三个(煅存性)。用法:上为末,用水边芦根取汁,粟根煎汤,加酒浆和匀一小酒盏,调前末服。(彭怀仁 主编·《中医方剂大辞典》5 册 454 引《痘疹传心录》)

★ 49. 治前列腺肥大:蜈蚣二条,桃仁 15 克,莲子 20 克。水煎服,每日 1 ～ 2 次。(金福男编著·《古今奇方》116)

★ 50. 治腮腺炎:全蜈蚣 2 条,银朱 6 克。研为细末,鸡蛋清调敷患处,如局部发热者,可加黄连、黄柏、栀子各 3 克。治疗腮腺炎 60 例,轻者 1 剂,重者 2 次即愈。亦治急性淋巴腺炎或无名肿毒。(杨仓良 主编·《毒药本草》718)

★ 51. 治腮腺炎,耳下腮腺部肿痛,言语,饮食均感困难等症:【蜈蝎雄黄散】蜈蚣 1 条,全蝎 3 个,雄黄 3 钱。用法:共为细末,开水调,外敷。功能:解毒散结,活血通络。方解:蜈蚣、全蝎通络搜风,散结攻毒;雄黄解毒消肿。诸药合用,共奏解毒散结,活血通络之功。注意事项:蜈蚣、全蝎、雄黄有毒。或鸡蛋清调敷患处。(阳春林 葛晓舒·《湖南省中医单方验方精选·外科》上册 241。)

★ 52. 治皮肤瘙痒症:乌梢蛇、蜈蚣、全蝎各 15 克。用法:上药共研极细末,备用。每晚临睡前服 4.5 克,开水冲服。日服 1 次。功效:搜风止痒。(程爵棠 程功文 编著·《单方验方治百病》410)

★ 53. 治老年性皮肤瘙痒症:蜈蚣 3 条,瘦猪肉 100 克。用法:先将蜈蚣用酒洗净去泥,然后用水约 1 市斤煮沸,15 分钟后,取出蜈蚣,将 100 克瘦猪肉剁碎,清水调匀,放入煮好的蜈蚣煎液中,1/3 的水直至将猪肉煮熟为止。每日 1 次,顿服肉汤。功能:补虚润燥,透疹止痒。注意事项:忌韭菜及酒。隔日服 1 次。(阳春林 葛晓舒·《湖南省中医单方验方精选·外科》上册 752)

★ 54. 治面癣:全蝎 3 个,金头蜈蚣 2 条,白酒适量。用法:将前二味药浸泡白酒中 1 ～ 2 天,搽洗患处,每日 1 次。(张俊庭 编·《皮肤病必效单方 2000 首》19)

★ 55. 治癞头顽癣:【蜈蚣膏】大蜈蚣 1 条,香油适量。用法:蜈蚣用青布包好,浸香油内七日,用筷子夹起,火烧,取滴下油。涂搽患处。功能:活血生发,祛风止痒。(阳春林 葛晓舒·《湖

南省中医单方验方精选·外科》上册451)

★ **56. 治头癣5方**

①活的大蜈蚣3条,植物油60毫升。用法:将活的大蜈蚣在植物油中浸泡4～5天。外敷患处,每天3次。功效:解毒杀虫,祛风止痒。适用于头癣。疗程:连续外用5天为1个疗程,外用1～2个疗程,疗程之间间隔2～3天。注意事项:蜈蚣有毒,外用适量,不可超过5克。本方只可外用,不可口服。(杨继军 赵建新 主编·《皮肤病实用偏方》47)

②蜈蚣2条,露蜂房1个,白矾、麻油各适量。用法:将白矾研末,放入露蜂房孔中,与蜈蚣同置瓦片上焙干,小火烤焦,共研细末,麻油调匀。外敷患处,每天1次。疗程:连续外敷5天为1个疗程,外用1～2疗程,疗程之间间隔2～3天。注意事项:露蜂房、蜈蚣有毒,外用适量,不能超过5克,气血虚弱者禁用,肾功能不全、孕妇、痈疽疮疡已经溃者忌用。本方只可外用,不可内服。(杨继军 赵建新 主编·《皮肤病实用偏方》45)

③大蜈蚣1条,加盐0.3克,共入桐油内浸7日,取油搽患处。(胡郁坤 陈志鹏 主编·《中医单方全书》329)

④白芷9克,蜈蚣5条。用法:首先将蜈蚣和白芷用菜油浸数日,然后取油,抹患处。(竭宝峰 江磊 主编·《中华偏方大全》588)

⑤蜈蚣10条,雄黄12克,香油适量。用法:将蜈蚣焙黄,与雄黄同研细末,以香油调成软膏。用时先将患者头发剃光,以淘米水洗净患部,然后涂药,每日1次。(张俊庭 编·《皮肤病必效单方2000首》31)

★ **57. 治秃疮6方**

①干蜈蚣不拘多少,入瓶内真麻油浸七日,将头剃净,用油搓之。(清·顾世澄 撰·《疡医大全》1127)

②蜈蚣5条,白芷9克。用法:用菜油浸数日,取油,抹患处。(张俊庭 编·《皮肤病必效单方2000首》30)

③蜈蚣1条,紫草5钱。用法:陈菜油浸透涂患处。(中医研究院革命委员会编·《常见病验方研究参考资料》407)

④蜈蚣3条,茶油90克。用法:蜈蚣用茶油浸泡4～5天,油滤过备用,用此药外搽患处,每

日2次。(张俊庭 编·《皮肤病必效单方2000首》216)

⑤蜈蚣二条(焙焦),凤凰衣(即出小鸡蛋壳)3个。火焙焦黄色。用法:共为细末。外用:用香油调涂患处。(沈洪瑞 主编·《重订十万金方》747)

⑥蜂房1个,蜈蚣2条,白矾10克。用法:将白矾研末,放蜂房孔中,连同蜈蚣置瓦上文火烤焦,共研,加入麻油调匀外擦。日用1次,连用1月为1疗程。(张俊庭 编·《皮肤病必效单方2000首》32)

★ **58. 治秃疮,癞头疮**:活蜈蚣1条,醋适量。用法:醋浸蜈蚣火上煎开,候冷。用鸭毛涂患处。功能:清热解毒,除湿止痒。(阳春林 葛晓舒·《湖南省中医单方验方精选·外科》上册463)

★ **59. 治脱发、斑秃**:活蜈蚣12条,浸入200克豆油中。7天后用棉球蘸取该油涂搽患处,每日2次,连用7～14日。(李永明·《中国中医药报》,2010年8月18日第5版)

★ **60. 治风癣**:大蜈蚣1两,乌梢蛇2两。共焙研细末,体强者每服1钱,弱者每服5分,日2次,开水下。(江苏新医学院 编·《中药大辞典》下册2474)

★ **61. 治癣疮**:【蜈蚣油】生蜈蚣3条。用法:上浸香油内,俟生霉,略熬,使虫化。外涂患处。(孙世发 主编·《中医小方大辞典》180引《疡科选粹》)

★ **62. 治蛀发癣**:【蜈蚣油】活蜈蚣三条浸于菜油内三四天。用时先取生木鳖片用水浸数日,入锅煮透,取汤洗发,洗后取蜈蚣油搽头,至愈方止。(彭怀仁 主编·《中医方剂大辞典》10册892引《外科全生集》)

★ **63. 治牛皮癣2方**

①蜈蚣3条,斑蝥2条。用法:将干燥蜈蚣与斑蝥一起泡酒,涂擦患处,每日3次。只限外用,严禁内服。适应证:蜈蚣入药,彝、汉医书均有论述,其功效十分广泛。彝医的多数用法与汉医基本一致,唯配方不同。本方为彝族民间验方,对牛皮癣有特效,现代研究证实,蜈蚣对真菌和肿瘤均有一定的抑制作用。(吴静 编·《祛百病祖传秘方》231)

②活蜈蚣5条(回族方)。用法:生菜油200克浸泡15日外擦。每日3次。说明:活蜈蚣不

能损伤。干蜈蚣或有破损者无效。本方有毒,严禁口服。(张力群等 主编·《中国民族民间秘方大全》719)

★ **64. 治麻风初起、癣疮、皮肤粗厚或脱皮:**蜈蚣10条,雄黄末9克。用法:先将蜈蚣卷入掺有雄黄的火纸内,蘸香油后取出,放在火上燃烧;把滴下之油盛在碗中,将油涂于患处。(张俊庭编·《皮肤病必效单方2000首》48)

★ **65. 治鹅掌风,痛痒难当者:**蜈蚣1条,雄黄1钱,花椒2钱,艾叶1两。用法:前3药研细末,艾叶捶研成绒,纸卷成筒,点燃。每日1次,外熏患处。功能:解毒散结,杀虫止痒。方解:蜈蚣解毒散结;雄黄解毒杀虫止痒;花椒杀虫止痒;艾叶祛风活血。诸药合用,共奏解毒散结,杀虫止痒之功。(阳春林 葛晓舒·《湖南省中医单方验方精选·外科》上册598)

★ **66. 治手足癣(角化型手足癣):**大蜈蚣9条,全蝎63个,凡士林1000克。调匀外涂。(吕执政等 主编·《常见病最新疗法》405)

★ **67. 治手足癣:**大蜈蚣10条,全蝎30克,苦参100克,冰片20克,凡士林500克。用法:先将苦参、全蝎、蜈蚣研成细末,再将凡士林加热溶化,再放入冰片,倒入药粉共调匀,放冷后成膏。将药膏涂患处,皲裂严重者可包扎固定,每日换药1次。功能:清热燥湿,解毒杀虫。方解:苦参清热燥湿,祛风杀虫;冰片清热止痛;全蝎攻毒散结,通络止痛;蜈蚣解毒散结,通络止痛。诸药合用,共奏清热燥湿,解毒杀虫之效。注意事项:先用温热水浸泡患处20分钟,使角化层软化,刮除角化层,然后擦干皮肤。一般2~3天均取效。(阳春林 葛晓舒·《湖南省中医单方验方精选·外科》上册591)

★ **68. 治脚气:**蜈蚣一条,拔毒膏一张,将蜈蚣焙黄研面,撒在膏药上,敷患处。(沈洪瑞 主编·《重订十万金方》331)

★ **69. 治病毒性疱疹:**蜈蚣10克,研细末,麻油调搽,每日2~3次。(胡晓锋 编著·《虫蛇药用巧治百病》152)

★ **70. 治荨麻疹:**蜈蚣1条,鸡蛋1个。用法:取去头、去足的蜈蚣,放入顶端开口的生鸡蛋内,鸡蛋插入要蒸的饭中,一同蒸熟。每日1剂,食鸡蛋。注意事项:连吃3~5日。儿童视年龄,3岁以内每次放1/3条蜈蚣,3~10岁放半条蜈蚣,

蒸熟后只吃鸡蛋,不吃蜈蚣。(阳春林 葛晓舒·《湖南省中医单方验方精选·外科》上册740)

★ **71. 治顽固性湿疹2方**

①蜈蚣三条。焙干研末,用猪胆汁调敷患处。(金福男 编著·《古今奇方》226)。

②蜈蚣三条,瓦上焙干研细,用猪胆汁、鸡蛋清混匀。调搽患处,并内服以蜈蚣为主的汤剂,治愈一例患病二年的顽固性湿疹。(杨仓良 主编·《毒药本草》719)

★ **72. 治带状疱疹11方**

①蜈蚣1条(活者更佳),浸于75%的酒精50毫升内,密封1个月后备用。用时以药棉签蘸药液涂患处,1日5~6次。黄中平用此法治疗带状疱疹58例,全部有效。(王辉武 主编·《中药临床新用》637)

②蜈蚣适量。置于瓦片上,用文火焙干,研细,加适量香油调成糊状。外搽患处,一般每天搽3~5次。带状疱疹又称缠腰火丹。腰部出现大小不等的丘疹、水疱,局部胀痛,有烧灼感,难以忍受。据李茂源报道,应用本方治疗20余例,均获痊愈。本方见效快,疗程短,无后遗症。(薛建国 李缨 主编·《实用单方大全》468)

③蜈蚣10克,朱砂6克,冰片0.5克。研细末,麻油调涂患处。[杨仓良 主编·《毒药本草》720引蒋立基·《陕西中医》1983;(4):37]

④**【加味蜈蚣膏】**蜈蚣20条,马齿苋、大青叶各60克。诸药各捣罗成粉,混合调匀,用香油调膏。用法:外用,涂患处,每日1~2次。功能:清热,解毒,止痛。(张金鼎 邹治文 编·《虫类中药与效方》144)

⑤**【雄蜈散】**用蜈蚣、雄黄、青黛、儿茶各等分,各研细末。以浓茶调成糊状,外涂于皮损及疼痛处。痛轻者,每日1~2次,痛甚者,每日3~4次;有大疱者,先用无菌注射器抽其疱内容物,再行外用。治疗组30例,疼痛解除时间最短1天,最长10天,平均5.6天,无后遗神经痛。皮疹消退时间,最短7天,最长15天,平均11.7天。较西药对照组均有显著差异。(滕佳林 米杰 编著·《外治中药的研究与应用》567)

⑥蜈蚣1条,雄黄、枯矾各3钱。共研细末,用酒调匀,搽患处。(中医研究院革命委员会编·《常见病验方研究参考资料》430)

⑦雄黄20克,白矾20克,蜈蚣4条。用法:

将蜈蚣焙干,3 味药共研细末,混合均匀,瓶装密封备用。用香油调成稀粥状;涂于患处,日 2 次。(张俊庭 编·《皮肤病必效单方2000 首》74)

⑧蜈蚣 1 条,雄黄、龙骨各 1.5 钱。研细末,抹患处。(中医研究院革命委员会 编·《常见病验方研究参考资料》430)

⑨蜈蚣 1 条,雄黄、白芷各 1 钱。共研细末,和茶油敷患处,1 日数次。(中医研究院革命委员会 编·《常见病验方研究参考资料》430)

⑩蜈蚣 3 条(瓦上焙干),雄黄 9 克。用法:分别研细,混合均匀,以香油调涂患处,每日 3 次。说明:此方为山东王洁昌提供的家传方。曾治百余例均收到速效。(张力群等 主编·《中国民族民间秘方大全》750 引浙江中医杂志 1989 (1):45)

⑪蜈蚣 7 条,青黛 20 克。用法:将蜈蚣研成细末,与青黛混合后用醋调匀待用。根据疱疹大小确定剂量,先用新洁尔灭局部消毒,然后将药涂上,每日 1 次,保持局部湿润。治疗期间忌烟酒及辛辣食物;伴有发热或疱疹感染者适当给予抗炎、抗病毒治疗。疗效:18 例患者,均于 4 ~ 7 天内治愈。其中 4 ~ 5 天内治愈者 13 例,5 ~ 7 天治愈者 5 例。其中有 9 例用过西药效果不佳者,均用该药 3 ~ 7 天内痊愈。(刘有缘 编著·《一两味中药祛顽疾》272)

★ **73. 治缠蛇丹:【缠蛇丹】**蜈蚣 3 条,黄柏 3 钱,麻油适量。用法:蜈蚣焙焦,共研末。麻油调。搽患处。功能:清热燥湿,攻毒疗疮。方解:蜈蚣攻毒疗疮;黄柏清热燥湿,泻火解毒;麻油润燥解毒。三药合用,共奏清热燥湿,攻毒疗疮之效。(阳春林 葛晓舒·《湖南省中医单方验方精选·外科》上册 545)

★ **74. 治带状疱疹验案:**刘某,男,18 岁,学生。1985 年 6 月 27 日就诊。因到河塘洗澡,2 日后,左胁处起不规则的红斑,继则出现成群的粟粒至绿豆大小的丘疹,速即变为水泡,透明澄清,疱壁紧张发亮,周围红晕,患部胀痛,有灼热感,难以忍受。我院皮肤科诊为"带状疱疹"。给"炉甘石洗剂"外搽,肌注维生素 B6,不效,遂来我科就诊。余嘱用"蜈蚣粉"外搽患处。1 日痛减,3 日水泡消,5 日结痂痊愈。治疗方法:将蜈蚣(适量)置于瓦片上,用文火焙干,研为细末。加适量香油调为糊状,外搽患处,每日一般 3 ~ 5 次。(黄国健等主

编·《中医单方应用大全》446)

★ **75. 治蛇窠疮,亦治蛇咬伤:**蜈蚣 10 条(为末,不可经火),白芷 3 钱(为末),雄黄 3 钱(为末),生甘草 3 钱。将后 3 味药浸于香油 2 两内 3 日。再以油调蜈蚣末涂搽患处,随浸随调外搽亦可。(彭怀仁 主编·《中医方剂大辞典》10 册 892 引《洞天奥旨》)

★ **76. 治蛇窝疮生于皮毛作痛,并治诸疮:【解蛇油】**蜈蚣不拘多少。用法:入真香油,瓷瓶收贮。搽之。(孙世发 主编·《中医小方大辞典》183 引《洞天奥旨》)

★ **77. 治血管闭塞性脉管炎:【脉管炎方】**蜈蚣、全蝎、冰片各等分。研粉,制散。用法:①局部外搽法:每日 2 ~ 4 次。②敷贴法:将适量药粉撒于油条上敷疮面,每 1 ~ 2 日 1 次。使用注意:急性渗出性皮肤病如急性湿疹及过敏性皮肤病慎用。(张金鼎 邹治文编·《虫类中药与效方》144)

★ **78. 治血栓闭塞性脉管炎 2 方**

①僵蚕、土鳖、地龙各半斤,蜈蚣 50 条,虫蜕 4 两,蜂蜜适量。用法:共碾细末,以蜜为丸。每日 3 次,每次 1 ~ 2 钱。功能:活血散瘀,通络止痛。方解:僵蚕化痰通络;土鳖活血消肿止痛;地龙通络止痛;蜈蚣搜风通络;虫蜕祛风通络;蜂蜜调药和中。诸药合用,共奏活血散瘀,通络止痛之效。(阳春林 葛晓舒·《湖南省中医单方验方精选·外科》下册 1271)

②蜈蚣 4 条,鹿茸 5 克,全蝎 3 克,大蒜 5 克,白酒 100 毫升。用法:将 4 味药放在酒中,至少浸泡 2 周后饮用,每次热饮一盅(约 40 毫升),半月为 1 个疗程。(吴静 主编·《祛百病大蒜秘方》146)

★ **79. 治破伤风 5 方**

①用蜈蚣碾细末,擦牙吐出涎沫,立瘥。(明·董宿 辑录·《奇效良方》35)

②蜈蚣 10 条,白僵蚕 15 克,大蜘蛛 6 个。共研细末,每次服 1 ~ 2 克,每日 1 ~ 2 次,用酒送服。(金福男 编著·《古今奇方》105)

③【一字散】金头蜈蚣一枚(去头足,炙),草乌头(去芦头)半两,天麻半两,全蝎十个,香白芷少许。用法:上为末。每服一字,发热,茶清调下;发寒,温酒或半夏茯苓煎汤调下。(彭怀仁主编·《中医方剂大辞典》1 册 10 引《袖珍》)

④蜈蚣黄、赤足者各一条。研为细末。防风汤调服。(彭怀仁 主编·《中医方剂大辞典》10册 893)

⑤蜈蚣2钱,麦芽5钱,白芷3钱,天麻1钱,全虫7个。用法:共研细末。黄酒冲服,发汗。(沈洪瑞 主编·《重订十万金方》481)

★ 80. **治破伤风抽搐,角弓反张**:蜈蚣(去毒,炒)一个,全蝎二个(炒,去毒并头足)。用法:共研细末,发时擦牙缝内,或吹鼻中。(彭怀仁主编·《中医方剂大辞典》1册11引《古今医鉴》)

★ 81. **治破伤风口噤咬牙**:【蜈蚣星风散】蜈蚣2条,江鳔9克,南星、防风各8克。合研细末,每次6克,黄酒调服,1日2次。(胡晓锋 编著·《虫蛇药用巧治百病》150)

★ 82. **治噎膈**:有病噎膈者,服药无效,偶思饮酒,饮尽一壶而病愈。后视壶中有大蜈蚣一条,恍悟其病愈之由,不在酒实在酒中有蜈蚣也。盖噎膈之证,多因血瘀上脘,为有形之阻隔(西人名胃癌,谓其处凸起,如山石之有岩也),蜈蚣善于开瘀,是以能愈。观于此,则治噎膈者,蜈蚣当为急需之品矣。为其事甚奇,故附记于此。(张锡纯著·《张锡纯医学全书之二·中药亲试记》160)

★ 83. **治系统性红斑狼疮**:蜈蚣2~3条。研细末,2次分服,每日1剂,15日为1个疗程。(胡郁坤 陈志鹏 主编·《中医单方全书》110)

★ 84. **治肾囊湿痒**:蜈蚣3条,蛇皮7寸,冰片、麻油各适量。用法:共焙研末,加冰片,用麻油调匀。外搽患处,每日1次。功能:祛风通络,解毒止痒。方解:蜈蚣破瘀散结,通络止痛;蛇皮祛风止痒;冰片清热止痛,解毒消肿;麻油润燥敛疮。诸药合用,共奏祛风通络,解毒止痒之功。注意事项:蛇皮要剥的,非蛇蜕。(阳春林 葛晓舒·《湖南省中医单方验方精选·外科》下册1127)

★ 85. **治睾丸炎**:【蜈蚣木香散】蜈蚣3条,广木香18克,分研细粉,混合调匀。用法:口服。每日2次,每次3克。功能:通络散结,行气止痛。(张金鼎 邹治文 编·《虫类中药与效方》143)

★ 86. **治睾丸一侧或两侧肿大而痛者**:蜈蚣3条,广木香10克。用法:共研细末,分3次服,大人白酒冲服,小儿煮甜酒服。可连服数十剂。疗效:此方为秘方,用治用治睾丸肿大者多例,药味虽简而疗效卓著,无须辨别寒热虚实,亦无须加减,药到症除,是一首难得的奇效良方。(刘有缘 编著·《一两味中药祛顽疾》411)

★ 87. **治绣球风**:蜈蚣2条,黄柏12克,黑豆20克,苍术10克。水煎服,每日2次。(金福男 编著·《古今奇方》116)

★ 88. **治疝气2方**

①蜈蚣2条,蝎子3个,杨树皮内的白皮适量,共研为细末,黄酒或开水送服,每日2次,5~7日可痊愈。(李永明·《中国中医药报》,2010年8月18日第5版)

②蜈蚣1条,白酒适量。用法:焙焦研末,兑温酒。每日1剂,分2次服。功能:温中活血,祛风散结。(阳春林 葛晓舒·《湖南省中医单方验方精选·外科》下册1157)

★ 89. **治腹股沟疝**:蜈蚣1条,白胡椒6粒。共研末,黄酒送服,每日1次。(胡郁坤 陈志鹏 主编·《中医单方全书》213)

★ 90. **治漏孔并诸疮眼久不愈,痔疮亦效**:蜈蚣一条,五倍子一个,将五倍子开一孔,入蜈蚣,湿纸包煅存性,为末,先以葱汤洗疮净,掺上药粉,再以膏药贴之,每日一换,即敛口如神。说明:近年有用五倍子、蜈蚣以蜂蜜调治蜂窝组织炎有效,还有用凡士林纱布蘸蜈蚣粉放入漏管内,治疗骨髓炎亦收良好效果。(长春中医学院编写组 编写·《串雅内编》106)

★ 91. **治瘘管、窦道**:将蜈蚣焙黄,掺入纸捻,插入瘘管窦道中,外以小膏药或纱布垫覆盖,久不愈合的深部脓疡,可用蜈蚣粉撒于患处。(杨仓良主编·《毒药本草》720)

★ 92. **治各种窦道、瘘管**:蜈蚣1至数条干鲜不拘,焙黄研末。窦灶、瘘管可掺入纸捻,视其管道深浅透入,每日1次,外贴小膏药或纱布垫。溃疡者可撒于创面。(孟凡红 主编·《单味中药临床应用新进展》536)

★ 93. **治化脓性瘘管**:蜈蚣50条,地龙、土鳖各1两。用法:取组成量,焙干,研粉,过筛混匀,灭菌,即得。外用,将碘酒、酒精消毒瘘管周围皮肤,然后用探针将药粉放入瘘管内。功能:攻毒散结,化瘀通络。方解:蜈蚣攻毒散结,通络止痛;地龙通经活络;土鳖破瘀血。诸药合用,共奏攻毒散结,化瘀通络之功。注意事项:密封在阴凉干燥处保存。亦治慢性骨髓炎瘘管,结核性瘘管。(阳春林 葛晓舒·《湖南省中医单方验方精选·外科》下册 1040)

★ **94. 治痔疮疼痛 2 方**

①蜈蚣 4 条香油煮一二沸浸之,再入五倍子 2～3 钱瓶收密封。如遇痛不可忍,点上油即时痛止大效。(江苏新医学院 编·《中药大辞典》2474 引《孙天仁集效方》)

②赤足蜈蚣。焙干研末,入冰片少许,调敷。(江苏新医学院 编·《中药大辞典》下册 2474 引《仁斋直指方》)

★ **95. 治痔疮 2 方**

①【寸金散】大蜈蚣 1 条。用法:端午日取,阴干,煅存性。桐油调涂。轻则不发,重则次年又发,再涂,断根。(孙世发 主编·《中医小方大辞典》16 引《疡科选粹》)

②五倍子 3 钱(烧存性),蜈蚣 2 条(焙焦),梅片 2 分。用法:共研细末,以香油调敷患处。(中医研究院革命委员会 编·《常见病验方研究参考资料》281)

★ **96. 治坐板疮 2 方**

①用川蜈蚣 1 条,雄黄适量,纸裹,麻油浸透、烧滴,冷敷。任其自落,永不再生。(清·田间来是庵 辑·《灵验良方汇编》83)

②白芷、雄黄各 3 钱,细辛 2 钱,蜈蚣 2 条。用法:用青布包裹,放入桐油内浸透,火燃一端,油滴碗内,取油。每日多次,外搽患处。功能:祛风除湿,解毒散结。方解:白芷祛风利湿;细辛祛风除湿;雄黄燥湿解毒;蜈蚣活血散结。诸药合用,共奏祛风除湿,解毒散结之功。(阳春林 葛晓舒·《湖南省中医单方验方精选·外科》上册 366)

★ **97. 治蛇头疮 2 方**

①蜈蚣 1 条,雄黄 5 分。共研细末,香油调抹患处即愈。(沈洪瑞 主编·《重订十万金方》387)

②共形生时在手足上,疮旁一块,开如蛇口之状,痛而流血不止者,此药治之。雄黄、蜈蚣、全蝎各一钱。上为细末,看疮湿劈开入药,擦在疮上,却以小油抹,裁帛拴住,如干,小油调搽。(明·董宿辑录·《奇效良方》401)

★ **98. 治蛇头疔 6 方**

①蜈蚣 1 条,雄黄 2 钱。共研细末,用鸡蛋清调敷。(江苏新医学院 编·《中药大辞典》下册 2474)

②蜈蚣 1 条。共研细末,纳入猪胆汁内,和匀搽患处。(中医研究院革命委员会编·《常见病验方研究参考资料》252)

③蜈蚣 1 条。用法:蜈蚣瓦上焙干研细末,将鸡蛋打破去黄留清,再将蜈蚣末放入搅匀,套在指头上,可止疼。(中医研究院革命委员会编·《常见病验方研究参考资料》252)

④蜈蚣 1 条,白芷、甘草各 1 钱。共研细末,用茶油调敷。(中医研究院革命委员会编·《常见病验方研究参考资料》252)

⑤蜈蚣、雄黄各五分。研细。装入猪胆内,套指上扎紧,立愈。(清·顾世澄撰·《疡医大全》727)

⑥蜈蚣一条(焙研),鸭蛋二个。将蜈蚣分装两蛋内搅匀,套指上候热,再换一个,即消。(清·顾世澄撰·《疡医大全》727)

★ **99. 治蛇心疔,手足指(趾)患毒疮,如蛇眼,疼痛难忍,心烦缭乱**:雄蜈蚣 20 克(晒干生研),雄黄 12 克,冰片 2 克。制法:共研细末,用雄猪胆汁将药拌匀,套在指上立刻止痛。如溃后撒珍珠十宝膏。附注:此疮忌开刀,开刀即翻花,缠绵难愈。灸则痛苦异常。初起用飞龙夺命丹一二服汗之,如不愈,内服仙方活命饮。(许逸民 李庆峰 编著·《中国百年百名中医临床家丛书·许玉山》247)

★ **100. 治蛇眼疔**:蜈蚣 1 条,明雄 3 匙,樟脑 1 匙,麻油适量。用法:蜈蚣去头足焙枯,共研末,麻油调。搽患处。功能:攻毒散结,通络止痛。方解:蜈蚣攻毒散结,通络止痛;明雄解毒;樟脑温散止痛。诸药合用,共奏攻毒散结,通络止痛之功。注意事项:蜈蚣、明雄有毒。(阳春林 葛晓舒·《湖南省中医单方验方精选·外科》上册 113)

★ **101. 治天蛇毒(即手指疔疮)**:大蜈蚣 1 条,全蝎 7 个,雄黄 10 克。用法:共研细末。用鸡子清调敷患处,外以猪胆皮套上,即愈。(彭怀仁 主编·《中医方剂大辞典》10 册 893)

★ **102. 治疔毒**:蜈蚣 3 条,栀子 3 钱。用法:共为细末。香油调敷。(沈洪瑞 主编·《重订十万金方》362)

★ **103. 治指头疔**:蜈蚣 1 条,雄黄 12 克。

用法:共研细末,鸡子清调匀,贮蛋壳内,套于手指上。(沈洪瑞 主编·《重订十万金方》361)

★ 104. **治指头疮**:蜈蚣2条,雄黄8钱。用法:共研细末烧烟,熏三二次即愈,或用猪胆汁调涂亦可。(彭怀仁 主编·《中医方剂大辞典》8册641引《不知医必要》)

★ 105. **治疗疮初期**:蜈蚣1条,雄黄0.9克,蟾酥0.3克。用法:上药研为末,酒糊为丸,如豌豆大。每服1丸,1日1次。适应证:疔疮初期,疮头如粟粒,或麻或痒,红肿疼痛,顶突根深坚硬。(吴素玲 李俭主编·《实用偏方大全》293)

★ 106. **治指疗,手指红肿疼痛,化脓腐臭**:新鲜猪胆汁2个,雄黄6克,蜈蚣3条,全蝎3条,冰片2克。用法:除猪苦胆外,其余4味药共研细粉,装入猪胆内,然后将患指插入胆内,用线扎住(以苦胆不掉为宜,不可扎得过紧)。按:本方不但治疗指疗效高,而且用于治疗指端骨髓炎也有很好的疗效。(贾海生等 编著·《小处方治大病·走入家庭的偏方》)

★ 107. **治疗疮3方**

①蜈蚣1个。用法:蜈蚣放瓦上焙干研细。将鸡蛋打破去黄留清,再将蜈蚣末放入搅匀,套在指头上,可止痛。(吴静 陈宇飞主编·《传世金方·民间秘方》160)

②蜈蚣1条,研细末,纳入猪胆汁内和匀,搽患处。(吴静 陈宇飞主编·《传世金方·民间秘方》160)

③蜈蚣1条,明雄黄2钱,白矾2钱,猪苦胆1个。用法:将前3味药共研细,用胆汁调贴患处。[陕西省中医研究所革命委员会编·《陕西中医验方选编》(修订本)345]

★ 108. **治手部疗疮灼痛难忍,红热肿甚者**:制蜈蚣3条,土鳖6只,雄黄9克,蛋清适量。用法:研细末,鸡蛋清调匀。敷患处,每日换药1次。功能:清热解毒,消肿止痛。方解:蜈蚣攻毒散结,通络止痛;土鳖活血消肿止痛;雄黄解毒杀虫;蛋清清热。诸药合用,共奏清热解毒,消肿止痛之功。注意事项:雄黄、蜈蚣有毒。(阳春林 葛晓舒·《湖南省中医单方验方精选·外科》上册93)

★ 109. **治一切疗、疮、疖、痈、疽,红肿初起,未成脓者**:蜈蚣末10克,全蝎末10克,东丹30克。用法:上药研为极细末,和匀,撒在薄膏药上贴在患处,1~2次,即能全部发散。主治:一切疔、疮、疖、痈、疽,红肿初起,未成脓者。(洪国靖 主编·《中国当代中医名人志》852)

★ 110. **治疗毒走黄等症**:【提疗散】蜈蚣4条,雄黄1两,巴豆霜1钱,麝香1分。共研细末,米糊为米粒大小丸。用法:用针将患处刺透,流出鲜血,以药丸3粒敷于针刺流血处,少时觉疼痛,即将毒提出,能免性命危险。(沈洪瑞 主编·《重订十万金方》356)

★ 111. **治手指头上生天蛇头疮**:用蜈蚣1条烧烟熏之,一二次即愈。或为末猪胆汁调敷之。(杨仓良 主编·《毒药本草》719引《本草纲目》)

★ 112. **治手指头大蛇疮**:生鸭蛋二个,蜈蚣一条。焙干为末,分一半入蛋内,套在指上,候热,再换一个。(清·吴世昌 王远辑·《奇方类编》65)

★ 113. **治甲疽肿烂**:蜈蚣1条,南星2钱,醋适量。用法:蜈蚣焙枯研末;南星研末;用醋分别调匀。先将醋与蜈蚣调敷患处,再将南星末醋调敷周围。注意事项:蜈蚣有毒。(阳春林 葛晓舒·《湖南省中医单方验方精选·外科》上册204)

★ 114. **治甲沟炎**:蜈蚣1条,雄黄、枯矾各5分。共研细末。另取新鲜鸡蛋1个,一端打破,倾出部分蛋白以手指插入不溢出为标准,然后将药粉装入鸡蛋内搅匀,患指即从蛋孔处插入,用小火沿着蛋壳围烘1时以上,以患指有温热感为度,根据病情轻重每日烘烤1~2次,烘治后用无菌纱布包扎。治疗12例,均获满意效果。一般烘治后疼痛很快消失,炎症亦随即消退。多数病例治疗1~5次症状即可痊愈。如围烘后局部迅速形成脓肿,可以无菌操作切开排脓。(江苏新医学院 编·《中药大辞典》下册2475)

★ 115. **治疖2方**

①蜈蚣2条,全蝎1个。共捣碎,装入核桃空壳(去仁)内,用线缠紧,黄土泥封,文火上烧至泥壳有声为止,亦可用陶器焙烤,取出研为细末。每日1个(剂量为2克)睡前服用。小儿体弱者分2次内服。(彭怀仁主编·《中医方剂大辞典》10册893)

②蜈蚣1条,鸡蛋1个。将蜈蚣烤干研面,

加鸡蛋调匀,敷患处,外加纱布包扎,每2天换药1次,2~3次痊愈。(费兰波 徐亮主编·《外科病奇难顽症特效疗法》9)

★ **116. 治肩疖:**鲜蜈蚣,麻油各适量。用法:以瓶盛麻油,将蜈蚣入油中浸约1星期备用。鸭羽蘸油涂患处。功能:清热解毒,消肿止痛。注意事项:或将蜈蚣焙燥研末,以油调涂患处亦效。(阳春林 葛晓舒·《湖南省中医单方验方精选·外科》上册13)

★ **117. 治肩背生疖:**蜈蚣1条,藤黄2钱。用法:放入麻油内浸2天。用油搽患处。功能:破瘀化积,消肿解毒。(阳春林 葛晓舒·《湖南省中医单方验方精选·外科》上册14)

★ **118. 治蝼蛄疖:**蜈蚣1条焙黄,枯矾1钱。共研细面,置入蜂房内,焙干研细。香油调和,搽于患处。(沈洪瑞 主编·《重订十万金方》368)

★ **119. 治痈:【蜈蓖膏】**蜈蚣5条,蓖麻子2两,炼猪油适量,用法:捣烂。敷患处,每日1次。功能:消肿拔毒,散结止痛。方解:蜈蚣攻毒散结,通络止痛;蓖麻子消肿拔毒;炼猪油补虚润燥解毒。三药合用,共奏消肿拔毒,散结止痛之功。(阳春林 葛晓舒·《湖南省中医单方验方精选·外科》上册162)

★ **120. 治疮痈:**全蝎10条,蜈蚣8条,炮山甲9克,甘草6克。用法:水煎服,白酒为引。加减:病在头上加公英6克;病在躯干加当归6克,桔梗9克;发在手背加桂枝3克;发在腿及腰部加牛膝9克,杜仲6克;欲出脓者加皂刺6克;破头者加荆芥、防风各6克,地骨皮9克。(吴静 陈宇飞 主编·《传世金方·民间秘方》168引《土单验方选编》祖传方)

★ **121. 用于疮疖痈毒,背疽,乳痈,红肿未破,疼不可忍:**蜈蚣、赤芍、当归、甘草各等分,制散剂。用法:口服。每次服6克,每日1~2次,温酒送下。功能:解毒,排脓,托里,止痛。使用注意:孕妇禁用。(张金鼎 邹治文 编·《虫类中药与效方》143)

★ **122. 治多发性疖肿,急性乳腺炎:**蜈蚣2条,全蝎2个,大黄3钱,冰片5分。共研细末,根据患处大小,取适量药粉用陈醋调成糊状,摊于塑料纸上敷患处。本方对初起疖肿、早期乳腺炎效果好。如已化脓破溃,可将药粉直接撒于创面,以促进伤口早期愈合。(《全国中草药汇编》编写组编·《全国中草药汇编》上册882)

★ **123. 治一切疮疡,红肿硬痛:**活蜈蚣3条,雄黄3钱。用法:将蜈蚣捣烂,入雄黄末和匀,敷患处。功能:清热散结,消肿止痛。(阳春林 葛晓舒·《湖南省中医单方验方精选·外科》上册275)

★ **124. 治疮不收口:**蜈蚣1条,麻油适量。用法:焙干为末,麻油调。每日多次,外敷患处。功能:攻毒散结,清热敛疮。(阳春林 葛晓舒·《湖南省中医单方验方精选·外科》上册708)

★ **125. 治局部生疮,又痒又痛,或抓破流黄水,或脱屑已久不愈者:**川椒2钱,川蜈蚣3条,甲珠3钱,鸡蛋黄适量。用法:川椒煎水。后二药共研细末,用熟鸡蛋黄煎出油候冷,入药末调匀。先用川椒水洗患处,再搽药糊。功能:解毒杀虫,祛湿止痒。方解:川蜈蚣祛风定惊,攻毒散结;甲珠消肿溃痈,搜风活络;鸡蛋黄清热消肿;川椒杀虫止痒。诸药合用,共奏解毒杀虫,祛湿止痒之功。(阳春林 葛晓舒·《湖南省中医单方验方精选·外科》上册433)

★ **126. 治一切暴发恶疮及疔毒:【二虎追毒汤】**全蝎3克(炒),蜈蚣3条,核桃1个(剥开去仁)。制法:将前2味用手捻碎装核桃内用线缠紧,再用黄土泥包住用文火烧,烧至摇泥丸有响声为度,去泥皮用磁钵研细末。忌用铜铁器。服法:黄酒120克或150克煮开冲药末,乘热服下,出透汗就达到救急的目的。附注:此方系急救败毒之效方。(许逸民 李庆峰 编著·《中国百年百名中医临床家丛书·许玉山》245)

★ **127. 治痈疽初起,红肿热痛,尚未成脓之际:**蜈蚣2条,全蝎2只,夹入馍头内食之,连服数次可使痈疽消散。(杨仓良 主编·《毒药本草》720)

★ **128. 治痈疽疮口小而硬,贴膏药而脓不出,此为风毒所胜:**赤足蜈蚣一条(去头足,生用),全蝎三个(去丁爪,要有尾者,生用),木香一钱。用法:上为细末,每用时先以猪蹄汤药洗疽,以此药一字(匙)许,掺于膏药面上,近疮口处贴,其效如神。若疮口阔大及不硬,则不必用此。(胡晓峰主编·《中医外科伤科名著集成》74)

★ **129. 治凡有头疽初起,漫肿红热者:**活蜈蚣 2 条,麻油 50 克。用法:将蜈蚣浸入麻油内,约 10 日后用。外敷患处,每日涂药 3～4 次。功能:解毒消肿,活血止痛。(阳春林 葛晓舒·《湖南省中医单方验方精选·外科》上册 195)

★ 130. 治足心痛:赤梗、红花、蜈蚣。用法:水煎,浸洗之。(彭怀仁 主编·《中医方剂大辞典》8 册 762 引《准绳·疡医》)

★ 131. 治发背:蜈蚣 7 条,生熟大黄各 3 钱。用法:新瓦焙燥研末,香油调涂。(中医研究院革命委员会编·《常见病验方研究参考资料》257)

★ 132. 治对口、搭背:对口、搭背属于"痈"的范畴,故对口又称"颈痈",搭背亦称"背痈"。多由湿热蕴蒸、气血凝滞而致。初起未化脓时,用蝉衣 6 克,蜈蚣(焙干)2 条,共研为细末,用醋调为糊状,外敷患处,盖以纱布,以胶布固定,每日换药 1 次,连用 3～4 日可消。蝉衣善于祛风除湿、泻热解毒,配蜈蚣能开瘀化毒,其效果显著。(梁栋·《中国中医药报》2009 年 5 月 28 日)

★ 133. 治深部脓肿:【消痈散】大黄、芒硝各 50 克,蜈蚣 10 条,六神丸 30 粒,冰片 2 克。用法:蜈蚣、大黄研细末过筛,六神丸、冰片研成细末,兑入芒硝,诸药混合调匀。据病变范围取药适量,加凉水,白酒拌成糊状。将药糊摊于虎骨膏上置于患处并固定之,每日 1 次,治疗期间可用抗生素或内服药。作用:清热解毒,消肿止痛。疗效:经用本方观察,消痈散治疗深部脓肿确有很好疗效。(张树生 高普等编·《中药敷贴疗法》590)

★ 134. 治软组织感染:蜈蚣 2 条,地龙 6 克,大黄 12 克,冰片 0.6 克,制成软膏,外敷患处。(胡晓锋 编著·《虫蛇药用巧治百病》152)

★ 135. 治体表溃疡:蜈蚣适量,研细末。撒布溃疡面,或用该药粉制成药捻儿捻入窦管内。(薛建国 李缨主编·《实用单方大全》469)

★ 136. 治下肢慢性溃疡:患处用紫金牛煎水洗后,撒上蜈蚣末适量,外用膏药覆盖,日换一次,十天为一疗程。(江苏新医学院 编·《中药大辞典》下册 2474)

★ 137. 治下肢慢性溃疡验案:毕少元,男,33 岁,社员,患下肢溃疡多年不愈,多方治疗无效后采用"蜈蚣散"(蜈蚣 1 至数条,干鲜不拘,焙黄,研末密封备用)撒于创面,每日 1 次,约 3

周痊愈。(杨鹏举 主编·《中医单药奇效真传》310 引《江苏中医》1965 年第 2 期)

★ 138. 治一切溃疡症:蛋白、蜈蚣虫各适量。用法:蛋白加研碎的蜈蚣虫调匀。搽患处。功能:清热解毒,活血化瘀。(阳春林 葛晓舒·《湖南省中医单方验方精选·外科》上册 372)

★ 139. 治顽固性体表溃疡:蜈蚣适量。用法:蜈蚣烧焦存性研末,开水冲兑。每日 1 剂,分 2 次服。功能:攻毒散结,通络止痛。(阳春林 葛晓舒·《湖南省中医单方验方精选·外科》上册 373)

★ 140. 治顽固性皮肤溃疡:蜈蚣 50～100 条,白天研末过细筛后装瓶备用。清洁皮肤溃疡面,撒本品厚约 1 毫米,3 日换药 1 次,换药时见到溃疡面有灰绿色薄膜,不可当做脓液擦去,可清洁溃疡面周围,重新撒上药粉;若见溃疡面有分泌物,可留出部分溃疡面不予撒药以利引流,待撒药部分愈合后再撒留下部分。上药后半小时内可出现轻微疼痛,无妨。共治疗顽固性皮肤溃疡 108 例,均痊愈。(李彬之等 主编·《现代中医奇效良方宝典》下册 529)

★ 141. 治慢性溃疡、疖肿、外伤感染:活蜈蚣 2 条,浸于 2 两菜油中,时间越长越好,外搽患处,每日 1 次。(《全国中草药汇编》编写组 编·《全国中草药汇编》上册 882)

★ 142. 治瘰疬风:用五月收赤足蜈蚣。烧灰。醋调涂之。(电子版·《中华医典·普济方》卷一百七)

★ 143. 治瘰疬 3 方

①蜈蚣 1 条,焙干研末,鸡蛋 1 个打入碗内,入上药 1/3,蒸熟。每天 2 次,饭后服,连服 3 个月可愈。(范其云编著·《家用偏方二佰三》51)

②蜈蚣 1 条,全蝎 12 个、穿山甲各 12 克,火硝 1 克。共研细末,每次服 0.5～1 克,日 3 次,黄酒送服。(李德新等编著·《祖传秘方大全》409)

③蜈蚣 2 条,鸡蛋 2 个,夏枯草 30 克。用法:蜈蚣在瓦上焙干研末。分别将鸡蛋一端破一小口,流出蛋清少许,将蜈蚣末分别倒入 2 个鸡蛋内,用纸或面饼糊住小口。早上用夏枯草煮 1 个蛋,吃蛋喝汤;晚上用数层湿纸包裹另一蛋,置火中煨熟食之。功能:攻毒散结,消肿止痛。方解:蜈蚣攻毒散结,通经止痛;夏枯草化痰散结消

肿。诸药合用,共奏攻毒散结,消肿止痛之功。注意事项:服药期间禁服辛辣刺激之品,禁房事。蜈蚣有毒,小儿及体弱者用量宜减。10日为1疗程。(阳春林 葛晓舒·《湖南省中医单方验方精选·外科》上册335)

★ 144. 治瘰疬初起:蜈蚣、僵蚕各5钱,全蝎1两。用法:焙干研末糊丸,如梧桐子大,每次3~5分,饭前服,1日2次,玄参6钱煎汤送下。(中医研究院革命委员会 编·《常见病验方研究参考资料》286)

★ 145. 治瘰疬未溃者:全蝎、蜈蚣、地龙、土鳖虫各等份。用法:上药共研为极细末,贮瓶备用。每次服3克,以温开水送服。或水泛为丸,如上法用之。功效:搜风通络,解毒散结。(程爵棠 程功文编著·《单方验方治百病》477)

★ 146. 治瘰疬溃疮:茶、蜈蚣,二味炙至香熟,捣筛为末,先以甘草汤洗净,敷患处。(滕佳林 米杰 编著·《外治中药的研究与应用》564引《神枕方》)

★ 147. 治瘰疬日久、坚硬不破散者:蜈蚣30条,全蝎30克,山甲珠30克,僵蚕20克,朱砂6克,雄黄6克,大黄10克,蛇蜕10克。用法:为末糊丸黄豆大,每次20~30粒,日服2次,注意:小儿酌减,孕妇及已破者勿服;如配合吃雷米封,疗效更好。(洪国靖主编·《中国当代中医名人志》585)

★ 148. 治颈项瘰疬串连,成九子疡:蜈蚣7钱,绿壳鸭蛋7个。用法:蜈蚣研为细末,每次用蛋1个将蛋头敲1小孔,入蜈蚣末1钱,放入蛋内搅匀,外用湿纸固封,放火内煨热。每日清早服蛋1个。功能:攻毒散结,通络止痛。注意事项:7日服完。如已溃,外用提脓生肌散。(阳春林 葛晓舒·《湖南省中医单方验方精选·外科》上册315)

★ 149. 治淋巴结核验案:唐某某,男,干部。因肺结核入院,查体时发现颈部淋巴结肿大如核桃,压痛明显。给外敷蜈蚣油膏(取蜈蚣1条,焙干,去头足,研成细末,用植物油20毫升搅拌均匀,外敷于肿大之淋巴结处,每日1次,10次为1个疗程)8次,肿大之淋巴结缩小至黄豆大,疼痛消失。(杨鹏举 主编·《中医单药奇效真传》318)

★ 150. 治肺结核:蜈蚣2条,枸杞15克。

水煎服,每日1~2次。(金福男 编著·《古今奇方》50)

★ 151. 治空洞型肺结核2方

①蜈蚣。用法:蜈蚣去头足,焙干,研末内服,每次量0.3克,每天3次,连服1个月,停药休息1周后再服。功效:攻毒散结。按语:蜈蚣"走窜之力最速……凡气血凝聚之处皆能开之"(《医学衷中参西录》)。现代文献有用治结核性胸膜炎、肺结核、散发性结核、肋骨结核、乳腺结核与颈淋巴结核的报道。现代药理研究表明,蜈蚣对结核杆菌有抑制作用,并能促进人体新陈代谢,对空洞型肺结核有效。若肺组织破坏广泛者,本方治疗效果较差。(郭志杰 吴琼等主编·《传世金方·一味妙方》11)

②蜈蚣270条。去头足,烘干,研细末。开水送服,每次3克,每日3次,连服1个月为1个疗程,如进行第2疗程,中间停药休息1周。适用于空洞型肺结核。(胡郁坤 陈志鹏 主编·《中医单方全书》147)

★ 152. 治肺结核验案:闫某某,女35岁,农民。患肺结核已10多年,反复发作,经大量链霉素、异烟肼、利福平等长期治疗,无效。1981年9月23日X线摄片,左肺上野见大片状阴影及斑片状阴影,边缘界限不清,密度不均,左上肺锁骨下可见圆形3厘米×3厘米左右透明区。诊为左肺空洞型肺结核。于1982年1月15日开始停止一切中西药品,服用蜈蚣(蜈蚣去头足焙干研末,每次3条,每日3次)。1周后食欲大增,2周后体力迅速改善,3周后体重增加3公斤。服药2个月后,临床症状消失。4月22日X线片复查,确证左上肺空洞已闭合。前后共服蜈蚣800余条。在治疗期间未见任何中毒现象及不良反应。空洞闭合后,患者又减量自服蜈蚣3个多月,约400余条。(杨鹏举主编·《中医单药奇效真传》52引《陕西中医》1983年第4期)

★ 153. 治结核病2方

①蜈蚣去头足,焙干,研末内服,每次量约为3~5条,每日2~3次。王宇润用上方治疗7例不同类型的结核病:结核性胸膜炎、肺结核、散发性结核、肋骨结核、乳腺结核和颈淋巴结核,都获痊愈,服药2周后,首先见到食欲增加,面色转红,其后体重、体力亦见增加。(王辉武 主编·《中药临床新用》636)

②蜈蚣 3 条,甘草 3 克。各研末,为 1 次量口服,1 日 3 次,4 周为 1 个疗程,休息 1 周。据报道,本法对肺、胸膜、肠、乳腺、淋巴等各部位的结核,均可治愈。(王辉武 主编·《中药临床新用》638)

★ 154. 治颈淋巴结核 9 方

①炙蜈蚣 5 条,焙干,去头足研末,放入桐油 120 克内浸泡 5～7 天。用棉签或毛笔蘸药油外涂患处,每天 2 次,连用 5～7 天为 1 个疗程。如局部已破溃者也可用。据江苏省高邮市医药科研组报道,应用本方治疗本病有效。(薛建国 李缨主编·《实用单方大全》470)

②炙蜈蚣 30 条,全蝎 100 克,白芥子 15 克。用法:共为细末,分为 30 包。每包均分为 2 份,每份装入 1 个鸡蛋,搅匀,蒸熟后将药蛋共食之。如此药蛋,每日早、晚各 1 个,30 天为 1 疗程。临床效果:应用结核散配鸡蛋,30 年来治愈淋巴结核 100 余例,一般用药 1 个疗程,肿大淋巴结即消散。(李文亮、齐强等编·《千家妙方》下册 17)

③蜈蚣 1 条或全虫 1 个或壁虎 1 条均可,研末。鸡蛋 1～2 个,打 1 小孔,将药末入内,湿纸包住,蒸熟或火中烧熟食之。每日 1 次,连服 1 个月。(费兰波 徐亮主编·《外科病奇难顽症特效疗法》45)

④炙蜈蚣 10 条,炙全蝎 30 只,穿山甲 10 片,火硝 1 克,核桃 10 个(去壳)。共研细末,每晚服 4.5 克,陈酒送下,见效后改间日 1 次。(吕执政等 主编·《常见病最新疗法》171)

⑤蜈蚣(去头,足)、穿山甲各 15 克,全蝎(炒,去毒)10 克。共研细末,黄酒调服,每次 3 克,随嚼核桃仁 2 枚。(肖国士 潘开明 主编·《中医秘方大全》444)

⑥全蝎 30 只,蚕蛾 30 克,蜈蚣 15 条,黄酒适量。用法:上药前 3 味去除杂质,洗净晒干,焙黄,共研细末,分作 16 包,每次 1 包,用黄酒 60 毫升冲服,每日 2 次。功效主治:解毒散结。主治颈淋巴结结核未溃者。医师嘱咐:全蝎及蜈蚣均有毒,孕妇忌服。(刘道清 主编·《中国民间神效秘方》569)

⑦蜈蚣 1 条,鸡蛋 1 个。冰片 0.6 克,香油适量(彝族方)。用法:将鸡蛋顶端开一小孔,把蜈蚣装入蛋内用胶布封固,放入水中煮熟后置瓦上煅烧存性,加冰片共研细末,香油调敷患处,每日 2 次。说明:本方为贵州彝族民间习用单方,专治颈淋巴结核。贵州省大方县医院丁诗国献方。(张力群等 主编·《中国民族民间秘方大全》554)

⑧蜈蚣数条。浸入茶油中 20 日左右,取油涂患处 4 周。注意不可内服,供外用。或以蜈蚣 1 条,瓦上烧灰为末,香油调搽患处。适用于淋巴结结核。(胡郁坤 陈志鹏主编·《中医单方全书》210)

⑨猫爪草 10 克,蜈蚣 1 条。用法:分别研末后混匀,以上为 1 日量。口服,将上次 1 日量于早晨空腹 1 次顿服。儿童减半,温开水送下。疗程最短 20 天,最长 90 天,平均疗程 30～40 天。疗效:治疗 210 例,均治愈。验案:郑某某,女,15 岁。左颈淋巴结肿大如红枣 4 个,右颈部有一寒性窦道,流米泔样脓液 6 年。经服本散 2 个月,肿大的淋巴结消退,窦道愈合。一年后随访未复发。按语:猫爪草内服、外敷,均有抗结核、消瘰疬的作用。蜈蚣攻毒散结,《本草纲目》明确指出可治瘰疬。颈淋巴结核属中医瘰疬,2 药相伍为用,散结消瘰作用更加显著。(刘有缘 编著·《一两味中药祛顽疾》208)

★ 155. 治淋巴结核 4 方

①炙蜈蚣 1 条,去头足,焙干研末,用植物油 20 毫升拌匀,外敷于患处,每日 1 次,经治 2 例,10 次左右痊愈。(徐学春 编著·《瘰疬证治》43)

②蜈蚣 1 条(研末),鸭蛋 1 个,将蜈蚣末放入鸭蛋内,用纸封好,在文火中烧热为度,每日吃 1 个,痊愈为止。高建昌用之治疗淋巴结核,轻者 11 天痊愈,重者 44 天痊愈。(王辉武主编·《中药临床新用》638)

③炙蜈蚣 2 条,焙干研末。分装入 2 枚鸡蛋内,用纸或面饼将鸡蛋开口处封固,每早用夏枯草 30 克煮 1 个鸡蛋,吃蛋喝汤,每晚将 1 枚蜈蚣蛋用数层湿纸包裹置灰火中煨熟食之,10 日为 1 个疗程。治疗淋巴结核 13 例,12 例症状消失,随访 5 例未见复发。(杨仓良主编·《毒药本草》718)

④蜈蚣 10 条,蓖麻子 10 克。共捣烂,涂敷患处,每日 1 次。(金福男 编著·《古今奇方》91)

蜈
蚣

★ 156. 治淋巴结结核:蜈蚣 2 条,全虫 1 个(去头足),僵蚕 3 条,土虫 4 个。为 1 剂共研末口服,每日分 2 次服。治疗淋巴结结核效佳。(洪国靖主编·《中国当代中医名人志》625)

★ 157. 治肺门淋巴结核:蜈蚣 2 条,鸡蛋 2 个。用法:先将蜈蚣研为细末,再将鸡蛋打开倒入碗中,入蜈蚣细面调匀,再用铁锅加麻油 30 克炒熟即可。每日 1 剂,口服 1 次,1 个月为 1 个疗程,一般一个疗程即可痊愈。验案:徐某某,女,4 岁。时犯干咳,晚上低烧,微有汗出,身体消瘦,精神倦困。经 X 光胸片检查,诊为肺门淋巴结核,因对抗痨药物过敏,吃汤药困难,改用此方。1 个月后复查,肺门淋巴结核消失。治疗期间宜增加营养,忌食辛辣刺激之品,并保持心情舒畅,并适当休息。(刘有缘 编著·《一两味中药祛顽疾》205)

★ 158. 治一切便毒、连连作痛,更不肿起,名曰阴毒:【秘传独胜散】活蜈蚣 2 条。炭火烧存性,为末。好酒调服,食前下。(宋立人 总编·《中华本草》9 册 145 引《直指方》)

★ 159. 治便毒初起:活蜈蚣 1 条。瓦焙存性,研细末,酒调服,取汗即效。(江苏新医学院编·《中药大辞典》下册 2474 引《济生秘览》)

★ 160. 治杨梅结毒:用全蝎十个,蜈蚣十条,金银花四两,生大黄四两,煎服频饮,一服立愈。(清·姚俊 辑·《经验良方全集》185)

★ 161. 治杨梅大疮:蜈蚣一两,僵蚕一两,全蝎一两。用法:上为末,曲糊为丸,如米大。每服三分。(彭怀仁 主编·《中医方剂大辞典》6 册 532 引《青囊秘传》)

★ 162. 治颔下淋巴腺炎:取干蜈蚣 2 条,水煎分 3 次服,每天 1 剂,一般 3 ~ 4 天即可痊愈。治疗 6 例皆有效果。本药对急性与早期效果好。(江苏新医学院 编·《中药大辞典》下册 2475)

★ 163. 治慢性淋巴结炎性肿块:蜈蚣 4 条研粉,鸡蛋 2 枚,将蜈蚣粉纳入蛋中搅匀,隔水蒸熟,去壳食蛋,日 1 枚,夏枯草 10 克煎水服食,小儿酌减,15 日为 1 疗程。吴建华用之治愈本病 51 例,有效 7 例,无效 2 例。(王辉武 主编·《中药临床新用》638)

★ 164. 治各种肿毒:活蜈蚣 2 条,红花 5 克。浸入 75% 酒精的 500 毫升内,浸泡 7 天即可使用。用棉签蘸药液涂患处,已溃烂流脓者涂四周,每日搽 3 ~ 5 次,3 ~ 10 天为 1 疗程。治疗 600 例,其中手指炎 236 例、毛囊炎 168 例、急性乳腺炎 35 例、外痔 12 例、痈 26 例、蛇咬伤 3 例、虫咬伤 92 例、牙髓炎 23 例、外伤感染 5 例。结果痊愈 560 例,显效 23 例,好转 12 例,无效 5 例。对炎症早中期及溃烂期搽药后即感发凉痛减,红肿消退,或红肿更大而无痛感。对外伤感染无效。(宋立人总编·《中华本草》9 册 146)

★ 165. 治无名肿毒初起:蜈蚣 1 条,青油 1 两。用法:用蜈蚣浸油。搽患处。功能:清热解毒,消肿排脓。(阳春林 葛晓舒·《湖南省中医单方验方精选·外科》上册 276)

★ 166. 治一切无名肿毒,一切已破无名恶毒,无论久近轻重者,并治疯犬及百虫咬伤:大蜈蚣 8 条(小者用 20 条),木鳖子 24 个,真麻油 1 斤。用法:将 2 药放麻油内泡 3 日,用文武火熬至起青烟,将滓捞净(不净贴之作痛),加入黄丹 4 两,用柳枝不住手搅动,熬至滴水成珠,用罐收贮,浸冷水中数日,拔去火毒。用时以布摊贴。贴之数日即效。功能:拔毒生肌。(彭怀仁 主编·《中医方剂大辞典》10 册 893)

★ 167. 治因风毒所胜,疮口紧小而硬 2 方

① 赤足蜈蚣一条(去头足),全蝎三个(去足,生用)。用法:上为末。用猪蹄汤净洗,用此散掺疮口,以神异膏贴之。(彭怀仁主编·《中医方剂大辞典》8 册 394 引《外科精要》)

② 赤足蜈蚣一条(去头足,生用),全蝎三个(去丁爪,要有尾者,生用),木香 1 钱。用法:上为末。每用时先以猪蹄汤洗疽了,用此散掺于膏药上,近疮口处贴。(彭怀仁 主编·《中医方剂大辞典》8 册 394 引《外科精要》)

★ 168. 治中毒验案:一人患蛇瘕,乃蛇精之液沾菜上,人误食之;或食蛇,亦有此症,其人常饥,食之即吐。用赤头蜈蚣 1 条,炙末,分 2 次酒下。(杨鹏举 主编·《中医单药奇效真传》238 引《惠直堂经验方》)

★ 169. 治手足横纹区、肚腹等处毒肿:蜈蚣 24 克(晒干,生研粉),雄黄(精)12 克,分研细粉,混合调匀。用法:据病情,酌量用猪胆汁调和本散,外敷患处。每 1 ~ 2 日换药 1 次。功能:攻毒、解毒。(张金鼎 邹治文 编·《虫类中药与效方》143)

★ 170. 治骨质增生:【骨质增散】蜈蚣 2 条,

白僵蚕6克,全蝎3克,白芷6克。各分研粉,混合调匀。用法:外用,取本散适量,撒于伤湿止痛膏上,贴痛处,每2日换药1次。功能:散结,止痛。使用注意:孕妇禁用。(张金鼎 邹治文编·《虫类中药与效方》144)

★ **171. 治骨髓炎2方**

①蜈蚣3克,象皮6克,白糖30克。用法:焙干为末,撒于患处,每天换药1次。适应证:本方具有消炎、排脓、收敛、促进肉芽生长的良效。(吴静 编·《祛百病祖传秘方》106)

②蜈蚣5条。用法:将蜈蚣焙干研末,取1克温开水送服,每日1次。备注:本方长期流传于彝族民间。(吴静 陈宇飞 主编·《传世金方·民间秘方》203)

★ **172. 治慢性骨髓炎2方**

①蜈蚣10条,研粉,分为7等份,装入胶囊,每日服1份;外用将凡士林纱布条蘸上蜈蚣粉末,填入瘘管内,每日换药1次。(《全国中草药汇编》编写组 编·《全国中草药汇编》上册882)

②蜈蚣100条,三七45克,金银花60克。将上药研为极细末混合均匀后分装为60包,每日2次,每次1包内服。治疗慢性骨髓炎2例,均痊愈。(李彬之等主编·《现代中医奇效良方宝典》下册650)

★ **173. 治骨髓炎、骨关节结核:**蜈蚣1条,全蝎1.5克,土鳖虫1.5克,大蒜2头,鸡子1枚。将前3味焙干研末,大蒜捣泥,再与鸡蛋搅匀,入锅蒸熟即可。每日早、晚空腹服食。(吴静主编·《祛百病大蒜秘方》166)

★ **174. 治慢性骨髓炎、骨结核验案:**由于蜈蚣具有化瘀解毒、消痈散肿、推陈致新之功,对此两病,既可内服,又可外敷。以蜈蚣烘干,研极细末,胶囊盛装,每次5粒,每日2次。同时外用凡士林纱布条蘸上蜈蚣粉末,填入瘘管内,每日1次,收效较为满意。验案:费某某,男,57岁,农民。患骨结核已4年余,左腿有瘘管2处,脓水淋漓,终日不绝,行走困难。给予蜈蚣粉内服外敷,10日后瘘管分泌减少,瘘道逐步变浅,2个月而愈,患者极为欣忭。(何绍奇等 整理·《朱良春用药经验集》186)

★ **175. 治慢性骨髓炎窦道:**蜈蚣10克,全蝎5克。研末,消毒备用。取油纱条蘸二虫粉少许,塞入窦道,外敷纱布固定,2天换药1次。同时内服中药及抗生素治疗。吴庆福用此方治疗本病12例,皆在2～3周内痊愈。(王辉武 主编·《中药临床新用》279)

★ **176. 治附骨疽验案:**季明杨,男,28岁,会计,右胯患"附骨疽",由于失治而形成"窦道"近2年不愈,后单用"蜈蚣散"(蜈蚣1至数条干鲜不拘,焙黄,研末)掺药捻透入,1周后碎骨排出,2周伤口愈合,未服任何药而告愈,迄今6年未复发。(杨鹏举 主编·《中医单药奇效真传》266)

★ **177. 治流注、咬骨流注及一切无名肿毒:**炙龟板3两,净全蝎10只,大蜈蚣10条,炙乳香、炙没药、血竭各1两。用法:共研细末,水泛为丸,每服2钱,早、晚各1次。(中医研究院革命委员会编·《常见病验方研究参考资料》289)

★ **178. 治结核病,如骨结核,肺结核,淋巴结结核等:【骨劳胶囊】**蜈蚣60条,全蝎30克,守宫30条,甲珠30克。用法:共研细粉,装入胶囊,每粒0.5克,每次服6粒,每日2～3次,每3个月为1疗程。功效:祛风镇痉,攻毒散结。(洪国靖主编·《中国当代中医名人志》526)

★ **179. 治多骨疽、诸疮出脓后,久不收口、内有多骨:【一甲散】**炙蜈蚣1钱,炙鳖甲1钱。用法:上为末,每服3分,酒下。四五服,骨自出矣。(彭怀仁 主编·《中医方剂大辞典》1册3引《仙拈集》)

★ **180. 治髋关节结核:**全蜈蚣1条剪碎,加鸡蛋2个,炒后1次食下,每日2次。(杨仓良主编·《毒药本草》720)

★ **181. 治胸椎骨结核,属阴毒内泛证者:**蜈蚣12克,全蝎56个,火硝6克,甘草6克。共研细末,分作28包。每日早、晚各1包,白凉开水送下。功能:化腐生肌,解毒消肿。(彭怀仁 主编·《中医方剂大辞典》10册893)

★ **182. 治骨结核2方**

①蜈蚣4条,全蝎1两,地鳖虫9钱。用法:各味均微焙干为细末,每服3钱,小儿酌情减量,用时将每剂药混入鸡蛋内,蒸熟,饭前用,1日3次。(中医研究院革命委员会编·《常见病验方研究参考资料》288)

②蜈蚣、全蝎各40克,地鳖虫50克。用法:研末每次3克,加入鸡蛋中搅匀蒸食或炒食,每日2次,20天为1疗程。一般治疗3～6个疗程。

据报道,治疗骨结核 10 例,治愈 8 例,显效 1 例。(王辉武 主编·《中药临床新用》638)

★ **183. 治骨结核、骨髓炎:【四味解毒丸】**蜂房、地鳖虫、全蝎、蜈蚣各等分,研极细末,水泛为丸如绿豆大,每服 3 克,1 日 2 次。对骨结核、骨髓炎有解毒疗疮、散肿定痛及抗结核之功,故收效满意。(朱良春 主编·《中国百年百名中医临床家丛书·朱良春》194)

★ **184. 治脊柱结核肾虚湿热型:【脊柱结核方】**蜈蚣 5 克,黄连、续断、甘草各 10 克,骨碎补、补骨脂各 12 克。水煎剂。用法:口服,1 剂每日水煎服 2 次。功能:补肾抗痨。本方治疗197 例,其中治愈 188 例,好转 6 例,无效 3 例。使用注意:孕妇禁用。(张金鼎 邹治文 编·《虫类中药与效方》144)

★ **185. 治狂犬咬伤 2 方**

①大黄 30 克,蜈蚣 2 条,甘草 30 克。用法:水煎,分 3 次服。服药期忌花椒。备注:大黄用量太大,用要注意。又方大蜈蚣 1 条、大黄 60克、甘草 30 克,共研细末,每服 6 克,开水送下,1日服 2 次。(吴静 陈宇飞主编·《传世金方·民间秘方》220)

②干蜈蚣(家藏者)一条(药店售者,毒性较低,可用二三条),甘草一斤。用法:先将蜈蚣焙枯研末,开水吞服,症状消失后,即用甘草水煎代茶常饮,以解蜈蚣之毒。(中医研究院革命委员会 编·《常见病验方研究参考资料》308)

★ **186. 治蛇咬伤:【蜈蚣散】**白芷 30 克,雄黄 15 克,樟脑 9 克,蜈蚣 3 条,研极细末,和香油调匀搽肿处,随干随扫。(滕佳林 米杰 编著·《外治中药的研究与应用》565 引《洞天奥脂》)

★ **187. 治毒蛇咬伤 3 方**

①蜈蚣 2 条,蝎子 2 个。共研末,白酒送服,每日 1 次。(金福男 编著·《古今奇方》288)

②细辛 2 克,白芷 9 克,木香 5 克,蜈蚣 2条,雄黄 3 克,白酒(60 度)100 毫升。用法:前 5味药共研细末,置白酒中浸泡,密封 24 小时,即可使用。用棉签蘸药酒搽涂患处,每小时 1 次。功效:攻毒消肿,祛风止痛。医师嘱咐:此药有毒,切勿内服。必要时可配合其他内服药物治疗。(刘道清 主编·《中国民间神效秘方》664)

③蜈蚣 20 条,香白芷 30 克,北细辛 30 克,蟾酥(干品)25 克,生附子 20 克,雄黄 5 克,藤黄

5 克,白酒(60 度)500 毫升。用法:上药分别去除杂质,共为细末,调入白酒呈稀糊状,瓶装密封备用。先将伤口用淡盐水冲洗,术者手涂菜籽油,双手捏住伤肢,从上向下,反复挤压、推擦,使蛇毒从伤口排出,然后用消毒棉签蘸药膏搽涂患处,每日 3 ~ 5 次。功效:攻毒消肿,活血止痛。医师嘱咐:此为陈文华医师家传秘方,治疗毒蛇咬伤甚效,用药越早效果越好。本药剧毒,严禁内服。配制和使用本药时,勿入口、鼻、眼中。(刘道清 主编·《中国民间神效秘方》665)

★ **188. 治毒蛇咬伤中毒:**蜈蚣是蛇医用治蛇伤中毒的主药之一,它善于克制蛇毒,并缓解因蛇毒而引起的局部剧痛、漫肿以及神经系统症状,如头目胀大如斗感、复视、四肢麻痹、抽掣、烦躁不宁,甚则昏糊谵妄等症。用蜈蚣粉每次 2 ~3 克,每日 4 次,多能转危为安。但如中毒严重者,尚需配合有关抢救措施始妥。病案举例:徐某某,男,46 岁,农民。在水稻田劳动,被蝮蛇咬伤左小腿,疼痛异常,并逐步漫肿至膝上,头胀目花,神烦不安。舌苔薄,脉细数。此蛇毒攻心,内风肆扰之征,治宜解毒祛风。予蜈蚣粉,每次 3克,6 小时 1 次。同时在肿胀部以粗针穿刺数处,引流排毒。药后当日下午即痛减神安,次日肿势逐步消退,改为每次 2 克,每日 3 次,连用 4日而愈。(何绍奇等整理·《朱良春用药经验集》187)

★ **189. 治蛇咬,毒气攻心迷闷:【二虫膏】**地龙 5 条,蜈蚣(端午日收,赤足者)1 条。用法:上药相和捣烂。敷患处。(孙世发 主编·《中医小方大辞典》210 引《圣济总录》)

★ **190. 治蛇咬伤:**蜈蚣 3 条,雄黄 3 钱,旱烟油。用法:将蜈蚣放砂锅微炒黄,与雄黄共研细末,旱烟油调如稀糊,外涂蛇咬处。(中医研究院革命委员会编·《常见病验方研究参考资料》316)

★ **191. 治食着蛇余毒,腹中痛不可忍:【百足散】**赤足蜈蚣、甘草各等分。用法:上药研为末,每次 3 克,冷开水调下。(孙世发 主编·《中医小方大辞典》350 引《医方类聚》)

★ **192. 治黄蜂蜇伤,毛虫或毛虫丝状物落在身上引起的皮肤过敏,蜈蚣咬伤,蜘蛛及其他毒虫咬伤亦可用此药:**蜈蚣 10 条。用法:蜈蚣液外治虫伤。取 500 毫升广口瓶 1 个,盛满 95% 的

酒精,将活蜈蚣 10 条放入瓶中,盖严,浸泡 1 周后即可使用,浸泡时间越长,药效越佳。外擦伤处。功效:息风止痉,解毒止痛。(郭志杰 吴琼等 主编·《传世金方·一味妙方》266)

★ 193. 治黄蜂蜇伤验案:闭某某,女,8 岁。在山边玩耍被黄蜂蜇伤头部、面部,肿痛剧烈,哭叫不止。取蜈蚣酒涂抹患处。药物及制法:活蜈蚣 1～2 条,置于 250 毫升米酒中浸泡 1 周备用(浸泡时间越长越好,注意密封保存)。涂抹 10 分钟后痛止,次日红肿全消而愈。(杨鹏举 主编·《中医单药奇效真传》250)

★ 194. 治蜘蛛咬伤:蜈蚣 1 条 猪胆汁适量。用法:蜈蚣研末,调猪胆汁。涂患处。功能:清热解毒,消肿止痛。(阳春林 葛晓舒·《湖南省中医单方验方精选·外科》上册 599)

★ 195. 治瘢痕疙瘩:蜈蚣 10 条,五倍子 875 克,黑醋 2500 克,蜂蜜 187 克。制成黑色稠膏,治疗时先将损害面用茶水擦洗后涂上此膏,须连须使用不可间断。共治 25 例,疗效优于组织疗法、X 线疗法、手术疗法、碘离子透入。(杨仓良 主编·《毒药本草》719)

★ 196. 治疗疮:干蜈蚣 3 克,冰糖 10 克,隔水蒸 30 分钟,去虫取汁口服,2 日 1 次。治疗后洗澡换洗、消毒衣被。(孟凡红 主编·《单味中药临床应用新进展》536)

★ 197. 治脚上生茧:蜈蚣 1 条,硼砂适量。用法:上药放瓶内拌匀,埋地 7 日取出。每日 1 次,银簪点少许于患处。功能:解毒散结,凉血化瘀。意事项:上药点上即脱。(阳春林 葛晓舒·《湖南省中医单方验方精选·外科》上册 808)

★ 198. 治胼胝:蜈蚣 2 条,无名异 2 克。用法:上药共研细末,撒于胶布中心处,贴患处即可。胶布不掉,不需换药。局部疼痛止后,再坚持用药一段时间,旬日疼痛消失。疗效:本方先后治疗 80 余例,均获痊愈。(刘有缘 编著·《一两味中药祛顽疾》345)

★ 199. 治鸡眼 4 方

①干燥蜈蚣数条。用法:干燥蜈蚣放在清洁瓦上,缓火焙枯,冷却后研细末,加少量菜油调匀,装瓶内密封备用。先用温水将鸡眼角质浸软,用消毒小刀割除浸软之角层,至见血少许,再将调好的药膏敷鸡眼处,1 日 2～3 次,用胶布固定。疗效:治疗多例,一般 3 天就可见硬结脱落,

不留痕迹。(刘有缘 编著·《一两味中药祛顽疾》343)

②蜈蚣、生南星各 1 钱。共为末,以膏药贴敷 7 天,可连根拔出。(中医研究院革命委员会编·《常见病验方研究参考资料》431)

③取蜈蚣 30 条、乌梅 9 克。共研细末,装入瓶内。加入茶油或香油浸泡 7～10 天,和匀成膏。先以 1% 的温盐水浸泡患部 15～35 分钟,待粗皮软化后剪去(以见血丝为度),取药膏适量外敷,纱布包扎,每 12 小时换药 1 次,3 天为 1 个疗程,可连用 3 个疗程。治疗 87 例,结果痊愈(10 天内治愈,3 年内未复发)71 例,有效(10 天内治愈,3 年内有复发)15 例;无效 1 例。总有效率为 98.9%。(宋立人总编·《中华本草》9 册 146)

④取蜈蚣粉加冰片 3 克,敷于鸡眼上,无菌纱布覆盖。以胶布封固,数日后可软化脱落。(李永明·《中国中医药报》,2010 年 8 月 18 日第 5 版)

★ 200. 治骨质增生:蜈蚣 10 条,白僵蚕、白芷、全蝎、生川乌、生草乌各 50 克。用法:将上药共研为极细末,装入瓶内备用。用时,取适量药粉加白酒调成糊状,外敷于骨质增生处。每日换药 1 次,至痊愈为止。验证:用本方治疗骨质增生患者 121 例,经换药 5～8 次后,其中,治愈者 116 例;显效者 4 例;无效者 1 例。愈后经 1～2 年追访,均未见复发。(李志豪主编·《中华偏方秘方大全》78)

★ 201. 治跌打损伤 2 方

①川蜈蚣 2 条,川羌活 9 克(10 岁左右小儿减半)。用法:研面,用白酒 120 克、水半碗煎好冲药面 1 次服之。备注:主治创伤红肿疼痛破皮流血水。忌辛燥。1～2 日消肿,再服 1 剂即愈。(吴静 陈宇飞主编·《传世金方·民间秘方》212)

②蜈蚣 3 条,龙胆草 10 克,冰片 0.5 克。研细,酒醋各半调成糊状,外敷患处,药干则取下,加酒醋拌匀再敷。(杨仓良 主编·《毒药本草》7520)

★ 202. 治切伤:取蜈蚣装瓶,加香油制成蜈蚣油备用。手脚切伤时,用此油涂伤口,可不化脓,促愈合。本方对烧伤也有特效。(金福男 编著·《古今奇方》280)

★ **203. 治烧烫伤 2 方**

①大蜈蚣 3 条(生用)。用法:用茶油 6 两浸蜈蚣,取此油外搽伤处,即时止痛,且无溃疡。(中医研究院革命委员会 编·《常见病验方研究参考资料》296)

②取活蜈蚣若十条,用麻油浸泡半个月,油以浸没蜈蚣面为度。1 度烧伤用蜈蚣油擦患处,Ⅱ至Ⅲ度用纱布浸蜈蚣油敷患处,绷带包扎。治疗 13 例烫伤、4 例烧伤,多数用药 1 ~ 2 次(最多 3 ~ 4 次)即愈。(江苏新医学院 编·《中药大辞典》下册 2475)

★ **204. 治天钓惊风,目久不下;或眼睛吊上只见白睛,兼角弓反张,更不能出声者:【双金散】**蜈蚣(去头足尾,酥涂炙,面南竹刀当脊分两半,记左右,研)1 个,麝香(研)3 克。用法:上药用右边药吹左鼻内,右亦如之,用药不可多。若眼未全下更添,眦小以意量度,其眼随手便下,即止。(孙世发主编·《中医小方大辞典》284 引《幼幼新书》)

★ **205. 治急慢性中耳炎 2 方**

①全蜈蚣一个,香油 1 两,冰片 1 分。用法:把蜈蚣用香油炸黑,再入冰片搅匀,滴耳内。(中医研究院革命委员会 编·《常见病验方研究参考资料》486)

②取完整蜈蚣若干,文火焙焦研末,按一定比例放入香油中,振荡混匀后静置,取其上清液备用。首先用无菌干棉球擦拭外耳道分泌物(忌用过氧化氢溶液、注射用水或生理盐水等),然后嘱患者头倾向一侧,向后上方轻拉耳郭,用滴管向外耳道滴入 3 ~ 5 滴。在让患者做吞咽动作的同时,用手指轻压耳屏数次即可,每日用药 1 次。共治 82 例,大部分患者在用药 1 ~ 3 天后痊愈。其中急性患者 3 ~ 5 天,慢性患者 6.6 天。(滕佳林 米杰 编著·《外治中药的研究与应用》567)

★ **206. 治耳内生疔:**全蜈蚣一个,焙干研末,用好酒拌涂耳内。(李德新等 编著·《祖传秘方大全》267)

★ **207. 治耵耳出脓:**蜈蚣末吹之。(江苏新医学院 编·《中药大辞典》下册 2474)

★ **208. 治中耳炎:**蜈蚣(鲜活大者)2 ~ 3 条。玻璃瓶内装入食盐 20 克,陈醋 100 克,将蜈蚣用钳子夹入盛有盐醋的瓶中紧盖瓶子,14 天后可用,久浸更好。用棉蘸生理盐水,

把患耳洗净拭干,用注射器吸取蜈蚣浸出液,每个患耳滴 0.5 毫升,每天早、晚各滴 1 次,连用 3 ~ 5 天即愈。(李家强编著·《民间医疗特效妙方》198)

★ **209. 治耳底疮(中耳炎):**蜈蚣 1 条,香油 1 酒杯,冰片 0.3 克,研细面。用法:先将香油熬去沫,再将蜈蚣炸黑取出,候冷兑入冰片面搅匀,先用药棉将耳脓擦净,将油滴入耳中少许,1 日滴 2 ~ 3 次。(沈洪瑞 主编·《重订十万全方》723)

★ **210. 治中耳炎出脓水日久不愈:**蜈蚣 2 条(鲜品、干品均可)。用法:将其用 70% 的酒精 200 毫升浸泡半个月后,过滤,密封。用时以棉签蘸少许捻耳内,每日 1 次。(徐明编著·《民间单方》317)

★ **211. 治耳被挖伤:**金头蜈蚣 1 条,焙存性研末,吹入。(清·丁尧臣著·《奇效简便良方》148)

★ **212. 治慢性副鼻窦炎:**蜈蚣 5 克、穿山甲 5 克。研细末,黄酒冲服,每日 2 次。(李永明·《中国中医药报》,2010 年 8 月 18 日第 5 版)

★ **213. 治复发性口腔溃疡:【蜈蚣冲剂】**蜈蚣适量,制成冲剂。用法:口服 6 克,每日冲服 2 次。1 周为 1 个疗程。治疗 231 例,显效 104 例,有效 102 例,无效 25 例。(张金鼎 邹治文编·《虫类中药与效方》148)

★ **214. 用于喉痹,呼吸困难者:**蜈蚣半条,明雄黄少许,用纸裹定。卷成条,点燃,令烟气通入患者鼻内熏之。(滕佳林 米杰 编著·《外治中药的研究与应用》565)

★ **215. 治缠喉诸风,满口牙齿血烂者:【雄黄散】**蜈蚣(去足并去头,研为末)1 个,雄黄(研)3 克。用法:上药研为细末。每用 1 ~ 1.5 克,冷水调,鸡翅扫在喉中。(孙世发 主编·《中医小方大辞典》640 引《鸡峰》)

★ **216. 治锁喉瘴。又名朴蛇瘴。项大肿痛连喉:**蜈蚣(赤足者),上研水下一二节。或酒下。愈。(电子版·《中华医典·普济方》卷六十一)

★ **217. 治胃火牙痛:**大黄 5 克,蜈蚣 1 条。共研细末。温开水冲服,1 次服完。孕妇忌服。功效:泻火解毒。(易磊 编著·《中国秘方大全》393)

★ **218. 治乳腺炎**：蜈蚣 1 条（焙黄），龟板 1.5 克，全蝎 4 个。研细末，1 次服，酒送下。（胡晓锋编著·《虫蛇药用巧治百病》152）

★ **219. 治乳痈**：【二虫消痈散】蜈蚣 3 条，全蝎 5 条。用法：焙干、存性，研细粉，制散剂，分成 6 包。口服。每次 1 包，日服 2～3 次。功能：消肿散结。使用注意：孕妇禁用。（张金鼎 邹治文 编·《虫类中药与效方》147）

★ **220. 治乳痈初起**：蜈蚣 2 条，全蝎 4 只。焙存性，研细末，分 2 次黄酒送下。（杨仓良主编·《毒药本草》720）

★ **221. 治乳下石疽未溃**：【奇巧丹】蜈蚣 1 条，斑蝥 4 个。用法：用砂锅炒以上 2 药，至色黄为度，共研细末。先将患处挑破，敷药面少许，外以纱布包扎，过 1 宿后，疽上起白疱用针刺之，出黄水即愈。（沈洪瑞主编·《重订十万金方》415）

★ **222. 治产后突然发痉，昏昧不识人，颈项强直，牙关紧闭，手握不开，身体发热，面色时红时青，呈苦笑状，脉浮弦而劲**：蜈蚣、全蝎各三钱，炒芥穗五钱，独活一钱。用法：上为末。用黄酒兑开水冲一钱，如无效，两小时后再服。若无黄酒，可用醪糟汁冲开水服。功能：祛风止痉。（彭怀仁主编·《中医方剂大辞典》2 册 531）

★ **223. 用于外阴湿疹**：蜈蚣 10 条，土鳖虫、地龙各 6 克。将上药烘干，研成极细末。加香油适量搅匀，调成糊状膏。用时以苦参、地肤子、蛇床子、白鲜皮各 30 克，黄芩 15 克，煎水外洗患处。再搽油膏于患部，每日 1 次。（滕佳林 米杰编著·《外治中药的研究与应用》565）

★ **224. 治乳汁潴留性囊肿**：蜈蚣 20 条，血余炭 3 克，核桃仁 40 枚。各研细末，并和匀，均分为 20 包，每次 1 包，每日服 2 次，黄酒或温开水送下。吕学太用上方治疗本病 11 例，全部治愈。无 1 例复发。（王辉武 主编·《中药临床新用》637）

★ **225. 治宫外孕**：蜈蚣烘干粉碎装胶囊，每粒 0.4 克。每次 4 粒，每日 3 次。（孟凡红 主编·《单味中药临床应用新进展》536）

★ **226. 治小儿流行性腮腺炎**：蜈蚣 2 条，朱砂 6 克。用法：上药共研细末，用鸡蛋清调成糊状，敷于患处，每日换药 1 次。一般轻者 1 次，重者 2 次即可治愈。功效：清热消肿，通络止痛。

附记：局部发热者，加黄连、黄柏、栀子各 3 克。（程爵棠 程功文 编著·《单方验方治百病》337）

★ **227. 治小儿急惊风 2 方**
①蜈蚣 1 个，全蝎 1 个，朱砂 1 钱。用法：蜈蚣、全蝎焙干，与朱砂共研细末，白水下。一周岁患儿做五次服，二、三岁作三次服。（中医研究院革命委员会 编·《常见病验方研究参考资料》379）
②蜈蚣 10 克，全蝎 10 克，琥珀 10 克。用法：上药共为细末，每次 0.3～0.6 克，每日 3 次，温开水冲服。功效：镇惊熄风。（刘道清 主编·《中国民间神效秘方》968）

★ **228. 治小儿惊风 2 方**
①大蜈蚣 1 条（去头足）。用法：水煎服亦可在瓦上微焙干，研末，开水送服，还可用小米炒黄研细末，黄酒冲服。（中医研究院革命委员会 编·《常见病验方研究参考资料》378）
②蜈蚣一条（赤脚金头者），蝎梢四尾，僵蚕七条（直者，去嘴，生用）。用法：上为细末。用鹅毛管吹入鼻中，取嚏。（彭怀仁 主编·《中医方剂大辞典》10 册 873 引《普济方》）

★ **229. 治小儿急、慢惊风 2 方**
①朱砂一两，轻粉一两，蜈蚣一条。用法：上为末，青蒿节内虫为丸，如黍米大。每服一岁一丸，乳汁送下。（彭怀仁 主编·《中医方剂大辞典》2 册 605 引《丹溪治法心要》）
②蜈蚣、全蝎各等分。用法：共研细末，1～2 岁的患儿服 3～4 分；3～5 岁的患儿服 5～6 分；6 岁以上服 8 分～1 钱。（中医研究院革命委员会 编·《常见病验方研究参考资料》381）

★ **230. 治小儿急、慢惊风，抽搐**：【问命散】蜈蚣、白僵蚕各 1 条。用法：上药研为细末。男左，女右，吸鼻。（孙世发 主编·《中医小方大辞典》366 引《普济方》）

★ **231. 治小儿惊风抽搐**：蜈蚣、全蝎、僵蚕、朱砂、钩藤各等量，共研细末。每服 0.5～1 钱，每日 2～3 次。（《全国中草药汇编》编写组 编·《全国中草药汇编》上册 882）

★ **232. 治惊搐**：蜈蚣、全蝎、僵蚕、朱砂各等量，共研细末。每服 3 克，每日 2～3 次。（李永明·《中国中医药报》，2010 年 8 月 18 日 第 5 版）

★ **233. 治小儿慢惊风**：全蝎 5 个，蜈蚣 1

条,僵蚕 5 条,蝉蜕头 7 个。用法 研末放脐中,外盖煎熟鸡蛋 1 个。(中医研究院革命委员会 编·《常见病验方研究参考资料》381)

★ **234. 治小儿抽风**:一小儿,生数日即抽绵风,一日数次,两月不愈。为疏方:用乳香、没药各三钱,朱砂、全蝎各一钱,全蜈蚣大者二条,共为细末,每小儿哺乳时,用药分许,置其口中,乳汁送下,一日约服五六次,数日痊愈。后所余药,又治愈小儿如此者三人。因将其方载于三期七卷各之曰"定风丹"。诸家本草,多谓用时宜去头足,夫去其头,即去其脑矣,更何恃上入脑部以理脑髓神经乎?且其头足黄而且亮,饶有金色,原其光华外现之处,即其所恃以治病有效之处,是以愚凡用蜈蚣治病,而必用全蜈蚣也。(张锡纯 著·《张锡纯医学全书之二·中药亲试记》160)

★ **235. 治脐风 3 方**

①蜈蚣 1 条。用法:共研细末,吹鼻内使喷嚏。啼哭后余药用薄荷汤调服。(吴静 陈宇飞 主编·《传世金方·民间秘方》274)

②蜈蚣一个,全蝎一个。用法:共研细末,鸡子清调滩布上,贴肚脐上 1 小时。(沈洪瑞 主编·《重订十万金方》624)

③蜈蚣 1 钱,全蝎 5 个。水煎服,1 日 2 次。(中医研究院革命委员会 编·《常见病验方研究参考资料》382)

★ **236. 治婴儿湿疹**:蜈蚣适量。焙燥研末,猪油调敷。(中医研究院革命委员会 编·《常见病验方研究参考资料》418)

★ **237. 治小儿疳积 2 方**

①蜈蚣 1 条(去头足)。用法:焙黄研面,分七八次拌小米饭服。备注:又方①加木香、砂仁各 6 分,炙灰研末冲服;又方②加煅甲珠 3 钱,共焙黄研末,夹于生馍内烧熟吃。(中医研究院革命委员会 编·《常见病验方研究参考资料》382)

②蜈蚣 1 条(去头足),阿魏 9 克,杏仁 7 个,连须葱头 3 个。用法:捣烂如泥贴患处。备注:用于小儿疳积,腹中痞块。(吴静 陈宇飞 主编·《传世金方·民间秘方》283)

★ **238. 治小儿食积痞块,腹大硬满,饮食减少,大便失常**:蜈蚣 1 条(焙存性),神曲 10 克(炒),二丑 10 克(炒),鸡内金 6 克,麦芽 3 克。用法:共研细面,合白面适量烙焦饼。随时服用。(沈洪瑞 主编·《重订十万金方》655)

★ **239. 治厌食症**:蜈蚣粉 1.5 克。鸡蛋 1 个一端破孔,倾出蛋清少许,装入蜈蚣粉混匀,用面粉裹好煨熟服,每日 1 次。适用于小儿厌食症、消化不良。(胡郁坤 陈志鹏 主编·《中医单方全书》302)

★ **240. 治小儿撮口 2 方**

①【蜈蚣丸】赤足蜈蚣 1 条,棘刚子 5 枚。用法:上药烧成灰,饭和为丸,如麻子大。每次 3 ~ 5 丸,乳汁送下。(孙世发 主编·《中医小方大辞典》669 引《圣济总录》)

②赤足蜈蚣,去头足,炙黄为末。以猪乳调 1.5 克,分 3 ~ 4 次温灌之。(杨建宇等 主编·《灵验单方秘典》232 引《普济方》)

★ **241. 治小儿消化不良**:蜈蚣、儿茶分别为细末,6 个月以下每次服蜈蚣粉 0.2 克,儿茶 0.125 克;6 ~ 12 个月每次服蜈蚣粉 0.4 克,儿茶 0.25 克;1 ~ 2 岁每次服蜈蚣粉 0.6 克,儿茶 0.35 克;每日 3 次。治疗小儿消化不良引起的呕吐、腹泻、小便减少等症。在加强护理,脱水者补液的基础上,给蜈蚣儿茶散,多于短期内治愈。《名医别录》曾提到蜈蚣"疗心腹寒热积聚",说明本品对胃肠功能有调整作用。今伍以收敛止泻之儿茶,一温一寒,一开一收,共奏和调中州之功。如属脾虚者,又宜掺用健脾运中之品,如白术、木香、砂仁之类。(何绍奇等整理·《朱良春用药经验集》186)

★ **242. 治小儿秃疮**:蜈蚣一条,盐一份。入油内浸 7 日,取油搽之,极效。(杨仓良 主编·《毒药本草》719 引《本草纲目》)

★ **243. 治小儿急慢性颈部淋巴结炎**:取干蜈蚣若干条,去头足,80℃烘干,研细末,过 4 号筛,密闭封装。用时取鸡蛋一个,将蜈蚣末搅入鸡蛋内,用面糊封口,蒸熟口服,早、晚各服 1 次,7 天为 1 个疗程,4 ~ 7 岁每次用蜈蚣粉 0.6 克,个别患儿视病情递增至每次 1 克。8 ~ 12 岁每次 1 克。李清泉治疗本病 45 例,连服 4 日痊愈 12 例;7 日内痊愈 24 例;10 日内痊愈 6 例;14 日内痊愈 3 例。治愈率 100%。(王辉武主编·《中药临床新用》638)

★ **244. 治小儿赤丹,流如火焰红赤**:赤脚蜈蚣(瓦上慢火焙干)。用法:上为末,入石硫黄末少许。新汲水调,鹅毛扫。头焦即止。(彭怀仁主编·《中医方剂大辞典》2 册 1127 引《幼幼新

书》)

★ 245. 治丹毒瘤：蜈蚣 1 条（干者），白矾（皂子大），雷丸 1 个，百部 2 钱。共研细末，醋调敷之。（江苏新医学院 编·《中药大辞典》下册 2474 引《本草衍义》）

★ 246. 治瘰瘤已成未溃者，不论年月新久，并宜服之：蜈蚣（去头足）、蝉蜕、全蝎、僵蚕（炒去丝）、夜明砂、穿山甲各等分。用法：上为细末，神曲糊为丸，如粟米大，朱砂为衣。每服三分，食远酒送下。宜忌：忌大荤、煎炒。（彭怀仁 主编·《中医方剂大辞典》2 册 1043 引《外科正宗》）

★ 247. 治乳房纤维瘤：将带头蜈蚣 2 条剪碎，加鸡蛋 2 个，炒熟 1 次食下，每日 1 次，配合中药内服，治疗 1 例乳房纤维瘤患者，共服蜈蚣 38 条，中药 4 剂，乳房肿块消失。（杨仓良 主编·《毒药本草》719）

★ 248. 治乳癌初起，坚硬如鸡子大 2 方
①蜈蚣 1 条，全蝎 6 个，山甲 1 钱，海马 1 个。均在瓦上焙干，研末，每服 3 分，黄酒冲服。（中医研究院革命委员会 编·《常见病验方研究参考资料》269）
②蜈蚣 1 条、全蝎 2 钱、核桃 1 个。用法：将核桃一开两半，一半去仁，将两药放内捆住，放火上烧，冒过青烟为度，研末，开水冲服。（中医研究院革命委员会 编·《常见病验方研究参考资料》268）

★ 249. 治乳癌破溃腐烂：蜈蚣一条，全蝎、蒲公英各一两，血余五钱，雄黄七钱。用法：醋泛为丸，桐子大，每服二钱，白酒送下。（中医研究院革命委员会 编·《常见病验方研究参考资料》270）

★ 250. 治子宫癌：【蜈蚣二花汤】蜈蚣 10 条（去头），二花 30 克，水煎剂。用法：口服。水 300 毫升，文火煎，留汁 100 毫升，上、下午各服 50 毫升；次日将药渣同煎，水煎留汁 100 毫升，用法同上。连服 30 ～ 40 剂可见效，后再服 30 ～ 40 剂。功能：抗癌，解毒。（张金鼎 邹治文 编·《虫类中药与效方》147）

★ 251. 治胃癌疼痛：【胃癌止痛散】蜈蚣 10 条，水蛭 15 克，血竭 10 克，全蝎 15 克，白花蛇 2 条，白芥子 10 克。诸药各分研细粉，混合调匀，过 100 目筛，装胶囊。用法：口服。饭前服，每日

2 次，每次 1.5 ～ 3 克。功能：止痛，抗癌。（张金鼎 邹治文 编·《虫类中药与效方》146）

★ 252. 治胃癌 2 方
①蜈蚣 3 ～ 5 条，浸酒焙干，研细末，另取 2 个鸡蛋打小孔，每个鸡蛋装入蜈蚣粉 3 克，用纸堵孔，置沸水煮熟，1 日服 1 次，1 次 1 个鸡蛋。（金福男 编著·《古今奇方》298）
②蜈蚣 10 条，僵蚕 15 克，桃仁 15 克。水煎服。若效不显时，可加穿山甲。此方力雄厚而不峻，服之对胃癌恶疾有近期疗效。（岳美中原著·陈可冀等合编·《岳美中医学文集》676）

★ 253. 治胃癌、食道癌：蜈蚣 20 条，红花 6 克，60 度白干酒 500 克，浸泡 26 天后用冷开水按水与酒 6∶4 稀释，1 周内服用完。（杨仓良 主编·《毒药本草》720）

★ 254. 治噎膈，食管癌：大蜈蚣 1 条，酒适量。用法：浸于酒内 7 天 7 夜。按各人酒量饮之。功能：活血化瘀，通络散积。（易法银 喻斌 主编·《湖南省中医单方验方精选·内科》中册 1214）

★ 255. 治食道癌 2 方
①蜈蚣 5 克，白花蛇 10 克，土鳖虫 10 克，全蝎 5 克，乌梢蛇 10 ～ 15 克，鸡内金 10 克，麝香 0.03 克 ～ 0.15 克（吞服）。诸药各研细粉，调和均匀，为散。用法：口服。每次 10 ～ 15 克，每日 2 ～ 3 次。功能：攻毒，抗癌。（张金鼎 邹治文 编·《虫类中药与效方》146）
②蜈蚣 7 条，鸡蛋 7 个。用法：取蜈蚣焙黄研末，均分成 7 份备用；每日取鸡蛋 1 个，在蛋端敲 1 小孔，装入蜈蚣粉末 1 份，摇匀，用纸将蛋孔封固，再用面粉片将蛋包严约 1 厘米厚，置蒸锅内蒸熟，每日 1 次，早晨空服 1 个药蛋，黄酒送服。说明：本方主治食道癌，服用本方 7 天后，患者有想吃饭、中内吐痰（多为黏痰）的现象，可连续服用，7 天为 1 个疗程。若患者服药后出现口麻木、头痛、口渴等现象，应即停药。间隔一段时间后再服用。（张力群等 主编·《中国民族民间秘方大全》1211）

★ 256. 治食管癌：蜈蚣半条，全虫 1 条，鸡蛋 1 个。用法：研粉装入鸡蛋内烤热。每日 1 次服完。功能：攻毒散结，搜剔痰瘀。方解：蜈蚣、全虫解毒散结，通络止痛；鸡蛋补肺养血，滋阴润燥。诸药合用，共奏解毒散结，搜剔痰瘀之功。

注意事项:开水送服。(阳春林 葛晓舒·《湖南省中医单方验方精选·外科》下册977)

★ 257. **治肝癌**:蜈蚣末1.5～3克,蒸鸡蛋服。(杨仓良 主编·《毒药本草》720)

★ 258. **治原发性肝癌验案**:李某,男,45岁。患原发性肝癌,正在化疗中。1个月来肝区痛甚,每需肌注杜冷丁方止。昨日起剧痛难忍,连续肌注杜冷丁200毫克,痛未缓解,故诊于中医。给予蜈蚣30条,加水1000毫升,文火久煎2小时以上,得滤汁约300毫升,频频服之。用药30分钟后,疼痛减轻,2小时后疼痛消失。(杨鹏举 主编·《中医单药奇效真传》235引(《中医药学报》1991年第5期)

★ 259. **治恶性肿瘤**:蜈蚣晒干研末,每日量约2～3条,分2次服。或以蜈蚣100条制成200毫升注射液,每天用2～4毫升,于病灶基底部浸淫注射。尤其对胃癌、食道癌、乳腺癌、皮肤癌、唇腺癌、子宫颈癌有效。(胡晓锋 编著·《虫蛇药用巧治百病》151)

★ 260. **治上颌窦癌**:蜈蚣、全蝎等量研末,吞服,每天3次,每次3克。(杨建宇 主编·《抗癌秘验方》26)

★ 261. **治瘀血阻络型鼻咽癌**:蜈蚣3条,炮山甲3克,土鳖虫3克,地龙3克,田三七3克。用法:各药先行焙干,再共研细末,制成散剂,每日1剂,服时用米酒调制成混悬液。(杨建宇 主编·《抗癌秘验方》39)

★ 262. **治甲状腺癌**:取蜈蚣3条(炙),全蝎3克,壁虎3克,儿茶3克,蟾酥3克,黄升1.5克;共研为细末;以凡士林20克调和。每次以适量涂于纱布,贴在肿块处;每天换药1次,连用5日后停用2天。(杨建宇 主编·《抗癌秘验方》91)

★ 263. **治皮肤癌**:将蜈蚣制成注射液,于癌肿基底部做浸润注射,每天1次,每次2～4毫升。如癌肿面积大,可用注射水稀释,以尽可能全部浸润癌肿基底。临床疗效:本方治疗皮肤癌5例,结果痊愈3例,无效2例。(胡熙明 主编·《中国中医秘方大全》下册838)

蜂蜡(67方)

【药性】味甘、淡,性平。归脾、胃、大肠经。

【功能与主治】解毒,生肌,止痛,止血,定痛。主治痈疽发背,溃疡不敛,急心痛,下痢脓血,久泻不止,胎动下血,遗精,带下。

【用法用量】内服:熔化和服,5～10克;或入丸剂。外用:适量,熔化调敷。

【使用注意】湿热痢初起者禁服。

★ 1. **治急心疼痛**:用黄蜡,灯上烧化,丸芡子大,百草霜为衣。并水下三丸。(历代医学名著全书·李时珍 撰·《本草纲目》4册3314)

★ 2. **治囊虫病。尤以脑囊虫病为最宜**:白矾500克,黄蜡120克,珍珠4.5克,蜂蜜60毫升。用法:先将珍珠放入豆腐中,盛于碗内,置笼里蒸1～2小时,取出珍珠,研成细末。另将白矾研成细末,与珍珠粉混合备用。再将黄蜡微火熔化,加入蜂蜜,共熔搅匀,然后将珍珠白矾搅入蜡蜂溶液中,搅拌均匀,趁热做成绿豆大小丸剂,晾干收藏备用。每次服3克,每日3次,饭前1小时(空腹)用温开水送服。儿童酌减。功效:杀灭囊虫。(刘道清主编·《中国民间神效秘方》312)

★ 3. ①**治消渴**。②**治妇人血海冷,白带,自淫,白浊**:【蜡苓丸】黄蜡、雪白茯苓各120克。用法:茯苓研为末,熔蜡和丸,如弹子大。每次1丸,不饥饱细嚼下。功效:补虚,治浊,止渴。(孙世发 主编·《中医小方大辞典》686引《直指》)

★ 4. **治溃疡病疼痛**:胡桃一百个,黄蜡二两,红、白糖各半斤。用法:将核桃烧存性,去皮研细,加红白糖在一处熬匀,加黄蜡令凝固,备用。一日三次,每服三钱,饭前饭后一小时服均可,白水送下。忌食辛辣厚味、生冷硬物等。(中医研究院革命委员会 编·《常见病验方研究参考资料》134)

★ 5. **治肺虚咳嗽**:【立效丸】黄蜡(熔滤令净,浆水煮过)250克,再化作120丸,用蛤粉125

克为衣养药,每次服1丸,胡核半个,细嚼温水送下,立刻躺下,闭口不语,每日2次。(胡晓锋编著·《虫蛇药用巧治百病》180)

★ 6. **治呃逆不止**:黄蜡烧烟熏,二三次即止。(历代医学名著全书·李时珍撰·《本草纲目》4册3315)

★ 7. **治肺损,呕血紫黑色不止:【蜡酥煎】**黄蜡、酥、牛乳各120克。用法:黄蜡先熔令消,倾入水内拨去渣,上同合于铫内煎,以柳木篦搅匀,倾瓷盒内。每次15克,含化,不拘时候。(孙世发 主编·《中医小方大辞典》1206引《圣济总录》)

★ 8. **治霍乱吐泻**:蜡一弹丸,热酒一升,化服,即止。(历代医学名著全书·李时珍 撰·《本草纲目》4册3315)

★ 9. **治霍乱后气脱虚羸,或渴不止:【蜡粥】**黄蜡半两 粳米三合(细研)。用法:上先以水煮粳米做粥,临熟,次下蜡,更煮,候蜡消,温温服之。(彭怀仁主编·《中医方剂大辞典》10册1168)

★ 10. **治赤白痢,少腹痛不可忍,下重,或面青,手足俱变者:【调气饮】**黄蜡、阿胶各三钱,共同熔化,加入黄连末五钱搅匀,分3次热服。(彭怀仁 主编·《中医方剂大辞典》8册859)

★ 11. **治赤白痢,日久不止:【固肠丸】**黄蜡一两,黄丹一两(水飞)。用法:共化一处为丸,如黄豆大。每次空心服三丸,赤痢,甘草煎汤送下;白痢,干姜煎汤送下;赤白痢,甘草、干姜煎汤送下。(彭怀仁 主编·《中医方剂大辞典》6册349引《回春》)

★ 12. **治脏毒下血:【杏丹】**杏仁四十九粒(去皮尖双仁),蜡一两。用法:上药入臼中熟杵,自然汁可以为丸。每服二三十丸,空心米饮送下。宜忌:忌鱼腥。(彭怀仁 主编·《中医方剂大辞典》5册301引《普济方》)

★ 13. **治痔疮**:蜂蜡93克,炉甘石粉93克。用法:将蜂蜡放锅内化开,将炉甘石粉放入和成膏,团成像布扣大小的丸子,早、晚各服1次,每次5~7丸,白开水冲服。(史书达 编著·《中国民间秘验偏方大成》上卷820)

★ 14. **治肛瘘**:枯矾、黄蜡各50克。将黄蜡熔化,投入矾末,和匀,候冷,做成药条,将药条从外口插入深处。疗效:1~2次痊愈。(史书达 编著·《中国民间秘验偏方大成》上卷829)

★ 15. **治痔瘘,大肠内结燥疼痛:【黄蜡丸】**黄蜡120克。用法:为丸,如梧桐子大。每月朔日服1丸,次日服2丸,3日服3丸,渐加至月尽30丸,以后每日减1丸,至1丸为止,用酒送下。轮流服之,其疮自痊。(孙世发 主编·《中医小方大辞典》156引《疮疡经验全书》)

★ 16. **治瘘管:【蜡矾针】**黄蜡、枯矾各少许。**【用法】**将黄蜡熔化,入枯矾于内,丸成小长条。纳入窍内。脓尽,用生肌散敷之。(孙世发主编·《中医小方大辞典》648引《青囊秘传》)

★ 17. **治湿疹**:蜂蜡四两,香油六两。用法:用砂碗慢火将香油熬开,再下蜂蜡化开,等凉透凝如膏即得,将膏涂患处,每日搽换。(中医研究院革命委员会 编·《常见病验方研究参考资料》415)

★ 18. **治荨麻疹验案2方**

①患者,女,33岁。1990年10月6日初诊。患瘾疹3个月余。严重时伴失眠,纳差,恶心及头晕头痛。曾先后在多家医院就医,诊断为慢性荨麻疹,口服扑尔敏、非那根,静注葡萄糖酸钙皆不能根治。刻诊:症见体困身倦,神疲躁急,周身刺痒,疹瘰满布,一抓痕可见。舌淡红,苔薄白,两脉沉细。诊断:瘾疹。属气虚血燥,虚风外扰。治以益气养血,祛风润燥。药用黄蜂蜡12克,温开水溶化送服,每天2次,连服1周,诸恙悉平。随访半年无复发。[汪明忠·《实用中医内科杂志》1993;(1)]

②患者,女,30岁。1992年10月初诊。患瘾疹2个月,发作有时,以早晚或遇冷则剧。伴失眠、头晕、头痛、心烦易怒。曾在陆军某医院诊断为慢性荨麻疹。先后静注氯化钙,口服息斯敏,时好时发,且为其副反应所困扰。刻诊:颜面潮红,周身片状瘾疹可见,满布抓痕,舌淡红苔薄白,两脉浮缓。诊断瘾疹,属营卫不和,风湿之邪客于肌卫。投桂枝汤4剂,疗效欠佳,乃投蜂蜡12克,温开水溶化送服,每天2次,连服5天诸证全消。随访5个月无复发。治疗方法:蜂蜡12克,温开水溶化送服,每天2次。(黄国健等 主编·《中医单方应用大全》147)

★ 19. **治干癣、风癣、牛皮癣,多年迁延不愈者:【顽癣敌软膏】**柳蕾320克,蜂蜡400克。用法:擦抹患处。功效:消炎解毒,止痒。(孙世发

主编·《中医小方大辞典》537)

★ 20. 治风疳、疥癣,或痒或疼,经年不效者,及一切恶疮:【如圣膏】清油半斤,巴豆三钱(去皮),当归半两,轻粉一钱,黄蜡三两。用法:上先将清油文武火熬,次下巴豆,当归熬黑焦,又下轻粉、黄腊熔开,冷定,盒子内盛顿。每用量疮大小搽之。(彭怀仁主编·《中医方剂大辞典》4册960引《医方类聚》)

★ 21. 治香港脚:蜡烛油适量。用法:将上药滴至香港脚患部,待其冷却凝固即可剥下硬蜡,任何蜡烛都可以用。如滴时疼痛,表示已快好了,五六只蜡即可治好。(张俊庭编·《皮肤病必效单方2000首》45)

★ 22. 治脚癣:樟脑15克,黄蜡30克。用法:将黄蜡加热,摊在消毒的纱布上。樟脑为末,撒在黄蜡上,贴患处。每日或隔日换1次。(张俊庭编·《皮肤病必效单方2000首》45)

★ 23. 治代指疼痛:以蜡、松胶相和,火炙笼指,即瘥。(历代医学名著全书·李时珍撰·《本草纲目》4册3315)

★ 24. 治指头炎:生甘草4克,紫草2克,蜂蜡4克,麻油60克。用法:前两味入麻油中浸24小时,然后用文火熬枯去渣,次入蜂蜡化开即成。用时将油温热,熏洗患处,每天1~2次,每次20~30分钟。疗效:此方治疗脓性指头炎21例,其中属炎症早期者16例,全部未经切开引流而愈;属脓肿期者5例,行切开引流,熏洗后常规换药,减轻了痛苦,缩短了疗程。(史书达编著·《中国民间秘验偏方大成》上册674)

★ 25. 治肿毒:【二将丸】黄蜡二两,白矾一两。用法:熔化为丸,青黛为衣。功能:护心。(彭怀仁主编·《中医方剂大辞典》1册92引《同寿录》)

★ 26. 治肿毒不破头:【独将丸】黄蜡不拘多少。用法:熔化为丸,好酒吞服。(孙世发主编·《中医小方大辞典》)128引《同寿录》)

★ 27. 治肿毒、痈疽:【护膜矾蜡丸】白矾(明亮者,研)二两,黄蜡一两。用法:将黄蜡熔化提起,待稍冷,入矾末,不住手搅匀,和蜜五六钱和匀,众手为丸,如梧桐子大,蜡冷不能丸以滚汤焊之便软,朱砂为衣。每服二十丸,渐加至三四十丸,白汤或酒送下。一日之中,服百粒方有功;始终服过半斤,必万全。病愈后,服之尤佳。

功能:护膜,防毒气内攻,未破即内消,已破即便合。(彭怀仁主编·《中医方剂大辞典》5册406引《广笔记》)

★ 28. 治痘后痈毒:【红玉膏】紫草一两,红花一两,当归二两,黄蜡三两。用法:用香油半斤,先将药炸焦去滓,后下黄蜡令匀,以冷为度。摊贴患处。(彭怀仁主编·《中医方剂大辞典》4册1007引《金鉴》)

★ 29. 拔毒去脓:蛇蜕、蜈蚣各一条,头发(洗去油垢)、黄蜡各二两,香油四两。用法:上药同熬,滤清,用黄丹收膏,再下黄蜡熔化。摊贴。功能:拔毒去脓。(彭怀仁主编·《中医方剂大辞典》4册1007引《疡医大全》)

★ 30. 治龟头溃烂流黄水者:黄丹1钱,蜡烛油适量。用法:黄丹用蜡烛油调匀。外搽患处。功能:清热凉血,生肌敛疮。(阳春林 葛晓舒·《湖南省中医单方验方精选·外科》上册870)

★ 31. 治一切疗毒:【护心散】绿豆粉五钱,朱砂五分(水飞),乳香一钱(去油),黄蜡一钱。用法:上为细末。开水冲服。功能:护心,预防毒气入内。(彭怀仁主编·《中医方剂大辞典》5册400引《揣摩有得集》)

★ 32. 治诸般疮毒,不拘生在何宫,初起即消,已成即溃:【蜡矾丸】黄蜡一两,白矾六钱。将蜡熬化稍冷,入矾末,为丸豆大。疮在上,服一两,在下服七钱,小儿减半,酒和开水下。忌葱三日。(宋立人总编·《中华本草》9册222引《医学集成》)

★ 33. 治臁疮4方

①【臁疮膏】百草霜不拘多少,黄蜡一小块。用法:将黄蜡熔开,与百草霜和匀,制成饼。先以醋水洗净,贴上,以片帛裹之。(彭怀仁主编·《中医方剂大辞典》6册783引《普济方》)

②【隔纸膏】香油、铜绿各四两,黄蜡一两。用法:共熔化,微温用毡片摊,贴。避风,次日即换。(彭怀仁主编·《中医方剂大辞典》10册750引《集成良方三百种》)

③【黄白膏】黄蜡七钱,铜绿一分,轻粉、白石膏各六分。用法:用麻油二钱五分,与蜡熬化,入铜绿等三味,将油纸摊膏。先一日以豆腐作片子,甘草水煮,候温封疮口,以布系定,次早去腐换膏。(彭怀仁主编·《中医方剂大辞典》9册

117 引《疡科选粹》)

④【万灵膏】脂麻油二两,黄蜡二两,乳香、龙骨。用法:上将乳香、龙骨为末,先将油煎过,次下二味搅匀,冷,摊油纸上。贴之。备考:方中乳香、龙骨用量原缺。(彭怀仁主编·《中医方剂大辞典》1 册 958 引《普济方》)

★ 34. 治臁疮溃烂:【三圣膏】川椒、松香、黄蜡各四分。用法:共研,用连根葱白十四段,捣烂,作夹纸膏。贴之。(彭怀仁主编·《中医方剂大辞典》1 册 544 引《仙拈集》)

★ 35. 治臁疮日久不愈:黄丹、黄蜡各 1 两,麻油 5 钱。用法:上药熬膏揸油纸上。外贴。功能:清热燥湿,拔毒生肌。注意事项:先用葱椒汤洗净患处,再贴上膏药。(阳春林 葛晓舒·《湖南省中医单方验方精选·外科》下册 1286)

★ 36. 治内外臁疮:【赤玉膏】血竭、黄丹、血余(煅灰)、寒水石(煅过)各一两,珍珠一钱五分,黄蜡六两,猪脂一两。用法:上为极细末,先以黄蜡、猪脂熔化,再入前末搅匀。摊贴疮上。(彭怀仁主编·《中医方剂大辞典》5 册 249 引《玉案》)

★ 37. 治臁疮、裙褊、杖疮、松皮烂等疮:【四应膏】桐油二两,黄蜡七钱,煅石膏七钱,生大黄七钱。用法:先以桐油、黄蜡煎化,入石膏、大黄,搅匀开膏。每用此膏一日一换,不用水洗,不见风处贴;如脓水干及肉满,再不必换药,上用原膏贴老皮;若四弦作痒,用生姜自然汁或搽痒处,或入膏药;如臁疮,用姜、葱煎汤洗后方贴。(彭怀仁主编·《中医方剂大辞典》3 册 404 引《外科百效》)

★ 38. 治臁疮无问年深日近:【黄蜡膏】槐条、椿皮、桃条、楝条、柳条、荆芥、黄蜡。用法:上除黄蜡外,熬汤,无时汤洗拭干,用黄蜡于纸上摊膏十个,将十层都拴于疮上,日三次洗疮,除去着疮蜡纸一个,不候一月即愈。(彭怀仁主编·《中医方剂大辞典》9 册 271 引《普济方》)

★ 39. 治诸般疮毒、臁疮、金疮、烫火等疮:用黄蜡一两,香油二两,黄丹半两,同化开,顿冷,瓶收。摊贴。(历代医学名著全书 明·李时珍撰·《本草纲目》4 册 3315 引《经验方》)

★ 40. 治一切湿疮、臁疮:黄蜡一两,头发一拳大,香油一两,轻粉二钱(另研),猪胆二个。用法:上先将香油熬四五沸,次下黄蜡又熬四五

沸,再后下头发文火熬,用槐柳条不住手搅,候发消化,滤净后下轻粉略熬一时,取起放瓷碗内,冷水浸少顷即成膏。贴半日黄水流出,拭干,加药再贴。(彭怀仁主编·《中医方剂大辞典》6 册 792 引《医便》)

★ 41. 治疮疡久不敛口:甘草二两,当归、蜂蜡各一两,香油四两。用法:涂于纱布上再外敷,或做成油纱条高压无菌备用。功能:祛脓长肉,和血生肌,收干固皮。(彭怀仁主编·《中医方剂大辞典》3 册 174)

★ 42. 治头疽:血藤根、叶(研粉)各 20 克,蜂蜡 100 克。先将蜂蜡装入缸内置火上熔化,再掺入血藤根、叶粉,搅匀,离火,趁未凝固时,分别捏作 1 厘米厚,与痈肿面积大小形状相等的圆饼,覆盖在疮面上,外加敷料胶布固定,每天换药 1 次。疗效:共治 65 例,全部治愈。敷药后,大多数可在 15～20 分钟即起镇痛止痒作用。对初起者,于 3 天内治愈;脓已成者,5 天治愈;溃后期,7 天即愈;对 2 例老年体弱的溃后期,分别在 9 天、11 天内治愈。(史书达编著·《中国民间秘验偏方大成》上册 777)

★ 43. 治犬咬疮发:以蜡炙熔,灌入疮中。(历代医学名著全书·李时珍撰·《本草纲目》4 - 3315 引《葛氏方》)

★ 44. 治烧烫伤:蜂蜡 1 两,豆油 9 两。熬成膏,清创后涂创面,每日换药数次。(《全国中草药汇编》编写组 编·《全国中草药汇编》上册 880)

★ 45. 治烫火伤疮,焮赤疼痛,毒腐成脓。用此拔热毒,止疼痛,敛疮口:用麻油四两,当归一两,煎焦去滓。入黄蜡一两,搅化放冷,摊帛贴之,神效。(历代医学名著全书 明·李时珍撰·《本草纲目》4 册 3315 引《医林集要》)

★ 46. 治冬月手足折裂:麻油半两,黄蜡一块,光粉、五倍子末各少许。用法:上用麻油半两,盏内慢火煎沸,入黄蜡一块,同煎候熔,即入光粉、五倍子末少许,熬令稠紫色为度。先以热汤洗,火上烘干,即用药敷,薄纸贴之。其痛立止,入水亦不落,若合药入粉多则硬而成块,旋以火炙动,挑敷。(彭怀仁主编·《中医方剂大辞典》9 册 270 引《百一》)

★ 47. 治冻疮:雄鸡脑 1 枚,黄蜡 20 克,香油 100 克。用法:雄鸡脑捣烂,入黄蜡、香油中慢

火熬膏,冷却,局部外涂,1日5次。(吴素玲 李俭 主编·《实用偏方大全》343 引 宋代 赵佶等《圣济总录》)

★ 48. **治脚上冻疮**:浓煎黄蜡涂之。(历代医学名著全书 明·李时珍撰·《本草纲目》4 册 3315 引《姚和众》)

★ 49. **治手掌脱皮裂口**:猪香脂油四两,黄蜡二两。慢火熔化,入黄蜡为胶。用法:搽抹患处。(沈洪瑞 主编·《重订十万金方》335)

★ 50. **治一切金疮溃烂**:【金疮蜜药方】香油 240 克,肥当归、黄蜡各 30 克,白蜡 90 克。用法:先将油熬沸,再入当归炸至枯焦,过灯花棉纸淋净,去渣,再熬开,入蜡熔化,端下凉透,入罐听用。外用。功效:化腐生肌,止痛活血。(孙世发 主编·《中医小方大辞典》1464 引《经验奇效良方》)

★ 51. **治鸡眼**:蜂蜡 60 克,骨碎补(研细末)30 克。将蜂蜡放盛器内熬化,加入骨碎补细末拌匀成膏状即成。用药前先将患部以温水浸洗干净,用刀片将病变部位削去,然后取一块比病变部位稍大软膏捏成饼,紧贴患部后以胶布固定。用药后避免水洗或浸湿,1 周后洗净患部。疗效:治疗 120 例,均治愈。一般鸡眼可在 6~7 天内从穴窝中脱落,此后再贴 1 次,待皮肤长好后即为治愈。若 1 次未脱落者,应继续重复治疗,一般 2 次可获痊愈。(史书达 编著·《中国民间秘验偏方大成》上册 721)

★ 52. **治脚底生硬磴(牛程蹇)疼痛**:全黄芩(根叶苗)三钱,香油一两,黄蜡适量。用法:将黄芩根叶苗切碎,用香油炸焦后取出,掺入黄蜡外敷。(中医研究院革命委员会 编·《常见病验方研究参考资料》432)

★ 53. **治雀目**:【煮肝方】石决明一个(煅,研),黄蜡二两(熔化)。用法:上药为丸。用驴肝(或猪羊肝)一叶,竹刀刮开,将丸纳肝内,以线扎紧煮熟,露一宿。清晨炖热食之。(彭怀仁 主编·《中医方剂大辞典》10 册 197 引《疡医大全》)

★ 54. **治肝虚雀目**:黄蜡适量,熔化,入蛤粉调匀,取 10 克,将 100 克猪肝切开,掺药在中间,用麻绳捆扎,放入锅中,加水 1 碗,煮至肝熟,取肝出,用热汤熏蒸眼部,食肝,每日 2 次,治愈为止。(胡晓锋 编著·《虫蛇药用巧治百病》181)

★ 55. **治耳虚聋**:①白茯苓二两,山药(炒)三两,杏仁(去皮、尖,炒)一两半,黄蜡二两。上以前三味为末,研匀,熔蜡为丸,如弹子大。盐汤嚼下。②蜡和栗肉,每服三钱。同嚼细,津液咽下。③蜡并干枣,入粳米中煮稀粥,乘热而啜。以上三方于食后、临卧,相间服之,久而耳聪矣。(宋立人 总编·《中华本草》9 册 222 引《宝庆本草折衷》)

★ 56. **治梅核气 +**:取露蜂房 80 克,鸡内金 40 克,黄蜡、蜂蜜各 120 克。将蜂房、鸡内金研成细粉,与炼蜜熔黄蜡制成"蜂蜡丸",每丸重 9 克,每次 1 丸,每日 3 次,空腹口服,上方 1 付为 1 个疗程。治疗 21 例,治愈(症状及体征消失,1 年内未发)16 例;显效(症状消失,1 年内又发者)3 例;有效(症状明显减轻)2 例。全部有效,治愈和显效率为 90%。一般用药 1 个疗程即可治愈,未愈可继续治疗。(宋立人 总编·《中华本草》9 册 223)

★ 57. **治喉风穿腮出脓者**:【蜡矾丸】黄蜡 30 克,枯矾 15 克,乳香(去尽油)、没药(去尽油)各 4.5 克。用法:后 3 味共为细末,即用黄蜡为丸。每次 6 克,开水送下。(孙世发 主编·《中医小方大辞典》1638 引《玉钥》)

★ 58. **治孕妇胎动,下血不绝**:蜂蜡如鸡蛋大小,煎沸,加米醋 250 毫升,温服。(胡晓锋 编著·《虫蛇药用巧治百病》180)

★ 59. **治妊娠胎动腹痛下血**:【蜡酒方】黄蜡一钱,以清酒二盏,煎三五沸,投蜡令消,顿服。(宋立人 总编·《中华本草》9 册 222 引《圣济总录》)

★ 60. **治通乳**:蜂蜡、白矾各一两。用法:共熬化,捻为丸,如绿豆大,每服七丸,白水送下。(中医研究院革命委员会 编·《常见病验方研究参考资料》376)

★ 61. **治妇人房事触犯,遍身黄疸,名曰经血不调**:【寸金丸】黄蜡、白矾各 15 克,陈皮 9 克。用法:上以黄蜡为丸。滋血汤、调经汤吞下。(孙世发 主编·《中医小方大辞典》764 引《医方类聚》)

★ 62. **治小便白浊及妇人白浊白带等证**:黄蜡 120 克,白茯苓 120 克。用法:熔黄蜡,入茯苓末,为丸如弹子大。每服 1 丸,空腹,细嚼津液咽下。以小便清为度。适应证:男子阳虚精气不足,小便白浊;妇人白浊白带等证。注意:忌米醋等物,尤忌怒气劳力色欲等事。(吴素玲 李俭主编·《实用偏方大全》232 引《串雅内编》)

★ 63. 治小儿瓜瓤休息痢:黄蜡一块如指大。用法:上药入勺内,火上熔化,次入生鸡蛋1个炒熟,空腹服。(孙世发主编·《中医小方大辞典》91 引《活幼心法》)

蜂蜜(96方)

【药性】味甘,性平。归脾、胃、肺、大肠经。

【功能与主治】调补脾胃,缓急止痛,润肺止咳,润肠通便,润肤生肌,解毒。主治脘腹虚痛,肺燥咳嗽,肠燥便秘,目赤,口疮,溃疡不敛,风疹瘙痒,水火烫伤,手足皲裂。

【用法用量】内服:冲调,15~30克;或入丸剂、膏剂。外用:适量,涂敷。

【使用注意】痰湿内蕴、中满痞胀及大便不实者禁服。

★ 1. 治误吞蚂蝗:食蜜可化。(清·丁尧臣著·《奇效简便良方》111)

★ 2. 治误吞水蛭:蜂蜜二两。用法:冲开水服。(中医研究院革命委员会 编·《常见病验方研究参考资料》232)

★ 3. 治小儿误吞水蛭:白蜡 3 克,蜂蜜适量。用法:将白蜡研成碎末,每次 1 克,每日 3次,用蜂蜜调服。(刘道清主编·《中国民间神效秘方》245)

★ 4. 治鼻腔水蛭寄生:取干薄棉片(3 厘米×5 厘米)1 块,浸以蜂蜜后用枪状镊夹住,用鼻镜张开前鼻孔,在明视下将其放在虫体上,约1~2分钟,水蛭前后吸盘放松,自鼻黏膜上脱落,再用枪状镊毫无阻力地将棉片及虫体完整取出。8 例水蛭寄生均经此法治愈。(杨仓良 主编·《毒药本草》864)

★ 5. 治高血压,慢性便秘:蜂蜜一两八钱,黑芝麻一两五钱。先将芝麻蒸熟捣如泥,搅入蜂蜜,用热开水冲化,一日二次分服。(江苏新医学院 编·《中药大辞典》下册 2482)

★ 6. 治疟疾:蜂蜜 10~30 克,白酒适量,于疟疾发作前 10 分钟至 1 小时服用。据报道,用上方治疗疟疾 432 例,结果 1 次治愈者 367 例,2次治愈者 56 例,随访 3 年,复发者 15 例。(王辉武主编·《中药临床新用》503)

★ 7. 治咳嗽4 方

①白蜜一斤,生姜二斤(取汁)。上二味,先秤铜铫,知斤两讫,纳蜜复秤知数,次纳姜汁,以微火煎令姜汁尽,唯有蜜斤两在,止。旦服如枣大,含一丸,日三服。禁一切杂食。(江苏新医学院 编·《中药大辞典》下册 2482 引《千金方》)

②白蜜 15 毫升加香油调糊,沸水 50—60毫升,冲服,每晚 1 次或每日 2 次,咳嗽严重者加服抗生素。(孟凡红主编·《单味中药临床应用新进展》174)

③萝卜挖洞,放入蜂蜜,火上烤热,分三次吃,或加生姜三片,水煎或熬膏服。治风寒咳嗽及久咳不愈。(中医研究院革命委员会编·《常见病验方研究参考资料》93)

④梨 2 个,蜂蜜适量。用法:梨(挖去核),蜂蜜少许,蒸熟。每日 1 剂,分 2 次喝汤吃梨。功能:清热润肺,化痰止咳。(易法银 喻斌主编·《湖南省中医单方验方精选·内科》上册 116)

★ 8. 治咳嗽喘急:【蜜梨嚼】甜梨 1 个。用法:刀切勿断,入蜂蜜于内,面裹,灰火煨熟,去面吃梨。(孙世发 主编·《中医小方大辞典》691引《回春》)

★ 9. 治咳嗽气来过猛,冲击咽喉之黏膜,失其润泽之常,不痛不肿,唯言语费力,不易作声者:【蜜油膏】蜂蜜、香油(生)各60克。用法:将生香油入蜜内,再入净水微火上炖之,俟其油熟趁热用羹匙饮之。(孙世发 主编·《中医小方大辞典》690引《医学探骊集》)

★ 10. 治上气咳嗽,喘息,喉中有物,唾血:杏仁、生姜汁各二升,糖、蜜各一升,猪膏二合。上五味,先以猪膏煎杏仁黄,出之,以纸拭令净,捣如膏,合姜汁、蜜、糖等,合煎令可丸。服如杏核一枚,日夜六七服,渐渐加之。(江苏新医学院 编·《中药大辞典》下册 2481 引《千金方》)

★ 11. 治胃及十二指肠溃疡2 方

①蜂蜜一两八钱,生甘草三钱,陈皮二钱。水适量,先煎甘草、陈皮去渣,冲入蜂蜜。一日三次分服。(江苏新医学院 编·《中药大辞典》下

册 2482)

②新鲜蜂蜜 100 克。用法:每日早、中、晚饭前分服;服至第 10 日后,每日增至 150～200 克。或用蜂蜜 60 毫升,0.5% 的普鲁卡因 40 毫升,混合为 1 次量,日服 3 次。曾观察 20 例,治疗后 15 例壁龛消失,3 例进步(平均为 32 天);18 例疼痛完全消失,2 例减轻,疼痛消失时间最短 6 天,平均为 22.2 天。据国外资料报道,治疗数百例的痊愈率为 82%。(江苏新医学院编·《中药大辞典》下册 2482)

★ 12. **治中蛊毒,腹内坚痛,面目青黄,病变无常:【蜜髓煎】**猪骨髓(研)、蜂蜜各 150 克。用法:同煎令熟,分为 10 服,每日服 3 次。(孙世发 主编·《中医小方大辞典》691 引《圣济总录》)

★ 13. **治诸渴:**酥、蜂蜜各 500 毫升。用法:上 2 味合煎,令调和,每次 50 毫升,当令下利。宜忌:慎酒及诸咸等。(孙世发 主编·《中医小方大辞典》629 引《千金翼》)

★ 14. **治诸渴,口干,心中烦热:**生藕(去皮节,切)、炼蜜各 250 克。用法:新汲水化蜜令散,纳藕于蜜水中,浸半日许,渴即量意食藕并饮汁。(孙世发 主编·《中医小方大辞典》707 引《圣济总录》)

★ 15. **治因肝火所致之头痛,牙痛,口苦咽干,烦躁失眠等:**金钗石斛 1000 克,白蜜 1 500 克。用法:金钗不易出汁,必须多煮,时间宜长,用清水煎煮 3 成浓汁,去渣滤清,加白蜜收膏。每次 6 克,开水和服。功效:滋润清火,养胃平肝。(孙世发 主编·《中医小方大辞典》453)

★ 16. **治神经衰弱:**蜂蜜 120 克。用法:取蜂蜜连续服用 1 个月,能使睡眠良好,头痛消失,体力恢复。单纯失眠的患者,每日睡前 1 小时服蜂蜜 50 克,能使睡眠安稳。功效:补中,润燥,止痛,清热,解毒,美容。(郭志杰 吴琼等 主编·《传世金方·一味妙方》85)

★ 17. **治腮腺炎:**蜂蜜、葱白各适量。用法:同捣烂。敷患处。功能:清热解毒,活血止痛。注意事项:忌入口。(阳春林 葛晓舒·《湖南省中医单方验方精选·外科》上册 229)

★ 18. **治代指掣痛:**酱汁 50 毫升,蜂蜜 30 克。用法:上 2 味合煎令沸,稍热涂敷,每日 5～7 次。即愈。(孙世发 主编·《中医小方大辞典》679 引《圣济总录》)

★ 19. **治男子阴疮 2 方**

①蜜煎甘草末,涂之。(宋立人 总编·《中华本草》9 册 214 引《肘后方》)

②先用黄柏水煎洗之,后用白蜜涂之。(宋立人 总编·《中华本草》9 册 214 引《外台》)

★ 20. **治龟头炎:**蜂蜜 50 毫升、甘草 15 克。用法:润透,入蜂蜜文火浓煎,过滤液外涂患处,每天 4 次。一般在 3 天治愈。(张力群等 主编·《中国民族民间秘方大全》648)

★ 21. **治白癜风:【硇砂搽剂】**硇砂 10 克,蜂蜜 30 克。用法:将硇砂研细过筛后,放入加热熔化的蜂蜜内,边加边搅拌,调匀即成。外搽。可使皮肤发赤、起泡及色素沉着。备考:硇砂即氯化铵结晶体,若无此药,可用氯铵代替。(孙世发 主编·《中医小方大辞典》599)

★ 22. **治疖:**蜂蜜 9 克,大蒜 1 个。用法:捣匀敷患处。(吴静 陈宇飞 主编·《传世金方·民间秘方》159)

★ 23. **治疮疡腐烂:**熟石膏末、蜂蜜各适量。用法:调匀。外敷患处。功能:解毒敛疮,收湿去腐。(阳春林 葛晓舒·《湖南省中医单方验方精选·外科》上册 376)

★ 24. **治伤手疮、臁疮、顽疮:**真蜂蜜 1 两,真黄蜡 1 两,猪脂 5 钱(另熬成油)。用水 1 碗入勺内共煮化,油蜡具在上,以好棉纸拖之,看疮大小贴之。(宋立人 总编·《中华本草》9 册 214)

★ 25. **治疮痈肿毒:**蜂蜜、葱白各适量。捣烂敷患处。(《全国中草药汇编》编写组 编·《全国中草药汇编》上册 880)

★ 26. **治初起一切痈疽大毒:【神仙敷毒失笑饼】**黄泥(煨熟)1 大块,连须葱 1 大把,蜂蜜 50 克,雄黄 1 克。用法:上药杵烂,做饼。趁热敷毒上。如干了则再敷。(孙世发 主编·《中医小方大辞典》1521 引《疡医大全》)

★ 27. **治疔肿恶毒:**生蜜与隔年葱研膏,先刺破涂之,如人行五里许,则疔出,后以热醋汤洗去。(宋立人 总编·《中华本草》9 册 214 引《济急仙方》)

★ 28. **治无名肿毒:**蜂蜜、大葱白各等分。捣烂成膏状。敷患处。(沈洪瑞 主编·《重订十万金方》378)

★ 29. **治便秘 2 方**

①蜂蜜半斤(250 克)。用法:将蜂蜜生服。

早、晚各服 10 克。（刘少林 刘光瑞 编著·《中国民间小单方》70）

②白蜂蜜 500 克，黑芝麻 250 克。用法：将黑芝麻捣碎如泥合白蜂蜜和匀，每服 1 汤匙，用白开水化服，日 3 次。疗效：临床应用数十例患者，泻下作用缓和，无任何副作用。老年人乐于接受，服后可形成良好的排便习惯。（刘有缘 编著·《一两味中药祛顽疾》89）

★ 30. 治大便不通：【霹雳散】好浓蜂蜜 50 克，食盐 5 克。用法：上药和于铛内，文火煎搅，勿住手，可丸时，就铛丸如小茧大。纳肛肠中，必通。（孙世发 主编·《中医小方大辞典》712 引《千金翼方》）

★ 31. 治蛔虫性肠梗阻：纯净蜂蜜 60 克，鲜生姜 60 克。捣碎绞汁，与蜂蜜调匀。分 4 次口服，每 1 小时服 1 次，服药后 6 小时内不能饮水进食。据黄汉祥报道，应用本方治疗 153 例，除 2 例由于蛔虫引起肠扭转而手术外，余 151 例均获治愈。（薛建国 李缨 主编·《实用单方大全》526）

★ 32. 治肠套叠：蜂蜜半斤。用法：微温后，顿服。（中医研究院革命委员会 编·《常见病验方研究参考资料》273）

★ 33. 治诸痔、鱼口便毒、不论已成未成：【葱青散】葱青、蜂蜜各适量。葱青刮涎，入蜂蜜调匀。先以木鳖子煎汤熏洗，然后敷药，其冷如冰。主治：①《得效》：诸痔。②《梅氏验方新编》：鱼口便毒，不论已成未成。验案：《奇效良方》引唐仲举云：曾有一吏人苦痔瘘，渠族弟亲合与之，早饭前敷；午后来谢，拜于庭下，云疾已安矣。（孙世发 主编·《中医小方大辞典》631 引《得效》）

★ 34. 治外科感染等：外科常规伤口处理后，用灭菌浸蜜纱布覆盖伤口，固定，1～3 日换药 1 次。（孟凡红 主编·《单味中药临床应用新进展》174）

★ 35. 治皮肤溃疡：蜂蜜 50 克。用法：直接取用。每日多次，外涂患处。功能：润肤养阴，生肌敛疮。（阳春林 葛晓舒·《湖南省中医单方验方精选·外科》上册 376）

★ 36. 治创伤性溃疡：蜂蜜外涂无菌纱布上，常规消毒创面，包扎创面，每日一次，至愈为止。据报道，用上方治疗创伤性溃疡 108 例，全

部治愈。（王辉武 主编·《中药临床新用》644）

★ 37. 治溃疡与外伤年久不愈的慢性溃疡：可试用 10% 的蜜汁洗涤疮口，然后用纯蜜浸渍的纱布条敷于创面，敷料包扎，间日换药 1 次。曾试治 2 例下肢溃疡，1 周后即有肉芽新生，约 2 个月即愈。另试治 1 例梅毒性溃疡，结果无效。皮肤与肌肉的外伤，可用 10% 的蜜汁洗涤伤口，然后涂蜜包扎，能防止感染，获得一期愈合。（江苏新医学院 编·《中药大辞典》下册 2482）

★ 38. 治溃疡、窦道、伤口：纯蜂蜜 200 毫升。用法：将蜂蜜煮沸，过滤存汁，将消毒小纱布条浸泡 3 天，备用。创面用双氧水清洁后，用蜂蜜纱条换药，每天 2～3 次，效果甚佳。功效：润泽、生肌。按语：蜂蜜纱布可润泽肌肤，助养新生，且可起到引流脓液外出通畅的作用。（郭志杰 吴琼等主编·《传世金方·一味妙方》113）

★ 39. 治溃疡验案：周某某，男，3 岁。1985 年 8 月因接种卡介苗后形成局部溃疡继发感染。经用蜂蜜外敷（取蜂蜜 100～200 克，煮沸备用。将创面用新洁尔灭消毒，并去除坏死组织及脓痂，用消毒纱布浸蜂蜜敷于创面上，再用无菌敷料覆盖包扎，根据创面分泌物的多少，每日或隔日换药 1 次。一般换药 3～5 次即愈）后，次日脓液即显著减少，2 次后创面干净，周围红肿消失。隔日再换药 1 次即愈。（杨鹏举 主编·《中医单药奇效真传》310）

★ 40. 治褥疮验案：郑某，女，76 岁。因股骨、颈骨折卧床 1 个月而并发骶部及右臀部褥疮各 1 处，面积约 3×3×0.1～3×2×0.3 厘米，色灰暗，表面有少许稀薄分泌物，用蜂蜜外涂（取市售蜂蜜，用量视溃疡面积的大小、深浅而定。溃疡面积小而表浅者，先用双氧水或生理盐水清洗创面，待干，取蜂蜜适量直接涂于患处，外用敷料固定，每日更换 1 次。溃疡面积大、长久不愈、深达肌层者，先用毛白杨树叶煎汁冲洗或湿敷后，取适量蜂蜜加入云南白药 0.5～2 克，调成糊状，然后填入伤口或外涂创面，用无菌纱布块覆盖固定，隔日换药 1 次，至愈为止），每日换药，治疗 25 天，溃疡愈合。（杨鹏举 主编·《中医单药奇效真传》310）

★ 41. 治下肢溃疡：10% 的蜜汁洗涤疮口，再用纯蜂蜜浸渍的纱布条敷于创面包扎，间日换药。（孟凡红 主编·《单味中药临床应用新进

展》174)

★ **42. 治术后创口感染验案**:刘某某,男,23岁。因转移性右下腹疼痛 3 天,伴发热 1 天,于 1984 年 10 月 1 日入院,当日下午在腰麻下行阑尾切除术,术后诊断为急性化脓性阑尾炎穿孔。手术后第 5 天切口疼痛,创面红肿,查有波动感,即拆线扩创引流,创面为 6 厘米×2 厘米,深达腹外斜肌腱膜,经采用青霉素抗炎的同时,创面无明显脓液,采用蜂蜜换药,2 天见肉芽组织生长良好,换药至术后 15 天创面痊愈。治疗方法:在应用蜂蜜前正确地换药,如伤口应引流通畅,注意无菌操作,彻底除去污物,清除坏死组织等。然后在清洗的创面上涂上薄薄一层市售不煮沸蜂蜜,窦道伤口用清洁蜂蜜纱条填入,外盖消毒敷料,蜂蜜不浸透外层纱布为宜。分泌物少的创面每天或隔天换药 1 次,分泌物多每天换药可以 1~2 次,直到创面愈合。对于开放性损伤(指手术切口或其他开放性损伤),同样上药前清洗创面干净后,再于肌层及皮下涂蜂蜜适量,然后按解剖逐层缝合,盖上敷料,按期拆线即可。(黄国健等 主编·《中医单方应用大全》148)

★ **43. 治火烂疮**:【蜜膏】白蜜、乌贼骨各 30 克。用法:乌贼骨治下筛,纳蜜中,搅令相得。薄涂疮上,每日 2 次。(孙世发 主编·《中医小方大辞典》690 引《医心方》)

★ **44. 治烫火伤、热油烧痛**:白蜜涂之。(宋立人总编·《中华本草》9 册 215)

★ **45. 治烧烫伤 7 方**

①蜂蜜 30 克,鸡蛋黄 2 个,白酒 10 克。以上 3 味调和成膏状,涂抹患处,每日 1 次。(李永明 张可堂·《中国中医药报》,2011 年 3 月 10 日)

②取蜂蜜、鲜鸡蛋清等量,调成胶状时入瓶密封备用。先将烫伤部位用 0.9% 的氯化钠溶液冲洗干净,如创面有水泡须用消毒器械刺破剪开,用消毒纱布吸净渗出液后,再外敷蛋蜜胶,每日 2 次。李春杰用上方治烫伤 49 例,均收到满意效果。(王辉武主编·《中药临床新用》644)

③蜂蜜 250 克,冰片 10 克。两者调匀,涂抹患部。(李永明、张可堂·《中国中医药报》2011 年 3 月 10 日)

④蜂蜜 30 毫升,冰片 5 克,鸡蛋 3 个。用法:将冰片研极细粉末,放洁净玻璃瓶中,取鸡蛋清、蜂蜜共调成糊状,用消毒纱布浸透平铺于患

处,或用消毒棉签蘸药糊搽涂患处,每日 3~5 次。功效:解毒抗炎,敛疮生肌。医师嘱咐:每次换药前应用 75% 的酒精清洗创面,防止感染。(刘道清主编·《中国民间神效秘方》655)

⑤蜂蜜 30 克,生地黄 60 克。用法:将地黄切碎,放入温水中浸泡 2 小时,捞出捣烂拌入蜂蜜外敷。若外伤红肿未破皮时,可加入少许冰片或风油精涂抹患部。每日换药 1 次。(李永明 张可堂·《中国中医药报》2011 年 3 月 10 日)

⑥蜂蜜 20 克,滑石 5 克。混合均匀涂抹患部。(李永明 张可堂·《中国中医药报》2011 年 3 月 10 日)

⑦蜂蜜 60 克,茶叶 30 克。将茶叶研成细末,加蜂蜜调匀,外涂患处。每日 2 次。(李永明 张可堂·《中国中医药报》2011 年 3 月 10 日)

★ **46. 治烧伤**:烧伤Ⅰ度、Ⅱ度的中小面积烧伤可先清洁创面,涂擦蜂蜜,早期每日 4~5 次,形成胶痂后,次数减到 1~2 次。已感染的或Ⅲ度的面积较大的烧伤,用蜂蜜纱布敷于创面,外用无菌棉垫包扎。(孟凡红 主编·《单味中药临床应用新进展》174)

★ **47. 治手足皲裂**:猪油 30 克,煎汤待冷,加蜂蜜 70 克调匀,装瓶待用。先将患处用热水洗净,然后敷上药膏,每日 2 次。如有感染,可外敷白及粉,同时用药膏涂。据陈华显报道,应用本方治疗本病效果良好。(薛建国 李缨 主编·《实用单方大全》528)

★ **48. 治冻疮**:猪骨髓油、蜂蜜各等分。用法:火化混合。搽患处。(沈洪瑞 主编·《重订十万全方》491)

★ **49. 治冻伤、冻疮**:对于Ⅱ度以上有炎症及有分泌物的冻伤,用熟蜂蜜与黄凡士林等量调成软膏,薄薄地涂于无菌纱布上,敷盖于创面,每次敷 2~3 层。敷盖前先将创面清洗干净,敷盖后用敷料包扎固定。一般用药 2~3 次后,疼痛及炎症渐趋消失,3~7 次可望痊愈。对于冻疮,先用温开水洗涤患部,然后涂蜜包扎,间日换药 1 次。如未破溃的,可不必包扎。(江苏新医学院 编·《中药大辞典》下册 2482)

★ **50. 适用于冻疮之局部肿硬**:【冻疮膏】猪油 30%,蜂蜜 50%,樟脑 20%。先将樟脑研细,然后诸药调匀。涂敷患处。有清热润肌止痛之功。(徐三文等 编·《中国皮肤病秘方全书》

251）

★ 51. **治风疹痒不止**：白蜜 1 份，酒 2 份。上 2 味和暖，空心服之。（宋立人总编·《中华本草》9 册 214）

★ 52. **治风疹、风癣**：（蜜酒）沙蜜一斤，糯饭一斤，面曲五两，熟水五升。同入瓶内封七日成酒，寻以蜜入酒代之，亦良。（江苏新医学院编·《中药大辞典》下册 2482 引（《纲目》）

★ 53. **治皮炎，对过敏性皮炎及湿疹等**：用蜂蜜 100 毫升，加氧化锌 10 克，淀粉 20 克，制成软膏外搽。用药后可使红疹消退，渗出物减少，痒感消失。治疗尿布皮炎，先用温水洗净患部，而后用蜂蜜涂搽，每日 1～2 次。（江苏新医学院编·《中药大辞典》下册 2482）

★ 54. **治蜜蜂蜇伤中毒**：取出蜂刺，开水冲蜂蜜 9 克，服后盖被出汗。（孟凡红 主编·《单味中药临床应用新进展》174）

★ 55. **解乌头毒**：白蜂蜜每次一至四汤匙，温开水冲服。（江苏新医学院 编·《中药大辞典》下册 2482）

★ 56. **毒虫咬伤**：大葱、蜂蜜。用法：捣成泥状，擦于咬伤处。（中医研究院革命委员会 编·《常见病验方研究参考资料》318）

★ 57. **治眼缘炎**：纯净蜜蜂适量。外涂睑缘，每天 3 次。据叶家俊报道，应用本方治疗 76 例，平均 3～5 天治愈。（薛建国 李缨 主编·《实用单方大全》529）

★ 58. **治角膜溃疡**：白蜜适量，点眼，每日 3 次。（杨建宇等 主编·《灵验单方秘典》265）

★ 59. **治角膜溃疡及睑缘炎**：用蜂蜜制成 5% 的滴眼液滴眼，治疗角膜溃疡 29 例，治愈 22 例，进步 4 例，无效 3 例。一般在用药 1～2 天后，溃疡即由进行性转为静止，基底清洁，透明度增加，浸润边缘消失。奏效的原因可能是增强机体防御能力，或影响病变部位的新陈代谢。用蜂蜜外涂，每日 3 次，治疗睑缘炎 76 例，平均 3.5 天治愈。（江苏新医学院 编·《中药大辞典》下册 2482）

★ 60. **治眼生珠管**：生蜜涂于目内，仰卧 6 小时，乃可洗下。每日 1 次，良效。（杨建宇等 主编·《灵验单方秘典》266 引《肘后方》）

★ 61. **治目赤肿痛**：羊胆 1 具，蜂蜜 6 克。用法：蜜入胆内，搅匀，点两眼角，或研发冰片

0.3 克加入。（孙世发 主编·《中医小方大辞典》488 引《医级》）

★ 62. **补胃健脾，和中进食**：【山蓟膏】白术 5 000 克，白蜜 1 000 克。用法：将白术先煮粥汤待冷，浸 1 宿，用陈壁土拌蒸透，再以米粉又拌蒸，刮去皮浮，切片，晒干听用。将水百碗，桑柴火煎取 4 500 毫升，加白蜜熬成膏。每次 15 克，淡姜汤点服。功效：。方论：太阴主生化之源，其性喜燥，其味喜甘，其气喜温。白术备此三者，故为中宫要药；配以白蜜，和其燥也，且甘味重，则归脾速。（孙世发 主编·《中医小方大辞典》239 引《摄生秘剖》）

★ 63. **治声音嘶哑**：雪梨 1 个，贝母末 3 克，蜂蜜 30 克。用法：雪梨去核，填入贝母，加蜂蜜同蒸。分 2 次服下。功效：清肺化痰。适用于声音嘶哑，伴有轻微咳嗽者。验证：屡用效佳。（良石 主编·《名医珍藏·秘方大全》281）

★ 64. **治暴失声嘶**：【蜜脂煎】猪油 1000 克，白蜜 500 克。用法：猪油熬，去渣，就与白蜜再炼少顷，滤净，入瓷器内，俟成膏。每次 15 克，不拘时候。功效：常服润肺。主治暴失声嘶。（孙世发 主编·《中医小方大辞典》690 引《医学入门》）

★ 65. **治唇疱疹，干裂脱屑型唇炎**：蜂蜜 50 克，熟石膏粉 47 克，冰片 3 克。用法：将上药混合均匀，装瓶备用。外敷患处，每日 3 次。（郭志杰 吴琼等 主编·《传世金方·一味妙方》115）

★ 66. **治鹅口疮**：蜂蜜 30 毫升，生姜汁 10 毫升。用法：上药混匀后涂患处，每日 2～3 次。（唐大旺 张俐敏主编·《传世金方·祖传秘方》339）

★ 67. **治口舌赤烂，鹅口疮**：玫瑰花 24 克，蜂蜜 120 克。用法：用开水浸玫瑰花 6 小时，罐上文火煮减半，绞取汁，加蜜再煮，蒸散水气。含漱。加硼砂或海盐精用之则最有效。（《经验良方》424）

★ 68. **治阴虚喉疮，失声，大便干**：猪脂（切碎，炼油，去渣）、白蜜（炼）各 500 克。用法：搅匀候凝，挑服 2 匙，每日 3～5 次。功效：滋阴清金。（孙世发主编·《中医小方大辞典》238 引《金鉴》）

★ 69. **治过敏性鼻炎**：蜂蜜少许。将蜂蜜滴入鼻腔内。（洪国靖主编·《中国当代中医名人志》7）

★ 70. 治慢性鼻炎:40% 的蜂蜜行游子透入法治疗,每日 1 次,电流强度 1～1.5mA,时间 15～20 分钟。(孟凡红主编·《单味中药临床应用新进展》174)

★ 71. 治萎缩性鼻炎:鼻腔洗净,蘸生蜂蜜涂鼻腔处。每日早、晚各涂 1 次。(孟凡红主编·《单味中药临床应用新进展》174)

★ 72. 治鼻窦炎:蜂巢大小约 4.5 厘米×15 厘米×21 厘米,每次嚼 3 厘米～6 厘米。(孟凡红主编·《单味中药临床应用新进展》174)

★ 73. 治舌上生疮或苔干涩,语言不真:白蜜、薄荷自然汁各等分。先以生姜蘸水揩净,然后敷上。(宋立人总编·《中华本草》9 册 214)

★ 74. 治口疮糜烂:生蜜一味。频涂疮上。三五次愈。(宋立人总编·《中华本草》9 册 214)

★ 75. 治口疮:蜜浸大青叶含之。(江苏新医学院 编·《中药大辞典》下册 2482《药性论》)

★ 76. 治口舌生疮,烂痛不愈:黄丹 60 克,蜂蜜 30 克。用法:上药相和,以瓷盏纳盛,坐在水铫子内,慢火煮,用棉滤过,都入瓷盏内,再煮如面糊,药成即丸,如酸枣子大。每取 1 丸,绵裹含咽津,1 日 3～4 次含之。(孙世发主编·《中医小方大辞典》401 引《圣惠方》)

★ 77. 治日久经闭不通:【万化膏】香油一小酒杯,蜂蜜 1 小酒杯。用法:上 2 味共合 1 处,瓷碗内盛之,重汤煮,空腹热服即通。(孙世发主编·《中医小方大辞典》237 引《鲁府禁方》)

★ 78. 治水蛭咬伤阴道出血验案:凌某某,13 岁,1990 年 7 月 6 日初诊。其母代述于当天下午 5 时 20 分左右,与同学一道到溪里游泳,约 6 时 30 分回家后感阴部疼痛,瘙痒,裤子上段被鲜血染湿,裤衩处有 1 条蚂蟥。家人惊慌失措,遂携来我院急诊。诊见:情绪紧张,面红,阴道有血液流出,色鲜红,余无不适。据病史及查体所见,排除月经初潮,确诊为水蛭咬伤阴道出血。即予本法治疗,10 分钟后血止病愈。治疗方法:患者平卧位,以红汞消毒外阴部,取无菌导尿管徐徐插入阴道,将 80% 的蜂蜜 15 毫升经导尿管缓缓注入阴道内,患者保持平卧半小时。(黄国健等主编·《中医单方应用大全》149)

★ 79. 治痘疮痒甚,误瘙成疮,及疮痂欲落不落者:【百花膏】白蜜不拘多少,涂于疮上,其痂自落,且无疤瘢,亦不臭秽。(宋立人总编·《中华本草》9 册 214 引《普济方》)

★ 80. 治痘疮。大便不通,发狂谵语,小便红:【蜜皂丸】蜂蜜 60～90 克,皂角末 6～9 克。用法:熬蜂蜜如饴,入皂角末拌匀,捻作梃子 3～4 条。将 1 条纳谷道中。如不通,再换 1 条,必通矣。(孙世发主编·《中医小方大辞典》690 引《古今医鉴》)

★ 81. 治小儿口疮:【丹蜜膏】黄丹(炒令紫黑色)、蜂蜜各等份。用法:同于饭上蒸 2 次,以竹篦子搅匀。以手点少许入口。(孙世发主编·《中医小方大辞典》281 引《幼幼新书》)

★ 82. 治小儿疳积:蜜蜂子焙炒,调入砂糖、酱油,每日 3 次,每次 3～5 个,饭时用之。(宋立人总编·《中华本草》9 册 226)

★ 83. 治小儿尿布皮炎 2 方

①蜂蜜 200～250 克。用法:蜂蜜加入浴盆内,给小儿洗澡。功效:燥湿止痒解毒。(郭志杰 吴琼等主编·《传世金方·一味妙方》226)

②蜂蜜 100 克。用法:将蜂蜜和芝麻油调成糊状,加热煮沸约 1 分钟,冷却后装入瓶中备用。先用温水将臀部洗净,将油剂外擦患处,每天 3 次,本品也可预防使用,每天使用 1 次。功效:润泽肌肤。(郭志杰 吴琼等主编·《传世金方·一味妙方》125)

蜀羊泉(18 方)

【药性】味苦,性寒,小毒。

【功能与主治】清热解毒。主治咽喉肿痛,头昏目赤,乳腺炎,腮腺炎,牙痛,疥癣瘙痒。

★ 1. 治传染性肝炎:蜀羊泉茎叶 25 克。水煎服。(胡郁坤 陈志鹏 主编·《中医单方全书》133)

★ 2. 黄疸:用蜀羊泉 1 把,捣汁和酒服,三五次之后,即可见效。(网络下载)

★ 3. 治偏正头痛:蜀羊泉根茎 50～100 克煮鸡蛋食。(胡郁坤 陈志鹏 主编·《中医单方全书》127)

★ 4. 治热淋湿肿：蜀羊泉、龙葵各 15 克,车前草、木通各 9 克。水煎服。（网络下载）

★ 5. 治风湿性关节炎：蜀羊泉适量。水煎服。本方补中益气,散风祛湿,消肿止痛。（胡郁坤 陈志鹏 主编·《中医单方全书》106）

★ 6. 治荨麻疹：蜀羊泉 30 克,甘草 9 克。用法:水煎服。功效:燥湿止痒。（王洪涛 张曰明主编·《皮肤病单验方大全》371）

★ 7. 漆疮：用蜀羊泉捣烂涂搽。（宋立人总编·《中华本草》7 册 315 引自《纲目》）

★ 8. 治视物不清：蜀羊泉 6 克。水煎服。（宋立人 总编·《中华本草》7 册 315）

★ 9. 治中耳炎：蜀羊泉叶适量。绞汁,滴耳。适用于中耳化脓者。（胡郁坤 陈志鹏 主编·《中医单方全书》413）

★ 10. 治咽喉肿痛：蜀羊泉 60 克。水煎服,日服 3 次。（宋立人 总编·《中华本草》7 册 315）

★ 11. 治咽喉炎肿,炎肿湿证：鲜蜀羊泉 30 克,土牛膝、大青叶各 12 克。切碎,水煎含咽,蜜糖调,日多次。（网络下载）

★ 12. 治各种牙疼：蜀羊泉（全草）25 克 ~ 30 克,水煎服,每日 1 剂。笔者试治 5 例牙疼,一般 2 剂即愈,治牙疼确有特效。（陕西省陈仓区西秦村一组李金娃献方）

★ 13. 治喉癌：【龙葵蜀羊泉方】龙葵 30 克,蛇莓 15 克,蜀羊泉 30 克,七叶 1 枝花 15 克,开金锁 15 克,灯笼草 10 克。用法:水煎,每日 1 剂,分 2 次服。功能:清热解毒利咽,除湿化痰开窍。适应证:本方适用于喉癌,声音嘶哑或失音,咳嗽喉痛,痰涎壅盛,喉部溃烂,胸闷气短,口臭恶心,饮食难下,舌苔厚腻,脉沉滑。（刘能俊 苏临庆主编·《常见病验方集锦·肿瘤病验方 400 首》28）

★ 14. 治食道癌：蜀羊泉、地榆各等分。用法:切碎蜀羊泉,切碎地榆炒微黑色,共研末和匀。每日五至八钱,布包匀水煎,空腹分二次温服。备注:蜀羊泉有毒性,用时需注意。（中医研究院革命委员会 编·《常见病验方研究参考资料》125）

★ 15. 治食管癌：蜀羊泉、白花蛇舌草、威灵仙、白茅根各 30 克。水煎服。（宋立人 总编·《中华本草》7 册 315）

★ 16. 治胃癌：蜀羊泉、龙葵、半枝莲各 30 克,石见穿 15 克切碎,水煎 2 次,早、晚分服,日 1 剂。连续服至饮胀反胃等症状缓解,肿块逐渐消失,饮食好转。（网络下载）

★ 17. 治子宫颈癌 2 方

①蜀羊泉一两。用法:水煎服,每日一剂。（中医研究院革命委员会 编·《常见病验方研究参考资料》370）

②蜀羊泉 18 克,大枣 5 枚,明党参 5 克,红茜草 3 克。用法:水煎服,每日服 2 次。同时配用外治药方。（李川 主编·《民间祖传秘方》400）

鼠妇（28 方）

【药性】味酸、咸,性凉。归肝、肾经。

【功能与主治】破瘀消癥,通经,利水,解毒,止痛。主治癥瘕,疟母,血瘀经闭,小便不通,惊风撮口,牙齿疼痛,鹅口诸疮。

【用法用量】内服:煎汤,3 ~ 6 克,或入丸、散。外用:适量,研末调敷。

【使用注意】孕妇及体虚无瘀者禁服。

★ 1. 治高热：鼠妇 7 个。炒焦研末,白开水送服。（胡晓锋 编著·《虫蛇药用巧治百病》165）

★ 2. 治疟病 2 方

①鼠妇、豆豉二七枚。合捣,令相和。未发时服二丸,欲发时服一丸。（宋立人 总编·《中华本草》9 册 112 引《肘后方》）

②鼠妇虫 14 枚。用法:各以糟封裹之,凡 14 丸。临发服 7 丸,便愈。（孙世发 主编·《中医小方大辞典》7 引《太平御览》）

★ 3. 治久疟：因鼠妇"善通经脉,能化瘀癖"（黄元御语）,所以凡疟疾反复发作,脾脏肿大,而舌有瘀斑或衬紫者,均可以本品制丸治之,或采用鳖甲煎丸,每服 8 克,日 2 次。（朱良春主编·《朱良春一虫类药的应用》77）

★ 4. 治慢性气管炎：鼠妇粉碎经 60% 的酒精处理制成 0.5 克的片剂。每次 2 ~ 5 片口服,每日 3 次。（孟凡红 主编·《单味中药临床应用

新进展》484)

★ 5. 治百日咳：鼠妇数只。用法：取鼠妇数只放新瓦上焙干，研为细末，用淡盐水送服。（中医研究院革命委员会 编·《常见病验方研究参考资料》33)

★ 6. 治产后小便不利：鼠妇七枚。炒，研末，作一服，酒调下。（宋立人 总编·《中华本草》9 册 112 引《千金要方》)

★ 7. 治小便不通。或急欲闷死：上以湿生虫（鼠妇）一七枚烂研。新汲水调顿服之立通。（电子版·《中华医典·普济方》卷三百二十一)

★ 8. 治小便不利：鼠妇一钱五分，车前子四钱，泽泻三钱，灯芯一钱。水煎服。（江苏新医学院 编·《中药大辞典》下册 2499)

★ 9. 治血淋：鼠妇 9 个。焙干研细末。1 次服下，日 2 次。（宋立人 总编·《中华本草》9 册 112)

★ 10. 治痔疮验案：林某某，女，77 岁。1986 年 8 月 18 日初诊。患者肛门内外疼痛，便血 3 天。诊见：肛门周围静脉曲张，有痔核 3 粒如黄豆大小。口干，心烦，腹胀便秘，苔黄燥，脉实数。即按下法治疗 4 个疗程而愈。随访至今，未复发。治疗方法：取鼠妇 70～90 个（约 10 克，活者为佳）。炮制时，用年久老瓦，置于木炭火上烧至出青烟时，将活地虱（即鼠妇）放至瓦上烧焦，先以茶水洗净患处，取适量药物粉撒于痔核上（亦可用红霉素软膏调药粉涂于患处），每天 1 次，3 天为 1 个疗程。用药期间忌服辛辣及鱼虾之类食物。（黄国健等 主编·《中医单方应用大全》407)

★ 11. 治各种疣赘：用鲜活鼠妇研烂至汁出，直接涂抹患处，每日 1 次。平均每个扁平疣用 1～2 枚，寻常疣、鸡眼每个用 1～5 枚，反复涂擦至汁尽为止。治寻常疣 45 例，痊愈 38 例，好转 4 例，无效 3 例，总有效率为 92.8%。治扁平疣 30 例，痊愈 19 例，好转 6 例，无效 5 例，总有效率为 83.3%。治鸡眼 80 例，痊愈 68 例，好转 8 例，无效 4 例，总有效率为 95%。其中用药 1～5 次痊愈 45 例，5～10 次痊愈 18 例，10 以上痊愈 5 例。（宋立人 总编·《中华本草》9 册 112)

★ 12. 治寻常疣：鼠妇 1～2 只，用手指压鼠妇使其成糊糊状，完全涂在疣体上，令其自然干燥，勿洗涤，每天如法抹 2～3 次。临床疗效：治

疗百余例，疗效尚佳，一般于 1 周后疣体自行脱落，局部不留瘢痕，不出血。（金福男 编著·《古今奇方》240)

★ 13. 治手术后疼痛：鼠妇虫洗净，温水杀死，干燥，研细，过筛，加入淀粉和糖，使成 100% 的散剂，分装胶囊，每粒含鼠妇 0.1 克。每次服 2～4 粒。（宋立人 总编·《中华本草》9 册 112)

★ 14. 治口腔炎、扁桃体炎：取活鼠妇 30～40 个，置瓦上焙干研末，加冰片少许，装瓶密封。取药末吹患处（尽量不吞下），每日 2～3 次。治口腔炎、扁桃体炎、牙龈炎等共 250 余例，一般在 3～5 内治愈。（江苏新医学院 编·《中药大辞典》下册 2499)

★ 15. 治乳蛾验案：徐某某，男，28 岁，工人。宿有慢性扁桃体炎，受寒即作，扁桃体肿大，疼痛，微有白腐，已作 4 日，因发热不甚，乃径予此药末（取活鼠妇 30 克，洗净，置瓦上焙干研末，加冰片少许，瓶装密封。用时取药粉吹患处，不宜咽下，可随上涎唾出，每日 2～3 次）。外吹，1 日见效，3 日悉复。（杨鹏举 主编·《中医单药奇效真传》438)

★ 16. 治鹅口白疮：鼠妇，研水涂之，即愈。（历代医学名著全书 明·李时珍 撰·《本草纲目》4 册 3367)

★ 17. 治风虫牙痛：鼠妇一枚，绵裹咬之，勿令人知。（历代医学名著全书 明·李时珍撰·《本草纲目》4 册 3367)

★ 18. 治风牙疼痛：鼠妇、巴豆仁、胡椒各一枚，研匀，饭丸绿豆大。绵裹一丸咬之，良久涎出吐去，效不可言。（历代医学名著全书 明·李时珍 撰·《本草纲目》4 册 3367)

★ 19. 治牙齿虫蛀有孔疼痛：鼠妇一枚。绵裹于蛀疼处咬之。（宋立人 总编·《中华本草》9 册 112 引《圣惠方》)

★ 20. 治子宫功能性出血：鼠妇焙黄研末，每服二钱，童便送下。（江苏新医学院 编·《中药大辞典》下册 2499)

★ 21. 治血瘀闭经：【鼠妇温经汤】鼠妇 3 克，赤芍 12 克，红花、桃仁各 9 克，丹参 15 克。用法：水煎，每日 1 剂煎 2 次，分 2 次服。功能：活血，化瘀，通经。使用注意：月经来前 3～5 日服，经来即停药，服药期间忌食生冷。（张金鼎 邹治文 编·《虫类中药与效方》125)

★ **22. 治小儿撮口及发噤**:鼠妇,绞取汁,与儿少许服之。(宋立人 总编·《中华本草》9 册 112 引《圣惠方》)

★ **23. 治痘疮倒魇**:鼠妇为末,酒服一字,即起。(历代医学名著全书 明·李时珍 撰·《本草纲目》4 册 3367)

★ **24. 治肝癌**:【软坚丸】蜈蚣 100 克,蛴螬、地鳖虫、地龙、鼠妇各 300 克,蜂蜜适量。共研细末,炼蜜丸如绿豆大,每日服 5 克,分 2 次服完。(胡晓锋 编著·《虫蛇药用巧治百病》165)

★ **25. 治肝癌剧痛**:鼠妇干品 60 克,加水适量,水煎 2 次取汁 240 毫升,混合后每日分 4 次口服。服药期间禁酸、辣、腥。(宋立人 总编·《中华本草》9 册 112)

★ **26. 治肝癌剧痛(祛瘀止痛)**:《金匮要略》鳖甲煎丸中含有鼠妇。临床上一般医师少用鼠妇。何老认为鼠妇是一味很好的祛瘀止痛的药物,对于痛证,特别是癌症疼痛具有较好的疗效。在使用时可与六神丸相伍,六神丸清热解毒、消肿止痛,两者合用,取效尤捷。一般用量为鼠妇 9～12 克,六神丸 20 小粒(分上午、下午)二次服。如治患者沈某,男,53 岁,机关干部,1995 年 12 月 25 日初诊。肝癌晚期,肿块呈巨大型。右肋部疼痛剧烈,牵及周围。初服吗啡类止痛有效,后逐渐效差。患者疼痛难忍,冷汗,不能平卧,苔略腻,舌质暗,脉弦数。处方为清热解毒、活血祛瘀药物基础上用鼠妇 12 克,六神丸 20 粒。服药 3 剂后疼痛缓解,又续服 14 剂疼痛基本上得以控制。(何若苹 主编·《中国现代百名中医临床家丛书·何任》227)

★ **27. 用于食管、贲门癌梗阻**:【开管散】鼠妇、青礞石各等量。共研极细粉。用法:放舌根部含服,每次 1～2 克,每日 4～6 次。功能:解毒,导痰,开管。使用注意:不用水送服。(张金鼎 邹治文 编·《虫类中药与效方》125)

蜘蛛(75 方)

【药性】味苦,性寒,有毒。归肝经。

【功能与主治】祛风,消肿,解毒,散结。主治狐疝偏坠,中风口喎;小儿慢惊,口噤,痞积;喉风肿闭,牙疳,聤耳,痈肿疔毒,瘰疬,恶疮,痔漏,脱肛,蛇虫咬伤。

【用法用量】内服:研末,0.3～1 克;浸酒或入丸、散。不入汤剂。外用:适量,捣敷、绞汁涂;研末撒或调敷。

【使用注意】《本草衍义》:"蜘蛛遗尿着人作疮癣。"

★ **1. 治中风口歪僻**:蜘蛛摩其偏急颊车上,候视正即止。亦可向火摩之。(江苏新医学院 编·《中药大辞典》下册 2555 引《千金要方》)

★ **2. 治抽搐验案**:邻居 3 岁小孩沈某伤风 2 日,晚上突然高热神识昏迷,两目上视,呼吸急促,双手握拳,频频抽搐,口张唇颤,渴欲饮水。多方无效,举家哭泣,束手无策。一老农登门求医。余当即嘱大伙捉来蜘蛛 7 只,罩在小碗中,倒入少量开水,蜘蛛烫后捣烂,趁温将蜘蛛水倒入小儿口中,不久,小儿头部汗出,抽搐渐止,呼吸平稳入睡,第 2 天痊愈。(杨鹏举主编·《中医单药奇效真传》128)

★ **3. 治流行性腮腺炎**:捕捉活蜘蛛 5～10 个(越大的越好),用热水烫死后,放入滚开的花生油中,炸至变黄鼓起,捞出即食用,一般 1 天 2 剂,2～3 次即可痊愈,尤其对儿童效果更佳,治疗 10 余例均愈。(杨仓良主编·《毒药本草》732)

★ **4. 治精血亏损所致阳痿**:【蜘蜂丸】花蜘蛛 30 克(微焙)、炙蜂房、紫河车、仙灵脾、淡苁蓉各 60 克,熟地 90 克。共研细粉,炼为丸如绿豆大。用法:口服。每次 6～9 克,日 2 次。功能:补肾益肝,通补宗筋。(张金鼎 邹治文编·《虫类中药与效方》84)。

★ **5. 治间日疟**:将蜘蛛包于纸内,于疟未发前 2 小时,将包于纸内的蜘蛛塞于鼻中。近时常用,愈人不少。(杨仓良 主编·《毒药本草》732)

★ 6. 治狐疝：蜘蛛 2 只(熬焦)，桂枝 9 克，水煎服。(吴静 陈宇飞 主编·《传世金方·民间秘方》177)

★ 7. 治阴狐疝气：【蜘蛛散】蜘蛛 十四枚(炒焦)，桂枝半两。共为散。取八分之一匕，饮和服，日再服，蜜丸亦可。(杨仓良 主编·《毒药本草》732 引《金匮要略》)

★ 8. 治痔疮：大蜘蛛不知多少(炙干研末)，冰片三分。共研，收藏瓷器，敷患处。虽臭而脓血淋漓者，半日结痂，一日痊愈。(宋立人总编·《中华本草》9 册 137)

★ 9. 治内、外痔疮：【加味草蜘蛛膏】蜘蛛(煅存性、研粉)、冰片、熊胆、枯矾各适量。共研粉，与蜘蛛粉调和，再用猪胆汁调膏。用法：外用，适量涂痔疮。功能：化瘀、消肿、解毒、止痛。(张金鼎 邹治文 编·《虫类中药与效方》85 引《疡科选粹》)

★ 10. 治痔漏正发，忽肠头不止，有血者：【立验膏】活黄鳝 1 条，活大蜘蛛 1 只。用法：以刀断鳝鱼之首，沥热血于掌中，急以蜘蛛用手指在掌中研，蜘蛛化为度，去蜘蛛皮，刮于瓷器内收。于发时涂敷。(孙世发 主编·《中医小方大辞典》332 引《杨氏家藏方》)

★ 11. 治脱肛 3 方

①大蜘蛛一只。将蜘蛛去头足，置瓦上焙枯，研为细末，用香油调敷即收。说明：民间用此方治疗脱肛，疗效卓著。(张力群等 主编·《中国民族民间秘方大全》536)

②取蜘蛛捣作油，敷脐下丹田上。一时即效。(宋立人总编·《中华本草》9 册 137)

③【蜘蛛散】大蜘蛛(盐泥包裹，煅存性，为末)一钱，铁锈末三分。用法：猪胆汁调敷。(孙世发 主编·《中医小方大辞典》687 引《赤水玄珠》)

★ 12. 治卒脱肛：烧蜘蛛为灰末，敷肛。(江苏新医学院 编·《中药大辞典》下册 2555 引《普济方》)

★ 13. 治脱肛验案：汪某，男，3 岁。患儿曾于 1987 年 6 月因患痢下而致脱肛，迄今已 2 年余，曾多方医治未愈。病初，卧时或洗敷后尚可自行回纳；近 3 个月病情逐渐加重，直肠脱垂肛外寸余，无法还纳，昼夜外露，肿胀，秽臭不堪。用蜘蛛 7 只，去足，焙干，研面，与香油适量调和

即可。先将患处洗净，然后用蜘蛛油搽肛外脱出之直肠，日涂数次。治疗 1 周痊愈。(杨鹏举 主编·《中医单药奇效真传》282)

★ 14. 治泻痢日久，脱肛疼痛：大蜘蛛一枚(用瓠子叶两重裹，以线系定盒子内，烧令黑色，勿太过)。用法：上为细末，入黄丹少许研匀。每先用白矾、葱、椒煎汤，洗浴拭干后，将药掺在软帛子上，将手掌接托上，肛头即不下。(彭怀仁主编·《中医方剂大辞典》10 册 434 引《圣济总录》)

★ 15. 治大便下血验案：景县前留府村张某某，患大便下血，3 年余屡愈屡发，经多医诊治不效。1954 年有亲戚介绍，以蜘蛛 7 个，鸡蛋 1 个将蜘蛛放于蛋内，外用泥封，火煅成炭，存性轧面，白水送服，服 1 次后，大便下血停止，没有再犯。(杨鹏举 主编·《中医单药奇效真传》97)

★ 16. 治遗尿验案：王某某，8 岁，1987 年感冒后发生夜尿，以后病情加重，逐渐发展为不自觉遗尿，经常裤裆淋湿，在多家医院检查未发现器质性病变，尿常规检查正常。治疗方法，取木门后蜘蛛网如钱大 1～3 枚，捻碎后敷脐眼，外用胶布贴盖，每晚睡前 1 次。1988 年 10 月 20 日蜘蛛网敷脐 1 次治疗，随访 1 年未复发。(杨鹏举主编·《中医单药奇效真传》165)

★ 17. 治狐臭：活蜘蛛数只，黄泥包，烧存性，去泥研粉，加入密陀僧或轻粉适量，扑擦腋部，每日 2～3 次。(杨仓良 主编·《毒药本草》733)

★ 18. 治腋下狐臭：大蜘蛛 1 个，冰片 1 钱，黄泥适量。用法：黄泥包囊，火上焙枯，去泥加冰片，共研细末。每日 1 剂分 3～4 次，擦腋下。功能：清热解毒，止汗辟秽。(阳春林 葛晓舒·《湖南省中医单方验方精选·外科》上册 843)

★ 19. 治疝气 3 方

①大蜘蛛三个。用法：焙干，研细末，加酒服。(中医研究院革命委员会 编·《常见病验方研究参考资料》277)

②大蜘蛛七个烘研，早晨用豆腐衣包，白汤下，过十日未愈，再服一次，陈酒送下。(中医研究院革命委员会 编·《常见病验方研究参考资料》277)

③蜘蛛 14 枚，肉桂 15 克。用法：蜘蛛焙干，与肉桂共研成极细末为 1 帖。口服，每次服 3

克,日服 2 次。疗效:吉林省名老中医洪哲明 60 年用此方治疗疝气不下干余例,每获治愈,疗效甚佳。笔者学习洪老经验,所治疝气几十例,皆收神奇疗效。此方治疝不分老幼皆效。(刘有缘编著·《一两味中药祛顽疾》263)

★ **20. 治疝气验案:**在《医话奇方》中曾记载:我闻民间传蜘蛛治疝气已久矣。然未尝信之。考察至黑龙江林海威虎山一带,时适天色近暮,借宿一猎人家,恰遇一采参老人亦住在猎人家。猎人之子 5 岁,患疝气 3 年,苦不堪言。老人叫家人拿一木梯,上屋梁找到 4 个蜘蛛,嘱其焙干,使患儿一次服用。如是 3 日,疝气痊愈。我观后大骇不已,自当对老人亦刮目相看。疝气者可用下面配方:蜘蛛 4 个(去头足),黄酒 50 克。将蜘蛛焙黄,用黄酒一次送下,每日一次。连服 3 日。(刘有缘编著·《一两味中药祛顽疾》264)

★ **21. 治疝气及鞘膜积液:**蜘蛛 7 个,肉桂 6 克。用法:共焙干为细末,分作 3 包,每服 1 包,开水送下。(吴静 陈宇飞 主编·《传世金方·民间秘方》177)

★ **22. 治颊下结核:**大蜘蛛不拘多少。好酒浸过,用研烂,澄去滓,临卧时服之。(江苏新医学院 编·《中药大辞典》下册 2555)

★ **23. 治瘰疬,无问有头无头:**大蜘蛛五枚。晒干,细研,以酥调如面脂,每日两度贴之。蜘蛛用檐头结网者,其他不可用。(明·董宿 辑录·《奇效良方》412)

★ **24. 治淋巴结核 2 方**

①活蜘蛛、活蜈蚣各数个,菜油浸泡 20 余天,外擦患处。(杨仓良 主编·《毒药本草》733)

②用全蝎、七星蜘蛛各 6 个(均用滚水烫死后,阴干),蛇蜕 1 个(剪碎),共捣碎后,调入 2 只生鸡蛋内,用芝麻油煎成鸡蛋饼,每晨空腹食用 1 次,7 天为 1 疗程。共治疗淋巴结核 12 例,7 例 1 个月痊愈,5 例 2 个月见效,3 ~ 5 年未见复发。(杨仓良 主编·《毒药本草》732)

★ **25. 治鼠瘘核肿痛,已有疮口出脓水者:**蜘蛛 14 枚。烧敷之良。(江苏新医学院 编·《中药大辞典》下册 2555 引《千金方》)

★ **26. 治便毒初起:**大黑蜘蛛一枚。研烂,热酒一碗,搅服,不退再服。(江苏新医学院 编·《中药大辞典》下册 2555 引《寿域神方》)

★ **27. 治背疮:**蜘蛛杵烂,醋和,先挑疮四畔令出血,根稍露,用药敷,干则易。(江苏新医学院 编·《中药大辞典》下册 2555 引《千金方》)

★ **28. 治担肩:**花蜘蛛、麻油各适量。用法:瓦焙为末,麻油调匀。外敷患处。功能:清热解毒,消肿止痛。注意事项:花蜘蛛有小毒。(阳春林 葛晓舒·《湖南省中医单方验方精选·外科》上册 189)

★ **29. 治疖肿:**取鸡蛋 1 只,在其一头锉 1 个洞,把活的大蜘蛛(成人 2 只,儿童 1 只)塞入蛋内,然后将蛋洞用纸糊好,置锅内蒸熟,剥去蛋壳,去掉蜘蛛,服下全蛋,每日 1 只,连服 7 ~ 10 天为 1 个疗程。治疗 51 例,病程最短 5 天,最长 10 个月;大部分患者都有发热现象,其中 4 例每年夏季反复患疖,分布于头、颈、背、腋和臀部等处。经服蜘蛛塞蛋 1 个疗程后,全部治愈。均未采用其他疗法,也未见不良反应。(宋立人总编·《中华本草》9 册 137)

★ **30. 治疗疮:**2 个月前,我的腹部长出疼痛剧烈、来势甚凶的疗疮,肿得像乒乓球大。一老人受 1 单方,抓获几只家里常见的蜘蛛,把它的腹子挤破涂在肿处,每天 3 ~ 4 次,结果:不到 3 天就好了。(李家强 编著·《民间医疗特效妙方》94)

★ **31. 治疗毒:**蜘蛛(去头),和乌糖捣烂贴患处。和醋饭粒及食盐捣贴亦可。(江苏新医学院 编·《中药大辞典》下册 2555)

★ **32. 治疗疮初起,疼痛难忍:**活蜘蛛适量。用法:直接取用。先以针刺破疮头,将蜘蛛置其上,令吮其毒,连易 3 ~ 5 只。功能:祛风消肿,解毒疗疮。注意事项:大蜘蛛花者更佳。其毒自尽。(阳春林 葛晓舒·《湖南省中医单方验方精选·外科》上册 55)

★ **33. 用于疗肿恶疮:**【草蜘蛛膏】草蜘蛛 1 ~ 3 个,杵成膏。用法:外用,适量敷患处,日 1 次。功能:解毒消肿。(张金鼎 邹治文 编·《虫类中药与效方》84)

★ **34. 治恶疮:**蜘蛛晒干,研末,入轻粉、麻油调涂。(杨仓良 主编·《毒药本草》732 引《仁斋直指方》)

★ **35. 治反花疮:**取蜘蛛膜贴疮上。干即易之。瘥止。(电子版·《中华医典·普济方》卷二百七十四)

★ **36. 治癣**:活蜘蛛压破,涂患处。(杨仓良主编·《毒药本草》733)

★ **37. 治局限性神经性皮炎**:活蜘蛛6只。用法:将蜘蛛用清水冲洗干净,去头,挤出体内浆液,搽涂患处,每日3次。功效:解毒,祛风,止痒。禁忌:此药有毒,仅供外用,严禁内服。莫入口眼。(刘道清 主编·《中国民间神效秘方》620)

★ **38. 治鸡眼验案**:张某,男,右手中指患鸡眼2年,用蜘蛛网(治疗方法:先将患鸡眼的部位浸泡在温水中15分钟,擦干后用剪刀削去角化过度的皮肤;取蜘蛛网揉捏成饼状,大小同病变部位,放到鸡眼处,用胶布固定,24小时后去掉胶布及蜘蛛网,鸡眼即萎缩,1周左右脱落消失。一般1次可获痊愈,如1次未愈者,可如前法再行1次。)外贴治疗1次痊愈。(杨鹏举 主编·《中医单药奇效真传》302)

★ **39. 治破伤风**:大蜘蛛1个,大枣1枚。大枣去核,将蜘蛛包在大枣内,烧焦研末,用黄酒200克冲服。(杨建宇等 主编·《灵验单方秘典》201)

★ **40. 治带状疱疹**:蜘蛛、麻油各适量。用法:将干的蜘蛛或蜘蛛网研末,放入适量麻油中,拌成糊状。涂于皮疹表面,每天2次。功能:清热解毒,消肿止痛。(阳春林 葛晓舒·《湖南省中医单方验方精选·外科》上册550)

★ **41. 治蝎螫人2方**

①蜘蛛研汁,敷之。(宋立人总编·《中华本草》9册137引《广利方》)

②活大蜘蛛一个。用法:把蜘蛛放在受螫周围,蜘蛛自寻螫处吮吸其毒,疼痛立止。又方:蜘蛛,按伤处,效,急将蜘蛛投水中,以活其命。(沈洪瑞 主编·《重订十万金方》801)

★ **42. 治蜈蚣咬伤**:活蜘蛛吮吸患处。(杨仓良 主编·《毒药本草》733)

★ **43. 治毒蛇咬伤3方**

①把活蜘蛛放在被咬伤处,蜘蛛便附于伤口处吸吮,昏醉后再换一个,如此反复多次。(杨仓良 主编·《毒药本草》733)

②毒蛇咬后急找七星蜘蛛一个,放在咬处吸吮毒水,再用独头紫皮蒜一个抽出心,令患者坐在肛门内,每日换蒜三次,三四日痊愈。(沈洪瑞 主编·《重订十万金方》801)

③蜘蛛1只。用法:把蜘蛛捣烂。敷伤口。功能:祛风解毒,消肿散结。注意事项:蜘蛛有毒;蜘蛛入药前先放在伤口,吮出毒汁,然后用水1盆,将蜘蛛放水中,使蜘蛛吐出毒汁。(阳春林 葛晓舒·《湖南省中医单方验方精选·外科》下册1428)

★ **44. 治目障**:蜘蛛七个,日晒夜露七天,为末,拌乳搽。(杨仓良主编《毒药本草》733)

★ **45. 治目翳**:大蜘蛛一枚。去头、足,入乳汁研匀,饭上蒸三次,点之。(宋立人 总编·《中华本草》9册136引《王氏医存》)

★ **46. 治鼻息肉**:蜘蛛、红糖各适量。共捣烂,涂鼻息肉上。(宋立人 总编·《中华本草》9册136)

★ **47. 治鼻梁生疮**:七星蜘蛛一个捣烂。用法:敷于患处,再以蜘蛛网盖之即愈。(沈洪瑞 主编·《重订十万金方》388)

★ **48. 治扁桃腺炎3方**

①大肚蜘蛛1只,乌梅7个(去核)。焙酥研细末,吹喉中。(胡晓锋 编著·《虫蛇药用巧治百病》173)

②蜘蛛7个,螳螂1个,蛇蜕1个,人指甲3克。同焙脆研末。吹咽喉内。(宋立人总编·《中华本草》9册136)

③蜘蛛1个,白矾6克。将2味药放铲上,焙干后研成细末,用鸭毛管吹喉,1日1~2次。(杨仓良 主编·《毒药本草》733)

★ **49. 治急性咽喉症**:取活蜘蛛1个,大蒜去皮1瓣,冰片0.3克,共捣烂如泥状,敷于一侧合谷穴。如未愈可再敷另一侧合谷穴。当敷后1.5~5小时,敷处发热,麻辣起泡,即除药,其泡勿弄破,如泡已破溃则可涂龙胆紫。适用于咽喉炎、急性扁桃体炎或脓肿等咽喉症。治疗65例,其中痊愈40例,显效6例,好转9例,无效10例,总有效率为84.63%。(杨仓良 主编·《毒药本草》732)

★ **50. 治喉闭**:大蜘蛛一个,要活捉放银罐内,用白矾末8钱置罐内蜘蛛上,另盖小银罐于上,火煅存性,取起稍冷,除去蜘蛛,将枯矾研细为末,吹入喉内。(宋立人 总编·《中华本草》9册136)

★ **51. 治白喉风**:蜘蛛三个(焙干),冰片五厘,共研细末。吹喉。(宋立人 总编·《中华本

草》9 册 136 引《喉科集腋》)

★ 52. 治口疮：蜘蛛（檐下）7 个，白矾 30 克，冰片 3 克。用法：生白矾放在瓦上加热熔化成液体，投入活蜘蛛，待白矾由液体变成固体后，去火，剔除蜘蛛遗体，再加入冰片，共研成极细粉末，贮瓶密封备用。先用 0.9% 的氯化钠溶液清洗口腔，用纸管撮其药末，对准吹入患处，均匀撒布于疮面上，1 日 3～4 次。治疗 200 例，全部治愈，除鹅口疮 2～3 日治愈，其他各型均在 1 日内治愈。（张俊庭 主编·《中华名医特技精典》810）

★ 53. 治鹅口疮：【蜘蛛枯矾散】蜘蛛（腹大色黑）1 个，白矾 12 克，明雄黄 3 克。用法：将白矾放入铁勺内，再将蜘蛛打死，放在白矾上面，用火烧炼，使白矾无稀液，蜘蛛干为度，凉后取出，加入明雄黄，共为细末，贮好。用少许吹入口内，1 日 2 次。（彭怀仁 主编·《中医方剂大辞典》10 册 1173）

★ 54. 治牙疳：【牙疳散】蜘蛛大者一个，白矾三钱，人中白少许，银朱少许。配制：将蜘蛛裹在矾内，加入人中白、银朱，研成粉红色为度。用法：每日早晚二次，敷满患处。三日即愈。（沈洪瑞 主编·《重订十万金方》697）

★ 55. 治走马牙疳：大蜘蛛一枚。以湿纸裹，外用荷叶包，火中煅焦存性，研细，入麝香敷之。（宋立人 总编·《中华本草》9 册 136 引《百一选方》）

★ 56. 治走马牙疳出血作臭：蜘蛛一枚，铜绿半钱，麝香少许，杵匀擦之。（杨仓良 主编·《毒药本草》733）

★ 57. 治吹乳、乳痈：蜘蛛三个，红枣三枚（去核）。每枣一枚入蜘蛛一个，夹于内炒熟。口嚼吃，烧酒送下。未成者立消，已成者立溃。（孙世发 主编·《中医小方大辞典》457 引《济阴纲目》）

★ 58. 治吹乳疼痛：蜘蛛一枚。面裹烧存性，为末，酒服。（江苏新医学院 编·《中药大辞典》上册 2555 引《纲目》）

★ 59. 治疝气：用蜘蛛 3 克、桂枝 15 克。研末，每次 6 克，1 日 3 次，开水送服。本方并治小儿疝气，但用量须酌减。（吴静 陈宇飞 主编·《传世金方·民间秘方》177）

★ 60. 治小儿腹股沟斜疝：用蜘蛛散（黑色

大蜘蛛去头足焙干 10 克，桂枝尖 20 克，共研粉末，过筛备用）。每次每千克体重 0.25 克，早、晚各服 1 次，白开水冲服或拌奶粉或稀饭中服，治疗 55 例，其中痊愈 52 例，好转 1 例；无效 2 例，总有效率为 96.4%。有效的 53 例，1 例在服药 9 天后疝块即消失，1 例因中途出现反复，但坚持用本方治疗，服药达 4 个月才获痊愈。其他 51 例均在服药 2～4 周左右症状消失。（杨仓良 主编·《毒药本草》732）

★ 61. 治儿童非交通性鞘膜积液：用地蜘蛛散（夏秋季节从地边、田埂及旧墙根处地下的孔穴中捕捉，放入热水中烫死，取出焙干。研碎为散），开水冲服，4 岁以下 75 毫克/次，4 岁以上 100 毫克/次，日 1 次，连服 7～10 天，共治疗 21 例，鞘膜积液全部消失，两侧睾丸精索对比一致，半年至五年未见复发。（杨仓良 主编·《毒药本草》732）

★ 62. 治小儿口疮：【蜘矾散】白矾 60 克，屋角蜘蛛 6 个（活的），冰片 0.15 克，先将白矾用砂锅熔化，再入蜘蛛，直至白矾全部成为枯矾，去火剔去蜘蛛遗体，入冰片，研为极细末即可。治疗时用竹筒或纸筒将药末吹于患处。共治疗小儿口疮百余例，轻者 1 次，重者 3 次即愈。（杨仓良 主编·《毒药本草》732）

★ 63. 治小儿噤口不开：蜘蛛一枚（去足嘴，炙令焦）。用法：上为末。猪乳调灌。（彭怀仁 主编·《中医方剂大辞典》10 册 1173 引《袖珍小儿》）

★ 64. 治小儿疳积：活蜘蛛一个，鸡蛋一个，鸡蛋顶端打一小洞塞入蜘蛛，棉纸封固，再用黄泥包围，放入炭火中烧熟去泥，先蜘蛛，后鸡蛋，每 3 天 1 个。（杨仓良 主编·《毒药本草》733）

★ 65. 治小儿慢脾风，初起寒热如疟，面黄肌瘦，啼声如猫吼：蜘蛛去头足，专用肚，火焙研末，每 0.6 克，配朱砂 0.3 克，共 0.9 克，为周岁内 1 次量，1 岁以上者加倍，以白芥子煎汤送服。（宋立人总编·《中华本草》9 册 136）

蝉蜕(130方)

【药性】味甘、咸,性凉。归肺、肝经。

【功能与主治】宣散风热,透疹利咽,退翳明目,祛风止痉。主治风热感冒,咽喉肿痛,咳嗽音哑,麻疹不透,风疹瘙痒,目赤翳障,惊痫抽搐,破伤风。

【用法与用量】内服:煎汤,3~6克或入丸、散。外用:适量,煎水洗;或研末调敷。

【使用注意】孕妇慎服。

★ 1. 治流感:蝉蜕一两半,川军一两半。用法:共为细末,成人每服三钱,患儿三分,加烧酒三五滴,冷水调服。(中医研究院革命委员会编·《常见病验方研究参考资料》12)

★ 2. 治风热感冒:蝉蜕5~10克,薄荷7.5克。水煎服。(张金鼎 邹治文 编著·《虫类中药与效方》156)

★ 3. 治感冒咳嗽:蝉蜕、胖大海、桔梗各10克,冰糖少许。水煎服。(胡晓锋 编著·《虫蛇药用巧治百病》124)

★ 4. 治感冒咳嗽失音:蝉蜕一钱,牛蒡子三钱,桔梗一钱五分,甘草一钱。煎汤服。(江苏新医学院 编·《中药大辞典》下册2558)

★ 5. 治慢惊:【全蝎散】全蝎七个(去尾、尖),蝉壳二十一个,甘草二钱半(炙),大天南星一个(炮香)。用法:上为末。每服半钱,加生姜、大枣水煎服。(彭怀仁 主编·《中医方剂大辞典》10册1181引《直指方》)

★ 6. 治急性支气管炎:蝉蜕20克,紫苏15克。用法:上药加水煮沸20分钟,滤取药液,1次服完。再服再制,每日2次,早、晚饭后服用。儿童酌减。功效主治:化痰止咳。主治急性支气管炎,症见咳嗽痰喘、发热恶寒、咽喉干痒、声音嘶哑、胃脘胀满者。禁忌:忌烟酒及刺激性气味。(刘道清 主编·《中国民间神效秘方》28)

★ 7. 治风头旋脑转:蝉蜕2两,微炒,捣细罗为散。每服1钱,不拘时候,以温酒调下。(宋立人 总编·《中华本草》9册167引《圣惠方》)

★ 8. 用于疟疾:用白胡椒、蝉蜕各适量,各研细末,分装瓶内。用时每药等量取黄豆大,合成一处。用普通膏药一张,将药放在中间,在期前2~4小时以内,贴于背后天柱穴。(滕佳林 米杰 编著·《外治中药的研究与应用》·574)

★ 9. 治胆固醇高:丹参15克,净蝉衣15克,广郁金9克。水煎服。一般服至10剂即可正常。(范其云 编著·《家用偏方二佰三》44)

★ 10. 治脑震荡后遗症:蝉蜕、僵蚕、蛴螬各等分。焙干研末。每次1克,2日服1次。(张金鼎 邹治文 编著·《虫类中药与效方》157)

★ 11. 治神经衰弱验案:患者王某某,男,21岁,患神经衰弱数载,夜难入眠,寐则多梦易醒,伴有头晕,周身无力,健忘,饮食无味,面色无华,消瘦,双目少神,四肢不温,舌苔薄白,脉虚软。以蝉蜕3克,加水250毫升,武火煎沸后用文火缓煎15分钟,取汁饮用。治疗15天,旧恙消失,随访3载,未见复发。(杨鹏举 主编·《中医单药奇效真传》25)

★ 12. 治失眠验案:患者李某某,女,34岁,失眠已有8年,夜寐朦胧,似睡非睡,白日头晕目眩,精神萎靡,健忘,心悸,纳食无味,舌淡,苔薄白,脉细弱。以蝉蜕3克置250毫升水中煎液,每晚顿服1次;治疗1个月,诸病消失,随访5年,病未再发。(杨鹏举主编·《中医单药奇效真传》25)

★ 13. 治戒毒脱毒后失眠:蝉蜕、竹茹等为主组成安神汤,煎服。刘洪昌用该方治疗戒毒脱毒后失眠者23例,2~3周后均有不同程度的睡眠改善。另外,王锦槐经验认为,蝉蜕治失眠有奇效。(王辉武 主编·《中药临床新用》652)

★ 14. 治痫证验案:陈某,男,9岁,1984年8月17日来诊。患儿于2年前因玩耍不慎伤及前额,受惊后,睡卧2天,醒后自觉头晕一阵,苏醒如常。间隔半年后,突然昏倒,不省人事,口吐白沫,四肢抽搐,两目上视,并伴有二便失禁。每天发作5~6次,每次发作3~5分钟可自醒,醒后除感疲乏外,其他如常。就诊时,检查合作,意识清楚,神经系统检查未见异常。经脑电图检查,诊为继发性痫症。刻诊:神志清,发育正常,舌质淡,苔白腻,脉弦略滑。四诊合参,证属肝风挟痰,治宜疏肝息风,定惊止痉。用单味蝉蜕,每日15克,分3次,用温开水送服。半月后发作次数日渐减少,每天发作1~2次,每次最多30秒钟即清醒,又嘱其服药半月,症情大见好转,未见发作,患者寝食二便如常。嘱服 2 个月,以巩固疗效,随访至今正常。(杨鹏举 主编·《中医单药奇效真传》194)

★ **15. 治尿血不止**:蝉蜕适量。用法:去头足研末。每日服 1 次,每次 1.5 克。功能:祛风养阴,凉血止血。注意事项:连服 5 日。(易法银 喻斌主编·《湖南省中医单方验方精选·内科》下册 1836)

★ **16. 治急性肾炎**:蝉蜕 10 ~ 15 克,麻黄5 ~ 10 克,苏叶 5 ~ 10 克,地龙 10 克,白茅根15 ~ 30 克,茯苓 10 克,泽泻 10 克,白术 15 克,车前子7.5 克(单包)加减,煎服。李庆江等用上方治疗急性肾炎患者 23 例,全部治愈。(王辉武主编·《中药临床新用》650)

★ **17. 治水肿**:蝉蜕、鸡内金、车前子各等分。研末,每服 6 克,1 日 2 次,开水送下。(胡晓锋编著·《虫蛇药用巧治百病》125)

★ **18. 治热反胃吐食**:蝉蜕五十个。去尽土用,滑石一两。上为末。以水半盏,调药一盏,去水,用蜜一匙调下,不拘时候。(宋立人 总编·《中华本草》9 册 167 引《普济方》)

★ **19. 治吐血不止**:蝉蜕纸烧存性,做成蜜丸,如芡实大,含化咽津。(杨建宇等主编·《灵验单方秘典》88)

★ **20. 供危难救急**:穆保国经验认为,重用蝉蜕,可供危难救急。临床症见壮热、惊悸、抽搐、昏迷等险症。常用蝉蜕 20 ~ 30 克,配以莲子心、生大黄(研末冲服),常可得汗而解。(王辉武 主编·《中药临床新用》654)

★ **21. 治脱肛 4 方**

①蝉蜕,去足,焙研,菜油调搽。(宋立人总编·《中华本草》9 册 168)

②蝉蜕适量。放在阳光下晒干,研成极细末,贮存于瓶中防潮备用。用时嘱病人侧卧,以1:5000 高锰酸钾液清洗直肠脱出之黏膜处。然后把蝉蜕粉撒于该处。一般休息片刻后即可回缩,每天 1 次。如 1 次不愈,可连续用 5 次。据郑锋报道,应用本方治疗 15 例,疗效满意。(薛建国 李缨主编·《实用单方大全》30)

③用蝉蜕适量,烘干研极细末,贮瓶备用。用 1% 的白矾水洗净脱肛部分,涂以香油,再涂上蝉蜕粉,缓缓将脱肛还纳。每日 1 次。(滕佳林 米杰编著·《外治中药的研究与应用》574)

④用蝉衣 5 克,五倍子(炒黄)10 克,冰片 1克,共研细末,贮瓶备用。每次大便脱肛后,先用纱布蘸温开水洗净患处,再用药末 0.5 克撒纸上将肛托回。(滕佳林 米杰编著·《外治中药的研究与应用》574)

★ **22. 治痔疮 2 方**

①蝉衣 7 个,胡桃 7 枚。炙存性为末,黄酒冲服,连服 7 ~ 10 日。(胡晓锋 编著·《虫蛇药用巧治百病》125)

②蝉蜕 15 克,冰片 12 克,麻油 30 毫升。先将蝉蜕用微火焙焦存性,研末,再加冰片研成极细末,用麻油调匀即成。每晚临卧前,用金银花20 克,木鳖子 12 克(捣碎),甘草 12 克煎水,趁热洗患处,再取棉签蘸药膏涂痔核上,连用 5 ~ 7天,涂药后有清凉感,无痛苦。张华用上方治疗痔疮脱肛、便血、肿痛 53 例,全部均在涂药后痛除、血止、核消。(王辉武 主编·《中药临床新用》650)

★ **23. 治痔漏**:【蝉退散】蝉蜕、蛇床子、穿山甲、皂角刺、木鳖子各等分。用法:上为粗末。每用不拘多少,烧熏痔。再用洗药。(彭怀仁 主编·《中医方剂大辞典》10 册 1178 引《普济方》)

★ **24. 治肾囊风**:蝉蜕一两。外用:水煎洗。(沈洪瑞 主编·《重订十万金方》773)

★ **25. 治疝气(水疝)验案**:患儿薛某某,4个月,右侧阴囊肿胀 2 周并渐增大,症见右侧阴囊呈囊性肿块如鸡子大,边界清楚,透光实验阳性,诊断为睾丸鞘膜积液。证属肝气郁滞,水湿停积,发为水疝,药用蝉蜕 30 克,水煎,局部热敷,每日 3 ~ 4 次,次日肿块缩小过半,4 天后肿块消失,随访未复发。(杨鹏举 主编·《中医单药奇效真传》357)

★ **26. 治睾丸鞘摸积液**:蝉蜕、苏叶各 15克,枯矾、五倍子各 10 克。将前药纱布包后,加水 1500 毫升,煎药沸 10 分钟,把药汁倒入盆内,趁热先熏后洗,晾至微温,将阴囊放入药液中浸泡,每天 2 次,每次 10 ~ 30 分钟。下次再用药时,需将药液加热至微温。每 3 天用药 1 剂,连用 3 剂为 1 个疗程。据报道,用上方治疗本病 36例,年龄 1 ~ 15 岁,经检查均为透光实验阳性。经治疗 3 个疗程,积液全部消失为治愈,共 30例;积液明显减少者 4 例;积液无变化者 2 例;总

有效率为98％。（王辉武 主编·《中药临床新用》653）

★ **27. 治睾丸炎**：蝉蜕10克，冰片1克。用法：将蝉蜕加水300毫升，文火煎10分钟，下水后趁热捻碎冰片入药液中，随即熏洗患处（注意水温，以免烫伤）。疗效：此方为阳城县名老中医王应萱祖传秘方，临床应用数例，均获良效。多是1次熏洗，即可见效，连用5日为一个疗程可愈。（刘有缘 编著·《一两味中药祛顽疾》412）

★ **28. 治面瘫**：乳香、没药、白及、蝉蜕各等分为末，混匀，鸡蛋清适量调敷面瘫部位，药厚约2～3毫米，外盖一塑料膜，2～3天换药1次。邵胜前等用上方治疗面瘫患者107例，治愈率为96.3％。（王辉武 主编·《中药临床新用》410）

★ **29. 治面神经麻痹**：蝉蜕3个，生石膏3克。分别研细，睡前用热黄酒冲服。据报道，用上方治疗面神经麻痹10例，痊愈9例。（王辉武 主编·《中药临床新用》653）

★ **30. 治流行性腮腺炎**：蝉蜕32克，大黄200克。共捣罗为粉，米糊做丸，每丸重5克。蜜水调服。每日1～2次，每次半丸至1丸。（张金鼎 邹治文 编著·《虫类中药与效方》159）

★ **31. 治风气皮肤瘙痒**：蝉蜕、薄荷叶各等分。为末。酒调3克，每日3次服。（鲁平·《中国中医药报》，2011年6月13日）

★ **32. 治皮肤瘙痒**：蝉蜕、薄荷叶各等分，研末，每次酒服1克，每日3次。（胡晓锋编著·《虫蛇药用巧治百病》124）

★ **33. 治疗疮3方**

①蝉衣7个。用法：将蝉衣煅后研细末，用蜂蜜调搽患处。释解：因饮食不节或感受风邪火毒。症见患处红肿硬结，疼痛发热。治宜清热解毒。（刘少林 刘光瑞 编著·《中国民间小单方》143）

②蝉蜕、白僵蚕各等分。共研细末，醋调涂四围，留疮口，俟根出稍长，然后拔根出，再用药涂疮。一方不用醋，用油调涂。（江苏新医学院 编·《中药大辞典》下册2558引《圣惠方》）

③粪坑底泥、蝉蜕、全蝎各等分，捣作饼如钱大，香油煎滚，温服，以渣敷疗四周，疗自出。（杜婕德 主编·《传世单方大全》110引《圣济总录》）

★ **34. 治瘰疬**：胡桃打开，掏出一半瓤，装满

蝉蜕，外以黄土泥封妥，铁丝扎紧，置慢火上焙干，泥白脱落，再将胡桃研细面，用黄酒为引，开水冲服，每日早空心服一个，连服一百日。（江苏新医学院 编·《中药大辞典》下册2558）

★ **35. 治荨麻疹3方**

①蝉衣5克。用法：将蝉衣研末，加白糖适量，米酒少许，冲开水服用，每日1剂。（张俊庭 编·《皮肤病必效单方2000首》101）

②蝉蜕（焙酥或日光曝晒研细末）10克，黄酒20毫升左右（此剂量为3岁患儿用量，可随岁龄及体质酌情增减）。服法：取1个搪瓷缸，加水150毫升左右置火炉待水沸，将蝉蜕及黄酒加入缸内。一次服，盖被微汗效更佳，每晚临睡前服1次。疗效：1～2次可愈，速效。（李德新等编著·《祖传秘方大全》205）

③蝉蜕、麻黄各6克。水煎服。（杨仓良主编·《毒药本草》181）

★ **36. 治荨麻疹验案2例**

①冯某某，女，48岁，1988年10月15日就诊。近2年来躯干、臀部及双下肢出现蚕豆至花生米样大小红色纺锤形丘疹，反复发作，奇痒难忍，经服西药扑尔敏、赛庚啶及静脉推注葡萄糖酸钙，效果其微。服蝉蜕丸（治疗方法：蝉蜕去头足，粉碎过筛，炼蜜为丸，每丸约重9克。每天3次，每次1丸；1周为1个疗程）1个疗程，症状基本控制。继服3个疗程，追访至今，未再发作。（杨鹏举 主编·《中医单药奇效真传》335）

②李某，女，3岁。由其母抱来就诊。患儿夜间下床小便，未曾穿衣。约半小时后，突然哭闹不休，呼唤周身瘙痒，其母查看患儿，片状疹块遍及全身。因住处条件有限，未曾做任何处理。次日就诊，诊为急性荨麻疹。蝉蜕（焙酥或日光曝晒酥研细末）10克，黄酒20毫升左右。取一个搪瓷缸，加水150毫升左右置火炉待水沸，将蝉蜕末及黄酒加入缸内，再用武火煎1～2分钟。待温度适宜时1次饮服，嘱盖被出微汗。1剂后未见再出疹块。为巩固疗效，再投1剂而愈，随访未见复发。（杨鹏举 主编·《中医单药奇效真传》335）

★ **37. 治顽固性荨麻疹**：浮萍20克，蝉衣20克，防风20克，白鲜皮15克，胡麻仁15克，甘草10克。水煎服。辨证加减：偏风热者加牛蒡子15克，苦参15克，连翘15克；偏风寒者加麻黄

15 克,桂枝 15 克;奇痒难忍,发作频繁者加地龙 15 克,苍耳子 20 克,白蒺藜 12 克。临床疗效:治疗 50 例顽固性荨麻疹,均为多年久治不愈,反复发作者,结果痊愈 48 例,有效 2 例。(胡熙明 主编·《中国中医秘方大全》中册 374)

★ 38. **治慢性荨麻疹:**蝉蜕 2 份,刺蒺藜 1 份,蜂蜜适量。炼蜜为丸,每丸 10 克,每次 1 丸,每日服 2~3 次。(胡晓锋 编著·《虫蛇药用巧治百病》124)

★ 39. **治血虚型荨麻疹:**用蝉蜕 3 克,大蒜苗 30 克,凤凰衣 10 克,以水适量,同煎上药。取药液洗患处。(滕佳林 米杰 编著·《外治中药的研究与应用》573)

★ 40. **治荨麻疹、皮肤瘙痒:**蝉蜕 3 钱,金银花 1 两,防风、白鲜皮各 5 钱。水煎服。(《全国中草药汇编》编写组 编·《全国中草药汇编》上册 908)

★ 41. **治湿疹:**蝉蜕、黄芩、白芍各 30 克,生地、蛇床子 20 克。用法:煎水外洗患处。(唐大晅 张俐敏 主编·《传世金方·祖传秘方》370)

★ 42. **治饮酒后遍身痒如风疮,抓止血出,其痒止后痛:**蝉蜕(去头足翼土)二十个,薄荷叶一两。用法:共为末。每服二钱,小酒调服,不拘时候。(彭怀仁 主编·《中医方剂大辞典》10 册 1180 引《得效》卷十九)

★ 43. **治水火烫伤,皮脱肉烂,疼痛不堪:**蝉衣三两,炙龟板三两,生军三两,荞麦三两。用法:上为末。用菜油调敷。功能:止痛。(彭怀仁 主编·《中医方剂大辞典》6 册 969 引《丁甘仁家传珍方选》)

★ 44. **治冻疮:**蝉蜕、当归各等份。粉碎过 80 目筛,用胡桃油调成膏剂,均匀涂于冻疮皮损处,用凡士林纱布覆盖,纱布包扎,隔日 1 次,共 5 次。据报道,用上方治疗冻疮患者 53 例,其中男 17 例,女 36 例,病变在手部 20 例,足部 14 例,手足并患 9 例,耳部 6 例,面颊部 4 例。治愈 48 例,显效 3 例,有效 2 例,治愈率为 90.08%。总有效率为 100%。(王辉武 主编·《中药临床新用》653)

★ 45. **治全身性及局限性神经性皮炎:**蝉蜕 20 克,白茅根 30 克。用法:上药加水共煎,煮沸 15 分钟,滤取药液;药渣加水再煎,煮沸 30 分钟滤取药液。合并 2 次药液,分早、晚 2 次温服,每

日 1 剂。功效:清热利尿,疏风止痒。禁忌:孕妇慎服。(刘道清 主编·《中国民间神效秘方》617)

★ 46. **治疗疮:**蝉蜕、露蜂房各 30 克,僵蚕、姜黄各 15 克,大黄 10 克。共研细末,分为 18 包,以土茯苓 100 克煎水约 100 毫升送服 1 包,日三次,小儿酌减。外用硫黄 12 克,水银 3 克,熟石膏、枯矾各 10 克,共研细末,以凡士林 100 克调匀,每日早、晚各涂擦患处 1 次,1 周为 1 个疗程。贺遵讽用上方治疗疥疮患者 150 例,病程 1 月或大于 1 年,用上法 1 周后全部获愈。(王辉武 主编·《中药临床新用》655)

★ 47. **治破伤风 8 方**

①将蝉蜕去头足,焙干研细末,成人每次 9~15 克,以黄酒 60 克冲服,小儿酌减。临床治疗 29 例破伤风,仅 1 例死亡。(王辉武主编·《中药临床新用》651)

②蝉蜕适量。去头足,焙干后研成细末。成人每天 2 次,每次 45~60 克,用黄酒 90~120 毫升调成稀糊状,口服或经胃管注入,新生儿用 5~6 克,黄酒 10~15 毫升,入稀粥内调成稀糊状,做 1 次或数次喂之。儿童用量按年龄增减。在整个治疗过程中蝉蜕末用量随痉挛症状缓解而递减。据王明琛报道,应用本方治疗 8 例,均于 7~17 天内痉愈。无 1 例使用过破伤风抗毒血清。(薛建国 李缨主编·《实用单方大全》30)

③蝉蜕(去土)不以多少。为细末。掺在伤口上,毒气自散。(江苏新医学院 编·《中药大辞典》下册 2558 引《杨氏家藏方》)

④用蝉蜕适量,为末。葱涎调,涂破处。即时取去恶水,立效。(滕佳林 米杰编著·《外治中药的研究与应用》574 引《普济方》)

⑤蝉蜕 50 克,朱砂 2.5 克,共研为细末,每次 25 克,酒冲服。孕妇忌服。(杨建宇等主编·《灵验单方秘典》201)

⑥僵蚕、蝉蜕各三钱,葱白二钱。捣研贴患处。(中医研究院革命委员会 编·《常见病验方研究参考资料》292)

⑦蝉蜕一两,天南星二钱,明天麻二钱,全虫(带尾)七个,僵蚕(炒)七条。用法:水煎服。用黄酒二两为引。服前先将朱砂面五分冲下,每服后五心出汗即有效。但出汗与否,应于第二日再服,每日一付,服完三付后,每二日用艾灸伤口。

功能:祛风痰,止痉抽。(彭怀仁 主编·《中医方剂大辞典》2 册 425)

⑧祛风解痉汤灌肠,配合西药综合治疗。基本方:蝉蜕 15 克,全蝎、僵蚕、胆南星、防风各 10 克,蜈蚣 6 条,并随证加味。上药加水煎至 400 毫升,每次 200 毫升,每日 2 次保留灌肠,连用 5~7 天。共治 29 例,治愈 28 例,占 96.6%;死亡 1 例。较单纯西药对照组有显著性差异。(滕佳林 米杰 编著·《外治中药的研究与应用》576)

★ **48. 治破伤风五七日未愈,已至角弓反张,牙关紧急:**【秘传独胜散】蝉蜕(去头足土)五钱,为末。用好酒一碗,煎滚服之。(宋立人总编·《中华本草》9 册 168 引《直指方》)

★ **49. 治白膜遮睛:**蝉花一两,粉花四两,白蒺藜二两。用法:上为末。每服三钱,清水调下。(彭怀仁主编·《中医方剂大辞典》10 册 1177 引《葆光道人眼科龙木集》)

★ **50. 治天行赤眼:**金银花、龙胆草、白芍各 15 克,蝉蜕、冰片各 10 克,共研粗茶状。装入约 500 毫升茶缸内,加入白开水,再用无菌纱布蒙住茶缸口,将双眼置于茶缸口上方,距离以不发生烫伤为度。使药液蒸汽熏双眼,待温度降至适宜时,将纱布浸入药液中,再捞出拧至干湿适中,然后敷于双眼上。待患者闭目休息 30~60 分钟后将纱布取下即可。每日 1 剂,用 2 次。共治 87 例,1 剂治愈 58 例,2 剂治愈 23 例,最多 7 剂,全部治愈。(滕佳林 米杰 编著·《外治中药的研究与应用》575)

★ **51. 治目痒:**用蝉蜕、菊花各适量。水煎。洗眼。(滕佳林 米杰 编著·《外治中药的研究与应用》573 引《理瀹骈文》)

★ **52. 治沙眼:**蝉蜕 9 克,菊花 6 克。水煎。洗患处。(滕佳林 米杰 编著·《外治中药的研究与应用》573)

★ **53. 治夜盲症:**夜明砂 15 克,蝉蜕 12 克,菟丝子 9 克。用法:以上各药微火炒焦,共研极细末,共分 4 份。每次用猪肝 60 克,将药置于猪肝中用线缝固,外用面包烧之,候 3 小时后,取出,将面壳取掉其余尽吃之,方可愈。(李德新等编著·《祖传秘方大全》246)

★ **54. 治白内障:**蝉蜕适量。每天取上药 9 只,研成细粉。用开水或黄酒送服。据王贵森报

道,应用本方治疗 51 例,发现有明显提高视力的作用。(薛建国 李缨 主编·《实用单方大全》31)

★ **55. 治斑疮入目,或病后生翳障:**蝉蜕(净,先去尘土)、白菊花各等分。用法:上为末。每服二钱,水一盏,入蜜少许同煎,乳食后量儿大小服之。(彭怀仁 主编·《中医方剂大辞典》10 册 1179 引《朱氏集验方》卷九)

★ **56. 治斑疮入眼,半年以内者:**【蝉蜕散】蝉蜕(去土,取末)一两,猪悬蹄甲二两(罐子内盐泥固济,烧存性),羚羊角(细末)。用法:上为末,入羚羊角(细末)一分拌匀。每服一字,百日外儿五分,三岁以上一、二钱,食后温水或新水调下,日三四次,夜一、二次。(彭怀仁 主编·《中医方剂大辞典》10 册 1180 引《小儿药证直诀》)

★ **57. 治疮疹入眼成翳:**【羊肝散】蝉蜕末。用法:每服二、三钱,羊子肝汤调服。(彭怀仁 主编·《中医方剂大辞典》4 册 785 引《小儿药证直诀》)

★ **58. 治病后生翳:**蝉蜕、白菊花各等份,共研细末。每次 6~9 克,入蜜少许,水煎服。(杨建宇等主编·《灵验单方秘典》266 引《眼科龙目论》)

★ **59. 治角膜云翳:**蝉蜕 3 钱,柴胡、白蒺藜、菊花各 4 钱,黄芩 3 钱。水煎服。(《全国中草药汇编》编写组 编·《全国中草药汇编》上册 908)

★ **60. 治化脓性中耳炎:**蝉蜕 1 个,焙干,研细,加冰片 0.5 克,轻粉 0.4 克,调匀备用,先用双氧水清洗患耳,吹入适量蝉蜕粉,每日 1 次。(胡晓锋 编著·《虫蛇药用巧治百病》124)

★ **61. 治耳痛:**蝉蜕、蛇蜕各一钱,血余(煅)二钱,硼砂七分,冰片五分。共研细末,吹患处。(清·丁尧臣 著·《奇效简便良方》8)

★ **62. 治急慢性喉炎 4 方**

①蝉蜕 10 个。用法:水煎,加白糖服。亦可研末水调服。(中医研究院革命委员会编·《常见病验方研究参考资料》474)

②蝉蜕 6 克,桔梗 3 克。用法:煎汤代茶。或加枇杷叶 9 克同用亦可。备注:急性喉炎,咳嗽声哑。(吴静 陈宇飞 主编·《传世金方·民间秘方》352)

③蝉蜕 3 克,诃子 9 克。水煎服。(吴静 陈

宇飞 主编·《传世金方·民间秘方》352）

④蝉蜕3克,僵蚕4.5克。水煎服。（吴静 陈宇飞 主编·《传世金方·民间秘方》352）

★ 63. 治暴音（即骤然声音嘶哑）:蝉蜕3克,胖大海3枚。水煎服。（范其云 编著·《家用偏方二佰三》32）

★ 64. 治音哑症:蝉蜕15～20克,桔梗6克,胖大海、桑叶、麦冬各9克,甘草5克。水煎服或代茶饮。（张金鼎 邹治文 编著·《虫类中药与效方》156）

★ 65. 治外感所袭之音哑:蝉蜕二钱,滑石一两,麦冬四钱,胖大海五个,桑叶、薄荷叶各二钱。水壶泡之代茶饮。一日音响,二日音清,三日痊愈。（宋立人 总编·《中华本草》9 册 167 引《医学衷中参西录》）

★ 66. 治产后尿潴留:蝉蜕30克。水煎剂。水煎2次,约400～600毫升,1日内分4～6次服。（张金鼎 邹治文 编著·《虫类中药与效方》157）

★ 67. 治妊娠恶阻:蝉蜕3克。用法:烧灰调开水服。（吴静 陈宇飞 主编·《传世金方·民间秘方》229）

★ 68. 治难产 3 方
①蝉蜕烧灰,水调服3克,即下。（杨建宇等 主编·《灵验单方秘典》221 引《三因方》）

②蛇蜕一条,蝉蜕三个,水煎。温服。（沈洪瑞 主编·《重订十万金方》561）

③蛇蜕 1 条,蝉蜕 1 个,发灰15克,龟板60克,川芎、当归各30克。前3味烧灰,后3味研为细末,以葱汁、麻油调。敷脐腹,闭目静卧一时即生。（滕佳林 米杰 编著·《外治中药的研究与应用》574 引《理瀹骈文》）

★ 69. 治小儿痫:上以枯蝉。烧灰服之。（即蝉蜕）。（电子版·《中华医典·普济方》卷三百七十六）

★ 70. 治小儿口眼歪斜:蝉蜕、麦面粉各等分,用米醋调成膏。外敷患面的对侧,三天换药一次。（张金鼎 邹治文 编著·《虫类中药与效方》158 引《圣惠方》）

★ 71. 治小儿中风,口歪斜僻:【蝉壳散】蝉壳、寒食白面各等分,都研令细,以釅醋调为糊。如患左斜,右面涂之,右斜,左面涂之。候口正,急以水洗去药。（滕佳林 米杰 编著·《外治中

药的研究与应用》574 引《太平圣惠方》）

★ 72. 治小儿结膜炎:蝉蜕 1 个（碾碎）,黄连1.5克,人乳汁适量,共浸酒3～4小时,去药渣,将药汁装在眼药瓶内。用法:点眼用,每日2～3次,每次1～2滴。（张金鼎 邹治文 编著·《虫类中药与效方》161）

★ 73. 治小儿疮疹入眼,或翳膜:蝉蜕、羊子肝。用法:蝉蜕研末。每服二钱匕,用水煎羊子肝汤调下,一日三次。（彭怀仁 主编·《中医方剂大辞典》10 册 1174 引《圣济总录》）

★ 74. 治小儿天吊,头目仰视,痰塞内热:蝉蜕,以浆水煮一日,晒干为末,每服一字,冷水调下。（江苏新医学院 编·《中药大辞典》下册 2558 引《卫生易简方》）

★ 75. 治小儿口噤:蝉蜕14个,去头足;全蝎14个,去头足。同为细末,入轻粉少许,和匀,用乳汁调服。（杨建宇等 主编·《灵验单方秘典》232）

★ 76. 治小儿夜啼 10 方
①蝉蜕7～9个（去头足,取下半截）。水煎服。或研细末,开水调服。（中医研究院革命委员会 编·《常见病验方研究参考资料》393）

②蝉蜕7个（去头足,取下半截炒）,薄荷三分（后下）。水煎服。或加朱砂1分;或加灯芯少许。（中医研究院革命委员会 编·《常见病验方研究参考资料》393）

③蝉蜕20个,茯神二钱。水煎服。（中医研究院革命委员会 编·《常见病验方研究参考资料》393）

④蝉蜕（水洗过）、朱砂、白茯苓各一两。用法:上为末。临卧用鸡冠血并蜜汤调下。（彭怀仁 主编·《中医方剂大辞典》10 册 1174 引《普济方》）

⑤蝉蜕7个去头足,大珍珠1克。水煎服。凡遇心热夜啼加灯芯3寸为引;遇脾寒夜啼加茯神20克;遇惊恐夜啼加钩藤3个煎水频服。疗效满意。［王凤岐 主编·《中华名医特技集成》（宝鸡市中医医院刘云山方）607］

⑥蝉蜕49个（只用后半截）,研为细末。分作4服,用钩藤煎汤,不时调化服。（宋立人 总编·《中华本草》9 册 168）

⑦蝉蜕7个（只用下半截）,研细。薄荷汤加酒少许,临睡调服。（宋立人 总编·《中华本草》

9 册 168 引《婴童类萃》）

⑧蝉衣(去头、足)4 个,薄荷 2 克。水煎服,每日 1 剂。(金福男 编著·《古今奇方》131)

⑨蝉蜕 14 枚,辰砂少许。为末,炼蜜丸,令儿吮。(江苏新医学院 编·《中药大辞典》下册 2558 引《赤水玄珠》）

⑩蝉衣、朱砂、全蝎各等分。用法:上为细末,以蜜调涂。搽唇上,止上半夜;搽下唇,止下半夜。(彭怀仁 主编·《中医方剂大辞典》6 册 673 引《幼科指南》)

★ **77. 治风热夜啼**:用蝉蜕 49 个(只用后 1 截),去头足,用法:上为极细末,分作 4 服,钩藤汤调下。(彭怀仁 主编·《中医方剂大辞典》10 册 1181 引《医林篡要》)

★ **78. 治小儿惊热夜啼**:蝉退 14 枚(全者,去大脚,为末),朱砂一字。蜜调为丸。使吮之。(彭怀仁 主编·《中医方剂大辞典》10 册 1178 引《普济方》)

★ **79. 治心热夜啼**:蝉蜕 24 克,灯芯草 18 克。用法:共研细末。第 1 次冲服 1 克,日服 3 次。(郭爱廷·《实用单方验方大全》547)

★ **80. 治小儿睾丸鞘膜积液**:蝉蜕 6 克,水煎药 2 次去渣。药液一半内服,一半用纱布蘸药液在患处做湿热敷,每天 1 次。据傅建华报道,应用本方治疗本病 8 例,均获痊愈。(薛建国 李缨 主编·《实用单方大全》31)

★ **81. 治小儿疝气**:蝉蜕 30 克,银花 30 克,苏叶 15 克。上药加水煎 2 次,去渣。2 次药液混合备用。取药液泡洗患处,每次 30 分钟,每日 2~3 次。(滕佳林 米杰 编著·《外治中药的研究与应用》574)

★ **82. 治小儿阴肿**:蝉蜕半两,水煎洗;仍服五苓散,即肿消痛止。(江苏新医学院 编·《中药大辞典》下册 2558 引《世医得效方》)

★ **83. 治小儿阴茎水肿**:蝉蜕 10 克,生甘草梢 10~15 克,加水 200~300 毫升,煎煮 10~15 分钟,滤渣。先温洗小儿阴茎数次,再用药棉蘸药水外敷 3~5 分钟,下次加温再用,每日 3~5 次。共治 29 例,全部治愈。显效最快者 1 天,最慢者 3 天。(滕佳林 米杰 编著·《外治中药的研究与应用》575)

★ **84. 治小儿脱肛**:取蝉蜕焙干,研末,过罗越细越好。先用 1% 的白矾水将脱肛部分洗净,随以涂之香油,撒上蝉蜕粉,而后缓缓将脱肛还纳,日日如此,以愈为度。治疗期间禁食辛辣刺激食物,宜多吃新鲜蔬菜,保持大便通畅。治疗 30 例,均获临床治愈,疗程最短 23 天,最长 56 天,平均 34 天。经随访,均无再发。(宋立人总编·《中华本草》9 册 168)

★ **85. 治小儿脐风 2 方**

①蝉蜕 12 克。用法:用温茶蘸青布或紧帛裹指头,轻轻擦儿口中。再以蝉蜕煎汤,徐徐饮。可加少许糖。(吴静 陈宇飞 主编·《传世金方·民间秘方》274)

②蝉蜕 5 个(去头足),薄荷 0.9 克,灯芯 3 寸。用法:水煎服。(吴静 陈宇飞 主编·《传世金方·民间秘方》274)

★ **86. 预防脐风**:蝉蜕 3 个(去头足),薄荷、荆芥各 15 克。水煎和红糖冲服。(吴静 陈宇飞 主编·《传世金方·民间秘方》274)

★ **87. 治小儿斑疮**:大蝉蜕 21 个(去足),甘草一钱半。用法:用水半碗,煎至一小盏,旋旋与服。(彭怀仁 主编·《中医方剂大辞典》10 册 1183 引《奇效良方》)

★ **88. 治小儿患痘疹。因不能忌口,食毒物而作痒者**:【二物汤】蝉蜕(洗净)21 枚,甘草(炙)30 克。用法:上药研为末,水煎;时时服之。(孙世发主编·《中医小方大辞典》214 引《医学正传》)

★ **89. 治痘疹**:【笑逢散】山栀子、蝉蜕各等分。用法:上药研为散。每次 6 克,水煎服。(孙世发主编·《中医小方大辞典》558 引《疡医大全》)

★ **90. 治小儿痘疹黑陷,项强目直视,腹胀喘急发搐,及一切恶候**:【周天散】蝉蜕 15 克,地龙(去土)30 克。用法:上药研为末。小者 1.5 克,大者 3 克,乳香汤调服。(孙世发主编·《中医小方大辞典》457 引《普济方》)

★ **91. 治痘疮出不快**:紫草、蝉蜕、木通、芍药、甘草(炙)各等分。每服 6 克,水煎服。(鲁平·《中国中医药报》,2011 年 6 月 13 日)

★ **92. 治痘疮,表有风热而痘色滞者**:蝉蜕、白芷、地骨皮各等分。每服三、五分,酒调下。(彭怀仁主编·《中医方剂大辞典》10 册 1178 引《治痘全书》)

★ **93. 治痘疮黑陷,项强目直,腹胀喘急发**

撺:蝉蜕五分,地龙一两,为末。每服二钱,乳香汤调下。(宋立人总编·《中华本草》9册168引《治痘全书》)

★ 94. **治痘痒不能食,色淡白者**:蝉蜕、白芷、地骨皮、白芍各等分。熬膏服。(彭怀仁 主编·《中医方剂大辞典》10册1178引《治痘全书》)

★ 95. **治痘后发热发痒抓破者**:蝉蜕、地骨皮各1两。用法:上为末。每服2~3匙,白酒调下,一日二三次。(彭怀仁主编·《中医方剂大辞典》10册1177引《赤水玄珠》)

★ 96. **治疹出不透**:蝉蜕1钱,芫荽、浮萍各3钱,荆芥2钱。水煎服。(《全国中草药汇编》编写组 编·《全国中草药汇编》上册908)

★ 97. **治麻疹初期**:蝉衣6克(去头足),粳米30克。加水煎粥,每日1剂,分2次服,连用2~3日。(胡晓锋 编著·《虫蛇药用巧治百病》126)

★ 98. **治麻疹不出或出不快**:蝉蜕(去头足),微炒,研末。白水送服二三分。(沈洪瑞 主编·《重订十万金方》607)

★ 99. **治小儿麻疹透发不畅**:蝉蜕3克。用法:将蝉蜕水煎服。释解:因内蕴热毒、外感天行,症见发热咳嗽,口腔颊部有白点等。治宜宣肺透疹。(刘少林 刘光瑞 编著·《中国民间小单方》225)

熊胆(42方)

【药性】味苦,性寒。归肝、胆、心、胃经。

【功能与主治】清热解毒,平肝明目,杀虫止血。主治湿热黄疸,暑湿泻痢,热病惊痫,目赤翳障,喉痹,鼻蚀,疔疮,痔漏,疳疾,蛔虫,多种出血。

【用法用量】内服:入丸、散,0.2~0.5克。外用:适量,研末调敷或点眼。

【使用注意】虚证禁服。

★ 1. **治胆道炎**:熊胆、郁金、姜黄各10克,茵陈蒿20克,用法:上药共研细末,装入胶囊(每粒0.5克)备用。每次4~6粒(2~3克),日服3次,温开水送服。功效:清热利湿,散瘀止痛。主治:急性胆囊炎。附记:屡用效佳,疗效满意。(程爵棠 程功文 编著·《单方验方治百病》104)

★ 2. **治胆道炎、胆石症、黄疸**:熊胆0.5克,郁金10克,茵陈蒿15克。水煎,日服2次。(宋立人总编·《中华本草》9册576)

★ 3. **治肝胆疾患(肝大腹水、黄疸)**:熊胆1粒如豆大,开水吞服,隔日再剂,连续2次即显效。(洪国靖主编·《中国当代中医名人志》705)

★ 4. **治慢性胆囊炎验案**:南某某,男,52岁,干部。自1977年10月中旬突然恶寒、发热(体温38℃~39℃),每4~5天发作1次,继之全身不适,食欲不振,胃脘部疼痛,经治未愈。1979年3月症状加重,发热头痛,巩膜及皮肤黄染,经某医院治疗症情好转,复经长春某医院确诊为胆囊炎,嘱回当地治疗。经服中药多剂,仍未治愈,遂来我院就诊。诊见:恶寒,发热,每5~7天发作1次(体温37℃~39℃),腹胀,食欲差,巩膜有轻度黄染,右胁下有压痛。诊为胆囊炎。方用小柴胡汤10余剂无效。遂改用熊胆,日服1克,每次0.5克,早、晚各服1次。3天后,全身舒适,食欲增加,腹胀减轻。1周后恶寒、发热解除,服药20克,诸症消失。2年后追访,未再复发。(黄国健等主编·《中医单方应用大全》470)

★ 5. **治伤寒热极发狂,不认亲疏,燥热至甚**:【熊胆夺命散】熊胆一分(研末)。用法:凉水调服。立苏。(彭怀仁 主编·《中医方剂大辞典》10册1240引《鲁府禁方》)

★ 6. **治肺源性心脏病**:熊胆粉适量。口服,每次0.2克,每日3次,10日为1个疗程。按:本病中医学属于"咳嗽""喘证""痰饮""水肿""肺胀""心悸"等范畴。(胡郁坤 陈志鹏 主编·《中医单方全书》17)

★ 7. **治喘证验案**:患者王某,男,83岁。喘息反复发作20余年,近来出现下肢浮肿、行动困难。症见喘息咳逆,吐黄痰,难以咯出,心悸,胸闷,面色晦暗发紫,小便黄,大便干,两侧下肢浮肿,唇甲青紫,舌边尖红,舌苔黄厚腻,脉结代。西医诊断为"肺心病"、"肺部感染"、"心律失常"。经西医治疗后未见好转,且舌苔上出现大片白色覆盖物,涂片检查发现霉菌。予熊胆粉0.2克,每日3次。15天后喘息得到缓解,舌苔薄白。(杨鹏举主编·《中医单药奇效真传》44)

★ 8. 治肺热咳嗽:熊胆1个。用法:取鲜熊胆汁少许,兑蜂蜜水内服;或将干熊胆研末,取1克兑蜂蜜水服。早、晚各1次。功能:清肺热,化痰,止咳。止咳效果好,特别是对肺热咳嗽疗效显著。可用于肺结核、百日咳等。熊胆置干燥通风阴凉处保存。(吴静编·《祛百病祖传秘方》3)

★ 9. 治痫证,症见惊痫抽搐:熊胆5厘。用法:研末,开水冲泡。每日1剂,分2次服。功能:清热定惊,开窍醒神。(易法银 喻斌 主编·《湖南省中医单方验方精选·内科》中册1025)

★ 10. 治痫证验案:友人祁某某之弟患痫风,百药不效。后得一方,用熊胆若黄豆粒大一块(约重分半),凉水少许浸开服之(冬月宜温水浸开温服),数次而愈。(杨鹏举 主编·《中医单药奇效真传》194引《医学衷中参西录》)

★ 11. 治神经性胃炎:熊胆,研末,每日服3次,每次0.9克,开水送服。(宋立人 总编·《中华本草》9册576)

★ 12. 治痔疮3方
①熊胆汁、片脑(研细)各等分。用水调匀,用棉签蘸取涂痔上。(宋立人 总编·《中华本草》9册576)

②熊胆、冰片、田螺汁。上三味,调涂痔上甚良。从来痔不能脱体,唯此方用之,即百药不效者,俱能平安。屡试屡验。(昔御史传此方,惜失其姓名)(清·姚俊辑·《经验良方全集》199)

③麝香、熊胆、冰片、猬皮各0.3克。用法:上药共研极细末,备用(贮瓶勿泄气)。外痔:每日敷药3次。内痔:将药棉缠在如火柴杆粗的小棍上,浸湿蘸药末插入肛门内,随即将小棍抽出,任药棉留在肛门内。功效:消肿止痛。验证:屡用屡验,效佳。备注:引自1988年《医学文选》第一期《祖传秘方验方集》。又治痔漏,取蛇胆,阴干即成胆条,塞入瘘管内。塞入时有清凉的感觉。五六日瘘管随胆条脱出。治愈人数不可胜举。(良石 主编·《名医珍藏·秘方大全》175)

★ 13. 治十年痔疮:用熊胆涂神效,一切方不及也。(历代医学名著全书·李时珍撰·《本草纲目》4册3618引《外台》)

★ 14 治五痔十年不瘥:涂熊胆,取瘥止。(江苏新医学院 编·《中药大辞典》下册2585引《千金方》)

★ 15. 治痔漏:【熊胆膏】熊胆、冰片各少许(研细)。用法:用井花水调。以鸡毛搽痔上。(彭怀仁 主编·《中医方剂大辞典》10册1238引《得效》)

★ 16. 治痔漏。疮口不合,脓汁清稀,肿硬不消:【熊胆散】熊胆一钱,雄黄、轻粉各半钱,麝香一字。用法:上为细末。干掺药于疮上。(彭怀仁 主编·《中医方剂大辞典》10册1237引《御药院方》)

★ 17. 治痔疮。坚硬作痛,脱肛肿泛不收:熊胆二分,冰片一分。用法:上为细末。先将大田螺一个,用尖刀挑起螺靥,入药在内,放片时,待螺化出浆水,用鸡羽扫痔上。频频用之愈。(彭怀仁主编·《中医方剂大辞典》10册1238引《疡医大全》)

★ 18. 治脱肛气热者,痔疮:【熊胆散】熊胆五分,孩儿茶二分,冰片一分。用法:上为末。用人乳调点患处。热汁自下而肛收矣。(彭怀仁 主编·《中医方剂大辞典》10册1238引《良方合璧》)

★ 19. 治脱肛,赤肿疼痛:黄连8分,冰片1分,熊胆2分。用法:蒸水。涂患处。功能:清热燥湿,收敛止脱。(阳春林 葛晓舒·《湖南省中医单方验方精选·外科》下册1077)

★ 20. 治久年漏疮,或暂愈复发,或移于别处:【熊冰膏】熊胆二分半,冰片半分(为末)。用法:用白雄鸡胆三个(取汁),或用蜗牛、田螺、井水,同调匀,入罐内,勿令泄气。临卧以手指搽痔上。先以药水洗净,后上药有效。(彭怀仁 主编·《中医方剂大辞典》10册1234)

★ 21 治脏毒坚疼,积热焮肿:熊胆三分,冰片一分。用法:凉水一茶匙,调化开,搽于患处。(彭怀仁 主编·《中医方剂大辞典》9册101引《金鉴》)

★ 22. 治热毒上攻,发赤根白头疮于头上:【熊胆膏】龙胆一分(去芦头,捣为末),熊胆一分(细研)。用法:同研令匀,以生油调,日可两三度涂之。(彭怀仁 主编·《中医方剂大辞典》10册1238引《圣惠》)

★ 23. 治蛔心痛:熊胆如大豆,和水服。(江苏新医学院 编·《中药大辞典》下册2585引《外

台》)

★ **24. 治疗疮**：熊胆1个。取鲜胆汁少许搽患处，或将熊胆阴干研末（取少许）内服，每日1次。适用于红肿、发热等"热毒"型疮。（胡郁坤 陈志鹏 主编·《中医单方全书》181）

★ **25. 治杨梅毒**：雄黄1钱半，轻粉1钱，杏仁3钱，熊胆汁适量。用法：轻粉水飞，与诸药共为细末，用熊胆汁调。每日分2次，外搽患处。功能：解毒消肿，生肌敛疮。（阳春林 葛晓舒·《湖南省中医单方验方精选·外科》上册849）

★ **26. 治脚底心烂**：【冰熊散】辰砂一两，冰片二钱，熊胆二钱。用法：上为细末。鸡子白调搽，每日洗三次搽三次。（彭怀仁 主编·《中医方剂大辞典》4册703 引《玉案》卷二）

★ **27. 治跌打昏迷**：熊胆汁1.5～3克。冲酒服。（宋立人 总编·《中华本草》9册576）

★ **28. 治烧烫伤**：熊胆1个。取鲜胆汁兑水（或取干胆泡水），用纱布浸敷伤处，每日3次（彝族独特传统用法，未见汉医记载。熊胆置于干燥通风阴凉处保存）。（胡郁坤 陈志鹏 主编·《中医单方全书》204）

★ **29. 治目赤障翳2方**

①【熊胆丸】熊胆少许。化开，入冰片一二片，铜器点之。或泪痒，加生姜粉些须。（江苏新医学院 编·《中药大辞典》下册2585 引《齐东野语》）

②熊胆0.3克，黄连3克，冰片0.9克，加冷水12克，调匀，贮在瓶内备用。常点患处。孕妇慎用。（宋立人 总编·《中华本草》9册576）

★ **30. 治白眼珠生一红颗，顷刻头面皆肿验案**：有人白眼珠生一红颗，顷刻头面皆肿，用真熊胆二粒米大，开水调服，立刻平复。（杨鹏举 主编·《中医单药奇效真传》473）

★ **31. 治耳内痛引脑项**：【军持露】熊胆0.3克，冰片少许。用法：凉水化开，滴入耳内，其冷如冰，其痛立止。少时倾出，2～3次痊愈。（孙世发 主编·《中医小方大辞典》369 引《外科大成》）

★ **32. 治风虫牙痛**：熊胆三钱，片脑四分。上为末，用猪胆汁调搽患处。（江苏新医学院 编·《中药大辞典》下册2585 引《摄生众妙方》）

★ **33. 治产后血晕**：熊胆、人参各6克。用法：上药研为细末，打米糊为丸，如梧桐子大。每次6～7丸，温开水送下。（孙世发 主编·《中医小方大辞典》467 引《产科发蒙》）

★ **34. 治初生目闭，由胎中受热也**：以熊胆少许蒸水洗之，一日七八次。如三日不开，服四物加甘草、天花粉。（历代医学名著全书 明·李时珍撰·《本草纲目》第四册3617 引《全幼心鉴》）

★ **35. 治小儿疳疮蚀鼻**：熊胆半分，以汤化，调涂于鼻中。（江苏新医学院 编·《中药大辞典》下册2585 引《圣惠方》）

★ **36. 治小儿疳，羸瘦**：【熊胆丸】熊胆、使君子仁各等分。用法：上为细末，放入瓷器中蒸溶，宿蒸饼为丸，如麻子大。每服二十丸，米饮送下，不拘时候。（彭怀仁 主编·《中医方剂大辞典》10册1234 引《卫生总微》）

★ **37. 治小儿惊痫瘛疭**：熊胆二大豆许，和乳汁及竹沥服。并得取心中涎。（江苏新医学院 编·《中药大辞典》下册2585 引《食疗本草》）

★ **38. 治小儿惊痫**：上用以熊胆水调少许，妙。（电子版·《中华医典·普济方》卷三百七十七）

★ **39. 治小儿急惊风**：熊胆0.2克。用法：将熊胆加入蒸馏水（或凉开水）5～7毫升化开，装入眼药水瓶中，每次滴入患儿肚脐眼内2～3滴；术者以热水洗手，擦干，用手掌轻轻推擦，每次1分钟，每小时1次，直至惊风解除。功效主治：清热，镇惊，熄风。主治小儿急惊风，高热惊厥者。医师嘱咐：此为外治法，简便易行，效果良好，免去了小儿服药的困难，值得推广应用。（刘道清 主编·《中国民间神效秘方》971）

醋（34方）

【性味】酸苦，温。入肝、胃经。

【功用主治】散瘀，止血，解毒，杀虫。治产后血晕，癥瘕癖块，黄疸，黄汗，吐血，衄血，大便下血，阴部瘙痒，痈疽疮肿。解鱼肉菜毒。

【用法用量】内服：入汤剂或拌制药物。外用：烧热熏嗅、含漱或和药调敷。

【使用注意】脾胃湿重，痿痹、筋脉拘挛及外感初起者忌服。

★ 1. 治高血压：将花生仁浸泡在食醋中,1星期后取用(浸泡时间越长越好),每晚睡前取3～4粒,嚼碎吞服,连服7天为1个疗程,一般经1个疗程治疗,血压即可降至正常。用上述方法治疗70例高血压病人,均收到满意效果。(宋立人 总编·《中华本草》8册761)

★ 2. 预防流感:米醋不拘量。用法:米醋加水适量,文火慢熬,在室内烧熏约1小时。功效:消毒杀菌。有预防流行性感冒、脑膜炎之功效。验证:本方系民间方,被广大群众广泛应用。(良石主编·《名医珍藏·秘方大全》31)

★ 3. 治急、慢性传染性肝炎:取米醋2斤,鲜猪骨1斤,红、白糖各4两,置锅内共煮(不加水),至沸后30分钟取出过滤。成人每次30～40毫升,小儿(5～10岁)10～15毫升,每日3次饭后服。1个月为1个疗程,慢性者可2～3疗程。对有高热者不适用。据3例观察,服药40～60天后均告恢复。(江苏新医学院编·《中药大辞典》下册2601)

★ 4. 治急性黄疸型肝炎:取食醋,每日3次,每次口服10毫升,并配合口服复合维生素B片剂。治疗51例急性黄疸型传染性肝炎,全部治愈。最短6天,最长41天,儿童平均10.3天,成人平均16天。(宋立人 总编·《中华本草》8册761)

★ 5. 治胆道蛔虫病:按年龄大小,顿服酸醋30～50毫升或更多,以后视情况可再次服用,直至不痛为止。在疼痛明显减轻的当天或次日,按常规服用驱蛔药物。观察15例,服药总量为300～500毫升;结果12例于2天内完全止痛,3例在3～4天疼痛亦完全解除。(江苏新医学院编·《中药大辞典》下册2601)

★ 6 治呃逆:米醋。用法:呃逆发作时服米醋10～20毫升,一般可立即生效,止后复发再服仍效。功效:米醋味酸苦性温,酸主收敛,功能散瘀解毒,下气消食。故中焦虚寒胃气上逆之呃逆用之甚佳。验证:陈某某,男,69岁。就诊日期:1975年8月15日。患者胃癌手术后5天,胃纳不振,吃流质饮食,食后胸闷气逆,频频呃逆。舌苔薄白,脉弱。乃术后胃气上逆所致。予米醋15毫升频服之,服后呃逆立止。半天后又有呃逆,仍予米醋15毫升,服之又止。备注:如肝火犯胃、嘈杂泛酸者忌之。(良石 主编·《名医珍藏·秘方大全》56)

★ 7. 治癥瘕:鳖甲、诃子皮、干姜各等分。为末,醋糊丸,梧子大,每三十丸,空心白汤下。(江苏新医学院 编·《中药大辞典》下册2601引《医学入门》)

★ 8. 治过食鱼腥、生冷水菜果实成积者:生姜捣烂,和米醋调食之。(江苏新医学院编·《中药大辞典》下册2601引《日华子本草》)

★ 9. 治流行性腮腺炎验案:张某某,男,11岁。右侧耳垂下腮腺肿痛1天,精神差,食欲减退。来诊时体温37.7℃,右侧腮腺肿胀,有压痛,腮腺管口红肿。即予醋墨搽抹患处,1天后肿痛减轻,2天后痊愈。治疗方法:取食用酸醋10毫升,置砚台内用写字的香墨互相研磨呈黑色浓汁贮瓶备用,或用市售墨汁10毫升,酸醋10毫升,搅匀贮瓶备用。治疗时,用毛笔或鸡翅毛1根,蘸瓶内配好的醋墨,搽抹腮腺肿起的部位,并超过边缘1厘米许。每天搽治3～4次,一般连续搽治2～5天即愈。如有高热毒血症状,或经搽治未痊愈者,应内服清热解毒汤。如病情严重或出现并发症,尚需配合其他治疗方法。(黄国健等 主编·《中医单方应用大全》95)

★ 10. 治腰痛:艾叶60克,醋15毫升。艾叶去其硬筋,炒至微焦,将醋频频洒在艾叶上,趁热用布包裹,热敷在腰部痛处。(杨建宇等 主编·《灵验单方秘典》118)

★ 11. 治疝气冲痛:青皮、小茴香各五钱,以米醋一碗煮干,加水二碗,煎八分,温和服。(江苏新医学院 编·《中药大辞典》下册2601引《林氏家抄方》)

★ 12. 治痈疽初起2方

①生附子,以米醋磨稠汁围四畔,一日上十余次。(江苏新医学院 编·《中药大辞典》下册2601引《方脉正宗》)

②皂角刺10条,醋适量。用法:醋煮成膏。外敷患处。功能:清热解毒,消肿排脓。(阳春林葛晓舒·《湖南省中医单方验方精选·外科》上册121)

★ 13. 治臁疮:绿豆60克,老陈醋适量。用法:绿豆用文火略炒,研末,用陈醋调成糊状。敷于患处,3天换药1次。药膏在用时调配,不能久存,以免影响效力。一般敷药10周可愈。功效:清热解毒,收敛愈合,用治臁疮(即小腿溃疮）。验证:肖某,女,32岁,经用上方疾患消除。备注:臁疮是生在胫部内臁或外臁的溃疡。疮口深陷,肉色暗红或紫黑,边缘高,有时足及小腿浮肿。(良石 主编·《名医珍藏·秘方大全》133)

★ 14. 治诸肿毒:醋调大黄末涂。(江苏新医学院 编·《中药大辞典》下册2601引《随息居饮食谱》)

★ 15. 治蛲虫病:用食醋灌肠治疗58例,经1~3次即愈,无不良反应。方法:将食醋用凉开水稀释(每30毫升醋加凉水至100毫升),于睡眠前用消毒导尿管1根插入肛门内约20厘米,然后以消毒注射器将药液注入肠内,每次100~140毫升(小儿酌减),每日1次。(江苏新医学院 编·《中药大辞典》下册2601)

★ 16. 治一般外科炎症:取食醋250毫升,置搪瓷碗中加热,沸后加入乳香、没药末各6克,边搅拌边加入淀粉(山芋粉亦可)60克,待成糊状后即将其涂于牛皮纸上(面积应大于病变范围,厚约1~1.5厘米),俟温度降至50℃左右时敷于患处,外加三四层纱布包扎。如有伤口按常规处理,在敷以凡士林纱布后再敷醋膏(勿直接涂于伤口,以免腐蚀扩大)。凡疖、痈、蜂窝织炎、丹毒、脓肿、腮腺炎、乳腺炎等急性炎症皆可应用,对结核性炎症及骨髓炎等则不适宜。临床观察50例,除5例(系寒性脓肿、喉头结核及骨髓炎)无效外,均获治愈。一般在2小时后疼痛开始减轻,6小时后开始消肿。治愈时间在3天内者16例,6天内者20例,9天内者7例,10天以上者2例。(江苏新医学院 编·《中药大辞典》下册2601)

★ 17. 治面神经炎:【皂角膏】大皂角(去皮、籽)6克,醋30克。制法:将皂角研为极细末,过8号筛,入铜锅或铜勺(忌铁器)内,用微火炒至黑黄色,再入醋搅匀成膏。用法:取本品平摊于敷料上,厚约3毫米,贴于口角处,左歪贴右,右歪贴左,贴药时稍向患侧牵拉固定,每日1次,2日后改为间日1次至病愈。疗效:共治疗38例,敷药1~18次,全部治愈,随访1~5年,无复发。(梁永才 梁杰圣 主编·《中国外治妙方》153)

★ 18. 治面神经麻痹:白附子20克,肉桂15克,陈醋200克,阿胶(烊化)15克。制法:将上药前2味共研为极细末,过7号筛,加陈醋煎至约50克,加阿胶搅匀。用法:取本品摊于白布上敷于患侧,并饮姜糖水1杯。疗效:共治疗50例,治愈45例,有效4例,无效1例,总有效率为98%。(梁永才 梁杰圣主编·《中国外治妙方》154)

★ 19. 治石灰烧伤:根据酸碱中和的原理,试用5%的食醋溶液浸洗患部,获得良好效果,洗后患处的灼热刺痛及颜面潮红等症状能立即解除;如形成腐蚀性溃疡者,亦可自行结痂愈合。(江苏新医学院 编·《中药大辞典》下册2601)

★ 20. 治烫火伤:醋淋洗。(江苏新医学院 编·《中药大辞典》下册2601引《随息居饮食谱》)

★ 21. 治头发脱落、头皮痒、头屑多:陈醋200毫升。用法:陈醋加水500毫升,烧热洗头,每早1次,宜常洗。(易磊 编著·《中国秘方大全》427)

★ 22. 治癣及神经性皮炎:①治股癣 先用温开水将患处洗涤干净,然后用山西陈醋以消毒棉球蘸擦患处,每日早、晚各1次。结果:79例患者经治疗,痊愈和显效76例。②用陈醋木鳖酊治疗神经性皮炎、干癣50例。方法是先将木鳖子30克碾成细粉,放入陈醋中,浸泡7天,每日摇动1次。用小棉签蘸药液涂擦患处皮肤,每日2次,7天为1个疗程。结果:36例神经性皮炎1个疗程治愈者28例,2个疗程治愈者8例;14例干性体癣经1个疗程治愈者6例,2个疗程治愈者6例,无效2例,总有效率为96%。(宋立人 总编·《中华本草》8册761)

★ 23. 治神经性皮炎:食醋。用法:取食醋(以瓶装陈醋为佳)500克,放入铁锅内煮沸浓缩至50克,装瓶备用。使用前先抓提患处皮肤(能疏松汗腺,便于药力直达病所),再用温开水(切忌用生冷水)将患处洗净,然后用消毒棉球蘸浓缩食醋擦抹患处。每天早、晚各1次。功效:散瘀,解毒,杀虫。(郭志杰 吴琼等 主编·《传世金方·一味妙方》144)

★ 24. 治足底痛:癸亥孟冬,余同宗兄长,年迈花甲,两足底疼痛月余,行走困难,求治于吾。自言1个月以前,身体无恙,可担粪50公斤余下地,一餐突然双足底疼痛,渐至不能任地,行需附物,失去劳力,经治月余毫无效果,观其面色青红,表情痛苦,足茧增厚,舌红苔薄白,脉弦细。试从肝旺血盛,筋脉弛纵论治。然前医已数用内服诸药,皆无效验,故余以外治为善,遂嘱其以米醋100克,开水250毫升,和匀熏洗,睡前进行。仅洗1次,疼痛大减,已可行走。于是改用醋水各半,又洗2次,诸证若失,步履如初,肩可负重,劳动复常。现已半载,未再复发。(黄国健等 主编·《中医单方应用大全》95)

★ **25. 治烂脚丫,症见趾端刺痒**:百部200克,雄黄50克,苦参10克,食醋1500毫升。用法:浸泡2日。晚上洗净双脚置药液中浸半小时,勿擦干,待自然干后再就寝。功能:清热燥湿,杀虫止痒。方解:百部杀虫止痒;雄黄解毒;苦参清热燥湿杀虫;食醋解毒。诸药合用,共奏清热燥湿,杀虫止痒之效。注意事项:雄黄有毒。用原液连浸1周。(阳春林 葛晓舒·《湖南省中医单方验方精选·外科》上册697)

★ **26. 治锁喉风,胀闷不通**:土牛膝捣汁半碗,加入真米醋半碗,用鹅毛翎尖挑少许入喉中,随吐涎痰,连挑十余次,吐痰碗许即通。(江苏新医学院 编·《中药大辞典》下册2601引《本草汇言》)

★ **27. 治咽喉肿痛,声音嘶哑**:醋70毫升,制半夏6克,鸡蛋2个。制用法:将半夏研为细粉,与蛋清及醋搅匀,煮沸待温时含于口内1~2分钟后吞咽,或将半夏加水400毫升煎20分钟,去渣,将醋加入煎汁,待药稍冷时加入鲜鸡蛋清搅匀即可服用。每日1剂,不拘时间,服时徐徐咽下。(吴静 主编·《祛百病醋蛋秘方》238)

★ **28. 治少阴病,咽中伤,生疮,不能言语,声不出者**:【苦酒汤】鸡蛋55克(去黄),半夏(洗,破如枣核)10克,醋10克。用法:将半夏洗净,破如枣核大的小颗粒14枚,备用。将鸡蛋顶开大孔,去黄留白,然后放入半夏及醋少许,置于刀环中,置火上加热,待3沸后去渣,即可食用。每取少许含咽,若无效,再进3剂。说明:半夏为辛燥之品,不可久煎,否则助火伤阴。(吴静 主编·《祛百病醋蛋秘方》247引《伤寒论》)

★ **29. 治牙齿疼痛**:米醋煮枸杞(根)白皮一升,取半升,含漱。(江苏新医学院 编·《中药大辞典》下册2601引《肘后方》)

★ **30. 治牙疼**:陈醋四两,花椒二钱。水煎,去椒含漱。(江苏新医学院 编·《中药大辞典》下册2601)

★ **31. 治产后血晕**:用铁器烧红,更迭淬醋中,就病人之鼻以熏之。(江苏新医学院 编·《中药大辞典》下册2601引《随息居饮食谱》)

★ **32. 治乳痈坚**:以罐盛醋,烧石令热纳串,沸止;更烧如前,少热,纳乳渍之,冷更烧石纳渍。(江苏新医学院 编·《中药大辞典》下册2601《千金方》)

★ **33. 治妇女滴虫性阴道炎**:以食醋加冷开水配成25%~50%的食醋稀释液,冲洗阴道,随即将70%的食醋棉球塞入阴道,每日1次,连续3次为1个疗程。治疗248例,全部治愈。(宋立人 总编·《中华本草》8册761)

僵蚕(181方)

【药性】味辛、咸,性平。归肝、肺、胃经。

【功能与主治】祛风止痉,化痰散结,解毒利咽。主治惊痫抽搐,中风口眼㖞斜,偏正头痛,咽喉肿痛,瘰疬,疔腮,风疹,疮毒。

【用法用量】内服:煎汤,3~10克;研末,1~3克;或入丸、散。外用:适量,煎水洗;研末撒或调敷。

一般炙用:散风热宜生用。

【使用注意】《药性论》:"恶桑螵蛸、桔梗、茯苓、茯神、萆薢。"

★ **1. 治空洞性肺结核**:僵蚕、白及各等分。共研细末,每服二钱,日服二次。(江苏新医学院 编·《中药大辞典》上册740引《吉林中草药》)

★ **2. 治各种结核病**:【结核散】炮山甲45克,蜈蚣2条,僵蚕15克,火硝1克,守宫2只,全蝎2只,白附子45克。共研细装胶囊内,每服3~4粒,1日3次,儿童及体弱者酌减,孕妇忌服。治疗结核病93例(淋巴结核55例,骨结核33例,肠系膜淋巴结核5例),结果全身症状明显好转、局部病灶愈合者80例,占86%;其余13例好转。(方药中 邓铁涛等 主编·《实用中医内科学》187)

★ **3. 治肺痈(肺脓疡初期)**:芦根20克,僵蚕 10 克,薄荷 10 克,蝉蜕 5 克,银花 20 克,甘草 10 克。上药煎 15 分钟去渣取汁约 250 毫升,每日 1 剂,分 3 次服。咳嗽吐汁样脓痰者,加桔梗 10 克,黄芩 10 克,冬瓜仁 30 克;病重者每日服 2 剂。疗效:治疗肺痈 48 例,服药 5 天病情缓解,大部分 10 天治愈。(史书达编著·《中国民间秘验偏方大成》上卷 107)

★ 4. 治首风,每遇风时,即发头痛:【白僵蚕丸】白僵蚕(炒)、菊花、石膏(研)各四两。上三味,捣研为末,用葱白细研,绞取汁一大盏,同拌和,入少面糊,丸如梧桐子大。每服二十丸,荆芥茶或温酒下。(宋立人 总编·《中华本草》9 册 181 引《圣济总录》)

★ 5. 治头风:白僵蚕(去丝、嘴)、良姜各等分。为细末。每服半钱,白梅茶清调下,临发时服。(江苏新医学院 编·《中药大辞典》上册 740 引《百一选方》)

★ 6. 治头风痛:僵蚕、川芎、蚕沙各三钱。用法:水煎服。(中医研究院革命委员会 编·《常见病验方研究参考资料》203)

★ 7. 治突然头痛:白僵蚕,研末,用热水调服 6 克。(杨建宇等 主编·《灵验单方秘典》7)

★ 8. 治偏头痛:【川芎散】白僵蚕六钱(生用),甘菊花、石膏、川芎各三钱。用法:上为末。每服三钱,食后茶清调下。忌猪肉、荞麦面。(彭怀仁主编·《中医方剂大辞典》1 册 1065 引《卫生宝鉴》)

★ 9. 治偏正头风:白僵蚕为末,葱茶调服 3 克。主治:偏正头风,并夹头风,连两太阳穴痛者。(杨建宇等主编·《灵验单方秘典》5 引《太平圣惠方》)

★ 10. 治高脂血症:白僵蚕适量。用法:取白僵蚕适量,研细末,每次服 3 克,每天服 2 次,2 个月为 1 个疗程。功效:息风止痉,祛风止痛,化痰散结。(郭志杰 吴琼等 主编·《传世金方·一味妙方》23)

★ 11. 治谷丙转氨酶高:白僵蚕 100 克,五味子 100 克,蝉衣 50 克。共研细末,每次服 10 克,每日 2 次,30 日为 1 个疗程。治疗转氨酶反复半年不降者获良效。(徐恕甫 编·《中国百年百名中医临床家·徐恕甫》162)

★ 12. 治中风失音:白僵蚕。酒服。(近代·陆锦燧 辑·《鲟溪秘传简验方》27)

★ 13. 治脑卒中:白僵蚕 7 个。焙干研末,以生姜汁 15 毫升调服,立吐痰涎,片刻又用 7 个,依法再吐令尽。适用于中风不觉、不问轻重、便须吐涎。(胡郁坤 陈志鹏 主编·《中医单方全书》122)

★ 14. 治卒中风:白僵蚕(直者,去丝嘴,炒黄色,为末)15 克,附子(重 15 克以上者,生,去皮脐尖)1 只。用法:将附子切作 8 块,用水 500 毫升,加生姜 30 片,同煎至 300 毫升,去渣,分作 2 处,调白僵蚕末 1 半服,不醒再服。先用不蛀皂角揉汁蘸华阴细辛末,擦牙关即开,后用二圣汤。(孙世发 主编·《中医小方大辞典》207 引《普济方》)

★ 15. 治卒中,昏不知人,痰气上壅,咽喉作声;喉痹缠喉,一切风痰壅塞,命在须臾者:天南星(大者)、白僵蚕各 15 克,全蝎(去毒)7 个。用法:上药生研为细末。每次 3 克,用生姜汁调药灌之。功效:消割痰涎。(孙世发 主编·《中医小方大辞典》716 引《魏氏家藏方》)

★ 16. 治中风瘫痪,胸中有痰涎不利:【导痰丸】枯白矾 15 克,白僵蚕 30 克。用法:上药研为细末。每次 3 克,生姜汤调下。良久吐涎为效;未吐再进,不拘时候。(孙世发 主编·《中医小方大辞典》370 引《普济方》)

★ 17. 治中风急喉痹欲死者:用白僵蚕焙黄为末,生姜自然汁调,灌下喉立愈。(明·胡濙 撰·《卫生易简方》7)

★ 18. 治中风口眼歪斜:【牵正散】白附子、白僵蚕、全蝎(去毒)各等分,并生用。上为细末。每服一钱,热酒调下,不拘时候。(宋立人总编·《中华本草》9 册 181 引《杨氏家藏方》)

★ 19. 治疟疾不止:白僵蚕一个。切作七段,绵裹为丸,朱砂为衣,作一服。日未出时,面向东,用桃、李枝七寸煎汤,吞下。(历代医学名著全书 明·李时珍 撰·《本草纲目》4 册 3330)

★ 20. 治糖尿病(Ⅱ型):白僵蚕适量,研粉。用法:口服。每次服 5 克,每日 3 次,饭前服。2 个月为 1 个疗程,休息半个月再进行第 2 个疗程。功能:降低血糖。本方治Ⅱ型糖尿病 52 例,用药 4 个月,临控 21 例,有效 29 例,无效 2 例。(张金鼎 邹治文编·《虫类中药与效方》151)

★ 21. 治糖尿病周围神经病变:僵蚕 15 克,

全蝎10克。2药烘干研末,每日用蜂蜜水冲服,3个月为1疗程。(李永明 张可堂·《中国中医药报》2011年1月7日)

★ 22. 治腹内龟病:诗云:人间龟病不甚言,肚里生成硬似砖。自死僵蚕白马尿,不过时刻软如绵。神效。(历代医学名著全书 明·李时珍撰·《本草纲目》4册3330引《普济方》)

★ 23. 治脑震荡后遗症:蝉蜕、僵蚕、蛴螬各等分。焙干研末。每次1克,2日服1次。(张金鼎 邹治文 编·《虫类中药与效方》157)

★ 24. 治大头瘟,蛤蟆瘟:僵蚕二钱,姜黄一钱五分,蝉蜕一钱,大黄四钱。用法:水煎服。(沈洪瑞 主编·《重订十万金方》49)

★ 25. 治肿项大头病、蛤蟆瘟病:僵蚕二两,姜黄二钱半,蝉蜕二钱半,大黄四两。用法:上为细末,姜汁打糊为丸,重一钱一枚。大人服一丸,小儿半丸,蜜水调下。(彭怀仁 主编·《中医方剂大辞典》2册570引《回春》)

★ 26. 治瘟疫斑疹,时毒发颐,毒火上升,口疮牙痛,咽肿,眼胞赤烂,翳障,花柳毒,腹满胀痛,男淋浊,女带下,小儿胎毒,二便不通等症:【升降败毒丸】野大黄八两,姜黄、蝉蜕、僵蚕各四两。用法:上为极细末,炼蜜为丸,二钱重。每服一丸,元酒二盅,调蜜一匙,冷服。病重者,三小时后如法续服。功能:清瘟毒,祛邪热。(彭怀仁 主编·《中医方剂大辞典》2册837引《全国中药成药处方集》(沈阳方))

★ 27. 治大头风、小儿惊风:用大蒜七个,先烧红地,以蒜逐个于地上磨成膏。却以僵蚕一两(去头、足)按蒜上,碗覆一夜,勿令泄气,只取蚕,研末。每用嗜鼻,口内含水,有效。(历代医学名著全书 明·李时珍撰·《本草纲目》4册3330引《普济方》)

★ 28. 治耳后腮边突然肿痛,属阳明蕴热者;兼治发颐:【三清救苦丹】大黄二两,僵蚕一两。用法:上为末,加枯矾一钱,炼蜜为丸,如弹子大。嚼化。(彭怀仁 主编·《中医方剂大辞典》1册631引《杂病源流犀烛》)

★ 29. 治头面肿大疼痛并喉痹:僵蚕一两,大黄二两。用法:上为末,姜汁为丸,如弹子大。每服一丸,并水入蜜少许研,徐徐食后呷服。(彭怀仁 主编·《中医方剂大辞典》7册1040引《古今医鉴》)

★ 30. 治一切风痰:白僵蚕七个,细研,姜汁调灌之。(历代医学名著全书 明·李时珍撰·《本草纲目》4册3330)

★ 31. 治酒后咳嗽:白僵蚕焙干研末,每次服3克。(杨建宇等 主编·《灵验单方秘典》41引《怪证奇方》)

★ 32. 治哮喘:大白僵蚕七枚,放瓦上焙,研成极细末,作为一次量。米饮调服,每日一次。病重者可加服一次。(彭怀仁 主编·《中医方剂大辞典》1册42引《外科十三方考》)

★ 33. 治喘嗽,喉中如锯,不能睡卧:【僵蚕汤】好末茶一两,白僵蚕一两。上为细末,放碗内,倾沸汤一小盏,用盏盖定,临卧,再添汤点服。(宋立人 总编·《中华本草》9册181引《瑞竹堂经验方》)

★ 34. 治支气管哮喘2方

①细茶叶、白僵蚕各15克。用法:共研细末,饭后用开水或酒冲服,每日早、晚各服1次,每服6克,患儿酌减。(吴静 陈宇飞 主编·《传世金方·民间秘方》15)

②僵蚕15克,全蝎3克,地龙10克,桃仁10克。将上药共研细末,混匀,水泛为丸。每次6克,每日2次。连用15天为1个疗程。(李永明 张可堂·《中国中医药报》2011年1月7日)

★ 35. 治痰哮:白僵蚕7条,焙黄研成细末,1日分二次米汤送下。(中医研究院革命委员会 编·《常见病验方研究参考资料》103)

★ 36. 治慢脾风,阳气未甚脱者:【白僵蚕丸】胆南星、直僵蚕(炒)、地龙、五灵脂、全蝎(焙)各一钱。上为末,水煮半夏糊丸麻子大。每服五丸,姜汤下。(宋立人 总编·《中华本草》9册181引《直指小儿方》)

★ 37. 治羊痫风:僵蚕二两,鸡蛋七个。同放锅内煮熟。用法:用鸡子,不用僵蚕,每日服一个。(沈洪瑞 主编·《重订十万金方》218)

★ 38. 治癫痫,卒然抽搐,人事不省,发作频仍:僵蚕二钱,南星一钱半,羌活二钱。用法:生姜引,水煎温服。(中医研究院革命委员会 编·《常见病验方研究参考资料》211)

★ 39. 治流行性腮腺炎:白僵蚕二两,姜黄二钱半,蝉蜕六钱半,大黄四两。用法:共研细末,糊丸每重一钱,蜜水调服,每服一丸。(中医研究院革命委员会 编·《常见病验方研究参考

资料》40）

★ **40. 治面肌抽筋,口眼歪斜**:僵蚕三钱,全蝎二个(去毒),香皂三个。用法:共捣成泥,随意糊之。温酒或开水和服亦可。功能:祛风痰,止痉挛。（彭怀仁 主编·《中医方剂大辞典》10册1333引《慈禧光绪医方选义》）

★ **41. 治男子、妇人卒暴中风,口眼歪斜**:天南星一枚,白及一钱,草乌头一枚,白僵蚕七枚。用法:上药并生为细末。用生鳝鱼血调敷歪处,觉正,便用温水洗去,却服后凉药天麻丸。（彭怀仁 主编·《中医方剂大辞典》2册30引《杨氏家藏方》）

★ **42. 治周围性面神经麻痹**:【面瘫（散）糊】白芷5克,僵蚕5克,草乌5克,鲜生姜(取汁)100克。用法:将上药共研为极细末,过7号筛,以姜汁调成糊状。取本品匀摊于直径5～7厘米的塑料纸上,贴于患侧面部,每3日更换1次。适用病证:周围性面神经麻痹。按:共治疗117例,治愈112例,好转3例,无效2例,总有效率为98%。（电子版·《中华验方大全》光盘、面神经麻痹篇）

★ **43. 治面神经麻痹、中风口眼歪斜、小儿惊痫**:白僵蚕20克,全蝎2.5克(朝鲜族方)。用法:全蝎炒后与僵蚕共研成细末,分2次服,早晚各1次内服。（张力群等 主编·《中国民族民间秘方大全》406引《延边中草药》）

★ **44. 治口眼歪斜**:白及、僵蚕、防风各二钱(小儿减半)。用法:共为细末,姜汁拌和为膏。用布摊膏,先用针刺患部稍出血,右斜贴左,左斜贴右,正后即取药。注意避风、恼怒。（中医研究院革命委员会编·《常见病验方研究参考资料》216）

★ **45. 治瘫中风,手足不遂,言语不正**:【僵蚕丸】白僵蚕(炒)、乌头(炮裂,去皮、脐)、没药各一两,蜈蚣(炙)半两。上四味捣罗为末,酒面煮糊和丸,梧桐子大。每服十丸,薄荷酒下,日三。（宋立人 总编·《中华本草》9册181引《圣济总录》）

★ **46. 治时毒疙瘩恶证**:【消毒僵黄丸】僵蚕、牡蛎、大黄(酒蒸)各等分。上件依法制度,各为细末,炼蜜为丸如弹子大。每服二丸,新汲水化下。（宋立人 总编·《中华本草》9册181引《杏苑生春》）

★ **47. 治大小便不通**:僵蚕、蝉蜕各五钱。用法:水煎服。（中医研究院革命委员会编·《常见病验方研究参考资料》188）

★ **48. 治多发性疖肿**:僵蚕适量。用法:取上药,研末。每次以温开水送服10克,每天2次,若直接吞服有恶心感,则装胶囊。对较大的疖肿,可辅以金黄软膏,调适量冰片粉外敷。功能:消肿散结。附注:据李芳报道,应用本方治疗35例,全部治愈。随访1年以上仅2例复发,再用上法治疗痊愈。（薛建国 李缨 主编·《实用单方大全》471）

★ **49. 治多发性疖肿验案**:楼某,男,40岁,1973年12月5日就诊。患者自1970年10月以来,腰、腹、背、臀及大腿等部位反复出现疖肿,此愈彼起,缠绵3年不愈。西医诊断为"顽固性多发性疖肿",予青霉素、四环素、红霉素等治疗,无明显效果。中医曾投以仙方活命饮、五味消毒饮、阳和汤等方出入治之,亦无效验。诊见腰、腹、臂、大腿等部位有大小疖肿28处,小者如黄豆,大者如核桃,质硬,红肿疼痛微痒;予僵蚕粉口服,并对其中较大疖肿以金黄软膏加冰片外敷,用药3天疖肿逐渐消失,治疗1周后全部消退,嘱继服僵蚕粉1周以巩固疗效。随访6年未见复发。治疗方法:僵蚕(研粉)10克。每次以温开水送服1.0克,每天2次。若直接吞服有恶心呕吐者,则将僵蚕粉装入胶囊服用。疖肿全部消退后,继续服药1周以巩固疗效。对较大疖肿辅以金黄软膏调适量冰片粉外敷。治疗期间忌食辛辣食物。（杨鹏举主编·《中医单药奇效真传》259）

★ **50. 治发际疮**:白僵蚕10克。用法:研细粉,温开水送服,每次2克。（张俊庭 编·《皮肤病必效单方2000首》18）

★ **51. 治疗肿**:白僵蚕半两(炒)。用法:上为散。刮开疮头上,敷之。根烂即出。一方水调封之。（彭怀仁 主编·《中医方剂大辞典》3册850引《普济方》）

★ **52. 治疗疮2方**

①白僵蚕9克。用法:将白僵蚕研细末调醋涂患处。（刘少林 刘光瑞 编著·《中国民间小单方》143）

②苍耳草内虫,炒黄色,白僵蚕、江茶各等分,为末,蜜调涂之。（杜婕僡 主编·《传世单方

大全》110 引《圣济总录》）

★ **53. 治疗疮最有功效方：**白僵蚕、蝉蜕。上为末。酸醋调涂四围。留疮口。俟根出稍长。然后拔去。再用药涂疮。一方不用醋，用油调。（电子版·《中华医典·普济方》卷二百七十三）

★ **54. 治一切恶疮，脓水不收，【追毒散】**五灵脂、川乌头（炮）、僵蚕各一两，全蝎五钱。用法：上为末。掺之。（彭怀仁 主编·《中医方剂大辞典》7 册 738 引《青囊秘传》）

★ **55. 治风毒、气毒、热毒瘰疬不破者：**大黄（湿纸裹，煨微焦色）、甘草（炮）、白僵蚕（去土，焙干）各一两，槟榔（煨）一分。用法：上为散。每服二钱匕，用蜜熟水调下，日可三五服。取下恶物如鱼脑。（彭怀仁 主编·《中医方剂大辞典》1 册 769 引《圣济总录》）

★ **56. 治瘰疬 2 方**

①**【内消散】**芎䓖一两，白僵蚕（直者，炒）、甘草（炙）各半两。上为散，每服一钱匕，食后蜜水调下，一日三次。（彭怀仁 主编·《中医方剂大辞典》2 册 564 引《圣济总录》）

②白僵蚕一两，麒麟竭、没药各半两。用法：上为散。每服一钱匕，麝香温酒调下。（彭怀仁 主编·《中医方剂大辞典》3 册 772 引《圣济总录》）

★ **57. 治项上瘰疬：**白僵蚕为末。水服五分，日三服。十日瘥。（历代医学名著全书 明代·李时珍 撰·《本草纲目》4 册 3330）

★ **58. 治风毒、气毒瘰疬：【白梅丸】**白僵蚕（直者，炒令黄色）适量。用法：上药研为末，用陈白梅肉捣为丸，如梧桐子大。每次 30 丸，温开水送下，空腹、午后各 1 次。（孙世发 主编·《中医小方大辞典》325 引《圣济总录》）

★ **59. 治鱼口便毒：【错枉散】**僵蚕、姜黄、大黄、穿山甲（麸炒）各等分。共研末。未成者三钱，已成者五钱，酒调下，尽量。盖被出汗，毒气从大便出；未成者消，已成者，亦减去八九分也。（宋立人 总编·《中华本草》9 册 181）

★ **60. 治便毒初起，寒热，欲成痈疽：**大黄、木鳖子、僵蚕、贝母各二钱半。用法：用酒、水各一盏，煎至一盏，食前热服。若得汗、下为妙。（彭怀仁 主编·《中医方剂大辞典》3 册 438 引《赤水玄珠》）

★ **61. 治霉疮：【滇壶丹】**白僵蚕（略炒）三钱，全蝎一钱五分（酒洗，瓦焙），大黄（生用）五钱。用法：上为细末。鸡未鸣时，蜜汤调下三五匙，午后粥补，明日又服，以虫出疮干为度。以蜜汤旋和末为丸亦可。备考：梦感滇人相授，治霉疮甚验。（彭怀仁 主编·《中医方剂大辞典》10 册 1031 引《韩氏医通》）

★ **62. 治破伤风，身肿，牙关不开：【白僵蚕散】**白僵蚕（直者）不拘多少，生研为末。每用生姜自然汁调，以鸡翎于疮口上扫之，勿令干；仍以生姜汁调半钱服。（宋立人 总编·《中华本草》9 册 181 引《圣济总录》）

★ **63. 治破伤风：**天南星（炮）、白僵蚕（炒）、干蝎（炒）、鳔（炮）各等分。用法：上为细末。每服半钱，酒调灌之。（彭怀仁 主编·《中医方剂大辞典》8 册 965 引《医方类聚》）

★ **64. 治远年漏疮不愈：【僵蚕涂敷方】**白僵蚕（炒）适量。用法：上药研为末。涂敷疮口内，以熟艾作炷，灸之；痒痛，初恶脓出，后清血出，更用蚕末塞疮内，以帛裹定。（孙世发 主编·《中医小方大辞典》190 引《圣济总录》）

★ **65. 治风，遍身瘾疹，疼痛成疮：**白僵蚕，焙令黄色，细研为末，酒服。（江苏新医学院 编·《中药大辞典》上册 740 引《圣惠方》）

★ **66. 治一切疥癣：【三神散】**白僵蚕二十四枚（炒去丝、嘴），蝎梢五枚（去毒，微炒），地龙三条。上件研令极细，分作二服，小儿作五服，温酒调下。服药了，然后澡浴。（宋立人 总编·《中华本草》9 册 181 引《杨氏家藏方》）

★ **67. 治一切新干湿癣：**白僵蚕（炒去丝）四十枚，斑蝥二十个（全者，生用），腻粉一钱。用法：上为细末。干癣用清油调涂，湿癣只干措贴之。并候黄水出，及数数痒痛，永除根本，亦无瘢痕。（彭怀仁 主编·《中医方剂大辞典》10 册 1332 引《圣济总录》）

★ **68. 治白虎风痛不可忍：【白僵蚕散】**白僵蚕（炒）、地龙（白色少泥者，微炒）、腊茶（炙）各一两，甘草（炙）一分。上四味，捣罗为散。每发时，空心服两钱匕，午后服一钱匕，临卧服两钱匕，并用热酒调下。（宋立人 总编·《中华本草》9 册 181 引《圣济总录》）

★ **69. 治痔疮：**僵蚕 30 克，全蝎 10 克，藕节 15 克。将上药研细粉调匀，分为 10 等份。鸡蛋打 1 小口，放入药粉 1 份，煮熟，每日食 1 枚。10

天为 1 个疗程,服用 2 个疗程即可见效。(李永明 张可堂·《中国中医药报》2011 年 1 月 7 日)

★ 70. 治风痔肿痛发、歇不定者,是也:白僵蚕二两。洗锉,炒黄为末,乌梅肉和丸梧桐子大。每姜蜜汤空心下五丸,妙。(历代医学名著全书 明·李时珍 撰·《本草纲目》4 册 3330)

★ 71. 治肠风下血:僵蚕(炒,去嘴、足)、乌梅肉(焙)各一两。为末,米糊丸,梧子大。每服百丸,食前白汤下,一日三服。(江苏新医学院编·《中药大辞典》上册 740 引《卫生杂志》)

★ 72. 治盘肠内钓:没药、乳香、木香、僵蚕各四钱。用法:上为末,炼蜜为丸,如豆大。钩藤汤化下。(彭怀仁 主编·《中医方剂大辞典》7 册 543 引《痘疹传心录》)

★ 73. 治皮肤湿疮、湿疹:炒僵蚕一钱,薄荷八分,大黄一钱,食盐二钱,六一散一钱。用法:上为细末,装布袋,擦患处。方论选录:此方辛凉散风,苦寒泄热。滑石配大黄可治疮疡。药面擦敷,可以渗湿吸脓。(彭怀仁 主编·《中医方剂大辞典》10 册 1485 引《慈禧光绪医方选议》)

★ 74. 治丹毒:僵蚕 30 克,大黄 60 克。用法:上药研为细末,姜汁为丸如弹子大。每服 1 丸,1 日 1 次。适应证:下肢丹毒,患肢潮红燉热,痛如火燎,表面光亮。(吴素玲 李俭 主编·《实用偏方大全》301 引《古今医鉴》)

★ 75. 解一切药毒:白僵蚕(直者炒)。用法:上为散。每服一钱匕,粥饮调下。吐出毒,愈。(彭怀仁主编·《中医方剂大辞典》10 册 1332 引《圣济总录》)

★ 76. 治荨麻疹:僵蚕 9 克。用法:水煎,1 日服 3 次。(吴静 陈宇飞 主编·《传世金方·民间秘方》407)

★ 77. 治荨麻疹:僵蚕 12 克,蝉蜕 6 克,苦参 6 克,姜黄 3 克。用法:将上药共用水煎药取汤,兑黄酒 15 毫升,内服,1 日 1 剂。功效:疏风燥湿。(王洪涛 张曰明 主编·《皮肤病单验方大全》363)

★ 78. 治荨麻疹、皮肤瘙痒症:白僵蚕 10 克,荆芥穗 10 克,蝉蜕 5 克。用法:水煎服,每日 1 剂,分 2 次服。(唐大昀 张俐敏 主编·《传世金方·祖传秘方》378)

★ 79. 治瘾疹风疮疼痛:白僵蚕。焙研,酒服一钱,立瘥。(历代医学名著全书 明·李时珍

撰·《本草纲目》4 册 3330)

★ 80. 治瘾疹、偏正头痛,并夹脑风,连太阳头痛者:白僵蚕适量。用法:上药直者,去嘴,焙尽丝令黄,研为末。好茶清,入些姜汁调服。主治:①瘾疹。②《赤水玄珠》:偏正头痛,并夹脑风,连太阳头痛者。(孙世发 主编·《中医小方大辞典》190 引《直指》)

★ 81. 治疮臟,患疮误用攻劫之药,致毒气入内,腹大胀满:【枣蚕丸】白僵蚕、大枣各 120 克。用法:先用水煮大枣,取汤洗蚕弃汤,以大枣去皮、核,捣烂。将蚕晒干,研为末,同大枣捣和为丸。每次 9 克,早、中、晚仍用大枣汤送下。服完全愈。(孙世发 主编·《中医小方大辞典》433)

★ 82. 治野火丹毒从背上两胁起者:僵蚕二七枚,和慎火草捣涂。(历代医学名著全书 明代·李时珍 撰·《本草纲目》4 册 3330)

★ 83. 治面上黑黯:白僵蚕末,水和搽之。(历代医学名著全书 明·李时珍 撰·《本草纲目》4 册 3330)

★ 84. 治黄褐斑:僵蚕 15 克,白芷 12 克,透骨草 12 克,红花 10 克,珍珠粉 3 克。上药研细粉,用蜂蜜调成糊状,敷于清洁的面部,30 分钟洗净即可,隔日 1 次。(李永明 张可堂·《中国中医药报》2011 年 1 月 7 日)

★ 85. 治粉滓面䵟,令人面色好:用白僵蚕、黑牵牛(细研)各等分。为末。如澡豆,日用之。(历代医学名著全书 明·李时珍 撰·《本草纲目》4 册 3330)

★ 86. 治痘疮赤瘢:鸡子一个,酒醋,浸七日,白僵蚕二七枚,和匀。揩赤(瘢),涂之效。(陆锦燧 辑·《鲟溪秘传简验方》165)

★ 87. 治一切金疮及刀斧伤:白僵蚕炒黄研末,敷之立愈。(历代医学名著全书 明·李时珍 撰·《本草纲目》4 册 3330)

★ 88. 治复视:白附子、僵蚕、全蝎各等分。用法:共为末,每用黄酒调服二钱,一日二次。(中医研究院革命委员会编·《常见病验方研究参考资料》457)

★ 89. 治肝胆风热郁脑成渊,时时流臭黄水,久则如漏,头脑苦痛者:【石髓平渊散】僵蚕(去嘴)3 克,石髓(黄鱼头中石,醋煅五七次)适量。用法:上药研为末。吹入鼻中。另取丝瓜近

根藤数条,烧存性,研末。每次 3 克,白汤送下。主治:肝胆风热郁脑成渊,时时流臭黄水,久则如漏,头脑苦痛者。(孙世发 主编·《中医小方大辞典》303 引《医级》)

★ 90. 治口疮:【二物散】白僵蚕、黄连各等份。用法:上药研为末。临卧掺口内。(孙世发 主编·《中医小方大辞典》214 引《圣济总录》)

★ 91. 治风壅牙痛:【僵蚕散】僵蚕、藁本、白芷各等分。上为细末。每用少许揩牙痛处,用盐水灌漱。(宋立人 总编·《中华本草》9 册 181 引《普济方》)

★ 92. 治风火牙痛:【僵皂散】僵蚕、皂角各等分,捣罗成细粉。用法:外用,涂痛处,每日 1～2 次,每次适量。功能:息风,止痛。(张金鼎 邹治文 编·《虫类中药与效方》153 引《普济方》)

★ 93. 治牙齿疼痛:白僵蚕、生姜同炒赤黄色,去姜为末。以皂角水调擦之,即止。(历代医学名著全书 明·李时珍撰·《本草纲目》4 册 3330 引《普济方》)

★ 94. 治风虫牙痛:白僵蚕(炒)、蚕退纸(烧)各等分。为末。擦之。以盐汤漱口。(历代医学名著全书 明·李时珍 撰·《本草纲目》4 册 3330 引《直指方》)

★ 95. 治齿痛,蛀孔:白僵蚕(炒)、白矾(炒枯)各 15 克。用法:上药研为细末,以腊月猪脂为丸。纳于孔中。(孙世发 主编·《中医小方大辞典》205 引《圣济总录》)

★ 96. 治口糜生疮:黄柏(蜜涂炙干,去火毒)、白僵蚕(直者,置新瓦上,下以火、蚕丝断,出火毒)各等份。用法:上药研为细散。掺疮及舌上,吐涎。(孙世发 主编·《中医小方大辞典》592)

★ 97. 治重舌、木舌 2 方

①僵蚕,为末,吹之,吐痰甚妙。(历代医学名著全书 明·李时珍 撰·《本草纲目》4 册 3331)

②僵蚕一钱,黄连(蜜炒)二钱。为末,掺之,涎出为妙。(江苏新医学院 编·《中药大辞典》上册 740 引《积德堂经验方》)

★ 98. 治重舌验案:黄某,男,5 岁,1985 年 7 月 6 日就诊。舌下长有一肿物已半个月,症见言语不清,口流涎沫,不思饮食,西医诊为"舌下囊肿",拟手术治疗,于是其父亲邀余诊治,检查舌下见一实质性肿物,状若莲花,形如小舌,触之即痛,中医病名曰:"重舌。"乃心脾蕴热,复感风邪,邪气相搏,循经上结于舌而成。经用僵蚕末少许,趁幼儿啼笑之际,吹入舌根,每天 3 次,连续 3 天,舌下肿物自行开为两瓣,再继续吹药数次,舌下肿物消失而愈,1 年后随访,未见复发。(杨鹏举 主编·《中医单药奇效真传》457)

★ 99. 治扁桃体炎:白僵蚕 1 条。研细末,以生姜汁调服(吐涎出即愈)。适用于急性扁桃体炎。(胡郁坤 陈志鹏 主编·《中医单方全书》429)

★ 100. 治痧疹,咽喉肿痛:苦参 9 克,白僵蚕 3 克。用法:上药研为细末。吹入。(孙世发 主编·《中医小方大辞典》209 引《活幼心法》)

★ 101. 治咽喉肿痛 2 方

①【甘露散】白僵蚕(炒)、天南星各等份。用法:上药研为细散。每次 3 克,生姜薄荷汤调下。(孙世发 主编·《中医小方大辞典》297 引《圣济总录》)

②【吹喉散】青黛 30 克,盆硝 60 克,白僵蚕(炒)、甘草各 15 克。用法:上药研为细末。吹咽喉中。频用大效。(孙世发主编·《中医小方大辞典》1421 引《医方类聚》)

★ 102. 治喉肿痛:用直白僵蚕、白梅。不以多少,研为末。入米醋少许。和蚕末含化。须臾所肿即破矣。(电子版·《中华医典·普济方》卷六十一)

★ 103. 治喉证:【治喉散】冰片 22.5 克,白僵蚕 15 克,硼砂 7.5 克,芒硝 22.5 克。用法:上药研为末。用苇管吹喉内患处。(孙世发 主编·《中医小方大辞典》1471 引《同寿录》)

★ 104. 治九种喉证:【如圣丸】白僵蚕、天南星、马勃各等份。用法:上药研为细末,用盐梅生姜汁为丸,如弹子大,嚼化。(孙世发 主编·《中医小方大辞典》1401 引《普济方》)

★ 105. 治喉息肉,肠息肉:【济生乌梅片】僵蚕、乌梅各 250 克,红花 50 克,莪术 100 克。用法:共制成 1000 片,每片 0.3 克。口服。每次 6～12 克,每日服 3 次。功能:化痰散结,活血化瘀。(张金鼎 邹治文 编·《虫类中药与效方》153)

★ 106. 治喉痹口疮,腮颊肿痛:【消毒丸】白僵蚕(炒去丝、嘴)、牛蒡子(微炒)各等分。为

细末,炼蜜为丸,每一两作一十五丸。每服一丸,含化,食后。(宋立人 总编·《中华本草》9 册 181 引《杨氏家藏方》)

★ 107. 治喉痹、喉风项肿:僵蚕 60 克,葱 2 把。用法:水煎,熏洗项间。(吴素玲 李俭 主编·《实用偏方大全》722 引《喉科集腋》)

★ 108. **治喉痹失音:**栝楼皮(炒)、僵蚕(炒)、甘草(炒)各二钱。共为末。每服三钱,姜汤下。(宋立人 总编·《中华本草》9 册 181 引《疑难杂症简方》)

★ 109. 治喉痹肿痛:【开关散】露蜂房、白僵蚕各等份。用法:上药研为末。吹入喉内;或用乳香 1.5 克煎服。(孙世发 主编·《中医小方大辞典》250 引《李氏医鉴》)

★ 110. 治喉痹:炒白僵蚕 6 克,诃子 6 克,薄荷 3 克,甘草 3 克。用法:上药研细末,以管吹入喉中。(吴素玲 李俭 主编·《实用偏方大全》719 引《各家方选》)

★ 111. 治喉风喉痹 3 方

①【开关散】用白僵蚕(炒)、白矾(半生半烧)各等分。为末。每以一钱,用自然姜汁调灌,得吐顽痰,立效。小儿加薄荷、生姜少许,同调。一方用白梅肉和丸,绵裹含之,咽汁也。(历代医学名著全书 明·李时珍 撰·《本草纲目》4 册 3330)

②用白僵蚕(炒)半两,生甘草一钱。为末。姜汁调服,涎出立愈。(历代医学名著全书 明代·李时珍 撰·《本草纲目》4 册 3330)

③用白僵蚕三七枚,乳香一分。为末。每以一钱烧烟,熏入喉中,涎出即愈。(历代医学名著全书 明·李时珍 撰·《本草纲目》4 册 3330)

★ 112. 治风热喉痹,缠喉风:【玉钥匙】芒硝 45 克,硼砂 15 克,冰片 22.5 克,白僵蚕 7.5 克。用法:上药研为末,和匀。以竹管吹 1.5 克入喉中。立愈。(孙世发 主编·《中医小方大辞典》1300 引《三因》)

★ 113. 治喉痹及喉咽肿痛闭塞:【牙硝散】白僵蚕(生,去丝嘴)、马牙硝各 6 克。用法:上药研为末。每次 1.5 克,生姜汁调下,不拘时候。(孙世发 主编·《中医小方大辞典》258 引《普济方》)

★ 114. ①治风痰喉痹。②治中风,痰涎壅塞:【通神散】白僵蚕七个(焙干,研末)。用法:生姜汁半盏调服。立吐出风痰,又用七个,依法再吐尽,仍用大黄如指大,纸裹煨熟,含津咽下。食填,再用大黄,若口闭紧,用蚕煎汁,以竹管灌鼻中,男左女右。主治:①《证治宝鉴》:风痰喉痹。②《证治汇补》:中风,痰涎壅塞。(彭怀仁 主编·《中医方剂大辞典》8 册 992 引《证治宝鉴》)

★ 115. 治缠喉风:白僵蚕(研细末)、生姜汁各少许。用法:和水灌下。(孙世发 主编·《中医小方大辞典》679 引《仙拈集》)

★ 116. 治缠喉风,急喉痹,牙关紧闭,痰涎壅塞者:【二圣散】鸭嘴胆矾 6 克,白僵蚕(去丝嘴)15 克。用法:上药研细末。每次少许,吹入喉中。(孙世发 主编·《中医小方大辞典》208 引《医方类聚》卷)

★ 117. 治缠喉风,气息不通:【开关散】白僵蚕(直者,去头)半两,枯白矾一两。上为细末。每服三钱,生姜蜜水调匀,细细服之,不拘时候。(宋立人 总编·《中华本草》9 册 181 引《御药院方》)

★ 118. 治缠喉风并急喉闭喉肿痛者:【白僵蚕散】白僵蚕一两(新瓦上炭火略炒微黄色),天南星一两(炮裂,刮去粗皮,锉)。为细末。每服一字,用生姜自然汁少许调药末,以熟水投之,呷下,吐出涎痰即快,不时服之。(江苏新医学院 编·《中药大辞典》上册 740 引《魏氏家藏方》)

★ 119. 治咽喉肿痛,缠喉风闭塞:(春风散)僵蚕、黄连(俱锉)、朴硝、白矾、青黛各五钱。用法:腊月初一,取猪胆五六个,将上药装入胆内,缚定,用青纸裹,将地掘一方坑,长阔一尺,上用竹竿横吊,以胆悬定于内,候至立春日取出,置当风处吹干,去皮,以药研末,密收吹喉。(彭怀仁主编·《中医方剂大辞典》7 册 14 引《古今医鉴》)

★ 120. 治喉风:【夺命散】胆矾(另研)、白僵蚕(研为末)、乌龙尾(另研)各 30 克,天南星(研为末)15 克。用法:上药和匀。每用少许,以鸡羽湿点药扫喉中,涎出,再点药入喉。候涎化为黄水出,方用温水漱口。(孙世发 主编·《中医小方大辞典》1378 引《普济方》)

★ 121. ①治喉风。②疫盛急喉闭:【僵蚕丸】白僵蚕(炒)、明白矾(生)、白梅肉各适量。用法:上药研为末,以白梅肉为丸,如皂子大。每次1丸,薄绵包入喉。少顷涎水出而愈。主治:①《直指》:喉风。②《杂病源流犀烛》:疫盛急喉闭。(孙世发 主编·《中医小方大辞典》1214引《直指》)

★ **122. 治急喉风2方**

①【夺命散】白矾(枯)、僵蚕(炒去丝)、硼砂、皂角(末)各等分。用法:上为末。少许吹喉中。痰出愈。(彭怀仁 主编·《中医方剂大辞典》4册222引《袖珍》)

②僵蚕30克,南星30克,生白矾30克。用法:上药研为细末,每服0.3克许,生姜自然汁调下。小儿服0.15克。(吴素玲 李俭主编·《实用偏方大全》724引《卫生家宝》)

★ **123. 治喉闭:**青黛三两,芒硝二两,白僵蚕一两,甘草四两。用法:上为细末,用腊月内牛胆汁儿有黄者盛药其中,荫四十九日,多时为妙。(彭怀仁 主编·《中医方剂大辞典》7册488引《卫生宝鉴》)

★ **124. 治喉闭牙关不开者:**白僵蚕,微炒为末,生姜自然汁调下一钱。(江苏新医学院 编·《中药大辞典》上册740引《中藏经》)

★ **125. 治咽喉肿闭不通:**【五痹散】白僵蚕(直者去头,微炒)、大黄(生)各一两。用法:上为细末。每服五钱,生姜自然汁三分,温蜜水七分调匀,细细服。(彭怀仁 主编·《中医方剂大辞典》2册376引《御药院方》)

★ **126. 治咽喉闭塞不通:**白僵蚕(直,用生者)、蛇蜕皮(烧灰)各等分。用法:上为细散。每用半钱匕,掺咽内,咽津无妨,不拘时候。(彭怀仁 主编·《中医方剂大辞典》2册4引《圣济总录》)

★ **127. 治咽喉闭塞:**【吹喉散】铜绿、胆矾、白僵蚕、朴硝各等份。用法:上药研为细末。吹在喉中。(孙世发 主编·《中医小方大辞典》1421引《鸡峰》)

★ **128. 治牙喉关闭:**【开关散】牙皂3克,白僵蚕2.4克。用法 上药研为末。吹之。(孙世发主编·《中医小方大辞典》250引《囊秘喉书》)

★ **129. 治白喉呼吸困难,或喘急欲窒息者:**白僵蚕一钱,枯矾八分。用法:共研细末,开水冲服。(中医研究院革命委员会 编·《常见病验方研究参考资料》27)

★ **130. 治音声障碍:**白僵蚕10克,白萝卜100克。水煎服。适用于声音嘶哑。(胡郁坤 陈志鹏 主编·《中医单方全书》434)

★ **131. 治言语障碍:**僵蚕9克,薄荷9克。水煎服。适用于病后感受风邪哑不能言者。(胡郁坤 陈志鹏 主编·《中医单方全书》436)

★ **132. 治时气疙瘩,肿塞咽喉,水米不下:**【夺命丹】川大黄30克,白僵蚕15克。用法:上药研为细末,生姜汁为丸,如弹子大,阴干。生姜汁磨化下。(孙世发 主编·《中医小方大辞典》349引《施园端效方》)

★ **133. 用于喉息肉、肠息肉:**【济生乌梅丸】僵蚕250克,乌梅250克,红花50克,莪术100克。以上4味,僵蚕、红花粉碎成细粉,粗头与其余二味加水煎煮2次,滤过,合并滤液,浓缩成清膏,加细粉拌匀,用10%的淀粉浆制粒,干燥,压制成1000片。每片重0.3克。口服,每次2~4片,每日3次。功能:化痰散结,活血化瘀。(宋立人 总编·《中华本草》9册181)

★ **134. 治妇人头晕,挟痰多呕吐者,状若醉头风:**僵蚕(去丝嘴)、天南星各等分。用法:上为细末,生姜自然汁和做饼,如钱大,厚五分,阴干。每服一饼,用平胃散三钱,生姜五片,大枣二个,水三大盏,先煎一沸,次将饼捶碎入汤同煎一二沸。(彭怀仁 主编·《中医方剂大辞典》10册1277引《女科百问》)

★ **135. 治产前产后急喉闭:**白僵蚕(去丝,锉,略炒)15克,甘草(生)3克。用法:上药各为末,和匀。每次3克,以生姜汁调药令稠,灌下,便急以温茶清冲下。(孙世发 主编·《中医小方大辞典》602引《洪氏集验方》)

★ **136. 治下奶:**白僵蚕末两钱。酒调下,少顷以芝麻茶一钱热投之。(江苏新医学院 编·《中药大辞典》上册740引《经验后方》)

★ **137. 治乳疮:**僵蚕、乌蛇、地龙各三钱。配制:共为细末,黄蜡为丸,作成九丸。用法:每日三次,每次三丸,白水送服。(沈洪瑞 主编·《重订十万金方》407)

★ **138. 治急性乳腺炎:**将生僵蚕5钱,研成细末,用陈醋调匀,涂发炎部位及周围,1日数次,保持湿润,直至肿块消散,一般症状缓解为止。另以金银花、蒲公英各2两分次煎服或代茶。曾治17例,多例为炎症早期,除1例发病第

5 天就诊者仍化脓外,余 16 例均消散而愈(其中 2 例并用青霉素)。一般用药 2 ~ 3 天症状缓解,肿块变软,5 ~ 8 天肿块消失。(江苏新医学院 编·《中药大辞典》上册 740)

★ 139. 治新生儿黄疸:僵蚕 30 克。去嘴,研末,煎汤洗;或加蛇蜕末 3 克,同煎洗。适用于胎黄。(胡郁坤 陈志鹏 主编·《中医单方全书》296)

★ 140. 治小儿肺炎:僵蚕 30 克,茶叶 15 克。共研细末,开水冲服,每次 5 克。适用于小儿肺炎风痰喘咳、夜不安眠者。(胡郁坤 陈志鹏 主编·《中医单方全书》313)

★ 141. 治撮口,初生小儿七日不食乳:【蚕号散】僵蚕四个(去嘴,略炒),茯苓少许。用法:上为末。蜜调,抹儿口内。(彭怀仁 主编·《中医方剂大辞典》8 册 8 引《婴童百问》)

★ 142. 治小儿撮口及发噤:白僵蚕二枚。为末。用蜜和,敷于小儿唇口内。(江苏新医学院 编·《中药大辞典》上册 740 引《小儿宫气方》)

★ 143. 治小儿惊风 3 方

①【安惊保命丹】冰片 1 片,朱砂 1 粒,全蝎(去尾足)、白僵蚕各 1 个。用法:上药研为细末。用奶乳调服之。(孙世发 主编·《中医小方大辞典》1395 引《普济方》)

②白僵蚕、蝎梢各等分,天雄尖、附子尖共一钱(微炮过)。为细末。每服一字或半钱,以生姜温水调,灌之。(江苏新医学院 编·《中药大辞典》上册 740 引《本草衍义》)

③僵蚕,全蝎各 1 钱,桑叶、菊花各二钱,菖蒲 8 分,天麻 1.5 钱。水煎服。(《全国中草药汇编》编写组 编·《全国中草药汇编》上册 918)

★ 144. 治小儿惊风,抽搐神昏:僵蚕(炒)224 克,全蝎 130 克,雄黄 40 克,朱砂 60 克,甘草 60 克。用法:雄黄、朱砂分别水飞或粉碎成极细末,其余全蝎等三味粉碎成细末,与上述粉末配研,过筛混匀。口服,周岁小儿 1 次 1.5 克,1 日 2 次。周岁以内酌减。功能:镇惊熄风。(彭怀仁 主编·《中医方剂大辞典》1 册 1183)

★ 145. 治小儿诸惊:朱砂一分,蝎梢三十条,僵蚕三十条(直者)。用法:上为末。每服一字、半钱,薄荷金银汤调下。逐日可常服之。(彭怀仁主编·《中医方剂大辞典》10 册 771 引《幼幼新书》)

★ 146. 治急惊风:僵蚕七个,全蝎三尾,朱砂少许。用法:共研末,调母乳汁服。(中医研究院革命委员会 编·《常见病验方研究参考资料》379)

★ 147. 治急、慢惊风:【朱粉散】朱砂 1 粒,轻粉 1 片,白僵蚕 7 个,蝎 3 个。用法:上药先将白僵蚕、蝎微炒燥,取出待冷,同朱砂、轻粉研为细末。却以母乳汁调抹于儿口内。(孙世发 主编·《中医小方大辞典》1389 引《东医宝鉴·杂病篇》)

★ 148. 治小儿慢惊风:【天浆子散】天浆子、白僵蚕(炒)、干蝎(炒)各 3 枚,麻黄适量。用法:前 3 味药研为散。每次 1 克,煎麻黄汤调下,每日 3 次,不拘时候。汗出为效。(孙世发主编·《中医小方大辞典》1273 引《圣济总录》)

★ 149. 治小儿脐风 3 方

①僵蚕(炒黄)一条。用法:研细末,蜂蜜蘸药喂服,初生儿在一日内服完。服药后口吐白沫为好的反应。(中医研究院革命委员会 编·《常见病验方研究参考资料》381)

②僵蚕末适量。用法:取上药,与适量蜂蜜调成膏。涂敷脐上。功能:解毒止痉。(薛建国 李缨主编·《实用单方大全》472)

③僵蚕三钱,蝉蜕十余只,天南星一钱。用法:水煎服。(中医研究院革命委员会 编·《常见病验方研究参考资料》382)

★ 150. 治小儿身生鳞甲:僵蚕不拘多少,为细面。用法:一岁小儿每服二分,开水送下。(沈洪瑞主编·《重订十万金方》672)

★ 151. 治小儿鳞体,皮肤如蛇皮鳞甲之状,由气血否涩,亦曰胎垢,又曰蛇体:白僵蚕。去丝嘴为末,煎汤,适温暖浴之。一方加蛇蜕。(历代医学名著全书 明·李时珍 撰·《本草纲目》4 册 3330)

★ 152. 治小儿乳癣:僵蚕适量。用法:取上药,去嘴研末,煎汤浴之,每天 1 次,或 2 天 1 次。(薛建国 李缨 主编·《实用单方大全》472 引《奇方类编》)

★ 153. 治小儿口疮通白者:白僵蚕,炒黄,拭去黄肉、毛,研末,蜜和涂之,立效。(历代医学名著全书 明·李时珍 撰·《本草纲目》4 册 3330)

★ 154. 治小儿风壅痰盛,咳嗽气急,壮热颊赤,昏愦呕吐,面目浮肿,乳食减少:白僵蚕五两(净洗,去丝头足,焙干),延胡索(去皮)三两。用法:上为末。每服一字或半钱,淡韭汁温调服之;婴孩每服半字,乳汁调下,不拘时候。(彭怀仁 主编·《中医方剂大辞典》10 册 103 引《卫生总微》)

★ 155. 治小儿痰喘:【天龙丸】白僵蚕、甘草各 120 克。用法:上药研为末,炼蜜为丸,如弹子大。每日服 12 克。药完自愈。(孙世发 主编·《中医小方大辞典》248 引《续刻经验方》)

★ 156. 治小儿喉痹肿痛:【露蜂房散】露蜂房(烧灰)、白僵蚕各一分。上二味,细研。每服半钱匕,用乳香煎汤下。看小儿大小,以意加减。(宋立人 总编·《中华本草》9 册 230 引《圣济总录》)

★ 157. 治小儿天钓:白僵蚕(炒)、马牙硝(研)、郁金、干蝎(去土,炒)各半两。用法:上为散。每服一字匕,乳汁调服,甚者半钱匕,不拘时候。(彭怀仁 主编·《中医方剂大辞典》10 册 1332 引《圣济总录》)

★ 158. 治小儿一切疳痹,病后失调,四肢无力,精神倦怠,骨瘦如柴;以及疳眼羞明,雀矇怕亮,痘后目病,翳膜遮睛:【猪肝散】雄猪肝(重 15 克)1 片,谷精草 3 克,白僵蚕(酒炒)7 条。用法:上药共入砂罐内,加井花水煨,去渣,吃汤并肝,每日 1 次。(孙世发 主编·《中医小方大辞典》1136 引《幼科直言》)

★ 159. 治小儿五软,久患疳疾,体虚不食,及诸病后天柱骨倒:【健骨散】用白僵蚕。用法:上为末三岁儿每服半钱,薄荷酒调下。后用生筋散贴。(彭怀仁 主编·《中医方剂大辞典》8 册 508 引《得效》)

★ 160. 治小儿小便赤涩不通;亦治血淋、砂淋:白僵蚕(炒去丝嘴)、当归(去芦,洗净)各等分。用法:上为细末。每服半钱或一钱,煎车前子汤调下;若砂淋者,煎羊蹄草汤调下,不拘时候。(彭怀仁 主编·《中医方剂大辞典》10 册 1332 引《卫生总微》)

★ 161. 治小儿夜卧不稳,梦中惊叫,或多虚汗:朱砂、白僵蚕、天南星(生)各一分。用法:上为末,面糊为丸,如梧桐子大。每服五丸至七丸,薄荷汤送下。功能:镇心化涎。(彭怀仁 主编·《中医方剂大辞典》6 册 272 引《幼幼新书》)

★ 162. 治小儿诸病后多睡:白僵蚕二钱,威灵仙三钱,大戟一钱。用法:上为末。每服半钱,腊茶清调下,二服便醒。(彭怀仁 主编·《中医方剂大辞典》10 册 1414 引《普济方》)

★ 163. 治小儿感冒发热抽搐:僵蚕 3 克。用法:水煎去渣取汁,加蜂蜜适量调服。功效:清热,通络,止痉。(郭志杰 吴琼等 主编·《传世金方·一味妙方》195)

★ 164. 治小儿夜啼:僵蚕一钱。用法:水煎服。(中医研究院革命委员会 编·《常见病验方研究参考资料》392)

★ 165. 治惊恐夜啼:僵蚕、地龙、蝉蜕各 3 克。用法:水煎服。每日 1 剂,2 次分服。(郭爱廷·《实用单方验方大全》547)

★ 166. 治麻疹:僵蚕 2 克,白水牛角 10 克,紫草 6 克。用法:水煎内服,每日 1 剂,日服 3 次。适应证:本方具有清热解毒、通窍透疹等功效。(吴静 编·《祛百病祖传秘方》166)

★ 167. 治脑瘤:僵蚕、白附子、全蝎各 30 克。用法:研细末,每服 3 克,热酒调下,日服 2 次。说明:牵正散(上方)原治中风口眼歪斜、半身不遂。近年有报道僵蚕有抗癌作用。金有景观察一脑癌患者,在服用治疗脑癌的中药同时,每日加服 2 次(每次 3 克)牵正散。临床对此观察,发现单纯服中药与服中药加牵正散效果不同。中药加牵正散后临床症状有明显改善,主要为脑部疼痛减轻、视力改善、神志清楚。(张力群等 主编·《中国民族民间秘方大全》1232《杨氏家藏方》)

★ 168. 治胃癌方:僵蚕 15 克,蜈蚣 10 条,桃仁 15 克。水煎服。若效不显时,可加穿山甲。此方力雄厚而不峻,服之对胃癌恶疾有近期疗效。(岳美中 原著 陈可冀等 合编·《岳美中医学文集》676)

★ 169. 治乳癌初起,坚硬如鸡子大:银花一两,山甲珠、僵蚕各三钱,木鳖子(整个用)、大枫子各三个(整个用)。用法:用烧酒一斤,均二次用炭火煎之顿服。备注:大枫子、木鳖子均有毒,用时应慎重。(中医研究院革命委员会 编·《常见病验方研究参考资料》269)

鲤鱼（83方）

【药性】味甘，性平。归脾、肾、胃、胆经。

【功能与主治】健脾和胃，利水下气，通乳，安胎。主治胃痛，泄泻，水湿肿满，小便不利，脚气，黄疸，咳嗽气逆，胎动不安，妊娠水肿，产后乳汁稀少。

【用法用量】内服：蒸汤或煮食，100～240克。外用：适量，烧灰，醋调敷。

【使用注意】风热者慎服。

1.《本草衍义》"食之，多发风热。"

2.《饮膳正要》："天行病后不可食，有宿瘕者不可食。"

★ **1. 治头痛**：黑鲤鱼头、红糖适量。用法：取活黑鲤鱼切下头，待水沸后放入煎煮至极烂，加入红糖。头痛发作时尽量服用。功效：通经络，散风寒。用治头风。验证：据《浙江中医》1985年12期介绍：付某，17岁，每天8～9时，眉棱骨开始疼痛。痛时狂叫，眼睛凸出，面色红，嘴角抽动，鼻尖发酸。曾经针灸、中西医治疗无效。后以此方治之，服后，其病若失，至今1年未见复发。（宋建华 主编·《偏方秘方大全》13）

★ **2. 治肺痈已成未成，胸中隐痛，咯吐脓血：【金鱼汤】**活鲤鱼一条（约4两重），贝母一钱。先将鲤鱼连鳞剖去肚肠，勿经水气，用贝母细末掺在鱼肚内，线扎住。用上白童便半大碗，将鱼浸童便内，重汤炖煮，鱼眼突出为度。少顷取出，去鳞、骨，取净鱼肉浸入童便内炖热。肉与童便作二三次一日食尽。（宋立人 总编·《中华本草》9册287引《外科正宗》）

★ **3. 治黄疸**：大鲤鱼一条（去内脏，不去鳞）。放火中煨熟，分次食用。（江苏新医学院编·《中药大辞典》下册2621）

★ **4. 治胆囊炎**：鲤鱼1条，车前草30克，竹叶3克。水煎，喝汤吃鲤鱼，每日1次。（全福男编著·《古今奇方》20）

★ **5. 治肝炎**：鲤鱼1条，滑石5钱。用法：共蒸去渣。每日1剂，分2次服。功能：清热解毒，利湿通淋。（易法银 喻斌 主编·《湖南省中医单方验方精选·内科》上册407）

★ **6. 治肝硬化腹水5方**

①【**鲤鱼汤**】鲤鱼1条，白胡椒3克，红茶5克（铁观音茶最好），紫皮蒜1头，醋柴胡10克，泽泻20克，广砂仁15克，白商陆10克（从小量到大量，此量大），大腹皮、赤小豆各酌量。每天1付，一般1周到2周肝硬化腹水就消失，没有反弹。（任继学教授·《薪火传承系列·谈中医学的继承与创新》VCD）

②鲤鱼1条（重1～4斤），大腹皮、猪苓、防己、泽泻各3钱。用法：将鱼剖腹洗净，除去肠杂，将上4味研末，装鱼腹内，用砂锅或搪瓷盆煮熟，去药渣，食鱼饮汤。鲤鱼1斤者1天吃完，1斤以上者2天吃完，平均每天1斤左右即可，吃鲤鱼7天后，再服大腹皮等4味药的煎剂。（中医研究院革命委员会编·《常见病验方研究参考资料》166）

③活鲤鱼1条（重500克以上），赤小豆500克。用法：一起煮至鱼熟豆烂。将豆、鱼、汤分次服完，每天或隔天1剂，连续服用，以愈为止。据河北中医研究院报道，应用本方治疗2例，均获满意疗效。（薛建国 李缨主编·《实用单方大全》222）

④活鲤鱼重500克（去鳞甲、鳃及内脏），赤小豆60克，煮汤至肉烂为度，纱布过滤去渣后服用，每日1次，每次服250克，连服2～3周。（中医药学高级丛书 王永炎 鲁兆麟 主编·《中医内科学》602）

⑤鲤鱼1条（约0.5斤重），为巴豆14粒。用法：把鲤鱼去五脏、鳞甲，将巴豆装入鱼腹，加水煮熟，去巴豆不用。每次适量，每日3次吃肉喝汤。功能：活血化瘀，峻下逐水。注意事项：禁忌盐酱及房事100天。煮时勿放入盐与其他材料。（易法银 喻斌 主编·《湖南省中医单方验方精选·内科》上册460）

★ **7. 治单腹胀：【化龙丹】**大鲤鱼1条，巴豆40粒。用法：将鱼剖了，将鱼脊剖开2刀，将巴豆下在2刀口合住，用纸包裹，慢火烧熟。去豆食鱼，米汤下。（吴素玲 李俭 主编·《实用偏方大全》182）

★ **8. 治肾炎，属湿热蕴结型**：鲤鱼1尾，黑丑、白丑各 1.5 克。用法:黑白丑炒后研末,将鲤鱼去鳞及内脏,纳入黑白丑末于鱼腹中,用线缝合,共炖至熟。每日 1 剂,分 2 次服鱼及汤。功能:清热利湿,健脾消肿。方解:鲤鱼健脾养胃,利水消肿;牵牛子泻下逐水。两者合用,共奏清热利湿,健脾消肿之效。(易法银 喻斌 主编·《湖南省中医单方验方精选·内科》中册 1614)

★ 9. **治慢性肾炎 3 方**

①鲤鱼一条(半斤重),冬瓜二斤。用法:不加盐,煮服,或加秋石三钱同煮。(中医研究院革命委员会 编·《常见病验方研究参考资料》179)

②鲤鱼 1 条(活者,重约半斤,去头、鳞及内脏),胡椒 50 克,茶叶 15 克,大蒜 1 头,土茯苓 50~100 克,生白术 15 克,桂枝 15 克,泽泻 15 克,陈皮 15 克,大腹皮 15 克,砂仁 15 克,生姜皮 10 克。水煎服,吃鱼喝汤。阳虚明显,畏寒甚者,加炮附子、干姜,桂枝易为肉桂;喘促者,加炒葶苈子、大枣、白芥子。(余靖 主编·《础石集·第三辑》任继学经验方 308)

③鲤鱼 500 克 1 条(去鳞及内脏),醋 30 克,茶叶 6 克。共放入锅内加水炖熟,空腹吃(1 次吃不完可分 2 次)。(宋立人 总编·《中华本草》9 册 286)

★ 10. **用于利尿消肿**:取约 1 斤重的新鲜鲤鱼 1 条,除去鳞及内脏,和赤小豆 1 两加水煮熟(先将赤豆煮开,再加入鲤鱼),不加油盐醋及其他调味料。于早饭前或与早饭同时 1 次服完。病重者 1 天可服 2 剂,轻症及巩固疗效阶段可只服半剂。临床观察 9 例门静脉性肝硬化伴见浮肿或腹水患者,服药后尿量均显著增加,最快者 3 天,最慢者 10 天,平均 5 天;随着尿量增多,浮肿及腹水亦先后逐渐消退。但停药后利尿作用又有下降现象。(江苏新医学院 编·《中药大辞典》下册 2621)

★ 11. **治急、慢性肾炎,肾病综合征之水肿**:大鲤鱼 1 尾,醋 60 毫升。用法:鲤鱼加醋,煮干后食鱼。每日 1 次。禁忌:消化道溃疡及胃酸过多者忌用。(吴静 主编·《祛百病醋蛋秘方》101)

★ 12. **治急性肾小球肾炎水肿**:赤小豆 100 克,鲤鱼 1 条(约 500 克)。用法:将鲤鱼宰杀,去内脏,但不去鳞,洗净,与赤小豆一起,加水共煮沸 1 小时,不放盐,吃鱼喝汤,每日 1 剂。连服 5

日后改为隔日 1 剂。功效:健脾补肾,利尿消肿。医师嘱咐:赤小豆有解毒利尿作用,鲤鱼有补虚和利水作用。二者合用,疗效显著,对急性肾炎水肿有良效。(刘道清主编·《中国民间神效秘方》366)

★ 13. **治慢性肾盂肾炎**:活鲤鱼 1 条(重 500 克左右),白花商陆根 9 克(红花的不可用)。用法:除去鲤鱼的内脏,保留鱼鳞。将商陆根填入鱼腹,放锅内水煮,煮到鱼汤发黄变浓为止,不加油盐和其他佐料。先喝汤,成人每次 400 毫升,小儿每次 200 毫升,鱼汤喝完后再加水煮,吃鱼喝汤。(李川 主编·《民间祖传秘方》99)

★ 14. **肾炎水肿**:鲜鲤鱼 1 尾,连梗大蒜 3 株,赤小豆 90 克。用法:将鲤鱼去内脏不洗,大蒜捣烂,加糖适量,共煮。每日 1 剂,分 2 次服鱼肉及汤。功能:理气健脾,利水消肿。方解:鲤鱼健脾利尿消肿;大蒜温中散寒;赤小豆清热解毒,利水消肿。诸药合用,共奏理气健脾,利水消肿之功。注意事项:连服 2~3 剂。(易法银 喻斌 主编·《湖南省中医单方验方精选·内科》中册 1622)

★ 15. **治卒肿满,身面皆洪大**:大鲤鱼一头,醇酒三升。煮之,令酒干尽,乃食之,勿用醋及盐、豉他物。(江苏新医学院 编·《中药大辞典》下册 2621 引《补缺肘后方》)

★ 16. **治水病身肿**:鲤鱼一头,极大者。去头尾及骨,唯取肉,以水二斗,赤小豆一升,和鱼肉煮,可取二升以上汁,生布绞去滓。顿服尽,如不能尽,分为二服。后服温令暖,服讫下利,利尽瘥。(江苏新医学院 编·《中药大辞典》下册 2621 引《外台秘要方》)

★ 17. **治水肿胀满**:赤尾鲤鱼一斤。破开,不见水及盐,以生矾五钱,研末,入腹内,火纸包裹,外以黄土泥包,放灶内煨熟取出,去纸泥,为粥食,一日用尽。(江苏新医学院 编·《中药大辞典》下册 2621 引《医方摘要》)

★ 18. **治水肿 6 方**

①鲤鱼一尾(1 斤重左右),赤小豆 1 两。用法:煮烂,少加糖,服用。(中医研究院革命委员会 编·《常见病验方研究参考资料》236)

②鲤鱼二斤,大蒜一斤。二物一同炖之,或加作料亦可,用水煮亦可。用法:一次吃完。(沈洪瑞主编·《重订十万金方》161)

③鲤鱼 150 克,冬瓜 150 克,五味子 3 克。水煎,喝汤吃鱼肉,每天 1 次。(金福男 编著·《古今奇方》30)

④鲤鱼一尾(1 斤重左右,去肠洗净),商陆 6 克,赤小豆 18 克,紫苏茎叶 6 克。上药于锅中,着水 1.5 升,煮鱼烂熟,空腹食之。其汁入葱白、生姜、橘皮及少醋,调和做羹食之。其豆亦宜吃,甚效。(彭怀仁 主编·《中华名医方剂大全》753 引《太平圣惠方》)

⑤红鲤鱼 250 克,赤小豆 200 克,花生仁 150 克,大蒜 25 克,红辣椒 3 枚(干品)。用法:先将鲤鱼去鳞甲及内脏,共放瓦锅内,加水适量,煲极烂,空腹温服。分 2 次服完,连服 3～5 天。适应证:适用于脾肾阳虚妊娠水肿,面浮肢肿,形寒肢冷,腰膝或少腹冷痛,或下利清谷。(吴静 主编·《祛百病大蒜秘方》228)

⑥花生米 100 克,鲤鱼 1 条,白酒适量。用法:将鲤鱼与花生米混合后共同炖烂。佐酒食用,不加任何调料。功效与主治:滋补肝肾,利水消肿,可用治营养不良性水肿。(竭宝峰 江磊 主编·《中华偏方大全》1 册 26)

★ 19. **治水病,身肿,小便不利**:赤小豆 60 克,鲤鱼(去头尾骨,取肉)1 条。用法:加水 1200 毫升,赤小豆和鱼肉同煮,可取 120 毫升,以生布绞去渣。顿服尽。(竭宝峰 江磊主编·《中华偏方大全》2 册 171)

★ 20. **治水肿验案**:梁某,40 岁,至秋半忽得两脚浮肿,到处治疗,愈趋严重。半月之间,面浮腹胀,气喘,势甚危重。余亦往诊,与利水通阳、泄浊化气等药,皆无效。复更易数医,均感棘手。适有古田某农民教其买鲤鱼 1 尾,放在尿缸中,任其泅游 20 分钟,取出剖腹去肠肚,再用韭菜连根约二三十株洗净加入,以开水炖熟。连鱼和汁服之。奈病家弗信,未服。越三日,病热益危,不得已死中求活,乃如法制备。初尚疑虑,仅服半剂,约 2 小时,病人尿出甚多,汗渍如浆,腹部适爽,于是继服之,小便如决,大便已达。翌日肿退身轻,症状若失。(杨鹏举 主编·《中医单药奇效真传》178 引《福建中医药》1961 年第 4 期)

★ 21. **治水肿、消肿臌胀**:大鲤鱼一条,松罗茶一撮。除去肠杂,再入松罗茶连鱼带茶齐用,清水煮。用法:煮熟不用盐食之,一条而愈,水肿皆消。(沈洪瑞 主编·《重订十万金方》157)

★ 22. **治全身水肿**:大鲤鱼一条至斤者佳,去净肠鳞,大蒜去皮填满鱼腹,红糖四两,松罗茶四两。将鱼架在稀篦上,置大锅内,清水煎红糖与茶蒸鱼,以鱼熟为度,食鱼饮汤,一顿不尽,二顿服完。(沈洪瑞 主编·《重订十万金方》159)

★ 23. **治水肿及四肢肿**:乌鲤鱼一条,赤豆、桑白皮、白术、陈皮各一两,葱白五根。用法:上药用水三碗同煮,不可入盐,先吃鱼,后服药。(元·危亦林 著·《世医得效方》358)

★ 24. **治十种水肿病**:鲤鱼一头,重一斤以上,和冬瓜、葱白做羹食之。(明·胡濙 撰·《卫生易简方》121)

★ 25. **治老人水气,手足俱胀**:鲤鱼一斤,大豆二升,白术一两。用法:以水煮令豆烂熟,空心常食,以汁咽之。(彭怀仁 主编·《中医方剂大辞典》10 册 1338 引《医统》)

★ 26. **治上气咳嗽,胸膈满闷,气喘**:鲜鲤鱼一条(不论大小,将鱼去鳞,血洗净,切作脍,榨去血水)。用法:以姜、醋制而食之,加蒜、薤亦得。(彭怀仁 主编·《中医方剂大辞典》10 册 1336 引《医统》)

★ 27. **治喘**:鲤鱼 1 条,糯米 200 克。用法:将鲤鱼去鳞,纸裹蒸熟,去刺研末,同糯米煮粥。空腹食之。备注:痈疽患者忌食。(李川 主编·《民间祖传秘方》17)

★ 28. **治哮喘。吐稀白痰,属风寒型**:鲤鱼 1 条,紫苏 15 克。用法:将鲤鱼、紫苏处理干净,合炖。每日 1 剂,分 2～3 次服。功能:温中补虚,理气化痰。注意事项:表虚自汗者忌服。连服 2～3 剂。(易法银 喻斌 主编·《湖南省中医单方验方精选·内科》上册 256)

★ 29. **治胃痛、胸前胀痛、消化不良**:鲤鱼 250 克,胡椒 1.5 克,生姜 3 片,鸡内金 9 克,荸荠 63 克。共蒸汤服。(宋立人 总编·《中华本草》9 册 286)

★ 30. **治久痢噤口,病势欲绝**:鲤鱼一尾,如常治净,用盐、浆、葱、胡椒末煮食。(宋立人 总编·《中华本草》9 册 286)

★ 31. **治诸癫风等疾**:鲤鱼一斤,治净,白矾末四两,腌一两,日煎吃。(宋立人 总编·《中华本草》9 册 287 引《普济方》)

★ 32. **治老人癃闭**:生黄芪二两,大鲤鱼一条,煮汤饮。备注:本方适用于气虚者。(中医研

究院革命委员会 编·《常见病验方研究参考资料》187）

★ 33. 治维生素 B_1 缺乏病：鲤鱼1条（约250克），大蒜60克，生姜30克，陈皮3克。用法：将鱼去鳞及内脏，洗净后入余药共煮汤服。每天1次，连服数天。（吴静 主编·《祛百病大蒜秘方》98）

★ 34. 治老人痔，下血久不愈，渐加黄瘦无力：【鲤鱼脍】鲤鱼肉十两。用法：上切，作脍如常法，以蒜、醋、五味调和，空心常食之，一日一次。宜忌：忌鲊甜食。（彭怀仁 主编·《中医方剂大辞典》10 册 1336 引《养老奉亲》）

★ 35. 治老年人中风，手足瘫痪，半身不遂：鲤鱼1个，当归1两。用法：将当归从鲤鱼嘴中插入，蒸熟。每日1剂，分2次服。功能：益气补中，活血通络。注意事项：连服7次。此方治瘫痪，确有很好疗效，经除害灭病工作组试治1例并获痊愈。（易法银 喻斌 主编·《湖南省中医单方验方精选·内科》上册 694）

★ 36. 治面神经炎：鲤鱼血、白糖各适量。用法：将两味调匀涂患处，左歪涂右，右歪涂左，效果很好。（李川 主编·《民间祖传秘方》129）

★ 37. 治凡肿毒已溃未溃：鲤鱼烧灰，醋调涂。以瘥为度。（宋立人 总编·《中华本草》9 册 287 引《卫生易简方》）

★ 38. 治甲沟炎：鲤鱼适量。烧成灰，以醋调敷患处，每日1次，至愈为度。（胡郁坤 陈志鹏主编·《中医单方全书》197）

★ 39. 治痈肿：鲤鱼烧作灰，醋和敷之。（江苏新医学院 编·《中药大辞典》下册 2621 引《千金翼方》）

★ 40. 治丹毒：鲤鱼适量。去骨，捣烂，敷患处，干即换。适用于预防丹毒扩延。（胡郁坤 陈志鹏 主编·《中医单方全书》192）

★ 41. 治脚气：用赤小豆和鲤鱼煮食，甚良。（明·胡濙 撰·《卫生易简方》76）

★ 42. 治目飞血赤脉及痛：鲤鱼胆一枚，黄连（去须，捣为末）半两。用法：上药胆汁调黄连末，纳瓷盆中，于饭上蒸一次取出，如干即入少许蜜，调以膏。日五七度，涂敷目眦。（彭怀仁 主编·《中医方剂大辞典》6 册 648 引《圣济总录》）

★ 43. 治眼赤痛：【鱼胆点眼膏】鲤鱼胆七个，黄连半两（去须，捣为末），川大黄半两（捣罗

为末）。用法：取鱼胆汁调药末，以瓷瓶盛，于饭下蒸之，饭熟为度，取出，如干，即入少许熟水，调似膏。涂于帛上，贴在眼睑。（彭怀仁 主编·《中医方剂大辞典》6 册 648 引《圣惠》）

★ 44. 治眼睛青盲：【鱼脑点方】鲤鱼脑一枚，鲤鱼胆一枚。用法：上药相和调匀。日三四度点之。（彭怀仁 主编·《中医方剂大辞典》6 册 649 引《圣惠》）

★ 45. 治青盲不见：鲤鱼胆、雄鼠胆各1个。和匀点眼。（清·龚自璋辑·《家用良方》12）

★ 46. 治眼睛上生晕，不问久新：鲤鱼胆（鲤鱼一头，长一尺二寸者，取胆用）。用法：上药刺破，滴汁在铜照上阴干，用竹刀子刮下，为细末。每用少许，时时点眼。（彭怀仁 主编·《中医方剂大辞典》4 册 412 引《圣济总录》）

★ 47. 治眼目赤肿翳痛：鲤鱼胆 10 个。用法：用鲤鱼胆点眼睛。（竭宝峰 江磊主编·《中华偏方大全》4 册 526）

★ 48. 治耳聋久不愈：【鲤鱼粥】鲤鱼脑髓二两，粳米三合。用法：煮粥，以五味调和，空腹食之。（彭怀仁 主编·《中医方剂大辞典》10 册 1338 引《圣惠》）

★ 49. 治耳聋2方

①煅黄鱼脑30克。用法：上研细末，用菜油调少许滴入耳内。（吴素玲 李俭 主编·《实用偏方大全》260 引 清·汪廷楷等《医方择要》）

②鲤鱼胆1枚。用法：将鲤鱼胆汁取出滴耳内。（竭宝峰 江磊主编·《中华偏方大全》1 册 45）

★ 50. 治中耳炎：鲤鱼胆。用法：将鱼腹内的苦胆轻轻取出，把胆汁挤入小碗内。用双氧水将耳内脓水擦洗干净，滴入鲜鱼胆汁，然后以棉花球堵塞耳孔。每日滴1次，3次可治愈。（李川 主编·《民间祖传秘方》263）

★ 51. 治急喉痹，颈项肿痛，面赤口红，头痛身疼，气促痰鸣，牙关紧闭，语言不出，汤水不下：鲤鱼胆、伏龙肝。用法：共和。涂咽外。（彭怀仁 主编·《中医方剂大辞典》2 册 612 引《喉科种福》）

★ 52. 治诸鱼骨鲠在喉中：鲤鱼皮鳞不拘多少。用法：烧灰研细。每服6克，新汲水调下。未出更服。（孙世发 主编·《中医小方大辞典》107 引《圣济总录》）

★ 53. 治妊娠感寒：鲤鱼一头烧末，酒服方寸匕，令汗出。（缪仲淳 编撰·《本草单方》276引《秘录》）

★ 54. 治妇人体虚，流汗不止，或时盗汗：鲤鱼二升，葱白（切）一升，豉一升，干姜二两，桂心二两。用法：上切细。以水一斗，煮鱼取六升，去鱼，纳诸药，微火煮取二升，去滓，分再服，取微汗即愈。（彭怀仁 主编·《中医方剂大辞典》10 册 1335 引《千金》）

★ 55. 治妊娠水肿 3 方

①鲤鱼。用法：不加盐煮粥食。（吴静 陈宇飞 主编·《传世金方·民间秘方》233）

②红鲤鱼 1 条（250 克），茯苓 60 克。用法：先把鲤鱼洗净去鳞，除掉鱼鳃和内脏。加入茯苓和清水 1000 毫升，用文火煎成 500 毫升，分 2 次温服。每日 1 剂，连服 20 天。本方健脾安胎，利水消肿。（唐大晅 张俐敏主编·《传世金方·祖传秘方》215）

③用大鲤一尾、赤小豆一升，水二斗煮食饮汁，一顿服尽，当下利即瘥。（缪仲淳 编撰·《本草单方》29 引《外台方》）

★ 56. 治妊娠小便淋：鲤鱼一头重半斤（煮制如食法），葵菜六茎（去根），葱白二茎（细切）。用法：以水五盏，煮令熟，入少许盐，取却鱼菜等，将汁饮之。（彭怀仁 主编·《中医方剂大辞典》10 册 1334 引《圣济总录》）

★ 57. 治胎动不安：鲤鱼 1 条。用法：水煮，并汤食之。（孙世发主编·《中医小方大辞典》69 引《摄生众妙方》）

★ 58. 治妊娠呕吐，属于脾胃虚弱者：活鲤鱼 1 条（约 500 克），生姜 15 克。用法：先将鲤鱼宰杀，去鳞及内脏，冲洗干净，放入瓷盘内；再将生姜洗净切丝，均匀地铺在鱼上，然后放笼内蒸熟，不放盐，待温吃鱼，1 日内吃完。每日 1 剂，一般 3 ~ 5 日即愈。功效：健脾利湿，和胃止呕。（刘道清主编·《中国民间神效秘方》801）

★ 59. 治妊娠呕吐：鲜鲤鱼 1 条。收拾干净，再将油、食盐、砂仁末 3 克，拌匀入鱼腹，用豆粉封腹部刀口，隔水蒸食。适用于妊娠恶阻。（胡郁坤 陈志鹏 主编·《中医单方全书》268）

★ 60. 治羊水过多症 2 方

①活鲤鱼 1 条（约 500 克），白萝卜 120 克。用法：先将鲤鱼去鳞及内脏，再将白萝卜洗净切块，然后同放锅内加水共炖，文火煮沸 1 小时，吃鱼及萝卜，喝汤，不加盐，每日 1 剂。功效：健脾利水，理气除满。禁忌：忌食生冷、油腻食物。（刘道清主编·《中国民间神效秘方》805）

②活鲤鱼 1 条（约 500 克），冬瓜 500 克。用法：将鲤鱼去鳞及内脏，冬瓜去皮及内瓤，分别洗净，切块，加水共炖，文火煮沸 1 小时，吃鱼及冬瓜，喝汤，不加盐，每日 1 剂，连服 5 ~ 7 日。功效：健脾补虚，理水除满。禁忌：忌食生冷、油腻食物。（刘道清 主编·《中国民间神效秘方》806）

★ 61. 治妇女月经不调，腰痛，心慌头昏：鲜鲤鱼 250 克，当归 15 克，赤小豆 50 克，生姜少许，米酒适量。共煎汤服之。（宋立人 总编·《中华本草》9 册 287）

★ 62. 治经闭：鲤鱼头适量。鱼头晒干，烧炭（存性），研细末，陈酒送服，每次 15 克，每日 3 次，每月连服 5 ~ 6 日。适用于闭经痰湿阻滞证。（胡郁坤 陈志鹏主编·《中医单方全书》245）

★ 63. 治产后腹痛：赤鲤鱼烧灰，酒调服之。（宋立人 总编·《中华本草》9 册 287 引《普济方》）

★ 64. 治产后血痛：取鲤鱼鳞烧灰研末，酒服 3 克。（杨建宇等 主编·《灵验单方秘典》226）

★ 65. 治产后乳汁不足：鲤鱼 200 克，木瓜 250 克。煎汤吃。（宋立人 总编·《中华本草》9 册 287）

★ 66. 治产后缺奶：鲫鱼（半斤左右）1 尾。用法：加火清炖，吃鱼喝汤。妇女一般产后 3 日乳汁自下，若产后无乳或乳汁甚少，或有乳不下，称为缺乳，也称产生乳少，为产科常见病之一。（东健·《中国中医药报》2009 年 9 月 10 日）

★ 67. 治缺奶：鲤鱼 1 条。用法：焙干研细末，饭前用酒送服，每次服 10 克，每日服 2 次。（竭宝峰 江磊 主编·《中华偏方大全》3 册 394）

★ 68. 治小儿木舌长大：【鲤鱼贴】鲤鱼一条（去骨，切肉作片）。用法：上一味，将鱼肉贴于舌上，以线系定。（彭怀仁 主编·《中医方剂大辞典》10 册 1336 引《圣济总录》）

墨旱莲(旱莲草)50 方

【药性】味甘、酸,性凉。归肝、肾经。

【功能与主治】补益肝肾,凉血止血。主治肝肾不足,头晕目眩,须发早白,吐血,咯血,衄血,便血,血痢,崩漏,外伤出血。

【用法用量】内服:煎汤,9~30克;或熬膏;或捣汁;或入丸、散。外用:适量,捣敷;或捣绒塞鼻;或研末敷。

【使用注意】脾肾虚寒者慎服。

★ **1. 治冠心病**:将旱莲草制成浸膏服用。据报道,用上方治疗冠心病患者30例,有效率为96.7%。(王辉武 主编·《中药临床新用》660)

★ **2. 治偏正头痛**:旱莲草汁滴鼻中。(江苏新医学院 编·《中药大辞典》下册2616引《圣济总录》)

★ **3. 治疟疾**:【旱莲膏】旱莲草(捶碎)不拘多少。用法:上药置手掌上,以古文钱压之,以故帛系住,未久起小疱。备考:(本草纲目)本方用法:上药捶烂,男左女右,置寸口上。(孙世发主编·《中医小方大辞典》82引《针经资生经》)

★ **4. 治胆道蛔虫症验案**:李某某,女,8岁。患儿于剑突下阵发绞痛,呕吐清水2天,曾内服中西药物(名称不详)无效,后送某医院就医治疗,诊为胆道蛔虫症,用酸醋2斤,分4次服完后,绞痛停止,再用鲜旱莲草80克,猪小肠1尺,水煎加食盐适量内服,第2天排出蛔虫20余条,病愈出院。治疗方法:鲜旱莲草80~150克,猪小肠1尺,水煎服,每日1剂,连服2天,有良好的驱虫效果。(杨鹏举 主编·《中医单药奇效真传》129)

★ **5. 补腰膝,壮筋骨,强肾阴,乌髭发**:【二至丸】冬青子(即女贞实,冬至日采)不拘多少,阴干,蜜、酒拌蒸,过一夜,粗袋擦去皮,晒干为末,瓦瓶收贮;旱莲草(夏至日采)不拘多少,捣汁熬膏,和前药为丸。临卧酒服。(江苏新医学院 编·《中药大辞典》下册2616引《医方集解》)

★ **6. 清上补下,又能变白为黑,理腰膝,壮筋骨,强阴不足,酒色痰火人服尤更奇效**:【二至丸】冬至日取冬青不拘多少,阴干,以蜜酒拌透,盒一昼夜,粗布袋擦去皮,晒干,为末,新瓦瓶收贮;待夏至日取旱莲草数十斤,捣自然汁熬膏,和前药末为丸,如梧桐子大。每服百丸,临卧时酒送下。(宋立人 总编·《中华本草》7册820引《医便》)

★ **7. 治虚损百病,久服发白再黑,返老还童**:猪牙草(即旱莲草)取汁,桑椹子取汁,各以瓷盘晒为膏,冬青子酒浸,九蒸九晒为末。上各等分,炼蜜为丸梧子大,每服六七丸,空心淡盐汤送下。(宋立人 总编·《中华本草》7册820引《简便单方》)

★ **8. 治贫血**:墨旱莲30~40克。水煎服,每日1剂;或煎汤代茶饮。适用于各种贫血、再生障碍性贫血。(胡郁坤 陈志鹏 主编·《中医单方全书》79)

★ **9. 治咳血、便血**:旱莲草、白及各10克。研末,开水冲服。(宋立人 总编·《中华本草》7册820)

★ **10. 治咯血**:墨旱莲500克。捣烂取汁,煎沸数分钟,加糖冲服,每日4次分服。(胡郁坤 陈志鹏 主编·《中医单方全书》22)

★ **11. 治咳嗽咯血**:鲜旱莲草二两。捣绞汁,开水冲服。(江苏新医学院 编·《中药大辞典》下册2616)

★ **12. 治肺结核**:墨旱莲全草适量。蒸鸭食。(胡郁坤 陈志鹏 主编·《中医单方全书》148)

★ **13. 治胃、十二指肠溃疡出血**:旱莲草、灯芯草各30克。水煎服。(宋立人 总编·《中华本草》7册820)

★ **14. 治吐血**:鲜旱莲草四两。捣烂冲童便服;或加生柏叶共同用尤效。(江苏新医学院 编·《中药大辞典》下册2616)

★ **15. 治血痢**:旱莲草、铁苋菜各15克。煎服。(宋立人 总编·《中华本草》7册820)

★ **16. 治热痢**:旱莲草一两。水煎服。(江苏新医学院 编·《中药大辞典》下册2616)

★ **17. 治痢疾**:取旱莲草4两,糖1两,水煎温服,通常服1剂后开始见效,继服3~4剂多可全愈,无副作用。(江苏新医学院 编·《中药大辞典》下册2617)

★ **18. 治细菌性痢疾**:旱莲草120克。用法:取上药,加红糖或白糖(白痢加红糖,红痢加白糖),水煎。温服,每天1剂。附注:据杜疴生报道,应用本方治疗数10例。均取得较好疗效。一般用药1天即可见效,3~4天痊愈。(薛建国 李缨 主编·《实用单方大全》559)

★ 19. **治大便下血,身体虚弱者**:旱莲草(阴干)不拘多少。用法:上药研为末,以槐花煎汤,调炒米粉糊为丸,如梧桐子大。每次15克,以人参1.5克煎汤送下。(孙世发 主编·《中医小方大辞典》397引《种福堂方》)

★ 20. **治肠风脏毒,下血不止**:【旱莲草散】旱莲草子不拘多少。用法:上药瓦上焙,研末。每服6克,米汤送下。(孙世发 主编·《中医小方大辞典》82引《本草纲目》)

★ 21. **治痔病、血痢**:【旱莲膏】旱莲草10千克。用法:捣汁滤过,砂锅内熬成膏,入蜜少许收贮,早、晚水、酒任下6~9克。功效:乌须黑发,益肾,止呕血泻血,通小肠,明目固齿,滋阴补血。加减:虚寒者,加生姜汁少许同煮。(孙世发 主编·《中医小方大辞典》82引《惠直堂方》)

★ 22. **治尿血验案**:龚某,男,20岁,罗城人。1976年8月28日初诊。因患"伤寒",用西药引起溶血,体温39.5~40.8℃,血色素2天内由110g/L降至45g/L,血红蛋白尿强阳性。经输血及碱性液、激素治疗未见好转。经中西医会诊后,决定停用合霉素;我提出试用此药治疗,遂取鲜墨旱莲500克,捣烂加冷开水100毫升冲汁服用,药后10小时,酱色样尿逐渐变淡,12小时后尿色正常。尿PH值遂呈碱性。查血红蛋白尿转阴性,溶血停止。(杨鹏举 主编·《中医单药奇效真传》169)

★ 23. **治血尿验案**:谢某,男,40岁。1979年5月23日初诊。患者寒热并尿血2天,当地乡村医生给予阿司匹林1天后,尿似酱色并恶心呕吐,遂来求治。查:体温38.8℃,脉数(98次/分),巩膜轻度黄染,四肢有散在性瘀点。血红蛋白85g/L,白细胞19.8×10⁹/L,尿隐血试验(卌),肝功能检查显示为溶血性黄疸。用干墨旱莲90克,水煎服,日1剂。药后症状逐渐好转。但治疗4天,酱色尿才变为淡黄色,尿隐血试验转阴性。后期用养阴扶正之品治疗半月余,症状才完全消失。(黄国健等 主编·《中医单方应用大全》322)

★ 24. **治小便下血**:旱莲草、车前子各等份。用法:将2味捣自然汁。每日空腹服1茶杯。(孙世发 主编·《中医小方大辞典》397引《种福堂方》)

★ 25. **治溺血**:【车莲饮】旱莲草、车前草各适量。用法:上药捣汁,各30毫升,和匀,空腹温服。(孙世发 主编·《中医小方大辞典》259引《仙拈集》)

★ 26. **治血淋**:【旱莲子汤】旱莲、芭蕉根(细锉)各二两。上二味,粗捣筛。每服五钱匕,水一盏半,煎至八分,去滓,温服,日二服。(江苏新医学院 编·《中药大辞典》下册2616引《圣济总录》)

★ 27. **治白浊**:旱莲草五钱,车前子三钱,银花五钱,土茯苓五钱。水煎服。(江苏新医学院 编·《中药大辞典》下册2616引《陆川本草》)

★ 28. **治疗疮恶肿**:墨旱莲适量。阴干,露1夜后收存,用时嚼1叶贴患处,边缘用消毒膏护住。(胡郁坤 陈志鹏 主编·《中医单方全书》182)

★ 29. **治疗毒、疮疡溃烂**:墨旱莲适量。捣烂,敷患处。(胡郁坤 陈志鹏 主编·《中医单方全书》183)

★ 30. **治肿毒**:旱莲草、苦瓜同捣烂,敷患处。(宋立人 总编·《中华本草》7册820)

★ 31. **治阴癣**:鲜旱莲草揉成团,用穿山甲将癣刮破擦癣上,奇验。(宋立人 总编·《中华本草》7册820引《疡医大全》)

★ 32. **治外伤出血**:鲜旱莲草适量。用法:取上药,洗净,将茎叶置手中搓烂,外敷伤口。或将鲜旱莲草洗净焙干,研成细粉,外涂于伤口上。功能:止血。附注:据陈文水报道,应用本方治疗10余例,均取得较好疗效。后者的止血效果比前者更快。(薛建国 李缨 主编·《实用单方大全》560)

★ 33. **治带状疱疹**:鲜旱莲草90~120克,洗净捣汁。外涂患处。每天数次。据报道,应用本方治疗12例,均于用药后2~5天内痊愈。(薛建国 李缨 主编·《实用单方大全》560)

★ 34. **治斑秃**:【益肾生发】旱莲草20克(鲜品加倍),清水洗净,加热蒸20分钟,取出候冷,放入75%的酒精200毫升内浸泡(冬春浸3天,夏秋浸2天),然后过滤,去渣,即成酊剂,装瓶备用。先用棉签蘸本药涂擦患处,待干后用七星针如鸡啄米样在脱发的皮肤上连续轻轻叩打,手法要均匀,不宜忽快忽慢,忽轻忽重,针尖要平起平落,不能歪斜。以免划破皮肤。每次叩打至皮肤潮红为度,开始每天涂擦本药3次(早、中、晚),叩打七星针2次,不宜间断。待新生头发日见增加时,可改为每天擦药2次,叩打1次,直至痊愈。据张有芬报道,应用本方治疗11例,痊愈10例,有效1例。(薛建国 李缨 主编·《实用单方大全》560)

★ 35. **防治水田皮炎**:取墨旱莲搓烂涂擦手脚下水部位,擦至皮肤稍发黑色,略干后,即可下水田劳动。每天上工前后各擦1次,可预防手脚糜烂。对已经糜烂的也可使用。据2000余例的试用,有一定效果。(江苏新医学院 编·《中药大辞典》下册2616)

★ 36. **治目疾**:钮兰畹说,湖城某妪,年四十余,目昏不能拈针黹,得一方:七月七日采旱莲草捣汁,入食盐拌匀,日晒夜露,每日早起洗沐,以汁少许点目中,初微痛,后乃如常,目光逐渐明。嗣后至七十余岁,犹能于灯下缝纫。(杨鹏举 主编·《中医单药奇效真传》473 引《冷庐医话》)

★ 37. **治鼻衄**:鲜旱莲草一握。洗净后捣烂绞汁。每次取五酒杯炖热,饭后温服,日服两次。(江苏新医学院 编·《中药大辞典》下册2616)

★ 38. **治衄血、咯血**:旱莲草1两,荷叶5钱,干侧柏叶3钱。水煎分3次服。(《全国中草药汇编》编写组 编·《全国中草药汇编》上册454)

★ 39. **治过敏性鼻炎**:旱莲草30克,每日水煎取100毫升,早、晚分服。(孟凡红 主编·《单味中药临床应用新进展》385)

★ 40. **治固齿**:七月取旱莲草(连根)一斤,用无灰酒洗净。用青盐四两,食盐一两腌三宿,晒干。将无油锅内炒存性,把原汁渐倾入炒干为末,擦牙咽下亦妙。(宋立人 总编·《中华本草》7册820引《慈幼心书》)

★ 41. **治口疮验案**:李某某,女,29岁。近3年来下口唇反复溃疡出血,出血后见精神萎靡、肢软无力、头昏等。最近口腔溃疡出血加剧,几乎半月出血1次,出血量增多,经多次治疗,效果不佳。特来求治,诊时正值出血,张老(张介安)当即用鲜旱莲草1把(约30～50克)洗净,用干

净纱布包好捣烂取汁,将药汁涂于出血处,片刻血止。嘱回去照前法用之,并服清胃火、泻肝热中药3剂,此后病人未来复诊,以为无效。4个月后,病人因他病求治,问口唇出血如何?回答已愈。(杨鹏举主编·《中医单药奇效真传》453)

★ 42. **治白喉**:旱莲草二至三两。捣烂;加盐少许,冲开水去渣服。服后吐出涎沫。(江苏新医学院 编·《中药大辞典》下册2616引《岭南草药志》)

★ 43. **治肾虚齿疼**:旱莲草(焙),为末,搽齿龈上。(江苏新医学院 编·《中药大辞典》下册2616引《滇南本草》)

★ 44. **治功能性子宫出血**:鲜旱莲草、鲜仙鹤草各30克,血余炭、槟榔炭各9克(研粉)。将前2味煎水,冲后2味药粉,待冷服。(宋立人 总编·《中华本草》7册820)

★ 45. **治血崩**:墨旱莲10克,阿胶(烊化)15克。水煎服。(胡郁坤 陈志鹏 主编·《中医单方全书》282)

★ 46. **治白带、梦遗**:旱莲草60克,白果14粒,冰糖30克。水煎服。(宋立人 总编·《中华本草》7册820)

★ 47. **治赤白带下**:旱莲草一两。同鸡汤或肉汤煎服。(江苏新医学院 编·《中药大辞典》下册2616)

★ 48. **治妇女阴道痒**:墨斗草四两。煎水服;或另加钩藤根少许,并煎汁,加白矾少许外洗。(江苏新医学院 编·《中药大辞典》下册2616)

★ 49. **治月经不调**:墨旱莲15克,加糖少许。水煎服。(胡郁坤 陈志鹏 主编·《中医单方全书》238)

★ 50. **治婴幼儿湿疹**:鲜旱莲草洗净取汁,蒸15～20分钟消毒,冷却后直接涂于患处,每日数次。或用干品50克煎液外敷,或浓缩后涂擦患处。视患儿病情可酌加苍术、黄柏、地肤子等。(孟凡红 主编·《单味中药临床应用新进展》385)

壁虎（105 方）

★ 1. 治噎膈反胃 2 方

①壁虎(即守宫)1~2只(去腹内物,捣烂),鸡蛋1个。用法:将鸡蛋1个一头打开,装入壁虎,仍封固蒸熟,每日服1个,连服数日,如见症状减轻可再服。(中医研究院革命委员会编·《常见病验方研究参考资料》125)

②活蝎虎1只,烧酒1斤。用法:将蝎虎入酒内浸7日。每日1剂,分2次服。功能:化瘀理气,消食化积。注意事项:按饮量温服,酒尽自愈。(易法银 喻斌 主编·《湖南省中医单方验方精选·内科》中册 1215)

★ 2. 治噎食:活蝎虎一条,入烧酒内,浸七日。将酒炖熟,去蝎虎,只饮酒。(宋立人 总编·《中华本草》9册 402)

★ 3. 治肺结核:壁虎炒黑色,研细末,每次服2.5~5克,白水送下。(胡晓锋 编著·《虫蛇药用巧治百病》198)

★ 4. 治肺结核验案:黄某某,女,3岁。每天午后发烧,咳嗽,盗汗,食欲减少,已1年半。经X线检查确诊肺门淋巴结核。经抗结核药物治疗年余效不佳。发育营养欠佳,形瘦神疲,毛发憔悴,两肺呼吸音减弱,脉细数,舌质红。遂取壁虎放瓦上焙干研细,装入胶囊,每日3次,每次3~4粒,小儿1~2粒(如小孩服用胶丸有困难,则每次用壁虎1只,剁碎炒鸡蛋食,日2次)。经治2个月后,自觉症状消失,精神好转,饮食增加。X线复查肺门片状阴影消失,追访3年未见

复发。(杨鹏举 主编·《中医单药奇效真传》52)

★ 5. 治结核病:取壁虎置瓦上焙干研末,装入胶囊。日服3次,每次3~4粒,小儿1~3粒(如小儿服胶囊困难,可改用壁虎一只,剁碎炒鸡蛋吃,每日2次),连服3个月为1疗程。治疗50例,其中肺结核5例,痊愈4例,好转1例;肺门淋巴结核20例,痊愈16例,显效3例,无效1例;胸椎结核15例,痊愈10例,好转4例,无效1例;腰椎结核10例,痊愈8例,好转2例。所有病例治疗前均经X线摄片或透视确诊,服药1个疗程后,再经X线摄片复查。(宋立人 总编·《中华本草》9册 402)

★ 6. 治肺结核及各种结核病(如腹膜结核、淋巴结结核等):守宫(壁虎)。用法:将壁虎用黄土或滑石粉炒至黑色,研为细末。每日用量五分至一钱,白水送下。肺结核可配合百合固金汤;腹膜结核,可配合胃苓汤;淋巴结核,可按熬膏药法,加香油、红丹贴患处。如服时恶心呕吐者,可用胶囊装好服下。此药服后有的可发烧。(沈洪瑞 主编·《重订十万金方》245)

★ 7. 治甲状腺功能亢进:将壁虎炙干研粉冲白糖吃,每次2条。(宋立人 总编·《中华本草》9册 403)

★ 8. 治久年惊痫,心血不足:【守宫膏】守宫一两,珍珠、麝香、片脑各一字(研细)。上将守宫一个,以铁钤钤定,剪去四足,连血细研,入珍珠、麝香、片脑各一字许,研细,薄荷汤调作一服。先须用夺命散,逐下痰涎,或用吐法,次服此药。(江苏新医学院 编·《中药大辞典》下册 2667 引《奇效良方》)

★ 9. 治心虚惊痫:褐色壁虎一枚。连血研烂,入朱砂、麝香少许,薄荷汤调服。继服二陈汤。(江苏新医学院 编·《中药大辞典》下册 2667 引《仁斋直指方》)

★ 10. 治癫痫:壁虎1对。焙干,研细末,白酒吞服,每日3次,连服7日。(胡郁坤 陈志鹏 主编·《中医单方全书》123)

★ 11. 治疬风:(祛风散)蝎虎一条(焙干),大蚕沙五升(筛净,水淘二遍,晒干),白面四斤或五斤,拌蚕沙为络索,晒干。上为末,每服一二合,熬柏叶汤调服,食前,日三服。(江苏新医学院 编·《中药大辞典》下册 2667 引《卫生宝鉴》)

★ **12. 治呃逆 2 方**

①活蝎虎。用法:活蝎虎 1 个入烧酒内,浸 7 日,将酒炖热,去蝎虎只饮酒即愈。备注:主治噎食。(吴静 陈宇飞 主编·《民间祖传秘方大全》109 引《万病回春》秘方)

②壁虎(即守宫)1～2 只(去腹内物,捣烂),鸡蛋 1 个。用法:将鸡蛋一头打开,装入壁虎,仍封固蒸熟,每日服 1 个,连服数日,如见症状减轻可再服。(吴静 陈宇飞 主编·《民间祖传秘方大全》112)

★ **13. 治哮喘**:壁虎 1 条,鸡蛋 1 个。用法:捕活壁虎 1 条,置蒜臼内捣烂如泥,打入鸡蛋 1 个,搅匀,用香油炼锅后,倒入上药,不加盐,煎成蛋饼。每日 1 次,早晨空腹服。功能:清热纳气,止咳平喘。注意事项:壁虎小者用 2 条。小儿用量酌减。(易法银 喻斌 主编·《湖南省中医单方验方精选·内科》上册 253)

★ **14. 治喘证验案**:李某某,女,8 个月,于 1988 年 4 月 16 日来诊。患儿因出生后 20 天,夜间受凉而出现发热,其母给喂小儿安半包、清热解毒口服液半支后汗出热退。但第 2 天又出现咳嗽气喘,曾用青霉素 20 万,肌注,2 次/日,连用 3 天后咳喘减轻。但每遇气候变化喘息加重,缠绵不愈,故来院求治。经检查诊为小儿喘息型支气管炎。令取活壁虎 1 条,用麻油适量炸至焦黄捞出,研为极细末,余油送服。每日 1 次,每次 1 条,连用 7 天(1 个疗程)痊愈,随访无复发。(杨鹏举 主编·《中医单药奇效真传》43)

★ **15. 治肛瘘**:壁虎尾巴焙干研细备用。使用时,清洁创面后将药粉末撒于肛瘘管道内,至瘘管基底部填满为止。一般 2 天换药 1 次,痊愈为止。徐献春用上方治疗肛瘘 18 例,治愈 17 例,1 例改手术治疗。(王辉武 主编·《中药临床新用》663)

★ **16. 治慢性瘘管**:【壁虎散】壁虎(鲜品或干品)适量。加减:久不收口者加等量蜈蚣粉。用法:将上药焙干勿焦,研为细末,过 6 号筛。用 1% 的苯扎溴铵液棉球局部消毒,用探针探清瘘管的大小、深浅,以过氧化氢清洗瘘管,清除死骨异物,取本品填满瘘管。或用盐水纱布沿管壁塞入瘘管基底,外以纱布包扎固定,每 2～3 日换药 1 次;兼取本品 1 克,每日服 3 次,瘘管愈合后再服 1 个月。疗效:共治疗 200 例,经治 10～80 日,均治愈。(梁永才 梁杰圣 主编·《中国外治妙方》69)

★ **17. 治瘘管不愈合**:活壁虎尾 1 条,浸泡于 75% 的酒精内 2 小时后,备用。用法:外用。根据探针所测出的瘘管深度放入壁虎尾,用无菌纱布敷盖,每 3～4 日换药 1 次。(张金鼎 邹治文 编·《虫类中药与效方》309)

★ **18. 治瘘管、窦道、疮疡、创伤**:将活壁虎从尾根部切下,置瓦上微火烘干,研细粉,装瓶密封,以防霉蛀。根据瘘管、窦道的大小深浅,每次用壁虎尾 1～3 条插入瘘管或窦道内,不留死腔。若是肛瘘,须用胶布封固,防止壁虎尾从瘘管中脱出,5～7 天换药 1 次。表浅溃疡、擦伤、裂伤、手术切口感染,用壁虎粉撒在疮面上,包扎或暴露,3～4 天换药 1 次,脓少后 4 天换药 1 次。疗效:单纯骨髓炎窦道 9 例(病史最长 20 年,最短 3 个月),治愈 6 例,好转 2 例,无效 1 例;淋巴结核性窦道 6 例,治愈 4 例,好转 2 例;肛瘘 5 例,治愈 3 例,好转 2 例;表浅性溃疡 12 例及损伤 6 例,均治愈。(宋立人 总编·《中华本草》9 册 402)

★ **19. 治窦道验案**:患者滑某某,47 岁,干部。左膝关节强直,左大腿外侧的慢性窦道反复破溃流脓,长期不愈。医院诊断为:左股骨下端慢性骨髓炎,硬化型,并发慢性窦道。治疗取阴干之守宫尾,用酒精消毒后直接插入窦道,直达窦道基底,触到骨面,外面与窦道外口相平。前后共换药 3 次,用去 3 根守宫尾,窦道完全愈合。(杨鹏举 主编·《中医单药奇效真传》268)

★ **20. 治疮疡的窦道**:【拔管方】活壁虎 1 尾,理直焙干。用法:将壁虎尾消毒后,直接插入窦道底部,以兼顾引流,脓少者 4 天换 1 次,脓多者 2 天换 1 次。功能:排脓,拔管、生肌。(张金鼎 邹治文 编·《虫类中药与效方》310 引《疮科纲要》)

★ **21. 治腹壁瘘**:鲜壁虎置新瓦上,文火焙燥(不可使焦),研末,清洁局部,撒上壁虎末,膏药盖贴,每日 1 次。(孟凡红 主编·《单味中药临床应用新进展》59)

★ **22. 治腹壁漏管验案**:蒋某某,女,26 岁,社员。粘连性肠梗阻术后 7 天发生缝线反应,伤口红肿疼痛,切口中段出现 2 处脓点,立即拆开皮肤缝线,敞开伤口换药处理。经过连续换药 3

个月,已将伤口中线头清除干净,伤口仍不愈合,并在腹壁切口处形成1个深约2.5厘米,直径约0.5厘米的盲管,有脓性分泌物。1978年9月23日转我处诊治,遂将其局部常规消毒后剪取与伤口管径相应的活壁虎尾巴(经75%的酒精浸泡消毒)一截,插入漏管中,外敷消毒纱布。2小时后患者自觉局部有收缩感。第2天换药时,壁虎尾巴已被挤出管外,仅表皮未见愈合。仍按前法放壁虎尾巴一截于管口包扎,2天后表皮即结痂愈合。按语:窦道多为原发脓疡溃后,余毒未尽,蕴结不散,血行不畅,或因正虚无力托邪外出而致。守宫即俗称的壁虎,性味咸寒,有小毒,功效祛风、定惊、散结、解毒。其咸可软坚而散结,寒可除热而解毒,用于余毒未尽,尚可以毒攻毒。且恶疮诸疾乃其主治,故用之而获效。(杨鹏举主编·《中医单药奇效真传》272)

★ 23. **治肛瘘成管:【拔管方】**壁虎尾尖,量管之大小,剪成一段,插入管中。拔脓收口极速。(宋立人 总编·《中华本草》9册402引《疡科纲要》)

★ 24. **治术后瘘管验案:**杨某某,女,3岁。因腹腔蛔虫伴腹腔肿胀、中毒性休克于1982年3月2日急诊入院。经抗休克、补液、纠正电解质紊乱、抗感染等处理后,在双侧下腹部切开引流,3天共放出液体约2500毫升,腐烂坏死蛔虫11条。10天后遗右下腹残余肿胀,再次手术引流,清出少量脓液及死烂蛔虫2条。术后5天出现肠瘘,瘘道长约0.5厘米×4.0厘米,每天有多量肠内容物流出。经10余天常规换药,无好转,且瘘口周围皮肤红肿糜烂,随即改用壁虎尾插入瘘道,隔天换药1次。经3次换药后,瘘口明显缩小,漏出物明显减少。共换药8次,瘘口闭合痊愈。(黄国健等主编·《中医单方应用大全》51)

★ 25. **治外伤感染验案:**董某某,男,41岁。因车祸致右小腿外侧划破,伤口长约20厘米,表皮裂开约4厘米,基底部已见腓骨。经清创缝合7天拆线。因伤口中有异物存留(清创不彻底),故拆线后中段伤口(长约7厘米)全部裂开,并有脓性分泌物。自行换药治疗40余天,伤口化脓感染加重。来诊时见伤口约6厘米×2厘米大小,局部伤口形成溃疡,两侧表皮形成高出皮肤的瘢痕组织。常规消毒后,填塞与伤口等长的消毒壁虎尾巴两截包扎。2天后换药,见伤口两端与基底层已愈合。再敷壁虎尾巴一截,3天后拆

开,裂口已全部结痂愈合。(黄国健等 主编·《中医单方应用大全》51)

★ 26. **治外伤肿痛验案:**杨某某,女,17岁,学生。被爆竹炸伤左脚背表皮,经口服抗生素和伤口换药处理后,表皮结痂,但脚背患处仍红肿灼痛。1980年6月10日来我处诊治;患者除具前述症状外,伴髂窝有线状疼痛,左下肢活动受限。内服五味消毒饮加减(银花12克,野菊花10克,蒲公英10克,紫花地丁10克,穿心莲8克),外以1只活壁虎打烂敷于左脚背患区。翌晨脚背红肿灼痛消退,结痂脱落,肿大之髂窝淋巴结已消,患肢活动自如。(黄国健等 主编·《中医单方应用大全》51)

★ 27. **治风湿性关节炎:**壁虎、蜈蚣各10克,白芷20克。共研细末,每服4克,每日2次。(杨仓良 主编·《毒药本草》72引邓明鲁等·《中国动物药》第一版)

★ 28. **治类风湿性关节炎:**壁虎2只,地龙25克,全蝎15克,草乌25克,牛膝25克。研细末,每次10克,1日2次。(胡晓锋 编著·《虫蛇药用巧治百病》198)

★ 29. **治类风湿性关节炎验案:**杨某,农民,患类风湿性关节炎10多年,全身关节强硬,手脚关节变形,整日卧床已3年,大小便需人帮助,在我院西医内科病房,经辨证用补肾、活血养血、通络止痛药物半月疗效仍不明显,后加用壁虎粉每日3次,每次2克,口服,疗效逐日明显,不但可以下床活动,还能做插秧动作。(杨鹏举 主编·《中医单药奇效真传》184)

★ 30. **治三叉神经痛,类风湿性关节炎,风湿性关节炎:【壁虎胶囊丸】**壁虎适量(焙干,研粉),装胶囊每粒0.5克。用法:口服。每次1~2克,日服3次。功能:祛风,止痛。使用注意:服药2天,痛不减轻,药量再加至每次2克,日3次,痛控制后,再减为1克。(张金鼎 邹治文 编·《虫类中药与效方》309)

★ 31. **治瘫痪手足窜痛不止:【如神救苦散】**壁虎1条,罂粟壳9克,制乳香10克,制没药10克,陈皮10克,生甘草5克,共捣粉,水煎剂。用法:用9克,布包煎,每日煎服1剂。功能:逐瘀、通络止痛。使用注意:不痛者禁用。(张金鼎 邹治文 编·《虫类中药与效方》309引《医学正传》)

★ **32. 治疖疮验案**:李某某,男。左臂三角肌正中一疖疮溃脓后,用青链霉素与四环素族等多种抗生素治疗及伤口常规换药20多天不愈,后以消毒壁虎尾一段,置伤口中,外敷消毒纱布。2天后结痂而愈,壁虎尾粘于结痂面上。(黄国健等 主编·《中医单方应用大全》51)

★ **33. 治疮疖**:壁虎2~3条,烧灰,研末,用人乳汁调搽。(宋立人 总编·《中华本草》9册403)

★ **34. 治疔疮**:鲜壁虎3个,冰片少量,捣敷患处。(胡晓锋 编著·《虫蛇药用巧治百病》197)

★ **35. 治蛇头疔**:捕捉活壁虎,将其头与颈部剪下,自其一侧口角处剪开,包贴于患处,3小时后更换新鲜壁虎头敷贴,直至治愈。冯州用上方治疗蛇头疔43例,治愈42例,治疗时间最短6小时,最长4天,平均3.2天,治愈率为97.7%,有效率达100%。(王辉武 主编·《中药临床新用》607)

★ **36. 治痈疮大痛**:壁虎焙干研末,油调敷之。(江苏新医学院 编·《中药大辞典》下册2667引《医方摘要》)

★ **37. 治痈疮肿痛,疮疡溃烂,或日久形成瘘管者**:痈疮肿痛,用壁虎粉油调外敷;疮疡溃烂,或日久形成瘘管者,可用壁虎粉撒于疮口,或用壁虎尾,插入管中,外盖膏药。(宋立人 总编·《中华本草》9册402引《医方摘要》)

★ **38. 治瘰疬初起**:壁虎一枚,焙研,每日服半分,酒服。(宋立人 总编·《中华本草》9册402引《纲目》)

★ **39. 治瘰疬4方**

①壁虎焙干研末,装入胶囊。每天3次,每次3粒,用黄酒送服。已溃的可用壁虎干燥粉,掺于疮口上,外以普通膏药贴敷。临床治疗4例(3例未溃,1例已溃),均获治愈。(江苏新医学院 编·《中药大辞典》下册2667)

②【化核膏】壁虎14条,蜘蛛20余只,焙干研末,菜油调敷。或用红紫草6克,生壁虎1条捣烂敷患处,治淋巴结肿大有效。颈淋巴结核兼服消瘰丸加壁虎;腋下淋巴结肿大兼服僵蚕6克,知母9克,栝楼9克,全虫5个,大黄15克,蜈蚣2条,3天服1剂;颌下淋巴结肿大兼服下方:将壁虎1条,装于鸡蛋内,用纸将口封好,泥

裹,于炭火上炙焦,研末,米汤送服。(杨仓良 主编·《毒药本草》72)

③壁虎(炙)50条,菜油750克浸之,或放铜锅内以炭火煎熬,至壁虎化尽为度,再将油露5夜,退去火性,用此油搽擦病患处,未溃可消,已溃能敛。(杨仓良主编·《毒药本草》72)

④笔者亲见一农村小姑娘,16岁。颈间左右肿核累累,大者如鸡子,小者如栗子,穿溃后脓水涓涓不绝,面黄肌瘦,发育障碍,犹如12岁左右之女孩,嘱服鱼肝油,因家贫无力购买,隔了2年余,见此女已手抱小孩,俨然一少妇,几不信其为颈疬的患者。据云前年得一单方,生吞壁虎7~8条而愈,去年结婚,今春已生初胎男孩了。如此单方,如此服法,骤听之下,甚感稀奇。(黄国健等 主编·《中医单方应用大全》50)

★ **40. 治瘰疬破后化脓者**:壁虎一个,人言二分,鸡蛋一个。配制:将鸡子打一孔,把前二味药装入,用慢火烧至出黄烟为度,共研细面。用法:香油调搽患处。(沈洪瑞 主编·《重订十万全方》435)

★ **41. 治瘰疬破溃或结核性溃疡**:壁虎、蜈蚣各15克,黄柏、冰片各3克。共研为细粉。外敷患处,日1次。(张金鼎 邹治文 编·《虫类中药与效方》310引《瘰疬证治》)

★ **42. 治鼠疮瘰疬(淋巴结核)**:田间蝎虎一个,鸡蛋一个。制用法:将鸡蛋打一个孔,将蝎虎装内,另用纸封固,放火内烧热。取出去皮,连清带黄同蝎虎一次服之。服后无反应,轻者服三个即愈,重者七八个即愈。(沈洪瑞 主编·《重订十万全方》427)

★ **43. 治胸椎结核验案**:靳某某,男,49岁。3个月前摄片确诊为胸椎结核,用抗结核药无效,腰痛不能站立已3个月余,大小便失禁,双下肢瘫痪,用壁虎粉(治疗方法:壁虎放瓦上焙干研细,装入胶囊,每天3次,每次3~4粒,小儿1~2粒,如小孩服用胶囊有困难,则每次用壁虎1只,剁碎炒鸡蛋食用,每天2次,连服3个月为1个疗程,治疗期间不加用任何抗结核药)20天后,腰痛明显减轻,下肢能活动,40天后能下床走路,连服3个月,症状消失,追访3年未见复发。(杨鹏举 主编·《中医单药奇效真传》368)

★ **44. 治淋巴结核2方**

①壁虎1个,鸡蛋1个,将壁虎焙黄研面,装

入鸡蛋内炖熟服,每日 1～2 个;淋巴结核破溃者,可同时用壁虎粉调麻油外涂。(《全国中草药汇编》编写组 编·《全国中草药汇编》下册692)

②壁虎焙干,研粉,每日服 3 次,每次服 2 分。(《全国中草药汇编》编写组 编·《全国中草药汇编》下册692)

★ 45. 治淋巴结化脓 2 方

①壁虎一条,放入去清的鸡蛋内封口蒸熟食,或用壁虎焙干为细末,每服二至三分,一日三次,或将药粉用清油调敷患处。(中医研究院革命委员会 编·《常见病验方研究参考资料》287)

②壁虎20条,煅灰为末,每次一分,一日三次,枣肉包吞,或装入胶囊,开水送服。(中医研究院革命委员会 编·《常见病验方研究参考资料》132)

★ 46. 治结核性溃疡:壁虎30克,冰片1～2克,煅珍珠3克。用法:将壁虎用清水洗净,焙干研末,过 40～60 目筛,高压消毒,再将冰片、煅珍珠磨碎拌匀即得。用时根据窦道大小,选适当引流条与药散搅拌,置入窦道,每日更换 1 次。治疗结核性窦道102 例,全部治愈。治愈时间为1～2个月。(张力群等 主编·《中国民族民间秘方大全》1162)

★ 47. 治结核性溃疡久不愈:壁虎、蜈蚣各15克,黄升、冰片各3克。先将壁虎、蜈蚣晒干研末,后加研细之黄升、冰片共研匀,过 100 目筛。外用。(宋立人 总编·《中华本草》9 册402)

★ 48. 治结核性脓肿验案:胡某某,男,1岁半,住院号16433。因左腹股沟部囊性包块,某院诊断为结核性脓肿,切开引流,术后 4 天转来我院治疗。发现脓腔约 5 厘米×4 厘米,有大量米汤样渗出物,胸透发现肺门感染。入院后在全身用药的同时,给脓腔内塞入壁虎尾 2 条,2 天后渗出液明显减少,脓腔缩小为 2 厘米×2 厘米。每天壁虎尾换药,5 次伤口愈合,1 周后痊愈出院。治疗方法:将活壁虎浸入75%的酒精中浸泡半小时后备用。治疗时可根据创面情况,选用壁虎的不同部位。宽长敞开创面选用壁虎皮,剪取适当大小的 1 块或数块,将其表面贴于清洗后的创面上,盖上敷料,使其密切接触。对较深的窦道可选用壁虎尾,置插入窦道中;也可

选用四肢置于狭窄创面内。根据创面分泌物多少,可每天或隔天换药。(杨鹏举 主编·《中医单药奇效真传》368)

★ 49. 治颈淋巴结结核 2 方

①壁虎 16 个,黄酒 1000 毫升。用法:先将壁虎洗净,焙干,研成细末,然后与黄酒一起同放玻璃瓶中浸泡,每日摇晃 1 次,7 日后即可使用。每次口服 30 毫升,每日 2 次。功效:解毒散结。禁忌:孕妇忌服。(刘道清 主编·《中国民间神效秘方》569)

②【蛋黄油】鸡蛋黄 3～5 个,壁虎 3～4 条。将蛋黄炼油,把壁虎放置油内炸枯弃去。用蛋黄油每日涂患处 2～3 次。(费兰波 徐亮 主编·《外科病奇难顽症特效疗法》47)

★ 50. 治颈淋巴结结核已溃破者:雄黄 6克,壁虎 3 只,樟脑 3 克,芝麻油适量。用法:先将壁虎焙干,然后共研细末,瓶装密封备用。每取药粉适量(依疮口大小而定),用香油调和,敷于破溃之疮口上,每日换药 1 次。功效:杀菌解毒,敛疮生肌。医师嘱咐:每次换药前需清洁疮口。(刘道清 主编·《中国民间神效秘方》570)

★ 51. 治颈淋巴结核窦道:天龙(即壁虎)(清水洗净,焙干研细末,过 6 号筛,高压消毒)30克,煅珍珠 3 克(磨末),冰片 1～2 克。用法:将上药共研为细末,过 6 号筛。视窦道大小,选适当引流条与本品拌匀,置入窦道,每日更换 1 次。共治疗102 例,均治愈。其中颈淋巴结核窦道84例,20～30 日治愈;其余 1～3 个月治愈。(梁永才 梁杰圣 主编·《中国外治妙方》57)

★ 52. 治结核性瘘管及慢性感染性瘘管:鲜壁虎或干壁虎焙干,研粉,局部消毒,用壁虎粉填满瘘管,或用盐水纱条沾壁虎粉塞入瘘管基底,包扎固定。2～3 日换药 1 次。同时用壁虎粉每次 1 克,每日 3 次口服。久不收口者,加等量蜈蚣粉。(孟凡红 主编·《单味中药临床应用新进展》59)

★ 53. 治痰核:捉取不断尾壁虎,置砖瓦上炙灰,和熬熟菜油涂核上,累验。(杜婕德 主编·《传世单方大全》108 引《经验良方》)

★ 54. 治骨结核:壁虎10 只,焙干,研为细末,每次服 1 克,每日 3 次,长期服用。(金福男编著·《古今奇方》99)

★ 55. 治皮肤表浅溃疡:用壁虎焙干研粉撒

于疮（创）面上，视情况包扎或暴露，3~4天换药一次，治疗12例表浅溃疡，皆获痊愈。其中1例因砍伤踝关节后感染，6个月不愈且有绿脓杆菌感染，用壁虎粉换药4次而愈。另用此法治疗裂伤2例，擦伤4例亦愈。（杨仓良 主编·《毒药本草》71）

★ **56. 治慢性溃疡**：活壁虎浸入75%的酒精中治疗创伤感染34例，其中化脓性感染伤口10例，肠瘘1例，结核性疮疡2例，慢性溃疡21例。用法：局部先用利凡诺液常规消毒，根据创面情况，选用壁虎的不同部位，宽长按敞开创面，剪取壁虎皮1块或数块，将其表面贴于创面上，盖上材料，使其密切接触；对较深窦道，用壁虎尾插入窦道中；也可用四肢置于狭窄创面内。根据创面分泌物多少，每日或隔日换药1次。疗效：10天内治愈22例，20天内治愈7例；3例无效，总有效率为90.7%。本方法对慢性溃疡或结核性疮疡效果尤佳。（宋立人 总编·《中华本草》9册402）

★ **57. 治血栓闭塞性脉管炎**：有人从活壁虎近尾部剪下一块稍大于溃疡面的带皮壁虎肌肉，以75%的酒精洗去血迹后敷于溃疡处，然后用消毒纱布包扎，治1例左下肢Ⅲ期Ⅰ级血栓闭塞性脉管炎，1次即愈。（杨仓良 主编·《毒药本草》71）

★ **58. 治下肢溃疡验案**：兰某某，男，79岁，退休工人。两个市级医院均诊断："左下肢Ⅲ期Ⅰ级血栓闭塞性脉管炎。"经西医治疗无效，今年4月转来我科。检查：左膝关节以下有典型的脉管炎改变，第2趾背侧有1.2厘米×1.0厘米溃疡面，边微红，内有少许白色分泌物。中药采用补气养血，活血通脉，佐以清热解毒之法治疗。趾部溃疡，我们在《四川医学》1981年第1期"壁虎外用治疗三例"的启发下，选用活壁虎1只，在近尾部剪下一块稍大于溃疡面的带皮肌肉，以75%的酒精洗去血迹敷于溃疡面上，然后用消毒纱布包扎，当晚病人自觉疼痛减轻。3天后壁虎肌肉与溃疡面紧紧粘连在一起，表面呈褐色，已干缩，极像一个痂壳，原溃疡周围无红肿也无分泌物，压之基本不痛，故未再作处理，半月后，左下肢已完全不痛，脉管炎的其他症状明显好转。50天后，"痂壳"自行脱落，原溃疡处的皮肤除色素稍减少外，与周围完全一样。（黄国健等 主

编·《中医单方应用大全》50）

★ **59. 治臁疮**：将鸡蛋两个煮熟，取出鸡蛋黄熬油，再入壁虎一条熬之，以油涂患处，每日1~2次。（杨仓良 主编·《毒药本草》72）

★ **60. 血积成块**：用壁虎一枚，白面和一鸭子大，包裹研烂，做饼烙熟食之，当下血块，不过三五次即愈，神验。（杨仓良 主编·《毒药本草》72）

★ **61. 治外伤延迟愈合**：常规消毒患处后填塞与伤口等长的消毒壁虎尾1~2截，用药后伤口两侧有向内收缩牵引的感觉，伤口很快得到愈合。（杨仓良 主编·《毒药本草》72）

★ **62. 治烫伤验案**：李某某，男，11岁，住院号12867。因左小腿烫伤，创面感染1周入院。经局部湿敷1周后，创面清洁，肉芽新鲜，随即在局麻下将2个约4厘米×2厘米创面植自体皮，在2厘米×1厘米创面上植壁虎皮。5天后植自体皮创面渗出较多，成活约1/3；植壁虎皮创面干燥，创面明显缩小，8天后创面愈合。随即再将前面2个约3厘米×2厘米创面改用壁虎皮换药，每天1次，10天后创面愈合，病愈出院。（杨鹏举 主编·《中医单药奇效真传》348）

★ **63. 治破伤风**：壁虎7枚（微炙），天南星30克（炮裂），腻粉30克，白附子30克（炮裂）。捣筛为末，炼蜜和丸如绿豆大，每次用温酒研碎服7丸，汗出为效，不定时服。（胡晓锋 编著·《虫蛇药用巧治百病》197）

★ **64. 治骨髓炎**：壁虎、野菊花、地骨皮各5钱，青蒿4钱，蟾蜍1钱。排脓期加铁杆蒿1钱，每日1剂，水煎服。对脓多、肿著者并用煎液外洗，药渣外敷。有大脓肿及死骨者配合西医手术。个别病例加服雷米封，急性期使用少量抗生素。（《全国中草药汇编》编写组 编·《全国中草药汇编》下册692）

★ **65. 治慢性骨髓炎**：以壁虎为主内服；外用方为：壁虎30份，冰片1份，先将壁虎烘干研细，高压消毒后加入冰片粉末，根据窦道大小及深度，取适当无菌纱布放入生理盐水中浸泡后蘸上药植入，每日更换1次。内服方为：壁虎40份，丹参、丹皮、公英、地丁各20份，人工牛黄1份。共研细末，装入胶囊，每服4~6克，每日2~3次，根据中医辨证可选用对症汤药送服。治疗慢性骨髓炎49例，治愈41例（83.7%），显效5

例,好转 2 例,无效 1 例。（杨仓良 主编·《毒药本草》71）

★ **66. 治皮癣**:活壁虎 5 只,活蜈蚣 5 条。用 65 度白酒浸泡,取上清液搽患处。（杨仓良 主编·《毒药本草》72）

★ **67. 治顽癣秃疮**:活壁虎不拘多少。用法:捣烂如泥。敷患处。（沈洪瑞 主编·《重订十万金方》745）

★ **68. 治寻常狼疮**:壁虎 10 条。用法:裹入泥中,火煅存性,去泥研末,每服 0.3 ~ 0.5 克,陈酒或温开水送下。（张俊庭 编·《皮肤病必效单方 2000 首》136）

★ **69. 治蛇咬伤**:壁虎焙干研末,用香油调敷患处。（胡晓锋 编著·《虫蛇药用巧治百病》198）

★ **70. 治毒蛇咬伤**:活壁虎 2 条,捣烂挤汁涂伤口上。（金福男 编著·《古今奇方》288）

★ **71. 治蝎、蜂螫伤肿痛,亦治无名肿毒**:将壁虎一条放入鸡蛋内封好,一周后壁虎除骨骼外均化为液体,用此液体涂搽被蝎蜂螫伤处,观察 20 例,均一次治愈。无名肿毒亦效。（杨仓良 主编·《毒药本草》606）

★ **72. 治蝎、蜂螫伤及疮痈疔肿**:壁虎一条,碱 10 克,鸡蛋 60 克。将上药共装入瓶内,密封,待壁虎完全溶化后,即可应用。以本方少许涂患处。蜂螫伤者,应先检查皮内有无毒刺,如有应先拔出毒刺,挤出毒汁。丁文学用上方治疗蝎、蜂螫伤及疮痈疔痛（包括无名肿毒）早期尚未成脓、皮肤未破溃者 18 例,全部治愈。一般只涂 1 次,有全身症状者,需治疗 2 次（每天 1 次）,无副作用。（王辉武 主编·《中药临床新用》663）

★ **73. 治乳腺增生验案**:我是河北无极人,1970 年,我老伴 30 岁时患囊性乳腺增生,双乳疼痛,内有鸡蛋大的硬块,按之也疼,曾去过几个有名的大医院,也找名医教授看过,中西药物用得不少,内服、外敷、针刺、肌注等疗法都用过,虽都见效,但经期一到就又复发如初,治疗 1 年多,不见轻。教授说这种病易复发,不易根治,遂失去信心,只好听其自然。1972 年 6 月间,偶听人说,何某某用壁虎泡酒,喝了后食管癌好了,能吃东西了。当时我便产生了试一试的想法。听医生说:乳腺增生是乳腺癌的前期病症,我想让老伴吃了不会对她的病有害处,晚上令孩子们捉了

七八条,放在做饭的地灶的炉盘四周的热灰上,第 2 天早上取出,焦而不糊,放在案板上,擀成面,筛去较粗的,拌上适量红糖,做成丸,劝其吃了,几天后,想不到的奇效出现了,肿块没有了,按之也不疼了,用手一揉,软乎乎,好似正常状态,我们一家人都很高兴。到第 2 年夏天又有些复发,但轻得多了,照法又吃了 1 次又好了,至今年过去 26 年了,未曾复发过。我曾查过一些资料,说壁虎有软坚、抑制癌细胞生长的作用,并有微毒,故对乳腺增生及癌症有其疗效,却无毒副作用。（杨鹏举 主编·《中医单药奇效真传》338）

★ **74. 治乳腺增生病**:壁虎研末制成胶囊,每粒 1 克,每日 3 次,每次 3 ~ 4 粒,内服。吕云钊等用上方治疗乳腺增生病 50 例,临床治愈 42 例,显效 6 例,好转 2 例,无效 1 例,服药最少者 15 天,最多 90 天,平均 50 天。服药时间长短与乳腺增生程度有关。服药期间未发现任何毒副作用。（王辉武 主编·《中药临床新用》607）

★ **75. 治小儿喘息型气管炎哮喘**:全壁虎一条,用香油适量炸焦黄,捞出,研细粉。口服。用炸过的香油适量（待油凉后）送服壁虎散（一条）,每日一次。使用注意:如有感染,加用抗生素。（张金鼎 邹治文 编·《虫类中药与效方》308）

★ **76. 治胎赤眼连睫,赤烂昏暗,服药久无应者:【妙应膏】**蝎虎（活者）数枚。用法:用水罐盛黄土,按令实,入蝎虎在罐内,不令损伤,仍爱护其尾,用纸系罐口,于纸面上扎数眼,令出气,后有粪数粒;不要粪上一头黑者,只要一头白者。如有病,每用津唾研成膏,涂在眼睫毛周围,不得揩拭,候来日早,以温浆水洗过眼。（孙世发 主编·《中医小方大辞典》90 引《圣济总录》）

★ **77. 治小儿撮口**:用朱砂末安小瓶内,捕活壁虎一个入瓶中,食朱砂末月余,待体赤,阴干为末,每次薄荷汤服 3 ~ 4 分。（杨仓良 主编·《毒药本草》71）

★ **78. 治食道癌吞咽困难:【壁虎酒】**活壁虎 5 条,白酒 500 克。用锡壶盛,将壁虎放入酒内浸泡 2 天即成。用法:饭前半小时服,每次 10 毫升,日 3 次,连用 2 ~ 3 个月。功能:通关,开道。（张金鼎 邹治文 编·《虫类中药与效方》306）

★ 79. 治食道癌 3 方

①每日用壁虎 1 条和米适量炒至焦黄,研成细粉,分 2~3 次以少量黄酒调服。治疗 4 例,临床症状均消失。钡餐造影复查,1 例食道下段狭窄消失,但边缘仍欠整齐;1 例食道下段狭窄较前为轻;1 例见癌灶消失;1 例食道中段仍然狭窄,但脱落细胞检查阴性。(江苏新医学院 编·《中药大辞典》下册 2668)

②【壁虎酒】活壁虎以 60 度白酒浸泡 7 天后去掉壁虎饮酒。治疗 1 例中晚期食道癌,共服药 17 个月,用壁虎 1200 余条而愈。随访 9 年未见复发。(杨仓良 主编·《毒药本草》70)

③【复方虎七散】壁虎、三七、梅片。共研细粉(原书未说明剂量)。用法用量:黄酒适量冲服,每次 3 克,每日 3 次。功能:活血祛痰,软坚散结,抗癌抑瘤。(张金鼎 邹治文编·《虫类中药与效方》306)

★ 80. 治食道癌、胃癌:【虎参丸】 壁虎(砂锅焙干)7 个,人参、木香、朱砂各 4.5 克,乳香 3 克。用法:共研细末,炼蜜为丸如梧桐子大。用木香 5 克,煎汤,送服 7 丸,每日 2 次。功能:扶正,抗癌,行气,通噎。(张金鼎 邹治文编·《虫类中药与效方》306)

★ 81. 治肝癌:【守宫散】 守宫 2 条,烤干,研粉。用法:口服。上药量,每日 1 次。功能:逐瘀,散结,抗癌。(张金鼎 邹治文编·《虫类中药与效方》306)

★ 82. 治子宫肌瘤:【壁虎蜈蚣散】 活壁虎 40 条(焙干、研粉),蜈蚣粉 10 克。共调匀,分成 20~30 包,口服。每日 2~3 次,每次 1 包。功能:逐瘀,散结,抗癌。(张金鼎 邹治文 编·《虫类中药与效方》307)

★ 83. 治子宫颈癌:【虎麝抗癌散】 壁虎 10 条,麝香 0.2 克。将壁虎放白酒内浸泡 24 小时捞出,再用香油浸泡 24 小时,取出焙干,研粉,加入麝香,调匀,装瓶密封。上药分 10 份,每日服 2 次,每次 1 份。功能:逐瘀,解毒,抗癌。(张金鼎 邹治文 编·《虫类中药与效方》307)

★ 84. 治皮肤癌:【守宫蜈蚣酒】 活壁虎、活蜈蚣各 5 条,用 65 度白酒泡 3 天即成。取上清药液,棉签沾之,每天涂擦患处 2~3 次。功能:祛风,杀虫。(张金鼎 邹治文 编·《虫类中药与效方》310)

★ 85. 治各种恶性肿瘤: 鸡蛋一个,钻一小孔,将活壁虎塞入鸡蛋内,密封蛋口,外用黄泥裹好,置炭火上煨焦,研末,开水送服。(胡晓锋 编著·《虫蛇药用巧治百病》198)

★ 86. 治乳癌破溃腐烂: 壁虎蛇 2 条。用法:浸香油内,2 个月后,用鸡毛蘸油涂患处。(中医研究院革命委员会 编·《常见病验方研究参考资料》270)

★ 87. 治乳岩未溃: 用壁虎 1 个,纳入鸡蛋内,用纸封固,放在瓦上,用炭火煅存性,研末,加冰片少许,研细末,放膏药上贴。(中医研究院革命委员会 编·《常见病验方研究参考资料》270)

★ 88. 治肠癌,骨肉瘤,绒毛膜上皮癌,肺转移,宫颈癌等:【虎蛋抗癌散】 活壁虎 40 条,放到砂罐中干烧至死,勿令焦,初研成粗末,再置锅中焙干,进行第二次研成细粉,加入约 4 个鸡蛋黄的蛋黄粉,充分混匀即成。共分 30 包。用法:饭前服,每日 3 次,每次 1 包。功能:健脾,补肾,抗癌。(张金鼎 邹治文 编·《虫类中药与效方》307)

★ 89. 治胰头癌验案: 张某,男,60 岁,干部。1993 年 5 月 7 日因胰头癌而住院手术,术后半月病人出现腹痛,每需注射杜冷丁方解。遂用壁虎适量研末,以蜂蜜调敷痛处,30 分钟后痛减,第 3 天更换 1 次,以后每隔 5 天更换 1 次。(杨鹏举 主编·《中医单药奇效真传》222)

★ 90. 治假黄色素瘤验案: 孙某某,女,67 岁。1986 年 4 月 26 日就诊。十几年前患者耳前长一肿块,大如黄豆,皮色如常,不痛不痒,1985 年冬,肿块始发疼痛,肌注青、链霉素无效。继而高凸,大如核桃,最后溃破。病理活体组织检查,诊断为假黄色素瘤。肌注龙葵注射液及口服抗癌药物亦未见效果。形体消瘦,面色苍白,瘤体大如核桃,表面为蜡样结节,胬肉外翻,状似菜花,血水淋漓,色晦而臭。舌紫黯;脉沉数,证属正虚邪毒炽盛。用壁虎粉直接撒于创面,外用纱布包扎,隔日换药。换药 5 次痛减,血水渐变为稀脓,7 次痛失。15 次后瘤体消失大半,22 次瘤体全部脱落,继敷半月余而愈,随访半年未见复发。(杨鹏举 主编·《中医单药奇效真传》225)

★ 91. 治鼻咽癌颈淋巴结转移: 炙壁虎(天龙)适量。用法:研粉,每日 2 次,每次 5 克,口服。备注:天龙有小毒,阴虚舌光绛或继发性感

染发热患者禁用。(杨建宇 主编·《抗癌秘验方》45)

★ **92. 治颈部肿瘤（失荣）验案**：严某某，女，34 岁。1947 年春季，两侧项间初有小核数粒，嗣后逐渐发展蔓延，核如桂圆大小，脖子粗肿，但不红不痛，是时由我介绍至苏州朱少云瘰病专家处治疗。因于国民党反动统治时期，社会秩序不安，苏州交通不便，且嫌药资昂贵，不敢前往而罢，乃唯服单方。即用"壁虎干" 3 条，做于大饼之内，不使患者得知，每晨以代点膳，连服 7 天，竟奏奇效，逐渐缩小而至消失，现年 50 岁（1963 年），身体健康无恙。(杨鹏举 主编·《中医单药奇效真传》226)

★ **93. 治白血病 2 方**

①用壁虎偏方治疗 1 例白血病取效。用法：将活壁虎 1 条，放入鲜鸡蛋内，泥裹焙熟，吃鸡蛋与壁虎。每 3 天吃 1 次。本例患者服此方 3 个月后症状减轻，改为 5 天 1 次，共吃壁虎 50 余条。6 个月后复查，血片、骨髓片均无异常，随访 12 个月病情稳定。(杨仓良 主编·《毒药本草》71)

②壁虎适量。焙干研末，白开水送服，每次 2 ~ 3 克，每日 3 次。(胡郁坤 陈志鹏 主编·《中医单方全书》461)

★ **94. 治颈淋巴结转移癌**：用炙壁虎 60 克，研末，日服 2 次，每次 5 克。(金福男 编著·《古今奇方》293)

薄荷（34 方）

【药性】味辛，性凉。归肺、肝经。

【功能与主治】散风热，清头目，利咽喉，透疹，解郁。主治风热表证，头痛目赤，咽喉肿痛，麻疹不透，隐疹瘙痒，肝郁胁痛。

【用法用量】内服：煎汤，3 ~ 6 克，不可久煎，宜后下；或入丸、散。外用：适量，煎水洗或捣汁涂敷。

【使用注意】表虚汗多者禁服。

★ **1. 治夏季风热感冒、头痛目赤、咽喉肿痛等**：【薄荷粥】此粥有疏风清热之功效。用大米 150 克煮成粥，另取干薄荷 10 克煎汤，再将此汤加适量白糖倒入粥内，搅匀后凉服。(李家强 编著·《民间医疗特效妙方》157)

★ **2. 清上化痰，利咽膈，治风热**：薄荷末炼蜜丸，如芡子大，每噙一丸。白砂糖和之亦可。(江苏新医学院 编·《中药大辞典》下册 2650)

★ **3. 治男妇伤风咳嗽，鼻塞声重**：野薄荷二钱，陈皮二钱，杏仁二钱（去皮尖），引用竹叶十五片，水煎服。(宋立人 总编·《中华本草》7 册 83)

★ **4. 治冬温初起，咳嗽，微热微汗，脉浮大者**：薄荷一钱 甘草五分 桔梗一钱五分 杏仁（去皮尖）三钱。用法：水煎服。(彭怀仁 主编·《中医方剂大辞典》10 册 1442)

★ **5. 治反胃，朝食暮吐**：鲜紫薄荷一握（捣取汁），面四两。用法：上药和匀，煮熟，空腹食之。(彭怀仁 主编·《中医方剂大辞典》10 册 1441)

★ **6. 治风气瘙痒**：薄荷、蝉蜕等分为末，每温酒调服一钱。(江苏新医学院 编·《中药大辞典》下册 2650)

★ **7. 治皮肤隐疹不透，瘙痒**：薄荷 10 克，荆芥 10 克，防风 10 克，蝉蜕 6 克。水煎服。(宋立人 总编·《中华本草》7 册 83)

★ **8. 治慢性荨麻疹**：薄荷 15 克，桂圆 6 粒。用法：水煎服，每天 2 次，连服 2 ~ 4 周。附注：据张杏仁报道，应用本方治疗慢性荨麻疹 40 例，显效 32 例，好转 4 例，无效 4 例。(王辉武 主编·《中药临床新用》670)

★ **9. 治衄血不止**：薄荷汁滴之。或以干者水煮，绵裹塞鼻。(江苏新医学院 编·《中药大辞典》下册 2650)

★ **10. 治血痢**：薄荷叶煎汤单服。(江苏新医学院 编·《中药大辞典》下册 2650)

★ **11. 治肛痛**：用薄荷、马齿苋、棉花子、车前子、蛇床子各等分，水煎。熏洗患处。(滕佳林 米杰 编著·《外治中药的研究与应用》512)

★ **12. 治脱肛**：用薄荷叶、柑子树叶、桃子树叶各适量，捣烂，用布包裹。敷于脐眼上。(滕佳林 米杰 编著·《外治中药的研究与应用》512)

★ **13. 治干湿疥疮，皆以湿热而生，通身奇痒不休**：薄荷一两，百部一两，地肤子一两。每日煎水洗一二次。(宋立人 总编·《中华本草》7

册83）

★ 14. **治蜂虿螫伤**：薄荷捼贴之。（江苏新医学院 编·《中药大辞典》下册2650）

★ 15. **用于发背初觉小，后5～7天赤热肿高**：用薄荷120克，乳香30克，上药和研匀，厚敷患处。上以纱布盖之，觉干，再以新水润之。常令湿润，3～5度其热自然消退。（滕佳林 米杰 编著·《外治中药的研究与应用》511引《刘娟子鬼遗方》）

★ 16. **治麦粒肿**：初起用清凉膏（鲜薄荷叶10克，冰片2克，捣为膏）。涂敷。（王裔祚 李中玉 主编·《中医外科病诊治彩色图谱》44）

★ 17. **治眼弦赤烂**：薄荷，以生姜汁浸一宿，晒干为末，每用一钱，沸汤泡洗。（江苏新医学院 编·《中药大辞典》下册2650）

★ 18. **治结合膜炎**：将薄荷叶用冷开水洗净后，浸入乳汁中10～30分钟。患眼用5%的盐开水冲洗后，取薄荷叶盖于患眼上，经10分钟可再换一叶，每天数次。（宋立人 总编·《中华本草》7册83）

★ 19. **用于风热眼**：【清凉膏】苏薄荷、生南星各15克，荆芥、百药煎各3克，共为末，井水调成膏。贴眼角上，自然清凉。（滕佳林 米杰 编著·《外治中药的研究与应用》511引《春脚集》）

★ 20. **用于虹膜睫状体炎**：薄荷10克，柴胡10克。上药煎汤，过滤去渣备用。取药液趁热熏洗患眼，每日3次。（滕佳林 米杰 编著·《外治中药的研究与应用》511）

★ 21. **治耳痛**：薄荷绞汁滴入。（江苏新医学院 编·《中药大辞典》下册2650）

★ 22. **治脑漏，鼻流臭涕**：野薄荷不拘多少。水煎，点水酒服。（宋立人总编·《中华本草》7册83）

★ 23. **用于重舌**：用生薄荷5克，地鳖虫2个。上药共研成汁。纱布包敷舌下肿处。（滕佳林 米杰 编著·《外治中药的研究与应用》511）

★ 24. **舌上生白苔，干涩，语话不真**：薄荷自然汁 白蜜各等分。用法：先以生姜片蘸水揩洗竟，敷之。良。（彭怀仁 主编·《中医方剂大辞典》10册1441）

★ 25. **治一切牙痛，风热肿痛尤妙**：薄荷、樟脑、花椒各等分。上为细末，擦患处。（宋立人

总编·《中华本草》7册83）

★ 26. **治口疮**：薄荷、黄柏各等分，为末，入青黛少许搽之。（宋立人 总编·《中华本草》7册83）

★ 27. **用于咽痛、喉蛾**：用薄荷末6～10克，白蜜调和。用鸡毛挑擦咽喉2～3次，吐出痰涎即愈。（滕佳林 米杰 编著·《外治中药的研究与应用》512）

★ 28. **治早期乳腺炎**：用薄荷、陈皮各3克，煎汤热敷患处。然后用金黄膏外敷。（滕佳林 米杰 编著·《外治中药的研究与应用》511）

★ 29. **治急性乳腺炎**：薄荷、橘叶各60克。水煎，过滤，用毛巾浸汤热敷患处，每日1剂，早、晚各敷1次。梁兆松用上方治疗急性乳腺炎40余例（未溃脓者），均获较好疗效。（王辉武 主编·《中药临床新用》670）

★ 30. **治妇人胎前嗽血**：乌梅肉二两，薄荷四两。用法：上为末，用黑砂糖炒熟为丸，再以白砂糖掺上。（彭怀仁 主编·《中医方剂大辞典》1册1001引《郑氏家传女科万金方》卷三）

★ 31. **治中风口噤，昏迷不省人事**：【通关散】细辛、薄荷、猪牙皂（去子）、雄黄（水飞）各等分，共研细末，贮瓶备用。取本散少许，交替吹入两鼻中，得嚏即醒。（滕佳林 米杰 编著·《外治中药的研究与应用》512引《世医得效方》）

★ 32. **治小儿急惊风**：用鲜薄荷叶10～20片。将上药浸泡于热水中数分钟备用。取药液待水温适中时，洗擦患儿。（滕佳林 米杰 编著·《外治中药的研究与应用》512）

★ 33. **用于小儿痤夏**：用鲜薄荷叶60克。上药煎水备用。取药液洗浴。（滕佳林 米杰 编著·《外治中药的研究与应用》512）

★ 34. **治小儿夜啼**：蝉蜕3只，薄荷3克。盛碗内，加水适量，放在锅内蒸30分钟，去渣取药汁，分数次喂服。每日一剂，连服2～3日即可。本方治疗小儿夜啼症50例，效果显著。（李家强 编著·《民间医疗特效妙方》179）

蟾酥（83 方）

【药性】味辛,性温,有毒。归心经。

【功能与主治】消肿止痛,解毒辟秽。主治痈疽疔疮,咽喉肿痛,风虫牙痛,牙龈肿烂,痧症腹痛。

【用法用量】外用:适量,研末调敷,或掺膏药内贴。内服:入丸、散,每次 0.015 ～ 0.03 克。

【使用注意】外用不可入目,孕妇禁服。

内服宜慎,过量可引起口唇发麻、上腹不适、恶心呕吐、头昏目糊、胸闷心悸、嗜睡多汗,甚则昏迷等毒副反应。

【纲目】"其汁不可入人目,令人赤、肿、盲。或以紫草汁洗点,即消。"

★ 1. 治心力衰竭:蟾酥 4 ～ 8 毫克(装胶囊),饭后用冷开水送服,每日服 2 ～ 3 次。(胡晓锋 编著·《虫蛇药用巧治百病》221)

★ 2. 治慢性肾炎:蟾酥 2 分,砂仁末 2 两。用法:蟾酥微炒,先将蟾酥和砂仁末少量同研,逐渐加入砂仁,完全研匀为度,每 2 分装入胶囊,视其体格强弱,每服 1 ～ 3 粒,1 日 3 次。备注:本方适用于有腹水者,但药性甚猛,试服需注意。(中医研究院革命委员会 编·《常见病验方研究参考资料》180)

★ 3. 用于阳痿:蟾酥 3 克,麝香 0.1 克,凤仙花子 15 克,葱白适量。凤仙花子研为细末,过筛,加蟾酥、麝香研匀。再研 1 遍,加大葱适量捣为丸,如黄豆大,阴干。临睡前用药丸 3 粒,白酒化开,涂于神阙、曲骨、阴茎头上。每晚 1 次,直至痊愈。(滕佳林 米杰 编著·《外治中药的研究与应用》581)

★ 4. 治诸痫潮发,牙关紧闭,口噤不开,不能进药:【开关散】蟾酥 1 小片,铅白霜 0.5 克。用法:上药研为极细末。用乌梅肉蘸药,于两口角揩擦良久乃开,以进别药。(孙世发 主编·《中医小方大辞典》250 引《卫生总微》)

★ 5. 治痔疮:鳖头一个(漂净,酥炙,研为细

末,每四钱加白砒一两),白矾二两,轻粉四钱,净蟾酥二钱。用法:上为细末,用小铁锅一只,入药在内,上用碗盖,碱泥封固,炭火煅三炷香为度,研末。每日辰、午、申三时上药三次。七八日其疮自落,后用玉红膏、生肌散长肉收功。功能:枯痔。(彭怀仁 主编·《中医方剂大辞典》7 册 22 引《痔科捷径》)

★ 6. 治痔漏:鲜芫花根一钱,雷丸、蟾酥各一钱,草乌三钱。用法:水一盅,煎一盅,去滓取汁,用生丝一钱,入药汁内,以文火煮,汁将干,存汁一小酒盅,取起晒干,复浸汁内,又晒又浸,以汁尽为度,晒干,包收听用。至六七月,取露天蜘蛛丝,做成药线。缚痔穿漏。(彭怀仁 主编·《中医方剂大辞典》7 册 380 引《外科大成》)

★ 7. 治疳蚀痛肿,一切齿痛:【蟾酥膏】捕蟾蜍大者一个,削竹篦子刮其眉,即有汁粘其上。以汁点痛处。(彭怀仁 主编·《中医方剂大辞典》10 册 1560 引《医说》)

★ 8. 治疳疮漏:【蟾麝散】胆矾二钱,蟾酥一字,麝香少许。用法:上为细末,用蒸饼心为丸,如芥子大。纴在疮内。(彭怀仁 主编·《中医方剂大辞典》10 册 1562 引《普济方》)

★ 9. 治疗疮 4 方

①取蟾酥油调封口。立效。(电子版·《中华医典·普济方》卷二百七十三)

②朱砂半钱,干胭脂一分,蟾酥。用法:上为末。用带根葱一根,破开将药放入,用火烧软,每服一钱,须嚼碎好酒下,汗出为妙。(彭怀仁 主编·《中医方剂大辞典》4 册 213 引《普济方》)

③【拔疔散】蟾酥、硇砂各二钱,巴豆肉七粒,轻粉一钱,丁香一钱半,蜈蚣一条(火炙)。用法:上为末。水和为丸,如麦大,银朱为衣。用针点破疔头,入一丸,膏盖之。毒即出。功能:拔毒追脓。(彭怀仁 主编·《中医方剂大辞典》6 册 193 引《仙拈集》)

④硫黄、蟾酥各等分。用法:上为细末,葱汁和蜜为丸,如小米大,宜带长,以便插入疔疮内。主治:疔疮;烦躁闷乱,或憎寒头痛,或呕吐恶心,或肢体拘急。(彭怀仁 主编·《中医方剂大辞典》6 册 193 引《外科证治全书》)

★ 10. 疗肿:【蟾蜍丹】蟾酥一枚,为末,以白面和黄丹,丸如麦粒状。针破患处,以一粒纳之。(宋立人总编·《中华本草》9 册 365 引《济

生方》)

★ **11. 治内疔**:蟾酥。取时用桑叶一小钱大,入蟾酥揉和得所,丸如念珠大,阴干,重病服二丸,轻病服一丸,着病人舌内噙化,用井花水灌嗽,再服雄黄 7 丸,凉茶水送服。(胡晓锋 编著·《虫蛇药用巧治百病》220)

★ **12. 治疔疮发背体虚,及妇人胎前产后毒浅者**:【保生锭子】蟾酥三钱,雄黄二钱。用法:上为末,用青桑皮二两同捣为丸,每丸六分重,捻作锭子,朱砂为衣,阴干。如疔疮,用冷葱汤磨服八分,仍用冷葱汤漱口咽下;外用针刺开疔头,将锭子一分,填入疔内,被盖出汗,二日烂出即愈。如发背,亦用冷葱汤磨服,再磨二分敷患处,被盖出汗,患者即愈。(彭怀仁 主编·《中医方剂大辞典》7 册 685 引《医学入门》)

★ **13. 治天蛇毒**:雄黄一钱,蟾酥一分。研细末,用蚰蜒一条,共捣如泥,敷患处空顶,立愈。(清·顾世澄 撰·《疡医大全》726)

★ **14. 治一切疔疮,肿毒,时毒初起**:【小蟾酥丸】蟾酥一分,明雄三分,蜈蚣一条。用法:上为细末,酒糊为丸,如梧桐子大。每服五丸,葱酒送下。功能:发汗消散。(清·顾世澄 撰·《疡医大全》304)

★ **15. 治疔疮危症,及身上四肢疼痛**:【酥雄救命丹】真蟾酥、明雄黄各等分。用法:上以银簪挑断疔脚,或身上四肢有痛处,用瓷锋砭破,将药敷上。恶血随流,毒气尽出,不致攻心。(彭怀仁 主编·《中医方剂大辞典》10 册 78 引《痘疹仁端录》)

★ **16. 用于唇疔热毒炽盛将溃时**:用硫黄、蟾酥等分。用法:将上药为末,葱汁和蜜捣丸如小米大,呈长形。插入疔疮内,每日换药 1 ~ 2 次。(滕佳林 米杰 编著·《外治中药的研究与应用》580 引《外科证治全书》)

★ **17. 治翻唇疔毒**:蛔虫(焙燥)一钱(如无,用五谷虫代),白矾三分,蟾酥三分。用法:火酒化,共调匀。搽之。少刻疔破,流毒水即愈。(彭怀仁 主编·《中医方剂大辞典》1 册 338 引《外科方外奇方》)

★ **18. 治马口疔,生唇下者是**:新鲜鲢鱼血磨蟾酥涂之。(清·顾世澄 撰·《疡医大全》1276)

★ **19. 拔取疔黄**:【蟾酥丸】用蟾酥适量,以面丸梧子大。每用 1 丸,安舌下,即黄出也。(滕佳林 米杰 编著·《外治中药的研究与应用》580 引《青囊杂纂》)

★ **20. 治疔疮走黄 2 方**

①蟾酥一钱五分,银朱二钱,明雄黄二钱。用法:共为细末,大枣肉为丸,如绿豆大。每服七丸,黄酒送下。(沈洪瑞 主编·《重订十万金方》356)

②【蟾酥走黄丹】蟾酥、朱砂(研)、黄丹(飞)、白面各等分。用法:研末,为丸如麦粒大。先刺疮口,次按一粒在疮口内,仍以水沉膏贴之;又以五七丸,葱汤吞下。发汗即愈。(彭怀仁 主编·《中医方剂大辞典》10 册 1564 引《准绳·疡医》)

★ **21. 治蛇头疔 4 方**

①病之初起,指端红肿疼痛,继则肿势扩大,疼痛剧烈(搏动性疼痛),穿破溃烂。蟾酥 1.5 克。用法:蟾酥压成细末,以茶油适量,调成稀糊状,备用。使用时,先将患部用浓冷之茶(苦丁香叶)洗净,揩干,然后用消毒棉签蘸药末上,外用消毒药布包好,每日 2 次。疗效:敷药后局部有清凉舒适感,疼痛显著减轻,3 ~ 4 日溃疡愈合,手指活动自如。(张树生 高普 等编·《中药敷贴疗法》567)

②独蒜头、白矾、蟾酥各适量,猪胆 1 个。用法:前二味同研,放猪胆内,再加蟾酥。套在指上。功能:解毒疗疮,消肿止痛。方解:蟾酥解毒消肿止痛;白矾、独蒜解毒疗疮;猪胆汁消肿止痛。诸药合用,共奏解毒疗疮,消肿止痛之功。(阳春林 葛晓舒·《湖南省中医单方验方精选·外科》上册 105)

③雄黄 3 克,蟾酥 0.6 克。共研末,鸡子 1 个打一洞,将药放入,将患指插入鸡子内。(吴静 陈宇飞 主编·《传世金方·民间秘方》160)

④蟾酥 2 钱,明雄黄 5 钱,猪胆汁适量。用法:研末,用猪胆汁调匀。外涂患处。每日 1 次。功能:清热解毒,消肿止痛。方解:蟾酥解毒止痛;明雄黄解毒;猪胆汁清热泻火,解毒消肿。诸药合用,共奏清热解毒,消肿止痛之功。注意事项:蟾酥、雄黄有毒。(阳春林 葛晓舒·《湖南省中医单方验方精选·外科》上册 110)

★ **22. 治蛇头疔,初起红肿发热,疼痛彻心者**:明雄二钱,轻粉五分,蟾酥(微焙)二分,冰片

一分。共为末。新汲水调涂,纸盖,日用三次,极效。(清·顾世澄 撰 凌云鹏点校·《疡医大全》726)

★ 23. 治①一切诸恶疮,已发未发。②疔疮恶毒,走黄疔、耳疔:雄黄、乳香各一钱,蟾酥一厘。用法:上药用黄酒、熟面糊丸,如绿豆大。每服三丸,葱白汤送下。服之微汗即愈,不退再一服。主治:①《丹溪心法附余》:一切诸恶疮,已发未发。②《惠直堂方》:疔疮恶毒,走黄疔、耳疔。(彭怀仁 主编·《中医方剂大辞典》10 册 1557 引《丹溪心法附余》卷十六)

★ 24. 治皮肤炭疽:内服蟾酥丸(成药),外涂 10% 的蟾酥软膏(蟾酥 10 克,硼酸软膏 90 克。混匀即可)。将药膏涂患处(涂抹时有疼痛现象),第 2 天即能见到效果。胥按:经用上法治疗 1 例皮肤炭疽患者,1 月而愈。(蟾酥软膏是笔者胥玉肾的经验方)

★ 25. 治瘰疬:【蟾酥膏】蟾酥如大豆,白丁香 15 枚,寒水石少量(煅),巴豆 5 粒。上药研为细末,炼蜜为丸如绿豆大,每次用 1～3 丸,纳入针孔中。(胡晓锋 编著·《虫蛇药用巧治百病》220)

★ 26. 治瘰疬验案 2 例

①朱某某,女,46 岁。患淋巴结核 10 多年,溃脓 6 年多,颈部、胸部、腋下均有溃口流脓,腋下有鸡蛋大的 1 个脓腔,并有瘘管,经中西医治疗数年无效。笔者采用鲜蟾酥注入脓腔内治疗,10 天后脓液排净,溃口长平,再以蟾酥搽患处 1 次,1 个月内痊愈,至今未复发。治疗方法:将 75% 的酒精消毒癞蛤蟆的耳腺及眉中,后用 2 毫升的注射器套 8 号针头吸取蟾酥注入脓腔内(未溃脓者搽患部)。剂量视患部面积而定,一般不超过 1.5 毫升。(黄国健等 主编·《中医单方应用大全》77)

②刘某某,女,16 岁,学生。患者于 1975 年 3 月突然高热,体温 40℃,住入某院。诊断:结核性腹膜炎。6 月份病人又反复出现高烧,右侧腹股沟部出现肿物,后自行破溃,经窦道碘油造影发现有 18 厘米深、3.5 厘米宽的瘘管,经该院应用大量抗痨药物治疗,病情未见好转,同年 9 月转我院。检查:一般情况尚可,体温 38.5℃,右侧腹股沟部有长 10 厘米、宽 6 厘米溃烂面,周围红肿,内有瘘管深 18 厘米,宽 3 厘米,右下肢活

动受限,疼痛剧烈。局部触诊较硬。心肺、腹部(－),X 线胸片正常。用蟾酥香油治疗后,2 周体温逐渐恢复正常,2 个月后瘘管消失,伤口愈合,右下肢活动自如,于 11 月 26 日出院。随访观察 5 年未复发。治疗方法:蟾酥 0.1 克,香油 100 毫升。先将蟾酥研细,过 120 目筛,加入香油搅拌均匀后,装瓶备用,治疗时先用消毒的细导尿管插入瘘管内,顺其体位引流,再用蟾酥香油纱布条填充伤口,保留 1～2 小时,最初每天局部换药 1 次,以后隔天局部换药 1 次,病人未配合其他疗法。(黄国健等 主编·《中医单方应用大全》77)

★ 27. 治恶核:蟾酥、蜗牛。以针挑破贴之。(电子版·《中华医典·普济方》卷二百七十七)

★ 28. 治结核性漏管:蟾酥 0.1 克研细粉,加香油 100 毫升搅匀,再用消毒纱布条制成蟾酥香油纱条填充伤口,保留 1～2 小时。开始每日,以后隔日换药 1 次。治疗 40 例,临床痊愈 36 例,好转 4 例。(滕佳林 米杰 编著·《外治中药的研究与应用》582)

★ 29. 治背发无名肿毒:用蟾酥 0.9～1.5 克,广胶(水化)、米醋,入铫内化,趁热手刷不已,以散为度。(滕佳林 米杰 编著·《外治中药的研究与应用》579 引《本草求真》)

★ 30. 治痈疖未破、红肿热疼:雄黄一钱,白矾一钱,蟾酥三分。用法:研面醋调。擦患处。(沈洪瑞 主编·《重订十万金方》364)

★ 31. 治痈疽及一切无名肿毒:蟾酥、黄丹各 2 分,麦粉适量。用法:研细末,麦粉拌为丸,如麦粒大。先将患处针破,以丸 1 粒纳之,外贴万应膏。功能:解毒活血,消肿敛疮。方解:蟾酥消肿止痛;黄丹解毒消肿,敛疮生肌。麦粉与诸药合用,共奏解毒活血,消肿敛疮之效。(阳春林 葛晓舒·《湖南省中医单方验方精选·外科》上册 139)

★ 32. 治发背、乳痈、疔疮:【蟾酥丸】蟾酥一分(乳化开),麻黄末三分。用法:同酥调为丸,雄黄为衣,如黄豆大。每服三丸,酒送下。出汗即止痛散毒。其丸剩者,晒干可留。功能:止痛散毒。(彭怀仁 主编·《中医方剂大辞典》10 册 1558 引《旭后方》)

★ 33. 治诸恶毒发背:【蟾酥丸】蟾酥、雄黄。用法:将活蛤蟆以手指甲挤白浆如乳汁者,

逼板上取下,为蟾酥,于五月五日午时取者为佳,每一两用透明雄黄一两五钱,为细末,捣拌匀,为丸如小绿豆大,用辰砂为衣。每服三丸,用好酒三四盏吞下。毒在上,饱服;在下,空心服;年幼者只可一二丸。服后用棉被盖毒上,少睡一二时即散,三五日毛管黄水出即愈。(彭怀仁 主编·《中医方剂大辞典》10 册 1557 引《摄生众妙方》)

★ 34. 治一切诸恶疮,已发未发。疔疮恶毒,走黄疔,耳疔:【蟾酥解毒丸】雄黄、乳香各一钱,蟾酥三厘。用法:共研细末,药用黄酒、熟面糊丸,如绿豆大。每服三丸,葱白汤送下。服之微汗即愈,不退再一服。(彭怀仁 主编·《中医方剂大辞典》10 册 1557)

★ 35. 治一切恶疮:【小灵丹】蟾酥不拘多少(阴干)、片脑、麝香各少许。用法:上为细末,和匀,用头首男子乳汁为丸,如黄米粒大,朱砂为衣。每服一丸、二丸、三丸至五丸,无根倒流水送下。后用米饮汤催出汗,立效;疔疮,将一丸按疮内,乳香膏药封之,视病上下服。(彭怀仁 主编·《中医方剂大辞典》1 册 1111 引《医方类聚》)

★ 36. 治恶疮透,不觉疼痛:铜绿一两、硇砂二钱,蟾酥一钱。上为细末,软米饭一处擦匀,捻作锭子,如粳米样,每用针刺之不觉痛者,但有血出,嵌一锭子在内,以膏药贴之,或作散,以纸捻蘸药祛之。(明·董宿辑 录·《奇效良方》401)

★ 37. 治月蚀疮:用蟾酥烧灰为末。猪脂和敷之。(电子版·《中华医典·普济方》卷四百七)

★ 38. 用于疮疡焮肿木硬:用蟾酥、麝香各3克。研极细,以乳汁调如泥,入瓷盆内盛,干不妨。每用少许津调敷于肿处,更以膏药敷之,毒气自出。(滕佳林 米杰 编著·《外治中药的研究与应用》579 引《素问病机气宜保命集》)

★ 39. 治肿毒:【蟾灵膏】蟾酥、石灰各等分。和匀成小饼,贴疮头上,以膏盖之即破。(江苏新医学院 编·《中药大辞典》下册 2716 引《经验广集》)

★ 40. 治疥疮:蟾酥粉、硫黄粉。用法:上药与油(或凡士林)调拌成膏。洗澡时,尽量地搔抓,将疥疮抓破,再以此膏涂抹患处,每天一次。轻者3天,重者5天即愈,(张俊庭编·《皮肤病

必效单方 2000 首》249)

★ 41. 治脚癣:蟾酥研末,加入适量白蜜调成糊状,消毒后取适量涂敷患部。治疗脚癣小疱型及湿烂型38例,疗程最短7天,最长14天。19例基本治愈,9例显效,7例好转,3例无效。(滕佳林 米杰 编著·《外治中药的研究与应用》583)

★ 42. 治神经性皮炎(即牛皮癣):取蟾蜍皮肤腺体精制而成的溶液。先用梅花针在皮损处捶打后再涂蟾蜍液,每日2次,有时用药后局部红肿,停药后即消失。治疗98例,痊愈78例(79.6%),好转18例,无效2例。(胡熙明 主编·《中国中医秘方大全》中册 425)

★ 43. 治带状疱疹:【表麻酊】用蟾酥12克,白芷10克,生胆南星10克,半夏10克,冰片4克,共研粗末,放入75%的乙醇200毫升内7天,去渣滤液即可。用法:皮疹处外搽,每日4次。共治30例,治愈26例,显效3例,好转1例。治愈率为86.7%,总有效率达100%。(滕佳林 米杰 编著·《外治中药的研究与应用》582)

★ 44. 治肉刺(鸡眼)2 方

①用针拨破,以蟾酥5分(汤化),调铅粉一钱,涂之裹之。(宋立人总编·《中华本草》9册 365 引《外科大成》)

②【薰硫散】蟾酥五片(汤浸湿),腻粉一钱。上将蟾酥于盆子中,以腻粉同和令匀,先用针拨破头边,然后涂药,密裹之。(明·董宿辑 录·《奇效良方》411)

★ 45. 治表面麻醉:1%的蟾酥溶液2~3毫升作黏膜涂布,和0.5毫升局部喷雾,麻醉力不低于丁卡因。(胡晓锋 编著·《虫蛇药用巧治百病》221)

★ 46. 治外科手术麻醉:川乌尖、草乌尖、生半夏各15克,胡椒30克,蟾酥12克,(一方加荜茇15克,一方加细辛30克)。共研细粉。用法:用烧酒调敷。功能:麻醉止痛。(张树生 高普等编·《中药敷贴疗法》668 引《医宗金鉴》)

★ 47. 外科手术,局部麻醉2 方

①川乌尖、草乌尖、胡椒、细辛、蟾酥各3钱,白酒4两。用法:将上药浸酒内,搽手术处。禁忌内服。(中医研究院革命委员会 编·《常见病验方研究参考资料》443)

②川乌6钱、草乌、南星各5钱,胡椒1钱,

蟾酥 4 钱。用法:共研细末,白酒调敷患处。(中医研究院革命委员会 编·《常见病验方研究参考资料》443)

★ 48. **治破伤风:【干蝎丸】**干蝎(酒炒)、天麻各半两,蟾酥二钱(汤浸化如稀糊)。将前 2 味研极细末,用蟾酥糊丸如绿豆大,每服 1～3 丸,丸,豆淋酒下,甚者加至 3～5 丸。(宋立人 总编·《中华本草》9 册 365 引《普济方》)

★ 49. **治落枕:**取活蟾蜍 2 只,置于 20℃温水中待用。先将 2 块砖放于炉上加温至炙手,再将蟾蜍背部贴在砖上,使蟾酥溢出。待砖冷却至不能灼伤皮肤时(要有热感),将有蟾酥的一面紧贴在痛剧处,至完全冷却时取下换上另一块,每日 1 次,2 次为 1 个疗程。共治 62 例,经 1～2 个疗程治愈者 60 例,3 个疗程治愈者 2 例。(滕佳林 米杰 编著·《外治中药的研究与应用》583)

★ 50. **治萎缩性鼻炎:**用独角莲 100 克,蟾酥 1.5 克,麝香 1 克,冰片 2 克,清油或甘油适量。用法:上药配成膏剂。分成小块塞入鼻腔,亦可制成油剂,滴入鼻孔或涂布。(滕佳林 米杰 编著·《外治中药的研究与应用》580)

★ 51. **治口舌生疮烂痛:**蟾酥适量。用法:取时以线趁温染之,晒干。用时剪少许含之,有涎即吐出。(孙世发主编·《中医小方大辞典》196 引《古今医统大全》)

★ 52. **治口疮,多痰涎,久不愈者:【含化雌黄丸】**雌黄(细研)10 克,蟾酥 5 克。用法:上药相和,以瓷器盛,于饭甑内蒸,熟久候冷,看得所,丸如粟米大。绵裹 1 丸,含化咽津。(孙世发主编·《中医小方大辞典》401 引《圣惠》)

★ 53. **治牙髓失活:**蟾酥 4 克,白砒 5 克,樟脑 0.5 克,以细辛酊、甘油按 1:1 滴入调成糊状,置密闭小瓶内即可应用。用时取小米粒大小直接放于穿髓孔处,上盖一小棉球,以水门汀或牙胶暂封,隔 48 小时后复诊,一般均已失活,不出血,开髓、切髓均无疼痛。据报道,上方应用于牙髓失活 190 例,失活成功 188 例(98.95%)失败 2 例。(王辉武主编·《中药临床新用》676)

★ 54. **治牙痛 3 方**

①新鲜蟾酥的耳后腺浆液。1 个耳后腺浆液可涂 2 只痛牙 1 次,每日 3 次,疼痛不止时,可半小时涂 1 次。涂上药后 10 分钟吐出较多的分泌黏液,则疼痛渐止。(孟凡红 主编·《单味中药临床应用新进展》79)

②蟾酥一字(汤浸,研),麝香一字。上药和研为丸如麻子大,每用一丸。以棉裹于痛处咬之,有涎即吐却。(江苏新医学院 编·《中药大辞典》下册 2716 引《圣惠方》)

③胡椒末一钱,蟾酥一字(浸过)。用法:上药同研令相得,丸如麻子大。以绵裹于痛处咬之,有涎即吐却。(彭怀仁 主编·《中医方剂大辞典》7 册 140 引《圣惠方》)

★ 55. **治风蛀诸牙痛:【蟾酥膏】**蟾酥少许,巴豆(去油、研如泥)、杏仁(烧焦)。上共研如泥,以绵裹如粟米大。若蛀牙塞入蛀处,风牙塞牙缝中,吐涎尽。(宋立人 总编·《中华本草》9 册 365 引《景岳全书》)

★ 56. **治风虫牙疼:**蟾酥(热汤少许化开)。用法:上用新绵少许,蘸药粟米大,塞痛处。(彭怀仁 主编·《中医方剂大辞典》3 册 1364 引《杨氏家藏方》)

★ 57. **治各种牙痛:【牙痛一粒丸】**蟾酥 120 克,朱砂 25 克,雄黄 3 克,甘草 120 克。共研细粉,水泛为丸,重 0.3 克。用法:每次取 1～2 丸,填入龋齿洞内或肿痛处的齿缝处,外塞一块消毒棉花,防止药丸脱落。功能:镇痛消肿。主治:用于各种风火牙痛,牙龈肿痛,龋牙引起的肿痛。(张金鼎 邹治文 编·《虫类中药与效方》296)

★ 58. **治牙痛出血:**蟾酥 1 分(30 毫克)。用法:将蟾酥研细末,用纸蘸患处。(刘少林 刘光瑞 编著·《中国民间小单方》237)

★ 59. **治走马牙疳:**用蟾酥 0.75 克,加麝香和匀敷之。(滕佳林 米杰 编著·《外治中药的研究与应用》580 引《小儿药证直诀》)

★ 60. **治喉痹乳蛾 2 方**

①蟾酥为末,用筋头点入对嘴上,即时消散。(清·顾世澄 撰·《疡医大全》641)

②癞蛤蟆眉酥,和草乌尖末、猪牙皂角末等分,丸小豆大。每研一丸点患处。(宋立人总编·《中华本草》9 册 365 引《纲目》)

★ 61. **扁桃体切除麻醉:**将蟾酥溶于 75% 的乙醇中,制成 1%～4% 酊剂备用。用消毒棉球蘸 2.5～3 毫升,涂咽后壁、咽前弓、咽后弓及扁桃体,共涂 2 次。涂药 3～5 分钟后行扁桃体切除术,每次用量相当于 25～50 毫克生药。观

察 150 例,麻醉优良率达 98%。(滕佳林 米杰 编著·《外治中药的研究与应用》582)

★ **62. 治乳腺增生病**:患侧乳房外敷蟾酥膏,每周换药 3 次;加服小金丹,每日 2 次,每次 3 片,3 周为 1 个疗程,疗程之间停药 1 周,连续治疗 3 个疗程。(孟凡红 主编·《单味中药临床应用新进展》79)

★ **63. 治乳房硬块**:蟾酥、草乌、丁香各一钱,川乌二钱。用法:共研极细末,瓶装勿泄气,每次以上药末少许,入膏药中间,贴核上,一日一换,连贴一月为一疗程。(中医研究院革命委员会编·《常见病验方研究参考资料》270)

★ **64. 治小儿热疖**:胡黄连、蟾酥各等分。用法:上为末,炼油蜜为丸,如绿豆大。5 岁儿每服 2 丸,熟水送下。(彭怀仁 主编·《中医方剂大辞典》7 册 148 引《颅囟经》)

★ **65. 治小儿一切疖,羸困脑闷**:滑石一分,蟾酥杏仁大,干胭脂一分。用法:上为细散。每用两黄米大,吹入两鼻中。有嚏三五声,神效。(彭怀仁 主编·《中医方剂大辞典》6 册 825 引《圣惠》)

★ **66. 治失荣症及瘰瘤、乳岩、瘰疬,结毒初起坚硬如石,皮色不红,日久渐大,或疼或不疼,但未破者:【飞龙阿魏化坚膏】** 蟾酥丸药末一料,加金头蜈蚣五条(炙黄,去头足,研末)。用法:同入熬就乾坤一气膏二十四两,化开搅和。重汤内炖化,红缎摊贴,半月一换。轻者渐消,重者亦可,不必停止,常贴保后无虞。(彭怀仁 主编·《中医方剂大辞典》1 册 1203 引《外科正宗》)

★ **67. 治皮肤癌 2 方**

①【蟾酥软膏】蟾酥适量(研细粉),蜂蜜或凡士林适量。共配制成 20% 的软膏。用法:外敷患处,日 1 次。(张金鼎 邹治文编·《虫类中药与效方》295)

②蟾酥 10 克,研细,放入 30 毫升生理盐水中浸泡 10~48 小时后,蟾酥成糊状,再加入外用的硫黄软膏拌匀,制成含 10% 或 20% 的软膏备用。癌肿周围以 75% 的乙醇消毒后,将软膏均匀地涂于肿瘤上。共治 40 例,19 例癌肿消失,活检未发现癌细胞。有效率为 47.5%,5 年治愈率为 22.5%。(滕佳林 米杰 编著·《外治中药的研究与应用》582)

★ **68. 用于癌性疼痛:【加味蟾酥膏】** 蟾酥、七叶一枝花、三棱、川乌各适量。配成每帖 5~8 厘米或 7~10 厘米大的膏药。用法:外敷痛处,每日 1 次。功能:解毒破瘀,止痛。(张金鼎 邹治文 编·《虫类中药与效方》295)

★ **69. 治恶性肿瘤**:2% 的蟾酥注射液肌肉注射,每次 2 毫升,每日 1~2 次。8~26 天为 1 个疗程,总量 30~100 毫升。(胡晓锋 编著·《虫蛇药用巧治百病》221)

蟾蜍(蟾皮 188 方)

【药性】味辛,性凉,有毒。归心、肝、脾、肺经。

【功能与主治】解毒散结,消积利水,杀虫消疳。主治痈疽,疔疮,发背,瘰疬,恶疮,癥瘕癖积,臌胀,水肿,小儿疳积,破伤风,慢性咳喘。

【用法用量】外用:适量,烧存性研末敷或调涂;或活蟾蜍捣敷。内服:煎汤,1 只;或入丸、散,1~3 克。

【使用注意】《广西药用动物》:"表热、虚脱的人忌用。"

★ **1. 治气臌 3 方**

①【金蟾散】大蟾蜍一个,砂仁。用法:以砂仁推入其口,使吞入腹,以满为度,用泥罐封固,炭火煅令透红,烟尽取出,候冷去泥,研末,为一服(一方分三次服),或酒或陈皮汤送下。候屁多,及见其效。主治:①《古今医鉴》;气鼓。②《全国中药成药处方集》杭州方:气郁臌胀,胸腹胀满,气急难卧,二便不畅,神倦肢瘦,肚腹单胀,无论新久。(彭怀仁 主编·《中医方剂大辞典》6 册 560 引《古今医鉴》)

②砂仁 4 钱 癞蛤蟆 3 个。将砂仁为粗末放入蛤蟆腹内,用黄土泥将蛤蟆包上,在火上烧一小时取出蛤蟆,共研为细面,黄酒送下。用法:每日服三次,每次 3 钱。(沈洪瑞主编·《重订十万金方》177)

③白蔻仁 3 钱,砂仁 3 钱,蛤蟆 3 个。用法:将药装在蛤蟆腹内,用阴阳瓦焙干研面。元酒冲服。(沈洪瑞主编·《重订十万金方》177)

★ **2. 治腹水 2 方**

①将砂仁 7 粒塞入蟾蜍口内,用线缝好,泥裹,置火上烤干,去泥研粉,每日服蟾蜍 1 只,分 2 次用黄酒 30 毫升冲服,7 天为 1 疗程。治疗肾炎腹水 10 例,9 例显效,其中 2 例肾功能有改善,一般用药后第 2 天尿量增加,服至第七天腹水基本消失。(杨仓良 主编·《毒药本草》55)

②蟾蜍杀死,瓦上焙干,研细末,每日口服 1 次,每次 2 克,体弱幼妇酌减,10 日为 1 个疗程。(胡晓锋 编著·《虫蛇药用巧治百病》221)

★ **3. 治水肿腹水**:蟾蜍粉 1 克。日服 1 次,连服 2 ~ 10 天。体虚者酌减,服时注意血压变化。(宋立人 总编·《中华本草》9 册 359)

★ **4. 治肝硬化**:煨甘遂 3 克,广砂仁 15 克,塞入蟾蜍口中,两碗合盖,泥封,火中煨成炭,研粉,每次服 6 克,童便送下。(胡晓锋 编著·《虫蛇药用巧治百病》221)

★ **5. 治肝硬化腹水 2 方**

①取活蟾蜍 1 只,用刀划开其嘴部将鸡蛋 1 个塞入腹内,用线将口缝好,放入烧杂草的灶内烧焦,研粉服,每日 2 次,每次 1 只,开水送服,1 个月为 1 疗程,连服 3 ~ 6 个疗程。(杨仓良 主编·《毒药本草》57)

②癞蛤蟆 5 个,大蒜 49 瓣,猪肚 1 个。用法:把癞蛤蟆去头及肠杂,同大蒜一起放入一个猪肚内炖。炖熟后分多次服。(李德新等 编著·《祖传秘方大全》45)

★ **6. 治慢性肾炎**:将活蟾蜍口内塞入砂仁 15 克,加水 3 碗,煎至 1 碗,每日服 1 次,7 天为 1 个疗程。(杨仓良 主编·《毒药本草》57)

★ **7. 治慢性肾炎水肿**:蟾蜍 1 个,制附子。用法:先把制附子研成细末,从蟾蜍口内填入,至蟾蜍肚子鼓起为止。蟾蜍外面裹上一层黄泥,在火中焙干后将泥土去掉。再把蟾蜍研成细粉,分作 7 包。口服,每天一包,开水送服。服完不愈可继续配制,服至病愈为止。疗效:这是一个民间治疗水肿病的有效经验秘方,临床应用,效果颇佳,常获奇效。(刘有缘 编著·《一两味中药祛顽疾》110)

★ **8. 治水肿**:癞蛤蟆一只,广砂仁三十粒。用法:将砂仁装入蛤蟆腹内,吊烟囱中熏干研为细面。开水冲服。(沈洪瑞 主编·《重订十万金方》159)

★ **9. 治慢性胆囊炎**:蟾蜍 1 只,鸡蛋 1 个,把鸡蛋从蟾蜍口中放入腹内,(若放不进去,可用刀切大喉咽部),用麦秸火烧,待鸡蛋烧熟为止,取蛋去皮食用,每日 2 ~ 3 次,每次食鸡蛋 1 ~ 2 个。陈其雨等用上方治疗慢性胆囊炎 19 例,结果:14 例基本痊愈,5 例明显好转。(王辉武 主编·《中药临床新用》676)

★ **10. 治气管炎**:蟾蜍胆 3 个,白开水冲服,日服 2 次,连续服用。(宋立人 总编·《中华本草》9 册 368)

★ **11. 治慢性气管炎 4 方**

①冬眠期蟾蜍 1 只,白矾 15 克,大枣 1 枚。将白矾、大枣纳入蟾蜍口内,阴干焙黄,研细末,水泛丸如绿豆大,以代赭石末为衣,或将药末装入胶囊。每粒 0.5 克,成人每日 3 ~ 6 克,1 次或分次用温开水送服,连服 30 天。(胡晓锋 编著·《虫蛇药用巧治百病》220)

②【蟾胆胶囊】取活蟾蜍(去头、皮、内脏,焙干研粉),猪胆汁与等量面粉混合均匀,低温炒松研粉。按 7:3 比例将蟾粉与猪胆面粉混合均匀,装入胶囊,每粒 0.3 克。用法:每次口服 1.5 克,日 3 次,饭后服,10 天 1 个疗程,一般用 2 个疗程。功能:止咳平喘,祛痰消炎。(张金鼎 邹治文 编著·《虫类中药与效方》293)

③取活癞蛤蟆一个(大者为佳),生鸡蛋一个。将鸡蛋从癞蛤蟆口里塞进腹腔内(若癞蛤蟆口小,蛋塞不进去,可将癞蛤蟆口角两边剪开一些),其嘴巴用白棉线缝好,外用黄泥涂裹,再把它放在烧柴草的灶膛里烧烤。以外涂的黄泥开裂为度。待冷却剥去泥,蛤蟆也随之剥去,去蛋壳,趁热吃蛋,每天按此法吃一个鸡蛋,一般儿童连吃三个,成人连吃五个蛋即可见效。(高允旺 编著·《偏方治大病》41)

④取活蟾蜍将皮完整剥下。烤干研末,陈蜜制成丸或装胶囊,每次口服 1 克,每日 2 次。10 天为 1 个疗程,停药 5 天,续服第 2 个疗程。观察 334 例,经第 1 个疗程后,有效率为 69.7%,2 个疗程的有效率为 70%。(宋立人 总编·《中华本草》9 册 361)

★ **12. 治支气管哮喘 2 方**

①取活蟾蜍一只,口内放入 20 粒白胡椒,外用黄胶泥封固,烧至红色为度,去泥研粉,一日内分二次服完,一周为一个疗程,连服二至三个疗

程。(杨仓良 主编·《毒药本草》57)

②蟾蜍15只(每只重125克,剖腹去内脏),加入黄酒1500毫升,放入瓷罐内密闭,再放入铝锅加水,用水煮2小时,将药液过滤即成。用法:口服。成人每次15～30毫升,日服3次。(张金鼎 邹治文 编著·《虫类中药与效方》292)

★ **13. 治哮喘验案**:周某,女,30岁,患者自幼罹患哮喘,市医院诊断为过敏性哮喘,久治少效。1985年4月(初夏)用此法(将初夏时蟾蜍去头、皮、内脏,洗净将鲜肉切成梧子大小,吞服10～20块,每日1次,连服3日。)治疗,吞服后唾沫增多,3天后唾沫减少,继而症状减轻,直到完全消失。至1993年冬随访,未见哮喘复发。身体状况良好。(杨鹏举 主编·《中医单药奇效真传》49引《湖北中医杂志》1994年第5期)

★ **14. 治久咳**:癞蛤蟆二至三只。用法:将癞蛤蟆剥去皮,除去头、足、肠杂,煮粥吃,可连吃五天。(中医研究院革命委员会编·《常见病验方研究参考资料》99)

★ **15. 治痔疮**:铃蟾口中分泌物。用法:外涂患处适量,每日1次。功能:解毒,消肿。(张金鼎 邹治文 编著·《虫类中药与效方》246)

★ **16. 治内痔难忍**:蛤蟆头适量。用法:蛤蟆头阴干,烧烟。以烟熏患处。功能:解毒散结,消肿止痛。注意事项:奇效。(阳春林 葛晓舒·《湖南省中医单方验方精选·外科》下册1015)

★ **17. 治大肠痔疾**:蟾蜍1个,以砖砌四方,蟾入中,泥封住,火煅存性,研末;猪大肠1段,两头扎住,煮熟切碎,蘸蟾末食用,每日3～4次。(胡晓锋 编著·《虫蛇药用巧治百病》219)

★ **18. 治脱肛**:蟾蜍皮一片,瓶内烧熏脱出处。(胡晓锋 编著·《虫蛇药用巧治百病》220)

★ **19. 治流行性腮腺炎**:活蟾蜍数只,黑墨数锭。阴历五月五日晨起,蟾蜍用清水洗净,然后,黑墨一锭从蟾蜍口中塞入腹中,悬屋檐下风干备用。用时用醋少许,蟾蜍墨磨研为浓汁,棉签蘸涂患处,日2～4次。(孟凡红 主编·《单味中药临床应用新进展》79)

★ **20. 治腮腺炎:【蟾地膏】**蟾蜍2只(去内脏),地龙20条(洗净)。共捣烂,用蛋清或香油调成膏,敷患处,上盖纱布,每日1换。(胡晓锋 编著·《虫蛇药用巧治百病》130)

★ **21. 治疖3方**

①取活蟾蜍1只,身为100～150克,用小棒适度敲起全身,待其皮肤腺体(尤其耳后腺)分泌出乳白色蟾酥时,将蟾蜍紧贴患处反复涂抹至均匀。成脓者先切开排脓再施本法,不用他药。(费兰波 徐亮 主编·《外科病奇难顽症特效疗法》6)

②青蛤蟆1只,硫黄适量。用法:青蛤蟆破开,硫黄研末,放于蛤蟆内。敷痛处。功能:解毒生肌,祛风止痛。注意事项:痛立止。(阳春林 葛晓舒·《湖南省中医单方验方精选·外科》上册9)

③活癞蛤蟆1只,雄黄、麻油各适量。用法:将雄黄灌入蛤蟆腹内,以腹满为度,再以绳捆扎,悬屋檐下阴干。用麻油磨蛤蟆取浓汁。诸药合用,共奏清热解毒,燥湿消肿之功。搽敷患处,1日数次。功能:清热解毒,燥湿消肿。注意事项:一般2～3天即愈。(阳春林 葛晓舒·《湖南省中医单方验方精选·外科》上册26)

★ **22. 预防多发性疖肿2方**

①1癞蛤蟆一只(剥去皮)。用法:去头足洗净,加酒一匙及食盐少许,在饭锅内或隔水炖熟,连肉吃下,每服一只,小的可服二只。(中医研究院革命委员会编·《常见病验方研究参考资料》399)

②端午节前后一个月内,取大个活蟾蜍一只剥皮,去头及四肢爪掌,用黄酒二匙及适量食盐,隔水蒸熟,连汤一同服下,作为预防。作为治疗,需服二只以上。新鲜蟾蜍加入烧酒、面粉各少许和匀,搓成米粒状,阴干密贮。使用时将疖肿患处,以三棱针轻刺出血,将蟾蜍粒于针孔中插入,即以膏药盖贴,勿使移动,二三日后患处肿退痛止,坏死组织脱落,掺生肌散收口愈合。应用3例,均获显效。(胡熙明 主编·《中国中医秘方大全》下册644)

★ **23. 治头疮(即热疖长毒)**:大蛤蟆(活者)一个,去爪剥一整皮,贴疮上奇效。(清·丁尧臣 著·《奇效简便良方》107)

★ **24. 治头上软疖**:蛤蟆剥皮贴之。(宋立人 总编·《中华本草》9册370引《活幼全书》)

★ **25. 治疖、痛**:大蟾蜍1只,冰片适量(研末)。用法:蟾蜍洗净,剥取整皮,加冰片贴在患处。胶布固定,每日1次,直至痊愈。一般不需

服用其他药物,伴全身症状明显者可加服抗生素。(唐大晅 张俐敏 主编·《传世金方·祖传秘方》145)

★ 26. **治疖,疼痛剧烈,或脓成未熟者**:干蟾蜍皮、樟脑、生南星各 5 克,面粉 50 克。用法:蟾蜍皮、生南星烘干研细末后,加樟脑再研匀,与面粉拌匀。每次取药末 1 克左右置于疮顶部,外盖贴膏药,每日换药 1 次。功能:解毒散结,消肿止痛。注意事项:本方有毒,勿入口,慎用。前三药最大剂量可用到 10 克,面粉最大剂量可用到 100 克。(阳春林 葛晓舒·《湖南省中医单方验方精选·外科》上册 30)

★ 27. **治一切疮,或外伤肌肉,水入作脓肿。久不愈**:蛤蟆(自死者)、新砖各等份。用法:上药同捣匀,捏作饼子,晒干,为细散。掺疮口上。即出毒水尽,以别药敷贴。(孙世发 主编·《中医小方大辞典》238 引《圣济总录》)

★ 28. **治疮疖红肿及无名肿毒、已溃未溃均可用**:【玉蟾膏】蟾蜍(50 克以上)1 个,槐树枝 30 克(切短段),加麻油 313 克炸枯黄色,去渣,再下蟾蜍于麻油中炸至枯黄色,去渣,滤过,炼油至滴水成珠,加入铅丹 125 克,不断搅拌收膏,将膏浸水中,取膏溶化后摊在牛皮纸上,即得。外贴,每日换药 1 次。功能:拔毒消肿。(宋立人 总编·《中华本草》9 册 359)

★ 29. **治疮毒难愈**:小蛤蟆 1 只。用法:小蛤蟆,剥去皮。敷患处数次。功能:清热解毒,养阴消积。(阳春林 葛晓舒·《湖南省中医单方验方精选·外科》上册 409)

★ 30. **治疮口坚硬疼痛**:癞蛤蟆适量。用法:取蛤蟆破腹刺数孔连肠杂用。盖疮口。功能:清热解毒,软坚消肿。注意事项:轻者日换 1 次,重者日换 2 次。蛤蟆口红腹无八字纹者勿用。服醒消丸止其疼痛。倘口硬孔深,取生牛蒡子草连根,无则取紫花地丁嫩草亦可捣烂敷患处。(阳春林 葛晓舒·《湖南省中医单方验方精选·外科》上册 409)

★ 31. **治对口疮**:活蛤蟆三只,葱白三茎,蜜三两,飞盐五分。用法:共捣一处,敷之。(彭怀仁 主编·《中医方剂大辞典》10 册 1562 引《种福堂方》)

★ 32. **注射感染症验案**:白某某,女,2 岁。于 1974 年 6 月底因患中耳炎,在农村合作医疗站注射油剂青霉素,每天 30 万单位臀部肌肉注射,连续 7 次,中耳炎痊愈。但是,其母发现患儿哭闹不休,两侧臀部皮肤红晕,热而烫手,肿硬隆起,痛之难忍,故来求医。检查:体温 38.8℃,在左臀部注射区有肿物 7.6 厘米×7 厘米,在右臀部注射区有肿物 6.3 厘米×5.7 厘米,左重右轻,两臀之肿物皮肤红晕,热甚烫手,疼痛拒按,患儿坐卧爬行站立活动受限,视痛苦至极。诊断:注射感染症。同年 7 月 9 日上午 9 点 40 分,用活癞蛤蟆皮急贴于两侧臀部肿物上,左侧贴 23 小时其皮自落,右侧贴 13 小时 30 分,其皮自落。体温降至正常,两臀炎症消失,活动自如,精神良好,自由玩耍,临床告愈。(黄国健 等主编·《中医单方应用大全》76)

★ 33. **治发背肿毒未成者**:用活蟾一个,系放疮上,半日蟾必昏愦,置水中救其命,再易一个,如前法,其蟾必跟跄,再易一个,其蟾如旧则毒散矣,累验极效,若势重者,以活蟾蜍一个(或二三个)破开,连肚趁热合疮上,不久必臭不可闻,再易二三次即愈。慎勿以物微见轻也。(杨仓良 主编·《毒药本草》56 引《医林类证集要》)

★ 34. **治痈肿疔疖**:蟾蜍研细粉,醋调敷患处。(宋立人 总编·《中华本草》9 册 359)

★ 35. **治痈疮**:大蟾蜍一个,剥全身癞皮,盖贴疮口。于蟾皮上用针将皮刺数孔,以出毒气,自觉安静,且能爬往疮口,不令长大。(江苏新医学院编·《中药大辞典》下册 2713 引《灵秘丹药笺》)

★ 36. **治痈 2 方**

①蟾蜍(俗称蛤蟆,用其活者)1 只。用法:将存活大蟾蜍剥下外皮,敷于患处,用绷带包扎固定,每日换药 1 次。功效:解毒消痈。医师嘱咐:每次换药前应清洗疮面,保持疮面清洁。(刘道清主编·《中国民间神效秘方》556)

②蛤蟆 1 个,白矾 6 克。将蛤蟆去内脏,不洗,把研细的白矾放入腹内,溶化即得,用盐水洗净患处,把蛤蟆腹部盖在患处,用一层纱布包好。1 日用 2 个。5～7 日痊愈。(费兰波 徐亮 主编·《外科病奇难顽症特效疗法》15)

★ 37. **治痈疽发背,一切无名肿毒初起**:生白矾末五钱,麝香一分,活蛤蟆一个(去肠肚)。用法:同捣烂如泥。敷四围,留顶出气。不过夜即愈。(彭怀仁 主编·《中医方剂大辞典》6 册 560 引《寿世保元》)

★ 38. 治痈疽溃久不敛、翻花起肿坚硬：取老蟾蜍破腹连肚杂，以蟾身刺数孔贴患口上，轻者日易一次，重者日易二次。（杨仓良 主编·《毒药本草》57 引《外科全生集》）

★ 39. 治痈疽，疔毒痘疹：蟾肝一具(端午日取)，雄黄五钱。用法：捣为丸，如绿豆大，朱砂为衣。每服 3 丸，葱酒送下。如豆疹不出，用胡荽酒送下最妙。功能：发汗解毒。（彭怀仁 主编·《中医方剂大辞典》10 册 1555 引《医学入门》）

★ 40. 治一切痈疽疮肿：【蟾蜍膏】蟾蜍 1 只(去头用)，石硫黄(别研)、乳香(别研)、木香、桂(去粗皮)各 15 克，露蜂房 1 枚(烧灰用)。捣筛为末，用清油 30 毫升，调药末，入瓷碗盛，于锅内熬，搅令成膏，绢上摊贴之。（胡晓锋 编著·《虫蛇药用巧治百病》218）

★ 41. 治发背痈疽，诸般肿毒：鲜鸭蛋三个(煮熟去皮，入锅内煎出油)，蛤蟆头二个(炭火内烧存性，为末)，银朱三钱(共搅蛋油内)。用法：瓷罐收贮，封口，勿令泄气。遇对口发背诸毒，疼痛不可忍者，用鹅翎涂疮周围，留顶以出毒气。功效：束紧疮根，出毒气止痛。（彭怀仁 主编·《中医方剂大辞典》10 册 1189 引《良朋汇集》）

★ 42. 治背疽验案：程某某，男，56 岁。患者于左侧肺俞穴部生一搭背疮，局部红肿硬节，痛不可忍，伴发热恶寒，彻夜不眠，食欲减退，口干舌燥，舌红、脉滑数。即处以仙方活命饮加减治之，因患者家贫无资服药，复诊时不肯再服汤药，求赐单方治疗，于是介绍用下法治之，患者如法仅用 6 只蟾蜍即获痊愈。治疗方法：捕捉活蟾蜍(越大越好)数只，用清水将其洗净，将蟾蜍之背皮剥下，用针刺数孔以出毒气，贴敷于患处(注意将皮外面向患处包贴，不可将内皮着肉，否则难以揭脱)。贴后约 2～3 小时即干，可将蟾蜍皮取下，以清水略浸再贴，每天可用 2～3 张蟾皮，一般贴上 2～3 天红肿硬块消散，4～5 天痊愈。（黄国健等 主编·《中医单方应用大全》76）

★ 43. 治发背疔毒：【金蟾膏】活蛤蟆 1 个(去骨)。用法：捣如膏，敷患上留头；如无头、都敷上，大有神效。1～2 日揭去，不过换敷 2 个全好。（清·顾世澄 撰·《疡医大全》356）

★ 44. 治附骨疽。久不愈，脓汁败坏，或骨从疮孔出：【蟾蜍膏】大蛤蟆一个，乱发一块(鸡子大)，猪脂油一斤。用法：同煎二药略尽，滤去

滓，凝如膏。贴之。凡欲贴疮，须先以桑白皮、乌豆煎汤，淋洗，拭干，以龙骨煅为粉，掺疮四边令易收，然后用贴药。（彭怀仁 主编·《中医方剂大辞典》10 册 1562 引《三因》）

★ 45. 治指头红肿生毒：活蟾蜍一只生剥皮，将皮外面向患处包好。明日其毒一齐拔出。或发背、对口等症，毒忽收，内如又起，再贴。切记不可将其皮里面着肉，即咬牢难揭。凡痘疹后回毒，亦可用此治。（江苏新医学院 编·《中药大辞典》下册 2713 引《行医检秘》）

★ 46. 治疔 2 方

①大蛤蟆 1 个。用法：取蛤蟆肝，贴疔上。功能：清热解毒，消痈敛疮。注意事项：兼治面上生疔、对口疔等证。（阳春林 葛晓舒·《湖南省中医单方验方精选·外科》上册 49）

②活癞蛤蟆 1 只，雄黄适量。用法：将雄黄灌入蛤蟆腹内，以腹满为度，再以绳捆扎，悬屋檐下阴干，用麻油磨蛤蟆取浓汁。搽敷，每日数次。功能：解毒散瘀，消肿止痛。注意事项：雄黄有毒。本方适用于疔子或无名肿毒未穿溃。一般 2～3 天即愈。（阳春林 葛晓舒·《湖南省中医单方验方精选·外科》上册 64）

★ 47. 治疔毒：蟾蜍一只，黑胡椒七粒，鲜姜一片。将上药装入蟾蜍腹内，再放砂锅或瓦罐内，慢火烧焦研细末。每次五厘，日服二次。（江苏新医学院 编·《中药大辞典》下册 2718）

★ 48. 治疔肿、背痈及一切痈肿初起时：活蟾(即大壮蛤蟆，通身有块垒者，大者重五六两)不拘几个。用法：捉住后脚，以大桑叶或油单纸包掩其头，用铁钉一个，括取眉间白汁，溅于叶上，凝结如湿真粉，就丸如绿豆大，悬当风处阴干。如患疔肿者，以一二丸置舌尖上，仰卧片时，其苦水满口，咽下。或以铍针刺开疔肿头上，纳药一丸于中，外以薄皮纸贴护之，勿令药脱落。（彭怀仁 主编·《中医方剂大辞典》7 册 800 引《医学正传》）

★ 49. 治手足疔疮：蟾蜍 1 只，将头切断，即取其头套入患指(趾)上，连套 1～3 次，隔日 1 次。（杨仓良 主编·《毒药本草》58）

★ 50. 治蛇头疔：蟾蜍 1 只，冰片，明雄黄各适量。用法：将蟾蜍剖腹，内脏晒干，研末备用。对已去内脏之癞蛤蟆加冰片，明雄黄少许。用已去内脏之癞蛤蟆外敷患指，次日局部肿消。局部

肿消后,溃疡处常有胬肉突起。其状类似蛇眼,再以内脏末少许,放胬肉上,以普通膏药帖之,一般2~3日可愈。功能:解毒消肿,除湿敛疮。注意事项:用腹有八字纹的蟾蜍。蟾蜍、雄黄有毒。(阳春林 葛晓舒·《湖南省中医单方验方精选·外科》上册110)

★ 51. 治丹毒:蛤蟆1个。用法:去肠杂,外敷患处。功能:清热凉血,消肿止痛。注意事项:24小时毒出即愈。(阳春林 葛晓舒·《湖南省中医单方验方精选·外科》上册254)

★ 52. 治肿毒:干蟾皮不拘多少。用法:上药研细末,银花露同蜜调敷。功效:消肿退毒。(江苏新医学院 编·《中药大辞典》下册2713引《药奁启秘》)

★ 53. 治无名肿毒:活癞蛤蟆1只,雄黄适量。用法:将雄黄灌入蛤蟆腹内,以腹满为度,再用绳捆扎如圆墨形,悬屋檐下阴干。外涂患处。功能:解毒活血,消肿止痛。注意事项:凡疖子或肿疮未穿者,可用麻油磨蛤蟆取浓汁搽敷,日擦数次,2~3天即消失。(阳春林 葛晓舒·《湖南省中医单方验方精选·外科》上册281)1

★ 54. 治无名肿毒等初起,肿痛红热者:活蟾蜍1只,陈石灰10克。用法:将活蟾蜍剖开肚皮,勿伤内脏,撒上陈石灰。贴敷患处,每日换药1次。功能:清热解毒,消肿止痛。(阳春林 葛晓舒·《湖南省中医单方验方精选·外科》上册275)

★ 55. 治一切无名肿毒恶疮久不收口,阴疽瘰疬杨梅结毒等症:蛤蟆皮适量。用法:活蛤蟆取皮,贴患处。功能:清热祛风,凉血解毒。注意事项:百发百中,其效如神。疮毒无论已破未破已成未成俱极神效。(阳春林 葛晓舒·《湖南省中医单方验方精选·外科》上册275)

★ 56. 治炭疽病:用干蟾蜍1只,加水300毫升,煎至200毫升,冷却后顿服;或以活蟾蜍1只,去净内脏,捣成糜状,开水冲服;或用蟾蜍1只,去内脏洗净,配合白菊花150克水煎当茶喝,或将蟾蜍、白菊花渣外敷皮肤炭疽溃疡处。用上述内服外敷法治疗皮肤炭疽26例,肺炭疽3例,肠炭疽1例;其中有全身中毒症状者18例,炭疽杆菌阳性者14例,均获痊愈。(宋立人总编·《中华本草》9册359引李世勋.中华外科1962,10(9):552)

★ 57. 治早期淋巴结结核:蟾蜍胆几个,取胆汁涂患处。(宋立人总编·《中华本草》9册368)

★ 58. 治瘰疬:癞蛤蟆1只,鸡蛋1枚。用法:于秋冬之交取癞蛤蟆剖开去内脏,置入鸡蛋并缝合其皮,用清水煮熟后,去壳食蛋。7天服1次,连服3次。一般3次即告痊愈。功效:扶正、拔毒、散结。(程爵棠 程功文 编著·《单方验方治百病》475)

★ 59. 治瘰疬溃烂:黑色蛤蟆一枚。去肠,焙研,油调敷之。忌铁器。(宋立人 总编·《中华本草》9册370引《纲目》)

★ 60. 治①鼠瘘。②瘰疬脓水不绝:蛇腹中鼠、蛤蟆。用法:上烧为末。每服方寸匕,酒送下。主治:①《外台》:鼠瘘。②《圣惠》:瘰疬脓水不绝。备考:《圣惠》本方用:二味各一枚,烧灰,为末。用生油调,摊于帛上贴之,日一度换之。(彭怀仁 主编·《中医方剂大辞典》10册929引《外台》)

★ 61. 治急性化脓性淋巴结炎,红肿剧痛者:活蟾蜍1只。用法:将活蟾蜍用剪刀从其下唇开始,剪到下腹腔,分开腹腔。将蟾蜍外敷于红肿部,用绷带固定,每日换1次。功能:清热解毒,消痈排脓。注意事项:蟾蜍俗称癞蛤蟆,有毒。(阳春林 葛晓舒·《湖南省中医单方验方精选·外科》上册352)

★ 62. 治鱼口便毒:【立消散】大蛤蟆一个。用法:剥去皮,连肠捣烂,入葱五钱再捣,敷肿处,却用皮覆贴其口。(彭怀仁 主编·《中医方剂大辞典》3册918)

★ 63. 治肺结核:干蟾,每日6~9克,水煎服。(胡晓锋 编著·《虫蛇药用巧治百病》221)

★ 64. 治胸壁结核和淋巴结核破溃成漏孔:蟾蜍一个,白胡椒3钱,硫黄2钱。先将胡椒、硫黄塞入蟾蜍腹内,后用黄泥包裹蟾蜍厚约一二寸,火内煨透,取出去泥,研细末,香油调成糊状,灭菌后,涂于无菌纱条放入漏孔内,外盖纱布,每2~4天换药1次。(江苏新医学院 编·《中药大辞典》下册2718)

★ 65. 治骨结核:活蟾蜍一个,捣烂敷患处,隔日一次。(金福男 编著·《古今奇方》100)

★ 66. 治骨结核瘘管:①蟾蜍一个,白胡椒10克,硫黄10克。将蟾蜍腹部划一小口,把药塞入,黄泥包裹,炭火烧干,去泥后研细末,同时加蒸馏水将药调稀,用纱布蘸药液,塞入孔中,经常更换。②蟾酥,每次 5 毫克,每日 3 次,饭后服。(胡晓锋 编著·《虫蛇药用巧治百病》221)

★ 67. 治骨关节结核:先服煎剂,后服散剂,患处可用散剂冷水调敷,方为:煎剂:将蟾蜍一只洗净装入新鲜猪膀胱内,使蟾蜍头部露出膀胱口外,用细麻绳捆住,淹入盛有清水 2000 毫升的药罐内,使蟾蜍口吐白沫,然后提出水面片刻,再次淹入,反复多次,使蟾蜍白沫吐净。然后加入黄豆 20 粒,用文火炖至猪膀胱熟为度(约 3~4 小时),得煎液约 500 毫升。每服 40 毫升,一日三次。散剂:将洗净的蟾蜍剖腹,除去内脏,装入雄黄、胡椒各 6 克,用线缝合,泥裹后置炭火上烘干,去泥研成粉剂,每服 1~2 克,一日三次,温水送服。(杨仓良主编·《毒药本草》57)

★ 68. 治慢性骨髓炎:【蟾蜍涎油】每日取活蟾蜍 7~10 只。先将香油或其他植物油 60~100 毫升倾入锅中,置炉火上煎熬,火力不宜过猛,必须文火慢熬,同时将蟾蜍足缠扎起来,倒悬在油锅上。蟾蜍受油烟熏蒸,口中便有涎液流出,滴入油锅内。待每只口中流尽涎液时,应立即将油锅离火。不可熬之过久,以免影响药效。上述蟾蜍涎油为成人 1 日药量,分 2 次服,小儿用量酌减,15 天为 1 疗程。有死骨者宜配合手术或中药外治。治疗 7 例,均获痊愈,疗程最长 45 天,最短 20 天。(李彬之等 主编·《现代中医奇效良方宝典》下册 653)

★ 69. 治急性骨髓炎验案:周某某,男,16 岁,学生。左腿胫骨有约 3 厘米面积大持续性剧痛 5 天,附近肌肉时而出现痉挛。高热,寒战,全身不适。曾在某医院外科诊断为“急性血源性骨髓炎。”经用大量抗生素、中药治疗,疗效不明显。后找余治疗。诊见:体温 39℃,脉洪数,舌苔黄腻。实验室检查:白细胞总数 20×10^9/L,中性粒细胞数增多。在靠近关节的干骨端有深压痛,患部皮温较高。即告诉用癞蛤蟆皮在患处外敷。1 疗程后疼痛及其他症状减轻,3 疗程后诸症悉除,白细胞总数 9×10^9/L,其他正常而告愈。2 周后随访,一切正常。治疗方法:捕捉较大癞蛤蟆 1 只,将身体表面洗净,晾干体表水分后,剖腹去内脏连同下颚及腹部一并去掉,据患部位置的不同及疼痛面积的大小,将以耳后腺及其周围的

皮肤腺为主的癞蛤蟆皮,切割一圆形块,用竹刀将圆形块上的腺体剖开,当白色乳状液流出时,即将此面接触患者皮肤敷于患部,同时用玉米面加水制作 1 个内径同已敷蛤蟆皮等大,厚约 0.5 厘米的圈饼套敷于蛤蟆皮外围,然后用手轻轻压平,再用纱布包扎。24 小时换 1 次,3 次为 1 疗程,第 1 个疗程后,间隔 1 天,再行下 1 个疗程,一般需要 1~3 个疗程。(黄国健等 主编·《中医单方应用大全》76)

★ 70. 治早期瘰疬:蟾蜍,将其腹切开 1 厘米创口,不去内脏,放入少许红糖。将患指伸入其腹内,经 2 小时后,可另换一只蟾蜍,共用 10 只左右可愈。治其他炎症也有效。(江苏新医学院 编·《中药大辞典》下册 2718)

★ 71. 治阴蚀疮:【豆坯散】绿豆粉、蛤蟆灰各一分,胭脂半分。用法:上为细末。干掺。(彭怀仁 主编·《中医方剂大辞典》5 册 103 引《直指》卷二十四)

★ 72. 治梅毒:大蛤蟆 1 只,雄黄 30 克。用法:大蛤蟆剖开,将雄黄填入,用黄泥包好,放炭火内锻炼,以泥红为度,取出埋土中 1 夜,变成黑灰。每日 1 剂,分 3 次服。功能:解毒散结,燥湿杀虫。注意事项:忌食牛肉、狗肉。黄酒送下,每日空腹服。(阳春林 葛晓舒·《湖南省中医单方验方精选·外科》上册 847)

★ 73. 治杨梅疮:大蛤蟆一个(黄色者佳),金银花八两(金者四两,银者四两)。用法:用好酒一坛,将二药物捣烂,用布包好,放酒内煮三炷香久。每日尽量饮,饮完自愈。(彭怀仁 主编·《中医方剂大辞典》6 册 599 引《人己良方》)

★ 74. 治杨梅疮秘方:癞蛤蟆一个(大者佳,红眼有毒不可用,取时不可拿重,恐走蟾酥),用圆口小瓶一个,置于地上,缓缓赶其自进瓶内。量患者能饮酒一斤,折用半斤,置瓶内用木盖盖固,纸封紧,勿令泄气,慢火煨煎,先将瓦瓶连酒共蛤蟆,秤过斤两若干,煎至折半,可住火,去蛤蟆,只取清酒温服。服后即将棉被覆盖取汗,俟汗止方可起动,须避风。若上部疮多,略吃粥服,下部疮多,空心服,如一服未愈,停三四日再服一个,终身不发。(清·丁尧臣 著·《奇效简便良方》166)

★ 75. 治杨梅疮,不拘新久轻重;杨梅结毒,筋骨疼痛,诸药不效者:【金蟾退壳酒】好酒五

斤,大蛤蟆一只。用法:将蛤蟆浸酒,封瓶口,煮香二炷取起,待次日随量之大小,以醉为度,冬夏盖暖出汗为效;存酒次日只服量之一半,酒尽疮愈。宜忌:服酒七日后不许见风为要,忌口及房事。(彭怀仁 主编·《中医方剂大辞典》6册603引《外科正宗》卷三)

★ 76. **治杨梅疮结毒,筋骨疼痛,诸药不效者:【金蝉脱壳酒】**醇酒五斤,大蛤蟆一个,土茯苓五两。用法:上药浸酒内,瓶口封严,重汤煮二炷香时取出。待次日饮之,以醉为度。无论冬、夏,盖暖出汗为效。余存之酒,次日随量饮之,酒尽痊愈。宜忌:服酒七日后,禁见风,忌口及房欲。(彭怀仁 主编·《中医方剂大辞典》6册599引《金鉴》)

★ 77. **治大麻风:**用大蛤蟆一个,重半斤者,酒煮烂,去蛤蟆,饮酒醉出汗,连食三个立效。(清·吴世昌 王远 辑·《奇方类编》58)

★ 78. **治脉管炎:**干蟾一只,白花蛇一条,金银花90克,牛膝60克,附子30克。用酒1公斤,浸3天后,水浴加热1.5小时,放冷过滤。每次服1小盅,每日2次。(宋立人 总编·《中华本草》9册359)

★ 79. **治血栓闭塞性脉管炎验案:**顾某某,男,40岁,农民。于去年11月发现右下肢疼痛发作,继则漫肿发紫,当时未能及时医治,延至今年1月份因疼痛继续加重,且小趾发黑,因而延医诊治,当时诊断为脱骨疽,旋即至启东人民医院治疗,诊断为闭塞性脉管炎。注射链霉素5瓶,且中医科加四妙勇安汤20剂,未能获效。惟于用药期间疼痛稍减,继用某中医处阳和汤10剂,亦未获效,继续恶化,小趾溃破流黑水,后因治疗无效而停止治疗,自己用活蟾蜍去肠杂洗净,入锅煮烂去骨,和于面粉,做成丸药,不拘分量时时服之,1个月后病势顿减,因此增加了痊愈信心,继续服食,2个月后疼痛全除,服至3个月后,溃破之小趾脱落1节而收口痊愈,于9月份已能参加劳动,前后共服蟾蜍200只左右。(黄国健等 主编·《中医单方应用大全》74)

★ 80. **治下肢溃疡:**将活蟾蜍7只焙干研成粉,分4次用白酒冲服,早晚空腹时服,7日为1个疗程。(杨仓良 主编·《毒药本草》58)

★ 81. **治有虫痒臁疮:【止痒散】**活蛤蟆1只。用法:剥去皮,趁热贴之,连换2~3次,其虫自出。(彭怀仁 主编·《中医方剂大辞典》2册519引《洞天奥旨》)

★ 82. **治疥疮:**蟾蜍2只。用法:将蟾蜍养五六天,使其粪排清,活放入酒内煎,待脱皮去渣取酒,外搽。(张俊庭 编·《皮肤病必效单方2000首》252)

★ 83. **治银屑病:**活蟾蜍1只去内脏煮沸水约20分钟,将蟾蜍(除骨)及汤一并服下。可加调味品。隔日服1次,每2周为1个疗程。如尚未愈,间隔1周后继续下1个疗程,直至痊愈。如服5个疗程尚未见效,则应放弃本疗法。(孟凡红 主编·《单味中药临床应用新进展》79)

★ 84. **治癣:**干蟾蜍烧灰,以猪脂和涂之。(江苏新医学院 编·《中药大辞典》下册2718引《僧深集方》)

★ 85. **治头癣:【小蛤蟆膏】**活小蛤蟆100个。用法:将蛤蟆杵如膏。煎热洗米水擦破患处并揩干,将该药涂患处,外用布包裹,翌早去膏,再用米汤洗净再涂。功效:止痒脱屑,清热解毒。疗效:无毒、无副作用。典型病例:林某某,男,18岁,系患瘤型麻风弥漫性支型入院,主诉其头癣,由理发刀不洁感染所致,初发1块白屑,后因热痒难堪,用手指抓破致蔓延全发际,缠绵3年。仅用此药2次,效果满意,数月后,自觉新发重生如旧。按语:头癣之病,较为难治,患之则头部发热,其痒难忍。日久则蔓延,缠绵不已。用此药则简便易行,疗效满意。(张树生 高普等 编·《中药敷贴疗法》416)

★ 86. **治阴湿欲尽,疮痛甚者:**蛤蟆一枚(烧灰),兔粪一两。上同研细,每用少许敷疮上,日三四度。(明·董宿 辑录·《奇效良方》420)

★ 87. **治麻疹出不透,或迟迟不能出齐,出后很快消失,发热不退或增高:**蟾蜍肝1~2个。水煎服,1~2次即可。(宋立人 总编·《中华本草》9册368)

★ 88. **治湿疹验案:**张某某,24岁。1962年8月诊。患湿疹1个月余,瘙痒明显,痛苦不堪,求诊于我。令患者用活蟾蜍数只,以竹片轻刮其背部,然后以蟾蜍背皮擦患处,每天擦3~4次。用该方法治疗5天告愈,共用蟾蜍皮8张,6年未复发。(黄国健等 主编·《中医单方应用大全》75)

★ 89. **治一切疮疹、湿疹、痤疮:**制蟾蜍皮12克,甘草3克。水煎服。(宋立人 总编·《中

华本草》9 册 361）

★ 90. **治一切湿疮**：蟾蜍烧灰，猪脂和敷。（杨仓良 主编·《毒药本草》56 引 唐·孙思邈·《千金方》）

★ 91. **治丘疹性荨麻疹**：活蟾蜍 3～4 只，去内脏，洗净后，放在药罐内煮烂，用布滤去渣，留汤外用，皮疹多的部位，每日用药汤淋洗 1 次，如皮疹数目少，用棉花蘸汤外搽，每日 3～4 次，当日就能止痒。连用 3～4 天全部消退。（宋立人 总编·《中华本草》9 册 359）

★ 92. **治荨麻疹**：鲜蟾蜍 3～4 只。去内脏后洗净，加水煎至极烂，去渣，用棉球蘸汁搽患处，每日 3～4 次。（肖国士 潘开明 主编·《中医秘方全书》493）

★ 93. **治寻常疣**：蟾蜍 1～2 只。用法：蟾蜍 1 只，置开水中煮沸 10 分钟，去蟾蜍，用煎液洗疣，1 日数次，每只蟾蜍煎液可用 2～3 天。轻症者用 1 只，重症者用 2 只。（张俊庭编·《皮肤病必效单方 2000 首》82）

★ 94. **治狂犬咬伤**：蟾蜍 2～3 个。用法：煮熟食肉。功效：清热行湿，解毒消炎。验证：刘某，男，28 岁，被狂犬所伤，用上方治愈。备注：《类说》引《北户录》云："张畅之弟，为狂犬（疯狗）咬伤，医劝其煮食蛤蟆，果愈。"（良石 主编·《名医珍藏·秘方大全》150）

★ 95. **治蛇咬伤**：鲜蟾蜍肝适量。用法：捣烂外敷伤口处。（宋立人 总编·《中华本草》245）

★ 96. **治化疗药物外溢所致局部病变**：活蟾蜍。用法：取活蟾蜍皮。取皮的内面外敷患处，再用薄塑料布包裹，每日 2 次，夏季每日 3 次。作用：清热解毒，利水消肿。（张树生 高普等编·《中药敷贴疗法》655）

★ 97. **治创伤**：蟾蜍（活）1 只，挖其两只眼珠，对准伤口外敷，用绷带包扎。（孟凡红 主编·《单味中药临床应用新进展》79）

★ 98. **治破伤风**：蛤蟆二两半，切烂如泥，入花椒一两，同酒炒热，再入酒二盏半温热，去渣服之，通身汗出效。（江苏新医学院 编·《中药大辞典》下册 2718 引《奇方良方》）

★ 99. 治①**卒发狂**。②**卒狂言鬼语，忽仆地吐涎，遗屎不知**：烧蛤蟆适量。用法：上药研为末。每次 3 克，酒下，每日 3 次。主治：①《肘后方》：卒发狂。②《普济方》：卒狂言鬼语，忽仆地吐涎，遗屎不知。（孙世发 主编·《中医小方大辞典》121 引《肘后方》）

★ 100. **治腹中冷癖**：大蟾蜍一枚（去腹中物及皮，肢解），芒硝（大人 200 克，中人 150 克，瘦弱人 100 克），加水 1200 毫升，煮至 800 毫升，1 次服 200 毫升，未下再服。（胡晓锋 编著·《虫蛇药用巧治百病》218）

★ 101. **治疳泄**：活蛤蟆一个（煅灰）存性，开水调服。或柿饼烧熟食之。（清·丁尧臣 著·《奇效简便良方》106）

★ 102. **治疳积（腹大黄瘦头面生疮）**：立秋后大蛤蟆（去头足肠）以清油涂之，阴阳瓦炙熟，连食五六个，积秽自下。一个月之后，形容光润。（清·丁尧臣 著·《奇效简便良方》106）

★ 103. **治晚期血吸虫病**：活蟾蜍一个，甘遂四钱。用法：甘遂用大枣汤浸透（冬三日，夏一日，每日换一次水），取出晒干，将活蟾蜍腹部剖开，纳入甘遂，缝合其腹，用泥包裹成团，放火中炕焦，碾细末，过筛备用（或加少量麝香亦可）。一日一次，每次五分至一钱，温开水送下。禁盐三至四个月（中医研究院革命委员会 编·《常见病验方研究参考资料》90）

★ 104. **治青盲眼**：【蛤蟆脑方】蛤蟆脑 2～4 个。用法：炖熟，食用，每日 1 次。（张金鼎 邹治文 编著·《虫类中药与效方》280 引《名医别录》）

★ 105. **治耳聋**：【鸡卵膏】鸡子一个，小蛤蟆一个，巴豆二个（去皮）。用法：上用鸡子于头旁打一眼子，纳入小蛤蟆（以麻缠脚）、巴豆，蜡纸封合，炮鸡子，候熟研细，点入耳中。（彭怀仁 主编·《中医方剂大辞典》5 册 1110 引《鸡峰》）

★ 106. **治月蚀疮（即旋耳疮）**：矾石（研）、石硫黄（研）各半两，蛤蟆一枚（五月五日自死者，烧作灰）。用法：上为细末。先以盐汤洗疮，涂敷，每日三五次，以愈为度。（彭怀仁 主编·《中医方剂大辞典》6 册 169 引《圣济总录》）

★ 107. **治鼻疔**：蟾蜍胆 3 只，鲜人中白适量，梅片 0.6 克。共捣烂搽患处。（宋立人 总编·《中华本草》9 册 368）

★ 108. **治唇疮**：取干蟾蜍烧灰细研，敷之。（宋立人 总编·《中华本草》9 册 359 引《圣惠方》）

★ 109. 治口疮：干蟾（炙）一枚。用法：上为散。绵裹半钱匕，含吐津。（彭怀仁 主编·《中医方剂大辞典》1 册 659 引《圣济总录》）

★ 110. 治小儿口疮：蟾蜍一个。用法：炙令焦，上为散。每用一字，敷疮上。（彭怀仁 主编·《中医方剂大辞典》10 册 1562 引《普济方》）

★ 111. 治口舌生疮：【蟾矾散】干蟾（炙）、胆矾等分，研末，取小豆大敷在疮上，1～2 小时后，用新汲水漱口。（胡晓锋 编著·《虫蛇药用巧治百病》219）

★ 112. 治红白口疮、搭背：取活蟾蜍皮焙干成粉，加少许冰片吹口疮处；治疗搭背可外敷患处，破溃者佳。（杨仓良 主编·《毒药本草》58）

★ 113. 治喉毒（喉内生毒堵塞颈项肿胀危急）：癞蛤蟆一个，白矾三钱。同捣烂敷喉外，干再换。（清·丁尧臣 著·《奇效简便良方》21）

★ 114. 治白喉：用活蟾蜍约 170 克，加白矾 33 克同捣烂，用纱布包裹成长方形（5×10 厘米），置于患者前颈，绷带固定。当时患者即有清凉舒适感，约经 4～5 小时咽喉部分泌物减少。纱布包，贴敷前颈部，重症患者 4～6 小时更换 1 次，轻者 6～10 小时更换 1 次。经 20 小时后即感咽喉部湿润舒适，吞咽便利。一般重症更换 5～6 次，轻症更换 3～4 次即可见症状减轻或痊愈。治疗 13 例白喉患者，咽涂片找到白喉杆菌者 9 例。治后退热时间为 18～50 小时，局部症状消失时间为 14～52 小时。所治病例未有气管切开及其他并发症者。（江苏新医学院 编·《中药大辞典》下册 2718）

★ 115. 治咽白喉与喉白喉：蛤蟆一只，香油一杯。用法：将香油火煎待沸，将蛤蟆倒提于锅上，使其口内沫涎滴入油中（油燃烧时应将油火扑灭），待冷时一次服下。服药后二十至三十分钟往往即可从口中吐出假膜，呼吸逐渐通畅，精神好转。（中医研究院革命委员会 编·《常见病验方研究参考资料》28）

★ 116. 治乳腺炎：活蟾蜍杀死后，将皮连同头及眼睛一起剥下，挑破表面腺体颗粒，将蟾皮表面贴敷在消毒的瘘管皮肤上，外盖紫草油纱条，纱布固定，2～3 日换药 1 次，直至瘘管愈合，肿块消散，疼痛消失。（孟凡红 主编·《单味中药临床应用新进展》79）

★ 117. 治乳房硬块：蛤蟆 1 个，桃仁 30 克。蛤蟆去内脏，与桃仁共捣烂，涂患处，每日 1 次。（金福男 编著·《古今奇方》110）

★ 118. 治外阴白斑证：干蟾皮 30 克。用法：上药研为细末；或轧成片剂，每片 0.3 克。每服 5 片，每日 2 次；或水泛为丸，每日 3 克分 2 次化服。主治：血虚肝旺之外阴白斑证。（孙世发 主编·《中医小方大辞典》196）

★ 119. 治小儿肺炎，发热、咳嗽：癞蛤蟆 2 只。用法：上药洗净置桶内，用冷水浸 8 分钟。先取 1 只抹干，将癞蛤蟆肚皮覆盖于患儿剑突下（心窝部），使其头朝上，用手扶住或纱布固定约 15 分钟后，癞蛤蟆周身灼热时取下放置桶内，另换 1 只如前法敷于小儿剑突下。如此每隔 15 分钟轮换 1 次，连续 1～2 小时，重症可连续 3 小时以上。有奇效。（李德新等 编著·《祖传秘方大全》185）

★ 120. 治小儿百日咳：将活蟾蜍一只开水泡死，不去肠肚，以黑胡椒 7 粒填入蟾蜍口腔。瓦上焙干成灰，用温开水冲服，隔 2 天服 1 次，分 2 次服完，5 天为 1 疗程，共治小儿百日咳 76 例，服 1 个疗程治愈 50 例，2 个疗程治愈 23 例，3 例未愈。（宋立人 总编·《中华本草》9 册 359）

★ 121. 治小儿失音，不能言语：以鲜蟾蜍胆汁，滴于小儿悬雍垂上。（宋立人 总编·《中华本草》9 册 368）

★ 122. 治小儿肿胀：剖腹后的蟾蜍 1 只，麝香 0.15 克。先将麝香置于小儿脐中，即将蟾蜍敷盖脐部，用布绑紧，约燃一支香久，则将药除去，其肿自消。（宋立人 总编·《中华本草》9 册 359）

★ 123. 治小儿月蚀（小儿癣疮、口耳疮久不愈者，谓之月蚀。统治五疳、八积、腹大、黄瘦、骨立、头发生疮）：大蛤蟆一个，放瓶中棉纸封口，七日后取粪中蛆洗净（不拘多少）入瓶中，俟蛤蟆食完取蟆，除去头爪、肝肠，以芝麻油调蟆身，瓦上焙枯为末，芝麻油调涂患处。（清·丁尧臣 著·《奇效简便良方》112）

★ 124. 治牙疳：蛤膜一只（小者背绿眼光者是用），白矾二钱，红枣二枚（去核）。上共捣成膏作一丸，火煅存性，研细末，笔尖蘸药点患处。（宋立人总编·《中华本草》9 册 370 引《松厓医经》）

★ 125. 治小儿走马疳：【蟾灰散】干蛤蟆一个（大者、烧存性），五倍子各一钱，麝香少许。

共研末。蜜调,涂齿根。（彭怀仁 主编·《中医方剂大辞典》10 册 1554 引《幼幼新书》）

★ 126. 治小儿走马牙疳:【蟾酥散】蟾蜍（黄纸裹、烧焦）、黄连末各 50 克,青黛 5 克（研末）,麝香少量研和。先用甘草汤洗患处,涂药;如患处干用麻油调,湿则干用。（胡晓锋 编著·《虫蛇药用巧治百病》219）

★ 127. 治小儿腮腺炎:大蟾蜍一只,越大越好,洗净泥污,用剪刀断其头,然后将腹剖开,剥下整皮不再清洗,当即整张贴于患处(内皮面贴于患处),可用胶布固定,每天更换新蟾蜍皮一次,直至痊愈。（王辉武 主编·《中药临床新用》676）

★ 128. 治小儿头皮感染:取活蟾蜍一只（100～150 克）,适度敲击全身,待其全身皮肤腺体分泌出乳白色蟾酥时,直接将蟾酥均匀涂布于患儿头皮感染部位。张贞香用上方外用治疗小儿头皮感染 40 例,治愈 32 例,有效 7 例,无效 1 例。（王辉武 主编·《中药临床新用》676）

★ 129. 治小儿洞泻注下:蟾 1 只。用法:于五月五日取之,烧末。每服 3 克,食前米汤调下。（孙世发 主编·《中医小方大辞典》123 引《小儿卫生总微论》卷十）

★ 130. 治小儿疳证:土炒干蟾,米炒陈皮、砂仁各等分,共为细末。2 岁患儿每服 4 克,每日 3 次。（杨仓良 主编·《毒药本草》57）

★ 131. 治小儿疳疾 2 方

①立秋后,大蛤蟆一个,去头、足及肠,以清油涂之,瓦上焙干食之。（清·吴世昌 王远 辑·《奇方类编》101）

②用蛤蟆一个,放在瓶内过七日,再用洗净粪中蛆,不拘多少入瓶中,任蛤蟆食之。用炭火煅蛤蟆,稍存性为末,密丸食之。（清·吴世昌 王远 辑·《奇方类编》102）

★ 132. 治小儿疳积 3 方

①朱砂 0.1 克,蟾蜍一只,去内脏、剥皮,白公鸡肝一叶,将鸡肝划开口后,将朱砂撒在肝叶内,再一同放入蟾蜍内,用鲜荷叶包好,将其焙干致焦香后,立即趁热将混有少许白糖的醋喷洒在上面,使其酥脆研末。分 3 次 1 天吃完。共治 100 例,治愈 91 例,好转 9 例。治愈和好转时间平均 8 天。（宋立人 总编·《中华本草》9 册 359）

②干蟾蜍（焙酥）一只。用法:焙焦研末,每次用五分至一钱,白糖水冲服,一日二次。（中医研究院革命委员会编·《常见病验方研究参考资料》381）

③活蟾蜍一只,砂仁少许。用法:将蟾蜍肚破开,砂仁放腹内,用线扎好,在瓦上煅灰研末,每服五分,开水送下。（中医研究院革命委员会编·《常见病验方研究参考资料》383）

★ 133. 治小儿疳瘦成癖:蟾蜍去皮脏腑,用桑叶包裹,外加厚纸再裹,火内煨熟,吃 2 只,如果口渴,咽梨汁解渴。（胡晓锋 编著·《虫蛇药用巧治百病》219）

★ 134. 治小儿疳证验案:孟某某,男,4 岁,1952 年 8 月就诊。患疳积 1 年余,症见骨瘦如柴,腹胀如鼓。余思《绛囊撮要》有蟾砂散疗疳除积,健脾消胀之载,功效甚佳。受其启迪,随据方试用之。治疗方法:取大蟾蜍 1 只,朱砂 3 克,研细末,塞入蟾蜍口内含满,以线缝口,用黄泥将周身封固,炭火烧红,候冷去泥,将蟾蜍研细,每服 1.5～2 克,每天 1～2 次。初服 1.5 克,根据病儿反应逐渐递增用量。服此方 2 个月余,该儿体健发育正常。（黄国健等主编·《中医单方应用大全》73）

★ 135. 治小儿褥疮:五月五日取蟾蜍炙研末,敷之即瘥。（杨仓良 主编·《毒药本草》56）

★ 136. 治小儿脐疮久不瘥:蛤蟆一枚。烧灰细研敷之。（电子版·《中华医典·普济方》卷四百七）

★ 137. 治小儿脐风久不愈,肿出汁者:牡蛎一个,蛤蟆一个。用法:上并烧为灰,细研如粉,每以少许敷脐中。（彭怀仁 主编·《中医方剂大辞典》5 册 507 引《圣济总录》）

★ 138. 预防痘疹:【稀痘蛤蟆方】大蛤蟆 1 只。用法:8 月取大蛤蟆,去头、皮、骨,用净肉,盐花、香油锅内炒熟食之。（孙世发 主编·《中医小方大辞典》174 引《冯氏锦囊·痘疹》）

★ 139. 治痘不起浆（白豆至七八日无浆）:生捉大蛤蟆三个（肚皮红色者佳）,用布包其身、爪,只留头在外,手持蛤蟆使其口与出痘者之口相对,约一顿饭时久将蛤蟆放去。再以第二个如前法为之,连用数个,则浆自起,极验。（清·丁尧臣 著·《奇效简便良方》121）

★ 140. 治痘出不快:鲜蛤蟆一个（酥炙,为末,听用),麻黄三两(熬成膏子)。用法:上为丸,如绿豆大。每服三五七丸,用白酒送下。(彭怀仁 主编·《中医方剂大辞典》5 册 633 引《外科启玄》)

★ 141. 治肿瘤出血:将半寸长京墨塞入活蟾蜍口内,三天后焙干研成粉末,局部外用。(杨仓良主编·《毒药本草》57)

★ 142. 治淋巴结癌验案:1976 年 8 月,适余逗留京都,闻金奖胡同李振玉兄之母崔国荣孝太太,74 岁,病情危笃,居家焦虑不安,四处奔走求医,随即赶往李宅。李告之曰:今年 3 月,家母感冒发烧后,浑身发痒,起红色血点如粟状。继之颔下及两腋下、两腹股沟部位淋巴结肿大,大者如核桃,小者如玉米粒,发展迅速,按之活动,不甚痛。曾服中西药均不见消。6 月份,往北大附属一院做病理检查,报告为淋巴结癌,并病危通知。家中大小人等,顿时惊恐万状,四处探听,八方搜寻京中名医名方,土医偏方,历两月无宁日。李夫人供职于建筑艺术雕塑厂,经同事荐一老叟,及至访其家中,老叟拒供姓名,亦不言细端,故尚不知老叟底细,但处一方携回,方曰:活蟾蜍 7 只,大者良。用小刀沿皮割下两腿后之疣(即浆囊)共 14 只,置布瓦上,微火炙焦,研细面。晨空腹,黄酒 100 克送下,此为 1 次量,隔日 1 次。经商议,欲用此法。然李兄居城内,无处捉蟾,随将崔老太太移居丰台大女儿家,请人下田捉来活蟾若干。如法制备,令母服下,居时全家人等,侍于床侧,以备不测之患。第 1 次服后,无不良反应,肿大之淋巴结似有缩小之势。隔日服第 2 次,次日晨触摸原肿大之淋巴结随即缩小。第 3 次服后,发生呕吐,随即卧床休息,次日晨起床时,肿大之淋巴结小十之七八。继续卧床休息 1 周,未再服药,逐渐缩小至正常而告愈。居家高兴异常,遂租专车接崔老太太回原居。越两月,再去北大医院复查,医皆哗然。笔者对此例随访 6 年,未复发。1982 年 7 月 8 日,去京专访,崔老太太届 80 高龄,生活自理,饮食正常,精神爽快。1983 年 4 月,突然振玉兄函告,知其母哮喘复发,死于肺源性心脏病。(杨鹏举 主编·《中医单药奇效真传》227)

★ 143. 治食道癌 2 方
①大蛤蟆一只,炮山甲(研细末)三钱。用法:将山甲末从蛤蟆口中灌入,以黄泥封好,放武

火内烧约一小时,取出待冷,去泥研末,大枣肉为丸,如梧桐子大。每服五至十丸,一日三次,用玉竹四钱,苡仁五钱,煎汤送下。(中医研究院革命委员会 编·《常见病验方研究参考资料》125)

②活蟾蜍(大小不拘)50 只,饿养 2 天,用水洗净。全蟾以河水 5000 毫升左右,煮 3 ~ 4 小时,去渣,浓缩成 500 毫升左右,加入炒熟的玉米粉 1000 克,拌匀晒干即成。每服 10 克,以开水或米汤加蜂蜜 1 匙送服。每日 2 次,连服 3 天停1 天。(杨仓良 主编·《毒药本草》57)

★ 144. 治恶性淋巴瘤:蟾蜍 2 只,去皮及内脏,加油豆腐 50 克,粉丝 30 克,入锅中加水适量,煮至肉烂,加调料,每日 1 次,连服 15 日。(胡晓锋 编著·《虫蛇药用巧治百病》222)

★ 145. 治何杰金氏病:将蟾蜍 1 只,剥皮焙干研细末,分为 10 ~ 15 包,每服 1 包,日 3 次。同时用鲜蟾皮贴敷脾区。(杨仓良 主编·《毒药本草》57)

★ 146. 治肺癌 2 方
①蟾蜍胆 7 ~ 10 个。分 2 次口服,可连服1 ~ 2 个月。(宋立人 总编·《中华本草》9 册 368)

②山芝麻 10 克,穿心莲、白花蛇舌草各 30克,蟾蜍 1 只,壁虎 1 条。共研细末,为丸 10 克重,每次 1 丸,每日 3 次,80 日为 1 疗程。(胡晓锋 编著·《虫蛇药用巧治百病》222)

★ 147. 治肺癌验案:取活蟾蜍一只,洗净杀死,剥下整张蟾皮,立即紧贴于癌肿疼痛剧烈部位、或压痛明显部位,用纱布胶贴固定,镇痛效果观察,无止痛作用(0),全部均在 2 小时后疼痛逐渐减轻,24 小时达到全止痛效果,1 次贴敷可止痛 24 小时以上,连续贴敷 5 ~ 7 次,疼痛几乎可消失,无须吃止痛药,亦无不良和毒副作用。(杨鹏举 主编·《中医单药奇效真传》221 引《实用中医内科杂志》1994 年第 4 期)

★ 148. 治肝癌:将 8 只蟾蜍煮烂,于 1 日内分次服完。(胥)按:本方用量过大,需注意。[杨仓良 主编·《毒药本草》57 引薛开先·江苏医药·中医分册 1979;(4):47]

★ 149. 治肝癌腹水:猪肚一个,蟾蜍一只,宰杀去内脏,洗净,装猪肚中,麻线扎紧,置锅中,加水适量,慢火煎煮,至猪肚烂熟,加调料,去蟾蜍,吃猪肚喝汤,早晚空腹服用,一周一个,六个

为一个疗程。(胡晓锋 编著·《虫蛇药用巧治百病》222)

★ **150. 治肝癌、胃癌 2 方**

①蟾蜍 5 只,黄酒 500 毫升,同煮 1 小时,去蟾蜍服酒。每日 3 次,每次服 10 毫升。(高允旺 编著·《偏方治大病续编》85)

②仙鹤草 30 克,蟾蜍 15 克,人参 30 克。制片剂(每片 0.4 克)。用法:每次口服 6 片,日 3 次,服 6 个月到 1 年。功能:扶正、抗癌。(张金鼎 邹治文 编著·《虫类中药与效方》291)

★ **151. 治肝癌疼痛**:将雄黄 30 克放入去内脏的活蟾蜍腹内,敷于肝癌患者的肝区疼痛最明显处,治疗 3 例肝癌,有一定止痛效果,一般 15 ~ 20 分钟即可产生镇痛作用,持续 12 ~ 24 小时。夏天 6 ~ 8 小时,冬天 24 小时换药 1 次。(杨仓良 主编·《毒药本草》56)

★ **152. 治肝癌疼痛剧烈,昼夜难寐**:蟾蜍 3 只,大蒜 1 瓣。用法:将蟾蜍剥去其皮,大蒜捣细后涂在蟾蜍皮上,外敷痛处。(吴静 主编·《祛百病大蒜秘方》64)

★ **153. 治癌症,疼痛不止**:独头大蒜 2 枚,冰片 1 克,鲜蟾皮 1 块。用法:大蒜切片。冰片研细末,均匀地撒在鲜蟾皮表面。每日 3 次。大蒜切片均匀地涂擦肿痛局部,将冰蟾皮敷贴局部,胶布固定。功能:攻毒散结,消肿止痛。方解:独头大蒜攻毒消肿;冰片散热止痛;鲜蟾皮解毒,消肿止痛。诸药合用,共奏攻毒散结,消肿止痛之功。(阳春林 葛晓舒·《湖南省中医单方验方精选·外科》下册 971 引《苗家养生秘录》)

★ **154. 治胃癌、肝癌、膀胱癌**:蟾蜍晒干炙酥,研细末,与面粉 3 份和糊丸如黄豆粒大,每 100 丸用雄黄末 2 克为衣,成人每次 5 ~ 7 丸,每日 3 次,饭后开水送下。(胡晓锋 编著·《虫蛇药用巧治百病》221)

★ **155. 治乳癌**:用干蟾酥皮加金黄散蜂蜜调敷。(唐汉钧 汝丽娟 主编·《中国民间外治独特疗法》235)

★ **156. 治乳腺癌 3 方**

①鲜蟾皮 2 张。捣烂外敷患处,纱布包裹。每日 1 换,2 个星期为 1 疗程。(费兰波 徐亮 主编·《外科病奇难顽症特效疗法》97)

②活蟾蜍 40 只,面粉 2 公斤,白糖适量。蟾蜍洗净,置大铁锅内,加水适量,猛火煮烂,冷却后以纱布反复过滤取汁;倒入面粉中,加适量白糖,制成丸剂。每次服 15 克,每日 3 ~ 4 次,连服 2 个月。(费兰波 徐亮 主编·《外科病奇难顽症特效疗法》97)

③当归、夏枯草各 20 克,爵床草 60 克,蟾蜍 3 只(去内脏)。水煎服。每日 1 剂,连服 30 ~ 100 剂。(胡晓锋 编著·《虫蛇药用巧治百病》222)

★ **157. 治早期子宫颈癌**:干蟾皮 15 克,凤尾草、莪术各 30 克,山慈姑 9 克。水煎服。每日 1 帖。(宋立人 总编·《中华本草》9 册 361)

★ **158. 治早期鼻咽癌**:干蟾皮、苍耳子、炮山甲各 9 克,夏枯草、蜀羊泉、海藻各 15 克,蜂房、昆布各 12 克,蛇六谷、石见穿各 30 克。水煎服,每日 1 贴。(宋立人 总编·《中华本草》9 册 361)

★ **159. 治中、晚期肿瘤,慢性乙型肝炎 2 方**

①干蟾皮 500 克。用法:制成口服液。口服,每次 10 ~ 20 毫升,每日 3 次,或遵医嘱。功效:解毒,消肿,止痛。(孙世发 主编·《中医小方大辞典》32)

②干蟾皮适量。用法:制成片剂。口服,每次 3 ~ 4 片,每日 3 ~ 4 次。功效:解毒,消肿,止痛。(孙世发 主编·《中医小方大辞典》66)

★ **160. 治结肠癌、直肠癌**:蟾皮(文火焙干、研粉),装胶囊每粒 0.25 克。用法:每日服 3 ~ 4 次,每次 2 ~ 3 粒。功能:化毒、抗癌。(张金鼎 邹治文·《虫类中药与效方》291)

★ **161. 治恶性肿瘤 2 方**

①取活蟾蜍 3 只,加黄酒 500 克同蒸半小时,去蟾蜍服酒。每日 3 次,每次服 10 毫升,连服 30 天,休息 3 天后再服,3 个月为 1 疗程。(杨仓良主编·《毒药本草》57)

②活蟾蜍晒干烤酥研粉,和面粉做成黄豆粒大丸,蟾蜍与面粉之比为 3∶1。每 100 丸用雄黄 0.015 克为衣,成人每次服 5 ~ 7 丸,日服 3 次,饭后开水送下。对晚期恶性肿瘤患者,包括胃癌、肝癌、乳腺癌、食管癌、鼻咽癌、卵巢癌、膀胱癌、直肠癌、皮肤癌、恶性淋巴癌、肺癌等具有较好疗效。(孟凡红 主编·《单味中药临床应用新进展》78)

★ **162. 治急性粒细胞白血病**:蟾蜍 1 只,剖腹(不去内脏)放入鸡蛋 1 枚缝合,加水 300 ~

400 毫升,煮沸 30～40 分钟,至蟾蜍肉烂为宜。吃蛋不喝汤,每天 1 枚鸡蛋,共服 7 枚。(杨仓良主编·《毒药本草》57)

★ 163. 治急慢性白血病:取 125 克重蟾蜍 15 只(剖腹去内脏),黄酒 1500 毫升,煮沸 2 小时,将药液过滤即得。成人每次服 15～30 毫升,1 日 3 次。临床疗效:用本方治疗急慢性白血病 32 例,其中急性粒细胞型 4 例,早幼粒细胞型 4 例,急性单核细胞型 5 例,红白血病 3 例,急性淋巴细胞型 9 例,慢性粒细胞型 3 例,慢性淋巴细胞型 1 例。总缓解率为 75%,完全缓解率为 25%。完全缓解病例持续时间,最短 2 个月,最长 71 个月。以急性淋巴细胞型疗效最好,完全缓解率为 33.3%,总缓解率为 88.8%。(胡熙明主编·《中国中医秘方大全》下册 858)

★ 164. 治睾丸胚胎癌验案:宋某某,男,33 岁,农民。1975 年 8 月入院。右睾丸肿物 3 个月。查体见右侧睾丸肿大如胎儿头,右阴囊皮肤坏死、感染、液化。行右睾丸切除术,术后切口愈合良好。病理科诊断:睾丸胚胎癌。术后 2 个月行腹膜后淋巴结清扫术。病理学检查发现右精索淋巴结转移。第 2 次手术后 2 个月,因咳嗽、胸闷、右腹股沟肿物复诊,胸部放射线拍片发现右肺门处有一处 3 厘米×3 厘米的阴影。放射科诊断:纵隔、肺部转移性病灶。右下腹相当于内环处可见一核桃大小肿物,质硬,触痛(++)。遂建议患者试用蟾蜍(每天取 1 只中等大小的蟾蜍,除去五脏后洗净,清水煮烂,取煎汁饮用,每天分 2 次于饭后半小时口服,并用其汁涂抹右下腹肿物处)。服药 10 天后即觉呼吸通畅,食欲增加,继续用药 2 个月后右拇指甲缝下流脓,至第 3 个月后流脓自行停止。自觉胸背疼痛消失,无咳嗽,呼吸通畅。胸透:右肺门阴影显著缩小。蟾蜍煎汁外敷右腹股沟部肿物处,开始局部渐肿大,随后流脓水,肿物变软变小直至消失(涂抹中局部有剧痛现象)。口服和外用蟾蜍煎汁持续半年,迄今未重复使用,术后 8 年复查,胸部 X 线拍片正常,病人感觉良好。(杨鹏举主编·《中医单药奇效真传》231)

★ 165. 治肾癌单方:活蟾蜍 2 只,纱布包煮烂,服汁,每晚睡前服,连服 3 日,停数日,可再服,注意勿过量中毒。(林洪生主编·《中国现代百名中医临床家丛书·余桂清》200)

鳖甲(62 方)

【药性】味咸,性微寒。归肝、肾经。

【功能与主治】滋阴清热,潜阳熄风,软坚散结。主治阴虚发热,劳热骨蒸,热病伤阴,虚风内动,小儿惊痫,久疟,疟母,癥瘕,经闭。

【用法用量】内服:煎汤,10～30 克,先煎;熬膏;或入丸、散。外用:适量,烧存性,研末掺或调敷。

滋阴潜阳宜生用,软坚散结宜醋炙。

【使用注意】脾胃虚寒、食少便溏及孕妇禁服。

★ 1. 治慢性肝炎,肝脾肿大,转氨酶偏高:鳖甲 30 克,丹参、垂盆草各 15 克。鳖甲先煎 60 分钟,后下其他药,水煎服。每日服 1 剂,每剂药煎 2 次,上、下午各服 1 次。(宋立人总编·《中华本草》9 册 392)

★ 2. 治肝硬化,肝脾肿大:鳖甲六钱,穿山甲一钱。用法:水煎,每日一剂,一次服饮。(中医研究院革命委员会编·《常见病验方研究参考资料》164)

★ 3. 治肝硬化腹水,肝大:山药 100 克,白芍药 100 克,鳖甲 50 克,生甘草 50 克。用法:上药加水共煎,煮沸 40 分钟,滤取药液;药渣加水再煎煮沸 1 小时,滤取药液,合并 2 次药液,分早、晚 2 次温服,每日 1 剂。功效:健脾敛肝,软坚利水。医师嘱附:肝硬化腹水患者应给予低盐、清淡、易消化且富有营养的食物,如鱼汤、肉汤、牛奶、豆浆等。不宜吃干硬、油腻食物,以免引起吐血或便血。孕妇忌服。(刘道清主编·《中国民间神效秘方》257)

★ 4. 治疟疾:醋鳖甲、青蒿等分。用法:研细末,每服三钱。(中医研究院革命委员会编·《常见病验方研究参考资料》70)

★ 5. 治疟疾验案:刘某某,男,25 岁。疟疾久延不愈,面黄肌瘦,食少浮肿,曾用中西药品多次治疗,未曾痊愈,已经卧床不起,用鳖甲研末,每服 3 钱,每日 3 次,白水送下,服用 3 周,完全

治愈。(杨鹏举 主编·《中医单药奇效真传》210)

★ 6. 治久患劳疟瘴疟等:鳖甲三两。酥炙令黄,为末。临发时温酒调下二钱。(宋立人 总编·《中华本草》9册391引《圣惠方》)

★ 7. 治老疟劳疟:用鳖甲醋炙研末,酒服方寸匕。隔夜一服,清早一服,临时一服,无不断者。入雄黄少许,更佳。(历代医学名著全书 明·李时珍撰·《本草纲目》4册3456)

★ 8. 治截疟:生鳖甲(不见汤煮,酢炙黄)。为末,乌梅肉为丸。每服三钱,效。(陆锦燧 辑·《鲟溪秘传简验方》7)

★ 9. 治久疟不愈,胁下有块,俗名疟母:【鳖甲丸】鳖甲(酒炙)半斤,蓬术(醋煮)三两,青皮(醋煮)三两,穿山甲(土炒)二两。用法:上为末,用醋煮当归为膏,拌煎药末为丸,如黍米大。每服二钱,煎药送下。(彭怀仁 主编·《中医方剂大辞典》10册1589引《明医指掌》)

★ 10. 治痎疟,胁下有块,俗名疟母:【鳖甲丸】鳖甲、香附各二两,三棱、蓬术各一两,常山一两,阿魏二钱(并用醋浸)。用法:上为末,神曲糊为丸,如梧桐子大。每服五十丸,白汤送下,积消及半即止。(彭怀仁 主编·《中医方剂大辞典》10册1589引《金匮翼》)

★ 11. 治疟母:【双甲散】鳖甲(九肋者,醋炙)、穿山甲(蛤粉炒成珠)各等分。用法:上为细末。每服三钱,白汤调下。方论选录:鳖甲破结,穿山甲直透所结之处,疟母用此治之,因名双甲。(彭怀仁 主编·《中医方剂大辞典》2册1089引《增补内经拾遗》)

★ 12. 治脾肿大:鳖甲一斤。用法:焙黄研细末,一日三次,每服二钱,调红糖服。(中医研究院革命委员会 编·《常见病验方研究参考资料》245)

★ 13. 治癖病:鳖甲、诃黎勒皮、干姜各等分。研末为丸。空心下三十丸,再服。(宋立人 总编·《中华本草》9册391引《药性论》)

★ 14. 治疬癖癥积:用鳖甲醋炙黄,研末,牛乳一合,每调一匙,朝朝服之。(历代医学名著全书 明·李时珍 撰·《本草纲目》4册3456)

★ 15. 治血瘕癥癖:用鳖甲、琥珀、大黄各等分。作散,酒服二钱,少时恶血即下。若妇人小肠中血不尽,即休服之。(历代医学名著全书 明

·李时珍 撰·《本草纲目》4册3456)

★ 16. 治癖块腹满寒热:【鳖甲汤】鳖甲、桃仁各一钱二分,虎杖一钱,大黄三分。用法:水煎,日服二剂。血块秽物,当从大便下。(彭怀仁 主编·《中医方剂大辞典》10册1595引《名家方选》)

★ 17. 治老年人胸胁作痛:用鳖甲30克,丹参25克,檀香10克。鳖甲先煎60分钟,后下其他药,煎水服。每日服1剂,每剂药煎2次,上、下午各服1次。(宋立人 总编·《中华本草》9册392)

★ 18. 治男女骨蒸劳瘦:鳖甲一枚,以醋炙黄,入胡黄连二钱,为末。青蒿煎汤服方寸匕。(宋立人 总编·《中华本草》9册391引《孙思邈》)

★ 19. 治肺结核骨蒸潮热:鳖甲八钱,黄芪六钱,知母二钱。用法:水煎服,每日一剂,连服五日。(中医研究院革命委员会 编·《常见病验方研究参考资料》15)

★ 20. 治久患咳嗽肺虚成劳瘵,及吐血、咯血等证:鳖甲(醋炙)、阿胶(炒)各一两,鹿角霜三钱三分,甘草五钱。上为末。每服三钱,水一盏,韭白一茎长三寸,煎八分,食后服。(宋立人 总编·《中华本草》9册391引《古今医统》)

★ 21. 治劳复食复,笃病初起,受劳伤食,致复欲死者:鳖甲烧研,水服方寸匕。(历代医学名著全书 明·李时珍 撰·《本草纲目》4册3456引《肘后方》)

★ 22. 治阴虚梦泄:鳖甲(烧研)。每用一字,以酒半盏,童尿半盏,葱白七寸,同煎,去葱。日晡时服之,出臭汗为度。(宋立人 总编·《中华本草》9册391引《医垒元戎》)

★ 23. 治砂石淋痛:取鳖甲醋炙研末,以酒服方寸匕,日三次,石出瘥。(历代医学名著全书 明·李时珍 撰·《本草纲目》4册3456)

★ 24. 治奔豚气上冲心腹:(三神煎)桃仁(去皮、尖、双仁)四两(汤浸研细取汁三升),京三棱(煨、锉)二两,鳖甲(去裙襕,醋炙)三两。上三味,捣后二味为末;先煎桃仁汁至二升,次下药末,不住手搅,良久更入好醋一升,同煎如饧,以瓷盒收。每服半匙,空心,温酒调下。(宋立人 总编·《中华本草》9册392引《圣济总录》)

★ 25. 治卒腰痛不得俯仰:鳖甲一枚,炙,

捣筛末。服方寸匕,食后,日三。(宋立人 总编·《中华本草》9 册 392)

★ 26. **治肾病综合征低蛋白**:鳖甲 50 克,白茅根 15 克。鳖甲先煎 60 分钟,后下白茅根,煎水服。每日服 1 剂,每剂药煎 2 次,上、下午各服 1 次。(宋立人 总编·《中华本草》9 册 392)

★ 27. **治胃下垂**:鳖甲 250 克。用法:取上药,制成细粉。每次服 3~6 克,每天 2 次,1 个月为 1 个疗程。功能:补肾强身。据赵一等记载,应用本方治疗多例,均取得满意疗效。(薛建国 李缨 主编·《实用单方大全》564)

★ 28. **治吐血不止**:鳖甲、蛤粉各一两(同炒色黄),熟地黄一两半(晒干)。为末。每服二钱,食后茶下。(历代医学名著全书 明·李时珍 撰·《本草纲目》4 册 3456)

★ 29. **治肠痈肉痛**:鳖甲烧存性研,水服一钱,日三。(历代医学名著全书 明·李时珍 撰·《本草纲目》4 册 3456)

★ 30. **治慢性菌痢**:鳖甲 90 克,红糖适量。用法:先将鳖甲洗净晒干,然后焙焦,研为细末,瓶装备用。每次 15 克,加等量红糖调和,温开水冲服,每日 3 次。功效:化食消积,健脾止痢。医师嘱咐:糖尿病患者不宜服。(刘道清 主编·《中国民间神效秘方》185)

★ 31. **治痔。肛边生鼠乳,气壅疼痛**:【鳖甲散】鳖甲三两(涂醋,炙令黄,去裙襕),槟榔二两。用法:上为细散。每服二钱,食前以粥饮调下。(彭怀仁 主编·《中医方剂大辞典》10 册 1602 引《圣惠》)

★ 32. **治结核性溃疡**:用鳖甲 50 克,制成细粉,在清洁饭盒底放入适量医用凡士林,上撒少许鳖甲粉,放入纱布条 100 块,再撒入所余鳖甲粉,蒸沸灭菌 30 分钟。用时将结核性溃疡病灶常规消毒,清除坏死组织,用探针将鳖粉油纱条填塞于病灶底部,隔日换药 1 次。以此治疗结核性溃疡 50 余例,均收到满意疗效。(宋立人 总编·《中华本草》9 册 392)

★ 33. **治男子阴头痛**:鳖甲研末,以鸡子清调敷。(清·顾世澄 撰·《疡医大全》900)

★ 34. **治下疳烂臭**:【水仙散】冰片 3 克,鳖甲(烧存性)6 克。用法:上药研为末。湿者干掺,干者香油调搽。(孙世发 主编·《中医小方大辞典》287 引《疡科选粹》)

★ 35. **治梅毒所致阴茎溃烂或女阴溃烂,经久不愈者**:鳖甲 30 克,麻油适量。用法:将鳖甲烧成炭,研极细末备用。棉签蘸麻油涂之于溃疡面,然后于疮面撒鳖甲炭末,包囊,每日换药 1~2 次。功能:滋阴潜阳,散结敛疮。注意事项:先将患处洗净、拭干。(阳春林 葛晓舒·《湖南省中医单方验方精选·外科》上册 846)

★ 36. **治阴头生疮,诸药不愈**:鳖甲。煅,研,鸡子清调敷。(陆锦燧 辑·《鲟溪秘传简验方》226)

★ 37. **治痈疽不敛,不拘发背一切疮**:用鳖甲烧存性,研掺甚妙。(历代医学名著全书 明代·李时珍 撰·《本草纲目》4 册 3456)

★ 38. **治疮不收口**:鳖甲适量。用法:瓦上焙枯存性,研细末。每日多次,外敷患处。功能:滋阴清热,解毒敛疮。(阳春林 葛晓舒·《湖南省中医单方验方精选·外科》上册 708)

★ 39. **治臁疮(时时流水,经久不愈)**:鳖甲 100 克,雄黄 15 克。用法:取鳖甲放在新瓦上,用火炙黄色,再用醋煅,研成细末,与雄黄拌匀后再研极细末,用植物油调涂患处,每日数次。

验案:李某,双腿下 1/3 处尽肿破裂,时值夏季,臭水时流不止,疼痛难忍。经用上方涂敷,3 日见效,1 周痊愈。(刘有缘 编著·《一两味中药祛顽疾》246)

★ 40. **治臁疮**:鳖甲、硫黄、冰片、枯矾。用法:鳖甲焙存性,研末,放冰片、硫黄、枯矾一起溶化,用茶油抹搽患处。(中医研究院革命委员会编·《常见病验方研究参考资料》405)

★ 41. **治天疱疮**:龙骨、鳖甲灰各一两,冰片少许。用法:共研细末,扑敷患处。(中医研究院革命委员会编·《常见病验方研究参考资料》398)

★ 42. **治人咬指烂久欲脱者**:鳖甲烧灰敷之。(历代医学名著全书 明·李时珍撰·《本草纲目》4 册 3456)

★ 43. **治被人咬伤**:龟甲、鳖甲,烧灰存性,为末,香油调敷。(清·王梦兰纂集·《秘方集验》131)

★ 44. **治癣**:鳖甲 1 两,茶油渣适量。用法:烧存性,研成细末,加茶油渣适量合成膏备用。涂患处,每日 1 次。功能:软坚散结,利湿止痒。(阳春林 葛晓舒·《湖南省中医单方验方精选·

外科》上册566）

★ 45. **治疮生耳边，浸淫流水**：鳖甲。烧灰。掺。（陆锦燧 辑·《鲟溪秘传简验方》179）

★ 46. **治溥唇紧裂**：用鳖甲及头，烧研敷之。（历代医学名著全书 明·李时珍 撰·《本草纲目》4 册 3456）

★ 47. **治牙痛**：鳖甲适量。用法：取上药，焙干，制成细粉，贮于干燥器皿内备用。同时取0.5克放入烟斗内烟叶的表面上，点燃当烟吸。功能：止痛。（薛建国 李缨 主编·《实用单方大全》565）

★ 48. **治产后腹痛**：鳖甲（煅存性）六个。用法：研末，每服三钱，温酒送下。（中医研究院革命委员会 编·《常见病验方研究参考资料》355）

★ 49. **治妇人难产**：鳖甲烧存性，研末。酒服方寸匕。立出。（历代医学名著全书 明·李时珍 撰·《本草纲目》4 册 3456）

★ 50. **治妇人漏下**：鳖甲醋炙研末，清酒服方寸匕，日二。又用干姜、鳖甲、诃黎勒皮各等分。为末，糊丸。空心下三十丸，日再。（历代医学名著全书 明·李时珍 撰·《本草纲目》4 册 3456）

★ 51. **治闭经**：鳖甲一个，乌贼骨一块。用法：醋炙，共为细末，每晚饭后热酒送下三钱。（中医研究院革命委员会 编·《常见病验方研究参考资料》329）

★ 52. **治妇人经闭，并血崩，儿枕作痛**：鳖甲（陈醋500毫升，将甲用醋淬炙，完醋为度）1个。用法：上药研为末。每次9克，黄酒下。（孙世发 主编·《中医小方大辞典》698 引《仙拈集》）

★ 53. **治妇人胎前、产后痢疾**：【黑灵散】败鳖甲1个。用法：上药以米醋炙数次酥透，研为末。米汤调下。（孙世发 主编·《中医小方大辞典》173 引《仙拈集》）

★ 54. **治胎疟，病在阴分，血虚者，夜热神烦**：【首乌鳖甲汤】生何首乌、炙鳖甲各30克，乌梅肉6克，冰糖18克。用法：用雪水、沸水合煎，去渣温服。功效：清滋阴血，截疟。（孙世发 主编·《中医小方大辞典》15）

★ 55. **治阴道生疮**：鳖甲。用法：烧灰存性，调茶油抹。（中医研究院革命委员会 编·《常见病验方研究参考资料》368）

★ 56. **治小儿痫**：鳖甲炙令黄，捣为末。取一钱，乳服，亦可蜜丸如小豆大服。（宋立人 总编·《中华本草》9 册 391 引《子母秘录》）

★ 57. **治小儿紧唇**：烧鳖甲令咽尽，细研，酥调敷之。（电子版·《中华医典·普济方》卷三百六十五）

★ 58. **治三日不产方**：烧龟甲成灰。研。新汲水调下一钱。立效。（电子版·《中华医典·普济方》卷三百五十六）

★ 59. **治乳头破裂，出水疼痛**：炙龟甲5钱，冰片、麻油各适量。用法：共研细末，麻油调糊。外敷患处。功能：清热解毒，敛疮生肌。（阳春林 莴晓舒·《湖南省中医单方验方精选·外科》下册933）

★ 60. **治小儿头疮**：用龟甲烧灰。敷之。（电子版·《中华医典·普济方》卷三百六十三）

★ 61. **治小儿软包疖久不愈者**：龟板、棉油各适量。用法：龟板用火煅过研末，用棉油调匀。敷患处。功能：清热解毒，凉血止痛。（阳春林 莴晓舒·《湖南省中医单方验方精选·外科》上册1）

★ 62. **治乳岩，乳疬初起**：【益血和中散】龟板（煅存性）。用法：每服三钱，糖拌，好酒送下。尽醉即消。（彭怀仁 主编·《中医方剂大辞典》8 册 804 引《古方汇精》）

鳖肉（48 方）

【药性】味甘，性平。归肝、肾经。

【功能与主治】滋阴补肾，清退虚热。主治虚劳羸瘦，骨蒸痨热，久疟，久痢，崩漏，带下，癥瘕，瘰疬。

【用法用量】内服：煮食，250～500克；或入丸剂。

【使用注意】脾胃阳虚者及孕妇慎服。

★ 1. **治眩晕**：活鳖1只（500克左右），乌鸡1只，料酒、盐、葱、姜各适量。用法：将甲鱼和乌鸡洗净（去毛及内脏），分别切成块，放于砂锅中，加入水和调料，炖熟至酥便成。连肉带汁服食。（李川 主编·《民间祖传秘方》125）

★ 2. **治肝硬化**:活鳖3只。用法:将活鳖放清水中养2~3天,使其排净胃肠内污物,取出,击头砸死(勿割头放血),放入锅内的沙土中,文火焙干至黄色,研成细粉,酌加蜂蜜为丸,每丸重9克。每次服1丸,每天3次,连服30天为1个疗程。功能:软坚散结。据报道,应用本方治疗多例,均收到满意疗效。(薛建国 李缨 主编·《实用单方大全》564)

★ 3. **治腹水**:大鳖鱼一只,槟榔四两,大蒜适量。用法:将鳖鱼去杂洗净,入槟榔,再将大蒜填满其腹,共煮熟,去槟榔、大蒜,然后尽服鳖鱼肉及汁,连服数次。(中医研究院革命委员会编·《常见病验方研究参考资料》243)

★ 4. **治疬癖气块**:用大鳖一枚,以蚕沙一斗,桑柴灰一斗,淋汁五度,同煮如泥,去骨再煮成膏,捣丸梧子大,每服十丸,日三。(历代医学名著全书 明·李时珍 撰·《本草纲目》4 册3456)

★ 5. **治心腹坚癥**:蚕矢一石,桑柴烧灰,以水淋之五度,取生鳖长一尺者,纳中煮之烂熟,去骨,细掰,锉,更煎令可丸,丸如梧子大。一服七丸,日三。(江苏新医学院 编·《中药大辞典》下册 2726)

★ 6. **治久疟不愈**:团鱼1个,去肝、肠,用猪油炖,入盐少许服。(江苏新医学院 编·《中药大辞典》下册 2726)

★ 7. **治截疟**:用一两左右的小鳖,喂灌以少量飞朱砂,死后腹腋等处呈浅红色,埋入樟脑中听用。遇疟疾体弱年迈而又不堪服药的病人,取此置胸膺部,过一昼夜即愈。(洪国靖 主编·《中国当代中医名人志》405)

★ 8. **滋补肝肾**:鳖1只(选裙边肥大者,最好为春秋季节壮实的鳖龟),冬瓜500克、姜、葱、食油、盐、味精、鸡汤各适量。用法:把鳖宰杀,洗净,去内脏,取裙边切成块放在旺火中煸炒断生。加各种调料,放入鸡汤稍加焖煮,盛入炖盆,加冬瓜清炖而成。吃时加味精调味,其汤清汁醇,裙边柔糯,冬瓜糜烂,营养丰富。功效与主治:滋补肝肾,利尿清热,是中老年人的保健佳肴。(竭宝峰 江磊 主编·《中华偏方大全》685)

★ 9. **治再生障碍性贫血**:甲鱼血适量。取活甲鱼(250克以上者均可)1只,将其尾部穿孔倒悬,用水冲洗干净,砍其头,让血滴入盛有少许

米酒的碗中,待血滴尽后稍轻搅拌,即令患者服下,每日(或隔2~3日)1次,连服3~5只。(胡郁坤 陈志鹏 主编·《中医单方全书》82)

★ 10. **治肺结核**:鳖肉250克,百部15克,地骨皮15克,生地40克,知母15克。用法:将鳖肉与4味中药同煮,去药渣,饮汤吃肉。每日1剂,分早晚服食。(李川 主编·《民间祖传秘方》28)

★ 11. **治骨蒸痨热**:鳖1个,去内脏,地骨皮15克,生地15克,牡丹皮9克。炖汤服。(宋立人 总编·《中华本草》9 册 393)

★ 12. **治骨蒸劳嗽**:【团鱼丸】团鱼二个,贝母、前胡、知母、杏仁、柴胡各等份。上药与鱼同煮熟,取鱼连汁食之。将药焙干为末,用骨更煮汁一盏,和药丸梧子大。每服二十丸,煎黄芪六一汤,空心送下。病既安,仍服黄芪六一汤调理。(宋立人 总编·《中华本草》9 册 393 引《妇人良方》)

★ 13. **治中风口歪**:鳖血调乌头末涂之。待正,则即揭去。(历代医学名著全书 明·李时珍 撰·《本草纲目》4 册 3457)

★ 14. **治癫痫验案**:秦皇岛市季新庄李某某患羊痫病3年未愈,经告以甲鱼熬汤,连汤带肉1次吃完(1只),每日1次。连服5个,病即未再发。(杨鹏举 主编·《中医单药奇效真传》194)

★ 15. **治遗精**:鲜甲鱼1只。取头、颈、尾,用芝麻油炸焦,分别研为细粉。将甲鱼头粉混入食物中,空腹1次服完,逾百日恢复健康;再把甲鱼尾粉,照前法食下;服甲鱼头后,阴茎萎缩、不再勃起,无性欲要求及淫梦失精现象,待百日后或更多时日(决不可早)再服甲鱼尾粉,则阴茎恢复原状,性欲亦趋正常,但须节制房事。适用于梦遗失精、房事过度者。(胡郁坤 陈志鹏 主编·《中医单方全书》357)

★ 16. **治下肢浮肿**:甲鱼(鳖)一个去头,大蒜二头。用法:将甲鱼放入锅内同蒜煮熟后食之,不许加盐、油、酱等作料,日吃一个,连吃三个即消。(沈洪瑞 主编·《重订十万金方》153)

★ 17. **治全身浮肿**:鳖1个(500克重),去内脏,加水煲烂,用老柠檬代替盐蘸吃,连汤服。(宋立人 总编·《中华本草》9 册 393)

★ 18. **治肾肿瘤**:甲鱼1只(约500克),枸杞30克,瘦猪肉150克。用法:先放甲鱼在热水

中游动，使其排尿后，杀死切开，去内脏，洗净切块，加清水适量，与枸杞子、瘦猪肉共炖至烂熟，分2～3次服完。（李川 主编·《民间祖传秘方》394）

★ **19. 治肾炎**：甲鱼、大蒜一斤，酒、白糖各半斤。放一锅水炖熟，喝汤吃鱼。（中医研究院革命委员会 编·《常见病验方研究参考资料》180）

★ **20. 治臌胀（肝硬化，脾大）**：【鳖蒜汤】鳖鱼500克，独头蒜200克，或鳖甲30～60克，大蒜15～30克。用法：以鳖鱼、大蒜水煮烂熟，勿入盐，每日1剂，分3次（早、午、晚）饮汤食鱼和蒜令尽。或用鳖甲、大蒜为主，辨证配药，每日1剂，水煎2次，上、下午各服1次。功效：益肝阴，健脾气，破瘀软坚；行气利水，消食杀虫。加减：若胁痛甚者，可合四逆散（柴胡、枳实各10克，白芍15～30克，甘草5克）、金铃子散（金铃子、延胡索各10～15克）、失笑散（五灵脂、蒲黄各10～15克）；若脘痞腹胀纳呆者，酌合枳术丸、保和丸、平胃散、六君子汤。方论：本方鳖甲性味咸寒，入肝以育阴潜阳，破瘀软坚；大蒜性味辛温，健脾暖胃，辟秽杀虫，行气导滞，破瘀利水。二药一阴一阳，相须相济，能攻能补，合而用之，对肝脾气滞血瘀而又气血不足的寒热虚实错杂之臌胀有良效。（孙世发 主编·《中医小方大辞典》710）

★ **21. 滋阴养胃**：鳖肉250克，枸杞子、熟地各9克。炖汤服。（宋立人 总编·《中华本草》9册393）

★ **22. 治寒湿脚气，疼不可忍**：鳖二个。水二斗，煮一斗，去鳖取汁，加苍耳、苍术、寻风藤各半斤。煎至七升，去渣，以盆盛熏蒸，待温浸洗。（江苏新医学院 编·《中药大辞典》下册2726引《乾坤生意》）

★ **23. 治痢疾**：【秘传团鱼羹】团鱼（大者）1个。用法：水煮，去肠甲，加生姜7片，砂糖1小块，不用盐酱，少入米粉，做羹吃。（孙世发 主编·《中医小方大辞典》144引《松崖医经》）

★ **24. 治臁疮溃烂、经久不愈**：活鳖1只。用法：把鳖头砍下，取其血滴在毛边纸（或宣纸）上。将纸贴于患处。（竭宝峰 江磊 主编·《中华偏方大全》627）

★ **25. 治荨麻疹**：甲鱼1只，生地18克，苏叶适量。用法：将甲鱼洗净，与生地炖熟，放苏叶稍煮片刻即成。喝汤吃肉，每日1剂，连服8～10剂。（李川 主编·《民间祖传秘方》206）

★ **26. 治闭经**：团鱼（鳖）1只，黄酒适量。用法：将鲜活肥大的团鱼头砍下，取其血滴入碗内，兑入同等量的黄酒搅匀，再用同等量的开水冲服。功效：滋阴养血。验证：《健康杂志》介绍，读者来信反映效果极佳。附注：团鱼取备后，洗净同瘦猪肉炖食，连服数只亦有同等功效。（良石 主编·《名医珍藏·秘方大全》188）

★ **27. 治妇女干病**：团鱼1只，配鸽子1只，加魔芋炖服。（宋立人 总编·《中华本草》9册393）

★ **28. 治恶露不净**：胎盘1个，鳖肉120克。用法：上两物洗净，切块，先用旺火油炒片刻，加水装入钵内，用旺火蒸30分钟。食之。功效：补气血，破瘀滞。用治产后恶露排出不畅、不净。验证：据《家庭医生》杂志介绍，读者来函反映效果理想。（良石 主编·《名医珍藏·秘方大全》208）

★ **29. 用于白带肾虚不足者**：甲鱼250～500克，山药50克，米醋适量。用法：先用醋炒甲鱼，再加入山药同放砂锅内煮汤服。（胡郁坤 陈志鹏 主编·《中医单方全书》293）

★ **30. 治脑震荡后遗症**：鳖首1个，黄瓜子15克。共研细粉，均分3次，1天服下，黄酒为引。5个鳖首为1个疗程，连服数疗程。（宋立人 总编·《中华本草》9册395）

★ **31. 治脱肛4方**

①鳖1只。切断鳖的头颈，滴血入碗内，趁血热之时，外涂于肛门处。（全福男 编著·《古今奇方》123）

②【收肛散】鳖头一枚。用法：上药烧灰，研为极细末，候肠头出，以药末掺在上，用纸衬手，轻轻托入。（孙世发主编·《中医小方大辞典》71引《杨氏家藏方》）

③鳖头1个（煅），枯矾、五倍子（煅）各10克。共研极细末。搽患处。（易磊 编著·《中国秘方大全》482）

④取乌龟颈1只（焙干），加五倍子10克，煅龙骨12克。研极细末，混合后加次碳酸铋粉5克，用时取少量撒于布上，用手托脱出部分，轻揉复位，每日1次。（费兰波 徐亮 主编·《外科病

奇难顽症特效疗法》236)

★ **32. 治大肠脱肛,久积虚冷**:以鳖头炙研,米饮服方寸匕,日二服。仍以末涂肠头上。(历代医学名著全书 明·李时珍 撰·《本草纲目》4册3457)

★ **33. 治脱肛验案**:吾友包某,因久痢后患脱肛症,经多方求治不效,就医于吾,吾对之亦乏良术,逐遍查群书。终于在《本草纲目》第四十五章中见有:"鳖头,主治:烧灰疗小儿诸疾……妇人产后阴脱下坠,尸疰。心腹痛。傅历年脱肛不愈。"的记载,遂用此法施治,以鳖头6枚,分炙,研粉,每天2次,每次1首,以黄酒冲服,仅2天即愈。此后,又按此法,医愈12例患者。(黄国健等 主编·《中医单方应用大全》53)

★ **34. 治痔疮**:甲鱼头2个,蜂蜜250克,黄酒适量。用法:甲鱼头放瓦片在炉火上焙干,稍微烤焦后,捣碎研末,用250克蜂蜜调匀,黄酒冲。每天早晚各服1汤匙。功能:解毒消肿,敛疮生肌。注意事项:有特效。(阳春林 葛晓舒·《湖南省中医单方验方精选·外科》下册1002)

★ **35. 治阳痿**:鳖头1个,香油炸焦,一次佐餐食用,连服7日。(杨建宇 等主编·《灵验单方秘典》159)

★ **36. 治手指无名肿毒**:鳖头1个,蛇蜕9张,蜈蚣6条,红秆蓖麻仁50粒。将上药焙干研末,香油调敷患处。(宋立人 总编·《中华本草》9册395)

★ **37. 治产后阴下脱2方**

①鳖头五枚。烧末,以井华水服方寸匕,日三。(宋立人 总编·《中华本草》9册395引《外台》)

②鳖头(阴干)二枚,葛根一斤。上二味捣散,酒服方寸匕。(宋立人 总编·《中华本草》9册395引《外台》)

★ **38. 治子宫脱垂2方**

①团鱼头适量。焙枯研末,桐油调末,以棉球蘸药,纱布包好线扎,再用手将子宫送入,安睡2小时。适用于妇女子宫脱垂、久不收缩。(胡郁坤 陈志鹏 主编·《中医单方全书》251)

②团鱼头5~10个。洗净切碎,炒黄焙焦,研细末,每晚睡前用黄酒或米汤送服3克。适用于子宫脱垂之中气下陷者。(胡郁坤 陈志鹏 主编·《中医单方全书》251)

★ **39. 治子宫脱垂、脱肛**:鳖头适量。置火上烧炭(存性),研末,黄酒送服,每次6克,每日3次。(胡郁坤 陈志鹏 主编·《中医单方全书》251)

★ **40. 治小儿脱肛**:鳖头适量。用法:取上药,洗净焙干,研成细末(过筛),高压消毒,装瓶密封,备用。应用时让患儿便毕坐浴,取适量(约1枚鳖头的量)调香油制成糊状敷于肛门上,用纱布敷盖,胶布简单固定(防药脱落弄脏内裤),若严重者应以手托回或用提肛带托起。每天1次,10~15天为1个疗程,一般1个疗程即愈,必要时2~3个疗程。同时也可用鳖头散0.5~1克口服,每天3次,10~15天为1个疗程。功能:益肾升提。据张愈清报道,应用本方治疗10例,治愈9例,好转1例。(薛建国 李缨 主编·《实用单方大全》565)

★ **41. 治小儿劳瘦,或时寒热**:鳖头一枚,烧为灰,细研为散。每服以新汲水调下半钱。(宋立人 总编·《中华本草》9册395引《圣惠方》)

★ **42. 治小儿尸疰诸疾**:鳖头(烧灰)1个。用法:上药研为散。每服1.5克,以新汲水调下。(孙世发 主编·《中医小方大辞典》197引《普济方》)

★ **43. 治小儿积冷久下瘥后,脱肛不瘥,腹中冷,肛中疼痛不得入者**:【鳖头丸】鳖头二枚(炙令焦),小猬皮一枚(炙令焦),磁石四两,桂心三两。上四味末之,蜜丸如大豆。儿三岁至五岁,服五丸至十丸,日三,儿大以意加之。(宋立人 总编·《中华本草》9册395引《千金要方》)

露蜂房(183方)

【药性】味微甘,性平,小毒。归肝、胃、肾经。

【功能与主治】祛风止痛,攻毒消肿,杀虫止痒。主治:风湿痹痛,风虫牙痛,痈疽恶疮,瘰疬,喉舌肿痛,痔漏,风疹瘙痒,皮肤顽癣。

【用法用量】内服：煎汤，5～10克；研末服，2～5克。外用：适量，煎水洗，研末掺或调敷。

【使用注意】气虚血弱及肾功能不全者慎服。

★ 1. 治肺痈：蜂房一个，白蜜适量。用法：在蜂房口内灌上白蜜，再入砂锅内，将蜂房和蜜炒黄色，为末，每服三钱，白水送下。（中医研究院革命委员会 编·《常见病验方研究参考资料》107）

★ 2. 治肺脓疡：露蜂房500克，蜂蜜500毫升。用法：先将蜂蜜灌入蜂房内，再在炭火上焙至焦黄，剪碎，研成细末，每服6克，每日3次，温开水送下。功效主治：攻毒疗痈。主治肺脓疡，症见发热恶寒、咯脓痰腥臭。医师嘱咐：露蜂房有毒，孕妇及体虚者慎用。（刘道清主编·《中国民间神效秘方》99）

★ 3. 治头晕头痛：露蜂房、艾叶各五钱。用法：共烧灰存性，加开水分二次服。（中医研究院革命委员会 编·《常见病验方研究参考资料》207）

★ 4. 治百日咳：露蜂房一个，先用开水泡4～5次，至无红汤为止，再用清水漂数次，然后用纱布包好，加水2碗，煎数沸，再加冰糖1两煎取药汁，候温顿服。（《全国中草药汇编》编写组 编·《全国中草药汇编》上册944）

★ 5. 治慢性气管炎2方

①露蜂房焙黄研末，每服2～5克，日服2次。（杨仓良 主编·《毒药本草》1002）

②蜂房7个，文冰250克。水3大碗煎至1大碗，去滓热饮，睡卧发汗，每隔1星期服1次，连服3次。（杨仓良 主编·《毒药本草》1002）

★ 6. 治哮喘：露蜂房20克。用法：将露蜂房加入醋60克，用适量的水煎服，分2次。功效：祛风止痛，攻毒消肿，杀虫止痒。按语：本方用于实喘，有体质实，气喘较甚，胸膈满闷，咳痰稀薄等症状。（郭志杰 吴琼等 主编·《传世金方·一味妙方》10引《本草述》）

★ 7. 治哮喘验案：患者戴某，女，5岁，发作性哮喘3年，逐步加剧，秋冬加重，夏季略平，喘息痰鸣，咯痰不爽，夜难平卧，汗出肢冷。舌苔薄腻，脉象细数。予露蜂房（炙）30克，研细末，每日取2克和鸡蛋1枚搅拌炒食，6日而平。（杨

鹏举 主编·《中医单药奇效真传》49）

★ 8. 用于伤寒大病后，热毒攻目：用蜂房适量，水煎，外洗。（滕佳林 米杰 编著·《外治中药的研究与应用》585引《外治寿世方》）

★ 9. 老人服之，颜如十五童子：【神仙服蜂房丸】蜂窠（完整者，9月15日平旦时取）适量。用法：上药蒸，阴干百日，为细末，炼蜜为丸，如梧桐子大。每次3克，酒送下，每日3次。功效：老人服之，颜如十五童子。（孙世发主编·《中医小方大辞典》137引《圣惠》）

★ 10. 治失眠：露蜂房50克（土家族方）。用法：水煎服，每日3次，每次50毫升。服时加蔗糖25克。说明：本方对失眠、多梦疗效好。有毒副作用，用时注意！（张力群等主编·《中国民族民间秘方大全》370）

★ 11. 治胃痛：蜂巢。用法：放在新瓦上煅灰研末，每服五分，开水送下。（中医研究院革命委员会 编·《常见病验方研究参考资料》127）

★ 12. 用于阴毒腹痛：用露蜂房（烧存性）9克，葱白15厘米，同研为丸。男左女右，着手中，握阴卧之，汗出即愈。（滕佳林 米杰 编著·《外治中药的研究与应用》586引《本草纲目》）

★ 13. 治早泄：露蜂房、白芷各10克。烘干研末，醋调成面团状，临睡前敷于神阙穴上，外用纱布盖，固定，每日1次。据报道，用上方治疗早泄43例，经用药5～7次，全部有效。（王辉武主编·《中药临床新用》641）

★ 14. 治遗精：露蜂房30～60克，烧研细末。每日1次，临睡时送服6克。（杨建宇等 主编·《灵验单方秘典》149）

★ 15. 治阳痿3方

①蜂房炙存性，研末，每次服6克，睡前服。（胡晓锋 编著·《虫蛇药用巧治百病》7）

②马蜂房粉25克，山药粉25克。用法：上药混匀，每日3次，每次5克内服。备注：本方治阳痿，临床疗效满意。（吴静 陈宇飞 主编·《传世金方·民间秘方》111）

③蜂巢，烧研，新汲井水服2钱。（历代医学名著全书 明·李时珍 撰·《本草纲目》4册3318引《峋嵝神书》）

★ 16. 治阴寒痿弱：蜂房灰，夜涂阴上，即热起。（历代医学名著全书 明·李时珍 撰·《本草纲目》4册3318）

★ **17. 治遗尿症**：露蜂房。用法：蜂房（以枣树上的露蜂房为佳，其他地方的亦可），文火焙干，研为细末备用。10岁以上患者每次服3克，10岁以下小儿酌减，每天服3次，至病愈后加服1天。功效：缩泉，止遗。（郭志杰 吴琼等 主编·传世金方《一味妙方》61）

★ **18. 治遗尿症验案**：陈某，男，25岁，工人。自幼即患遗尿，迄今未已，每三五日一作，辛劳时劳时则增剧。求治多年罔效，颇以为苦。顷方新婚，内心尤感苦闷。察其面色不华，询之有怯冷、腰酸之证，结合脉右尺沉弱，乃下元亏虚、命火不振之候。予蜂房散60g，嘱每服6g，1日2次，开水送下。但患者误以为每服30g，竟于二日服完。药后宿疾顿愈，未发生任何副作用。然此过量之剂，终不足为法，仍以小量连服或递加为宜。（朱良春 编·《朱良春虫类药的应用》163）

★ **19. 治遗尿小便失禁**：【蜂房桑螵蛸散】蜂房（焙黄）、桑螵蛸各等分，共研细末，每服3～6克（小儿酌减），一日二次，黄酒送下。（杨仓良 主编·《毒药本草》1002）

★ **20. 治癃闭**：蜂房炭二钱，干地龙六条，灯芯灰一分。用法：共为细末，分两次服。（中医研究院革命委员会 编·《常见病验方研究参考资料》186）

★ **21. 治大小便不通**：蜂房（烧存性）。用法：研细末，酒调服，每服二钱，一日二次。（中医研究院革命委员会 编·《常见病验方研究参考资料》188）

★ **22. 治石淋，脐下妨痛**：【茅根汤】白茅根（锉）90克，露蜂房（微炙）、葛花各30克。用法：上药捣碎，水煎，去渣，分3次食前服。（孙世发 主编·《中医小方大辞典》965引《圣惠》）

★ **23. 治细菌性痢疾**：蜂窝焙干，研细末，每次一至二分，每日三次，温开水送服。四至七天为一疗程。（江苏新医学院 编·《中药大辞典》下册2737）

★ **24. 治痔疾风热毒气攻下部生疮肿痛**：【露蜂房散】露蜂房二两（微炒），槐花二两（微炒），黄芪二两（锉）。上件药捣细罗。每于食前以粥饮调下一钱。（宋立人 总编·《中华本草》9册230引《圣惠方》）

★ **25. 治痔疮毒气溃作，脓水久不止，或结硬赤肿，疼痛不可忍**：【一井金散】露蜂房四两，密陀僧二两（火煅，别研）。将露蜂房锉碎，安一瓷罐子内，用黄泥固济，炭火煅令通红为度，放冷，取露蜂房研末，同密陀僧末和匀，每用于贴疮口。如疮口小，以纸捻子点药纴入疮口内；如结硬不消，用甘草汤调敷之，日三次。（宋立人 总编·《中华本草》9册230引《杨氏家藏方》）

★ **26. 治脉痔。下部如虫啮**：露蜂房、生螺厴各一两。用法：烧灰研细为末。以绵裹二钱匕，纳下部中，日晚再易。（彭怀仁 主编·《中医方剂大辞典》10册1628引《圣济总录》）

★ **27. 治下部漏痔**：大露蜂房烧存性，研，掺之；干，以真菜油调。（江苏新医学院 编·《中药大辞典》下册2737引《唐瑶经验方》）

★ **28. 治痔漏**：【攻毒丸】有子蜂房（焙干存性）不拘多少。用法：上药研为末，面糊为丸，如豌豆大。每次20丸，空心黄酒送下。（孙世发 主编·《中医小方大辞典》75引《回春》）

★ **29. 治风瘘不合**：露蜂房一枚，炙黄研末，每用一钱，腊月猪脂调匀，敷疮上。（杨仓良 主编·《毒药本草》1002引《肘后方》）

★ **30. 治寸白、蛔虫**：蜂窠烧存性，酒服一匙，虫即死出。（江苏新医学院 编·《中药大辞典》下册2737引《生生编》）

★ **31. 治腮腺炎2方**

①将蜂房烤干存性，碾成粉末，每次2～4克，每日2～4次，温黄酒作引。治疗30例腮腺炎，均获痊愈。平均服药46.1克，最少20克，最多156克。（杨仓良 主编·《毒药本草》1001）

②蜂房30～50克，剪碎，置瓦片上用炭火焙至焦黄，凉后研细加适量香油调成糊状，均匀敷于肿胀处，每天早、晚各1次。刘维平用上方治疗流行性腮腺炎13例，均在3天内消肿。（王辉武 主编·《中药临床新用》642）

★ **32. 治甲状腺囊肿**：黄蜂房、黄药子各等量，共研为细末，每次服0.5克，日服3次，饭后黄酒冲服，服后避风，少许发汗即可。据报道，用上方治甲状腺囊肿71例，除17例无效外，其余均治愈。（王辉武 主编·《中药临床新用》642）

★ **33. 治瘰疬成瘘孔者**：上取露蜂房二枚。炙为末。腊月猪脂和涂孔上即瘥。（电子版·《中华医典·普济方》卷二百九十三）

★ **34. 治颈淋巴结核**：露蜂房30克，米醋适量。将露蜂房用阴阳瓦焙干研末，以米醋（陈米

醋）熬膏,调敷患处。（费兰波 徐亮 主编·《外科病奇难顽症特效疗法》47）

★ 35. 治皮肤结核:【蜂房膏】炙露蜂房、炙蛇蜕、玄参、蛇床子、黄芪各 0.9 克。锉细,用酒浸泡 24 小时,芝麻油 240 克,放入杏仁 45 克,乱发如鸡子大 1 团炸之,待发消尽后下铅丹 60 克,蜡 60 克及浸泡的药液,再煎沸多次,放入瓷药缸备用。用此药膏外贴治疗 3 例经抗痨药治疗无效的皮肤结核,贴药 32 ～ 37 次全部治愈。（杨仓良主编·《毒药本草》1002）

★ 36. 治淋巴结溃疡:露蜂房、猪板油各适量。用法:露蜂房煅末,调猪板油。外敷患处。功能:解毒消肿,敛疮生肌。注意事项:不用蜜蜂房。（阳春林 葛晓舒·《湖南省中医单方验方精选·外科》上册 352）

★ 37. 治急性化脓性淋巴结炎后期,红肿疼痛,痛不可忍:露蜂房 15 克,生甘草 20 克。用法:上为粗末,水煎,去渣。以消毒棉浸药水中。洗疮四周。祛风止痛,攻毒消肿。（阳春林 葛晓舒·《湖南省中医单方验方精选·外科》上册 352）

★ 38. 治疗肿:露蜂房、乱发、蛇蜕、棘针各三两。用法:上药以绵帛裹,于熨斗内烧灰,细研为散。空心温酒调下一钱匕。日晚再服。根自出。（彭怀仁 主编·《中医方剂大辞典》10 册 1628 引《圣济总录》）

★ 39. 治疗疮 2 方

①露蜂房 1 个,三黄末(黄连、黄柏、黄芩各等量研末)5 克。露蜂房烧存性研末,与三黄末混匀,调茶油敷患处。若敷上药能持续保存,则不必换药。一般敷药后 2 天内化脓,3 天后结痂痊愈。（《全国中草药汇编》编写组 编·《全国中草药汇编》上册 944）

②蜂房一窠,蛇蜕一条。用法:上入罐中,盐泥固济,火煅存性,为末。每服一钱,空心酒调服。少顷腹中大痛,痛止疔疮化为黄水。体实者,后服五圣汤。（彭怀仁 主编·《中医方剂大辞典》10 册 899 引《医学入门》）

★ 40. 治疔疮走黄（败血症）:蜂房 30 克,蛇蜕(不经地者佳)1 条,泥裹煅存性,研细末,白开水送服,每次 6 克。（肖国士 潘开明 主编·《中医秘方大全》427）

★ 41. 治疔疮走黄:土蜂房 1 两,蛇蜕 1 条。用法:土蜂房、蛇蜕泥裹,火煨,存性研末,外涂患处。功能:解毒消痈,活血止痛。注意事项:土蜂巢有子者佳。（阳春林 葛晓舒·《湖南省中医单方验方精选·外科》上册 54）

★ 42. 治毒疮生于手指,赤肿坚硬,俗呼为发指,彻骨疼痛不可忍者:乳香少许（研）,泥蜂窠（壁间,采之,研）。上为末,用酽醋调涂,干则以醋润之,痛立止。（明·董宿 辑录·《奇效良方》410）

★ 43. 治疮毒。疮毒初起,生于腿足者:大蜂窝,醋各适量。用法:研末,醋调匀。外敷患处。功能:活血攻毒,消肿止痛。注意事项:生于手者忌用。（阳春林 葛晓舒·《湖南省中医单方验方精选·外科》上册 422）

★ 44. 治蜂窝组织炎（已破溃者）:马蜂窝 1 个(小的 2 个),胡椒 7 粒,麻油适量。用法:马蜂窝(窝内有幼虫者为佳)放瓦上焙枯,研粉,胡椒粉和匀,用麻油调成稀膏,清洗溃面后涂敷,每日 1 次。（洪国靖 主编·《中国当代中医名人志》510）

★ 45. 治疖:露蜂房 1 个。用法:将露蜂房焙焦研末,用香油调和,涂搽患处,每 6 小时 1 次。功效:祛风攻毒,消肿止痛。（刘道清 主编·《中国民间神效秘方》549）

★ 46. 治疖肿、毛囊炎、多发性疖肿、蜂窝织炎:【蜂蛇液】蛇蜕 1 张,蜂房 10 个,全蝎 2 个,食醋 300 毫升。用法:将上药入食醋中浸泡 24 小时后即可使用。浸泡时间长则更好。药液用完后可再加醋 1 次。用医用棉花或纱布蘸药液后敷患处,用绷带固定。每日换药 2 次。一般用药 1 ～ 3 天,最多 14 天即可治愈。功效:祛风、解毒、消肿。（程爵棠 程功文 编著·《单方验方治百病》461）

★ 47. 治单纯性毛囊炎:土蜂窝 30 克,蛇蜕 1 条。用法:上药用泥裹,火煅存性,研末外用。（张俊庭 编·《皮肤病必效单方 2000 首》16）

★ 48. 治疮溃不收口:蜜蜂房适量。用法:烧存性,研粉。外用适量,外撒患处,每日 1 次。功能:解毒敛疮。（张金鼎 邹治文·《虫类中药与效方》50）

★ 49. 治疮溃不敛:蜜蜂房烧存性,每日 3 ～ 5 克,分 2 次温开水冲服。同时用蜜蜂房细粉外敷。（宋立人 总编·《中华本草》9 册 226）

★ 50. 治小儿头疮。昼间出脓。用露蜂房细研,以腊月猪脂调涂之。(电子版·《中华医典·普济方》卷三百六十三)

★ 51. 治瘰背疮2方

①带子蜂房、山羊角各等分。用法:焙研成粉,每服6~9g,日服一次。治搭背及其他疮疡甚效。(朱良春 编·《朱良春虫类药的应用》160)

②【脱腐拔毒膏】露蜂房五钱炒黑,百草霜一两,蜂蜜二两。用法:将前二味研为细末,加入蜂蜜调成糊,摊纸上,贴患处,每日换三四次。(沈洪瑞主编·《重订十万金方》389)

★ 52. 治瘰背疮(蜂窝织炎):【搭背灵膏药】马蜂窝、酒制大黄各等份。制药方法:取马蜂窝用砂锅稍焙研细过箩,大黄用黄酒闷后经砂锅焙干研细过箩。2味药末用蜂蜜调成糊状,放置在4~6寸的黑布上敷患处,每24小时换药1次。功效:祛腐生肌,消肿止痛。方解:膏粱厚味或嗜食辛辣之品,血分易积热逆于肉理,乃生痈肿。大黄性味苦寒,除攻积导滞通瘀作用外,临床上常用于热证肿疡。马蜂窝甘平有毒,《别录》:"疗蜂毒,毒肿"。《本草汇言》"驱风攻毒,散疗肿恶毒"。故二药同用可达凉血解毒,攻散痈肿恶毒之功效。(王明惠 杨磊 主编·《秘传中药外治特效方》130)

★ 53. 治搭背溃烂深陷:蜂房三个,榆树嫩皮三两晒干。用法:共为细面。先把疮用开水洗净,用鸡蛋清调药面,涂平疮口,外用新白布(纱布亦可)盖好,固定不动。三天至五天换一次,一至两星期即愈。(沈洪瑞 主编·《重订十万金方》397)

★ 54. 治搭背,对口溃烂难长:露蜂房、蛇蜕各等分。用法:烧灰存性,加干北瓜蒂一个,共为末,撒患处。(中医研究院革命委员会 编·《常见病验方研究参考资料》258)

★ 55. 治搭背:蜂房、白芷各一两。研细,醋糟调匀外敷治搭背。(中医研究院革命委员会编·《常见病验方研究参考资料》258)

★ 56. 治对口、发背:露蜂房一两,人中白轻粉各五钱,冰片二分。用法:蜂房焙焦,人中白煅,候冷研末,加入轻粉、冰片,研极细和匀,视疮面大小薄掺,上盖膏药。(中医研究院革命委员会编·《常见病验方研究参考资料》258)

★ 57. 治发背初起:露蜂房、香灰各适量。

用法:研细,香油调匀。外敷患处。功能:祛风消肿,攻毒敛疮。(阳春林 葛晓舒·《湖南省中医单方验方精选·外科》上册179)

★ 58. 治发背疮:蜂房焙焦、血余炭各等分,指甲焙黄少许,黄蜡 香油适量。用法:药研细面,用香油将黄蜡熔化,调药成糊涂纸上(纸用针刺许多小孔),贴患处。(沈洪瑞 主编·《重订十万金方》371)

★ 59. 治发背疮肿,疼痛不可忍:露蜂房一两半,甘草(生用)二两。上件药锉,以水三升,煎至二升,去滓,以绵浸汤中洗疮四面。(宋立人 总编·《中华本草》9册229引《圣惠方》)

★ 60. 治发背搭手:【六藏丹】自死龟1个,露蜂房60克。用法:上药共入香油内煮黄,不可焦,候冷为末。以香油调涂患处,以腐皮盖贴。(孙世发 主编·《中医小方大辞典》282引《良方汇录》)

★ 61. 治痈2方

①蜂房。烧灰,研末,调香油搽疮口。(贾兰波 徐亮 主编·《外科病奇难顽症特效疗法》17)

②露蜂房30克,雄黄3克,冰片3克,猪胆2个。用法:先将露蜂房焙焦研末,再将雄黄及冰片分别研成细末,然后将3味药末掺匀,瓶装密封备用。每取适量用猪胆汁调和,敷于患处,每日换药1~2次。功效:杀菌解毒,散结消痈。禁忌:雄黄有毒,勿入口、眼。(刘道清主编·《中国民间神效秘方》556)

★ 62. 治痈肿不消:用土蜂房以醋水调涂。干则更易。(电子版·《中华医典·普济方》卷二百八十六)

★ 63. 治痈溃后久不收口者:露蜂房50克,猪油20克。用法:先将蜂房烧灰存性,研细末,再加入猪油调匀。外敷患处,每日换药1次。功能:祛风止痛,攻毒消肿。(阳春林 葛晓舒·《湖南省中医单方验方精选·外科》上册120)

★ 64. 治痈疽肿痛:大黄一两,蜂房五钱,冰片二分。用法:共研细末,蜂蜜搅拌均匀,摊在布上贴患处。(中医研究院革命委员会 编·《常见病验方研究参考资料》254)

★ 65. 治痈疽已溃烂:蜂房。用法:烧灰去火毒,研末调生茶油搽。(中医研究院革命委员会编·《常见病验方研究参考资料》255)

★ 66. 治痈肿疮毒:取露蜂房(炒至焦黄研

末)粉20克,猪胆汁(加1倍水煮沸凉后待用)液30毫升混合,再加凡士林30克调成软膏。将药膏抹在敷料上贴患处,胶布固定,每日换药1次。治疗30例,除1例因异物刺伤化脓无效外,其余29例全部治愈。其中未化脓的11例经敷药3~5次即愈,疮口破溃15例,最多敷药8次而愈。本方法对体表化脓性感染的痈肿疮毒,如乳腺炎、急性化脓性腮腺炎、急性淋巴结炎,以及痈、疖、蜂窝组织炎等有较好的疗效。(宋立人 总编·《中华本草》9册230)

★ 67. 治背疽等疮:陈大蜂巢一个,白矾、芝麻。用法:上装入蜂巢内,火烧之,小油调,扫之。(彭怀仁 主编·《中医方剂大辞典》5册943引《普济方》)

★ 68. 治发背痈疽,黑败之肉已去,遂生新肉者:黄蜂巢一两,鱼胶四两。用法:上锉碎,炒黑为度,研细末,放地上一宿,退去火毒,次日取出,加冰片五厘和匀。疮口每用猪蹄汤洗净,拭干,方上药,以填满为佳。(彭怀仁 主编·《中医方剂大辞典》3册558引《肘后方》)

★ 69. 治痈疽,托毒排脓,五毒附骨在脏腑里,托出毒气,止痛内消:【穿山甲散】露蜂房一两,穿山甲、蛇蜕、油发(并烧带生存性)各一份。上为末,每服二钱,入乳香末半钱,暖酒调下。(江苏新医学院 编·《中药大辞典》下册1727引《普济方》)

★ 70. 治一切恶毒:蜂房一个。用法:拭尽孔内渣秽,不可损破,将松香研极细末,放入孔内八分满即止,再用香油灌入,以溢出为度,置于极大旧铁金锹上,以铁钳夹稳,下以文武火烧之,候蜂房熔化为膏,滴水成珠,便是火候,取出。以帛摊用。(彭怀仁 主编·《中医方剂大辞典》10册1203引《易简方便》)

★ 71. 治恶疮及乳痈:以露蜂房煎汤洗之。(电子版·《中华医典·普济方》卷二百七十五)

★ 72. 治流注,无论初起已溃,有脓无脓:露蜂房1个,鸡蛋1个。用法:水煮至浓时,滤净渣。取蛋和汤食用。功能:清热解毒,消肿排脓。注意事项:露蜂房愈大愈好。(阳春林 葛晓舒·《湖南省中医单方验方精选·外科》上册212)

★ 73. 治附骨疽:【甘草汤】甘草(炙)60克,露蜂房30克。用法:上药锉。水煎,去渣,以故帛2片浸汤中。更互洗疮上,每日3次。(孙世

发主编·《中医小方大辞典》296引《圣济总录》)

★ 74. 治骨结核:【三生散】露蜂房炭、蛇蜕炭、乱发炭各等分,研末,温酒调服5.4克,亦可调入普通敷药中,外敷患处。治骨结核有效,亦可治诸疮大疼,皮色不变或漫肿光亮,名附骨疽,又治顽疮久不合口。(杨仓良 主编·《毒药本草》1002)

★ 75. 治化脓性骨髓炎:蜂房30克,蛇蜕、头发(烧存性)、穿山甲各7.5克。共为末,每服6~9克,加乳香末1.5克,温酒调服。(周范洪 编著·《中医秘方全书》514)

★ 76. 治骨结核、骨髓炎、关节炎:【四味解毒丸】炙蜂房、地鳖虫、全蝎、蜈蚣等份,研细末,水泛为丸如绿豆大,每服3g,一日2次。按语:本方有较好的疗效。南京铁道医学院附院外科使用多年,甚感满意。(朱良春 编·《朱良春虫类药的应用》161)

★ 77. 治对口疽(又名脑疽):露蜂房3克,冰片0.3克。用法:先将露蜂房炙灰存性研细末,按上述比例,加冰片研和,撒患处。每日1次。备注:用于已溃者,易收敛(此方为先师王荫堂所传)。(洪国靖主编·《中国当代中医名人志》741)

★ 78. 治脑后发:土蜂窝(如无,蜂房代亦可)。用法:砂锅内焙,研细面,再加榆皮面少许。好醋调敷,三天一换。(沈洪瑞 主编·《重订十万金方》368)

★ 79. 治疮疡肿毒:【蜂黄煎剂】露蜂房30克,金银花30克,黄连10克。用法:将上药加水1500毫升,煎煮15分钟,取滤液。装入喷壶或用消毒纱布蘸药液淋洗患处,同时轻按伤口使脓液流出,并用消毒棉球擦拭脓液,消毒纱布覆盖,每日1剂,淋洗3~5次,5日为1个疗程。感染严重者,并用抗生素及清热解毒药内服。疗效:共治疗44例,经治3~10日,治愈40例,好转4例,总有效率为100%。(梁永才 梁杰圣 主编·《中国外治妙方》471)

★ 80. 治脱疽:本病相当于血栓闭塞性脉管炎,此症发于脚趾,渐上至膝,色黑,痛不可忍,逐节脱落而死。亦有发于手上者。土蜂窠研末,用陈醋调搽,应手而愈。(长春中医学院选注·赵学敏编·《串雅内编》203)

★ **81. 治血栓闭塞性脉管炎**:露蜂房一个烧灰研细,加香油一杯调匀,用鸡翎毛蘸涂。治脚趾生疮,逐节脱落。(中医研究院革命委员会编·《常见病验方研究参考资料》288)

★ **82. 治脱骨疽**:初起时,觅天竹枝上胡蜂窝1个,用阳阴瓦炙灰研末,和冰片0.6克,滴醋少许,调匀敷患处,奏效如神。(杜婕僡 主编·《传世单方大全》104引《瑞竹堂方》)

★ **83. 治臁疮**:马蜂窝(露蜂房)一个,白矾适量。用法:将白矾装在马蜂窝内,放在火上烧焦,取出制成粉末,用菜油调成稀糊状,搽疮面,一日一次。(中医研究院革命委员会编·《常见病验方研究参考资料》403)

★ **84. 治黄水疮、湿疹**:露蜂房、白矾各等分,将白矾装入蜂房孔中,微火烤至白矾变枯,共研细末,香油调涂患处。(杨仓良 主编·《毒药本草》1003)

★ **85. 治头面上生无名疮,黄水不止**:露蜂房、蛇蜕各一个。用法:上药同于碗内烧过为灰。每看疮口大小,用腻粉少许和匀,生油调,鸡翎扫之。(彭怀仁 主编·《中医方剂大辞典》10册1628引《圣济总录》)

★ **86. 治软疖,流脓久不收口,缠绵不愈(俗称"蟮拱头")**:露蜂房二枚(烧存性、研末),巴豆二十一粒。用法:用清油煎巴豆二三沸,取油调药末敷患处。注意外敷时间不可太长。(中医研究院革命委员会 编·《常见病验方研究参考资料》400)

★ **87. 治秃疮2方**

①露蜂房20克。用法:将露蜂房研细末,用猪油调敷。症见发枯脱落,有瘙痒感等。(刘少林 刘光瑞 编著·《中国民间小单方》129)

②**【蜗蜂丹】**蜗牛10个,黄蜂窠6克,生甘草、白矾各3克。用法:将蜗牛捣烂,涂遍透;再将后3味研为细末,以猪油调敷,如用熊油调搽更妙。(孙世发 主编·《中医小方大辞典》1630引《洞天奥旨》)

★ **88. 治头上疮癣**:蜂房,研末,腊猪脂和,涂之效。(历代医学名著全书 明·李时珍 撰·《本草纲目》4册3318)

★ **89. 治头癣**:蜂房一个,蜈蚣二条,白矾适量。将白矾研细末,入蜂房孔中,连同蜈蚣置瓦片上文火烤焦,共研细末,麻油调匀外擦。治头癣

93例,其中49例痊愈,近期有效率为90%。(杨仓良 主编·《毒药本草》1002)

★ **90. 治体癣**:露蜂房1斤,蛇蜕1条,全蝎2克,醋300毫升。用法:浸泡24小时。外擦患处,每日1～3次。功能:攻毒消肿,杀虫止痒。方解:蛇蜕祛风解毒止痒;全蝎攻毒散结,通络止痛;露蜂房攻毒消肿,杀虫止痒;醋散瘀解毒。三药合用,有攻毒消肿,杀虫止痒之功。注意事项:全蝎有毒,露蜂房有小毒,外用均适量。(阳春林 葛晓舒·《湖南省中医单方验方精选·外科》上册580)

★ **91. 治手癣**:蜂房60克,醋500毫升。用法:上药煎煮至250毫升。外涂患处,每天2次。功效:清热解毒,杀菌止痒。适用于湿热蕴结型手癣,自觉瘙痒者。疗程:连续外用3～4次为1个疗程,外用1～2个疗程。注意事项:本方只可外用,不可口服。(杨继军 赵建新 主编·《皮肤病实用偏方》57)

★ **92. 治足癣**:蜂房60克,醋500毫升。用法:上药煎至一半。以药液外涂患处,轻者2次,重者3～4次为1个疗程。(张俊庭 编·《皮肤病必效单方2000首》43)

★ **93. 治癣疮,痔漏**:露蜂房(大者,连子)一个。用法:将白矾研细末,填满蜂房之内,仰置瓦上,炭火炙(存性),研细收贮听用。治牛皮癣,以酸醋调敷;痔漏拔管,以油调敷。(彭怀仁 主编·《中医方剂大辞典》10册897引《良方集腋》)

★ **94. 治顽癣**:露蜂房一两。白矾五钱。用法:放罐中,文火熔化,取出,研细,用醋调搽。(中医研究院革命委员会 编·《常见病验方研究参考资料》412)

★ **95. 治神经性皮炎**:**【蜂巢膏】**新鲜露蜂房1个(约9～15克),白矾30克,樟脑15克,米酒250克(75%的酒精亦可)。用法:将蜂巢火烤存性,加入白矾共研成粉。将樟脑放入米酒中浸泡1周后,再将这些药物混合,微火煮成半糊状即成蜂巢膏。将患处洗净,刮去皮屑,涂蜂巢膏,每日换药1次,直至痊愈。功能:祛风,攻毒、杀虫。(张树生 高普 等编·《中药敷贴疗法》436)

★ **96. 治白癜风**:露蜂房一个(以生盐筑满诸孔眼,火烧存性,去盐),胆矾、天花粉、蝉蜕各

等分。用法：上后三味为细末，用纸包三分，与蜂房同活鲫鱼一对以酒煮至鱼熟。于无风处细嚼，连刺饮酒，后痒自上而下，赶入四肢。（彭怀仁 主编·《中医方剂大辞典》10 册 898 引《古今医鉴》）

★ 97. **治紫白癜风**：苦参五斤，露蜂房五两，刺猬皮一个。用法：上药切碎。以水三斗，煮一斗，去滓用汁，细酒曲五斤，炊黍米三斗，做饭拌曲，同药汁，如酿酒法，酒成榨去糟。食前温服一二杯。（彭怀仁 主编·《中医方剂大辞典》3 册 851 引《疡医大全》）

★ 98. **治风气客于皮肤，瘙痒不已**：蜂房（炙过）、蝉蜕各等分。为末，酒调一钱匕，日三服。（江苏新医学院 编·《中药大辞典》下册 2737 引《姚僧坦集验方》）

★ 99. **治风气瘙痒及瘾疹**：蜂房（炙）、蝉蜕各等分。为末。酒服一钱，日三服。（历代医学名著全书 明·李时珍 撰·《本草纲目》4 册 3318）

★ 100. **治风瘾疹**：以水煮蜂房取二升，入芒硝傅上，日五度。即瘥。（宋立人 总编·《中华本草》9 册 230 引《梅师集验方》）

★ 101. **治湿疹**：蜂巢三个，黄连二钱。用法：将黄连研细末，蜂巢研末，再加凡士林 80 克，文火熔化，搅拌成油膏，先用 2% 的温盐水洗净患处，后涂油膏。注意不可用热水烫，越烫越坏。（中医研究院革命委员会 编·《常见病验方研究参考资料》415）

★ 102. **治带状疱疹 2 方**
①蜂房、雄黄各三钱，梅片一钱，大枣五枚（去核焙黄）。用法：共研细末，香油调涂。（中医研究院革命委员会 编·《常见病验方研究参考资料》430）

②带幼虫的蜂房 100 克，剪成小块；置于容器中，加入 75% 的酒精 500 毫升，密封浸泡 5～7 日，过滤后即得蜂房醇荬剂，外用涂患处。宋天恩用上方治疗带状疱疹 15 例，一般都在用药的第 2 天疱疹萎缩形成结痂，第 3～4 天结痂脱落，第 5 天治愈；治疗渗出性皮炎 10 例，在 3～5 天治愈；治疗接触性皮炎 12 例，用药 1～3 天治愈。（王辉武 主编·《中药临床新用》641）

★ 103. **治砍头疮**：露蜂房一个，龙衣三钱。用法：炒黄为末。香油调涂患处。（沈洪瑞 主编·《重订十万金方》394）

★ 104. **治疔疮 3 方**
①老露蜂窝一只。用法：焙枯研末，茶油调涂。（中医研究院革命委员会 编·《常见病验方研究参考资料》427）

②制半夏末，蜂窝（焙干研末）。用法：茶油调搽。（中医研究院革命委员会 编·《常见病验方研究参考资料》427）

③【**内服蝉蜕蜂房散**】蝉蜕、露蜂房各 30 克，僵蚕、姜黄各 15 克，大黄 10 克。研细分 18 包，每次 1 包，每日 3 次，用土茯苓 100 克煎水约 100 毫升送服。配合外用药（硫黄、水银、熟膏、枯矾）治疗 150 例疔疮，均在 1 周内治愈。（杨仓良 主编·《毒药本草》1001）

★ 105. **治蜂螫人**：露蜂房末，猪脂和敷之。（江苏新医学院 编·《中药大辞典》下册 2737 引《千金方》）

★ 106. **治蜂螫疼痛**：蜂房（锉）、苍耳各半两。用法：上为末，用蓝青汁调。厚涂螫处。（彭怀仁 主编·《中医方剂大辞典》10 册 899 引《圣济总录》）

★ 107. **治手足风痹**：用黄蜂窠大者 1 个（小者 3～4 个）烧灰，独头蒜 1 碗，百草霜 4.5 克，同捣敷上。忌生冷荤腥。（滕佳林 米杰 编著·《外治中药的研究与应用》585 引《本草纲目》）

★ 108. **治乌癞**：露蜂房五两，苦参四斤。上件药细锉。用水三升，煮取一斗二升，去滓，用浸曲四斤半，炊秫米三斗，入曲药溶拌，如常酝法，酒熟，压去糟。每于食前暖一小盏服之。按语：乌癞 病名见《诸病源候论》，即疣型麻风（包括麻风反应）见《简明中医辞典》。（宋立人 总编·《中华本草》9 册 230 引《圣惠方》）

★ 109. **治关节肿痛，局部热感**：用露蜂房、海风藤、青风藤各 15 克，共捣烂（若用干者捣末酒调）。纱布包后拈痛处。（滕佳林 米杰 编著·《外治中药的研究与应用》585）

★ 110. **解药毒上攻**：露蜂房、甘草各等分。用法：用麸炒令色黄，去麸为末。水二碗，煎至八分一碗，令温，临卧顿服。明日取下恶物。（彭怀仁 主编·《中医方剂大辞典》4 册 948 引《证类本草》）

★ 111. **治脓毒性败血症、恶疽**：蜂房 18 克，蛇蜕 6 克，血余炭 3 克，象皮 3 克。用法：先将象皮放铁锅中炒至黄色研末,再将蜂房、蛇蜕炒研,然后再加入血余炭。将上4味混合研为细末贮瓶备用。量患者平日饮酒量炖热后冲入药末,再炖片刻,搅匀服之。每次服3.6克,日服1次,若为初起二三日,则可隔日服1次。注意事项:第1次服药后,患处可能反而见肿大坚硬且痛,再经服之,则症状逐渐消失而愈。如发热恶寒、衄血、痛疽溃疡仍可服用,孕妇不忌。(李德新等 编著·《祖传秘方大全》148引福建连江林嫩妹献四代祖传秘方)

★ 112. **治急性软组织损伤:**露蜂房160克,镇江恒顺食醋适量。露蜂房拣净,切碎,缝制50厘米×30厘米棉布纱袋1只,将露蜂房碎片纳入袋中,封口备用。用法:将纱袋1只,镇江恒顺食醋适量,放入砂锅内,袋上放一小瓷盆,使袋没入醋中,文火煮沸,然后温度降至50～60℃左右,中途不得揭锅盖,勿使气味走失。充分暴露损伤部位,取放松姿势,将纱袋从锅中取出,稍拧,以不滴水为度,趁热平铺或包裹病变部位,冷后则将袋放锅内热药液中浸烫再敷,每次热敷约0.5小时,气温低可在纱袋上加盖棉垫,早、晚各1次。煎煮过程药液挥发减少,可再加适量食醋,1只纱袋可连续使用1周。(唐大暄 张俐敏 主编·《传世金方·祖传秘方》194)

★ 113. **治黄褐斑:**露蜂房1个。用法:将上药置于漆杯中渍,取其汁重滤绞之,和胡粉涂之。(张俊庭 编·《皮肤病必效单方2000首》190。

★ 114. **治鸡眼:**蜂胶适量。用法:于每晚热水泡洗脚后,将蜂胶敷贴于患处表面,用纱布包扎,每天换药1次,10天为1个疗程。(唐大暄 张俐敏 主编·《传世金方·祖传秘方》403)

★ 115. **治烫伤:**蜂窝一个。用法:蜂窝内装芝麻不拘多少,火上焙黄色。共研细面,香油调搽患处。(沈洪瑞 主编·《重订十万金方》494)

★ 116. **治烫伤创面:**①取露蜂房剪碎置于铁锅中,以文火焙干取出,研末装瓶备用。②创面渗出明显者,直接撒敷,每日1次;若创面渗出较少干裂者,用麻油调敷,每日2～3次。③若创面已感染化脓者,取露蜂房30克,加水1000毫升,煮沸15分钟,过滤去渣,用于浸泡或冲洗创面,每次以洗净脓液、污物为度,洗后创面用消毒纱布敷盖。每日1～2次。共治48例,均获治愈,疗程最短5天,最长9天,平均7天。(滕佳

林 米杰 编著·《外治中药的研究与应用》587)

★ 117. **治肾囊风:**益智仁15克,雷丸15克,蜂房一个。水煎熏洗。(滕佳林 米杰 编著·《外治中药的研究与应用》585引《外科真诠》)

★ 118. **治急、慢性中耳炎:**蜂房一个。用法:烧灰,研末和菜油调匀,滴入耳内。(中医研究院革命委员会 编·《常见病验方研究参考资料》485)

★ 119. **治中耳炎:【蜂房散】**露蜂房30克,枯矾6克,黄柏15克,冰片3克。将露蜂房、黄柏放瓦上焙黄,研末,再加冰片、枯矾研细,加入混合均匀,装瓶,备用。功能:攻毒,燥湿。用于治疗中耳炎。治疗时,将内耳浓汁用过氧化氢溶液(双氧水)拭净,然后将药末吹入耳内。或用麻油调匀,滴入3～5滴,每日2次。一般用药2～3天炎症即可消散而愈,慢性者5～10天可愈。(杨仓良 主编·《毒药本草》1003)

★ 120. **治耳郭囊肿:**将露蜂房3克焙黄研末,与冰片0.3克混匀。先温开水将患处洗净,再用生姜片擦一遍。取上药粉适量,加陈醋少许,调糊,做成比囊肿稍大、厚约0.3厘米的药饼贴于患处,加以固定,早、晚各热敷1次。2天换药1次,一般2次见效。5～7次即可治愈。(滕佳林 米杰 编著·《外治中药的研究与应用》586)

★ 121. **治鼻炎:**取蜂巢如核桃大,放口中慢慢咀嚼,至鼻塞缓解为生效时间,继续咀嚼15分钟,吐出其残渣为1次量。鼻黏膜炎症及鼻变态反应病,每日咀嚼1～2次;鼻旁窦炎每日3～4次,7天为1个疗程。用治鼻炎103例,据观察,蜂巢咀嚼后至开始通气时间最快15～20秒钟,最迟16分钟,平均55秒钟至5分钟。经治后,绝大多数患者急性发作次数减少,发作间隔时间延长。本方法对变态反应性鼻炎比其他炎症性鼻炎较为敏感,单纯性鼻炎较肥大性鼻炎、鼻旁窦炎显效要快。(宋立人 总编·《中华本草》9册230)

★ 122. **治急性鼻窦炎:**蜂房不拘量。用法:将蜂房洗干净,撕成小块,放于口中嚼烂,吐渣咽液。每日3次,每次嚼1小块即可。功效:清热解毒。验证:杨某某,患急性鼻窦炎,经用本方后治愈。(良石 主编·(《名医珍藏·秘方大全》

285）

★ **123. 治慢性鼻炎，鼻窦炎：**蜜蜂房1500克，蔗糖适量。制成颗粒冲剂1000克。每袋12克。用法用量：开水冲服，每次12克，日2～3次。（张金鼎 邹治文·《虫类中药与效方》50）

★ **124. 治鼻外敏瘤脓水血出：**蜂房，炙研，酒服方寸匕，日三服。（历代医学名著全书 明代·李时珍 撰·《本草纲目》4册3318）

★ **125. 治口腔溃疡：**用消毒棉签蘸30%的蜂胶乙醇浸液直接涂擦溃疡面，或将蘸药的棉签压患处2分钟。每日用药2次，直至痊愈。治疗52例，其中单发溃疡32例，多发溃疡20例。涂药一次疼痛明显减轻，4次疼痛消失。溃疡治愈最长4天，最短1天，平均2天。（宋立人总编·《中华本草》9册224）

★ **126. 治溃疡性口炎：**蜂房30克，白矾9克，香油适量。用法：将蜂房剪碎炒焦，同白矾共研细末，贮瓶备用。每取此散适量，用香油适量调和成糊状，外涂敷患处。直至痊愈为止。功效：清热解毒，敛疮止痛。附记：本方无刺激性，止痛快，效果好。（程爵棠 程功文 编著·《单方验方治百病》538）

★ **127. 治口疮验案：**方某某，女，2岁，舌尖上有多个白色溃疡面，外周红润，舌伸唇外，流涎不止，不能饮乳，曾敷冰硼散和中药外敷无效，于10月5日，用蜂房散（露蜂房1两，剪碎炒焦，枯矾3钱共为细末）敷患部，3天即愈。（杨鹏举主编·《中医单药奇效真传》450）

★ **128. 治牙疼3方**

①蜂房、好醋。用法：蜂房以好醋煮之，备用。何处疼，将蜂房咬何处，疼立止。（沈洪瑞主编·《重订十万金方》705）

②露蜂房20克，煎浓汁含漱，几次即愈。（杨仓良主编·《毒药本草》1003）

③露蜂房、天仙藤各等分。用法：上切碎。每用二钱，水半盏，煎数沸，去滓漱之。（彭怀仁主编·《中医方剂大辞典》10册1628引《杨氏家藏方》）

★ **129. 治牙疼验案：**严某某，男，50岁。1980年3月2日初诊。多年来反复牙痛，时有牙龈红肿疼痛，寝食俱废。方用露蜂房20克，煎浓汁含漱口，几次即愈。几年来，未见复发。（杨鹏举主编·《中医单药奇效真传》443）

★ **130. 治牙齿疼痛3方**

①（乳蜂散）露蜂房1枚，乳香3块。用法：上药锉。同煎漱口。（孙世发主编·《中医小方大辞典》447引《普济方》）

②露蜂房半两，川椒半两（去目及闭口者，微炒去汗），白盐一两。用法：上为散。每用五钱，以醋浆水二大盏，煎十余沸，去渣，热含冷吐。（彭怀仁主编·《中医方剂大辞典》10册1627引《圣惠》）

③蜂房二钱炒，全蝎二个焙。上为末敷。（电子版·《中华医典·普济方》卷六十六）

★ **131. 治牙齿肿痛：【露蜂房汤】**露蜂房（大者，炙）、矾石（烧灰）各一两。用法：上为粗末。每用二钱匕，水一中盏。煎十余沸，热漱冷吐。（彭怀仁主编·《中医方剂大辞典》10册1627引《圣济总录》）

★ **132. 治风热牙肿，连及头面：**露蜂房。烧存性，研末，以酒少许调，噙漱之。（江苏新医学院编·《中药大辞典》下册2737引《十便良方》）

★ **133. 治风虫牙痛：**①露蜂房煎醋，热漱之。②用露蜂房一个，乳香三块，煎水漱之。③又同细辛煎水漱之。④露蜂房、全蝎同研，擦之。⑤用蜂房蒂，绵包咬之效。（杨仓良主编·《毒药本草》1002引《太平圣惠方》）

★ **134. 治龋齿疼痛2方**

①蜂房15克，细辛、乳香各2克，研细末，取适量填入龋洞中治龋齿疼痛。（杨仓良主编·《毒药本草》1003）

②取露蜂房放于适量纯乙醇中，点火燃烧，待露蜂房烧成黑灰，用指头沾灰涂于患牙。一般4～5分钟痛止。经治58例，显效21例，有效33例，无效4例。（宋立人总编·《中华本草》9册230）

★ **135. 治龋齿牙痛验案：**孙某某，女，成人。龋齿痛已有3个月之久，近日疼痛加剧，不能咀嚼，检查TP残冠，周围牙龈红肿，龋洞中有肉芽组织，残冠叩击痛显。诊为龋牙。治疗将露蜂房酌量放于纯酒精中（适量），点火燃烧，待露蜂房烧成黑灰后，用指头沾蜂房灰，涂于患牙，2分钟后痛止，访视至今未再发。（杨鹏举主编·《中医单药奇效真传》444）

★ **136. 治牙龈脓肿：**多由阳明经蕴热，随经熏灼于上,治宜清热降火,解毒消痈;而肾主骨,齿为骨之余,又已兼以益肾。炙蜂房、玄参、骨碎补各9克,水煎服,每日一帖。连服3~5帖可愈。又用露蜂房一小块,加水一小碗。煮沸待温,含漱,治牙痛甚效。对于走马牙疳,牙根腐烂者,用蜂房加冰片少许,研细末,吹数次可效。(朱良春 编·《朱良春虫类药的应用》161)

★ **137. 治重舌肿痛:**露蜂房炙研细末,酒调和敷舌上,每日3~4次。(杨建宇等 主编·《灵验单方秘典》28)

★ **138. 治重舌口中涎出:**蜂房烧灰细研,以好酒和,薄敷喉下。(江苏新医学院 编·《中药大辞典》下册2737引《圣惠方》)

★ **139. 治喉痹肿痛2方**

①【露蜂房散】露蜂房灰、白僵蚕各等份。上药研为细末。吹入喉内;或用乳香1.5克煎服。(孙世发 主编·《中医小方大辞典》250引《李氏医镜》)

②【太仓公蜂房散】露蜂房(烧灰)10克,冰片2克,白僵蚕1条,乳香20克。用法:上药研为细末。吹喉。(孙世发 主编·《中医小方大辞典》1280引《洞天奥旨》)

★ **140. 治急喉塞闭方:**露蜂窠烧灰,上用竹筒吹入喉内。或烧巴豆闻之立效。(电子版·《中华医典·普济方》卷六十一)

★ **141. 用于乳腺炎、腮腺炎、扁桃体炎:【腺炎片】**露蜂房10克。将露蜂房挑取干净,去净杂质及泥土,用文火微炒,轧成细粉,以淀粉整粒,干燥颗粒,压片,每片重0.3克。功能:消炎止痛。每次8~10片,每4小时1次或每日4次,用温黄酒或温开水送下。(宋立人 总编·《中华本草》9册230)

★ **142. 治乳腺炎:**露蜂房。用法:炙灰存性,黄酒冲服,每隔4小时1次,每服五分。对乳腺炎尚未化脓者有效。(中医研究院革命委员会 编·《常见病验方研究参考资料》259)

★ **143. 治急性乳腺炎:**取露蜂房剪碎置于铁锅中,以文火焙至焦黄取出,碾为极细粉末。每次1钱,用温黄酒冲服,每4小时1次,3天为一个疗程。1个疗程后未痊愈者,可再服1个疗程。若已有化脓倾向者本法无效,应考虑手术治疗。重症患者配合局部毛巾热敷。治疗26例,痊愈23例,进步1例,无效2例。平均治愈时间

为2.1天。据观察,病程在10天以下者,大都可以消散痊愈。服药期间未发现毒性反应和副作用。(江苏新医学院 编·《中药大辞典》下册2737)

★ **144. 治吹奶。疼痛不止,或时寒热:**露蜂房一两,鹿角一两。制用法:并烧为灰,细研。每服二钱,以热酒调下,不拘时候。(彭怀仁 主编·《中医方剂大辞典》10册1627引《圣惠》)

★ **145. 治产后乳无汁:**露蜂房三枚(锉碎,略炒)。用法:上为散。每服二钱匕,温酒调下,不拘时候。(彭怀仁 主编·《中医方剂大辞典》10册1628引《圣济总录》)

★ **146. 治妇人乳痈,汁不出,内结成脓肿,名妒乳:**蜂房(烧灰研),每服二钱,水一中盏,煎至六分,去滓温服。(江苏新医学院 编·《中药大辞典》下册2737引《简要济众方》)

★ **147. 治产后崩中,下血不止:**香墨半两,露蜂房半两(微炒),龙骨半两。用法:上为细散。每服二钱,食前用水煎干地黄汤调下。(彭怀仁 主编·《中医方剂大辞典》7册610引《圣惠》)

★ **148. 治崩中漏下,青黄赤白,使人无子:**蜂房末,三指撮,酒服之。(江苏新医学院 编·《中药大辞典》下册2737引《千金方》)

★ **149. 治乳痈结硬疼痛:**露蜂房五两。用法:上锉。以醋五升,煎至三升,倾于瓷瓶子内,趁热熏乳上,冷即再暖,以愈为度。(彭怀仁 主编·《中医方剂大辞典》10册1629引《圣济总录》)

★ **150. 治急性乳腺炎,未成脓者:**露蜂房30克,黄酒适量。用法:将露蜂房撕碎,炒至焦黄,呈半黑半黄色,研成细末。每次2克,每日3次,用温热黄酒20毫升送服。功效:解毒消肿,通经散结。禁忌:露蜂房有毒,不宜过量服用,亦不宜久服。孕妇忌服。(刘道清 主编·《中国民间神效秘方》892)

★ **151. 治乳痈验案:**刘某某,女,32岁。右乳房搏动样疼痛已2天,有一卵大肿块,恶寒发热,恶心呕吐,头晕困倦,卧床不食,今因剧痛而就诊。诊为:急性乳腺炎,投以露蜂房散(将露蜂房撕碎,放置铁锅中,文火焙至焦黄,勿成炭,取出,研末)每次服1钱,4小时服1次,症状严重者晚上不停药,每次用黄酒2两加热冲服,次日

下午体温正常,局部炎症明显好转,第3日上午症状与体征全部消失,痊愈。(杨鹏举 主编·《中医单药奇效真传》342)

★ 152. 治乳腺增生:用露蜂房20克,芒硝60克,生南星20克,乳香、没药各15克。上药共研细末。凡士林调和外涂患处,1次外敷2小时,每日1次。(滕佳林 米杰 编著·《外治中药的研究与应用》584)

★ 153. 治阴道生疮:蜂窝。用法:烧灰研细,调香油敷。(中医研究院革命委员会 编·《常见病验方研究参考资料》368)

★ 154. 治麻疹后余热咳嗽:蜂房巢六钱。用法:洗净,煎汤后加蜜糖冲服。分二次煎服,三四次痊愈。(中医研究院革命委员会 编·《常见病验方研究参考资料》23)

★ 155. 治小儿咳嗽:露蜂房60克。用法:上药以快火烧成灰,研细,每次3克,饭饮调下。(孙世发 主编·《中医小方大辞典》181引《圣济总录》)

★ 156. 治小儿喉痹肿痛:蜂房烧灰,以乳汁和一钱匕服。(江苏新医学院 编·《中药大辞典》下册2737引《食医心镜》)

★ 157. 治小儿忽肿毒着咽喉:【露蜂房散】露蜂房(烧灰)、白僵蚕各10克。用法:上药研为细末。每次1.5克,用乳香汤调下。(孙世发 主编·《中医小方大辞典》711引《圣济总录》)

★ 158. 治小儿卒痫:大蜂房一枚,水三升煮浓汁浴之,日三四次佳。(杨仓良 主编·《毒药本草》1002引《千金方》)

★ 159. 治小儿石淋、气淋:【桂心蜂房散】

肉桂(去粗皮)7.5克,露蜂房(炙)15克。用法:上药研为散。3岁儿每次1.5克,空腹午时煎小麦汤或酒调服。(孙世发 主编·《中医小方大辞典》541引《圣济总录》)

★ 160. 治小儿淋:蜂房(炙)、乱发各三分。用法:上同烧灰,为细末。每服半钱匕,米饮调下,每日三次。(彭怀仁 主编·《中医方剂大辞典》10册898引《圣济总录》)

★ 161. 治小儿血淋,日夜淋沥,小腹及阴中疼痛:露蜂房灰、乱发灰各一分,滑石一两,海蛤半两。用法:上为细散。以温水调下半钱,不拘时候。(彭怀仁 主编·《中医方剂大辞典》10册1629引《圣惠》)

★ 162. 治小儿下痢 小儿下痢赤白者:蜂房烧末,饮服五分。(历代医学名著全书 明·李时珍 撰·《本草纲目》4册3318)

★ 163. 治小儿卒大便不通:蜂房一枚(炙令微焦)。用法:上为细散。每服半钱,以粥饮调下。(彭怀仁 主编·《中医方剂大辞典》10册898引《圣惠》)

★ 164. 治小儿脐不合:用烧蜂房灰为末。敷之。(电子版·《中华医典·普济方》卷四百七)

★ 165. 治小儿脐风湿肿久不瘥:露蜂房,烧末敷之。(江苏新医学院 编·《中药大辞典》下册2737引《子母秘录》)

★ 166. 治小儿脐风:马蜂窝(煅成灰)、蜂糖各适量。用法:合一处调成膏,涂在布上敷在脐上。(中医研究院革命委员会 编·《常见病验方研究参考资料》382)